U0226962

张灿玾工作学习生活掠影

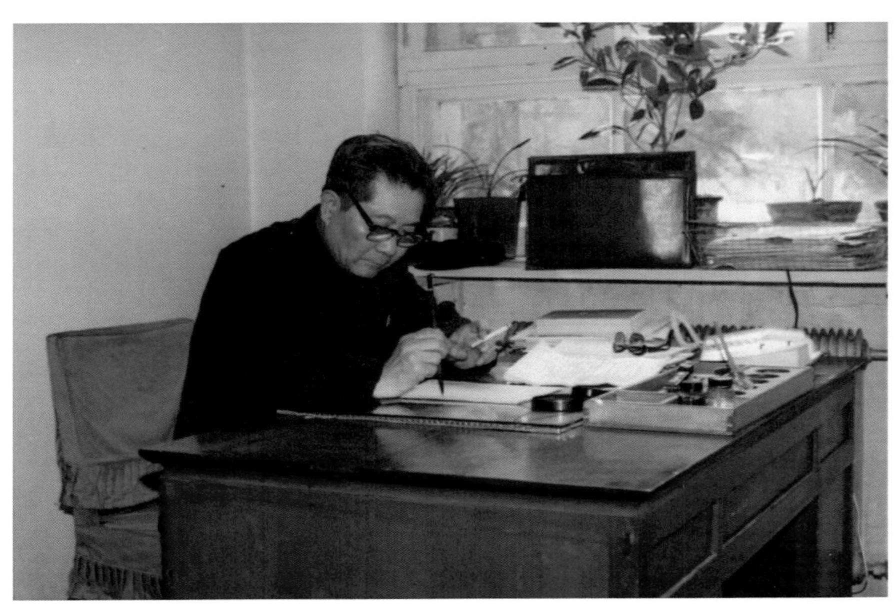

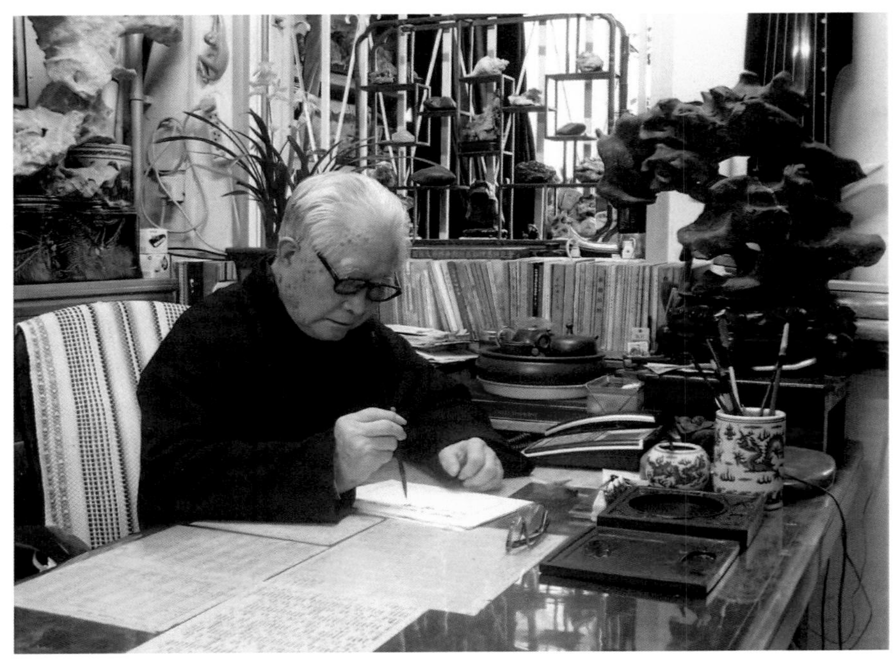

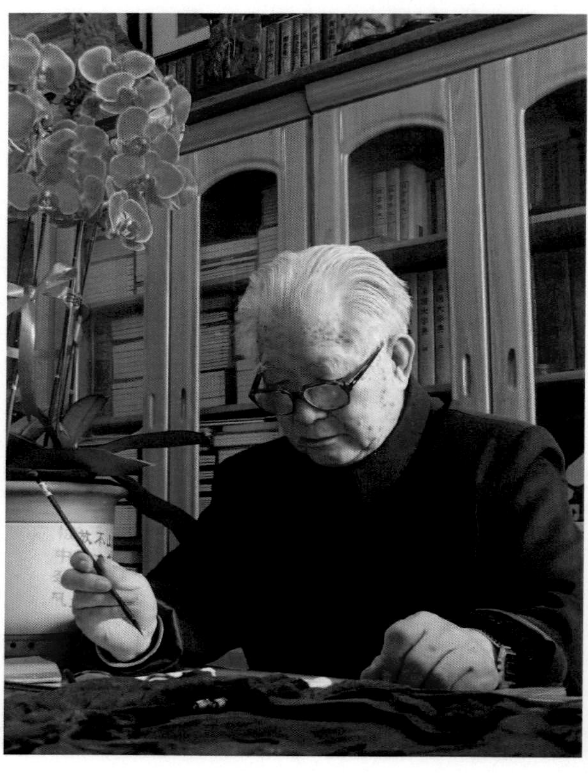

研读经典

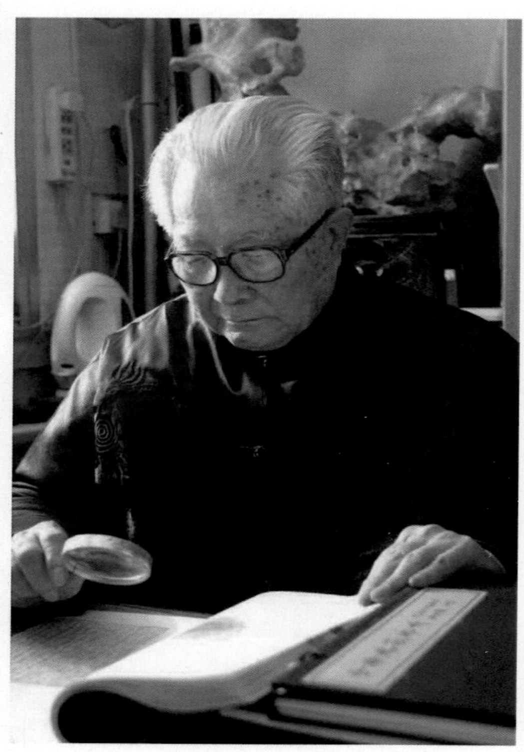

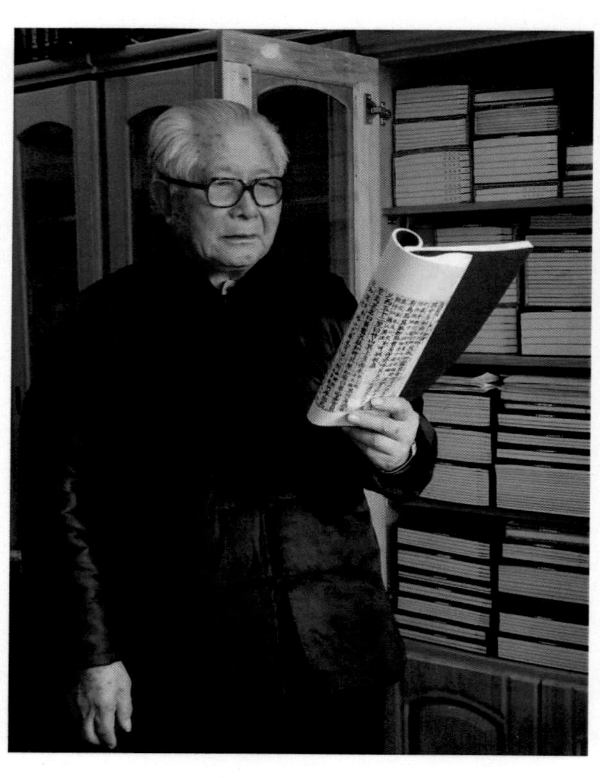

学术活动

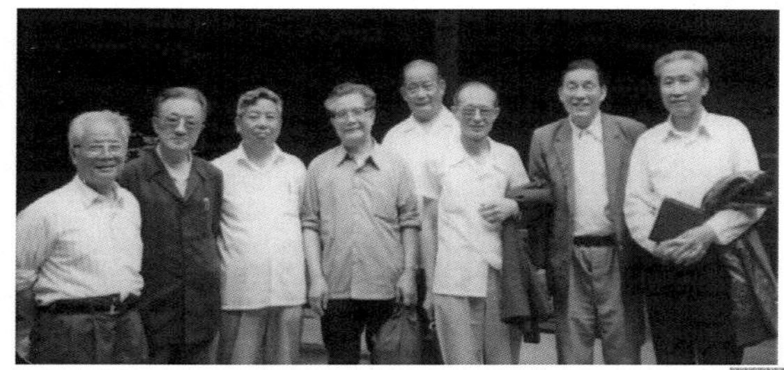

上：1987 年 5 月，在杭州国家教委医史学专业目录审定会与董建华、邓铁涛、方药中等诸老合影

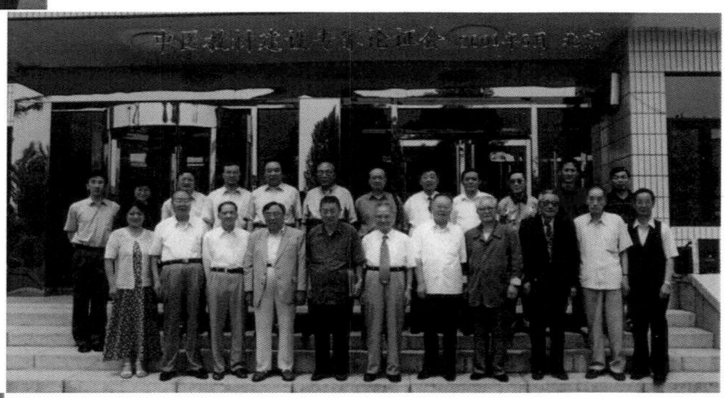

上：2001 年北京中国中医教材专家论证会合影。前排右二起为任继学、王绵之、张灿玾、周仲瑛、何任、李今庸、张琪、路志正、朱良春

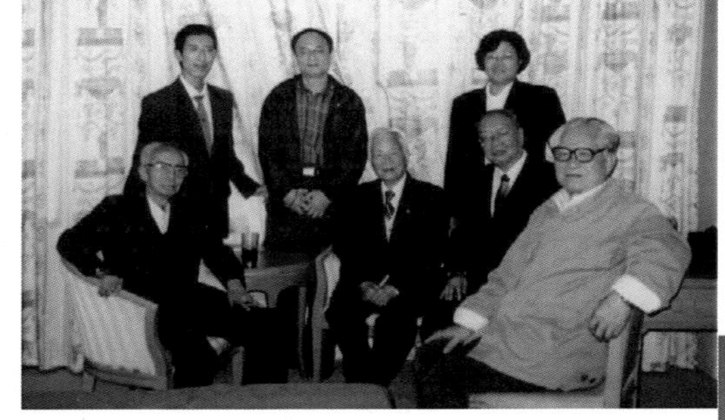

上：2002 年在上海参加名老中医讲习班与裘沛然、邓铁涛、朱良春诸名老合影

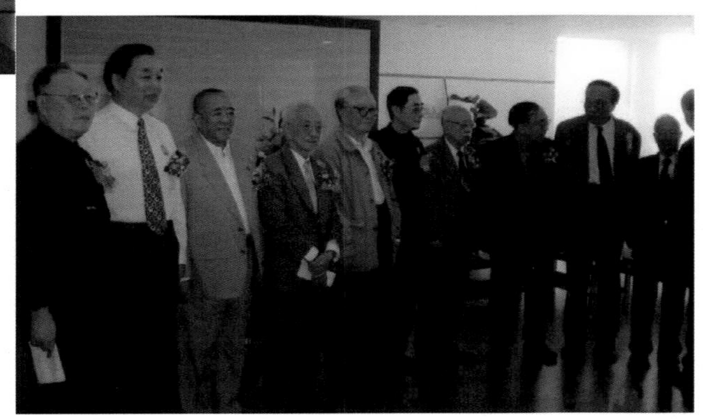

上：2003 年在广州全国名老中医高级讲习班讲课时合影

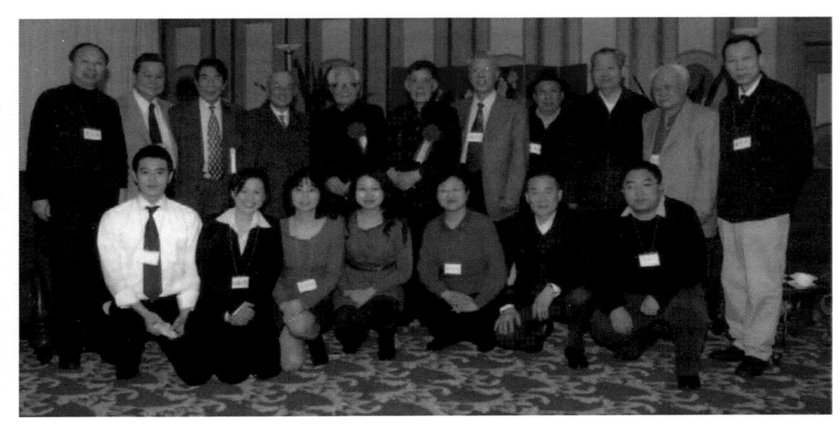

左：2007 年 3 月在北京日本研修之旅答谢会上合影

课徒授业

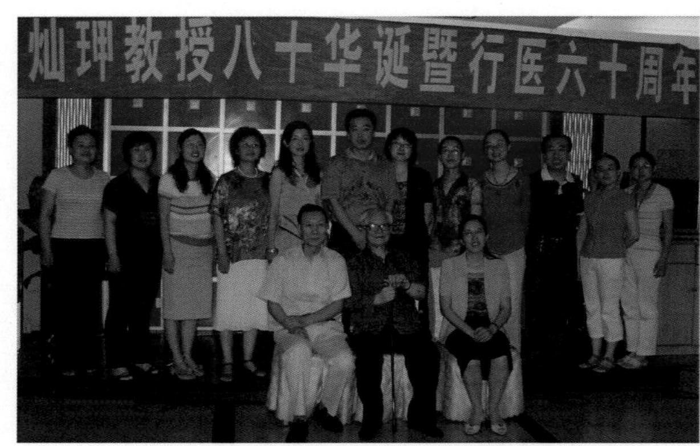

八十寿诞与弟子们合影

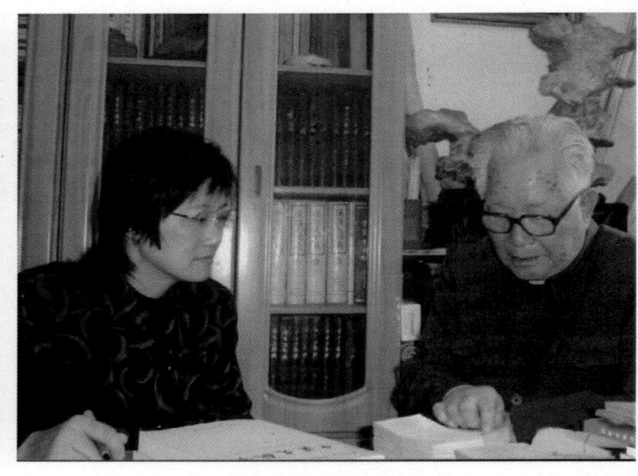

2005 年上海中医文献馆杨悦娅来拜师

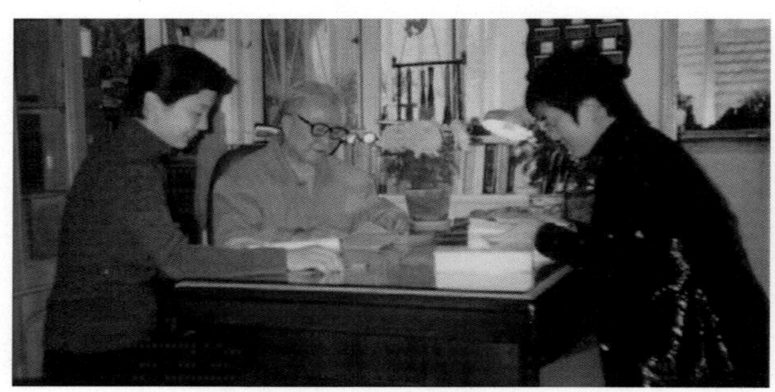

给弟子们授课

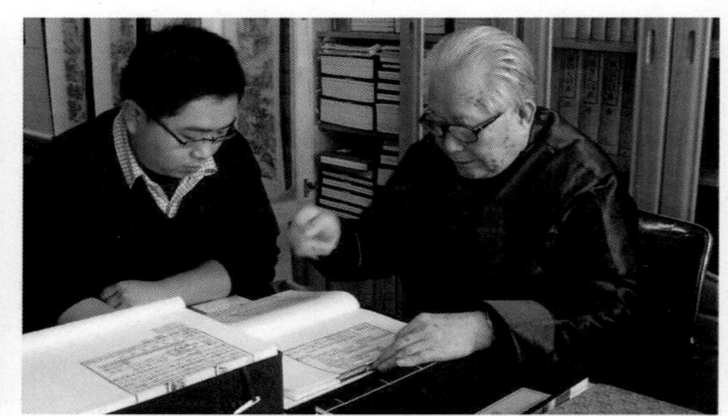

给孙儿授课

文艺闲趣

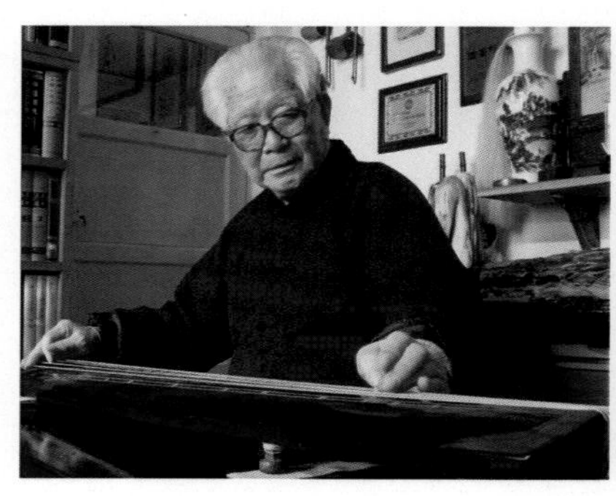

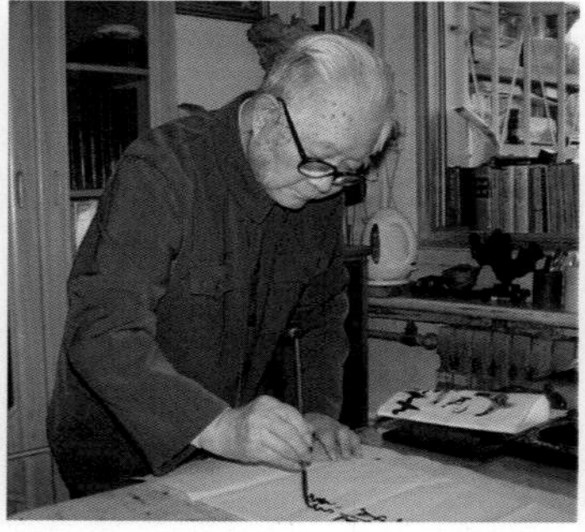

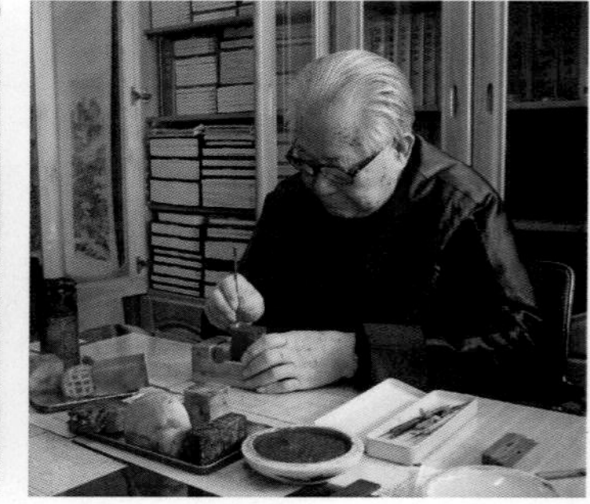

国家出版基金项目“十二五”国家重点图书出版规划项目

国医大师临床研究

中华中医药学会组织编写

保元堂三世医案

主　　编　张灿玾

副 主 编　张鹤鸣

编写人员　张灿玾　张增敏　张鹤鸣

科学出版社

北京

内 容 简 介

本书是论述国医大师张灿玾祖传三世医案的学术专著。其祖父张士洲公自清末习医行医时创建保元堂诊疗堂号以来，传承至今，已有五代六人。今选取前三世四人之医案，纂辑成编，故名《保元堂三世医案》。“医案”部分包括中医临床各科200多种病证1200多例的病案记录。均以个案形式介绍，充分反映中医诊疗的望闻问切、理法方药及辨证论治的诊疗特色及保元堂医学世家的临床经验。旨在体现中医思想、中医理论与临床结合的学术特点。“修业必读”部分，主要反映其医学世家习医必读之基础性、理论性、知识性及临床应用方面的基础医著，也是一条学好中医学必须遵循的正规途径。选取内容，大都为歌诀性、条段性著作的全部或部分内容，以便于习读和背诵，利于日后的发展和提高。

本书适用于临床工作者，科研工作者，大专院校教师、学生及中医爱好者学习及临床参考。

图书在版编目(CIP)数据

保元堂三世医案／张灿玾主编．—北京：科学出版社，2015.2
（国医大师临床研究）
国家出版基金项目·“十二五”国家重点图书出版规划项目
ISBN 978-7-03-043520-0

Ⅰ.保… Ⅱ.张… Ⅲ.中医学-临床医学-经验-中国-现代 Ⅳ.R249.7

中国版本图书馆CIP数据核字（2015）第040132号

责任编辑：鲍 燕／责任校对：张凤琴 邹慧卿
责任印制：徐晓晨／封面设计：黄华斌 陈 敬

科学出版社出版
北京东黄城根北街16号
邮政编码：100717
http://www.sciencep.com
北京虎彩文化传播有限公司印刷
科学出版社发行 各地新华书店经销
*
2015年3月第 一 版 开本：787×1092 1/16
2020年1月第三次印刷 印张：38 3/4 插页：2
字数：919 000

定价：228.00元

（如有印装质量问题，我社负责调换）

《国医大师临床研究》丛书编辑委员会

《国医大师临床研究》丛书序

2009年6月19日，人力资源和社会保障部、卫生部和国家中医药管理局在京联合举办了首届“国医大师”表彰暨座谈会。30位从事中医临床工作（包括民族医药）的老专家获得了“国医大师”荣誉称号。这是新中国成立以来，中国政府部门第一次在全国范围内评选国家级中医大师。国医大师是我国中医药事业发展宝贵的智力资源和知识财富，在中医药的继承创新中发挥着不可替代的重要作用。将他们的学术思想、临床经验、医德医风传承下来，并不断加以发展创新，发扬光大，是继承发展中医药学，培养造就高层次中医药人才，提升中医药软实力与核心竞争力的重要途径。

为了弘扬中华民族文化，广泛传播和充分利用中医药文化资源，满足中医药人才队伍建设的需要；进一步完善中医药传承制度，将国医大师的学术思想、经验、技能更好地发扬光大。科学出版社精心组织策划了“国医大师临床研究”丛书的选题项目，这个选题首先被新闻出版总署批准为“十二五”国家重点图书出版规划项目，后经科学出版社遴选后申报国家出版基金项目，并在2012年获得了基金的支持。这是国家重视中医药事业发展的重要体现，同时也为中医药学术传承提供良好契机。国家出版基金是国家重大常设基金，是继国家自然科学基金、国家社会科学基金之后的第三大基金，旨在资助“突出体现国家意志，着力打造传世精品”的重大出版工程，在“弘扬中华文化，建设中华民族共有精神家园”方面与中医药事业有着本质和天然的相通性。国家出版基金设立六年来，对中医药事业给予了持续的关注和支持。

作为我国成立最早、规模最大的中医药学术团体，中华中医药学会长期以来为弘扬优秀民族医药文化、促进中医药科学技术的繁荣、发展、普及推广发挥了重要作用。本丛书编辑出版工作得到了中华中医药学会大力支持。国家卫生和计划生育委员会副主任、国家中医药管理局局长、中华中医药学会会长王国强亲自出任丛书主编。

作为中国最大的综合性科技出版机构，60年来科学出版社为中国科技优秀成果的传播发挥了重要作用。科学出版社为本丛书的策划立项、稿件组织、编辑出版倾注了大量心血，为丛书高水平出版起到重要保障作用。

本丛书同时还得到了各位国医大师及国医大师传承工作室和所在单位的大力支持，并得到各位中医药界院士的支持。在此，一并表示感谢！

本丛书从重要论著、临床经验等方面对国医大师临床经验发掘整理，涵盖了中医原创思维与个性诊疗经验两个方面。并专设《国医大师临床研究概览》

分册，总括国医大师临床研究成果，从成才之路、治学方法、学术思想、技术经验、科研成果、学术传承等方面疏理国医大师临床经验和传承研究情况。这既是对国医大师临床研究成果的概览，又是研究国医大师临床经验的文献通鉴，具有永久的收藏和使用价值。

文以载道，以道育人。丛书将带您走进“国医大师”的学术殿堂，领略他们深邃的理论造诣，卓越的学术成就，精湛的临床经验；丛书愿带您开启中医药文化传承创新的智慧之门。

《国医大师临床研究》丛书编辑委员会

2013年5月

弁　言

祖居不夜，东临沧海。仙岛遥峙，水激浪翻。星云变幻，经天历地，治乱之事，岁月移迁。生当烽烟乱世，倭寇烧杀掳掠，铁蹄踏我河山。少年顽疾伤足，家乡几遭洗劫，愧难请缨而战。继承岐黄仁术，宏扬华夏文化，日守青灯黄卷。然自西学东渐，时遭“科学”挞伐，民族尊严安存，欲守国医瑰宝，免遭时尚改造，曾拟别寻他门。

寄身逆旅，年方“而立”，混迹尘纪已一万零八百朝夕，东风有幸，吹遍神州，大地春回气暖，山川处处风流。岐黄之道复活，卢扁之术再求。春节方过，奉命出访，飞车万里，西下金陵。览六朝之旧迹，聚一代之俊英。读经杏苑，立雪程门，才及寒暑，尽扫埃尘。学已届满，胡马思乡，告别虎踞龙蟠之地，复返齐鲁泰岱之邦。

不久，奉调来济，执教医坛，为师之道，解惑释难，重任在身，始步惟艰。临鸡窗而不倦，守青灯达七年。笔耕不辍，教学相长，待孺子之有成，种桃李于杏苑。

“文革”十年，学教秩乱，衡阳会议，百废待举，置身管理，困难重重，踏遍齐鲁大地，处处崎岖难行，经几代人努力，费十载征程，医教研管，力殚任重，贱躯已臻花甲，势难以身亲政。重操昔年旧业，收拾案头笔砚，再将翰墨经营。

回首祖传三世，以医为业，厚德怀仁，救苍生之疾苦，行大爱于斯民，继生生之道，传寿寿之法，尽赖我炎黄先圣之经典，华夏之文化也。仅我家三代人执此技业，至今已百余载，救人无算，活命良多。然昔年诊籍大都散失。后来杂记，犹失规范，今仅凭现有资料，聊事整理，先大父之案，皆吾当年搜忆所得，先父之案，乃其晚年自行选记，吾与妹案，皆系亲笔。原诊多多，大都无存，今仅得出部分，汇而成集。亦一得之见，管窥而已。

吾家自先大父习医之始，即感医学之道，生死攸关，性命之所系，不可鲁莽从事，遂即多方走访，请教名家，望能指点迷津，以求入道，故就我家三世习医的经验而言，亦是吾乡诸多名医经验。大致可归为以下诸端：蒙书应读，方脉必诵，经典需研，百家皆用。临床要早，文献应明，理用结合，爱及众生。

所谓启蒙应读者，即启蒙之书，必须熟读之，以为入道之门径。

所谓方脉必诵者，即方脉应修之书，必须背诵之，以为修身不忘之本。

所谓经典需研者，即医家四大经典著作，需以研究性的方法进行阅读。并且选其重点内容加以背诵。

所谓百家皆用者，即唐宋元明清名家著作，要进行综合阅读和运用，不可为派所囿。

所谓临床要早，文献应明，理用结合，爱及众生者，业医之人，终身应学，学以致用，文以养医，医以救人者也。

本集中，特将吾家三代习医必读之书，选其尤为重要者，别为列出，名曰“修业必读”，以示初习医者，对此类入门之书，及方脉一科最基本的内容，及有代表性著作，加以介绍，必将其熟读默记，既能打好基础，又能终身受益。执业之后，复当对经典著作，更加精研，对历代名家著作，加以博览。如此，始可望事业有成，不致误入歧途。

医之为业，事关民之生死，国之安危。故早在《周礼·天官冢宰下》文云：“医师掌医之政令，聚毒药以共医事，凡邦之有疾病者，疕疡者造焉，则使分而治之。”此下分言“食医”、“疾医”、“疡医”、“兽医”等，各具职守，足证当时，政府对“医”之为业，已高度重视，并纳入其管辖范围。至汉代刘向校书时，将医列为“方技略”，下列“医经”、“经方”、“神仙”、“房中”四类。其“小叙”文复云：“方技者，皆生生之具，王官之一守也，太古有岐伯、俞拊，中世有扁鹊、秦和，盖论病以及国，原诊以知政……”自此以后，历代王朝，亦均将医事置于政府的管辖之下，有时亦办官学，培养医学人才。在民间亦多有世家继承及师徒传授，使中医人才延续不断。在学术方面，亦按中医学术自身的规律，发展创新，保证了中华民族的兴旺发展，功莫大焉。然自满清末期及辛亥革命以来，西学东渐之后，中华民族数千年来创建的传统文化，在诸多方面，遭到了严重的挞伐，医学尤为不幸，中国原创医学，竟被置于官门之外，且欲明令取消。从而引起我医界同仁们之群起抗争，及广大民众的大力支持，方免于被取消之厄运，但仍处自存自亡之状态。自此（包括国难时期）国医虽处境惟艰，头戴“不科学”之冠，身行“封建医”之术，继续为国人服务（除了那些终身不烦中医的大先生和得救反谴的正人君子们），直至中华人民共和国建国初期，复因卫生部个别领导错误地施行“中医科学化”、“改造中医”之政策，这从当时出版的具有一定代表的几种中医进修课本或教材来看，足以证明，基本是以“中医科学化”（即中医西化）为目标，使我数千年原创医学的继承与发展，遭受到难以估量的损失，后被中央文委发现，上报党中央，及时纠正了对待祖国医学的错误政策，中医才获得了解放。从此，中医进修及中、高等教育，重新编写出按中医自身学术体系的教科书，我们也首次摘掉了“不科学”的帽子，在课堂上堂堂正正的讲述中医学的阴阳五行、脏腑经络、病因病机、四诊八纲、辨证施治。中医人员也可以进入国家设置的各类医学殿堂，国家工作人员有病服用中医亦可纳入公费报销。从此贱民获崇，大快人心。

“文革”期间，诸多传统文化之宝贵遗产（包括中医学术及学人），复遭贬斥或批判，甚至人身攻击。在“文革”后，中医工作及学术呈现出乏人乏术，形势十分严峻，而且，对中医今后的发展，出现了各种不同的声音，高低不一，偏正不同，难以协和，非为谐声。1982年4月，卫生部在衡阳召开了“全国中医院和中医高等教育工作会议"，拟拨乱反正，以挽此危局。此会对"文革"期间之某些错误及社会上对发展中医之某些杂音（如当时争论较多的"中医现代化"等），提出了今后的意见，但对中医后来的发展，又遇上了较多困难。如近20余年间，围绕着中医与西医的两个理论体系与学术思想完全不同的医学，不停地进行争论，致令人不知所措。

中国医学，是在华夏数千年文化摇篮中奠定、哺育、发展起来的，西方医学是在西方近现代文化的基础上发展起来的。两者之间，在理论、思想、方法、模式、诊疗技术等方面，都存有很多或很大的差异，谁都不应认为自家医学已居顶峰。不需要再发展了，况且，就人体这一生化之宇本身的复杂变化而言，就医学而论，不明或不解之处，尚多不胜举，而且人体所处之大生化之宇，亦皆有动静、常变之不同。因此，作为医学自身，也必然是按自身规律不停地发展。如治伤寒之法，自东汉末期张仲景先生《伤寒杂病论》一书问世之后，世人无不惊叹，然随着热病自身的演变及外来热病的传入，医界对热病的治疗，也不断在总结新的经验和方法，直至满清中后期，治疗各种温疫的书，如雨后春笋般的问世，温病学说，亦如瓜熟蒂落般的形成焉。又如新中国成立后，乙脑大流行，近些年"非典"大流行、"甲流"大流行等，用中医中药为之进行治疗，取得了连联合国卫生组织也予以肯定的惊人效果。如此等例证，百年来实难枚举。若抛开中医理论、中医思想、中药配伍等临床疗效，妄谈"结合"或"融合"，岂非"缘木求鱼"乎。甚者，紧握"中医不科学"之利剑，无异于对我数千年文化遗产"生生之具"的极大伤害。

吾生于中医世家，从乎医事至今已70余年，历经之道路，坎坷不平，亦不足为奇，其实，我有多种爱好，但时代和命运，决定了我要选择和承担的是继承发扬中医药学的艰巨任务。我面对过指责，也接受过改造，但我最后还是坚定的去完成我所承担的历史使命。

中医药学是中华传统文化中的一枝奇葩，高深莫测，亦如颜渊赞孔子之学云："仰之弥高，钻之弥坚"。然吾生也鲁，性也钝，虽有70年鸡窗之苦，而犹如陈修园先生所云："医学难精"。中学如此，谅西学亦如此。数十年间，我虽不曾接受过西医的专业教育，但也曾阅读过不少西医方面的有关著作，而欲通则难，受益有之。所以我也很尊重西医之学，然尺有所短，寸有所长。两种不同的医学体系，均应按自身的发展规律，在历史的长河中，不断地继承发扬，不断地自我完善，永无终尽之日。在诊疗方面，对某些疾病的配合治疗，取长补短，也是完全应该和可以做到的。但是要把中医西化，或以西医来标准中医，在目前的条件下，这是断难接受的，以往诸多曾经名噪一时之作，后来皆销声匿迹。此种历史的教训，亦应引以为戒。

实践是检验真理的唯一标准，就医学而论，凡是用于临床而有确切疗效者，无论是中医、西医，或少数民族医，只要能治好病，不管在理论上能否说清楚，均应予以承认和发扬光大。

吾承继祖业，步入杏林，时至今日，可谓步履维艰，但我深知我应当肩负的历史使命是继承发扬祖国医学。且随着年龄的增长，学习的深入，认识的提高，对中医药学的信念，更加坚定，对中医的挖掘，倍感急切，对中医的传承，尤感重要。也深知个人作为杏林一丁，不敢妄言贡献，只能做到终生尽力，无悔无怨，怀仁为国，敬业为民，鞠躬尽瘁，死而后矣。

本集所记，乃吾家三世从医仅存之部分医案，本拟留为自鉴，以省得失，适逢科学出版社曹丽英与陈伟二同志获见，请为出版，公之于世，然自知水平有限，故心犹惶惑不安。今既相允，遂将吾家“三世医案”及吾乡正道学医初入此门“习医必读”之书，合为一集。愚陋所见，仓促为文，难免为方家一哂，切望不吝赐教，于愿足矣。

适逢岁在甲午七月二日，八十七春秋初度日，草撰于山左历下琴石书屋。

齐东野老张灿玾谨识

二零一四年七月

编写说明

一、本书主要编写山东省荣成市下回头村张士洲公自清末习医行医时创建保元堂诊疗堂号以来，传承至今，已有五代六人，从事中医事业，百年以来，不仅活人无算，且留下大量图书及临床资料。今选取前三世四人之医案，纂辑成编，故名《保元堂三世医案》。

二、张氏“保元堂”医家行医，自清末光绪年始，首代为先大父士洲（字澄瀛）公，二代为先父树乾（字连三，以字行）公，三代为张灿玾（字昭华）及胞妹春兰。本书所收医案，即此三代四人之部分医案。若就跨越之时间而言，已有百年左右。

三、张氏“保元堂”医家，自先大父士洲公始，即以中医基本理论、基本知识、基本技能等“三基”奠基，以中医内、外、妇、儿四大科为实用。其他如正骨、刺灸、按摩等技能性操作性较强之学术，则不擅此道。至于刺灸之学，吾在南京中医学院“教学研究班”学习时，虽亦学过，然不曾专用，仅偶尔一试，故本案中，此一科之病案极少，业不专也。

四、先大父当年行医时，务在立德怀仁，救死扶伤，故名噪一方，惜旧日有关资料，所存极少，惟仅存1947年有关资料所记患者及处方，吾尚记，故从中整理出数十例。余案皆吾习医时，听先大父自述，另有村民及家族中人告知者，幸得49例。

先父树乾公，六年私塾下学后，即从先大父习医，三年后，开始应诊，民国年间，曾应县有关部门考试，皆名列前茅。然抗战事起，国难当头，至1940年农历正月，日寇扫荡受惊吓吐血，复经1942年冬，日军对胶东大扫荡经我村时，遭受日军毒打，险些丧命，从此，身被伤害，难以应诊。直至1958年，人民公社成立时，复出为社员治病，从此，直至1981年，日日为我村及四乡民众诊疗。曾于上世纪七十年代，利用晚间及暇时，自行整理内、外、妇、儿等各种病案一千余例，编纂成册，目曰“医案选录”。今从此稿本中，选取600余例，收入是编。

张灿玾，少年时，适逢国难，六年小学后，从先大父与先父习医，兼在农村做些社会工作，后复在本区联合诊所及卫生所工作，此时曾整理有十年行医之部分医案数百例。1958年奉命去省中医进修学校进修班及南京中医学院“教研班”学习，结业后调山东中医学院工作，至晚年复将数十年临床时所存不同时期之手稿，选取400余例，收入是编。

张春兰，吾胞妹也。下学后，受家庭影响，对中医药学亦颇感兴趣，适值1958年，农业实行合作化时，上级有指示，每村需成立卫生所。家父与春兰妹，均被村中安排在卫生所工作。数十年间，在中医学术与临床方面，皆得家父真传，特嘱其将残留之旧案中选百例入此编中。

五、本集所收医案，涉及中医内、外、妇、儿诸科，尽皆个案，亦可示中医诊治疾病，辨证论治之特点。处方用药，亦因人而用，望读者勿以验方视之，仅可临证参考，非验方或秘方也。

六、案中所用病名，为尽量体现中医特色，皆用中医学传统病名，个案归类，亦按中医传统方法分类，由于时间仓促，古籍记载病名，亦无统一标准，故选用病名及病案归类，亦难免有欠妥及失当之处，切望读者谅解与指正。

七、所收先大父及“珅案”，皆自行整理，大都酌加“按语”稍为解说，先父“树乾公案”及胞妹“张春兰案”皆因事出仓促，仅用原稿，稍理文句，不曾加按，望读者谅之。

八、所用处方剂量，“文革”后之度量衡改制前者，皆用两、钱、分旧制，改制后则改克新制，前后不求统一，以存历史原貌，医界同仁，皆明换算之方法，不必说明。

九、处方用量，本集案例，前后相距近百年，常用药物之一般用量，差异较大，有明显的时代差别，“文革”以后，由于各种原因，一般用量普遍加大。

十、案中用药，原由科别、病种面较大，药用品种亦较多，由于时代不同，对某些药之宜、禁及更代者，亦可见诸案中，读者尽知，不必详明。

十一、“修业必读”，要在我家三世业医总结出的习医之路，也是先大父青年时期习业之初，经访诸吾乡名医总结出的习业之路，包括入门必读之书，方脉本门必修之课，继而再行研读医学经典及诸子百家等基本理论，基本知识，基本技能方面之著作。

十二、所选必读医著，均系在该类书中具有一定代表性者，且文字简明易懂，文体歌诀易诵，内容简要易记。主要是为初学者，易于背诵，由于篇幅字数之限，其注文（不论自注或他注）尽为删除。

十三、所选部分经典著作，或后世医著学术价值较大者，多为散文，皆属基本功必备者，亦当选其要文警语，予以背诵。至于诸子百家之要籍，非一日之功，乃终生研习之书，此不繁述。

十四、若就我个人而言，青年时期，曾将四大经典之重要章节及温病四家著作之重要内容，亦皆能背诵，受益终生，有志之士，不妨试行。

十五、上述诸端，仅一家之言，限于水平，不当之处，在所难免，望方家明示。

五龙山人张灿玾草撰

二零一四年七月

目　录

三世医案

一、时行温疫

1. 感冒

【士洲公案】

1. 孙某某　男　成年　荣成县打铁孙家村

初诊:先感风寒,发热恶寒,头痛身痛,迁延失治,病情加重,高热不退,口渴引饮,汗自出,小便短赤,脉浮数有力。此邪已化热,传入阳明。当以辛寒清泄之。

处方:生石膏五钱　知母三钱　麦冬三钱　粳米五钱　桑叶二钱　薄荷二钱(后入)　竹叶二钱　生甘草一钱　水煎温服

遣人去滕家药店购药,时有邻村栾先生适在,见方曰:冬不用石膏,夏不用麻黄,当此寒冬,取用石膏,此方不当。购药者空回,问何故,遂实告,乃与同往问栾,栾仍如前言,顿譬之,遂取药归。

复诊:服上方一剂,热已轻,病人自感舒适,口渴亦减,脉虽浮大但不数。此热邪将退,可再为清解。

处方:生石膏三钱　知母三钱　沙参二钱　麦冬二钱　竹叶二钱　薄荷一钱(后入)　生甘草一钱　水煎温服

服用此方二剂后,热退而愈。

珵按　昔日祖父在农村行医,善用简便验廉之小方、偏方,此方系仲景方白虎汤,稍加清泄之药,透热外出,方简而效速,亦善用仲景方也,若栾某者,愚医也,不识通变,何足言医。

2. 徐某某　男　中年　荣成县崂山屯村

初诊:患者任商号经理,因生意之事,操劳上火,适值感冒,遂内传化火,身热不退,不恶寒,反恶热,口渴,头痛目赤,小便黄甚,尿短少,舌红苔黄而燥,脉沉数有力。此热郁不发,化火上炎,此当辛寒透其热,佐以苦寒折其火。

处方:生石膏五钱　知母三钱　黄芩二钱　黄连二钱　生山栀二钱　竹叶二钱　连翘二钱　生甘草一钱　水煎温服

复诊:服上方二剂后,身热减轻,头痛口渴等证皆有所缓解,脉象趋于缓和,此火热有减缓之势,当从缓而治。

处方:生石膏三钱　知母三钱　黄连二钱　生山栀二钱　连翘二钱　薄荷二钱(后入)　竹叶二钱　生甘草一钱　水煎温服

复诊：服上方二剂后，身热已退，诸证均大减，脉亦缓和，邪热已祛，当再解其余热，复其阴津即可。

处方：竹叶三钱　生石膏三钱　知母二钱　党参二钱　麦冬二钱　天花粉二钱　粳米五钱　生甘草二钱　水煎温服

服上药二剂，病已康复，休息调养，复其元气可也。

珅按　此外感内传，从阳化火之证，治本河间解利之法，相机而行，效亦颇佳。此外感又一法门，不可不知，祖父治此证时，吾已应诊矣。

【树乾公案】

1. 毕某某　男　28岁　马草夼村

1964年2月26日初诊：身痛，头痛，恶寒，咽痛，脉浮数。此温邪初感。

处方：杏仁三钱　连翘三钱　薄荷一钱半(后入)　霜桑叶二钱　甘菊三钱　桔梗二钱　甘草二钱　牛蒡子三钱　黄芩二钱　水煎温服　一付

2月27日复诊：服上方一付，诸症均好转，原方继服一付即愈。

2. 王某某　男　24岁

1964年5月25日初诊：初起恶寒发热，胸胁痛，溏泄，继而口疮，小便黄赤，口苦，现已四十多天，表证已退，脾土已衰，肝木承之，食欲不振，大便不调，脉弦细数。此太阳少阳合病，下痢胁痛，口苦，食欲不振。

处方：黄芩三钱　白芍四钱　甘草三钱　大枣三枚　水煎温服　一付

复诊：服初诊方一付，大便好转，腹内已觉舒适，原方二付继服。

3. 张某　女　9岁　下回头村

1964年9月15日初诊：温热头痛，身热，舌苔白干，中心黄，口干渴，脉浮数。此热邪转入气分，以清气分达邪外出法。

处方：连翘五钱　双花五钱　桔梗三钱　甘草二钱　石膏一两　花粉五钱　牛蒡子三钱　薄荷一钱(后入)　淡竹叶五钱　芦根五钱　水煎温服　一付

复诊：服一剂，已痊愈。

4. 彭某某　男　14岁　马草夼村

1965年10月9日初诊：感受温热，头痛，发热，恶寒，舌苔薄白，脉浮数。此温病初感。先宜辛凉解表法。

处方：连翘三钱　双花三钱　桔梗二钱　薄荷二钱(后入)　甘草一钱半　芥穗一钱　豆豉二钱　牛蒡子三钱　水煎温服　一付

复诊：服上方一剂，头痛，寒热已减大半，原方继服，即当痊愈。

5. 郭某某　男　69岁　西滩村

1966年5月8日初诊：初发热，恶寒，头痛，身痛，咳嗽，食欲不振，舌苔薄白，脉浮数。此温病。

处方：前胡三钱　杏仁三钱　桔梗二钱　霜叶二钱　连翘三钱　桑白皮三钱　陈皮三钱　牛蒡子二钱　甘菊二钱　水煎温服　一付

5月10日复诊:服初诊方,恶寒,身痛已止,但身热未解,又加口渴,咽干欲饮,舌苔微黄,此热灼肺胃,调方。

处方:连翘四钱　麦冬四钱　石膏五钱　知母三钱　花粉五钱　牛蒡子三钱　蒌仁三钱　黄芩三钱　水煎温服　一付

5月15日复诊:服10日方一付,身热,口渴,咽干均减,饮食增加,原方加减,调方。

处方:连翘四钱　麦冬四钱　石膏四钱　知母三钱　花粉五钱　蒌仁三钱　黄芩二钱　牛蒡子三钱　甘草二钱　水煎温服　一付

6. 郭某某　男　成年　税务所。

1966年12月21日初诊:风温感冒,咳嗽,恶寒发热。

处方:杏仁三钱　连翘三钱　薄荷一钱半(后入)　霜叶三钱　甘菊二钱　桔梗二钱　甘草一钱半　茅根五钱　前胡三钱　紫菀二钱　百部二钱　黄芩二钱　水煎温服　一付

服上方一剂即愈。

【张灿玾案】

1. 某某某　男　壮年　长清六里庄

1960年,吾在灵岩寺中医进修班任课。某星期日,有六里庄一病家来请求出诊,以门诊病人较多,谢校长遂遣我去。

初诊:患者卧床不起,蒙被呻吟,寒热往来较重,胁腹部不适,二便正常,口渴不甚,头痛无汗。舌红,苔白微黄,脉弦数。此当系感冒风寒后,太少合病之证,当以小柴胡桂枝汤方,令其微汗,使邪从外解,既可和其太少两经,又可和其荣卫也。

处方:柴胡三钱　桂枝二钱　黄芩二钱　党参二钱　制半夏二钱　白芍二钱　生甘草一钱　生姜三片　大枣三枚(去核)　水煎温服

次日,病家来告,此药服后特效。病人自云,药下后,似觉那里有病,药向那里去。药后全身汗出,已觉热退身安,腹部与胁部亦无不适感,遂以前方减量再服一剂小和之。

按　柴胡桂枝汤方,本在《伤寒论·中篇》,本云:"伤寒六七日,发热微恶寒,支节烦痛,微呕,心下支结,外证未去者,柴胡桂枝汤主之。"仲景虽未明言太少合病,实则伤寒六七日,太阳症未尽解,阳明病未现,"微呕,心下支结",属少阳也,故以小柴胡汤与桂枝汤合为一方以两解之。又此方本云"如柴胡法",详小柴胡汤下云"温覆微汗愈",是此类方虽云"和解",仍需得汗而从外解。吾治外感前期,类此证者,常用此方,每收奇效。

2. 孙某某　女　中年　荣成

初诊:患者初因感冒,发热恶寒,头痛、身痛,不曾及时治疗,身热不退,适值经来,有往来寒热之状,夜间忽作谵语,舌红苔微黄,大便不干,小便微黄,脉弦数,此为热入血室也,遂仿仲景先生方义,以小柴胡汤治之。

处方:柴胡三钱　黄芩三钱　制半夏三钱　党参三钱　甘草三钱　生姜三片　大枣三枚(去核)　水煎温服

服一剂后,证候减轻,身热稍退,按方继服一剂,身津津汗出,诸证悉减,再服一剂,热退身安,经水如常,无他变,遂停药,以饮食调养而康复。

按　仲景先生《金匮·妇人杂病篇》,有热入血室证4条,其一用小柴胡汤,以其寒热有时，如疟状之证，其一云经水适来，昼日明了暮则谵语，如见鬼状，“治之，无犯胃气及上二焦，必自愈”。不曾言方。注家众说不一，余二条均用刺期门法，一者曰胸胁满如结胸状。谵语者；一者曰阳明病下血谵语者。详本案与上述4条，均不是完全一致，然有经水适来，寒热往来，谵语之证，可断为热入血室无疑，故用小柴胡汤取治而愈。是则治热入血室之证，不可拘于经水适来适断，一者辨其外证，一者血之结与未结，辨证用药，不可拘于经文，家父常云，有是证用是药，即所谓师古而不泥古，师其法而不拘其方也。

3. 张某某　女　成年　荣成县烟墩墕村

初诊：产后外感，发热恶寒，微咳，二便正常，无产后杂证，舌红苔薄白，脉浮数。此新产后，气血虚弱，偶感风寒，虽非重症，然已入少阳，治当以小柴胡汤方加减，以和解之。

处方：柴胡三钱　黄芩二钱　制半夏三钱　党参三钱　干姜一钱　五味子一钱　生甘草一钱　水煎温服

不曾复诊，不知愈否，数年后因患别病再来求诊，始告知当日仅服用头煎，全身微汗，起后，霍然若失，不曾再服二煎，即愈。故自云服半剂药便愈。

按　此在仲景《伤寒论·太阳上篇》桂枝汤方，亦有明训。详该方本言煎取三升，每服一升，“若一服汗出病瘥，停后服，不必尽剂。”本病案，正合此意。

又按　小柴胡汤方，后世虽入和解剂，然《伤寒论》104条曾云：“先宜服小柴胡汤以解外。”在阳明篇230条，用小柴胡汤亦云：“身濈然汗出而解。”是知用小柴胡汤，亦当求其汗解，为邪求去路也。又仲景治风寒犯肺而咳者，每以干姜、五味合用，详干姜之辛以散，五味之酸以敛，正以应肺气开阖之机。故风寒袭肺而犯肺者，不论新久，用之咸宜。

4. 王某某　男　中年　干部　济南教育局

初诊：一月前曾患感冒，经某医院治疗，发热恶寒等症均已解除，唯每日吃饭或活动时，头身皆易汗，且汗后有畏风感，大小便及食欲均正常，舌红苔白薄，脉浮缓。此感冒病时，因汗出过度，有伤卫气，表阳不固，营卫不和也。治宜调和营卫，扶阳固表。

处方：桂枝三钱　白芍三钱　制附子二钱　黄芪五钱　甘草二钱　生姜三片　大枣三枚(去核)　水煎温服

复诊：上方服二剂后，已见效果，汗出恶风之证，俱已减轻，此卫阳已有所增强，表气渐固，可继服前方。

复诊：继服前方四剂后，已基本痊愈，嘱再服两剂以巩固之。

按　仲景先生《伤寒论·太阳病上篇》20条曾云：“太阳病发汗，遂漏不止，其人恶风，小便难，四肢微急，难以屈伸者，桂枝加附子汤主之。”详此条所论，与本案所治，就病机而论，基本相同。均因大汗伤及表阳，导致营卫不和，故以桂枝汤调其营卫，加附子以助表阳。本案特再加黄芪，以助补气固表之力。凡表证发汗，必应适度，不可太过，过则为灾。如《伤寒论》言桂枝汤，服后虽亦云：“温覆令一时许，遍身漐漐，微似有汗者益佳，不可令如水流离。”言麻黄汤亦云：“覆取微似汗。”此其所以然者，为防发汗太过，伤津亡阳，或表虚之人，卫气失调，漏汗不止也。

5. 杜某某　男　中年　济南市某医院职工

初诊：8日前开始发烧，烧至38.5℃左右。头痛、身痛、关节痛，医用退烧药、抗生素与激素等药，连续数日，体温虽降至38℃左右，但诸证未减；自昨日起，肠鸣水样便。经查喉部红肿,汗出较多,每日下午5时至9时发烧,右侧头、牙疼痛,颈部有小肿核。舌红,苔白腻,脉弦数。此初起感冒在表,未得及时汗,强行退烧,反致表邪入里,复伤脾胃,治当表里双解,以防他变。

处方:柴胡10克　黄芩6克　制半夏10克　党参10克　桂枝6克　白芍6克　双花15克　葛根15克　扁豆15克　藿香10克　佩兰10克　生甘草6克　水煎温服

复诊:服上方一剂后,体温即降至37℃以下,大便已不泻,头微痛,稍微汗,服二剂后,不再汗出,饮食亦可。舌红,苔白薄,脉弦数,喉部尚不适。此邪势已减,余热未尽,再加清宣上焦之药以解之。

处方:前方加菊花10克　桔梗10克　薄荷6克(后入)　水煎温服

服上方二剂后,诸证均退,完全恢复,未误外出开会,特致谢意。

按　感冒初起,务需辨明风寒风热,在表在里。在表需汗,在里需清;汗宜辛散,清宜辛寒。汗应腠理开营卫和,若过发其汗或迫汗出者,虽如水流漓,病必不除;或热虽少退,然顷刻复升,往往导致热久不退,或变生坏证,皆治之大禁也。

本案初起时,曾用多法,强令退烧,故热反缠绵不解。复因药不对证,又伤及脾胃,致生肠鸣腹泻,而外邪犹在太少二经。故初服以柴胡桂枝汤以解其外,复加藿香、佩兰等芳香之药以化里湿,葛根以升津液,扁豆利湿气,共奏表里双解之功。

患者服一剂即见效,二剂腹泻即止。所谓"一剂知,二剂已"者,正此意也。又因余热尚未尽除,故再加菊花、薄荷、桔梗等轻清宣散之药,病遂愈。噫!医之为务,"勿致邪,勿伤正"。不可不慎。

6. 陈某某　女　老年　离休干部　济南某银行

初诊:患者素有糖尿病、高血压、冠心病、房颤等病多年,本次因发烧,住省某医院,采用西药治疗,并加服中药(处方:苦参20克　黄连20克　黄芩15克　生地12克　赤芍20克　柴胡15克　葛根20克　鱼腥草20克　石膏20克　双花12克　甘草3克　砂仁12克),服后即大便泄泻不止,日一、二十次,有时不及入厕,势若滑泄,小便亦失禁。遂邀我为之诊治。经检视,病人已极度虚弱,面色苍白,舌白淡红苔白滑,脉沉弱,且促结之脉频繁出现,不思饮食,身热畏寒。此病原系外感风寒,病在太阳卫分,当以辛散解表为是,而医者竟以大剂苦寒沉降及清热药与之,且观其处方,亦毫无章法,遂导致外邪未解,而伤及脾胃,遂成大阴寒虚之里证,时下急当救里为主,务当先顾护脾胃,兼收滑泻。然其外邪未解,用方当以平和为要,且肠胃中腐恶之气,亦未尽解,不可固涩,免致谷道顿关,腹满痞胀,则变证丛生。

处方:党参10克　炒白术15克　茯苓6克　莲肉6克　苡仁10克　桔梗6克　炒山药10克　砂仁6克　诃子6克　肉蔻6克　制附子3克　炒乌梅6克　鸡内金10克　炙甘草3克　水煎温服

复诊:服上方一剂后,电话告知,此药甚效,服头煎后,大便即稍可控制,二煎后,大便次数即减少,此脾胃功能有所恢复,不至于脱津亡阳矣,遂嘱按原方继服。

复诊:后三日,电话告知,服上方二剂后,大便次数即明显减少,后继服二剂,泄泻停止,食欲亦恢复正常,其他病候亦基本消退,嘱应注意饮食调养。

按　本案原系外感引起之发热,且又为老年,患多种慢性病症,似此等病,按常规治疗,用解表剂时,亦应谨慎从事,一旦发生变证,即当加以救治,以免病情恶化。而本患者,初服之方，不仅未按外感常规治法，且乱用清热解毒药及外感表证禁用之苦寒沉降药。其处方用药，亦全无理法。惜其对中医之枉，亦至于此。

详仲景先生《伤寒论》书中，曾多次提及治外感之病，汗、吐、下诸法的运用，均需注意用法所造成的失误及坏病，足以为后人戒。即感冒一病，亦不可以漫不经心，务需辨证用药，且毋孟浪从事。

7. 张某某　女　中年　济南市

初诊：初发外感，服用一般治感冒成品药，未能解除，至晚，恶风寒，发热，头痛，身痛，骨节疼痛，面部潮红无汗，大小便无异常变化，口微干，舌红苔白微干，脉浮紧。此外感风寒，束于肌表，毛窍不开，汗不外出，风寒有化热，向阳明传化之势。可仿河间表里双解之意，以辛温解外束之风寒，以辛凉透肌肤之高热，仍从汗解可也。

处方：柴胡10克　葛根15克　羌活6克　荆芥10克　双花20克　连翘10克　牛蒡子6克　桔梗6克　薄荷6克(后入)　菊花15克　石膏15克　生甘草6克　水煎温服

服头煎后，温覆时许，全身濈然汗出，热退，头痛身痛等症均减。一夜安睡无事。

晨起，体温趋于正常，服二煎后，坚持上班，体温未再上升。

复诊：服上方一剂后，汗出热退，脉浮缓，是邪气已从汗解，遂以前方一剂，分二日服，服药时不再温覆取汗。

复诊：服上方二剂，体温降至正常，未曾反复，遂以前方去，煎汤代茶温服，以防余邪未尽。

按　外感初起，无论风寒、风热，若恶风或恶寒而无汗者，均为邪束于表，若风热轻证，固可用银翘散或桑菊饮类辛凉解表剂以治，但邪束于表，汗难出者，仅以辛凉解表，常难奏效，况再加大青叶、板蓝根等苦寒沉降之药，理亦不合，故无论风热或风寒束表，欲从汗解，必用辛温解表之药，轻者如荆芥、苏叶，重者如麻黄、桂枝等，若头、身痛甚难解时，则非羌活、白芷、细辛等不可。至于解表剂中加入石膏，在为身热极重而又不欲作汗时方用之，亦仿诸仲景先生大青龙汤方意，如热气之郁蒸已极，非得冷气凑之，不能作汗矣。但邪未尽入阳明，仍稽留于肌表之时，用石膏时，当适量适时为度，若过量或体弱或脾胃素虚之人，亦可引致胃寒或腹泻。

本案所用，乃取柴葛解肌汤与银翘散二方，杂合而成，故汗出较速，热退较快，奏效亦佳。遵仲景与河间二家之法也。

8. 赵某某　女　中年　济南市

初诊：数日前因感冒而发热、头痛、喉痛、微咳，服用一般治感冒药而汗出不徹，病情加重，无汗恶寒，舌红苔黄，脉浮数有力。此外邪束表，发汗不徹，肺气不宣，郁而化热。恶寒头痛者，病尚在卫分也；无汗者，表实证也；高热不退者，热邪欲传气分也；喉痛微咳者，肺气不宣也。当急用辛凉重剂以解其表，开鬼门令汗出，佐以辛凉重剂，以解肌肤之热，遏其内传之势。

处方：柴胡10克　葛根10克　石膏15克　知母10克　双花20克　连翘10克　薄荷6克(后入)　牛蒡子6克　炒杏仁6克　桔梗6克　生甘草6克　水煎温服

复诊：服上方一剂，汗出热退，头痛减轻，不恶寒，脉浮大，此邪从汗解，热势已减，为防余热再起，原方继服一剂，作二日服。

复诊:服药一剂后,热未再起,惟大便微稀,诸症均大减,脉亦缓和,舌苔亦不黄,外邪基本解除,遂以原方去石膏、知母,再服一剂,以清余邪。

按 本案高烧已起,若用辛凉解表轻剂,势难奏效,故以柴、葛者,其通透之力强,石膏、知母清肌肤之热,银花连翘轻清宣散,薄荷、牛蒡子、杏仁、桔梗等,以宣通肺气,故虽热成燎原,得甘霖则可骤解。

9. 郭某某 男 青年 济南市

初诊:外感轻证,惟流清涕,喉微痛,喉头微红,脉浮缓。此外邪犯肺袭喉,微邪初发,急当轻清宣泄,若不早除,亦可酝酿缠喉,致成喉肿,亦或犯肺发热致咳。

处方:麻黄3克 炒杏仁6克 桔梗10克 蚤休15克 马勃10克 荆芥10克 双花15克 连翘10克 牛蒡子6克 薄荷6克(后入) 生山栀6克 生甘草6克 水煎温服

复诊:服上方二剂后,即愈。

按 此案即古人所谓伤风之类,尚未引起发热恶风或恶寒等明显表证,不需求汗解,仅以辛开宣肺之法,即可解散,另者喉部已赤色,且已有喉痛之证,故清解其上焦浮游之火,消散其喉部郁热即可,不必用苦寒重剂。

本方以麻黄、杏仁以宣泄肺气,以桔梗、蚤休、马勃、牛蒡子、薄荷等,以清利咽喉;以双花、连翘、栀子等,散其浮游之火,则不待蕴酿为患,病已解除。此亦古人所谓“救其萌芽”者也。

10. 张某某 男 8岁 济南市

2004年8月初诊:自3月份始发低烧,经医院诊疗服中药无效,继经另医院检查一切无异常发现,待进一步观察。继服中药亦不效,发烧偶致38℃左右。并有恶心、骨节疼痛,有时头晕,面色皖白,体瘦,舌红,苔白腻,脉细数。此湿遏热伏之证,原由外感引起当以芳香化湿,辛泻透表为法。

处方:陈皮10克 制半夏10克 茯苓10克 青蒿6克 黄芩6克 枳壳6克 白芍10克 佩兰10克 藿香10克 滑石10克 竹茹6克 生甘草6克 水煎温服

8月24日复诊:服上方后,体温稍降,恶心减轻,未见他变。舌苔已不腻,脉仍细数。此温气已化,但伏热尚未透发,仍从三焦及少阳取治。

处方:柴胡3克 黄芩6克 制半夏5克 党参9克 桂枝6克 陈皮6克 藿香6克 青蒿6克 白芍6克 生甘草3克 生姜三片 大枣三枚(去核) 水煎温服

9月10日,电话告知,服上方6剂即热退身安。

11. 段某某 男 中年 济南市

2007年8月初诊:始在7月份在外地开会感冒,服西药稍解。归后连续感冒咳嗽加重,有时有痰,但吐不出,每痰出则舒适,舌暗红少苔,脉沉弦。此外邪入内,邪郁于肺,气不宣泄。先散其表邪,以期外解。

处方:双花15克 连翘10克 川贝10克 牛蒡子6克 桔梗6克 荆芥10克 薄荷3克(后入) 陈皮10克 姜半夏10克 白前6克 前胡6克 苏叶6克 生甘草6克 水煎温服

8月30日复诊:服上方六剂,咳嗽减轻,痰亦减少,唯喉部不爽,尚似有痰。晚间偶发咳嗽,舌红苔少,脉沉缓。此外邪已缓解,肺气已通,继以前法加减,则即可尽解,肺气亦宣矣。

处方:荆芥10克 薄荷6克(后入) 双花15克 川贝10克 牛蒡子6克 桔梗10克 炒杏仁6克 百部10克 白前10克 陈皮10克 姜半夏10克 前胡10克 瓜蒌皮10克 生甘草6克 水煎温服

服上方3剂即愈。

12. 高某 女 中年 邹城

2010年1月2日初诊:十余日前,因收拾旧屋时感冒,始感发热恶寒,关节疼痛,咳嗽,呼吸不利,憋气,有黏痰咳不出。胃口过去有痞满,嗳气之病。此次又加重,舌淡红苔白腻,脉右沉缓,左沉伏而无力,此外感而挟内湿,且迁延时日,邪气不退,现仍在肺胃不解。仍当辛散宣肺为主,佐以化湿。

处方:双花10克 连翘10克 薄荷6克(后入) 牛蒡子6克 桔梗10克 陈皮15克 制半夏10克 藿香10克 炒杏仁10克 川贝母6克 旋覆花6克(各包) 全瓜蒌10克 生甘草3克 水煎温服

服上方数剂后即愈。

13. 赵某某 男 成年 济南市

2010年5月2日初诊:频发感冒,喉蛾肿大,长时不愈,干咳无痰,小便甚黄,恶寒,易恶心,腹胀,舌暗红,苔微干,脉沉缓,此久伤外感,阴津不足,热郁不发,肺气不宣所致,宜清宣肺气,益养阴津,标本兼顾。

处方:双花30克 连翘20克 川贝母10克 陈皮10克 清半夏10克 薄荷6克(后入) 牛蒡子10克 沙参10克 麦冬10克 竹叶10克 桑叶10克 桔梗10克 滑石10克 生甘草6克 水煎温服

5月14日复诊:服上药数剂后咳嗽及喉肿均愈。近又在悬雍垂上起一小白泡,多日不愈。舌红苔厚,喉部亦不甚红,脉象沉而无力。此仍系阴气不足,湿热不化所致。当以养阴散结化痰之法以消散之。

处方:生地15克 元参15克 麦冬15克 川贝10克 薄荷6克(后入) 陈皮10克 清半夏10克 僵蚕6克 蝉蜕6克 桑叶6克 桔梗6克 牛蒡子6克 水煎温服

按 此患者,本系体质较弱者,由于正气不足,又不善于调养,则正气虚于内,邪气袭于外,故每患感冒,则以西法退热药及抗生素投之,故每致,时行难避,迁延不愈,久则必至气阴两虚,正不胜邪。今则以标本兼顾、轻宣清透之法,佐以益气养阴之法,合和而治,则病可速愈。如首方以银翘散之主药合以二陈、六一、沙参、麦冬、桔梗、竹叶等综合调治,既可养正,又可祛邪,上下分消、清消两备。故投之立效。故医者之用药,诚兵家用兵,病情多变,医善用巧,此医家之灵机活法也。

14. 张某某 男 中年 济南某大学教师

2010年12月10日初诊:初感未介意,头痛、关节痛,发烧突至39℃左右。口渴厌食,舌红苔微黄,脉洪数,此初感风寒,丛阳化热,表闭无汗,寒留关节。宜辛凉重剂退其热,佐以辛温以散其余寒,从汗而解。

处方:柴胡10克 葛根10克 白芷6克 羌活6克 桑叶10克 双花20克 连翘10克 菊花15克 荆芥10克 生石膏20克 桔梗10克 薄荷6克(后入) 牛蒡子6克 生甘草6克 水煎温服

12月11日复诊:服上方一剂汗即出,体温降至37℃左右,关节及头均不痛,口亦不渴,脉虽数而不洪。此邪热始退,毛窍已开,寒凝已化解,可去辛温。为防肌热复炎,可以辛寒外透。

处方:前方去白芷、羌活,将石膏、双花均加至30克。继服一剂。

12月12日,继服上方一剂后,体温未再升高,且有下降之势,病势已大减,已思饮食,脉已不数。大热已退,继以辛凉之剂,以退余邪。

处方:柴胡10克　葛根6克　桑叶6克　双花20克　连翘10克　菊花10克　荆芥10克　桔梗6克　薄荷6克(后入)　牛蒡子6克　知母6克　生甘草6克　水煎温服

服上方二剂后,热退身安。

按　凡感冒之突发高热口渴,关节疼痛者,多由于风寒化热,寒来较甚,病虽猝发,病及三阳矣,故需辛凉重剂,佐以辛温之化解,则热可透,寒可化。然辛凉及辛温之重药,皆需相机而用,透可而止。若运用非当,易生变证,后方加知母者既清热又生津也。

15. 梁某某　男　5个月　济南某中学教师之子

2011年7月14日初诊:10日前发烧至39℃左右。用抗生素及退烧药,亦未愈,现发烧未退,食欲不振,微咳,声音沙哑。舌红苔白腻,风关脉紫红。亦是夏令外感引起。宜轻清宣泄,以透其邪。

处方:桑叶3克　双花6克　炒杏仁3克　前胡3克　川贝3克　蝉蜕3克　百部6克　桔梗3克　陈皮3克　清半夏3克　连翘3克　紫菀3克　荆芥3克　生甘草3克　水煎温服

服上方3剂即愈。

9月20日复诊:前次服上方很快即愈。二日前又感冒,体温37℃。咳嗽甚,有时呕吐有痰,声嘶哑。去医院检查,肺部及支气管均有炎症,故用抗生素类药滴注,未应。经检视喉部红肿,风、气二关脉红,寸口脉数。此外感风热,肺气不宣,当以辛凉清肺、镇咳祛痰之法治之。

处方:苏叶6克　双花10克　连翘6克　炒杏仁3克　前胡6克　白前6克　牛蒡子3克　薄荷3克(后入)　陈皮3克　制半夏3克　茯苓6克　远志3克　百部6克　蝉蜕3克　桔梗3克　川贝3克　荆芥3克　生甘草3克　水煎温服

16. 郭某某　男　20岁　章丘

2012年3月6日初诊:一星期前开始发烧,在诊所用药,体温为39℃多,用退烧药及抗生素,烧退后上学,至第三日又烧起至39℃,复回村输液用药,至第四日,又烧至39.7℃,去县医院治疗,用激素、抗生素及退烧药,仍不效。直至昨日,始明确诊断为大叶肺炎,仍用常规治法,烧仍不退,体温至40℃左右,不恶寒,而身热烫手。不服退烧药,则汗出口渴、头痛,吸气深则咳嗽,痰少而黄,舌红、苔薄微黄,脉数,此外邪犯肺,邪在表层,未能及时解散,热郁于肺,及于阳明,仍当清透外解,加以苦寒重剂,直折其火势,否则火炎上焦则杯水难救矣。

处方:麻黄3克　炒杏仁6克　双花30克　连翘10克　葛根10克　黄芩6克　黄连6克　公英15克　桔梗10克　川贝6克　菊花10克　前胡10克　白前10克　生甘草6克　水煎温服

3月7日复诊:服上方一剂体温即降至38℃,大便日三次稀薄不成形,咳嗽亦较轻,无痰,精神较好,思饮食,头不痛,不汗出,是表里之热,均有所消退,然之郁热已成,难以骤解,仍当以清透肺热,宣畅肺气为主。

处方:麻黄3克　炒杏仁6克　双花30克　连翘10克　瓜蒌皮10克　公英15克　菊花10克　桑白皮10克　桔梗10克　苡仁20克　扁豆10克　射干10克　炒苏子6克　川贝母6克　生甘草6克　水煎温服

3月9日,服上方二剂,体温及降至36.5℃,诸证均已减轻,咳嗽亦大减,有痰。是热邪已缓解,可以前方继服两剂以消余烬。若无他变,即以饮食调养而自愈。

按　凡此外感病人,高烧不退者,不可以迫汗退烧之法,以求速效,必当分层次有步骤地用,又不可一方多效,高烧之时,病情随时有变,每方一剂为好,如此可随时根据病情变化,调整药方,以免失误。

2. 时疫流感

【张灿玾案】

1. 张某某　女　48岁　济南市

初诊:时当寒冬,气候冷暖不定,忽觉发热恶寒,头痛身疼,无汗,喉痛微咳等证,连日不解。经用西药注射,体温有所下降,但余证不解。舌红,苔微黄,脉浮大而数。此感受时气之毒,已合并三阳之经,需用辛凉重剂,始可刹其燎原之势。

处方:柴胡12克　葛根10克　双花20克　连翘15克　菊花15克　桔梗10克　生石膏15克(先煎)　炒杏仁10克　牛蒡子10克　薄荷6克(后入)　蚤休10克　马勃10克　生甘草6克　水煎温服

复诊:服上方二剂,体温已降而未再升高,身痛、头痛及喉痛等证均已减轻,咳稍重,此余热不尽,肺气不宣也。

处方:麻黄5克　炒杏仁10克　生石膏20克(先煎)　双花30克　连翘20克　菊花20克　桑叶10克　桔梗10克　桂枝10克　旋覆花10克　川贝母10克　牛蒡子10克　薄荷6克(后入)　前胡10克　白前10克　生甘草6克　水煎温服

复诊:服上方三剂后,体温已降至正常,惟内有余热未尽,伤及于肺,故喉咽不爽,时发咳嗽,痰出不快,继当以清解余热,宣肺化痰之法治之。

处方:麻黄3克　炒杏仁10克　生石膏10克(先煎)　双花30克　连翘20克　桑叶10克　桔梗10克　川贝10克　牛蒡子10克　薄荷6克(后入)　荆芥6克　白前10克　前胡10克　生甘草6克　水煎温服

复诊:服上方三剂后,诸证皆轻,后以此继服三剂而愈。

按　此案正值济南地区"甲型流行性感冒"发病时被染所致,其病候亦与感冒多有相似之处,故西医称之谓"甲流"。然此病多因感四时不正之气,兼挟毒气而发,其流行性与传染性较一般流感尤甚。如《诸病源候论》时气候云:"时行病者,是春时应暖而反寒,夏时应热而反冷,秋时应凉而反热,冬时应寒而反温,非其时而有其气。是以一岁之中,病无长少,率皆相似,此则时行之气也。"

此病初发时,在表之时间较短,很快出现三阳合病之候,或兼咳嗽,喉痛等证,亦可因时间、地点及体质关系，病情多变。邪在高热阶段，一般辛凉之法，常难解退，可参照河间解利诸法用，效果较速。兼见各种病症，应随机处置，不可拘守一方。

2. 张某某　男　中年　济南市某公司干部

初诊：猝发外感，发热恶寒，无汗头痛，关节疼痛，微咳，咽痛。经某医院诊疗，诊为甲型流行性感冒，用抗生素、退烧药输液治疗，经一星期左右，体温居高（40℃左右）不下，身痛不已，求治于吾，窃思外感为病，七日不减，高热无降，邪留三阳不退，非辛凉重剂，不足以熄燎原矣。

处方：柴胡15克　葛根10克　双花30克　连翘20克　菊花20克　荆芥10克　薄荷6克(后入)　牛蒡子60克　桔梗10克　川贝10克　石膏15克　蚤休10克　生甘草6克　水煎温服

患者连服本方四剂后，即汗出热退身安。因工作关系即上班，后以电话告知，已病愈无事矣。

按　凡外感之病，在表者，故可以汗解之。然热在三阳而成燎原之势者，则非发汗可解，必以辛寒之递透，方可解之。亦若郁燠已极，必得寒以激，始可作甘霖也。今以大剂银、翘、荆芥等，辛以通之，犹腾云作雾也；以石膏辛寒以激之，如云燠之得青龙也。岂不作雨而解旱炎乎。此仲景先生之所以用大青龙汤也，然素体表虚或里寒者，用石膏时，固当审慎也。

3. 张某某　男　中年　济南某企业职工

初诊：感冒发烧。经医院诊查为甲型流感，遂予打针服药，数日不解，头痛尤甚，体温在40℃左右，少汗，喉部不适，咳嗽不减。电话咨询，求为诊治。此冬温为病，非一般流行感冒也。其热邪稽留气分，持续不解，当以辛凉重剂，佐以清热解毒，透热转气，从汗而解也。

处方：柴胡15克　葛根10克　双花20克　连翘15克　荆芥10克　生石膏12克(先煎)　杏仁10克　川贝母10克　牛蒡子6克　薄荷6克(后入)　前胡10克　白前10克　桔梗10克　藿香10克　菊花15克　生甘草6克　水煎温服

电话告知，服上方一剂后，即汗出津津，热即见退；继服二剂后，热退咳减，因公务繁忙，即上班矣。

按　此证起似感冒，然热多上受，初起在表不解，迅即入里犯肺，即叶天士所谓“温邪上受，首先犯肺”。此所言“温邪”，实为“瘟邪”也。瘟与疫同，病则互相染易，缠绵不解。始在皮毛，迅即内化入肺，或入胃肠，外在三阳之经。头痛、身痛者，邪在太阳也；呕恶吐泻者，邪在胃肠，属阳明也；寒热往复者，邪留少阳也；喉痛不适者，肺气不宣也。故初起即见多变之势，治当综合以调之，切无拘泥。然药之寒温轻重，亦必有度，当慎重处治，以应其变。又本病发时，虽大致相似，然人体有强衰，病性有轻重，病程有长短，耐受有大小，故仍当坚守辨证施治，人自为方，千人一方，未必上策也。

今岁入冬以来，气候寒暖多变，每逞大起大落之势，胜气之余，犹有复气，寒温交发，冷暖交替，凡此非时之气，必挟疫气为病。

详《伤寒论》伤寒例云：“冬时严寒，万类深藏，君子固密，则不伤于寒。触冒之者，乃名伤寒耳。其伤于四时之气，皆能为病。以伤寒为毒者，以其最成杀厉之气也。”又云：“是以一岁之中，长幼之病多相似者，此则时行之气也。夫欲候知四时正气为病，及时行疫气之法，皆当按斗历占之。……其冬有非节之暖者，名曰冬温。冬温之毒，与伤寒大异，……”

据上所述，东汉人已认识到四时发生之热病，除六淫致病外，尚有存于大气中之毒气或异气，具有一定的流行与传染性，故名之疫病或时行病，与后人所谓之一般感冒或伤风不同。其发于冬季者，亦可谓之“冬温”或“冬疫”。其病情演变与治疗方法也有一定差异，故需注意。

3. 春温

【张灿玾案】

董某某　男　壮年　荣成鲍家庄

初诊：初起，发热恶寒，头痛身痛，呕吐恶心，继之肌热如火，身痛如跌，头痛如裂，毛发不敢触，口渴舌干，面潮红，鼻衄，数日热退而愈。不久复发，证仍如前，舌红甚，苔黄而干，大便不畅，小便黄而短少，表证仍在，脉洪数。此风火相扇，气热伤营。先解其表，兼清其气，促其外解。

处方：柴胡三钱　黄芩二钱　葛根二钱　川羌一钱半　桔梗二钱　白芷二钱　石膏三钱(先煎)　赤芍二钱　生甘草一钱　水煎温服

复诊：服二剂后，身汗，表证少减，但热仍不退，此燎原之火，有竭尽三江之势，必苦寒直折，以熄其烈炎之气，仿河间法。

处方：黄连三钱　黄芩三钱　黄柏三钱　生山栀二钱　石膏五钱(先煎)　水煎温服

复诊：服二剂后，热退身安，小加调理而愈。

未几，其妇人，亦染此病，证候大致如是，亦本前法，相继而愈。

按　昔年，吾乡曾有多村，疫病流行，病则一门相染，高热头痛，鼻衄等证，大致如是，现代所谓回归热者类此。凡治此病，决非一般感证，直需透发之余，再以苦寒或辛寒以救其火，方可免其自焚。

是时多为散发性者，病情虽重，亡者较少。

4. 暑温

【张灿玾案】

本病是在20世纪50年代后，始引起中医界的关注，至1959年秋，我已调来山东中医学院工作，此前已有四川及河北石家庄等地区治疗此病的经验。此病现代医学名“流行性乙型脑炎”，以其发病及流行季节大都在夏秋季节。中医书中本无此病名，后经各地中医界介入治疗总结后，遂确认为即中医温病学中之“暑温病”。

1964年上半年，我在此学期无教学任务，遂去济南市传染病医院参与临床工作，并承担学生见习任务。是年夏秋季正值“乙脑病”流行期。当时该院治疗此病，已用中西医互相配合的方法进行处理。西医由该院西医同道及山东医学院传染病教研室的教师统一安排，中医则由该院中医科的同志承担。当时中医科主任汝兰州先生（济南市儿科名家）因身体健康状况欠佳，于是将“乙脑”病房中医诊疗任务尽托于我。自始至终，均由我带着他的几个弟子，另有一针推大夫（女）协助，共同承担中医诊疗任务。直至秋后，此病流行期结束，我亦被学校调回,接受别的任务。

经过此次对“乙脑”诊疗的全过程,大致有以下诸多体会:

(1)“流行性乙型脑炎”,根据其流行时间及临床表现应属中医“暑温”(若兼湿热者,当属“暑温挟湿”)。

(2)发病年龄以青少年及壮年为主,发病急剧,死亡率较高,后遗症亦较多。本年初发时,有一中年男性患者,自入院起(入院时精神清醒,自己走入病房),仅6小时,即死亡。

(3)病情演变快,按卫、气、营、血辨证,在卫分时间较短,转入气分后,即进入高烧化火期,由于火热伤神,即现神志不清或精神昏迷之证;若风火相煽,每发抽搐、瘛疭、痉厥等证;转入气营两燔、气血两燔及营血分者,为发病高峰期;除气分火热极盛外,每必伤及营血,出现出血或发癍等,此时死亡者亦多;若暑热挟湿者,亦必伤及上、中、下三焦,每有呕恶、便溏,或发痦等证,甚则湿热蒙清窍,导致神识不清。

对本病的治疗,当时尽仿清代及民国早期温病学家治暑温及春温、瘟疫诸法。如清透暑热法,清热解毒法,醒神开窍法,缓痉熄风法,泻火通便法,清营凉血法,芳香化湿法,增液养阴法等。常用方如王氏清暑益气汤、银翘散、白虎汤、三黄石膏汤、清营汤、犀角地黄汤(犀角今可用水牛角代)、化癍汤、银花解毒汤、承气汤、增液承气汤、至宝丹、安宫牛黄丸、紫雪丹、犀羚镇痉汤、大定风珠、藿香正气散、三仁汤、加减复脉汤、竹叶石膏汤等。各方可根据病情加减运用,或合并运用。

若小便闭癃者,可用按摩法,辅助治疗。

当年此病经中西医配合治疗,在秋后全部结束,治愈率(较高)约在8%左右,效果尚满意,但有部分病人有程度不同的后遗症,如角弓反张、肢体强直、神志不清等,恐难恢复。

此病在当时是一种流行性较强,死亡率较高的急性传染病,各地自采用中西医配合治疗后,均取得了较好的效果,今因事隔多年,仅凭回忆,将当年治疗情况,聊作介绍,因已无具体资料可用,故无案例介绍,望读者谅解。

5. 大头瘟

【树乾公案】

1. 张某某　女　36岁　下回头村

1964年4月27日初诊:血热,受风,面赤肿,身发热恶寒,脉浮数。此大头瘟。

处方:薄荷二钱(后入)　连翘五钱　赤芍三钱　牛蒡子三钱　僵蚕二钱　元参三钱　双花一两　桔梗二钱　甘草二钱　荆芥二钱　水煎温服　二付

复诊:服初诊方二付,而部红仲已消,寒热减退,原方二付继服,即可痊愈。

2. 王连英　女　45岁　柳家庄

1965年12月1日初诊:温毒,耳前后红肿,头面肿,赤色。初起恶寒,发热,头痛,身痛。脉浮数。此大头温症

处方:连翘五钱　薄荷一钱半(后入)　牛蒡子二钱　僵蚕三钱　元参五钱　荆芥二钱　双花五钱　桔梗三钱　甘草二钱　黄芩三钱　水煎温服　三付

12月4日复诊:服初诊方二付,肿已全部消退,寒热身痛已减,惟以手按摩头皮微痛,原

方一付继服。

6. 时行发颐

【树乾公案】

1. 陈某某 男 32 岁 沟陈家村

1963 年 3 月 2 日初诊：血热受风，腮面部红肿，微发烧，脉浮数。

处方：栀子三钱 连翘四钱 黄芩三钱 薄荷二钱(后入) 甘草二钱 丹参三钱 赤芍三钱 石膏三钱(先煎) 桔梗二钱 防风二钱 荆芥二钱 浮萍五钱 水煎温服 二付

3 月 4 日复诊：服上方好转，红肿渐退，不发烧，原方继服。

2. 董某某 男 37 岁

1965 年 2 月 22 日初诊：腮腺结肿，继而睾丸肿痛，脉沉弦。此腮腺炎并发睾丸炎。

处方：连翘三钱 桔梗二钱 赤芍二钱 当归三钱 元参三钱 射干二钱 红花二钱 葛根三钱 陈皮二钱 天花粉三钱 甘草一钱半 川楝子三钱 杏核三钱 荔枝核三钱 广木香二钱 木通二钱 水煎温服 一付

复诊：服上方一付，腮肿及睾丸肿均消退，原方一付继服。

3. 萧某某 男 9 岁 三章村

1965 年 3 月 10 日初诊：痄腮，腮腺化脓后结肿不消，时流脓液，经割治二次，仍结硬不散，脓水淋漓。此痄腮疮。

处方：党参三钱 丹参三钱 炒白芍三钱 黄芪三钱 当归三钱 炒白术三钱 双花五钱 云苓三钱 白芷二钱 甘草一钱半 桔梗二钱 水煎温服 一付

复诊：原方加皂枣三钱继服。

复诊：服初诊方三付，又加皂刺服二付，肿硬见消，脓水不流，原方二付继服。

4. 鞠某某 男 12 岁 大落村

1965 年 5 月 13 日初诊：腮部结肿微红已四五天，表症已解。此腮腺炎重症。

处方：连翘三钱 桔梗二钱 赤芍二钱 当归二钱 元参二钱 射干二钱 红花二钱 葛根二钱 陈皮二钱 甘草一钱 天花粉二钱 栀子二钱 水煎温服 一付

复诊：原方去栀子一付继服。

复诊：服上方二付，肿全消，原方一付继服。

5. 邹某某 男 12 岁

1965 年 5 月 17 日初诊：时毒初发，恶寒、发热、身痛。表症尚在。

处方：荆芥二钱 防风二钱 川羌一钱 独活二钱 前胡二钱 柴胡二钱 丹参三钱 桔梗二钱 枳壳一钱 连翘二钱 牛蒡子三钱 水煎温服 一付

复诊：服初诊方一付，痊愈。

6. 鞠某某 男 12 岁 大落村

1965 年 5 月 30 日初诊：感四时不正之气，时毒初发，恶寒、发热、身痛。此时毒。

处方：荆芥二钱 防风二钱 川羌一钱 独活二钱 前胡二钱 柴胡二钱 丹参三钱

桔梗二钱　枳壳一钱　连翘二钱　牛蒡子三钱　水煎温服　一付

复诊：服初诊方一付，已消大半，前方再加甘草二钱，一付继服。

7. 于某某　男　23岁　小落村

1965年7月10日初诊：时毒初起，恶寒发热，头晕痛。此腮腺炎。

处方：连翘三钱　荆芥二钱　防风二钱　双花五钱　云苓二钱　枳壳二钱　桔梗二钱　丹参三钱　甘草一钱半　牛蒡子三钱　独活二钱　前胡二钱　薄荷一钱半(后入)　水煎温服　一付

7月11日复诊：服初诊方，表症已解，寒热已退，但肿仍未消，口干渴，小便赤，舌尖红。此热毒逐渐内侵入血，调方。

处方：连翘三钱　桔梗二钱　赤芍三钱　当归三钱　元参三钱　射干三钱　红花三钱　葛根三钱　陈皮二钱　甘草二钱　天花粉三钱　栀子二钱　水煎温服　二付

7月13日复诊：原方连翘、元参各加一钱，天花粉加二钱，加双花五钱，牛蒡子三钱，去陈皮，二付继服。

8. 于某某　男　成年　阴凉村

1967年6月7日初诊：首腮疮，坚硬肿痛发热。

处方：连翘三钱　桔梗二钱　赤芍三钱　当归三钱　元参二钱　射干二钱　葛根二钱　陈皮三钱　甘草二钱　双花五钱　水煎温服　二付

6月13日复诊：服初诊方，肿消大半，原方二付继服。

6月16日复诊：服初诊方四付，肿已消散，原方三付继服。

【张灿玾案】

1. 张某某　男　少年　荣成下回头村

初诊：腮部红肿疼痛，散漫无头，局部发热，无外感表证，大小便与饮食均正常，精神稍差。舌红，苔黄，脉浮数。此痄腮也，多因外感热毒，发于少阳与阳明二经，循经而结于颐部。当急与清热解毒之法，以消散之。若迁延不解，易成痈肿，溃破之后，尤难医矣。

处方一：赤小豆适量为细末，鸡蛋清调和，敷于患处，外以布包扎，干则换新。

处方二：黄芩二钱　黄连二钱　陈皮二钱　桔梗二钱　板蓝根五钱　柴胡三钱　薄荷二钱(后入)　连翘五钱　牛蒡子二钱　僵蚕二钱　马勃三钱　元参三钱　双花五钱　升麻二钱　生甘草一钱　水煎温服

复诊：服上方二剂及外敷法后，红肿疼痛已明显减轻，抚按局部，亦较软化，热盛亦轻，病情亦有好转，热毒已逞弱势，可继用前方以消散之。

复诊：继服前方三剂后，遂消退而愈。

按　此证又称为“发颐”，或“时气发颐”。多因外感时毒引起，有一定流行性与传染性。初起常伴有不同程度的外感表证，需用外解之法，兼用散结解毒之药。本病在吾乡，民众多涉于迷信，云为神庙中把门将军以箭射中，故名“将军箭”，患此病时需许愿，烧香，愈后再行还愿。此事若遇重证，每易延误。

此病轻者常可自愈，重者不散，每易肿溃，当按肿疡或溃疡法治之，如明陈实功《外科正宗》卷十“痄腮”云：“痄腮乃风热湿痰所生，有冬温后，天时不正，感发传染者多。初发寒热，以柴胡葛根汤散之，外敷如意黄金散……，仍不消，必欲作脓，用托里消毒散……。”徐灵胎评曰：“此证以驱风消痰、软坚清热为治，赤豆为末，鸡子清调涂立效。”陈氏所谓“冬温后，天时不正，感发传染者多”仅其一端，实则一年四季，感染时毒，皆有发者。

本案外敷法，仿徐氏所言之方，实则以鲜马齿苋、鲜蒲公英捣敷，亦皆有效。本案内服方，用《医宗金鉴》卷五十“瘟疫病”之普济消毒饮加双花而成。本方治大头天行等病亦佳。普济消毒饮方，同名异药者有多方，用时不可混淆。

2. 张某某　男　中年　平度县

初诊：10年前，始因腮部肿痛，发烧，经医院检查，诊为感冒，服用一般治感冒药，热不退，并引发睾丸肿痛，后服用激素，始退烧。此后每年冬季感冒发烧，即引发睾丸肿痛，去冬依然发作，必服药始能愈。患者幼年时，曾因误服“敌敌畏”中毒，1992年查出有胆囊炎，后又发现有胆结石，故体质较弱，大小便与饮食均正常，舌红苔白薄，脉沉缓而无力。此证原非一般感冒，应系伤寒发颐，亦或称“时毒”，为外中时疫之毒，未得及时治愈，加之患者素质较弱，邪气留滞较久，循足少阳与足厥阴之经，下流于阴中，遂致是病，继当清解二经之邪热，通络散结，以清泄余毒。

处方：柴胡15克　黄芩10克　双花20克　连翘15克　板蓝根15克　僵蚕6克　牛蒡子6克　大贝10克　橘核10克　荔枝核10克　青木香6克　升麻6克　滑石10克　桔梗6克　薄荷6克(后入)　生甘草6克　水煎温服

后电话告知，自服药后不曾再发睾丸肿痛，嘱其善自调养，以免复发。

按　本案因感时毒之邪，发于颐部，发热恶寒，肿痛不已，邪气不退，留连传化，循经下行，病发于睾。详颐在面颊之部，为足少阳脉所过，足少阳脉与足厥阴脉为表里之经，《灵枢·经脉篇》云：“胆足少之脉，起于目锐眦……其支者，从耳后，入耳中，至目锐眦后，入缺盆；其支者，别锐眦，下大迎，合于少阳，抵于䪼……以下胸中，贯膈，络肝属胆，循胁里，出气街，循毛际，横入髀厌中。”“肝足厥阴之脉，起于大指丛毛之际，上循足跗上廉……上腘内廉，循股阴，入毛中，过阴器，抵小腹。”正可见，发颐而并肿睾，正二经所过之处也。

时毒之为病，古医籍亦早有论述，如清顾世澄《疡医大全》卷十二：“《心法》曰：时毒初起，状类伤寒，或兼咽痛一、二日，间发于腮项颐，作肿无头，渐渐红赤疼痛，或似结核，方有根，漫肿色赤，俱由感冒四时不正，邪气客于经络，酿结而成。”本案所病，时毒并发睾肿，西学所谓腮腺炎并发睾丸炎也。

7. 湿温

【树乾公案】

李某　女　9岁

1964年9月1日初诊：湿温身热，有时恶寒或有时便溏，饮食不加，恶心，暑湿留恋不解，已六七天，舌微绛无苔，脉数。似由湿化热之势。此湿温。

处方：黄芩二钱　滑石三钱　云苓二钱　通草一钱　连翘三钱　双花四钱　甘草一钱半　淡竹叶五钱　水煎温服　一付

复诊：服初诊方一付，身痛，寒热均减退，大便亦好转，原方一付继服。

复诊:诸症痊愈,再以六君子汤补脾肺元气以收全功,调方。

处方:太子参四钱　白术五钱　茯苓皮五钱　甘草二钱　陈皮三钱　半夏二钱　广木香二钱　砂仁二钱　生姜二钱　大枣三枚　水煎温服　二付

【张灿玾案】

1. 王某某　男　壮年　荣成斜口岛村

初诊:发热十余日,缠绵不愈,后虽转轻,仍有低烧,且精神不爽,耳目昏蒙,方延余诊。始发时,发热,微恶寒,卧床不起,口虽渴而不喜饮,一身重痛,小便短少,大便不畅,现高热虽退,每下午仍有低烧,头目蒙胧,精神不振,语言不清,舌红苔厚腻,色黄,脉沉数而濡。此必湿温病。湿热蕴郁,上及头目,下及肢节,湿邪重滞,热郁难解,此所谓湿遏热伏之证,当以轻清宣泄之法,以透发之,兼醒其神。以蒿芩清胆汤加减。

处方:青蒿三钱　竹茹三钱　双花三钱　陈皮三钱　制半夏三钱　茯苓三钱　黄芩二钱　佩兰三钱　藿香二钱　菖蒲三钱　郁金二钱　生甘草一钱　水煎温服

复诊:服药后,微似汗出,头目稍清爽。口舌有味感,脉、舌无大变,继服二剂。

复诊:诸证均减退,热祛神清,舌苔薄腻,脉浮缓。乃以此方加减,连服数剂,病已基本痊可,最后以二陈汤加黄连、白蔻、菖蒲、滑石等调理而愈。

愈后其家人甚为感动,坚请其子认吾为义父,遂婉却。

按　凡湿热之证,缠绵不愈迁延日久者,切无以大苦大寒之药以清之,亦不可以大汗大利之药以解之,唯当轻清宣泄之法则湿化热退,神清气爽矣。

2. 王某某　女　70 岁　济南市离休干部

2010 年 7 月 3 日初诊:自今年五月端午日,因受凉,次日即发烧,恶寒,关节疼痛不适,服用清开灵无效,至第三日热不退,去医院检查,验血象,白细胞升高,中性亦高,喝水多,查体无异常发现,服各药皆无效。现发热仍不退,吃饭尚可,腹部微胀,大便稍稀,小便正常,微咳,痰粘,胸、腹、背部及腿部有红色皮疹,不痒,舌暗红,苔薄黄,粗糙,脉沉数。此风寒外袭,未经及时散出,渐化湿热,及于营分,肺气不宣,胃气不调所致,治当芳香轻灵之药以透表,辛香淡利之药以化湿,湿热化解之后,则表热可退。

处方:陈皮 10 克　制半夏 10 克　茯苓 10 克　藿香 15 克　菖蒲 10 克　青蒿 10 克　柴胡 10 克　葛根 10 克　佩兰 10 克　白蔻 10 克　炒杏仁 6 克　薏米 10 克　厚朴 6 克　赤芍 10 克　生甘草 6 克　水煎温服

7 月 7 日复诊:服上方一剂后微汗出,热即减,关节不痛,精神清爽,服完二剂,腹胀亦减,大小便正常,近二日晚,仍发热,用热毛巾擦后热即退,仍微咳,痰不黏。舌红,两边有条状苔,根部尚有黄腻苔,脉沉数。此湿热始化,而表邪仍未解除,可继用前方加减。

处方:前方去杏仁、赤芍。加双花 30 克,水煎温服

7 月 12 日复诊:服上方三剂后,仍如前状,每服药四五个小时后,即觉发热至 38℃左右,出汗较多,大小便及食欲均正常,关节亦痛,舌上仍有两道腻苔,根部少黑,脉沉微数,有歇止,脉幅清晰。此内伏之湿热尚未尽化,当以小柴胡配以芳香之药以透发化解之。

处方:柴胡 6 克　黄芩 6 克　制半夏 10 克　佩兰 10 克　藿香 10 克　桂枝 10 克　白芍 10 克　茯苓 10 克　党参 6 克　丹参 10 克　生甘草 6 克　生姜三片 大枣三枚　水煎温服

7月23日复诊:服上方9剂,始服至4剂后,即感诸症皆轻,体温亦渐退,今已三日未发烧,食欲及腹胀均有较大好转,小便无变化,大便尚不通畅,有时二日一次,有时稍干,舌红,原腻浮苔增多,脉象微弦。此湿热已部分外出,但内伏之湿热,弥漫三焦,尚需进一步化解。继以三仁汤方加减。

处方:藿香10克　佩兰10克　白蔻10克　杏仁10克　苡仁15克　厚朴10克　制半夏10克　茯苓10克　陈皮10克　竹叶10克　莱菔子6克　青蒿6克　桔梗6克　滑石10克　生甘草6克　水煎温服

8月21日复诊:服上方25剂,热未再发,食欲及消化能力均有较大改善,皮疹色淡,微有痒感,舌苔时有小的变化,现呈白腻状,微黄,浮苔已无,大便仍二日一次,脉沉而有力,微滑。此内伏之湿热,已基本化解,故精力、体力已近于正常。惟尚有余邪未尽。可芳香透发、辛苦和胃利气,少佐以活血、润肠之药,以通利气机,以收后功。

处方:藿香15克　佩兰10克　白蔻10克　苡仁20克　厚朴10克　陈皮10克　制半夏10克　茯苓15克　桂枝6克　赤小豆20克　竹叶10克　莱菔子15克　麻仁10克　赤芍6克　生甘草3克　水煎温服

后服上方,直至痊愈。患者及其儿女甚为感激,特登门致谢。以其初发时,虽诊断渐明,然此症为近些年新现之病,抗生素类曾用过价格昂贵之药,亦无效,西法已无办法始求诊于吾也。

按　本病患者,曾经某医院诊疗过,大致情况如下:王某某,女,70岁,因"发热、全身皮疹、肌肉酸痛3天"入院。查体:体温:38.5度,脉搏88次/分,血压130/90mmHg,双肺呼吸音粗,肺底可闻及少许湿罗音。心率100次/分,心律绝对不齐,心音强弱不等,未闻及杂音。既往慢性支气管炎、冠心病、房颤病史多年,青霉素、先锋霉素过敏史。

治疗先后给予米乐松控制体温,万古霉素、亚胺培南西司他丁钠(泰能)控制感染1周,效果差。体温仍高,午后及夜间体温可达38.5℃以上,住院2周,体温仍是有波动。此①成人Still综合征;②慢性阻塞性肺疾病;③冠心病、房颤。

关于本病的情况,根据现代医学有关报道介绍,有诸多说法,大致情况如下:

成人Still病(adult onset still disease,AOSD)是指成人发生的Still病,是以长期间歇性发热、一过性多形性皮疹、关节炎或关节痛、咽痛为主要临床表现,并伴有周围血白细胞总数及粒细胞增高和肝功能受损等系统受累的临床综合征。自Wissler(1943)首先报告后,Fancon(1946)相继描述,引起临床酷似败血症或感染引起的变态反应,故称之为"变应性亚败血症"。1987年以后统一命名为成人Still病。

有认为本症是一种介于风湿热与幼年型类风湿性关节炎之间的变应性疾病,与幼年型类风湿性关节炎的急性全身型(Still病)极相似。也有认为可能是类风湿性关节炎的一个临床阶段或是其一种临床变异型。也有认为是一种独立性疾病,它既包括成人发病的Still病,也包括儿童期发生的Still病迁延至成人期复发的连续性病例(儿童型成人Still病)。但经长期观察,大多患者不遗留关节强直、畸形等后遗症。现在大多认为AOSD的发病情况、受累人群、HLA分型、关节受累特征、抗核抗体(ANA)和类风湿因子(RF)阴性以及病情预后等都与类风湿关节炎明显不同,它们是两种不同的疾病。目前该病尚且明细为风湿免疫科。

关于本病病因也有多种说法,目前比较趋向一致的看法是本病系感染后的变态反应,可能是慢性感染与过敏或自身免疫反应的组合。总之,对本病的病因和发病机理,学术上有许多新的观点和学说，对此展开的研究，也成了认识 AOSD 的一个研究热点。

又按 对本病的治疗，是根据患者的症候和体征，用中医的理论和临床病候进行辨证施治，从其发病的特点和几个主要的病候判断，此病应属于湿温一类的疾病，如反复的发热，厚腻的舌苔，病程较长、湿热弥漫等，均可说明在病机方面，病及三焦，湿遏热伏，在治疗方面，应芳香化湿，辛香透发，上下分消，透热转气等法，以化解湿热，不可过用辛凉及辛寒等药，亦不大量使清热解毒等，如用此药，则湿热更易强化，不易化解，盖湿本阴性，虽与热合，从阳化热，然其沉滞之本性难变。本病治疗用方，曾参照蒿芩清胆汤、藿香正气散、小柴胡汤、三仁汤等方加减组合运用。其中芳香化湿、淡渗利湿、及利气和胃等药，始终在入选之列。此案系吾首见之例，以后再见，当根据发病时间、地点、体质等条件不同，病情定有所不同，当根据病情，另行辨治，此亦所谓“同病异治”者也。

8. 伏暑

【张灿玾案】

李某某 女 75 岁 济南市市民

2014 年 8 月 5 日初诊：自 6 年前始，每于夏至入伏后，即发烧不止，体温可达 37 − 38℃，神志不清爽，体倦无力，面部有时浮肿，严重时或大小便失禁，或大便稀溏，曾经多家中西医治疗，均无明显效果，待至暑去秋凉时，则热退身安。今年病发后，曾去医院全面检查，原因不明，难为确诊。复请中医诊治，虽亦言湿而治皆无效，曾服羚羊角粉，发热略有缓解，旋即发热如故。前几日又服补中益气汤，有一定效果，后复发热。气虚身倦，懒于活动（双腿有静脉曲张，手术后痛有缓解），精神不振，饮食一般，不喜食菜，腹不胀，屎气、嗳气较多，体温 38.2℃，无汗怕冷，饮水多则小便频，（血压正常，心检亦无异常发现）。舌胖大有齿痕，苔白腻，中后部有斑剥处，双手脉沉而无力。此暑湿为病也，盖夏至之后，暑气主之，在脏为脾，在地为土，在天为暑，故暑必挟湿，此之谓也。加之患者，脾气不健，水谷之功能失司，故水谷运化失常，湿气内蕴，郁而不发，此内湿也。故每至夏季，暑气当令，内湿与外湿，并合致病，外则身热不退，内则运化失职，治当以辛香透其表，芳化以解其湿，益气以助其正，利气以动其机，综合以调之，热将退也。

处方：荷叶 15 克 藿香 10 克 香薷 3 克 佩兰 10 克 白蔻 9 克 扁豆 9 克 陈皮 10 克 姜半夏 9 克 茯苓 10 克 苏梗 9 克 厚朴 9 克 太子参 10 克 麦冬 6 克 五味子 6 克 水煎温服

2014 年 8 月 22 日复诊：服上方七剂，体温渐降至 36℃ 左右，精神亦见好转，体力亦增强，可以外出散步，饮食亦趋于正常，惟不习惯吃菜，大便基本正常。中间停药一星期，体温又见上升至 37℃ 左右，大便稍干，腹不胀，屎气较多，舌体由胖大而变瘦长，苔前部退出，中后部两边白薄，脉沉数较有力，右脉尤明显。此暑湿之邪尚未尽解，故停药之后，复有小发热，大便稍干者，脾胃运化之力尚未正常，身倦无力者，气虚也。当以前方小作调整。

处方：前方去扁豆，加莱菔子 6 克，利气而不损气，黄芪 15 克，太子参加至 15 克，麦冬加至 9 克，既益气，亦养津，防其大肠之燥化也。

2014 年 9 月日复诊：服上方八剂，体温保持为 36℃ 左右，精神见好，体力增强。可单独扶栏杆上下楼梯,饮食正常,但三至四天大便一次,前干后软,易出虚恭,出后腹部舒适,时有打嗝,口不干。多年皮肤瘙痒,舌红苔黄薄,双手脉沉而有力,右手稍强。此为大肠润泽不足,脾胃气机不畅。病情已大见好转,再以青蒿鳖甲汤加减,宣透内伏之热,调理气机。

处方:青蒿9克　鳖甲9克　银柴胡6克　胡黄连6克　生地9克　元参9克　麦冬6克　麻仁6克　莱菔子6克　炒杏仁6克　藿香6克　白蔻6克　厚朴6克　荷叶9克　秦艽6克　五味子6克　丹皮6克　地骨皮6克　生甘草6克　水煎温服

按　此病已6年之久,诸家不识者,或退热,或补气,皆不效,不识天时也。详《内经》明言"人与天地相应",五脏与五时相应。且"运气"诸篇,言之尤详。此患者发病,每与节令之气相应,又与脏气之变相应,凡此无形之气变,非有形之体变,凡此机械不能识者,病之气象,气之理数,医当识之,故上不识天文,下不识地理,中不知人事,何以言医,既不知古,何以言新,继承之所不及,创新之基何在,医学难精,此犹是也。

9. 肠伤寒

【张灿玾案】

王某某之岳母　女　老年　济南

1964年,吾曾在济南市传染病医院进行临床医疗,是年夏,济南地区大脑炎流行,治疗方面,以中医中药为主,每年均由中医科汝兰州先生负责,是年汝先生身体不好,嘱我负责。某日,查房时,该院王主任云,有一病人,请我会诊,问其情由,告谓:其子染肠伤寒,不知何处感染,最后查出其岳母大便中,带有伤寒杆菌,然其在济生活多年,不曾发过烧,或得过什么传染病。现住院已数日,服用西药不见效果,欲服中药一试,查房毕,往视,患者年事已高,健康状况尚好,二便正常,食欲正常,体温正常,无任何不适,查体别无异常发现,唯大便中发现有伤寒杆菌。经吾诊视,体态较胖,舌体较大,舌红苔厚腻而黄,中、根部尤甚,脉沉缓。此必湿热之邪,蕴郁于中,特适于伤寒杆菌之生存,当以芳香化湿与苦寒清热之法,以洁其受盛与传导之府,则污秽之毒,自难存活。

处方:佩兰三钱　藿香三钱　黄连三钱　黄芩三钱　双花三钱　大青叶五钱　厚朴三钱　陈皮三钱　菖蒲三钱　水煎温服

复诊:初服二剂,继服数剂,再检大便已转阴矣。

按　此案之所在,令伤寒杆菌长期寄存毒菌者,以肠道不洁也,污浊之气,蕴郁成患,则毒菌自以为巢穴,今洁其府而净其气,则邪不待灭而自灭矣。

10. 麻疹

【张灿玾案】

鞠某某　女　幼年　荣成市

1949年4月,始感精神不振,身热不适,食欲欠佳,喷嚏眼泪,不曾介意,三四日后,身热不退,忽见头面部出红诊,呼吸气促,身虽热,亦不汗,小便色黄,舌红,苔微黄,三关脉纹色红。此麻疹始发也,宜急与辛凉透发,促其疹毒外出,以免热毒犯肺,则病危矣。

处方：葛根六钱　升麻三钱　芫荽一撮　山川柳六钱　荆芥三钱　炒杏仁三钱　牛蒡子三钱　薄荷三钱(后入)　桔梗六钱　生甘草一钱　水煎温服

复诊：服上方一剂后，身热未甚，惟麻疹已发及全身，色红而鲜明，气促微咳，此正色也，继当透诊解毒宣肺，促其外发。

处方：葛根六钱　苏叶三钱　桑叶三钱　双花六钱　连翘三钱　牛蒡子三钱　薄荷三钱(后入)　紫草三钱　炒杏仁二钱　桔梗二钱　川贝二钱　生甘草一钱　水煎温服

复诊：服上方二剂后，诊已出透，身热亦减，呼吸亦平稳，脉亦平和，此麻疹顺证也，嘱其妥善调理即可痊愈。

按　麻疹之病，在我乡流行之时，已少见大量流传者，所见多为散发，故留存病例，大都散失。

麻疹为病，凡疹出较顺，色鲜明，疹浮于外，且无喘急或兼挟别证者，多可自愈，凡在该时，西药“消法灭定”(磺胺类药)亦已流通，若及时加服，亦可防止肺炎，故死亡甚少。

1952年春，抗美援朝时期，我县处山东东端沿海地区，为进行反细菌战，县里组成“防疫队”，调我参加，时在春夏间，在荣成东北部 俚岛区峨石山村，发现麻疹病大流行，县防疫队派我与董传理同志前往防治。去后，挨户调查(该村为数百户的大村)，传染人数较多，且大部分兼有不同程度的肺炎。这样，我们每天去检查一次，指导家属如何护理，发放口服西药“消法灭定”，经过一段时间的监护治疗，全部治愈，无一例死亡。

此证我祖父与父亲行医时，时常有小流行，一般轻证或顺证，每用土单验方，协助治疗，无须花钱，重证恶证，亦时有死亡者，今日此证，已少有流行者。

1982年8月，去菏泽中医学会作学术报告，听说该地区还时有流行，市中医院有一老中医治此证颇有经验。亦足证中医药对本证的治疗，疗效还是可靠的。

11. 水痘

【张灿玾案】

张某某　女　少年　荣成市下回头村

1951年6月初诊：身热恶风，精神不振，喷嚏、眼泪，食欲不佳，小便微黄，次日面发丘疹，微痒。今日则发热不退，丘疹发布全身，大多变为水疱，舌红苔微黄。此时吾乡婴儿，尽皆接种过牛痘，故天花病已无，此乃水痘也。治宜轻清发散，助以解毒，以免延误，或传染散布。

处方：双花三钱　连翘二钱　薄荷一钱(后入)　淡豆豉二钱　竹叶二钱　黑豆三钱　赤小豆三钱　绿豆三钱　滑石三钱　生甘草一钱　水煎温服

复诊：服上方二剂后，水痘全部发出，痒亦轻，早发者已渐枯，身热亦渐退，精神亦清醒。

处方：黑豆三钱　赤小豆三钱　绿豆三钱　忍冬藤五钱　竹叶三十片　薄荷一钱(后入)　水煎服

后遂以此方自备服用，直至痊愈。

按　水痘与天花都是古代从国外传来，天花自西法种牛痘术传来，至民国以来，已少有发生，而水痘病，自明正德年间蔡维藩《痘诊方论》详记以后，明、清儿科诸书均有详述，一致流行不断；在我行医年代，在我乡尚有散发，不过病情较轻，死亡极少，愈后皮肤亦不留痕迹。

当年,祖父与父亲行医时,对此病亦很少用药,大都传一清热解毒类偏方,如黑豆、黄豆、赤小豆组成的三豆汤,再加些清热解毒、解表利湿药如双花(无花时,以藤亦可)、竹叶、芦根等,在各乡均可自采野生者,既能治病,又不需花钱,完全符合中医药"简、便、验、廉"的特色,颇受民众欢迎,今特附记于此。

12. 白喉

【树乾公案】

1. 彭某某　女　20岁　马草夼村

1965年1月7日初诊:咽喉肿痛,喉门肿且有腐烂白点,舌苔白薄,病二天,少有恶心,身发热,微恶寒。此白喉。

处方:葛根二钱　霜桑叶二钱　木通一钱　生地二钱　双花三钱　薄荷一钱(后入)　川贝二钱　枇杷叶一钱半　甘草一钱　蒌仁三钱　竹叶一把　水煎温服　一付

复诊:调方。

处方:大生地八钱　天冬五钱　白芍三钱　薄荷一钱半(后入)　元参七钱　川贝三钱　甘草一钱半　赤芍三钱　双花五钱　连翘三钱　水煎温服　一付

复诊:服上方一付,咽喉肿见消,腐烂白点已不见,原方加重,调方。

处方:大生地一两　天冬六钱　生白芍四钱　薄荷一钱半(后入)　元参八钱　川贝四钱　赤芍三钱　甘草二钱　双花五钱　连翘三钱　水煎温服　一付

复诊:咽喉已接近痊愈,惟少觉咳嗽,此肺脏余热不清,前方加减,调方。

处方:大生地一两　天冬六钱　生白芍五钱　元参一两　川贝四钱　赤芍三钱　甘草二钱　双花五钱　水煎温服　二付

2. 鞠某某　男　20岁　小落村

1967年9月21日初诊:咽喉肿痛,喉中白点,腐烂,脉数。此白喉。

处方:大生地五钱　麦冬三钱　白芍三钱　薄荷一钱半(后入)　元参三钱　赤芍二钱　川贝二钱　甘草二钱　水煎温服　一付

9月23日复诊:服初诊方,咽喉肿痛腐烂均好转,原方一付继服。

二、内　　科

(一) 呼吸系统脏器病

1. 肺痨

【士洲公案】

连某某　男　中年　文登县二里周家村

初诊:青年时期,患咳血证,久治未愈,近又发作,始为痰中带有血丝,近则有时咳血,体弱易汗，胸闷气短，每到下午易发潮热，晚间易盗汗，口干少饮，远行则喘悸，面色潮红，舌红苔干，脉细数。此劳伤损肺，阴虚火旺，伤及血络，当先以养阴凉血，从标而治。

处方：生地四钱　丹皮二钱　白芍二钱　犀角*一钱　川贝二钱　知母二钱　水煎温服

复诊：服上方三剂后，咳血减轻，当再以滋阴凉血润肺之法，标本兼顾。

处方：生地三钱　麦冬三钱　当归二钱　白芍三钱　山药二钱　萸肉二钱　丹皮二钱　茯苓二钱　泽泻二钱　知母二钱　川贝二钱　犀角一钱　元参二钱　天冬二钱　水煎温服

复诊：服上方数剂，咳血、胸闷、潮热、盗汗等证均有好转，惟体虚及气短无力及动则心悸等证，尚待进一步改善，脉浮弦，重按无力。此心肺两脏皆虚所致。

处方：党参二钱　沙参五钱　麦冬三钱　五味二钱　川贝二钱　百合三钱　百部三钱　地骨皮二钱　天冬二钱　橘红二钱　清半夏二钱　茯苓三钱　霜桑叶二钱　远志二钱　丹皮二钱　水煎温服

复诊：服上方十余剂，诸证均有明显减轻，呼吸亦觉有力，体力亦较前有所改善，仍有轻度咳嗽，已不见血迹，但心烦潮热之证，时有感觉，病之大势已缓，当对心、肺、肾三脏加以综合调理，以促其恢复。

处方：生地三钱　萸肉二钱　山药二钱　丹皮二钱　茯苓二钱　泽泻二钱　天冬三钱　麦冬三钱　川贝二钱　当归二钱　白芍二钱　蒌仁二钱　元参二钱　百部三钱　水煎温服

复诊：后以本方随证加减，服用近半年，诸证大为减轻，体力亦增加，以善自调养，后则不曾发作。

珅按　昔在农村患痨病者，死亡者不在少数，究其原因，非中医药绝不能治此病，而是当时在农村的条件下，主要有三个方面的问题：①不能早治或延误不治；②经济条件有限，不能坚持用药；③缺乏适当的休养条件。

此患者所以得救，重在具此条件，似此等病，当年先父与我均曾治过，也有不少得愈，或终身无大害者，昔在吾乡，亦流行过这样的谚语："气鼓劳伤隔，问天请到的客"，一般小产之家，很难坚持治疗，只能听天由命，故在抗痨药使用之前，此病也确系难治病的一种。

【张灿珅案】

1. 张某某　男　中年　上海某医院职工

初诊：患者系解放战争时期南下干部，后留上海某医院工作，后因肺结核大吐血，经医院抢救，危险期过，病情稳定，允其出院治疗休养，经其家属护送回乡，拟请吾祖父以中医治疗时，因祖父年事已高，由我往诊，据云已经医院确诊，因肺结核暴发吐血后肺空洞，气胸，每日下午有低烧，气短无力微咳，胸痛，食欲不振，舌淡红，苔薄黄而干，脉浮缓无力。此系大吐血后耗津伤气，导致气阴两伤，肺失润养，胸中血络气肺均遭损伤也，当养阴清肺，益气生津法为治，取喻氏清燥救肺汤加减。

处方：麦冬五钱　天冬三钱　黑芝麻三钱　炒杏仁一钱半　石膏二钱(先煎)　党参二钱　霜桑叶三钱　川贝二钱　阿胶二钱(烊化)　甘草一钱　水煎温服

复诊：服上方二剂后，自觉胸部舒适，呼吸顺畅，无异常变化，病情已有转机，效不更方，

* 犀角用水牛角代替，全书同。

遂以原方继服。

复诊:服上方数剂后,已有好转,午后热减,胸痛亦轻,舌体见润,活动有力,食欲增加,脉象较有力,按方继服。

经近三个月的治疗,始终未更方,诸证渐减,体力不断增强,服至50剂,病情已基本恢复,遂亲自登门致谢,告别归沪。归后,来信告知,经医院复查,认为在短期内恢复如此之好,实出意外。

次年春,病情小有反复,再归求诊。经查,木火刑金,曾治肺痨病多人,在春季木气正盛之时,木能生火,火则克金,易致反复,遂据病情,再为调治,月余,病情稳定,复归。

十余年后,该人调回吾乡工作,已可以中医应诊,盖自昔年患病,得益于中医,遂自习此道,不知者,尚以为老中医矣。此事犹诊余美谈也。

2. 金某某　女　中年　荣成西初家村

初诊:面色萎黄,虚瘦之甚,自汗盗汗,时寒热往来,午后犹甚,头痛,四肢无力,咳嗽气短,胸部疼痛,少动则气喘心悸,有婴儿方七月,因无乳汁已为之断奶,前医有以钩虫病治者,服之更甚,有以结核病治者,用异烟肼、链霉素以治,亦无效,舌淡红苔薄白,脉弦数躁疾,重按无力。观其脉证,肺、心、脾三脏俱虚,且当春阳发动之时,木火灼金,肺阴尤虚,系肺痨之疾,且由于体虚正衰,病情逞发展之势,当先平肝理脾,以救肺。

:当归三钱　白芍三钱　白术二钱　茯苓二钱　柴胡二钱　薄荷一钱半(后入)　丹皮二钱　炒山栀二钱　麦冬三钱　天冬三钱　川贝二钱　五味一钱　甘草一钱　水煎温服

复诊:服上方二剂后,寒热之势减,汗出少,脉象亦见平稳,病情始见转机。继用前方,以平肝救肺。

复诊:继服前方六剂,咳嗽减轻,食欲增加,病人精神亦好转,少行活动,不似以前喘甚,悸甚,惟咳嗽时作,此肝火已弱,心、脾二脏之脏气亦复,惟肺阴尚虚,再以清燥救肺法以治。

处方:党参二钱　麦冬五钱　石膏三钱(先煎)　炒杏仁二钱　炙杷叶一钱　黑芝麻二钱　天冬三钱　川贝二钱　霜桑叶五钱　生地二钱　阿胶二钱(烊化)　甘草二钱　水煎温服

复诊:服上方六剂,咳嗽大减,体重增加,胸痛亦缓,经前后月余治疗,月经再至时,又妊,家人大喜,其父特表谢意。言此病曾经多人诊治,均未见效,此次经先生调治不及两月,转危为安,幸甚喜甚,然告曰,现虽火势已缓,尚未根除,善后之功,更不可忽,病人虽有妊,一喜一惧也。遂以人参养荣汤,天王补心丹等方加减,进一步调理渐愈。

按　本病初诊时,病情十分危重,且体力衰弱已极,惜前医已发现为结核,然未能坚持治疗,致多脏受损,而此种情况,需分步骤综合调理,中医自有优势,如能超过青春发育及生育期病情稳定,亦非不可治也。

3. 王某某　男　中年　荣成北桥头村

初诊:患者昔有肺结核,近期发病,每下午有潮热,吐血顷碗,咳嗽胸部不适,气短,脉沉而有力,体力尚可,饮食尚好,别脏无大损伤。此阴虚火旺之证,当急凉血养阴为主。

处方:生地五钱　丹皮二钱　犀角一钱　白芍三钱　麦冬三钱　天冬二钱　知母二钱　川贝二钱　阿胶二钱(烊化)　水煎温服

复诊:服上方二剂,血已止,惟觉胸胁部有时有刺痛感,咳嗽如故,此肝气不舒也,以前方白芍加至五钱,以白芍之酸,与生地、麦冬、知母,共奏养阴之功,又可以平肝气之横逆也。

复诊：服上方五剂后，血不曾再吐，咳嗽减轻，脉象亦平正缓和，病情亦大有转机，遂将前方去犀牛角继服。

复诊：继服前方十余剂后，诸证俱减，病情稳定，肝火熄，肺气渐复，仍当以气阴双补益气润肺之法，以取功也。

处方：党参三钱　麦冬三钱　川贝二钱　知母三钱　石膏二钱(先煎)　霜桑叶三钱　黑芝麻三钱　炙杷叶二钱　天冬三钱　炒杏仁二钱　阿胶二钱(烊化)　甘草一钱　水煎温服

复诊：服本方十余剂，诸证均退，渐愈。遂告，本病若不加留意，极宜反复，若注意养护，保持身体健壮，时刻体察病情，一见有变，即急治之，则不致养虎为患。曾子曰："病加于小愈。"此之谓也。

按　肺属金，具清肃之气，恶燥喜润。凡此等病，年久体衰，阳虚者固有之，然大都为气阴两虚。故常以清燥救肺汤加减以治。且由于肺金之气不足，则木气极易反克，木气化火，必灼肺金，故多于春生之季，易于发作，凡有此证，且当注意。

2. 肺痈

【士洲公案】

1. 张某某　男　老年　荣成县下回头村

初诊：患肺痈，初仅发热恶寒，咳嗽，不日即咳时痰中带有脓血，是肺热蕴郁，伤及气血，卧床不起，仅发热，不恶寒，口渴，舌红苔黄。是邪已入里，当急予清热解毒，养阴，排脓，以免伤及脏腑。

处方：元参五钱　双花四两　当归五钱　麦冬五钱　桔梗三钱　生甘草五钱　水煎温服

复诊：服上方二剂，遂大口吐脓血一次，味极腥臭，此痈已内溃，当急予排出，免伤脏气。

处方：前方加蒲公英五钱　地丁五钱　花粉五钱　水煎温服

复诊：继服前方数剂，此间又大吐脓血二次，病人自觉舒适，然其热毒尚难以排尽，当继用前方，以搜其巢穴，勿留余患。

处方：前方再加天冬五钱，知母五钱，水煎温服

复诊：服上方数剂，热已退，不曾大吐脓血，患者精神体力已渐恢复，热亦全退。后以清肺养阴兼清理余毒而获痊愈。

玶按　此患者为我三祖父也，一向身体强健，能吃苦耐劳，少有疾患，突发此病，卧床难起，此时我方学医，亲见祖父，日往观察，大胆用药，终获痊愈，愈后无任何后遗症，可继续劳动，活至90岁而终，三祖父一生务农，为人善良，大难不死，亦善果也。

2. 孙某某　男　成年　文登县二里周家村

初诊：初因感冒发热咳嗽，不曾及时治疗，感冒虽好转，但咳嗽加重，痰多胸闷，不久咳吐物中有脓血相混，身热口渴，咳吐不已，舌红苔黄，脉浮数有力。此因风热袭肺，治不及时，热蕴于内，继发肺痈。当急予清肺解毒排脓。

处方：元参三钱　麦冬三钱　双花五钱　当归四钱　川贝二钱　桔梗二钱　生甘草二钱　水煎温服

复诊：服上方二剂后，咳稍轻，脓血亦少，后继服此方六剂遂愈。

玾按 此方原系《石室秘录》治肺痈三方之一，先大父最早用之，每奏效，后先父与我亦继用此方为主，随证加减，并更加大双花用量，或与公英、菊花等并用，效更佳。

【张灿玾案】

1. 李某某　男　中年　荣成县李家屯

初诊：始患咳嗽，有时痰中有血，发烧，时已近春节，曾延医诊治，打针服药，效不明显，病情有加重之势，医者告以病情危重，举家慌恐，时已届阴历年三十日，特烦其村党支部书记请我往诊。患者卧床不起，面色憔悴，咳频作，痰色黄，有时带血或脓样物，味臭恶，胸部隐痛，呼吸迫促，身热，不思饮食，二便无异常，口干舌红苔黄，脉浮数有力，此先由外感引发，肺气不宣，邪郁于肺，蕴酿化热，伤及血络，欲作肺痈。时已无表证，急宜清肺解毒，兼护肺阴，免致火灼。

处方：元参四钱　双花五钱　麦冬三钱　当归三钱　白芍三钱　薏仁三钱　生甘草二钱　水煎温服

复诊：服上方二剂后，病情减轻，咳少，血痰未再见，脉象亦有平稳之势，可继服此方。

复诊：继服前方二剂后，病情已大见好，咳已减轻，脓痰少，身热退，精神好转，食欲增加，脉浮数而不躁，为胃气来复之象，病无险情矣，遂以本方继服至十余剂，遂愈。

按 肺痈之病，早在《金匮要略》中已列为专病，且有方论二首，其证以咳血吐脓血为特点，治以排脓为主，其后，唐代名著《千金》、《外台》中各载仲景及后世治是证方论若干首，在治法方面，继承仲景之外，可见有新的发展，如《外台》卷十“肺痈方九首”，有《古今录验》方四首，其中桔梗汤与生地黄汁肠方，俱有生地黄、当归二药，为理血养阴药。

又详《诸病源候论》一书，虽未列为专病，然在卷十四“咳嗽候”中有“咳嗽脓血候”云：“咳嗽脓血者，损肺损心故也。肺主气，心主血，肺感于寒，微者则成咳嗽，嗽成于阳脉，则有血，血与气，相随而行，咳嗽急甚，伤血动气，俱乘于肺，肺与津液相搏，蕴结成脓，故咳嗽而脓血也。”此候所论，实则肺痈之病因病机也。

在治疗方面，宋人著作中，在继承前人经验的基础上，又注意到用清泄肺热之药，如黄芩、桑白皮等，特至清代《石室秘录》一书中，强调重用具有清热解毒作用的金银花，具有重要意义。从而对肺痈的治疗，以排脓祛痰，养阴凉血，清热解毒三法为主要治疗原则。

吾今治此案所用方，特以《石室秘录》方为主，加用养阴理血之当归、白芍而成，获得满意效果，亦可为证也。

2. 刘某某　男　中年　荣成南岛刘家村

初诊：初病咳嗽痰多，时有恶臭味，已经多医诊治无效，特来求诊，患者面部潮红，咳嗽时作，痰较多，黏稠，时有臭恶味，胸闷，呼吸不畅，食欲较差，口渴，舌红苔黄，脉浮洪。此邪气犯肺，蕴郁化热，阻遏气道，灼津为痰，腐化而臭，日久未能清解，必伤肺阴，肺阴愈伤，痰热互结，肺气尤为阻滞，故胸闷，呼吸不畅之证显，若腐化日久，且易作脓，今当急清泄肺热，养阴生津，利气化痰。

处方：天冬三钱　麦冬三钱　知母三钱　川贝三钱　陈皮三钱　黄芩三钱　桑白皮二钱　蒌仁二钱　枳壳二钱　桔梗二钱　双花三钱　沙参三钱　元参三钱　生甘草二钱　水

煎温服

复诊：服上方二剂后，病情大有好转，咳嗽较前减轻，患者亦欣然云，此药甚效。遂以此方继服。

复诊：继服前方二剂后，恶臭气味亦减轻，脉亦缓和，此肺中郁热已经减缓，然蕴郁之内热，尚未透发，宜加大透热之力度。

处方：继用前方，将双花加至一两。以此药既有透热之力，又有解毒之功也。

复诊：前方继服七剂，病已基本痊愈。当以清肺养阴之剂，肃清其余热，以防复发。

处方：天冬四钱　麦冬四钱　知母四钱　川贝四钱　陈皮三钱　黄芩三钱　桑白皮三钱　双花五钱　元参三钱　桔梗二钱　枳壳二钱　生甘草二钱　以上药四剂为细末，炼蜜为丸三钱重，早晚各服一丸，温开水送服。

上药服完，遂愈。

按　本案初起为肺热咳嗽，因治疗未愈，迁延时日，化燥伤阴，且因热邪内郁，蕴酿为腐，有化脓之势，故当甘寒与苦寒并用，滋润肺阴，清泄肺热为主旨。本方始终以清肺汤为主，酌情加减，终获良效。

清肺汤，原出《医宗金鉴·杂病心法要诀》，原方含天冬、麦冬、橘皮、黄芩、桑白皮、知母、贝母、甘草。本方原治肺燥热咳嗽，组合甚为得体。方中以二冬之甘寒清润，加以黄芩、桑白皮之苦泄，以除肺之燥热，以贝母、橘皮化痰止咳，且橘皮之辛香，复有利气之功，又可缓甘药之腻；生用甘草，既可合众药，又具泻热之力也。本案特再加蒌仁祛痰，元参、沙参，甘寒清热养阴，枳、桔利气宽胸，双花清热解毒，借群队之力，综合以治，可适当兼顾多方面病变。最后以丸药收功，余蕴之邪，缓以图之，优于急治也。

3. 肺痿

【张灿玾案】

滕某某　男　青年　荣成县南墠村

初诊：患者右侧胸部锁骨下，有两根肋骨凹陷不起，无喘咳证，原因不明，具体时间，亦不详，至少有年余，健康状况尚可，一般劳动亦无大碍，不曾延医诊治，年内亦不曾患过发热、咳喘等疾病，饮食、二便均正常，舌、脉均无异常，此必肺失润养，气海不足，不能充盈华盖，遂致肺叶不振也，治当清润肺气，益养津液，取喻氏清燥救肺肠法以治之。

处方：沙参三钱　桑叶三钱　天冬三钱　麦冬三钱　黑芝麻三钱　炒杏仁二钱　炙杷叶二钱　五味子二钱　阿胶二钱(烊化)　石膏三钱(先煎)　甘草一钱　水煎温服

至春节后，吾离乡去山东省中医进修学校学习，复去南京，1959 年秋，留山东中医学院执教，直至 1963 年春节，我回家探亲时，节后，复来一病人就诊，以事隔数年，我已不识矣，问看何病，乃告当年就诊事，遂忆起。急问现在如何，告曰：已好很多，遂问，服何药治好。复告，当年服我方 4 剂后，至春节日，停药，节后，再去复诊，说你去济，亦未能继续治疗，自此以后，未再治疗，遂逐渐好转，我亦忆起当日治疗思路及用方，经检，右侧胸部，惟锁骨下，尚有一肋，未完全隆起，但亦较前为轻。余者已完全恢复。患者自觉体力较前增好，别无异常发现，舌象脉象，属正常，仍本前方清燥救肺汤稍作加减，为处一方，后遂不详，因患者本次已知联系地址,预计已愈矣。

按 本病不曾多见,初诊时,根据病情分析,为气海不充,肺叶不振,以其此前不曾患肺痨、咳喘等病,更非先天所有,定系肺失润养所致,遂取清燥救肺汤,辛寒甘润为主。服药虽不多,然气机已动,津液已化,自生之机能渐复,遂致转机,非尽为药力也。此犹越人所谓:彼当生者,越人能起之耳。

4. 肺痹

【树乾公案】

鞠某某 男 15 岁

3 月 2 日初诊:胸肋闷痛,短气喘咳,四肢倦怠,面瘦弱,足浮肿,有时寒热往来。此肝胆郁热,痰火内郁,肺气虚弱,心血亏虚,清肃失降,肝胆郁热生痰,痰涎阻遏,气机不畅,营卫不调(经医院诊断为胸膜炎)。

处方:柴胡三钱 黄芩二钱 蒌仁二钱 半夏三钱 薤白二钱 橘络二钱 甘草一钱半 党参二钱 水煎温服 一付

复诊:服初诊方诸症均好转原方一付

【张灿玾案】

1. 许某某 女 老年 章丘市

初诊:七八年前,即患有咳喘病,易感冒,近两月复因感冒咳喘。医治无效,来济南某医院诊疗,经多方面检查,始疑肺癌。虽经排除,但仍因仪器检查有一阴影,怀疑胸腔有一占位性病变。经多医会诊,均力主手术。以病家难以决断,曾咨询于我。我意,既未确诊,不如先行保守疗法,进一步观察。遂求诊于吾。患者已至年老,体力已见衰,胸闷咳喘,痰不易出,呼吸不畅,有喉鸣音,唇周围干燥。昔染高血压、肾盂肾炎及结肠炎等证。舌体瘦,色红,苔白薄而腻,脉沉而无力,两尺脉甚弱。此因久患咳喘及多种病证,肺气已虚,湿热困于上焦,气津难以生化,痰饮郁于胸中,故吐纳不利,呼吸不畅,当先予清宣肺气,利气豁痰,宽胸解郁为法。

处方:天冬 10 克 麦冬 10 克 沙参 15 克 五味子 6 克 川贝母 10 克 知母 10 克 白芥子 6 克 全瓜蒌 15 克 霜桑叶 10 克 连翘 10 克 制半夏 10 克 陈皮 10 克 枳壳 6 克 桔梗 6 克 生甘草 3 克 水煎温服

复诊:服上方月余,胸闷大为减轻,咳喘亦大有好转,呼吸顺畅,精神大好。有时痰不出则感喉部不适,痰色白,不黏稠,晚间每感疲劳。舌红,苔白而粗糙,两寸脉浮起,关沉尺弱。此可见肺气已有所壮盛,湿痰渐从阳化,仍当利气化痰开郁为主。

处方:天冬 10 克 麦冬 10 克 党参 10 克 五味子 6 克 川贝母 10 克 葶苈子 6 克 白芥子 6 克 全瓜蒌 15 克 制半夏 10 克 枳壳 6 克 桔梗 6 克 知母 10 克 苏子 6 克 茯苓 6 克 生甘草 3 克 水煎温服

复诊:服上方 87 剂,呼吸已顺利,胸闷亦大减,惟晨起吐痰较多,痰清稀,服药后口唇亦红润,口腔不再有溃疡,睡眠尚欠佳,复因昔患结肠炎,有时日大便数次,亦无碍饮食。精神及体力均已大好。经医院再度检查,否定癌症可能,有局限性肺不张及肺动脉干局限性扩张。舌红,苔薄白,脉左寸浮缓,关脉沉缓,右寸浮,关脉沉弱,两寸脉浮起,为心、肺之气化已增强,肺部之郁闭亦渐通,气脉得通则生机复振,沉疴已解矣,当继用益气清润以固其本,利气化痰以清其源,宽胸通络以通其滞。

处方:天冬 10 克　麦冬 10 克　党参 10 克　川贝母 10 克　知母 10 克　白芥子 6 克　炒苏子 6 克　全瓜蒌 15 克　地龙 6 克　枳壳 6 克　桔梗 6 克　陈皮 10 克　制半夏 10 克　茯苓 10 克　生甘草 6 克　水煎温服

数月后,电话告知,病人已完全恢复正常,精神及体力均好,胸闷咳喘尽愈。经一年的治疗,免去一刀之苦,甚表感激之情。

按　此案本系数年前患有咳喘病之患者,年事渐高,病情亦渐加重,因去医院治疗,据仪器检查,发现有一阴影,怀疑为恶性肿瘤,复经活体组织检验,未发现癌细胞。再经多家医院检查,仍疑有一占位性病变,力主手术,其家人亦基本同意此一方案。特有其夫之胞弟,持有异议,乃以电话咨询于吾,我意既未确诊,患者年事已高,万一有误,形、气大损,后果亦难设想。不妨先行保守疗法,进一步观察,再行定夺,遂请我为之诊治。

根据病情所现诸候,肺已受阻,呼吸不畅,难行气化之职,津液必难敷布。盖肺为华盖,司气之吐纳,上通天气,下达于肾。《难经》所谓"呼出心与肺,吸入肾与肝。"犹如橐籥之为物,气之枢机也。肺又为清肃之地,气津所布,清浊自化。若肺气不化,水泛为痰,故肺又为贮痰之器。肺气有损,浊痰阻滞,气道不畅,咳喘作矣。

为今之计,当先宽胸利气,开痰破结,以畅气道,佐以清润之剂,以滋养元气,自可标本兼顾,补泻兼行矣。初服数剂,即感舒适,后连服八十余剂,病已大见好转,再经医院检查,阴影已不见矣,后经数月之治疗,已基本复原。

盖有形之癥结,手术之治疗,固可割而除之,必当确而有据者,始可行之。若疑似之间,恍惚之际,切不可孟浪行之。虽未至致命于顷刻,耗损亦难恢复,为医之道,生死攸关,慎之慎之。

2. 高某某　男　中年　济南市

初诊:幼年即患咳嗽,久治未愈。十年前,曾因咳血住院治愈,诊为支气管扩张。后每易咳嗽,呼吸不畅,复经医院检查,诊为肺气肿。现时发咳嗽,胸闷,动易气喘,痰不易出,患者有饮酒史。舌暗红,苔白,脉左浮弦,右浮滑。此肺病日久,宣化失令,肃降之气不行,清升之气无力,致浊气滞于胸中,痰热留于气海,则喘咳时作,气化失序。治当散其污浊之滞,正其清肃之令,复其吐纳之气,启其气运之机,则咳喘可止矣。

处方:天冬 10 克　麦冬 10 克　沙参 15 克　五味 6 克　橘红 10 克　茯苓 10 克　清半夏 10 克　川贝 10 克　全瓜蒌 15 克　枳壳 10 克　桔梗 10 克　生甘草 3 克　水煎温服

复诊:服上方十剂后,胸闷咳嗽均减轻,气喘亦缓,痰变稀,舌、脉仍如前。此为肺气已有所通利,然气机之动,非短时间所能恢复。可再加利气豁痰之药,以促其通;加清热解毒之药佐之,以防外邪之犯肺。

处方:前方加苏子 6 克　白芥子 6 克　双花 10 克　水煎温服

后告知服用上方数十剂后,咳喘大为减轻,呼吸亦较前顺利,痰亦易出,甚感快然,遂嘱可禁烟酒,注意保养,此方可制成丸剂,坚持服用一个时期,有望使肺气之宣化,得到较好的恢复。

按　肺为相傅之官,佐心以治气血,气血得治,则主明下安。又《素问·经脉别论》云:

“食气入胃，浊气归心，淫精于脉。脉气流经，经气归于肺，肺朝百脉，输精于皮毛。毛脉合精，行气于府，府精神明，留于四脏。气归于权衡，权衡以平，气口成寸，以决死生。饮入于胃，游溢精气，上属于脾。脾气散精，上归于肺，通调水道，下输膀胱。”又《素问》及《灵枢》又多次言及“肺主气”、“天气通于肺”及“肺司呼吸出入”等功能。可见肺与呼吸气化之代谢及水液之代谢，均有十分重要的关系。故无论外感或内伤，损及于肺，甚至造成肺气闭滞，均可造成气血运行及水液运化方面的严重后果，病则难能尽复矣。

本案按现代医学诊察，已至肺气肿阶段，是则说明，肺气有闭滞不宣之危害。今特以清肺化痰之药，以除其浊液；以益气养阴之药，以培本；特加苏子、白芥子之辛通，以开其窍；另佐双花以解其余热。双花之藤为忍冬，能忍冬寒，受肃杀之气，故花虽寒而具清香之气，不似芩、连等苦寒之药，具凝寒之气，不利于肺之宣化也。

3. 邱某某　女　成年　章丘

2005年1月22日初诊：患咳喘多年，经医院诊察为肺心病，胸闷气喘，咳不甚，痰稀，吸氧则稍，心慌气短，舌色紫暗，少苔。此为心肺两虚，君相并病，痰滞胸中，大气不行，治宜益气养阴，宽胸化滞为先。

处方：沙参10克　麦冬10克　五味子6克　陈皮6克　清半夏6克　茯苓10克　炒苏子6克　炒杏仁6克　川朴3克　川贝6克　瓜蒌皮6克　桔梗6克　枳壳3克　生甘草3克　水煎温服

1月25日电话告知，服上方后，气喘减轻，胸闷憋气亦减，精神亦好，唯尚有些心慌。此心肺之气机已稍畅。前方可加理血强心之药，以顾其本。

处方：前方瓜蒌皮改为瓜蒌，加丹参6克，水煎温服

嘱就近去医院继续调治。

按　此等病症，多系咳喘之疾，年久失治，导致心肺两虚，气机不行，虚实并现，标本皆病。病情较重，变证亦多。虽服药后咳喘缓解，但不可等闲视之。

4. 纪某　女　中年　青岛市

2007年9月21日初诊：自述原心、肺两脏，均因病手术（心曾因冠脉闭塞做过支架，肺因栓塞做过手术），术后胸部不适，呼吸不畅，省及北京等地医院检查，均未确诊。后因装修新屋，油漆等涂料未干，迁居后，因接触化学物质气味，病情加重，复诊为肺栓，经手术后，肺功能未恢复，极易感冒，不能接触异味及化学物质，常年闭门不出，喉部亦不适，每感冒即引起肺炎，气窒胸闷，喉肿口疮，曾经多家大医院检查，结果不一，2000年有的诊断为“肺干燥综合征”，服用多种中西药物，均无效果。青年时期即患高血压。舌暗红少苔且燥，脉左沉弦，右寸浮而无力，关尺较弱，此心肺俱虚，气阴不足，外邪易犯，气机不畅，易先调控心肺，疏理气血。

处方：瓜蒌15克　清半夏10克　桔梗10克　川贝母10克　双花15克　连翘10克　苏子6克　白芥子6克　川朴6克　麦冬10克　天冬10克　沙参15克　五味子6克　生甘草6克　水煎温服

9月29日复诊：服上方七剂，无不良反应，甚有好感，呼吸顺利，口腔溃疡亦减轻，脉舌如前，可继用前方，稍作调整。

处方：前方加炒黄连3克　丹参15克　太子参10克　水煎温服

10月17日复诊：服上方10余剂后，诸证明显减轻，唯晨起后嗓子不太清爽，有时稍有

气闷，舌脉无大变化。

处方：瓜蒌15克　清半夏10克　桔梗10克　川贝10克　双花15克　连翘10克　苏子6克　白芥子6克　川朴6克　麦冬10克　元参10克　炒黄连3克　丹参15克　五味6克　射干10克　生甘草6克　水煎温服

12月29日复诊：服上方后，呼吸困难及喉部梗塞均减轻，日前，忽发咳血、心悸、发低烧，去医院住数日，服西药打针，但中药亦未敢停，现发烧等诸症均愈。舌红，左脉沉弦，右脉沉而无力。当继以利气生津润肺法调之。

处方一：前方去苏子、白芥子。

处方二：沙参10克　麦冬10克　天冬10克　桑叶10克　川贝6克　五味子3克　黑芝麻6克　炒杏仁6克　炙枇叶10克　阿胶6克(各包烊化)　生石膏15克(先煎)　地龙6克　生甘草3克　水煎温服

以上二方间服。

2008年1月31日复诊：服上二方效颇佳，诸证均大减，前几年从未有此感觉，舌象脉象均较稳定，嘱以原方继服。

2008年12月18日复诊：去年服用上方后，曾外出旅游过。自今年1月父病住院，至5月病故。此间因照顾父病，既劳累又接触过化学药物气味，诸病皆反复，至9月又因食海鲜过敏，病情更重，心电图显示，冠心病较重，血压较高，服用西药，导致心动过缓，现舌红少苔，饮食二便正常，脉左寸沉缓，关沉弦，尺弦细，右寸滑动，关沉而无力，尺弱。此心肺虚弱，气血运行不畅之象，当利气活血，以缓其急。

处方：全瓜蒌15克　薤白6克　制半夏10克　丹参15克　茯苓10克　沙参10克　麦冬6克　川贝6克　桔梗6克　檀香6克　天冬6克　水煎温服

2009年1月13日复诊：服上方20余剂，呼吸较前顺利，心绞痛及胸闷均减轻，心电图显示，亦比前较好，惟血压尚不稳，舌象无变化，脉沉缓，无结代现象，当继用此方调理。

处方：前方加红花5克　继服。

3月26日复诊：服上方时，诸证均减轻，春节日亦很好，惟因开窗偶感风寒，发热不退，体温至39℃左右，咳嗽喉肿，颈淋巴结肿大，住医院用抗生素，仍未痊愈。现舌红无苔，脉沉而无力。仍系风热犯肺，肺气不宣所致，当以轻清宣泄，宽胸利气为法。

处方：双花15克　连翘10克　川贝10克　全瓜蒌15克　白前10克　前胡10克　炒杏仁6克　桔梗10克　桑叶10克　菊花10克　炙百部15克　葶苈子6克　麦冬10克　枳壳6克　生甘草6克　水煎温服

4月1日复诊：服上方一剂即有好感，服三剂后，基本不咳，胸闷憋气亦轻。惟嗓子不爽，且发干，喉间似有痰，有时有脓痰或血痰。极易感染，脉沉数而弦。此痰热结于上焦，肃降之气不行，当以清解肃降为之，以解其邪。

处方：炒栀子10克　连翘10克　薄荷6克(后入)　牛蒡子6克　僵蚕6克　蝉蜕6克　浙贝10克　赤芍10克　双花15克　川朴6克　炒杏仁6克　陈皮10克　制半夏10克　天花粉10克　茯苓10克　桔梗10克　生甘草6克　水煎温服

4月28日复诊：服上方效果特佳，胸闷大减，颈淋巴结肿大亦消，不再吐脓血痰及黏液，喉部亦舒适，面色亦较红润，惟背部有小红疹，此血络不通也，舌红少苔，脉较前有力，仍用前法治之。

处方:前方加丝瓜络10克　继服。

9月28日复诊:5月份单位令其上班,自感不放心,去医院查体,结果有肺动脉压增高,且有危险,住院治疗,用激素等不效。喉肿痛,憋气,颈淋巴结肿大,耳部亦痛,住一月后,又转另一大医院,诊为大动脉炎,又住40天,仍用激素、抗生素等药。据患者病情,现心、肺均虚,功能紊乱,气阴两虚,痰火郁滞,当以益气养阴以扶其正,利气豁痰以启其闭。

处方:西洋参6克　麦冬10克　川贝母10克　五味6克　川朴6克　清半夏10克　陈皮10克　茯苓10克　丹参15克　元参10克　桔梗6克　连翘10克　炒杏仁6克　全瓜蒌15克　炒栀子6克　水煎温服

10月19日复诊:服上方二十余剂检查,肺动脉压减低,心电图亦有所改善。胸闷憋气均减轻,呼吸通畅,身体亦感有力。惟此次月经来后,已一月多尚未止,多少不等。妇科检查,子宫内膜增厚。咽喉肿痛仍未消,但黏液减少鼻窍亦通畅。舌红苔微黄而腻,脉沉数。此肺部郁热,肝火妄动,而经血不得敛藏。当以调肝理血,少佐以清利咽喉,以治其标。

处方:当归10克　赤芍10克　生白术10克　茯苓10克　柴胡10克　薄荷6克(后入)　炒栀子10克　丹皮10克　阿胶15克(各包烊化)　白茅根10克　马勃10克　蚤休10克　桔梗10克　炒荆芥6克　生甘草3克　水煎温服

2010年1月26日复诊:上方服后,经血虽止,然有时少见,复去医院做刮宫术。术后,继服去年9月28日处方。觉全身有力,已服用2个多月。唯咽喉仍不适,每受异味或恶气刺激则易咳,舌暗红少苔,脉沉缓,此咽喉津液不化,肺气不得肃降宣畅也。

处方:陈皮10克　清半夏10克　茯苓10克　枳壳6克　桔梗6克　牛蒡子6克　薄荷6克(后入)　炒杏仁6克　川贝6克　瓜蒌仁10克　蚤休10克　连翘10克　杷叶6克　蝉蜕6克　僵蚕6克　生甘草6克　水煎温服

4月1日复诊:服上方后,尚时有反复,春节期间又加以感冒,服诸医方皆不效,复用去年3月26日方,服用数剂而愈。现唯喉部仍不适,每动则易咳,卧则自安,痰不多,呼吸有哮鸣音,有时下肢有轻度水肿,有时自消,舌暗红微干,每服用少量激素,亦无显效。此心肺长期患病所致。肺无肃降之功,心无运化之力,本元以伤,唯有临机处置,随证调治。

处方:桑叶10克　沙参10克　西洋参6克　炒杏仁10克　川贝10克　瓜蒌15克　桔梗10克　生石膏10克(先煎)　葶苈子6克　牛蒡子6克　蚤休10克　麦冬10克　天冬10克　五味6克　生甘草6克　水煎温服

此后不曾来诊,后则不详。

按　该患者,据其自述得知自青年时起,即患有高血压,至2000年前后,即经历过心、肺两脏病之手术疗法,留下许多后遗难治之证,此后又因住新屋油漆未干,接触化学物质,引发过敏性疾病,多少年来,奔走于几大城市之医院,看过多少中医专家门诊。但苦于名院难遇,专家难求。终年遭疾病之折磨,长期伤良药之难求。噫!天下不知有多少这样的患者,医者又如此无能,天命也,人事也。求助者,何时能及?2007年,经其济南之女友介绍求诊于我,经其详细介绍之后,吾亦深知,病至此,吾亦难有回天之力,然经仔细思考,每次犯病之际,若能认真推究,随证求法,辨证施治,亦未必不可缓其所急,减其所苦。故两年来,每至苦时亲来求诊,必认真详察,而后处方,每收良效,虽不能根除,亦可缓解其痛苦。然医学难精,仁术难求。医之难能也,一至于此矣。孙真人所谓"人命至重,重于千金,一方济之,德逾于此"。诚如此言。吾之所以详论此案者,聊尽吾心,深知求医之难也。

5. 张某某　女　69 岁　济南市退休人员

2010 年 11 月 13 日初诊：自 4 月份开始咳嗽，经过西药治疗后已见好，至 7 月份复咳，8 月份开始憋气、胸闷，晨起尤甚，痰少色白，曾服用藏药，效不佳，10 月份在本市某医院检查确诊为间质性肺炎，用抗生素等治疗，效力不明显，复去另家医院诊查，处方用丹参粉针、迈清（苦参碱）、肺力咳胶囊、清开灵、百合胶囊、美卓乐等，另开止咳化痰汤（菊花 12 克 川芎 藿香 公英 黄芪 党参 水煎），服用后早晨仍有微咳，憋气不减，走路及活动尤甚，说话多感气短，痰不多色白，大小便正常，手有杵状指，心电图正常，血压在院测 120/80mmHg，舌淡红苔白，喉部微黄而干，口渴下半夜明显，六脉俱沉，左尺较弱。此痰饮郁集，肺气不宣，宜养肺津，豁痰、利气、宽胸为主，以宣通肺气。嘱停服前药，渐停激素。

处方：沙参 6 克　麦冬 6 克　五味 3 克　麻黄 3 克　炒杏仁 6 克　川贝母 6 克　全瓜蒌 12 克　枳壳 6 克　桔梗 6 克　薤白 3 克　连翘 6 克　苏子 3 克　白芥子 3 克　生甘草 3 克　水煎温服

11 月 20 日复诊：服上方 7 剂后，病情有见好转，呼吸较前顺利，痰易出，色白，咳减少，憋气亦轻，胸上部有闷感，早起有时喉干，一日喝一暖瓶水，睡眠易醒，舌暗红，苔白，脉如前状，此间患者去医院检查，无他变化，仍主张服用激素，但患者不曾继用。

患者病久，已气阴两虚，而痰气尚阻，气道不畅，当兼顾之。

处方一：炒杏仁 6 克　炒苏子 6 克　全瓜蒌 10 克　枳壳 6 克　桔梗 6 克　白芥子 6 克　地龙 6 克　川贝母 6 克　当归 6 克　川朴 6 克　清半夏 6 克　旋覆花 3 克（各包煎）　生甘草 3 克　水煎温服

处方二：沙参 10 克　麦冬 10 克　五味 3 克　炙杷叶 6 克　桑叶 3 克　天冬 6 克　川贝母 6 克　阿胶 6 克（各包烊化）　生石膏 10 克（先煎）　黑芝麻 6 克　炒杏仁 6 克　生甘草 3 克　水煎温服

以上二方间服。

2011 年 1 月 13 日复诊：服上方若干剂后，病情已大为好转，咳嗽胸闷已大有好转，多走路亦可。唯上楼或快步尚觉气促，口不甚干，痰亦易吐。以前不敢哈气，现亦无妨。睡觉尚不太稳，舌红苔白，脉左沉弱，尺脉无力，右脉沉而微有滑象，此心肺之气，虽有恢复，但尚未通畅，尚需继续调养。

处方：沙参 10 克　麦冬 10 克　五味 6 克　天冬 10 克　苏子 6 克　白芥子 6 克　瓜蒌 15 克　薤白 6 克　桔梗 6 克　枳壳 6 克　川贝母 6 克　清半夏 10 克　生甘草 3 克　水煎温服

后至 1 月底打电话告知，病情已大有好转，特表谢意。嘱当继续调治一段，以巩固疗效，春节期间，应尽量减少活动，避免外出，以免新邪外感。

按　此证原由外感引起，因处置不当，医疗失误，遂至于此。

盖肺为呼吸之器，气道之网，若肺气郁闭，气道不通，则胸闷咳喘之病作矣。肺为清肃之脏，常得天气之流通，津液之滋润，故能尽相傅之职。若或为邪气所伤，则气道难能畅通，邪气郁而不解，津液悉化为痰，如此则肺气更加闭塞，甚至由于肺气闭塞，影响心肺（气血）功能，也就是气血运行的协调作用。所以对此病的治疗，既要注意到疏通肺气，亦要注意到开扩胸气海，使郁滞之邪，得以化解，则病情即可缓解。本案初以导滞化痰开胸利气为主，使其痰能外出，气道渐通，故喘、闷渐得缓解，后见其郁火化热，尤损津液，使肺失润养，故特加用清燥救肺汤加减间服。注意到虚实兼顾,遂使病情大为缓解矣。

5. 咳喘

【士洲公案】

1. 王某某　男　成年　荣成县单家村

初诊:自少年时,因外感风寒引发咳嗽,当时不曾医治,后虽愈,然每发感冒,咳嗽必作,加以中年时期,劳累过度,后则体力渐衰,劳则气喘,每至冬季,其病必发,发则咳喘,不动尚可,动则气喘心悸,胸痛少痰,亦皆有黏液。舌淡红苔白,脉细数。此久患此病,心肺两虚,中气不足,体弱无力。当以补中益气,佐以清肺祛痰。

处方:炙黄芪二钱　党参二钱　炒白术二钱　当归二钱　陈皮一钱半　柴胡二钱　升麻八分　麦冬二钱　五味子一钱　川贝二钱　生甘草一钱　水煎温服

复诊:服上二剂后,咳喘即减轻,后继服此方数剂,病即缓解。

珅按　先大父以此方治年久或老年因心肺两虚之咳喘或气喘,每奏效。此方即补中益气汤与生脉散相合为用。此患者自我行医后,每犯病时则延吾为治,我仍沿用先大父之法,以此方加减用之,效皆可。然凡老年患者,只可缓解,断根实难。

2. 连某某　成年　文登县二里周家村

初诊:自幼患咳喘病,不曾坚持治疗,成年后,已难治愈,随着年龄增长,农务繁重,每易发作,近又因天气变冷,劳累过度,咳喘复作,每发时咳轻喘重,喉中又喘鸣声,动则尤甚,气短心悸,痰少,口舌稍干,舌暗红苔微黄,脉细数,重按则无。此病久伤及肺心两脏,心、肺两虚,气阴两伤,不可以攻,只可益气生津。

处方:炙黄芪二钱　党参二钱　白术二钱　当归二钱　陈皮一钱半　柴胡一钱半　升麻八分　天冬二钱　麦冬二钱　五味子一钱半　川贝二钱　生甘草一钱　水煎温服

复诊:服上方一剂,患者即觉轻快,呼吸顺利,心慌亦减缓遂以原方继服。

后以原方连服六剂即恢复原来状况,遂停药不服。

【树乾公案】

1. 于某某　女　30岁　荣成县

初诊:患慢性气管炎多年,曾经医院确诊为轻度肺气肿、肺心病,近因自动流产,旧病复发,咳嗽气喘,心悸短气,活动尤甚,口微干,吐痰带血丝。舌红苔白,微腻。此系气阴两虚,肺虚痰滞。当利气通络平喘。

处方:橘络三钱　清半夏三钱　茯苓四钱　远志三钱　桑皮三钱　葶苈子二钱　款冬花三钱　紫菀二钱　炒杏仁三钱　生甘草五分　水煎温服

复诊:服上方四剂后,咳喘减轻,气少壮。此肺气渐通,可继用前方治之。

处方:前方加川贝二钱　党参二钱　沙参二钱　水煎温服

后即以此方继服数剂,逐渐恢复。

2. 栾某某　女　34岁　荣成县

初诊:咳嗽一年多,痰白而粘,咳则遗尿,口干。舌红苔白而干,脉弦细。此肺、肾阴虚,膀胱不固,浊气不化。当先益气养阴,宣肺化痰。

处方:百合六钱　款冬花三钱　紫菀三钱　炒杏仁三钱　川贝三钱　水煎温服

复诊:服上方三剂后,咳嗽减轻。可以上方继服。

复诊:继服上方四剂后,咳嗽遂愈,遗尿亦止。

3. 张某某　女　青年　荣成县下回头村

初诊:怀孕五个月,因患感冒咳嗽,自用生姜一块切片,盐水一碗煎服,喝后不久,即感胸闷憋气,喘息不已,呼吸急促,急来就诊。当先缓其急。

处方:苏子一钱为末,红糖一汤匙,桑叶一把。用桑叶煎汤,冲服苏子末与红糖。

服后不久,即感呼吸顺畅,胸闷缓解,喘止而愈。

玶按　此案由自服盐水煎姜而致。盖盐汤咸甚,必伤喉咽,致气道欠通,而姜之辛散,欲散不能,开阖受阻,通闭不行,肺气必滞而喘作矣。本方虽简,却具平喘辛散甘缓之功,故效立行矣,取法巧也。昔年先大父与先父在农村行医时,每以此等简便验廉之小方为之治病,常获良效。

4. 于某某　女　30 岁　荣成县

初诊:患慢性气管炎多年,曾经医院确诊为轻度肺气肿,肺心病,近因自动流产,旧病复发,咳嗽气喘,心悸短气,活动尤甚,口微干,吐痰带血丝。舌红苔白微腻。此系气阴两虚,肺虚痰滞。当利气通络平喘。

处方:橘络三钱　清半夏三钱　茯苓四钱　远志三钱　桑皮三钱　葶苈子二钱　款冬花三钱　紫菀二钱　炒杏仁三钱　生甘草五分　水煎温服

复诊:服上服四剂后,咳喘减轻,气少壮。此肺气渐通,可继用前方治之。

处方:前方加川贝二钱　党参二钱　沙参二钱　水煎温服

后即以此方继服数剂,逐渐恢复。

5. 栾某某　女　34 岁　荣成县

初诊:咳嗽一年多,痰白而粘,咳则遗尿,口干。舌红苔白而干,脉弦细。此肺、肾阴虚,膀胱不固,浊气不化。当先益气养阴,宣肺化痰。

处方:百合六钱　款冬花三钱　紫菀三钱　炒杏仁三钱　川贝三钱　水煎温服

复诊:服上方三剂后,咳嗽减轻。可以上方继服。

复诊:继服上方四剂后,咳嗽遂愈,遗尿亦止。

【张灿玶案】

1. 姜某某　男　青年　荣成马草夼村

初诊:幼年患感冒并咳喘,因家境有困,不曾及时治疗,遂留下后遗症咳喘。近日稍感风寒,旧病复发,咳逆上气,不能劳作行动,动则喘甚,胸闷憋气,咳出稀痰,身无寒热,口微干,不思饮,食欲不佳,大便正常。舌红,苔白滑,脉浮数。此病久伤肺,呼吸不畅,开阖失职,当宣肺理气,化痰平喘,以解壅滞之急。

处方:陈皮三钱　制半夏三钱　茯苓二钱　苏子二钱　全瓜蒌三钱　枳壳二钱　桔梗二钱　白芥子二钱　大贝三钱　生甘草一钱水煎温服

复诊:服上方二剂后,咳喘少解,黏痰较多,呼吸尚不顺畅,肺气尚未通畅,上方加旋覆花二钱，各包煎。

复诊：继服上方二剂后，呼吸较前顺利，胸闷亦轻，痰涎减少，脉仍浮数，可继服前方，以清除肺部秽物，则气之上窍可得以通畅，再治其本。

复诊：继服上方二剂，咳喘大减然动则气急，脉必急疾。现痰涎已减，当顾其本，可用苏子降气汤加减。

处方：炒紫苏二钱　陈皮二钱　制半夏二钱　茯苓二钱　前胡二钱　川朴二钱　当归二钱　沉香一钱　麦冬二钱　五味一钱　生甘草一钱水煎温服

复诊：服上方二剂，气力较壮，精神亦振，呼吸顺畅，脉亦平稳。后遂以此方连服数剂而愈。

按　患是证者，皆因始病未治，或轻病未治，或应治未治，日久不愈，病因时发，损及于肺，连及心、肾，必成痼疾；或终生难愈者，不鲜见也。

此案始因久患是证，小感风寒，表证未作，而咳喘旋起。首因外邪闭滞于上焦，肺气不宣，痰涎壅滞，故气喘胸闷，始以二陈汤加豁痰平喘、开胸利气之法，以利其呼吸之道。待邪势稍减，即以顾本为法。盖喘虽在肺，实源于心、肾。肺，标也；心、肾，本也。未有本不宁而标能安者，源不洁而流能清者。故以苏子降气汤加减而用药，标本兼顾也。《难经》曰："呼出心与肺，吸入肾与肝。"此方立义，正本于此。

详苏子降气汤方：原出《千金方》卷七，方名"紫苏子汤"，原治"脚弱上气"。后入《太平惠民合剂局方》宝庆新增方加苏叶，名苏子降气汤，"治男女虚阳上攻，气不升降，上盛下虚，膈壅痰多，咽喉不利，咳嗽……"等证。后世对此方小有调整，同名者多出。此方妙在以利气豁痰药中，或以肉桂引火归源，或以沉香纳气入肾，以顾其本也。

本案所用为《医宗金鉴·杂病心法要诀》诸气治法方，去肉桂而加沉香，又加麦冬、五味两药，肺、心、肾兼顾也。

2. 慕某某　男　中年　荣成官前泊村

初诊：少年时，因染感冒并发咳喘，未及时治愈，遂留此遗患，时常发作，近日时觉气短心悸，动则气高，微咳，体虚乏力，二便正常，食欲欠佳，舌淡红苔薄白，脉浮数无力。此皆始时外邪犯肺，缠连未愈，痰热内郁，肺气不宣，损伤气道，肺气既损，则真气不能布达，久则损心，肺心两损，气血难以布化，则喘、悸作矣，当以补益心肺为本。

处方：炙黄芪三钱　党参三钱　白术三钱　当归三钱　柴胡二钱　陈皮二钱　升麻一钱　麦冬二钱　五味子二钱　天冬二钱　川贝一钱半　炙甘草一钱　生姜三片　大枣三枚(去核)　水煎温服

复诊：服上方二剂，喘、悸俱缓，脉虽浮而无力，但已缓和，此心肺功能有所增强，继服四剂，病已大好，然因无力再服，遂停药。

按　此类病，昔曾多见，多因经济条件较差之家，不能坚持治疗而遗患终身。

上方是以补中益气汤为主，另加麦冬、五味，则已具生脉散方，故可心、脾、肺三脏兼顾；又加天冬与麦冬，以强化润肺益气之功，加川贝以化痰。是则可多方兼顾，而不失其本。

3. 滕某某之妻　女　中年　荣成滕家镇

初诊：旧有咳喘病，夏日较安，冬季必发。发则喘而上气，不事劳作，动则气上，心悸，卧则安静。轻咳而频作，微喘而阵发，痰稀薄而不多，口少渴而不燥。体瘦而面憔，神疲而易倦,食欲不佳,二便正常。舌淡红,舌体瘦,苔白薄,脉沉弱而数。因久患此证,心脾气虚,肺肾两损,应扶虚损,补其元气,则气可以平矣。

处方:炙黄芪三钱　太子参三钱　炒白术三钱　当归三钱　陈皮二钱　柴胡二钱　升麻一钱　麦冬二钱　五味一钱　川贝母二钱　沉香一钱　炙甘草一钱　生姜三片　大枣三枚(去核)　水煎温服

复诊:服上药二剂后,咳喘稍减,精神稍振,痰不多,思进饮食,脉舌无大变,此中气少壮,心肺之气化可行,可继服此方。

复诊:继服此方数剂后,可稍事活动,脉象浮缓,沉取无力,尺脉尤弱,当以丸剂继服,以培其本。

处方:黄芪二两　人参一两　白术二两　当归一两　陈皮一两　柴胡一两　升麻六钱　麦冬一两半　五味一两　川贝五钱　沉香五钱　天冬一两　肉桂一两　生甘草一两

上药共为细末,炼蜜为丸,五钱重,每日早晚各服一丸,温水送服。

4. 毕某某　男　中年　荣成马草夼村

初诊:旧患咳喘之病有年,每因感冒而发作,近日感冒,喘咳复发,且兼吐血,呼吸不畅,胸闷不舒,二便正常,食欲尚可,惟行动乏力,舌红苔黄,脉浮数。此久患咳喘,肺气已损,此次再感,肺气不宣,郁而为热,伤及血络,当以清热凉血,润肺化痰为法。

处方:天冬三钱　麦冬三钱　知母三钱　川贝母二钱　黄芩二钱　白芨二钱　百合二钱　当归三钱　生地三钱　藕节二钱　阿胶二钱(烊化)　生甘草一钱　水煎温服

复诊:服上方二剂,咳喘减轻,吐血亦少,遂以原方继服。

复诊:继服二剂,咳喘已大减,血亦不吐,脉浮而不数,肺热已减,血亦归经,嘱再服二剂,以巩固药效,后当注意养护,减少劳动,冀肺气得复,免其复发。

按　此患者已中年,且旧有咳喘之疾,是肺气损伤日久,本次外感后,化热化燥,损及血络,故以清肺养阴凉血为主,取清肺汤中二冬、二母及川贝、黄芩为主,另加凉血止血诸药,使肺热清,血自能止。

5. 滕某某　男　青年　荣成滕家村

初诊:旧有慢性咳喘病,近日发作,经某医以祛痰止咳药服之无效。观其形貌,瘦弱无力,喘促短气,动难布息,痰不多,二便无异常,食欲欠佳,舌淡红苔白薄,脉浮数而濡。此乃脾肺俱虚,中气不足,故呼吸短促,动难布息,当以温补中气为主。

处方:炙黄芪二钱　党参二钱　白术二钱　当归二钱　柴胡二钱　陈皮二钱　升麻一钱　麦冬三钱　天冬三钱　五味一钱　甘草一钱　水煎温服

复诊:服上方二剂后,即觉喘促减缓,活动方觉有力,脉虽浮濡,但无促急感,足证内无痰热壅滞,乃因虚所致,继服六剂后,诸证平复,遂停药。

按　凡此等证,老年人尤为多,此案系一青年,竟患此证,多因幼年或少年因外感引发咳喘,迁延失治,留此遗患,且体虚劳重,一至于此,绝不可以实证治之。

本方是以补中益气汤合生脉散为法,外加天冬、川贝。天冬不仅可助麦冬,且可入心肺二经,以益其气,川贝自可祛痰,且不伤正。本方因脾、肺或心、肺俱虚所致之咳喘,效颇佳。

6. 王某某　男　中年　荣成北桥头村

初诊:素有咳嗽,时轻时重,近日复发,咳嗽痰多,且痰带臭恶之气味,口中亦有浊气上泛，饮食无味，大便微干，胸中苦闷，身感疲乏无力，舌红苔黄而干，脉弦数。此肺气素有所伤，肺气不宣，痰热内郁，清气不升，浊气不降。当以清化肺热，滋其肺阴，排其浊痰，以宣肺气。

处方：桑白皮三钱　地骨皮二钱　知母二钱　川贝二钱　黄芩二钱　天冬二钱　麦冬三钱　蒌仁三钱　元参三钱　生地三钱　生甘草二钱　水煎温服

复诊：服上方四剂后，咳嗽减轻，臭恶之气亦减，便干亦有所好转，乃肺气始宣，大肠之腑气亦降，惟恶浊之郁尚存，当更加清解。

处方：前方加双花五钱，继服。

复诊：前方继服至十余剂，诸证已大减，惟因感冒又被风热犯肺，气道不畅，复感呼吸迫促，胸闷，痰出不畅，再予清热宣肺豁痰之法以治。

处方：麻黄一钱半　炒杏仁二钱　石膏三钱(先煎)　桑白皮三钱　地骨皮二钱　蒌仁三钱　川贝二钱　地龙二钱　麦冬二钱　生甘草一钱　水煎温服

复诊：服上方四剂后，诸证悉平，遂停药，再为食养将息，以待体力与脏气之康复。

按　本案以旧患咳病，时有发作，肺气已伤矣，本次发作，系痰热郁闭，上则肺气不宣，下则大肠不泻，上下之窍道，均不畅通，则清气不升，浊气不降，痰热壅滞，则恶浊之气泛滥于中，故必宣其上，启其中，破其下，则脏腑之气通，郁滞可破。

本方始仿泻白散，清肺汤、增液汤三方组合而成，清上润下启中三法俱备，以化痰热之郁闭，后方以麻杏石甘汤与泻白散合用，外加蒌仁、川贝、地龙三药豁痰，以畅气道，使余热尽除，然患者素有咳疾，尚当善自调养。

7. 王某某　男　中年　荣成南沙岛村

初诊：昔患咳嗽，迁延未愈，现仅干咳无痰，气短无力，体质亦较弱，难当重力，舌淡红而瘦长，苔白薄微干，脉浮而无力。此乃肺脏久伤，气阴两虚，津液不能布达，继成肺燥之证，若不急治，将为肺痿也，仿喻嘉言先生清燥救肺法。

处方：人参一钱半　麦冬四钱　生石膏三钱(先煎)　炒杏仁二钱　炙杷叶一钱　黑芝麻二钱　霜桑叶四钱　天冬二钱　川贝二钱　阿胶二钱(烊化)　生甘草二钱　水煎温服

复诊：服上方二剂，咳即减轻，遂以本方连服数剂而干咳基本解除，然此证尚需注意调养，否则，难免再发。

按　清燥救肺汤，原出喻嘉言先生《医门法律·秋燥门诸方》自制方。按曰："诸气膹郁之属于肺者，属于肺之燥也。而古今治气郁之方，用辛香行气，绝无一方治肺之燥也，……总之，《内经》六气，脱误秋伤于燥一气，指长夏之湿为秋之燥。后人不敢更端其说，置此一气于不理。即或明知理燥，而用药夹杂，如弋获飞虫，茫无定法示人也。今拟此方，命名清燥救肺汤。"喻氏此按，甚有见地。其自制方，用于肺燥咳喘甚效，犹治肺燥之经典医方也。

8. 鞠某某　男　老年　荣成大落村

初诊：旧有慢性咳喘病，时发时止，今猝发喘甚，气促急不得卧，面青唇紫，胸闷，痰不出，舌暗红苔白而厚腻，脉沉涩。此肺气不宣，湿痰壅滞于肺，呼吸不畅，气道被阻，势颇危急，急予开痰利气，以缓其急。

处方：白芥子一钱　莱菔子一钱　苏子一钱　共为细末，开水冲服。

服后约一时许，病情好转，另为立方，以平其喘。

处方：苏子二钱　当归二钱　前胡二钱　制半夏二钱　桔梗二钱　川贝二钱　厚朴一钱　蒌仁三钱　麦冬三钱　葶苈子二钱　甘草一钱　水煎温服

复诊：服上方二剂后，滞化痰开，气道通畅，喘促遂平。

按　本案始用三子养亲汤方，此方据《杂病广要》引，云出《皆效方》，书后“引用书目”列于元王好古《医垒元戎》之后，似为元人作品（未著撰人），现已不详，后明龚庭贤引此方名“三子汤”，此方用于痰实壅塞于肺而引发之暴喘，或前人所谓“下虚上实”之喘证，效颇佳，开痰而不伤正，利气而非破气。故猝发之时，常选用之。

后用苏子降气汤加减，去肉桂者，以肾阳虚不明，加诸利气化痰诸药，继平其喘也。

9. 徐某某　女　青年　荣成

初诊：患者寒热往来，咳嗽较重，呕恶不已，身热气喘，胸部隐痛，时吐浊痰，颜面潮红，舌苔黄腻，脉浮滑而数。经县某医院确认为肺炎，用青霉素及磺胺类药诊治数日，病情不减。经诊查，此症乃湿热困于中上二焦，浊痰壅闭肺中，当治以清宣肺热、祛痰化浊之法。

处方：陈皮二钱　半夏二钱　茯苓二钱　枳壳二钱　桔梗二钱　天冬三钱　麦冬三钱　桑白皮二钱　地骨皮二钱　川贝二钱　双花三钱　沙参二钱　竹叶二钱　甘草一钱　水煎温服

服二剂后，呕吐减轻，咳嗽亦缓，舌苔逐渐淡化，脉象渐趋平静，示病情有缓解之趋势。当以清肺退热、化痰解毒为主。

处方：天冬三钱　麦冬三钱　知母二钱　川贝二钱　陈皮二钱　黄芩二钱　桑白皮二钱　枳壳二钱　桔梗二钱　沙参二钱　双花三钱　蒌仁二钱　半夏二钱　甘草一钱　水煎温服

服二剂后，病情已大为减轻，并可进饮食。精神、体力均有好转。以此方继服六剂而愈。

按　本病虽是肺热咳喘，但从舌苔、脉象方面辨别，主要属于湿热困扰、痰浊不化、肺气壅闭、气机不畅。故本案首诊选用二陈汤为立方基础，加以清宣肺热之品，以调和肺胃二脏为主，使其呕吐的症状迅速得以缓解，咳嗽亦逐步减轻，说明肺胃湿热逐步化解。二次更方时，是因肺热之邪尚未完全解除，故立方以清肺汤为主，重在清肃肺热，加以宽胸理气祛痰之剂，病情很快得以缓解。由于病情未发生新的变化，故谨遵效不更方的原则，一直服至邪退病愈为止。从本病所用药物来看，并无大剂量清热解毒药，而能取得较好的效果，就在于从湿热这一根本病因着手进行治疗；若使用大剂量清热解毒药，反易导致黏滞之湿邪难以尽快化解。充分体现辨证求因、治病求本的指导思想。

10. 鞠某某　男　青年　荣成大落村

初诊：开始发病即以发热恶寒、咳喘为主，短期内未能及时治疗，病情加重，高热不退，吐锈色痰，胸部隐痛，卧床不起，舌红苔黄，脉象洪数。肺炎症状已经十分典型，西医以青霉素针剂注射，连用三日，病情不见好转，且有加重趋势，舌质变为绛色，说明病证已属气营两伤，遂改服中药。治以气营两清为主。

处方：生地三钱　赤芍三钱　丹皮三钱　竹叶六钱　天冬三钱　麦冬三钱　黄芩三钱　黄连三钱　双花三钱　连翘三钱　石膏五钱(先煎)　知母三钱　川贝三钱　水煎温服

复诊：服二剂后，病情稳定，咳嗽稍减，继用上方，再服二剂后，身热渐轻，咳嗽大减，锈痰不见，舌质色已转红，说明营分之邪已逐步外透。遂以原方去生地，加元参、桑白皮各三钱。

继服数剂后，病情已大为好转。经清利肺热、养阴生津之法调理而愈。

按 本病虽属肺热咳嗽，使用青霉素治疗疗效不显，说明抗生素并不是对每个病人都十分敏感。改用中药后，也不是以单纯清肺热为主，而因邪气已经入于营分，属于气营两伤，遂遵叶天士先生透热转气之法，一方面加用凉血之药，另一方面又加用石膏、知母等清气分之药，使热邪尽快由营分转入气分；再以清肃肺热等药，最终达到治疗目的。

11. 高某　女　中年　邹城机关工作人员

初诊：咳嗽十余日。十余日前，因收拾旧物，呼吸尘物，稍感不适，始现发热恶寒，关节疼痛，咳嗽，呼吸不畅，觉喉间有痰，但咳不出。服用一般治感冒药及中成药亦未愈，且胃口若有痞满，现又加重，时有嗳气。舌淡红，苔白，脉右沉缓，左沉伏微弱。此因感冒初起，未及时汗散，致令外邪郁而不解，且令肺气不宣，又伤胃气，痞满嗳气之证作矣。今仍当清轻透泄为法，佐以宣发肺气，调理胃气，既可解外感余热，尤可理中上二焦之乱气。

处方：双花10克　连翘10克　薄荷6克(后入)　牛蒡子6克　桔梗10克　陈皮15克　制半夏10克　藿香10克　炒杏仁10克　川贝母10克　旋覆花6克(各包煎)　全瓜蒌10克　生甘草3克　水煎温服

带方回本县服至痊愈。

按 感冒之为病，务在初期，急为汗解，若治不及时，每易诱发他病。或治法未当，伤及他脏，导致病情复杂，尤难解也。凡邪在表时，若治法及时与恰当，当在三日左右可愈。若有兼挟之证，尽可能佐以他药以解之。若系药害，则非正常之演变，当细心调理，争取早日解除。若迁延日久，则难治矣，不可不知。

12. 崔某某　男　成年　济南市某大学职工

初诊：少年时，即患有咳喘，未曾治愈，每易发作。因时感冒，固可诱发，其他原因之发作亦常有之。本次先因感冒，周身不适，继则咳喘加重，呼吸急迫。遂往医院急诊治疗，用静脉输液，加注退烧、平喘、消炎等药。用药后，病情未减缓解，呼吸困难，痰涎不出，面色青，精神不振。唇、舌绀色，少苔，脉沉数而促急。此素体气虚，复以风寒侵犯，毛窍闭塞，气道不利，肺气不宣，痰涎不出所致。急当宣肺平喘，豁痰利气，以缓其急。

处方：双花20克　连翘20克　川贝母10克　炒苏子6克　炒杏仁10克　全瓜蒌15克　荆芥6克　牛蒡子6克　薄荷6克(后入)　白前10克　前胡10克　桑叶6克　生甘草3克　水煎温服

复诊：服上方3剂后，呼吸喘促较前减轻，痰易出，但咽喉仍如卡住之感。舌红，苔少，脉沉滑而数，促急之象已见缓和。此气道渐通，肺气渐行。然郁闭之证，尚未解除，仍当豁痰利气宽胸为主。

处方：双花20克　连翘15克　川贝10克　炒苏子6克　地龙6克　全瓜蒌15克　荆芥6克　牛蒡子6克　射干10克　麻黄3克　桔梗10克　炒杏仁10克　马勃10克　生甘草3克　水煎温服

复诊：服上方3剂后，诸证均轻，呼吸通畅，已无喉鸣音，咽喉部不痛亦不卡，但有些干燥，痰易吐，色变黑。舌红，少苔。当进一步通其气道，利其肺气。又据舌象与喉干可知，肺之气津已有所损，故当进一步清余热，滋养气阴，畅利肺窍，以收后功。

处方：双花10克　连翘10克　川贝10克　地龙6克　全瓜蒌15克　炒杏仁6克　桔

梗10克　射干6克　麻黄3克　细辛2克　蚤休10克　元参10克　麦冬6克　生甘草3克　水煎温服

复诊:服上方三剂后,呼吸已觉快利,痰亦少,精神、面色均恢复正常。嘱再服几剂,以巩固前效。

按　《素问·至真要大论》云:“诸气膹郁,皆属于肺。”王冰注:“高秋气凉,雾气烟集,凉至则气热,复甚则气殚,徵其物象,属可知也。膹谓膹满,郁谓奔通也。气之为用,金气同之。”王冰此解,甚得经义。肺本清肃之脏,上通天气,下接地气,为气之枢机,君主之辅佐也。一端为病,气道不能畅通,津液不能运化,必聚而为痰,泛而为涎,壅于气道,滞于肺中,膹郁之证作矣。

本案素有是病,始因感冒诱发,故以辛凉解表为主,佐以祛痰平喘之药。待外感势减,则平喘利气为主。参仲景先生射干麻黄汤方义,辛凉轻剂与辛散通窍之法合用,以平其喘,另加甘寒滋阴,以养气阴,顾其本也。

13. 唐某某　男　中年　济南市

初诊:慢性咳喘已10余年,每因感冒引发,特在冬季发作较多,近又发病。经医院检查,为慢性支气管炎,干咳无痰,喉痒胸闷,动则憋气。舌淡红,苔白腻,脉沉缓。此湿热内郁,肺气不宣所致,当利气宽胸、宣肺化痰,以解其邪。

处方:陈皮10克　制半夏10克　茯苓10克　桔梗10克　炒杏仁10克　川贝6克　全瓜蒌15克　枳壳6克　百部10克　牛蒡子6克　冬花6克　紫菀6克　生甘草6克　水煎温服

复诊:服上方十剂后,咳喘已基本缓解,唯活动大时,尚感憋气。舌淡红,苔白腻,脉沉缓,速律有时不匀,偶发结代,为湿阻于肺,气结于心,当于宣肺化痰之剂中佐以补益心气之药。

处方:陈皮15克　制半夏10克　茯苓10克　桔梗10克　炒苏子6克　百部10克　荆芥10克　全瓜蒌15克　薤白6克　党参10克　麦冬6克　五味6克　紫菀6克　生甘草6克　水煎温服

复诊:服上方3剂后,胸闷憋气等证大为缓解,舌淡红,苔薄白,脉象和匀,是心、肺之气,均有恢复之势。然此系久患,非短期所能尽复,为防止病情进一步发展造成心、肺功能衰减,嘱患者继续以此方服用一个时期,以巩固药效。

按　此病多系早期因感冒或其他原因引发之肺气不宣继发肺痹,甚至心、肺功能阻滞之病,亦即现代医学所谓慢性气管炎,继而为肺气肿,继而为肺心病等证。若不急予调治,后果较为严重。

本案已明显显示由慢性气管炎向肺气肿发展,且已有心气受损之证,辨证湿热内郁,肺气不宣证,故以二陈汤合止嗽散方组,宣肺化痰。后方具二陈汤、止嗽散、瓜蒌薤白半夏汤、生脉散等方之意,寓综合调控,正邪兼顾之法,有助心肺功能之恢复。凡湿热不化,心肺兼虚者,可取此法。

14. 张某某　男　成年　荣成市下回头村

2002年11月8日初诊:自青年时因患感冒,未及时治愈,留下咳喘之遗患,时发时止,曾经多次治疗,效果不佳,遂成慢性疾患,最近又因天气变冷,旧病复发,咳嗽时作,呼吸不畅,稀痰为泡沫状，胸闷憋气，口不渴，大小便、食欲均正常，怕受凉，冬季尤易发作。舌红苔白滑，脉沉缓。此原由感冒引起，未曾及时治愈，邪伤肺气，致令肺气宣降不利，气化渐衰，邪从阴化，留而为饮，治当宣肺利气，辛香化饮，则气道可通，呼吸可畅矣。

处方：荆芥 10 克　紫菀 6 克　冬花 6 克　百部 10 克　远志 10 克　白芥子 6 克　桔梗 6 克　牛蒡子 6 克　橘红 10 克　干姜 3 克　五味子 3 克　细辛 2 克　生甘草 3 克　水煎温服

2002 年 11 月 26 日复诊：服上方数剂，咳嗽较前大减，呼吸亦通畅，痰涎亦减少，胸闷等证均轻，舌、脉无变化，病情减缓，当继用前方加减，以促其阳化。

处方：前方干姜加至 5 克，细辛加至 3 克，五味加至 6 克，白芥子加至 10 克，另加旋覆花 6 克，水煎温服。

后以上方服至病愈。

2013 年 11 月 16 日再诊：自 10 年前服药后，病情已基本稳定，最近因气候变化，咳嗽复发，经医院检查，肺部无异常变化，气管有炎症，早晚咳嗽明显，灰尘、油烟及含刺激性食物易诱发，饮食正常，大便不爽，左胁下时有刺痛，睡眠欠佳，不喜冷食，冷饮亦不适，饭后有胀胞感，咳嗽无痰，有白沫，偶有胸闷感，舌红苔少，口干，早起偶有喷嚏。血糖、血压均正常，此肺部邪伤日久，失其肃降之功，且病久不愈，气阴两虚，加以肝郁气滞，木气乘土，脾胃运化失司，肝脾均伤，当以益气化痰，宽胸止嗽，以助气化之力。

处方：沙参 10 克　麦冬 10 克　五味子 6 克　陈皮 10 克　清半夏 10 克　茯苓 6 克　炙杷叶 6 克　冬花 6 克　紫菀 6 克　全瓜蒌 10 克　细辛 2 克　白芥子 3 克　炙麻黄 2 克　炙百部 10 克　生甘草 3 克　水煎温服

2014 年 1 月 11 日复诊：服上方后，咳嗽已大愈，唯胃肠尚未大好，食稍多即有胀感，舌红稍干，脉沉有弦象，此脾胃运化无力所致，当以健脾温阳利气为法，佐以消导之。

处方：苍术 10 克　厚朴 10 克　陈皮 15 克　制半夏 10 克　白蔻 6 克　鸡内金 15 克　砂仁 6 克　藿香 6 克　茯苓 10 克　莱菔子 6 克　生甘草 3 克　水煎温服

后服上方得愈。

按　此证初起，多因感冒之外邪犯肺，未及时解除，致邪郁伤肺，肺气不宣，升降失司，病久不愈，则肺失肃降之力，治节之功，上可损心，下可损及肝、脾，或心气不振，或肝失疏泄，或脾失运化，可导致多种病变，病可从阳化热，从阴化寒，邪实正虚，正虚邪实，或虚实挟杂，寒热并存多种病变，故患者切不可马虎对待，医者尤当审慎从事也。

15. 王某某　女　成年　济南市

2004 年 8 月 29 日初诊：自幼因感冒咳嗽，久日未愈。以后每患感冒则咳嗽、喉痛，虽打针服药，需月余始好，近又感冒，经打针，得小有好转，干咳，痰不易出，胸闷，舌红苔白而干，脉弦数。此热郁于内，外邪袭于肺，需轻清宣发，镇咳化痰，使气道通畅，咳可止矣。

处方：双花 15 克　连翘 10 克　牛蒡子 6 克　薄荷 6 克(后入)　桔梗 6 克　川贝 6 克　百部 10 克　紫菀 6 克　瓜蒌 10 克　枳壳 6 克　旋覆花 6 克(各包)　生甘草 6 克　水煎温服

9 月 15 日复诊：服上方二剂，咳大减，唯晨起咳几声，有少量痰，前几日月经来潮，似有点上火，舌红苔白微干脉右缓左弦，此肺气已通，津气稍亏，再加调理即可。

处方：陈皮 10 克　制半夏 10 克　茯苓 10 克　瓜蒌 10 克　桔梗 6 克　双花 10 克　连翘 10 克　枳壳 6 克　川贝 6 克　沙参 6 克　紫菀 6 克　炒杏仁 6 克　百部 10 克　生甘草 6 克　水煎温服

16. 赵某 女 成年 济南市

2004年9月14日初诊:二十年前,因感冒引起咳嗽,后每冬必犯,至春季渐轻。今值感冒犯发提前,咳声较频,气上冲胸,吐白痰,憋气胸闷。且有冠心病、糖尿病,有时小便频急,脉沉数。此外感引发,日久伤肺,又且病心肾。外感内伤,累及多脏,当宣肺镇咳化痰,以缓其急,后则当从本以治。

处方:陈皮10克 姜半夏10克 炒杏仁6克 荆芥10克 细辛3克 瓜蒌皮10克 桔梗6克 枳壳6克 茯苓6克 地龙3克 紫菀6克 冬花6克 生甘草6克 水煎温服

9月17日复诊:服上方三剂,咳嗽减轻,上冲之气亦减缓,惟胸部尚觉闷乱,别无他变,此肺气见通,大气微动,当即为畅肺宽胸。

处方:瓜蒌皮改成全瓜蒌15克,川贝母6克。水煎温服。

9月21日复诊:服上方三剂,胸闷、憋气、咳嗽等证,较前均轻。仍感胸部不适,咳嗽上半夜较重,下半夜则好。此仍系痰饮阻滞于肺,心肺功能受损,咳嗽虽减,气机不畅,则吐纳失序。难得速效,仍继前法缓图之。

处方:陈皮10克 制半夏10克 炒苏子6克 炒白芥子6克 莱菔子6克 川贝母6克 百部10克 炒杏仁6克 全瓜蒌15克 枳壳6克 桔梗6克 紫菀6克 茯苓6克 生甘草3克 水煎温服

17. 刘某某 男 老年 河北省邢台

2011年7月13日初诊:十年前因感冒发烧而咳喘,曾在医院检查有啰音,心律不齐,后每感冒,则去医院打针。今年正月,咳喘尤甚,不能卧下,卧则胸闷憋气。住院治疗诊为肺气肿,右肺纤维化,胸闷胀痛,不敢吃饭,便秘腹胀。心脏亦不大好,动则心慌,全身无力,痰液黏稠,曾服西药多种,效不明显,发烧时,体温可至39℃左右,舌淡,苔白腻,后部微黄,脉左寸关弦数,尺弱,右寸关滑数,尺脉沉弦。此心肺两虚,湿浊结于胸中,气滞不行,胃肠亦运化无力,食滞不化,上、中、下焦,气机不通,故诸病作矣。治当虚实顾,补导并行,引而行之,再图后治。

处方:党参6克 麦冬6克 五味子3克 白芥子6克 苏子6克 莱菔子6克 全瓜蒌15克 薤白6克 陈皮9克 制半夏9克 川贝6克 桔梗6克 枳壳6克 厚朴6克 炒杏仁6克 生甘草3克 水煎温服

7月22日复诊:服上方九剂,喘咳均已减轻,胸闷亦轻,饭后腹胀痛等症,均有一定程度的缓解,大便不秘(加服蜂蜜),舌淡苔呆滞白腻,脉象如前。服上方后诸证均已有所减缓,说明心、肺及脾胃之生机已动,病情有向愈之势,但因病伤已久,气血及消化等之气化,均有损伤,非短期所易恢复,仍按前法,以利气导滞,宽胸化浊,冀气机畅通。

处方:陈皮9克 制半夏9克 茯苓9克 瓜蒌15克 薤白6克 白芥子3克 苏子9克 莱菔子9克 川贝6克 枳壳6克 桔梗6克 厚朴6克 炒杏仁6克 细辛3克 五味子3克 生姜三片。水煎温服

按 此患者系多脏器受损者,本元已伤,故治非易,今已初见成效,病势缓解,痛楚减轻,然因条件不便,带方而去,若能坚持治疗,争取好转,尚且有望,否则,随时易发,后果难以预计。噫!患病易,愈则难。医患之苦也若是。

18. 刘某某　女　56岁　菏泽市

2012年3月1日初诊：原在2009年10月，因感冒引发咳嗽，住院用抗生素、激素治疗。后虽热退，然间发剧烈咳嗽不愈，年前在省医院检查，否定间质性肺炎之诊断，诊为支气管肺炎，右肺肺气肿，肺大泡。一年四季均有间发性剧咳，无痰，有时口干，咳嗽甚，则喘而憋气，冬季尤重。感冒后则胸上部胀痛（医院检查，心脏、血压均正常，有轻度胆囊炎，少年时即有胃溃疡），大小便正常，舌淡红，苔白薄而滑，脉右沉弦而细，左寸尺均弱，关脉弦。此肝、脾、肺三脏俱伤，且互相影响，现肺气虽虚甚，然寒饮不化，郁闭上焦，当益气养正，温化寒饮。

处方：党参9克　麦冬6克　五味3克　干姜3克　陈皮6克　制半夏9克　细辛3克　百部15克　荆芥6克　紫菀6克　冬花6克　薤白6克　瓜蒌9克　远志6克　生甘草3克　水煎温服

3月18日复诊：服上方十余剂，咳嗽较前大有好转，咳有痰，每感背部寒冷。肠胃亦见好转，腹不胀，饮食增加，舌红苔白滑，脉沉弦而细，是可知肺脾功能有所增强，湿浊渐被温化，气机启动，运化有力，当继以温经益气化浊之法，使肺脾二脏之活力渐复。

处方：黄芪10克　党参10克　麦冬6克　五味3克　炒杏仁10克　桔梗6克　陈皮10克　制半夏10克　茯苓6克　细辛3克　干姜3克　射干6克　马勃6克　瓜蒌10克　远志10克　冬花6克　紫菀6克　白芥子3克　生甘草3克　水煎温服

服上方后，诸证继有好转，即坚持用此方，继续治疗，后得知喘咳之疾已基本痊愈，不曾复发。

按　此案据患者自述，原系因2009年因感冒引发咳嗽，然当时仅以退热为主治之西法，却忽略咳嗽在肺脏发生之根本性病变，特别是带有寒湿饮性滞留于肺部之病变，若不及时将其温化，使肺气宣畅，极易留下后患，反复发作甚至可造成终身疾苦，难以康复，医者患者均宜警戒。

19. 张某某　女　老年　济南市

2013年7月初诊：因多年患子宫脱出，后连膀胱亦脱下，进行子宫切去术。术后，因各种原因，引发咳嗽不止。服用中药两剂稍好，后则不效。经医院检查为肺炎，用中药注射剂及西药，均未见效。咳仍不止，少痰，痰色白，晚间咳甚，舌淡红苔白，此脏器损伤，寒饮生于上，肺气不畅也。

处方：百部15克　桔梗6克　牛蒡子6克　薄荷6克(后入)　紫菀10克　冬花10克　荆芥10克　白芥子6克　细辛2克　陈皮10克　姜半夏10克　生甘草3克　水煎温服

因未见患者，可先试服效否。

8月12日复诊：服上方尚觉舒适，但咳尚不止，后去医院检查，诊为间质性肺炎，服用中西药，仍不效。复经另家医院检查，复云问题不大，虽有间质性肺炎，面积较小。治疗效果仍不理想。复求治用中药。病情仍如前，咳仍不止。

处方：陈皮10克　牛蒡子3克　紫菀6克　姜半夏10克　薄荷6克(后入)　冬花6克　茯苓6克　瓜蒌皮10克　炙杷叶6克　桔梗10克　白芥子5克　旋覆花3克　双花15克　连翘10克　百部10克　荆芥10克　生甘草3克　水煎温服

9月复诊：服上药即见效，咳见轻，病情逐步好转，唯有时咳嗽几声，怕吸冷气，活动稍大皆易咳。身体尚好，饮食亦可，唯有时咳甚则遗尿，舌红，苔淡黄，中间有剥脱现象，舌面稍干，脉沉，寸关重取无力。此肺、脾、肾三脏俱虚，寒饮内生，元气伤损，虚实夹杂，当补益气血，化解饮邪，宣畅气机。

处方：沙参15克　麦冬10克　五味子6克　生白术10克　黄芪10克　当归10克　升麻3克　柴胡6克　陈皮6克　姜半夏6克　茯苓6克　瓜蒌皮6克　天冬10克　紫菀10克　冬花10克　细辛2克　炙百部10克　桔梗6克　生甘草6克　水煎温服

9月17日复诊：告知服上方咳嗽明显好转，唯咳嗽时尚有遗尿症，此元气受损，肾气不固，膀胱不约之故，当以补益中气，固纳肾气为法，再培其本。

处方：炙黄芪12克　太子参10克　炒白术10克　当归10克　柴胡6克　陈皮6克　升麻3克　桑螵蛸15克　枳壳10克　乌药6克　益智仁6克　炒山药6克　冬花10克　紫菀10克　炙百部10克　炙甘草3克　水煎温服

9月21日复诊：告知已服三剂，效果明显，遗尿亦轻，尿亦少。

嘱以此方坚持服用，肾气可固，元气渐复矣。后经其女告知，服此方多剂，诸证俱大好。

按　此案历经两月有余，曾经医院反复检测，视为炎证，中、西药亦曾用过，效果不明。且有时服药后反而不适。

曾见某医为处一方含党参、炒桃仁、柴胡、炒苦杏仁、黄芪、葛根、川芎、菊花、川贝母、蜜麻黄、浙贝片、瓜蒌、黄芩、金银花、连翘、厚朴、前胡、桔梗、清半夏、丹参、芦根、紫苏叶、甘草。众药杂陈，难解其意。然吾则以为其为元气损伤，寒饮内生，当以益气固本，温化寒饮为主。噫！古人云“易学难精”也若是。

20. 刘某　女　35岁　济南市某银行

2013年9月18日初诊：五日前感冒发烧，去医院打针吃药，三日后热即退。当时即有喉痒感，晚间易咳，每喉痒则干咳无痰，至今不愈。喉两侧尚红，舌红舌尖有小红疱，苔白薄，脉中取弦数。此风热外感，风邪未解，肺气不宣，喉咽不清，滞留不散，治当清宣上焦，清利咽喉，祛痰止咳。

处方：金银花15克　连翘10克　蝉蜕10克　僵蚕10克　牛蒡子6克　薄荷6克(后人)　白前10克　前胡10克　川贝6克　荆芥6克　炒杏仁6克　桔梗10克　生甘草6克　水煎温服

按　患者服上方一剂后，喉部即感清爽，连服几剂咳即止。凡感受外邪，非单以退烧药可解者，若邪气滞留不去每至上焦不爽，或干咳无痰，或喉部痒痛，清宣之可已。

【张春兰案】

1. 张某某　男　64岁　下回头村

1984年4月初诊：初患感冒，恶寒发热、身痛流涕、时汗出、咳嗽。服银翘解毒冲剂后感冒愈，但咳嗽数日仍未愈，遂来诊。咳嗽频繁、痰多，呈黄色黏稠状。胸闷、口干、咽痒，夜间尤甚，影响睡眠。舌苔薄黄，脉浮滑。

处方：陈皮10克　半夏10克　茯苓10克　甘草10克　菊花10克　桑叶10克　前胡10克　冬花10克　紫菀10克　双花15克　薄荷3克(后人)　连翘10克　川贝10克　杏仁10克　桔梗6克　瓜蒌仁10克　黄芩10克　水煎温服　3剂

二诊：服上方3剂后咳嗽大减，咳痰量少，痰已不稠。舌苔转薄白。原方继服3剂。

三诊：服完上方3剂后，咳嗽已愈。原方去黄芩继服2剂。

四诊：服三诊方后诸证痊愈

2. 高某某　女　40岁　崖头

2009年初诊：每日清晨咳嗽，吐少量白色痰液，流清涕、鼻塞，天冷尤甚。无胸闷症状。苔薄白，脉浮细。

处方：白前10克　陈皮10克　桔梗10克　荆芥10克　甘草10克　紫菀10克　百步10克　杏仁10克　薄荷3克(后入)　前胡10克　双花12克　桑叶10克　牛蒡子10克　半夏10克　防风10克　冬花10克　川贝5克　水煎温服　3剂

二诊：服上方后，咳嗽明显减轻，鼻塞、流涕均好转。原方加辛夷10继服。

三诊：服加辛夷方后痊愈

3. 唐某某　女　23岁　崖头

2009年7月初诊：咽喉干痒、微红，咳嗽、有少量白色黏痰，易感冒，舌红少苔，脉浮数。

处方：生地10克　元参10克　沙参10克　麦冬10克　双花15克　连翘10克　桔梗6克　陈皮10克　甘草6克　紫菀10克　前胡10克　桑叶10克　薄荷3克(后入)　杏仁10克　川贝5克　冬花10克　水煎温服　3剂

二诊：服上方6剂后咳嗽减轻，咽已不痒，无黏痰。继服上方。

三诊：继服6剂上方后痊愈

4. 张某某　男　6岁

2009年8月12日初诊：平素体弱，常患感冒，发热、咳嗽，多以西药治疗。近来又患病。咳嗽、喘、吐黄色黏痰。听诊气管有哮鸣音。咳甚则汗出，身热流涕、口干渴，体倦少食，舌苔黄厚，脉浮数。因打针多次未愈，想改用中药治疗，故来诊。

处方：麻黄5克　杏仁6克　甘草3克　石膏15克(先煎)　橘红6克　半夏6克　川贝8克　桑叶10克　冬花6克　紫菀6克　桑皮6克　薄荷3克(后入)　桔梗5克　双花10克　连翘10克　苏子6克　枇杷叶6克　水煎温服　3剂

二诊：服上方3剂后，咳嗽、喘明显好转，吐痰亦减少，舌苔黄色减退，精神佳。原方继服。

三诊：继服上方2剂后，痊愈。另以党参60克　黄芩100克　白术50克　防风30克　共为末，每日2次每次3克服用，以增强体质。

5. 于某某　男　8岁　崖头小区

2010年12月初诊：除因感冒、发热、流涕、头痛、咳嗽，服药后感冒愈，但仍咳嗽频繁。吐痰，初色白，后边黄黏稠，口干喉痒。舌苔微黄，脉数。

处方：百部6克　白前6克　陈皮6克　桔梗6克　甘草5克　荆芥5克　紫菀6克　桑皮6克　川贝5克　杏仁10克　冬花6克　双花10克　连翘6克　麦冬10克　水煎温服　3剂

二诊：服上方3剂后，咳嗽减轻，痰少，原方继服2剂。

三诊：继服原方2剂后病痊愈停药，嘱注意防止感冒。

6. 梅核气

【士洲公案】

萧某某　男　成年　文登县三章村

初诊:近患咳病,数日不减,每感喉中有物,咯亦不出,咽亦不下,咳吐黏痰则自觉轻松,舌红苔微黄,脉浮数。此肺热内蕴,肺气不宣,兼发痰气结于喉,而成梅核气也。当先利气豁痰,次清泄肺热。

处方:制半夏三钱　茯苓二钱　厚朴二钱　苏梗二钱　川贝二钱　蒌仁二钱　桔梗二钱　水煎温服

复诊:服上方二剂后,喉部即感畅利,然咳仍不减,当再为清泄肺热。

处方:天冬三钱　麦冬三钱　知母二钱　川贝二钱　橘红二钱　黄芩二钱　桔梗二钱　枳壳二钱　桑白皮二钱　全瓜蒌三钱　水煎温服

复诊:服上方二剂后,咳即变轻,痰亦易出。此肺热已见减轻之势,后以此方连服数剂而愈。

【张春兰案】

崔某某　女　30岁　崖头

2011年1月初诊:胸胁胀满,腕闷、嗳气。咽喉部有阻塞感。时太息、精神抑郁、食欲不振、口苦。时有心慌气短。舌厚腻,脉沉弦。

处方:陈皮10克　半夏10克　云苓10克　甘草6克　苏梗10克　川朴10克　香附10克　乌药10克　柴胡10克　白芍10克　枳实6克　川楝子10克　桔梗6克　郁金10克　全瓜蒌10克　生姜3片　水煎温服　3剂

二诊:服上方6剂后,嗳气、闷胀均减轻,食欲增进。原方去枳实加枳壳6炒枣仁15克　丹参10克　柏子仁10克　继服。

三诊:服二方后痊愈。

(二)水谷运化脏器病

1. 胃上脘痛

【树乾公案】

1. 鞠某某　男　25岁　小落村

1965年7月18日:胸膈中痛,吞咽疼痛尤甚,脉弦数,舌苔微黄腻。此胃脘郁热。

处方:桔梗二钱　枝子二钱　薄荷半钱(后入)　连翘三钱　生地五钱　天冬三钱　白芍三钱　元参三钱　甘草半钱　花粉三钱　公英三钱　水煎温服　一剂

7月20日复诊:服初诊方一剂,吞咽痛减,原方二剂继服。

2. 鞠某某　男　20岁　小落村

1965年9月19日初诊：咽喉吞咽作痛，咽下食道亦痛，舌苔微黄，脉弦数有力。此胃热。

处方：牛黄解毒丸四丸。

9月21日复诊：调方。

处方：桔梗二钱　栀子三钱　薄荷二钱（后入）　连翘三钱　生地五钱　天冬五钱　白芍三钱　元参四钱　甘草二钱　天花粉五钱　公英五钱　水煎温服　一付

9月22日复诊：服初诊方未效，继服21日方一付，诸症均好转，原方一付继服。

3. 殷某某　男　21岁　南山村

1967年4月2日初诊：咽下饮食胸膈痛，食管疼痛甚，脉弦数。此食道炎。

处方：桔梗二钱　栀子二钱　薄荷一钱半（后入）　连翘三钱　生地三钱　麦冬三钱　白芍二钱　元参三钱　甘草一钱半　黄芩二钱　天花粉三钱　公英五钱　水煎温服　一付

4月4日复诊：服初诊方一付，吞咽疼痛大减，原方继服，可望痊愈。

4. 张某某　男　32岁　下回头村

1968年3月24日初诊：每吞咽食物，食道痛甚。此食道炎。

处方：桔梗三钱　栀子三钱　薄荷二钱（后入）　连翘四钱　生地五钱　麦冬三钱　白芍三钱　元参三钱　甘草一钱半　天花粉四钱　公英三钱　水煎温服　一付

3月26日复诊：服上方二付，已痊愈，原方一付继服，以固疗效。

2. 胃脘痛

【士洲公案】

1. 萧某某之妻　女　成年　文登县三章村

初诊：素体较弱，脾阳不振，产后不久，忽发上腹部疼痛，始因炕的温度不高，水温稍低，遂发此证，腹部无胀痞感，痛时揉按之较舒适，食欲欠佳，大小便正常，舌红苔白，脉沉缓无力。此脾阳不振，胃气不化。当以脾胃缓中为法。

处方：当归三钱　炒白芍三钱　肉桂二钱　枳壳一钱半　广木香一钱　生姜三片　大枣三枚（去核）　水煎温服

复诊：服上方一剂，痛即缓解，继服二剂，痛即止。

玶按　此方即以小建中汤加味而成，原系张仲景先生医方，建中者，建中焦也。先大父善以此方治脾阳不振，中气虚怯之胃脘痛，本方既可温脾阳，又可缓痉急，先大父用时，女子多加当归，男子多加黄芪。又或少加利气之药，以胃为水谷运化之枢机也，痛者多见气不行，加此类药以行气也，后先父与吾，常仿用之。

2. 王某某　男　成年　荣成县北乔头村

初诊：患上腹部疼痛已二三年，每次吃药不痛即停，本次犯病，较以往尤甚，食欲不佳，有时嗳气，上腹压按即痛甚，受寒尤甚，善热饮，大小便正常，舌淡红苔白滑，脉沉迟而弱。此脾胃虚弱，肝气横逆，因病期较久，身体亦弱，先以温和和胃利气，疏肝之法治之。

处方：党参三钱　白术三钱　茯苓二钱　陈皮二钱　制半夏二钱　公丁香二钱　广木

香二钱　砂仁二钱　白蔻一钱半　藿香二钱　炒白芍三钱　甘草一钱半　水煎温服

复诊：服上方二剂后，疼痛稍缓，腹部稍感舒适，但心下有一压痛处，嗳气少减。此胃气微和，然胃阳久已不振，气血郁滞不解。当解郁止痛为法，以缓其急。

处方：元胡三钱　五灵脂二钱　没药二钱　草果二钱　酒香附三钱　水煎温服

复诊：服上方二剂后，疼痛减缓，食欲亦见好，脉见缓和，后以本方继服数剂，痛遂止。后复以香砂六群子汤稍加调理而愈。

3. 宁某某　男　成年　荣成县宁家村

初诊：因受寒生气后，上腹部疼痛，初时喝碗热水或在热炕热熨即可缓解，后逐步加重，经常发作，每发时，觉胃气上冲，不得下行，大小便正常，舌红苔白，脉沉弦。此肝气犯胃，胃气上逆，寒气凝聚于中焦所致。

处方：姜香附五钱　高良姜五钱　共为细末，每服二钱，姜汤送服，忌生冷。

复诊：服上方五剂后，疼痛已大减，气亦不上冲，发作亦大为减轻。可继服上方一剂。

服后即不再发作，遂停药而愈。

玶按　此方即"良附丸"方，原方出清·谢元庆《良方集腋》，本云："心下一点痛，乃胃脘有滞或有虫，多因恼怒，受寒而起，遂致终身不愈。"先大父常以此方治寒凝气所致之胃脘痛，每易奏效，后吾亦用之。若无丸剂，即可散剂，效同。

4. 周某某　男　成年　荣成县雨夼村

初诊：患上腹胀痛已数月，初未介意，待其自愈，后渐加重，每日疼痛必作，坐则不能进食，热饮或在热炕少卧则缓解，腹部虚满，大便尚可，小便清短，口不渴，无寒热，身体较弱，舌淡红苔白滑，脉沉缓而弦。此脾胃虚冷，木来克土，日久则水谷运化失调，气血必虚。当先止痛建中，以缓其急。

处方：炒白芍三钱　桂枝二钱　枳壳二钱　广木香一钱半　炙甘草一钱半　生姜三片　大枣三枚　水煎温服

复诊：服上方一剂后，疼痛有所缓解，余证尚未见好，脉舌如前。此病久伤中，脾胃阳虚所致，当缓急与健脾并行，则病情可望转机。

处方：党参二钱　炒白术二钱　茯苓二钱　陈皮一钱半　制半夏二钱　砂仁二钱　炒白芍三钱　桂枝二钱　广木香一钱半　炙甘草一钱半　生姜三片　大枣三枚(去核)　水煎温服

复诊：服上方二剂后，诸证皆有所缓解，脉亦缓和，可以前方继服。

复诊：继服前方数剂，病情已大有好转，疼痛亦基本不发作，食欲增进，自觉体力亦增，后遂以本方再服，其病已大致痊愈，后自调养而愈。

5. 徐某某　男　成年　荣成县崂山屯村

初诊：上腹部因生气受凉后，腹上部疼痛，按之或热熨后则缓，饮食无大变，惟不敢喝冷水或吃冷食，体质尚壮，大小便如常，舌红苔白滑，脉沉微有弦象。此胃气虚寒，脾阳不振，复被肝气所乘。治宜缓中利气和胃。

处方：炒白芍三钱　桂枝二钱　枳壳二钱　炙甘草一钱　生姜三片　大枣三枚(去核)　水煎温服

复诊：疼痛已大减，脉亦缓和，他证无大变。此胃气已和，气机舒缓。

处方:继以前方二剂,水煎温服,服后遂愈。

【树乾公案】

1. 董某某　女　48岁　北屯村

1963年1月2日初诊:(慢性胃炎)经常便秘,胃痛,痛甚呕吐,食欲减退,嘈杂烦心饱胀,脉弦数。此食积热郁。

处方:苍术三钱　川术二钱　黄连一钱半　神曲二钱　麦芽三钱　旋覆花二钱(各包)　蒌仁三钱　丹参三钱　杏仁三钱　枳壳二钱　桃仁二钱　薤白二钱　鸡内金三钱　水煎温服　一付

3月5日复诊:胃痛减轻,食欲增进,嘈杂亦减退,大便亦较正常,原方二付继服。

3月11日复诊:原方二剂继服。

2. 邹某某　男　50岁　小庄村

1963年4月3日初诊:胃痛,肌时痛甚,食后痛少减,脉沉弦。此胃虚寒痛。

处方:桂枝三钱　白芍三钱　甘草二钱　生姜二钱　大枣三枚　枳壳二钱　砂仁二钱　木香二钱　水煎温服　一付

4月12日复诊:服药后,痛大减,原方二付继服。

3. 张某某　男　47岁　尹格庄

1963年4月6日初诊:胃痛,寒气内侵,饮食冷物即发消化不良,脉沉迟。此受寒伤食。

处方:肉桂三钱　白芍五钱　甘草二钱　生姜二钱　大枣三枚　木香二钱　水煎温服　二付

4月13日复诊:痛已减大半,但觉食后消化迟滞,上方加神曲三钱,麦芽三钱,山楂三钱,二付继服。

4. 邹某某　男　38岁　单家村

1963年10月24日初诊:胃痛,痛时胃气不降,心下有硬块,拒按,少有胃酸,不痛时硬块即不见,大便正常,呕吐,脉弦沉。此食滞伤胃。治宜先平肝和胃。

处方:苍术四钱　川朴二钱　陈皮三钱　甘草二钱　砂仁二钱　麦芽三钱　生姜二钱　大枣三枚　神曲三钱　半夏三钱　白芍三钱　广木香二钱　水煎温服　二付

12月28日复诊:服初诊方二付,痛已大减,腹部硬快亦见消,原方二付继服。

5. 王某某　男　31岁　脉埠村

1964年2月2日初诊:胃痛,消化不良,食后作痛,便溏,脉弦。此食伤。

处方:苍术三钱　川朴二钱　陈皮三钱　甘草一钱半　山楂三钱　神曲三钱　麦芽三钱　砂仁二钱　白术三钱　云苓三钱　水煎温服　一付

2月6日复诊:服上方一付,胃痛已止,食后不痛,大便正常,消化良好,原方一付继服。

6. 于某某　男　56岁

1964年5月29日初诊:素患胃病,近又发生腹痛,消化不良,嘈杂吐酸,恶心,食后疼痛较甚,嗳气,大便干燥发黑,二三日一行,(经查为十二指肠溃疡),脉弦弱。此十指肠溃疡。

处方:沙参三钱　白芍三钱　云苓三钱　陈皮二钱　半夏三钱　赭石四钱(先煎)　旋覆

花二钱(各包)　山楂三钱　麦芽三钱　神曲三钱　杏仁三钱　甘草二钱　水煎温服　一付

复诊:服上方一付,大便已不干燥,腹中亦觉舒适,消化好转,前方去杏仁继服。

复诊:前方去杏仁,服后诸症均好转,大便亦正常,原方四付继服。

7. 杨某某　女　22 岁　桑梓村

1965 年 3 月 14 日初诊:胃痛,吐酸,嘈杂,痛时恶心呕吐,消化不良,有时大便干燥,脉沉滑。此积食伤胃,肝胃不和,肝胃气上逆。

处方:赭石三钱(先煎)　旋覆花二钱(各包)　沙参三钱　白芍三钱　陈皮三钱　半夏三钱　云苓二钱　甘草一钱半　枳实二钱　栀子三钱　蒌仁三钱　水煎温服　三付

复诊:服上方三付,胃痛吐酸,嘈杂,呕吐均好转,惟大便尚觉干燥,继以白芍六君子汤治之。

处方:党参三钱　炒白术三钱　云苓三钱　甘草三钱　陈皮三钱　半夏三钱　当归三钱　白芍三钱　水煎温服　二付

8. 陈某某　女　16 岁　陈家村

1965 年 5 月 18 日初诊:胃痛,消化不良,痛甚呕吐,腹胀,平素小便时下白色黏液,脉沉弦。此寒湿腹痛兼白浊(弥漫性胃炎胃溃疡)。

处方:苍术四钱　川朴二钱　云苓三钱　甘草一钱半　半夏三钱　生姜二钱　神曲三钱　山楂三钱　麦芽五钱　炒莱菔子三钱　白豆蔻二钱　水煎温服　二付

复诊:调方。

处方:苍术四钱　白术四钱　陈皮三钱　半夏三钱　云苓三钱　甘草二钱　川朴二钱　生姜二钱　麦芽五钱　白豆蔻一钱半　水煎温服　二付

复诊:诸症均痊愈,再以原方加柴胡二钱,升麻一钱,以健脾燥湿。二付继服。

复诊:小便下白浊黏液减少,原方加减,调方。

处方:苍术四钱　白术四钱　陈皮三钱　半夏三钱　云苓三钱　甘草二钱　麦芽五钱　党参三钱　白豆蔻一钱　柴胡二钱　升麻一钱　水煎温服　二付

复诊:服上方,小便白黏液已痊愈,原方二付继服。

9. 魏某　女　20 岁

1965 年 5 月 28 日初诊:郁气积热,复加饮食所伤,胃脘作痛,痞满呕吐恶心,脉沉弦。此肝气不降,胃气上逆,痰气阻遏,升降不利。

处方:半夏三钱　云苓皮三钱　川朴二钱　苏梗二钱　枳实二钱　赭石四钱(先煎)　旋覆花二钱(各包)　生姜二钱　神曲三钱　麦芽五钱　炒莱菔子三钱　水煎温服　二付

复诊:症状减轻,原方加陈皮三钱,二付继服。

复诊:诸症好转,再兼补血健脾胃药调方。

处方:党参四钱　炒白术四钱　云苓三钱　甘草二钱　陈皮二钱　半夏三钱　砂仁一钱半　广木香二钱　生姜二钱　麦芽五钱　水煎温服　三付

复诊:服上方,诸症痊愈,原方三付继服。

10. 郭某某　女　15 岁

1965 年 5 月 30 日初诊:胃食生冷过多伤胃,胃痛,嘈杂吞酸,大便溏,脉弦细。此寒湿。

处方:苍术四钱　川朴二钱　陈皮三钱　甘草一钱半　麦芽五钱　神曲三钱　白蔻二

钱　炒白术三钱　云苓三钱　生姜一钱　大枣三枚　水煎温服　一付

复诊：服初诊方一付，胃痛已止，大便亦正常，原方一付。

11. 乔某某　男　42岁　东仙村

1965年8月12日初诊：胃痛，吐酸，消化不良，遇冷即发。此寒湿。

处方：苍术三钱　川朴二钱　陈皮三钱　甘草一钱半　神曲三钱　麦芽五钱　山楂三钱　槟榔三钱　广木香二钱　良姜二钱　草蔻一钱半　香附二钱　水煎温服　一付

8月14日复诊：前方加半夏三钱，一付继服。

8月20日复诊：诸症均痊愈，再以补脾药以善其后，调方。

处方：党参三钱　炒白术三钱　云苓三钱　甘草二钱　陈皮二钱　半夏二钱　麦芽三钱　水煎温服　二付

12. 邹某某　男　成年　茂柞村

1965年10月28日初诊：肝胃郁热，脾胃不健，消化迟滞，心下痞痛，食欲不振，口苦，近又因食生冷，痛甚，舌尖边赤，脉弦数。此肝胃郁热。

处方：神曲三钱　麦芽五钱　山楂三钱　莱菔子三钱　连翘三钱　枳实三钱　栀子三钱　水煎温服　二付

10月30日复诊：服初诊方二付，痛即止，惟口苦头晕脑胀热。此肝胃热上升，原方加胆草三钱，青皮二钱，一付继服。

13. 汤某某　男　57岁　岳泊庄

1965年10月31日初诊：肝气郁滞，胃气不降，食后疼痛，有时少有恶心，脉沉弦兼细。

处方：柴胡三钱　白芍三钱　枳实三钱　甘草二钱　山楂三钱　麦芽三钱　生姜三钱　大枣三枚　神曲三钱　草蔻一钱半　水煎温服　一付

11月2日复诊：服初诊方一付，即觉舒适，胃已不痛，原方二付继服。

14. 张某某　男　成年　下回头村

1965年11月13日初诊：胃痛，食不消化，嗳气恶心，舌白滑，脉沉。此伤食。

处方：苍术三钱　川朴二钱　陈皮二钱　半夏三钱　神曲三钱　麦芽五钱　山楂三钱　莱菔子三钱　甘草一钱　生姜一钱　水煎温服　一付

11月15日复诊：服初诊方二付，胃痛止，原方二付继服。

11月18日复诊：原方去生姜加干姜一钱，白术三钱，一付继服。

15. 姜某某　女　22岁　小落村

1966年2月14日初诊：胃痛，积食，消化迟滞，食后痛甚。此食伤。

处方：山楂五钱　神曲三钱　半夏三钱　莱菔子四钱　麦芽五钱　连翘三钱　枳壳三钱　水煎温服　一付

2月16日复诊：服上方二付，痛减，原方二付继服。

16. 郭某某　男　23岁　西滩村

1966年11月7日初诊：胃痛，食后痛甚或反胃，呕吐，嘈杂，吞酸，大便或隔日一行，脉沉弦。此宿食伤胃。

处方：山楂三钱　神曲三钱　半夏三钱　莱菔子三钱　麦芽五钱　连翘三钱　槟榔三

钱　生姜二钱　栀子三钱　枳实三钱　赭石四钱(先煎)　旋覆花二钱(各包)　水煎温服　一付

11 月 8 日复诊：服初诊方一付，胃痛减轻，呕吐吞酸亦好转，原方一付继服。

11 月 9 日复诊：诸症均减，继以山楂丸调之。

11 月 15 日复诊：诸症痊愈，继服六君子汤方调之，调方。

处方：党参三钱　白术三钱　云苓三钱　甘草一钱半　陈皮三钱　半夏三钱　水煎温服　二付

【张灿玾案】

1. 姜某某　男　中年　文登礼格庄

初诊：自青年时即有心口不适之证，不曾介意，后逐渐加重。每食甜食或发酵面食即感烧心嘈杂，口中泛酸。平日受凉时，每易心口疼痛，秋后尤易发作，每犯时喜热喜按，然犯病时食欲不佳，甚或胃脘部胀痛，常年不愈。大便有时不调，口不渴，可从事一般劳动，曾经多医治疗，效果不明显。舌淡红，苔白而滑润，脉沉弦。此因久病不愈，脾胃虚弱，阳气不振，肝气犯胃，当以疏肝理脾、和胃建中为主，佐以消导散郁为法。

处方：苍术三钱　川朴二钱　陈皮三钱　制半夏三钱　砂仁二钱　甘松三钱　佛手三钱　鸡内金三钱　蒲公英三钱　炒黄连一钱　吴萸一钱　炙甘草一钱　生姜三片水煎温服

复诊：服上方三剂后，疼痛减轻，食欲增加，脘腹部较前舒适，脉象趋于缓和。此肝胃不和有缓解之势，可继以此方照服，必能振其中阳，化其郁滞，使中焦气盛则肝气不能横逆矣。

复诊：继服前 10 余剂后，疼痛已基本缓解，胃气亦有所恢复，食欲增加。惟不敢吃冷物，食稍多则脘腹痞满。舌红，苔白，脉沉缓。此中阳尚未健壮，脾胃之运化有待增强，当强化脾胃之气，佐以消导之药，补导兼行矣。

处方：党参三钱　炒白术三钱　茯苓三钱　陈皮三钱　制半夏三钱　砂仁三钱　广木香二钱　鸡内金五钱　川朴二钱　莱菔子三钱　乌贼骨三钱　蒲公英五钱　生甘草一钱　生姜三片　水煎温服

按　胃脘痛，古多称心腹痛，或胃心痛，以其位居心下，胃心相邻处也。胃脘之名早见于《素问·阴阳别论》云："所谓阳者，胃脘之阳也。"而胃脘痛之病早在《内经》中亦有论述，如《灵枢·四时气篇》云："饮食不下，隔塞不通，邪在胃脘，在上脘则刺抑而下之，在下脘则散而去之。"又《素问·六元正纪大论》云："木郁之发……故民病胃脘当心而痛，上支两胁、鬲咽不通，食饮不下。"详胃脘即胃管，脘与管通。如《千金》卷十六"胃腑脉论"引文"脘"作"管"。又《灵枢·本脏篇》："胃下者，下管约不利……胃结者，上管约不利。"《太素》卷六"脏腑应候"与《千金》卷十六"胃腑脉论"均同，而《甲乙经》卷一"五脏大小六腑应候第五""管"作"脘"。详胃体上连于咽，下连于大、小肠，实乃一大管道系，胃则此管道中之膨隆部分，共司水谷之运化。《素问·六节脏象论》则广及脾、三焦、膀胱，统称之为"仓廪之本，名曰器，能化糟粕转味而入出者也。"亦具此义。

胃脘痛命名之病，有《丹溪心法》卷四第七十"心脾痛"所谓：心痛即胃脘痛，须分久、新治。若明知是寒，初当温散。病久成郁，郁生热而成火，故用山栀为君，以热药为向导。胃口有热而作痛者，非栀子不可，须佐以姜汁，多用台芎开之，或用二陈汤加川芎、苍术，倍加炒山栀。如痛甚者，加炒干姜，从乎反治之法。如平日喜吃热物，以致死血留于胃口作痛者，用桃仁承气汤下之。若轻者，以韭汁、桔梗能开提气血药中兼用之。以物柱按痛处而痛定者，挟虚也,用二陈汤加炒干姜和之……(上文为节取)。以上所论,皆经验之谈,临证颇有启迪。明人虞抟,"承祖父之家学,私淑丹溪之遗风,"所著《医学正传》,迳以"胃脘痛"为正名,其论亦多宗《内经》,师法丹溪。下次以往,论此病者多矣,均可以效法。

盖本病系常见、多发之病,病虽患于一处,而临证则多有变端。既有新、旧之异,又有寒、热之分,既有虚实之变,又有气血之别。且由于体质不同,感受差等,故寒热错杂、虚实兼有、气血同病,亦常见之,临证详审病情,随机处之,方可立法以应变,平乱而求安矣。

本案以患病较久,病情亦见复杂,初以平陈汤为主,即平胃与二陈汤合方,别加砂仁以温脾胃之阳,加吴萸、黄连以制酸,加甘松、佛手,平肝止痛,以鸡内金以导其滞,特用公英者,虽性苦寒,然较平和,清热解毒而不伤正。后方以香砂六君子汤为主,佐以利气导滞,补而行之,虚实兼顾,寒热兼行,以收后功。吾常以此法,治今之所谓胃溃疡或慢性胃炎,具此证者,每每奏效。

2. 张某某　女　青年　荣成马草夼村

初诊:新产月余,突发胃脘痛,自云因受惊后,复为风寒所袭,遂致心下痛甚,脘腹拒按,不进饮食,痛苦呻吟,舌红苔白,六脉沉而有力。此必因惊致气血不畅,复被寒侵留滞于中,致令中焦不通,运化迟滞所致。先以行气消导之法以通之。

处方:陈皮三钱　制半夏二钱　茯苓二钱　焦三仙各三钱　砂仁二钱　广木香一钱半　枳实二钱　生甘草一钱　水煎温服

复诊:服二剂后疼痛未减,病在血分,当以理血行气为法,以期气血流畅,痛可缓也。

处方:当归三钱　川芎二钱　酒炒白芍二钱　枳壳二钱　元胡一钱　五灵脂二钱　蒲黄二钱(包煎)　肉桂一钱半　砂仁二钱　生甘草一钱　水煎温服

复诊:服上方二剂后,疼痛缓解,脉象亦缓和,能少进饮食,继以前方再服。

复诊:服前方四剂,痛已尽减,脘腹部亦舒适,唯大便稀溏,脉象沉缓。是气血已行,然脾胃之功能未振,消化无力所致。当温补脾胃,佐以收敛之药,扶其阳气,振其中气,则泻可止矣。

处方:党参三钱　茯苓二钱　炒白术二钱　干姜二钱　制附子一钱半　炒山药三钱　煨肉蔻三钱　炙甘草一钱半　水煎温服

复诊:服上方二剂后,大便与饮食尽恢复正常,胃腹部亦舒适柔和,此脾胃与胃肠道之运化功能及气血运行,尽已通畅,遂嘱在饮食方面及生活方面加以养护,体力自可健壮。

按　凡胃脘疼痛,若非虚寒所致而偏于气分及食滞者为多,常以利气导滞之法治之每易奏效。本案初以此法治之而疼痛未能缓解者,病在血分而非在气分也,故以理血之法治之,立见功效。后以四君子汤与附子理中汤合组一方,温中健脾和胃止泻以收功,是则说明,此证亦当注意气血之分,尤以产后患脘腹疼者,更须注意于是。

家父曾治一殷姓患者,产后胃脘痛,曾用多方,效不明显,后以六君子汤加当归、川芎奏效,意犹是也。此亦家父常云"病无常形,医无常方"之谓也。

3. 郭某某　男　中年　荣成西滩郭家村

初诊:上腹部不适已三月余,时发胃口痛,嘈杂、吐酸,消化不良,嗳气,每日疼痛难忍,遇寒尤甚,面色黄瘦,大便失调,曾经多医调治不效,舌淡红苔白,脉弦迟。此脾阳不足,肝气犯胃也。阳虚阴滞,寒热错杂,中焦运气无力,已现溃疡之征。当调其脾胃,适其寒温,以助其水谷之运化。

处方：白术二钱　广木香一钱半　陈皮二钱　制半夏二钱　砂仁二钱　公丁香二钱　蒲公英三钱　炒黄连一钱　吴茱萸一钱　甘松三钱　鸡内金三钱　生甘草一钱　生姜三片　水煎温服

复诊：初服一剂后，即感胃部舒适，服二剂，痛已大减，现诸证均已减缓，亦可进食，脉来已呈缓和之象。此胃气来复，二阳回应之象也。继用前方再服。

复诊：继服三剂后，诸证均退，痛亦不作，自感病已大好，由于经济条件所限，遂停药，乃嘱其在饮食与精神方面多加注意，生活方面，注意气候变化，适其寒温，多方调养，自可康复。

按　此案虽痛发三月左右，然多因久患肝气不适，饮食未当，既伤肝气，又损胃气，肝郁化热，胃损伤阳，遂致寒热错杂，害及中焦，运化无力，气滞不通，则痛作矣，本方义在疏肝理脾，和胃缓中，寒热并用，补泻兼行，故病向愈，特有公英一药，多用痈疽，今用此者，以清胃中郁热也。如陈士铎《本草新编》云："蒲公英，亦泻胃火之药，但其气甚平，既能泻火，又不损土，可以长服，久服无碍。"故胃中郁而生热者，亦常用之。

4. 康某某　男　成年　荣成常庄村

初诊：素有胃脘痛病，近因感寒而发。疼痛不已，按之有胀感，大便不爽，得寒尤甚，得热稍缓。舌红，苔白滑，脉沉弦。此因胃中虚冷，肝胃不和，肝气不疏，气滞作痛，治当和胃散寒，疏肝理气为法。

处方：炒白芍五钱　肉桂二钱　枳壳一钱　枳实三钱　砂仁三钱　甘松二钱　陈皮二钱　紫蔻二钱　炙甘草一钱 生姜三片　大枣三枚(去核)　水煎温服

复诊：服上方二剂后，疼痛缓解，胃气渐通，每日大便一次，脉沉缓有弦象，此胃阳稍振，肝气疏缓，故无痉急之痛，可继用上方再服。

复诊：继服上方二剂后痛已大减，可进饮食，每日大便一次，腹中无胀气，按之柔软，仍以疏肝理气、温胃建中为法。

处方：炒白芍五钱　肉桂二钱　甘松二钱　砂仁二钱　佛手二钱　枳壳二钱　炙甘草一钱　生姜三片　大枣三枚(去核)　水煎温服

复诊：服上方二剂后，疼痛基本解除，后遂以本方继服，以建中焦之气，遂愈。

按　凡此等证，皆先由胃气虚冷，脾阳不振引起，中土不足，则木气横逆，肝气犯胃而痛作矣。

本案是以《金匮要略方论》小建中汤加减为法，仲景明云："建中者，建中焦也"。去饴糖者，避其甘腻之味，不利胃气之运行。以肉桂易桂枝者，增强助阳之力也。白芍与甘草合用具缓痉之力，仲景于《伤寒论》中曾用以治脚挛急，今治胃脘痛者，可以缓之挛急也。枳壳与枳实并用者，以传导之腑不畅，枳壳用少以和其胃气，枳实重用，以导气下行。外加砂仁、紫蔻等温暖，甘松、陈皮等利气止痛，故疼痛尽快得以缓解。

后方乃前方加减，以其大便已行，故去枳实，以佛手易陈皮者，加强平肝之力也。重在平肝和胃，佐以止痛，以收后功。

5. 王某某　男　青年　荣成南沙岛村

初诊：久患脘腹胀痛，消化不良，每饭后则脘腹不适，食稍饱则胀痛甚，食生冷亦然，泛酸嘈杂，或生气后亦加重，舌红苔白，脉沉迟，此胃阳不振，肝气不舒，木气乘土，消化无力，肠道不畅,滞而作痛也,当疏肝和胃,利气导滞。

处方:白芍三钱　肉桂二钱　枳壳二钱　白蔻二钱　干姜二钱　甘松二钱　吴茱萸一钱　黄连一钱　鸡内金三钱　生甘草一钱　生姜三片　水煎温服

复诊:服一剂后,痛减,胀亦轻。脉象亦和缓,继服前方。

复诊:继服前方二剂后,胀痛均大减,脉证均已平正,遂用此方继服而愈。

按　此案原系肝胃不和而致胃肠运化不畅,引发之胀痛,故以小建中汤加减为法,小建中者,健中焦也。加干姜佐桂以温阳,加佐金丸方以制木。凡吐酸嘈杂而胀痛者,不取焦三仙者,以其易作酸,特加鸡内金一药,其化滞消食之力,尤胜于焦三仙。有白芍、甘草缓痉止痛,加甘松以佐之,枳壳以利之,使气和痉缓,则痛自止矣。凡此等证,用此法,每能奏效。

6. 张某某　男　青年　荣成下回头村

初诊:素患胃口不适,近又发作,胃脘部疼痛难忍,脘腹部痞满,有时连及小腹部引痛,食欲及消化能力欠佳,大便不时稀溏,每感寒或生气后易加重,舌红苔白滑,脉沉迟,尺脉较弱。此饮食不节,气郁不舒,损及脾胃,致令运化无力,中焦及胃肠气机失调,且病久失治,致令下元虚冷,故痛及中下腹部,当和胃导滞理中温胃为法。

处方:苍术三钱　川朴三钱　陈皮二钱　枳壳二钱　广木香二钱　小茴香二钱　吴茱萸一钱半　甘松二钱　鸡内金三钱　元胡三钱　砂仁二钱　炙甘草一钱　生姜三片　水煎温服

复诊:服上方二剂后,痛已轻,诸证亦减缓,继服前方。

复诊:前方继服四剂后,痛已大减,脉沉缓。继服二剂。

复诊:疼痛已基本痊愈,惟因患者体质较弱,脾胃已弱,需加调养。

处方:以前方加党参、炒白术、茯苓、制半夏等为丸,每日早晚服用,另饮食调节,以固其本。

按　本病虽损及中焦,病在脾胃,而又连及下元,故痛及少腹,正气虽有所不足,然郁滞不通,则运化难复,故先以平胃散方,加诸利气导滞诸药,以缓其中,再加元胡、甘松等以调气血而止疼痛,另加小茴香、吴茱萸等以暖下元。待痛止后,复加参、术、苓、夏等,已具香砂六君子汤之基础,以调理脾胃,固其根本,亦合《内经》所谓"治病必求其本"之意。

7. 胡某某　男　28岁　烟台市

初诊:患胃脘痛已四五年,每发作时脘腹部胀闷灼痛,甚则连及两胁及左胸。此次发作已2日余,食欲尚可,饭后不适,一般饥饿时则痛较甚,嗳气后稍舒,夜间尤甚,肠鸣,有时大便色黑且干。舌红,苔薄白,脉弦细。此证多因饮食不节,情志不舒,伤及肝脾,木气不舒则犯脾损胃,土为木犯则升降失序,水谷之运化失职,故痛兼胸胁,病及肠胃,治宜调肝理脾,利气开郁。以防损及营血,伤及内脏。

处方:柴胡三钱　炒黄芩三钱　姜半夏三钱　白芍三钱　陈皮三钱　香附三钱　广木香三钱　枳壳三钱　炒山栀二钱　竹茹三钱　酒制大黄二钱(各包后下)　佛手三钱　生甘草二钱　水煎温服

复诊:服上方2剂后,疼痛已减轻,灼热感亦减,大便不干,胃脘部仍觉胀闷,舌红苔白,脉沉细。可证肝气横逆之势已有所缓解,大便已通可不用泻剂,脘腹胀闷,可再予以消导。

处方:前方去大黄加鸡内金五钱　莱菔子五钱　水煎温服

复诊:服上方3剂后,疼痛已轻微,仍有烧灼感,胀闷亦轻,惟胃脘部有下坠感,大便正常,舌脉如前。此肝气有所减弱,然脾胃之虚,尚待恢复,可适当调理之。

处方:太子参三钱　白术三钱　茯苓三钱　陈皮三钱　姜半夏三钱　广木香三钱　砂仁二钱　炒山栀三钱　炒黄连二钱　枳壳三钱　莱菔子三钱　白芍三钱　生甘草一钱　水煎温服

复诊:服上方3剂后,诸证均已减轻,昨日复因气恼后,疼痛又作,今日大便稍干,舌脉无变化。是病情所有缓解,然脏气未全复,再为怒气所伤,难免反复,非移方之过,当坚持服用,以求后效。

处方:前方加川楝子三钱　火麻仁三钱　水煎温服

复诊:继服前方六剂后,疼痛已基本停止,腹胀闷、胃脘部灼热感,均已大减。当继服此方以巩固前效。

后继服此方数剂遂愈。

按　本案乃木郁化火,横加脾胃,加以脾胃之运化无力,致升降失职,气滞不行,则痛胀作矣。故以调肝理脾之法,先取张仲景先生遗著《金匮要略方论》大柴胡汤方加减为治,再加利气开郁清热诸药,疏其肝、导其滞、清其热、止其痛,以缓其急,通其便。待气行之后,复以香砂六君子汤方加清热利气诸药,清其郁热,利其滞气,以复脾胃升降之机,则急者缓,郁者通,正气复,肝脾和矣。

8. 汤某某　男　青年　济南市

初诊:素患胃脘痛,每犯则疼痛难忍,曾多次服西药,效不佳,每服中药,稍愈即停药,亦不甚介意,且由于工作关系,酒亦难禁,饮食亦欠调节,身体状况,不犯病时,饮食尚可,病则食欲不振,腹部痞满,曾经某医院X射线贝餐透视,诊为胃溃疡。此证亦由饮食所伤,致损脾胃,虽经多次治疗,终未彻底,积久成患,湿热郁滞,酿成痼疾。赖正气未衰,体质无损,急当化其湿热,导其郁滞,活其气血,运其枢机,则脾胃之功能可振,溃疡之病痛可愈。

处方:苍术五钱　川朴三钱　陈皮三钱　制半夏三钱　枳壳三钱　蒲公英五钱　广木香二钱　炒白芍五钱　鸡内金五钱　甘松三钱　佛手五钱　甘草二钱　水煎温服

复诊:服上方三剂后,疼痛有所减缓,但每日必有所发作,痛时不敢重按,脉象仍弦而有力,再以前方,加以活血止痛之药,以散其瘀。

处方:前方加五灵脂二钱　元胡三钱。

复诊:服上方三剂后,疼痛遂减,腹部亦感舒适,可少进饮食,脉象亦趋于和缓,仍用前方继服。

复诊:服上方三剂后,痛已大减,腹部已舒适,饮食如常,大小便均正常,遂以上方继服。

复诊:经服前方,诸证均愈,惟此病尚需继续调治,且戒酒为要。

处方:苍术五钱　川朴三钱　陈皮三钱　制半夏三钱　茯苓二钱　鸡内金五钱　藿香三钱　煅牡蛎五钱(先煎)　大贝三钱　蒲公英五钱　枳壳三钱　白及粉三钱(冲服)　炙甘草二钱　水煎温服

遂以此方服用多剂,患者在生活方面,亦有所注意,数月后,经再次X射线贝餐透视,溃疡面已经愈合。

按　此病因久治不曾彻底,终成遗患,古人云:"病加于小愈。"此之谓也。诸多疼痛,始皆小恙,治时小愈即止,久之,必成大病,尤难治矣。故医、患双方,均当以此为戒。

此案先以平陈汤为基础，另加甘松、木香、枳壳等利气缓急，佛手、白芍等平肝解痉，鸡内金以导郁积，公英以清郁热，后再加元胡、五灵脂活血止痛，终以平胃。二陈及藿朴夏苓三方组合，另加护膜散结之药，以调养脾胃。加之患者自加养护，终得痊可。

脾胃之病，以饮食所伤者多矣。详《素问·痹论》云："饮食自信，肠胃乃伤。"《素问·上古天真论》亦戒人不可"以酒为浆，以枉为常。"又详《吕氏春秋》卷一"本生"云："肥肉厚酒，务以自强，命之曰烂肠之食。"是则可见，古人对如何养护肠胃，以求自强，已早有明训，然后世人，特以醇酒厚味，自贪口福，特以富贵之家，"以枉为常"，务以自耀，实则自戕也。凡养生之道，务需戒之。

9. 滕某某　中年　荣成滕家村

初诊：旧有胃脘痛，常感脘腹部不适，嘈杂，吐酸，消化不良，若痛甚则就医服药，然限于生活条件，每小愈则停药，已有数年之久，今忽胃脘痛大作，少时呕恶，先是食物，旋吐恶血盈碗，紫黑有血块，面色苍白，虚弱之极，舌红苔白，脉细数，先由西医予以止血针药注射及一般抢救措施，时许，未再吐血，病情亦稍有缓和，乃以护膜止血之药少服。

处方：白及粉三钱　三七粉三钱　分四次以温水调服。

半日后，未再吐血，惟胃脘疼痛较甚，腹部亦不适，此胃中溃疡部新伤，食滞于中，气血郁于内所致，先以平和之剂缓调之。

处方：陈皮三钱　制半夏三钱　茯苓二钱　鸡内金三钱　川朴二钱　炒白芍三钱　白蔻二钱　藿香二钱　元胡二钱　炙甘草一钱　水煎温服

分多次适寒温，缓缓吞服，今先戒食一日。

翌日复诊：未再吐血，脘腹部亦稍感舒适，胃脘部疼痛亦少减，精神稍振，大便已通，呈黑色粪便，且有小血块，舌绛苔微黄，脉弦数，重按无力。病情已有缓和之势，但胃肠有留滞之物，气血亦郁而未行，而正气有虚弱之象，既不可取挞伐之药，亦不可用壅补之治，意在平和以顺其势，缓图以待其复。

处方：陈皮三钱　制半夏三钱　茯苓二钱　蒲公英三钱　鸡内金三钱　川朴二钱　炒五灵脂二钱　炒蒲黄二钱(布包煎)　白及三钱　佛手三钱　元胡二钱　炙甘草二钱　水煎温服

复诊：服上方一剂，自感胃脘部舒适，疼痛亦逐步减缓，有食欲感，但胃中有灼热感，脉沉弦，此胃气有恢复之象，但积滞未复，郁血未除，气机未通，已蕴郁为热，当建胃理脾，化郁清热，以免酿成湿热大患，则尤难恢复矣。

处方：陈皮三钱　制半夏三钱　茯苓二钱　炒黄连二钱　蒲公英五钱　佛手三钱　白芍三钱　党参三钱　生白术二钱　元胡二钱　鸡内金三钱　白芨三钱　川朴二钱　炙甘草一钱　水煎温服

复诊：服上方二剂后，胃脘痛已大减，烧灼感亦减轻，大便未再见血，食欲增加，精神亦振，脉象弦而无力，脾胃已在恢复之中，元气亦待进一步康复，仍以此方继服。

后遂以此方连服数剂，自感诸证均愈，身体亦较前康健，饮食亦如常，因限于经济，遂停药，因嘱其在生活饮食方面多加注意，加以养护，以期溃疡完全愈合。

按　本案此次急性发作，幸赖急时治疗，得以在短期内，顺利达到理想效果，似此类疾病，如果在可能的条件下，应继续进行治疗，则有望痊愈。否则，养护不当，则难免复发。

10. 卞某某　男　33岁　烟台市

初诊:胃脘痛已四月有余,服药效不佳。胸口下部作痛,甚时连及胸背,拒按,食欲不振,消化不良,易吐酸,大便不调,日一二次。舌红苔薄黄,脉弦细,重按无力。此肝、胆热郁,脾、胃受损,热郁作酸,运化失职,宜疏其肝胆之郁热,调其脾胃之气机,则中焦之气化得行,痛可止矣。

处方:柴胡三钱　炒黄芩三钱　制半夏三钱　白芍五钱　枳壳二钱　党参二钱　炒山栀三钱　广木香二钱　佛手三钱　甘松二钱　煅瓦楞子五钱　生甘草一钱　生姜三片　大枣三枚去核　水煎温服

复诊:服上方三剂后,疼痛已减轻,食欲亦有所好转,是病情已有转机,可继用此方以缓解肝气之急,复胃气之运,则气道得行,滞气得化矣。

复诊:继服上方三剂后,诸证皆减轻,胃气亦渐复,后即以原方,继服数剂而愈。

按　《素问·宝命全形论》曾云:"土得木而达。"王冰注:"达,通也。"此正说脾土有肝木之疏泄,则其气可通达,此言正也,言常也。然《素问·气交变大论》复云:"岁木太过,风气流行,脾土受邪,民病飧泄,食减体重,烦冤肠鸣,腹支满……"此虽言运气,然天人之道,其理一也。故肝气若太过,横逆为患,脾先受之。是肝即为脾之贼也。

本案原有脾本不及,复为肝气所干犯,则痛、胀诸病作矣。若徒知治脾,而不解调肝,则非是。必调肝理脾同行,方为正治。是方以小柴胡汤为主,义在治肝、胆之太过;复加木香、枳壳等以理其气机,以白芍缓肝之急,佛手、甘松以止其痛,瓦楞子以制其酸,党参、姜、枣等以护脾、胃之本,则可收调肝理脾之功矣。

11. 汤某某　男　中年　荣成桑梓村

初诊:因受寒而突发胃脘痛,自述以前无此病,然怕食生冷,亦怕受凉。今因突为寒侵而疼痛难忍。屈身捧腹,稍觉舒适,大便正常,喜热饮,舌红苔白滑,脉沉迟。此胃中虚冷所致。当以仲景先生小建中汤意加减为法。

处方:白芍三钱　肉桂二钱　枳壳二钱　广木香二钱　甘松二钱　白蔻二钱　炙甘草一钱　生姜三片　大枣三枚(去核)　水煎温服

复诊:服上方一剂,疼痛即有所缓解,继服前方。

复诊:继服上方二剂即愈。

按　小建中汤方,本出《金匮要略·血痹虚劳》,本云:"虚劳里急,悸衄,腹中痛……小建中汤主之。"又云:"虚劳里急诸不足,黄芪建中汤主之。"黄芪建中汤即小建中汤加黄芪。详小建中汤,本系桂枝汤加胶饴。宋以后医方书,多以桂心易桂枝,去胶饴。又有多种医方书,以此方治因虚腹中急痛。此方以白芍、甘草相伍,有缓急之功,桂心则可以温中,加以姜、枣为引,更具温中缓急之效。明龚云林《寿世保元·腹痛篇》曾云:"白芍药味酸微寒,得炙甘草为辅,治腹中之痛圣药也。"吾家自家大父始,凡治虚寒脘腹痛,即善用此方。然必根据病情,再行加味,如气虚加黄芪,血虚加当归,气滞加木香或枳壳等,每易奏效。

12. 滕某某　男　青年　荣成滕家村

初诊:因暴食之后,突发胃脘疼痛,腹胀拒按,呕恶不出,欲便不能,剧痛难忍,舌红苔白,口浊气恶,脉沉实有力,右关尤甚。此饱食过度,水谷壅滞于胃中,中焦滞塞,则上下不通,必以导利重剂迫其速降,则气机得运,病即止矣。

处方：神曲五钱　炒麦芽八钱　生山楂一两　槟榔四钱　鸡内金一两　元胡五钱　水煎温服

复诊：服上方一剂，头煎强饮后，少时，呕恶甚，夹带食物尽吐出。顿觉腹部宽松，痛亦少缓，待平静后，继服二煎，服后痛胀均已减缓，继服前方。

复诊：再服一剂后，痛胀均减，脉亦缓和，遂嘱再服一剂而愈。

按　此证因暴食而起，必食物滞留胃中，闭滞不通，痛胀作矣，故以消导重剂，促其速通。方中焦三仙与槟榔名四消饮，药性虽平和，但以量大，则推荡之力大，得槟榔之沉降，促其气下。另加大剂量鸡内金之消导，元胡止痛，以缓其急，则气机可行，首服得吐者，上气通矣，二剂后，大便亦行，下气亦通矣。此方虽量大，加大消导作用，与苦泻重剂，义有别矣。

13. 萧某某　男　青年　荣成南墻村

初诊：旧有胃脘痛证，发作较轻，不曾介意，此次急性发作，剧痛难忍，腹部胀满拒按，不能进食，二便正常，舌红苔白，脉沉弦。此证多因素日饮食不节，肝郁气滞所致。当以利气化滞，平肝解郁，消而导之，则痛可止。

处方：苍术二钱　川朴二钱　陈皮二钱　制半夏二钱　广木香一钱半　广郁金二钱　五灵脂二钱　砂仁二钱　白芍二钱　枳壳二钱　鸡内金三钱　生甘草一钱　生姜三片　水煎温服

复诊：服二剂后，胀痛均大减，遂以原方继服数剂而愈。

按　胃脘胀痛，凡年轻体壮者，不外二因，一者饮食不节，有损于脾胃之运化；二者，情志失调，肝气不舒，易致肝气犯胃。详脾胃本为仓廪之本，胃为水谷之海。又脾之与胃，燥湿有度。凡脾胃受损，久必伤阳，伤阳则化气无力，水谷必滞于中焦，水谷滞于中焦，久必生湿，湿本阴性，湿盛则燥气不行。故二者互为因果。然此证脾胃之阳虽有所损，未至虚弱，以其中焦不通，仍属实证，勿用补药，以滞水谷之去路。本案以《和剂局方》之平胃散与二陈汤相合为方，后世亦名“平陈汤”，以此为基础，加减组合而成，此方虽具疏导之功，然导而不泻，利而不峻，具平正和缓之性，加木香、枳壳等利气以通之，砂仁以护胃阳，鸡内金以消食，白芍缓肝，五灵脂、甘松镇痛。均具温燥之性，可化水湿之郁，则水谷之去路可通，积滞之郁气可化。

14. 张某某　女　中年　荣成下回头村

初诊：生活于农村，在生活方面，难以有序，饮食方面，饥饱寒暖，亦难调节，自青年时起，即患胃腹部不适，时有隐痛发作，遇寒或生气较明显，后逐渐加重，常感胃部不适，腹部痞胀，时发疼痛，无吐酸、嗳气等症，大小便正常，饮食稍多，即感胀痛加重，口不渴，舌红苔白而厚，脉沉缓，尺脉较弱。此病始因饮食不节，劳逸失调而有损胃气，久而不愈，损及肝、脾、胃、肠等水谷运化之府，脾胃之气有损，肝气易犯胃；中焦之阳气不振，则寒气易袭；水谷之运化无力，则郁滞作痛。然患者体质尚好，脉气未虚，虽有弱势为因，正气尚足，仍当以利气化滞，温化脾胃，疏导中焦为法。

处方：苍术三钱　川朴三钱　陈皮三钱　制半夏三钱　鸡内金五钱　莱菔子三钱　草蔻三钱　白芍三钱　广木香二钱　川楝子二钱　甘松二钱　生甘草一钱　生姜三片　水煎温服

复诊：服二剂后，即感胃腹舒适，其他诸症，均现减缓之势，即以此方继服十余剂，病情已大好，即带原方回农村继服。

翌年冬，复至济，再诊，自去年服药约20余剂后，因农忙，遂停服，而病情已较前大轻，但仍未尽愈，若生活、饮食方面稍不注意，即引发，每发时，仍感胃腹部痞满，隐痛不适，饮食二便均正常，舌红苔白，脉沉缓。经某医院X射线贝餐透视检查，确诊为胃黏膜脱垂，此证乃脾胃之运化受损，中焦之阳气不振，因多年陈疾，可虚实兼顾。

处方：黄芪五钱　当归五钱　苍术三钱　川朴二钱　陈皮三钱　制半夏三钱　藿香五钱　茯苓二钱　白蔻三钱　枳壳五钱　鸡内金五钱　炙甘草一钱　生姜三片　大枣三枚　水煎温服

复诊：服上方三剂后，倍感舒适，即以原方继服10余剂后，较前大好，带方回农村再服10余剂，自感已愈，以后不曾再犯，至今10余年矣。

按　脾胃之为患，病情虽较复杂，发病亦有难易；体质虽有强弱，患期亦有久远；病因虽可溯源，归化亦自多变。故治此证，必须多方考辨，综合治理，始可免于固执。

脾胃之病，多以饮食失调，情志失控而引发者为多，故疏肝理脾为治法之大要。

脾胃为仓廪之官，胃为水谷之海。故脾胃为水谷运化之关阖，气化升降之枢机，清精之气，由此而升，秽浊之气，由此而降，故调理脾胃，需顾及脾胃之升降作用，免致顾此失彼。

脾胃之气，原有燥湿之别，脾恶湿而胃恶燥。水谷之性，亦有燥湿之别，故根据体质与病因的关系，虽则湿性居多，而复有从阴而化为寒湿，或从阳而化为湿热之别。故治湿则同，偏寒、偏热则各个不等。

脾胃之气，原因饮食所伤，饮食所伤，必致水谷不化，郁滞不行，故不论虚实，常有不同程度的水食停滞，此所以必加消导之药，酌情而用。

脾胃损伤日久，必致中焦气虚，凡滞而兼虚者，尤当补泻兼施，若肝气来犯时，更需疏肝利气。

此治脾胃病之大要也。

15. 马某某　女　成年　济南市

初诊：胃部不适已十年有余。始诊为胃窦炎，曾多次服用中西药而未愈。每劳累过度则易犯，犯时先不适，后痛甚，胃酸过多，痛甚易吐呕吐物酸甚，痛引胁下，胀及满腹。大便正常，面色白而无华。舌绛，苔白微干，脉中沉取无力，浮取有弦象。此为脾胃虚弱，肝气犯胃，当以调肝理脾和胃为法。

处方：黄芪10克　炒白芍15克　桂枝6克　陈皮10克　制半夏15克　茯苓10克　砂仁6克　鸡内金10克　甘松10克　佛手10克　苍术10克　川朴6克　炙甘草3克　生姜三片　水煎温服

服上方3剂后，电话告知，自觉效果很好，惟第一剂服后，因淋雨而痛一次，后即未再痛，其他证状亦均减轻，遂嘱以原方再服几剂。

复诊：继服前方五剂后，各种证候均已大减，身体状况亦有所好转，食欲及消化能力均可。大便正常，舌红苔后部微黄，脉沉取无力，中取弦象明显。此肝气克犯之现象已有所缓解，脾胃之运化能力亦有所恢复。

处方：前方去甘松、苍术、厚朴，加藿香10克　广木香10克　太子参10克　水煎温服

按　本案虽为肝气犯胃，然因时间较久，中气不足，胃气呆滞，运化无力，反致升降失职，胃气上逆。故选黄芪建中汤以缓其急而建其中，又合二陈汤苦辛，和其胃以降其逆；又加苍术，川朴者，具平胃散之法，促其脾胃之运化，复其升降之序；再加佛手之平肝，砂仁、甘松之

醒脾，内金之消导，共奏平肝缓急、醒脾温中、和胃降逆、利气导滞之功。凡久病之患者，每易虚实夹杂，脏腑共病，功能失调，脏器破损。故治之之法，务需主攻得当，尚应多方兼顾，药众而不杂，佐而不扰，以收相辅相成之效。

16. 李某某　女　成年　滨州

2003年10月7日初诊：胃口痛有10余年，每受凉或冷饮则痛甚，消化能力尚可，腹部微胀，大便基本正常。生气后亦易痛，舌红，苔薄白，左脉弦，右脉弱，此肝胃不和所致。宜疏肝和胃。

处方：炒白芍15克　肉桂6克　枳壳6克　甘松6克　砂仁6克　广木香6克　鸡内金6克　炙甘草6克　生姜3片 大枣3枚(去核)　水煎温服

按　本案即以此方连服数剂，痛即缓解。此方亦小建中汤去糖饴之腻，加利气和胃之药而成。

17. 董某　女　56岁　济南市卫生工作干部

2010年7月某日初诊：患慢性胃炎、十二指肠溃疡服年。曾经医院检查确诊。服用过中西药治疗，时好时重，嗳气反酸，腹部按之不适，胃口有烧灼感。另有高血压、心脏亦不大好。舌红苔微干，脉右寸、关弦，尺脉弱；左寸脉滑，关、尺弱甚。此脾胃运化之力不足，肝气较盛，木气横逆，郁而化热。当以利气和胃，佐以清热化郁之法。

处方：藿香10克　厚朴10克　陈皮10克　姜制半夏10克　茯苓6克　鸡内金15克　白蔻10克　枳壳6克　莱菔子10克　炒山栀6克　蒲公英10克　生甘草3克　水煎温服

数日后电话告知：服上方数剂，效果很明显，诸证均已好转，问用调方否？嘱云，病已好转，别无他变，可继续服用。

后得知，自觉诸证皆愈，因工作太忙，遂停药。

按　本病皆因脾胃运化之功能缓弱，加以肝气犯胃，日久不愈，则郁积为患。故吾治此病，常以平肝和胃，利气化郁为主，若郁而化热者，可加炒栀子、炒黄连、蒲公英等以清之；若郁而化寒者，可加炮姜、砂仁、蔻仁等以温之；若肝气郁甚作痛者，可加佛手、木香、青皮等以平之；若气滞胀痛者，可加鸡内金、莱菔子、焦三仙等以导之；若血郁作痛者，可加蒲黄、灵脂等以活之。此皆常用之法。若另有他变者，当随证变通，再配以饭食调理，自能有效。

18. 张某某　男　52岁　济南市

2011年3月15日初诊：10余年前，因喝酒引起呕吐，以后每易发生胃痛，春秋雨季易吐酸，呃逆，犯胃痛时，前心后背不适，不能喝冷水，大便正常，已戒烟酒。睡眠不太好，舌红苔白微干，脉沉弦，此肝气犯胃，脾虚寒，治宜利气和胃，疏肝降逆。

处方：苍术15克　厚朴10克　陈皮10克　制半夏10克　吴萸3克　高良姜6克　草蔻6克　公丁香3克　炒白芍15克　元胡10克　香附6克　炙甘草6克　水煎温服

4月1日复诊：服上方10余剂后即完全不痛，亦无呃逆。考虑其畏寒已久，可用前方去元胡继服。以巩固疗效。

按　此证皆因胃寒已久，肝气犯之，故每犯气逆而上，不得下降，其横逆之气，干犯余脏，故痛全腹，治之当味以厚气浊者以通之，不可以苦寒以泻之。若此，则致邪伤正矣。

19. 张某某　女　成年　济南市

2011年9月1日初诊：患胃病已10余年，每犯时随便吃点药。近几年在医院检查过几次，诊为浅表性胃炎，很少坚持治疗。近日又犯。胃部疼痛较甚。怕生冷饭食。冷则胃部疼痛，腹泻。空腹时胃口有灼热感，食稍饱则腹胀。平日睡眠欠佳，大小便基本正常。舌瘦长，舌红苔白薄，脉右寸关弦细，左关有力，两尺脉弱。此肝郁气滞，木气乘土，脾胃阳虚，升降失序，治宜疏肝理气，止痛化滞。

处方：陈皮9克　制半夏9克　茯苓6克　炒白芍15克　佛手9克　鸡内金15克　蒲公英12克　砂仁9克　广木香6克　元胡6克　五灵脂6克　炙甘草3克　生姜三片　水煎温服

9月6日复诊：服上方3剂，胃痛已减轻，胃部亦舒适，灼热感亦减轻，惟气尚未全通，舌脉如前。

处方：陈皮9克　制半夏9克　茯苓6克　炒山药15克　佛手12克　鸡内金15克　蒲公英15克　川楝子9克　砂仁9克　元胡6克　五灵脂6克　莱菔子6克　炙甘草3克　生姜三片　水煎温服

9月15日复诊：服上方6剂，继续有所好转，腹部痛胀均减轻，排气尚多些，且多年睡觉欠佳，易疲劳，易脱发。病虽缓解，但因虚实兼备，且肝气较胜，仍宜疏肝理脾，佐以安神。

处方：党参10克　炒白术10克　茯苓10克　陈皮10克　制半夏10克　枳实6克　竹茹6克　远志10克　生熟枣仁各15克　合欢皮10克　柴胡12克　广木香6克　砂仁10克　鸡内金15克　青皮10克　香附10克　生甘草3克　水煎温服

9月22日复诊：服上方数剂，病情已有较大缓解。但最近因工作学习关系，压力较大，小有反复，凡此等多年久病，不能短期而完全治愈，仍应坚持治疗。

处方：陈皮10克　制半夏10克　茯苓10克　枳实6克　柴胡10克　炒白芍15克　佛手10克　炒黄连6克　砂仁6克　鸡内金15克　莱菔子6克　元胡6克　五灵脂6克　广木香6克　生甘草3克　水煎温服

按　凡此等病，多因时间较长，加以工作关系，精神因素，每使病情时有变化，只要坚持治疗，加以精神与工作方加以适当调养。仍可治愈有望，抑或控制生变，若延缓发作，反复发作，则每生变化，不可不知。

20. 何某某　男　59岁　青岛黄岛开发区

2012年2月5日初诊：患者糖尿病已8年，血糖每高至7.5以上即头晕，眼底血管轻度硬化，脾胃亦有胀痛之患，前几年曾经医院做过胃镜检查，诊为幽门黏膜糜烂，食管裂孔疝。并查出幽门螺旋菌，诊为萎缩性胃炎，2010年6月，亦经医院诊为胃窦中度慢性浅表性胃炎。食道黏膜慢性炎症，乳头瘤性慢性增生。现仍胃酸较多，消化不良。饭后即腹部胀痛等证，舌淡红少苔，口干，脉左弦细，右沉滑，此因病患日久，肝脾俱伤，胃肠失运，阴阳失调，寒热错杂，致令多脏器俱病。仓廪之本功能紊乱，虚实夹杂，气血两伤，先当调其脾胃，助其运化，寒热并调，虚实兼顾，综合以治。

处方：藿香10克　厚朴10克　制半夏10克　茯苓6克　白芍6克　鸡内金15克　蒲公英20克　炒黄连3克　枳壳6克　陈皮10克　砂仁6克　生甘草3克　生姜三片　水煎温服

4月2日复诊：服上方20余剂，感觉浑身舒服。疼痛减轻，泛酸减少，怕凉、腹胀、胃内烧灼感等证均减轻，大小便正常。复经某医院胃镜检查，较以前大有好转，由原萎缩性胃炎转为慢性浅表性胃炎，舌红润，少苔，后部有白色浅苔。脉沉弦有力。上方根据病情的复杂性，采用了杂合以治的原则，服20余剂后，病情不仅没有不良反应，反而大有好转，说明病情与治则是吻合的、适应的，故将原方稍改动即可继服。

处方：原方枳壳增至10克　白芍改为炒白芍15克　再加莱菔子6克　水煎温服

此方如无不良反应或新的病变，可继服一段时间。

按　凡年代日久，及多系统、多脏器发病与反复发作的患者，极易造成虚实并见，寒热错杂，阴阳失调，功能紊乱，真假混淆，运化失职，气机失序，反复不一，病情变化无常的复杂情况。给医者的辨病辨证，审因识变，知本与标，明理断案，谴方用药，掌控度量等方面，带来了很大的困难，因此，医者在诊治的过程中，的确是考研医人理论知识与实践经验的大好机会。临证时，不仅要遵守医药常识方面的各种规范性，又要善于运用通常达变的灵活性。所以医人的诊疗过程，正是一个高明医家在掌握了患者的有关病情的基础上，充分发挥理论思维的过程。这样，才有可能避免不应有的失误，不断丰富自己的临床经验。

21. 朱某某　男　中年　青岛

2012年4月8日初诊：患胃口痛有年，每犯时，胃口按之则痛甚。郁气则易犯，大小便正常，饮食尚好，舌周边红，中心部少苔，脉弦细有力，此肝气犯胃，气滞不行所致。治宜疏肝利气。

处方：柴胡10克　白芍15克　枳实6克　陈皮15克　制半夏15克　茯苓10克　佛手15克　枳壳6克　白蔻6克　生甘草6克　生姜三片 水煎温服

2013年2月9日复诊：其岳母电话贺年告知，患者服此方甚效，当时服数剂即好，后每犯时，服之即愈。

22. 李某　女　34岁　莱州市

2012年10月10日初诊：上中学时，即患胃病，时发胀痛，26岁妊娠至产后，胃口一直很好。自去年秋季因吃不大熟的肉肠，胃又胀痛，用手安抚或热熨后则好些，冒酸多，大便干，条状，易怕冷，体弱，每感疲乏无力，头晕。月经亦不正常，周期虽准，然血色黑，经前易腹痛，舌淡红，苔白薄，脉沉迟弦细。此肝脾不和，消化无力，致气血虚弱。宜疏肝理脾，益气养血。

处方：当归6克　炒白芍9克　柴胡6克　枳实6克　砂仁6克　陈皮6克　制半夏10克　茯苓6克　佛手15克　川朴3克　党参6克　海螵蛸10克　生白术6克　莱菔子10克　炙甘草3克　生姜三片 大枣三枚(去核)　水煎温服

2013年1月8日复诊：服上方数剂后，胃胀痛均已减轻，继服30余剂，腹部胀痛已大有好转，现唯吃稍多或吃凉食时，则有胀痛感，（前因月经不调病需服药，此药遂停服一段时间）大便干，或两三天一次，神疲无力，多年来手足每感发凉（经医院检查，仍为浅表性胃炎），血压低。舌淡红中后部白苔稍润，脉沉缓，弦甚。此仍系肝脾不和，气血虚弱，气化无力，仍当以疏肝理脾补益气血为主。

处方：太子参15克　生白术10克　广木香6克　砂仁6克　鸡内金15克　莱菔子6克　麦冬6克　炒麦芽15克　柴胡10克　白芍10克　枳壳10克　生甘草3克　生姜3片 水煎温服

后有其友告知，此患者服上方，病情大好。

23. 刘某某　女　56岁　菏泽

2012年10月24日初诊：小时即有胃病，中年以后，也治过几次，在北京某医院检查为多发性胃溃疡病。1998年在省某医院检查认为溃疡面的愈合尚好，以后服药效果尚可，2010

年5月再发,住菏泽某医院治疗,开始效果不好,经两个月治疗,胃痛尚好。今年又发胃痛,心下上腹部有烧灼感,胃酸多,最近痛较甚,经用药治疗,稍好。有时有饥饿感,而食后又有胀痛感,胃气上逆,且有伤食味。体瘦弱甚,工作压力稍大则性急,舌淡红,体瘦长白苔。脉弦细,此系多年老胃病,反复发作,脾胃俱伤,且因消化机能被伤,脾胃阴阳失调,寒热错杂,加之肝气来犯,致令久治不愈,治当补其虚,导其滞,利其气,养其损,冀其正气渐复,痛可减矣。

处方:党参9克　炒白术9克　茯苓6克　陈皮9克　制半夏9克　广木香6克　砂仁6克　枳壳6克　佛手9克　海螵蛸9克　白及粉6克(冲服)　炒白芍15克　鸡内金15克　莱菔子6克　蒲公英9克　炙甘草3克　生姜三片 水煎温服

11月17日复诊:服上方后,疼痛明显缓解,最近又感右胁部连及胃部不适,吐酸较多,今日又在省医院检查有胆囊炎及多发性胃溃疡,最近一时期易烦躁,易生气。服上方虽有所缓解,然病发多脏,损伤已久,且体虚较甚,难以在短期恢复,当以前法继续调理。

处方:党参9克　炒白术9克　茯苓6克　陈皮9克　制半夏9克　广木香6克　砂仁6克　佛手9克　炒白芍15克　柴胡6克　枳壳6克　蒲公英15克　吴萸5克　炒黄连3克　海螵蛸15克　白及粉10克(冲服)　炙甘草3克　生姜三片　大枣三枚(去核)　水煎温服

后即以此方坚持服用至病情缓解。

按　此等病应坚持治疗为是。若每次病情缓解后即停治,日后恐难治愈。此等情况,在当前医疗条件下,大都如是,在日常应诊的重病患者中,也是常见的一种因素。

【张春兰案】

1. 滕某某　男　61岁　滕家村

2005年初诊:胃脘胀痛,有灼热感,烦心嘈杂,吐酸嗳气,食后胀饱尤甚。大便微干,舌苔稍黄腻,脉沉弦。经透视诊断为浅表性胃炎。

处方:苍术10克　川朴10克　陈皮10克　半夏10克　茯苓10克　栀子10克　黄芩10克　甘草10克　麦芽15克　神曲15克　鸡内金10克　海螵蛸10克　煅牡蛎15克(先煎)　公英15克　甘草6克　香附10克　元胡10克　砂仁6克　生姜3片　水煎温服3剂

二诊:服上方6剂后,胃痛减轻。灼热感、嘈杂、吐酸均好转。但胃部怕冷。原方加吴茱萸6克继服。

三诊:服二诊方6剂后,上述症状均明显好转。但仍有嗳气。调方。

处方:陈皮10克　半夏10克　云苓10克　甘草6克　神曲15克　麦芽15克　鸡内金10克　砂仁10克　白术10克　香附10克　川朴10克　木香6克　佛手10克　公英10克　海螵蛸10克　甘松10克　生姜3片　水煎温服　6剂

服药后再未回诊,病情不明。

2. 宋某某　女　72岁　崖头

2009年6月初诊:素有胃痛症,时轻时重。近来胃脘部胀满,疼痛频繁、嘈杂、嗳气、吐酸,食后饱胀,消化不良、大便干燥,舌苔厚微黄,脉沉弦(素有高血压)。

处方：苍术10克　川朴10克　陈皮10克　甘草6克　白术10克　云苓10克　香附10克　甘松10克　麦芽15克　神曲15克　山楂15克　鸡内金10克　莱菔子10克　海螵蛸10克　煅牡蛎15克(先煎)　元胡10克　白芍10克　黄芩10克　水煎温服　3剂

二诊：服上方4剂后，胃痛较前轻，吐酸少，饱胀及大便好转。原方去莱菔子、黄芩，继服4剂。

三诊：用上方去莱菔子后，诸症好转，舌苔转薄白，上方继服4剂。

四诊：服完上方后，胃已不痛，嗳气及吐酸均愈，食量较前增加。遂改服香砂养胃丸，以巩固疗效。

3. 嗳气

【张灿玾案】

闫某某　女　老年　荣成下回头村

初诊，常有胃口不适，食欲不振之疾，每多思多虑或精神不快时则加重，食后有嗳气出，不曾介意，后逐渐加重，每有伤感则犯，犯时则腹部痞闷，时作嗳气声，数日后常可缓解，此证已数月之久，逐日发作频频，每犯亦必嗳气连声，患者健康稍差，表情淡漠，食欲较差，脘腹烦闷痞满，大便尚可，无呕恶感，无痛证，舌红苔腻微黄，脉沉弦。此忧思伤脾，郁怒伤肝，肝气疏泄之功失调，脾胃升降之职失序，水谷运化代谢不畅，浊气不化，逆而上泛，仓廪郁滞，痞闷不疏。当先以和其胃气，解其烦闷为主。

处方：陈皮三钱　制半夏三钱　茯苓二钱　枳实三钱　竹茹三钱　制南星二钱　黄连二钱　川朴二钱　甘草一钱　水煎温服

复诊：服上方二剂后，脘腹部稍感舒适，然嗳气仍不止，此胃中浊气不降，胃气纳呆，脾气不振所致，再以和胃降逆法治之。

取前方参以旋覆代赭石汤义加减用之。

处方：前方加旋覆花三钱　代赭石二钱(先煎)　生姜三片　大枣三枚　水煎温服

服前方四剂，痞满少减，而嗳气如故，遂请他医为治，或言高血压，或言胃炎，然均不见效果，再请吾为治。

复诊：诸证不减，精神不振，嗳气频作不止。详本病原系脾胃运化无力，清浊之升降失职，若但求降逆，必难收功，当仿仲景先生升降并重，寒热兼施为法，且胃气不和，水谷滞留，则水饮不化。必转其气机，开其结滞，方可望其脾升胃降，枢机启而阴霾散矣。仿泻心汤法。

处方：制半夏五钱　黄芩二钱　黄连一钱　干姜二钱　党参二钱　全瓜蒌三钱　枳实二钱　竹沥一瓶(冲服)　陈皮二钱　甘草一钱　水煎温服

复诊：服上方二剂，即见转机，痞满稍减，嗳气亦减，患者精神亦见好，继服二剂大好，遂以本方服至痊愈。

按　此病几经周折，方悟玄机。噫！有形之邪，危安立见，缠绵之病，药难立效。医患互信，药取协和，顾及全局，免执一端，亦取效之法门也。

4. 脾胃虚寒

【树乾公案】

曹某某　男　56 岁

1964 年 4 月 24 日初诊：胃痛，痛连胁肋，得热少减，脉弦细。脾胃阳虚，消化功能衰弱，土衰木旺。此胃寒。

处方：党参四钱　白术四钱　云苓三钱　甘草二钱　陈皮三钱　半夏三钱　生姜二钱　大枣三枚(去核)　枳壳二钱　白芍三钱　砂仁二钱　水煎温服　二付

复诊：服上方二付，胃痛止，惟胁下有时少痛，饮食增进，消化正常，原方二付继服。

复诊：原方二付兼附子理中丸继服。

5. 肝胃不和

【树乾公案】

1. 陈某某　男　38 岁　沟陈家村

1965 年 2 月 24 日初诊：胃部痛，消化无力，嗳气食嗅，肠鸣腹泻或呕吐，脉弦细。此脾运不健，胃肠不和，胃肠衰弱，水谷不化。

处方：生姜三钱　炙甘草三钱　党参三钱　干姜一钱　黄芩二钱　半夏三钱　大枣三枚　水煎温服

复诊：调方。

处方：苍术三钱　川朴二钱　陈皮三钱　半夏三钱　甘草一钱半　神曲三钱　麦芽五钱　山楂三钱　砂仁二钱　生姜一钱　水煎温服　二付

复诊：调方。

处方：党参三钱　炒白术四钱　云苓三钱　甘草二钱　陈皮三钱　半夏二钱　广木香二钱　砂仁二钱　生姜二钱　炒莱菔子三钱　麦芽三钱　水煎温服　二付

复诊：服初诊方二付，呕泻已止惟食后胀饱，改用党参方二付，服后胀饱减，原方二付继服。

复诊：诸症均好转，惟大便尚觉稀溏，原方白术、云苓各加一钱，二付继服。

2. 栾钜早　女　63 岁

1965 年 3 月 5 日初诊：初患下痢白黏液，继而胃部痛，痛连胸胁，大便稀溏，胸腹胀饱，舌苔白腻微黄，脉沉弦弱。此肝阳内郁，胃肠运化传导失职。

处方：柴胡三钱　白芍三钱　枳实三钱　甘草二钱　薤白三钱　水煎温服　一付

复诊：原方加神曲三钱，山楂三钱，麦芽三钱，一付继服。

复诊：服初诊方，胸痛少减，但食后胀饱未减，将前方加山楂、神曲、麦芽，服后食欲增加，胀饱亦减，诸症均好转，原方继服。

【张春兰案】

岳某某　女　45岁　崖头

2009年8月初诊：胃部胀满疼痛、嗳气、嘈杂、心烦、口干、口苦，大便干燥，时有胸胁部不适，食欲不振。舌苔黄厚腻，脉沉弦。

处方：胆草10克　生地10克　黄连10克　丹皮10克　生黄芩10克　竹茹10克　生栀子10克　佛手10克　川朴10克　公英15克　枳实6克　川楝子10克　柴胡10克　白术10克　云苓10克　陈皮10克　半夏10克　甘草5克　水煎温服　3剂

二诊：服上方4剂后，胃痛缓解，嘈杂嗳气均好转，口苦亦减轻，大便转正常。舌微黄。调方。

处方：苍术10克　川朴10克　陈皮10克　甘草5克　法半夏10克　鸡内金10克　焦三仙各15克　白术10克　云苓10克　佛手10克　黄芩5克　栀子5克　香附10克　川楝子10克　炒莱菔子6克　水煎温服　3剂

三诊：上方8剂后病痊愈。继服香砂养胃丸以善其后。

6. 肝胃气痛

【树乾公案】

1. 王某某　女　72岁　东慕家村

1963年5月12日初诊：肝胃气痛，痛连胸胁，嘈杂烦心，口苦嗳气，口鼻气热，脉弦数。此系肝胆郁热，肝胃不和。

处方：良姜一钱半　香附三钱　青皮二钱　五灵脂三钱　白芍三钱　甘草二钱　郁金三钱　枳壳二钱　栀子三钱　胡黄连三钱　半夏二钱　水煎温服　七付

5月21日复诊：服药后痛止，烦躁口苦亦减轻，原方四付继服。

6月1日复诊：疼痛已止，口苦烦心均好转，惟大便干燥，再用大柴胡汤加味。

处方：柴胡三钱　黄芩三钱　半夏三钱　白芍三钱　枳实二钱　生姜一钱　大枣三枚　黄连一钱半　栀子三钱　郁金三钱　甘草二钱　五灵脂三钱　蒌仁三钱　水煎温服　四付

2. 张某某妻　女　成年　下回头村

1963年8月18日初诊：胃痛，胁胀，恶心，舌苔黄，脉弦数。此肝胃郁热。

处方：柴胡三钱　白芍三钱　枳实二钱　甘草二钱　栀子三钱　水煎温服　一付

8月19日复诊：服药一剂，痛减大半，原方继服。

3. 闫某某　男　29岁　沟曲家村

1963年12月9日初诊：肝郁热，胃气不降，心下痛胀，痛连胸胁背部，小便有时浊，大便干燥。此肝胃郁热。

处方：柴胡三钱　白芍四钱　枳实三钱　栀子三钱　甘草二钱　蒌仁三钱　陈皮二钱　水煎温服　三付

1964年1月4日复诊：服上方三付，心下及胸胁痛均止，大小便亦较正常，惟腹胀未除，原方去蒌仁、栀子,加砂仁二钱,广木香二钱,二付继服。

1月6日复诊:服上方腹胀减退,饮食增进,原方二付继服。

1月8日复诊:心下及胁痛已痊愈,二便正常,继以和肝理脾法调方。

处方:白术三钱　甘草二钱　陈皮二钱　枳壳二钱　砂仁二钱　党参三钱　广木香一钱半　水煎温服　二付

4. 张某某妻　女　成年　下回头村

1964年1月23日初诊:胃痛,时发剧烈疼痛,如铰如剜,甚则胸胁刺痛,面色苍白肢冷,人事不省,一日发作数次,脉细小。此肝胃气痛。

处方:元胡三钱　五灵脂三钱　香附三钱　水煎温服　一付

1月24日复诊:服上方一付,痛大减,原方一付继服。

1月25日复诊:调方。

处方:党参三钱　白术三钱　云苓三钱　甘草一钱半　陈皮二钱　半夏二钱　广木香二钱　砂仁二钱　沉香一钱　香附二钱　乌药一钱半　水煎温服　一付

2月1日复诊:调方。

处方:党参三钱　白术三钱　云苓三钱　甘草二钱　陈皮二钱　广木香二钱　砂仁二钱　半夏三钱　生姜一钱　大枣三枚　水煎温服　一付

5. 高某某　女　53岁

1964年4月2日初诊:胃痛,消化功能衰弱,时吐酸水,嘈杂烦心,甚则吐黏液,脉弦兼沉。

处方:赭石四钱(先煎)　旋覆花三钱(各包)　沙参三钱　白术三钱　陈皮二钱　半夏三钱　云苓三钱　蒌仁三钱　枳实三钱　栀子三钱　牡蛎五钱(先煎)　甘草一钱半　水煎温服　二付

复诊:服上方二付,胃痛减轻,吞酸吐涎亦均好转,原方三付继服。

6. 栾某某　男　60岁

1964年6月4日初诊:肝胃不和,肝气郁结,胃气不降,心下痛上连胸背,下连少腹,胀满,甚则呕吐或恶心酸水,呕吐后稍觉舒适,大便初头干,后便稀,脉弦细。此脾虚肝热,胃气不降。

处方:柴胡三钱　白芍四钱　枳实三钱　甘草三钱　砂仁二钱　青皮三钱　赭石四钱(先煎)　旋覆花三钱(各包)　生姜二钱　半夏三钱　水煎温服　一付

复诊:服上方一付,疼痛已减退,呕恶酸水,均减轻,大便好转,原方二付继服。

7. 邹某某　男　45岁

1964年8月8日初诊:右下腹部作痛,痛涉上腹部且有响声,小便黄色,大便二日一行,脉沉弦。寒热凝结,气滞肠间,不得流行,上则肝胆之气不得下降。此肝气痛。

处方:柴胡三钱　白芍三钱　枳实三钱　甘草二钱　川楝子三钱　广郁金三钱　水煎温服　一付

复诊:服初诊方一付,痛大减,大便一日一行,原方二付继服。

复诊:原方加广木香二钱,

二付继服。

复诊：调方。

处方：柴胡三钱　白芍三钱　枳实三钱　甘草二钱　香附三钱　川楝子四钱　广郁金三钱　陈皮三钱　水煎温服　二付

复诊：调方。

处方：柴胡三钱　白芍三钱　枳壳三钱　甘草二钱　香附三钱　川楝子四钱　广郁金三钱　陈皮三钱　乌药二钱　水煎温服　二付

8. 董某某　女　60岁　马草介村

1964年9月8日初诊：胃痛，膨胀，食后尤甚，痛甚恶心，脉沉弦。此肝气郁滞，胃气不降，肝胃不和，脾不运化。此脾虚伤食。治宜先平肝和胃兼助消化。

处方：苍术三钱　川朴二钱　陈皮三钱　半夏三钱　甘草一钱半　神曲三钱　山楂三钱　枳壳二钱　麦芽三钱　生姜二钱　水煎温服　二付

复诊：服上方，胃痛止，惟食后胁下胀满。此肝胃气上逆所致，原方加广木香二钱，川楝子二钱，二付继服。

9. 柯某某　女　成年　二章村

1965年1月13日初诊：肝胃气痛，连胁背心下痛满。舌苔微黄，脉弦。此肝胆之气不降。

处方：柴胡三钱　白芍三钱　枳实三钱　甘草二钱　水煎温服　一付

复诊：服上方后，痛大减，原方一付继服。

10. 于某某　女　成年　下回头村

1965年1月19日初诊：肝胆气不降，心胃痛，痛连胸背，脉沉弦细。此肝胃气痛。

处方：柴胡三钱　白芍三钱　枳实三钱　甘草三钱　水煎温服　一付

复诊：服上方后，痛大减，原方二付继服。

11. 张某某　女　79岁　姜家村

1965年1月23日初诊：素患胃痛，痛连胸胁，痛甚则呕，近又下患腿痛，舌苔薄白，脉沉弦。此肝气不顺，胃气不和，肝胃气痛。

处方：白芍五钱　炙甘草四钱　水煎温服

复诊：服上方数剂，诸症已痊愈，近因怒气，又复发，原方继服。

12. 汤某某　男　44岁

1965年3月2日初诊：胃痛，吐酸水，甚则呕恶，饮食后胀满不堪，有时肠鸣，脉左弦大右弦弱。肝木乘脾，虚不运化，胃弱则消化无力，升降失职。此肝胃不和。

处方：旋覆花三钱(各包)　党参三钱　赭石四钱(先煎)　甘草二钱　半夏三钱　生姜二钱　麦芽五钱　神曲三钱　苍术三钱　川朴一钱半　陈皮三钱　水煎温服　二付

复诊：调方。

处方：生姜三钱　甘草二钱　党参三钱　干姜一钱　黄芩二钱　半夏三钱　大枣三枚　神曲三钱　麦芽五钱　水煎温服　二付

复诊：调方。

处方：党参四钱　白术四钱　云苓四钱　甘草二钱　陈皮三钱　半夏三钱　生姜二钱

大枣三枚　广木香一钱半　砂仁二钱　水煎温服　二付

复诊:服初诊方,呕恶好转,但胀饱未减,此脾气虚弱,运化无力已用香砂六君子汤,服二付诸症均好转,腹胀亦减,原方继服。

13. 萧某某　男　27岁　章村

1965年4月13日初诊:胃痛,痛连胸胁,吐酸,脉沉弦。此肝胃不和,气不宣通,肝胃气痛。

处方:柴胡三钱　生白芍三钱　枳实三钱　甘草二钱　砂仁二钱　广木香二钱　牡蛎五钱(先煎)　水煎温服　二付

复诊:服上方后,胃痛即止,酸水亦不吐,原方二付继服。

14. 高某某　女　28岁　涝村孙家

1965年4月18日初诊:肝胆之气郁结不舒,胃气不和,心下痛拒按,痛连右胁及背部,大便不调或有时溏,有时干,脉沉弦。此肝胃气痛。

处方:柴胡三钱　白芍三钱　枳实三钱　甘草三钱　郁金三钱　广木香二钱　砂仁二钱　水煎温服　二付

4月21日复诊:原方加山楂三钱,麦芽五钱,神曲三钱,二付继服。

4月25日复诊:服上方,胃已不痛,饮食增加,大便亦正常,原方加白术三钱,以健脾胃,二付继服。

15. 郭某某　男　66岁

1965年4月22日初诊:肝胃不和,心下痛,痛连胸胁,食欲不振,吐酸,甚则恶心,脉弦。此肝胃不和。

处方:柴胡三钱　白芍三钱　枳实三钱　甘草二钱　牡蛎五钱(先煎)　水煎温服　二付

4月27日复诊:服初诊方数剂,心下痛及胁痛均好转,惟大便稀溏,甚则完谷不化,此脾胃虚弱,运化无力,调方。

处方:党参四钱　山药一两　炒白术五钱　云苓三钱　甘草二钱　陈皮三钱　水煎温服　二付

16. 于某某　女　15岁　劳村孙家村

1965年4月30日初诊:肝胃气痛,胸胁部胀痛,消化不良,食欲不振,大便或二日一行。舌白苔滑,脉弦弱。此肝胃气痛

处方:柴胡三钱　白芍四钱 枳实三钱　甘草三钱 麦芽三钱　山楂三钱　砂仁二钱　木香二钱　水煎温服　二付

5月3日复诊:原方麦芽加至七钱,去砂仁、木香,加郁金三钱,神曲三钱,一付继服。

复诊:服初诊方痛少减,继服5月3日方痛少减,食欲增加,大便亦较顺利,原方三付继服。

复诊:服上方六剂,痛已痊愈,原方二付继服。

复诊:以健脾法巩固疗效。

处方:党参四钱　炒白术四钱　云茯苓三钱　甘草二钱　陈皮二钱　半夏二钱　水煎温服　三付

复诊:诸症均痊愈,惟面黄瘦,再以健脾补血法。

处方:党参四钱　炒白术三钱　云茯苓三钱　甘草二钱　陈皮二钱　枳实二钱　当归三钱　白芍三钱　半夏二钱　水煎温服　三付

17. 萧某某　男　52岁　大章村

1965年8月30日初诊:心下痛,痛连胁背部,时发时止已30余年,小便黄,舌苔白干,脉沉弦。此肝胆气上逆,胃气不降。

处方:柴胡三钱　白芍三钱　枳实三钱　甘草二钱　草蔻一钱半　广木香二钱　云苓四钱　水煎温服　二付

10月5日复诊:服初诊方数剂后,痛好转,惟时有夜间不寐,此即胃不和则夜不安,再以和胃法,调方。

处方:党参三钱　白术三钱　云苓三钱　甘草二钱　陈皮三钱　半夏三钱　石斛三钱　神曲三钱　山楂三钱　水煎温服　一付

18. 张某某　女　30岁　劳家村

1965年9月26日初诊:因食生冷伤胃,胃作痛,有时吐酸,痛时则大便稀溏,脉沉弦细。

处方:苍术四钱　川朴三钱　陈皮三钱　甘草二钱　神曲三钱　麦芽三钱　草蔻二钱　生姜二钱　半夏二钱　云苓三钱　枳实二钱　山楂三钱　水煎温服　二付

10月2日复诊:调方。

处方:陈皮三钱　半夏三钱　云苓三钱　香附二钱　栀子三钱　苍术四钱　川芎一钱半　枳实二钱　神曲三钱　炒白芍二钱　甘草一钱半　海螵蛸三钱　牡蛎五钱(先煎)　麦芽三钱　生姜一钱　水煎温服　四付

10月13日复诊:服初诊方二付,胃痛止,继服五味异功散,调方。

处方:党参三钱　白术三钱　云苓三钱　甘草二钱　陈皮三钱　水煎温服　四付

11月15日复诊:服10月13日方四付,诸症痊愈,食欲增加,原方四付继服。

19. 张某某　男　成年　下回头

1965年10月6日初诊:胃痛,时发时止,痛则连胸胁,痛甚不堪,四服逆散未效,又用灵脂香附元胡少好转,后用此方即愈。此肝胃气痛。

处方:柴胡四钱　炒白芍四钱　栀子三钱　枳壳三钱　香附三钱　川芎三钱　甘草三钱　干姜一钱　水煎温服

服二剂痛止。

20. 王某某　男　56岁　大章村

1965年11月19日初诊:心下痞痛,痛连胸胁背部,大便经常干燥,脉弦细。此肝胃气痛。

处方:柴胡三钱　白芍四钱　枳实三钱　甘草二钱　广木香二钱　云苓二钱　草蔻二钱　胆草三钱　青皮三钱　水煎温服　二付

11月19日复诊:服初诊方二付,心痛及胸背部痛均减,原方三付继服。

21. 汤某某　男　36岁　南望龙庄

1965年12月3日初诊:心腹痛,痛连胁背部,每次发作,先流冷鼻涕,即急欲大便,但便则不利,有时气上逆,舌苔白腻,脉弦细。此为肝气不降,脾湿不运,大肠虚寒,肝胃不和。宜平肝和胃燥湿。

处方:柴胡三钱　白芍三钱　枳实三钱　甘草三钱　广木香二钱　草蔻二钱　水煎温服　二付

12 月 7 日复诊:服初诊方二付,诸症均好转,原方继服三付。

12 月 18 日复诊:服初诊方数剂,调方。

处方:柴胡三钱　酒芍四钱　枳壳三钱　炙甘草三钱　广木香二钱　草蔻二钱　干姜二钱　桂枝三钱　大枣三枚　水煎温服

22. 王某某　女　42 岁

1965 年 12 月 27 日初诊:胃痛,痛连胁肋,甚则呕逆,大便稀溏,时有发热恶寒,月经不调,经行腹痛,舌干缩,脉沉弦。此肝胆气郁结,木气乘土,肝胃不和。

处方:柴胡三钱　白芍三钱　枳壳三钱　甘草二钱　白蔻一钱半　广木香二钱　云苓五钱　炒白术四钱　水煎温服　二付

复诊:原方加当归三钱。

复诊:调方。

处方:当归三钱　白芍三钱　枳壳二钱　云苓三钱　枳实二钱　郁金三钱　川楝子三钱　陈皮二钱　半夏三钱　竹茹二钱　滑石三钱　神曲三钱　甘草一钱半　没药三钱　麦芽三钱　水煎温服　三付

复诊:调方。

处方:柴胡三钱　白芍三钱　枳实三钱　甘草三钱　水煎温服　四付

复诊:服初诊方,痛少减,又改用四逆散方,服后诸症均好转,原方六付继服。

复诊:诸症已近痊愈,惟食欲少有不振,消化少迟滞,原方加麦芽四钱,五付继服。

23. 高某某　女　30 岁　西乔头村

1966 年 9 月 26 日初诊:自述初因受惊吓,渐成忧思而得病,一触事不遂意,大便立下,心下痞满,继而头痛,心胸烦闷,背脊有时亦痛,阴部肿痛,白带浊下,脉沉弱。七情气滞,郁而生痰,痰火气郁,清浊之气升降失职,触事易惊,魄门失约,大便即下。此肝脾气郁,脾湿下注。

处方:半夏三钱　云苓三钱　川朴二钱　苏叶二钱　陈皮三钱　香附三钱　甘草二钱　山楂三钱　麦芽三钱　生姜一钱半　水煎温服　二付

10 月 9 日复诊:服初诊方四付,诸症均好转,原方二付继服。

10 月 17 日复诊:调方。

处方:当归三钱　白芍三钱　白术三钱　云苓三钱　柴胡三钱　甘草三钱　薄荷一钱(后入)　赤芍三钱　栀子三钱　三付

10 月 23 日复诊:服 17 日二付,诸症均减退,原方二付继服。

24. 郭某某　男　23 岁　西滩村

1966 年 11 月 7 日初诊:胃痛,食后痛甚或反胃,呕吐,嘈杂,吞酸,大便或隔日一行,脉沉弦。此宿食伤胃。

处方:山楂三钱　神曲三钱　半夏三钱　莱菔子三钱　麦芽五钱　连翘三钱　槟榔三钱　生姜二钱　栀子三钱　枳实三钱　赭石四钱(先煎)　旋覆花二钱(各包)　水煎温服　一付

11月8日复诊:服初诊方一付,胃痛减轻,呕吐吞酸亦好转,原方一付继服。

11月9日复诊:诸症均减,继以山楂丸调之。

11月15日复诊:诸症痊愈,继以六君子汤服之,调方。

处方:党参三钱　白术三钱　云苓三钱　甘草一钱半　陈皮三钱　半夏三钱　水煎温服　二付

7. 肠胃不和

【树乾公案】

1. 闫某某　男　42岁

1964年5月14日初诊:腹痛胀饱,嗳气呕恶,便溏,舌淡苔薄白,脉弦迟。脾胃阳虚,寒湿内侵,运化无力。此寒湿伤脾。

处方:苍术四钱　川朴二钱　陈皮三钱　半夏三钱　生姜二钱　炒白术三钱　茯苓皮三钱　猪苓三钱　泽泻三钱　肉桂一钱半　甘草一钱半　神曲三钱　麦芽五钱　白蔻二钱　水煎温服　一付

复诊:服初诊方一付,腹痛胀饱均好转,大便亦较正常,原方继服。

2. 许某某　女　39岁　孔家庄村

1964年10月1日初诊:初病呕吐五六天,继即消化不良,又腹泻腹痛多日,近几天泻止,仍消化不良,食欲不振,呕恶口干,舌苔白腻,脉弱细数。此湿热内郁,肝胃不和,运化失职,胃虚清浊不分。

处方:藿香一钱半　川朴一钱半　云苓二钱　陈皮二钱　麦芽三钱　苍术三钱　太子参三钱　生姜二钱　苡米一两　水煎温服　一付

复诊:服初诊方,腹痛减轻,呕恶亦止,继以健脾养胃法调方。

处方:太子参三钱　白术三钱　云苓三钱　甘草二钱　陈皮二钱　半夏二钱　生姜二钱　大枣三枚　藿香一钱　砂仁一钱　水煎温服　一付

3. 于某某　男　38岁

1964年11月25日初诊:胃痛,自述因怒气后,饮食所伤,有时肠鸣,大便稀,食欲不振,痞胀,舌苔薄白,脉缓细。此为脾阳虚又兼七情之气刺激,气郁食滞,以致胃气不和,消化迟滞。

处方:香附三钱　良姜三钱　青皮三钱　五灵脂三钱　炒苍术五钱　陈皮三钱　生姜二钱　大枣三枚　砂仁二钱　炙甘草一钱半　水煎温服　一付

复诊:服初诊方一付,痛已减半,原方二付继服。

4. 滕某某　男　58岁　滕家村

1964年11月30日初诊:胃中寒,肠中旧有症瘤,痛时胃气上逆,心下可触及大硬块,呕吐酸水甚多,大便时溏,不痛则硬块不见,触按腹中脐旁有砖形硬块,腹胀,腹中有水声,水声下降则胀减,脉浮大而虚。此肠中寒疝瘤积,多年旧患,正气亦虚。治宜先固其本,以资健运。

处方:党参三钱　白术三钱　茯苓三钱　甘草二钱　陈皮二钱　半夏三钱　生姜二钱　大枣三枚　水煎温服　一付

1965 年 1 月 25 日复诊:服初诊方一付,未再作痛,腹胀亦减,硬块不见,诸症均好转,饮食增进,惟大便溏,原二付服继服。

多年痼疾,服药一剂,功效如此显著,殊属罕事,此即仲景所谓阴阳相得,其气乃散,大气一转,其气乃行之明证。

【张春兰案】

栾某某　男　51 岁　桑梓村

2000 年初诊:多日来不欲饮食,少食即胀饱。心胸烦闷、口干涩,大便滞涩。排便不畅。舌苔厚腻、微黄,脉弦弱。

处方:党参 10 克　炒白术 10 克　云苓 10 克　甘草 6 克　陈皮 10 克　半夏 10 克　砂仁 10 克　麦芽 15 克　山楂 15 克　神曲 15 克　川朴 10 克　黄芩 10 克　栀子 10 克　乌药 10 克　炒莱菔子 10 克　水煎温服　3 剂

二诊:服上方 4 剂后,饱胀及烦闷均减轻,大便较畅。舌苔腻减仍稍黄。原方去莱菔子继服 4 剂。

三诊:服二诊方后,食欲增加,口已不干涩,舌转薄白。原方去黄芩、栀子继服 4 剂。后因其他病来诊时告知,已痊愈。

8. 翻胃呕吐

【树乾公案】

1. 李某某　男　45 岁

1964 年 4 月 25 日初诊:素来脾胃衰弱,消化无力,偶伤生冷硬物即发胃痛,近又因饮食所伤,胃痛呕吐不止,大便溏泄。此食伤。

处方:陈皮六钱　生姜三片　灶心土五钱　水煎温服

复诊:服初诊方后,呕吐即止,大便正常,痛已止,继用补脾健胃法调方。开胃健脾四服继服。

2. 张某某　男　20 岁　下回头村

1964 年 6 月 24 日初诊:夏至后,先中暑热,复饮冷水,腹痛,恶心呕吐,服藿香正气水仍吐,脉缓弦。阴阳不和,胃肠阻碍。此胃肠积冷。

处方:用盐葱姜一两,三味炒热熨脐部立愈。

3. 高某某　男　66 岁

1964 年 7 月 6 日初诊:多年胃痛,反胃噎膈,大便干燥或呕吐酸水,脉弦弱。此反胃噎膈。

处方:旋覆花三钱(各包)　党参三钱　生姜三钱　赭石四钱(先煎)　半夏三钱　甘草二钱　大枣三枚　蒌仁四钱　火麻仁五钱　水煎温服　一付

复诊:服上方数剂后,呕吐已止,大便干燥亦好转,原方二付继服。

4. 梁某某　男　32岁　桑梓村

1965年3月16日初诊:脾胃衰弱,肝木气盛,食欲不振,恶心,甚则恶吐,脉弦。此脾胃衰弱,胃气上逆。

处方:陈皮三钱　半夏三钱　云苓三钱　甘草二钱　赭石四钱(先煎)　旋覆花二钱(各包)　沙参三钱　白芍三钱　生姜二钱　水煎温服　一付

4月21日复诊:服上方后,恶心呕吐均好转,食欲增进,原方二付继服。

5月1日复诊:服上方数剂,调方。

处方:党参三钱　生姜三钱　青皮二钱　甘草一钱半　水煎温服　二付

5月8日复诊:调方。

处方:党参三钱　白术三钱　云苓二钱　陈皮二钱　甘草二钱　半夏三钱　生姜三钱　赭石四钱(先煎)　旋覆花二钱(各包)　大枣三枚　水煎温服　二付

5月12日复诊:复上二方数剂后,呕吐恶心好转,继服5月8日方,诸症均接近痊愈,原方二付继服。

5月19日复诊:服上方数剂后,诸症好转,继服胃舒片以健胃助消化。

5. 刘某某　男　38岁　殷家村

1966年2月24日初诊:初患嘈杂吐酸,近来反胃恶心,食后呕出,大便干燥,脉弦弱。此脾运不健,胃肠津液衰弱,胃气失降,反胃噎膈。

处方:赭石五钱(先煎)　旋覆花二钱(各包)　陈皮三钱　半夏三钱　党参三钱　生姜三钱　甘草二钱　大枣三枚　麦芽五钱　水煎温服　二付

2月27日复诊:服初诊方二付,呕吐已止饮食增加,原方四付继服。

3月10日复诊:服上方数剂,病已痊愈,继服数剂,以固疗效,四付继服。

6. 张某某　男　40岁　四清工作队

1966年3月16日初诊:胃痛多年,发则嘈杂,吞酸,食即呕吐,近来复发,食后三四小时呕吐或恶心,大便干燥,近有三四天未行,脉弦细弱。此脾胃运化功能衰弱,津液枯燥,气血虚损,胃肠道消化无力,幽门干燥闭塞,反胃噎膈。

处方:赭石五钱(先煎)　旋覆花三钱(各包)　陈皮三钱　半夏三钱　党参三钱　生姜三钱　甘草二钱　大枣三枚　麦芽五钱　水煎温服　一付

3月17日复诊:服初诊方二付,诸症均好转,呕吐已止饮食增进,原方二付继服。

3月29日复诊:服初诊方数剂,原方去麦芽,二付继服。

4月5日复诊:服初诊方呕吐减轻,又将前方去麦芽,食欲增加,大便不干,嘈杂已止,原方二付继服。

7. 王某某　男　22岁　吴家村

1967年3月2日初诊:噎膈,食后反胃呕吐,脉弦数。此胃中虚热上炎致反胃噎膈。

处方:赭石五钱(先煎)　旋覆花三钱(各包)　生姜三钱　半夏三钱　郁金三钱　陈皮三钱　麦冬四钱　橘络二钱　竹茹二钱　水煎温服　三付

8. 曹某某　女　39岁　桑梓村

1967年4月17日初诊:反胃痞胀噎膈,烦心嘈杂,食即呕吐,脉弦。

处方：赭石五钱(先煎)　旋覆花三钱(各包)　党参三钱　生姜三钱　半夏三钱　甘草二钱　大枣三枚　陈曲三钱　麦芽五钱　山楂三钱　水煎温服　一付

9. 汤某某　男　71岁　沟陈家村

1966年7月27日初诊：噎膈呕吐，大便干燥，脉弦。此反胃噎膈。

处方：旋覆花二钱(各包)　党参三钱　生姜二钱　赭石三钱(先煎)　甘草一钱　半夏三钱　大枣三枚　山楂三钱　神曲三钱　麦芽三钱　水煎温服　一付

【张灿玾案】

郭某某　女　中年　章丘市

2005年6月11日初诊：两个月前，因胃口不适，有时呕吐，曾经医院检查为反流性胃炎，至今未愈。吐酸较多，胆汁一反，胃口胀满，按之胃痛。时吐黏沫，食欲减退。口不渴，大便正常，舌淡红，苔白薄，脉沉缓微弦，此肝气不适，胃气上逆，兼木气化火，郁滞不通，与和胃降逆，利气导滞，以复仓廪之本。

处方：党参10克　生白术10克　陈皮15克　姜半夏15克　藿香6克　白蔻6克　鸡内金15克　炒山栀10克　茯苓10克　炒黄连3克　莱菔子10克　厚朴6克　生甘草3克　生姜3片 水煎温服

6月13日电话告知，继服上方后，已见好转，食欲增加，胃口胀满减轻，惟仍有气上逆之感，既已见好，可继服上方。

7月3日复诊：服用上方共12剂，较前大好，食欲增强。胀满减轻，呃逆亦减，时有嗳气、吐沫之证，大便基本正常，惟便后腹尚微胀，面色较前红润，舌红苔淡黄，脉右关微滑，左关沉而有力，此胃气尚未全复，可继用前法。

处方：陈皮15克　姜半夏15克　茯苓10克　藿香10克　白蔻10克　莱菔子6克　炒栀子10克　炒黄连5克　苏梗6克　郁金10克　厚朴6克　竹沥20毫升(冲服)　生甘草3克　生姜五片 水煎温服

后以此方治愈。

9. 消化不良

【树乾公案】

1. 姜某某　男　45岁　马草夼村

1963年7月11日初诊：胃痛胀饱，食欲不振，食后痛甚，脉沉弦无力。此食伤。

处方：苍术三钱　川朴二钱　陈皮三钱　半夏三钱　生姜二钱　山楂三钱　神曲三钱　麦芽三钱　甘草一钱半　砂仁二钱　枳实二钱　水煎温服　一付

7月12日复诊：服上方一付，痛已减去大半，腹胀亦轻，原方二付继服。

2. 郭某　女　14岁　沟曲家村

1963年10月29日初诊：胃痛，饭后立发，痛即大便，便后即愈，脉滑。此系宿食积滞，消化不良，食滞伤胃。

处方:苍术三钱　川朴二钱　陈皮二钱　甘草一钱半　山楂三钱　神曲三钱　麦芽三钱　砂仁二钱　生姜二钱　枳实二钱　鸡内金三钱　水煎温服　二付

11月11日复诊:服上方二付,腹痛及大便均好转,原方三付继服。

3. 李某某　男　27岁　北屯村

1963年11月4日初诊:胃痛,宿食伤胃,嘈杂吞酸,口干,大便干,舌苔微黄,小便黄,脉沉弦。此食伤。

处方:川朴三钱　陈皮二钱　山楂四钱　枳实三钱　神曲二钱　莱菔子三钱　麦芽三钱　连翘三钱　槟榔三钱　水煎温服　一付

11月6日复诊:服上方二付,胃痛已止,二便亦较正常,继以调脾胃法调方。

处方:香砂养胃丸

4. 萧某某　女　37岁　东滩村

1963年12月6日初诊:郁气停食,心下按之有硬块,遇食即胀痛,待大便后,痛胀少减,脉沉滑。此食滞气郁。

处方:白术四钱　枳实三钱　苍术三钱　川朴二钱　陈皮二钱　甘草一钱半　云苓三钱　砂仁二钱　莱菔子二钱　生姜一钱　水煎温服　一付

12月14日复诊:服初诊方一付,心下硬痛大减,痞胀亦轻,原方加减,一付继服。

5. 刘某某　男　17岁　高落山村

1966年2月8日初诊:食积腹痛。此食伤。

处方:神曲三钱　麦芽五钱　山楂三钱　槟榔三钱　草蔻二钱　陈皮三钱　水煎温服　二付

2月12日复诊:服初诊方一付,腹痛止,原方二付继服。

10. 胃肠结滞

【树乾公案】

张某某　男　成年　下回头村

1963年12月20日初诊:胃肠宿食,积热作痛,已二天不大便,舌苔黄。此宿食积热。

处方:川朴三钱　枳实三钱　连翘三钱　山楂三钱　川军三钱(后入)　陈皮二钱　麦芽三钱　黄芩二钱　水煎温服　一付

12月21日复诊:服前方,大便已通,腹痛好转,再以消导法,继服保和丸。

11. 水饮留结

【士洲公案】

董某某　女　成年　荣成县古塔村

初诊:心下痞满不适,治之无效,望之心下稍满,按之不痛,饮食减少,食欲亦欠佳,月经及大小便皆正常,口不渴,身体稍弱,舌红苔白,脉浮而无力。此水饮所作,可仿《金匮》治水饮法治之。

处方：枳实五钱　白术八钱　水煎温服

复诊：服上方四剂后，痞满已轻，食欲好转，可以上方为散，散者散也。

处方：枳实二两　白术三两　共为细末，每服一钱半，早晚各一次，以生姜煎汤冲服。

后以此方连服月余而愈。

【张灿玾案】

1. 王某某　男　中年　荣成市东牢村

1959年7月初诊：自入夏以来，初感上腹部痞满不适，食欲亦欠佳，大小便正常，他无异常改变，曾服用消食化痰利气等药，效果不明显，现诸证仍如故，心窝处可见凸起如覆盘状，舌红，苔白稍厚，口不干，脉沉滑有力，此脾胃运化无力，水谷滞留不行所致。既消导之不去，则以温散之法，促其气化，则大气可转，水谷乃行。

处方：桂枝三钱　麻黄三钱　细辛七分　制附子二钱　生甘草二钱　生姜三片　大枣三枚　水煎温服

复诊：服上方一剂，即感腹部舒适，食欲亦有好转，舌、脉仍如前状，既服上方有效，可继服之。

复诊：继服前方二剂后，病情已明显好转，腹部凸显处亦渐消，舌苔略薄，脉象有缓和之势，此脾胃气机已动，水谷下行矣，可继服上方。

复诊：继服上方数剂，食欲恢复，腹部凸显之处已尽消失，嘱以善自将息，病乃尽愈。

按　此证早在张仲景先生《金匮要略·水气篇》即记有之。原文云："气分，心下坚大如盘，边如旋杯，水饮所作，桂枝芍药加麻、辛、附子汤主之。"此前论述此证病机文曾云："阴阳相得，其气乃行，大行一转，其气乃散。实则失气，虚则遗尿，名曰气分。"吾今尽仿仲景以治此证，竟收桴鼓之效，可证水饮之病，非尽以利气利水为法，若阳气不行，邪从阴化，则非温化，不足以使大气得行。足证《经》言之不谬矣。

2. 高某某　女　48岁　济南市民

2014年9月30日初诊：心胀满，半月前，因家务事，母子争吵，郁气未解。后复感冒，发热，头身不适，去医院输液、服药，热退身安，猝感心口胀满之甚，不思饮食，胀满时则恶心呕吐，大便干，屎气不通，偶出虚恭，胀亦不减。再去医院诊疗，经钡餐透视，诊为胃炎，别无发现。服用中成药（皆利气消食类药），仍无效果，心口部胀满向外膨隆较明显，且有热感。按之唯胀满，周边外无感觉。不敢饮水，亦不思饮，饮水或喝点稀饭，立即上逆而呕恶，素不喜冷饮。舌淡，苔黄腻，前部微干。脉沉弦而无力，此脾胃虚弱，湿热郁滞，气机不畅，水饮留结。宜芳香化湿，导滞泻满，以启其气机，复其胃气。

处方：瓜蒌实9克　炒黄连6克　陈皮9克　姜半夏12克　茯苓6克　枳实6克　厚朴9克　大腹皮9克　藿香9克　佩兰9克　白蔻6克　神曲9克　麦芽9克　炒山楂9克　莱菔子9克　旋覆花6克（各包煎）　生甘草3克　水煎温服

10月5日电话告知，服上方甚效，已服四剂，腹胀亦轻，尚有二剂未服。嘱继将余药服完，注意调养。

10月8日复诊：自服上药后，腹胀已明显减轻，现已无呕恶之感，惟咽下部时有如物未尽下之感，大便亦不干，舌苔已转黄为白。尚不敢多食，腹部亦不热，脉浮弦无力，此湿热已减，气机已通，但尚有余邪未尽，且因素体偏弱，脾胃较虚，当再加调理，以巩固之。

处方：前方去旋覆花、莱菔子、大腹皮。加党参6克，白术6克，苏梗6克，水煎温服。

嘱加强饮食调剂，注意休息，勿长期劳累，即可康复。

按 水饮之为患，早在张仲景先生遗著《金匮要略方论》中即有论述。如该书“水气篇”云：“石水，其脉自沉，外证腹满不喘。”又云“气分，心下坚大如盘，边如旋杯，水饮所作，桂枝去芍药加麻辛附子汤主之……心下坚如盘，边如旋盘，水饮所作，枳术汤主之。”此二证皆指“水饮所作”，其病候特点为心下“边如旋杯”或“边如旋盘”。所谓“旋杯”、“旋盘”者，圆杯、圆盘也。“旋”，圆也。《庄子·达生》：“旋而盖矩。”陆德明释文：“旋，圆也。”凡此皆水饮留结于心下所作也，故当温化水气，或健脾导滞以破其结，则病可除。

又《伤寒论·太阳病下篇》有大陷胸汤证，乃水热结于胸中，以大陷胸汤泻热逐水。小结胸证，乃水热结于心下，故以小陷胸汤清热和胃导滞，皆治水饮留结之大法也。

本病特点，皆因水饮结于心下，故心下胀满，心下微隆如圆盘之状。偏热者当予清化导利，偏寒者，当予温化导利，再结合患者具体情况，灵活加减，则病可愈。

12. 痞满腹胀

【树乾公案】

1. 毕某某　女　45岁　柳家庄

1960年1月30日初诊：自述因怒气所伤，腹胀，胸胁痛，大便五六天未行，食欲不振，脉沉弦。此肝脾气郁腹胀，肝气郁结，胃气不降。

处方：山楂五钱　神曲三钱　半夏三钱　莱菔子三钱　麦芽四钱　连翘五钱　水煎温服　一付

2月2日复诊：服初诊方二付，大便已行，饮食增加，原方加枳壳三钱，一付继服。

2月8日复诊：诸症均好转，原方二付继服。

2. 刘某某　女　54岁　马岭许家村

1963年2月20日初诊：郁怒积热，肝经郁结，脾不运化，心下痞硬，左胸刺痛，小便黄赤，脉沉弦数。此肝脾郁结，湿热酿积。

处方：半夏三钱　黄连二钱　蒌仁三钱　麦芽三钱　枳壳二钱　川朴二钱　沉香二钱　郁金二钱　陈皮二钱　水煎温服　二付

3月3日复诊：原方加减。

处方：半夏三钱　黄连二钱　蒌仁三钱　麦芽三钱　黄芩二钱　枳壳二钱　郁金二钱　陈皮二钱　山楂三钱　川楝子三钱　水煎温服　二付

3月12日复诊：病情好转，胁痛减，心下按之较软，食欲增加，原方四付继服。

3. 张某某　男　成年　下回头村

1963年4月22日初诊：食噎症，食后心下痞满，恶心吐水，脉沉弦。此水气郁而不化。

处方：旋覆花三钱(各包)　生姜三钱　赭石五钱(先煎)　陈皮三钱　半夏三钱　枳实三钱　栀子三钱　川朴三钱　云苓三钱　水煎温服　一付

4月23日复诊:心下硬满噎膈恶心均好转,原方一付继服。

4月24日复诊:诸症均愈,原方一付继服。

4. 董某某　男　11岁　宁家村

1963年5月11日初诊:脾不健运,胃失消化机能,心下硬满,重按则痛,舌苔黄腻,此脾虚湿兼热之苔也。面黄肌瘦乃脾不运化,血无所生。此脾气不运,湿热酿积。

处方:白术四钱　枳实二钱　水煎温服　一付

5月22日复诊:服上方数剂,继将上方加砂仁二钱继服。

6月10日复诊:服上方数剂,心下逐渐软化,病情减轻,后又加砂仁,饮食增进,心下硬满全消,原方三付继服。

5. 王某某　女　46岁

1964年6月5日初诊:胃肠消化机能衰弱,消化无力,心下作痛,嗳气,嘈杂恶心,有时肠鸣,腹泻,食欲减退,心下痞满,舌干涩,脉寸关滑小两尺弱甚。此胃肠不和,为半夏泻心汤症。

处方:半夏三钱　生姜三钱　甘草二钱　党参三钱　干姜一钱　黄芩一钱　黄连粉一钱　大枣三枚　水煎温服　二付

复诊:服初诊二付,诸症均好转,原方四付继服。

复诊:调方。

处方:白术四钱　云苓三钱　甘草二钱　陈皮三钱　半夏三钱　广木香二钱　砂仁二钱　生姜二钱　大枣三枚　水煎温服　四付

开胃健脾丸十丸　每服一丸　日服三次

6. 郭某某　女　62岁　茂柞村

1964年11月15日初诊:初发下腹胀大,继则两胁下亦胀满作痛,遍身浮肿,下肢尤甚,大便干燥,舌苔淡白,脉沉弦两寸见滑。此肝气郁结,脾气不运。

处方:半夏三钱　苏子三钱　麦芽五钱　炒莱菔子二钱　柴胡二钱　枳壳二钱　柴胡二钱　枳壳二钱　生姜一钱　水煎温服　一付

复诊:腹肋胀满已减,肿亦消,惟心下微觉痞满,按之痛,此脾运不健,消化迟滞,原方三付继服。

7. 李某某　男　28岁

1965年1月24日初诊:初因怒气所伤,胸膈烦闷,心下痞满,时或恶心,噫连连不除,脉弦兼滑。此痰气郁结。

处方:半夏三钱　云苓三钱　川朴二钱　苏梗二钱　陈皮三钱　香附三钱　赭石四钱(先煎)　旋覆花二钱(各包)　生姜二钱　水煎温服　二付

复诊:服上方后,诸症均好转,原方二付继服。

8. 于某某　女　30岁　滕家村

1966年4月27日初诊:自述因郁气受凉,心下痞胀,食后尤甚,大便粗糙。舌苔白腻,脉弦迟。此脾虚湿。

处方:苍术四钱　川朴二钱　陈皮三钱　苏梗二钱　甘草二钱　半夏三钱　云苓三钱

麦芽一两　生姜二钱　神曲三钱　水煎温服　一付

5月1日复诊:服初诊方数剂,痞满已减,原方二付继服。

5月5日复诊:服上方诸症均痊愈,惟觉食欲不振,再以健脾补胃法调方。

处方:党参三钱　白术三钱　云苓三钱　甘草二钱　陈皮三钱　半夏三钱　广木香二钱　生姜二钱　大枣三枚　麦芽五钱　水煎温服　三付

9. 张某某　男　10岁　下回头村

1966年11月15日初诊:左胁肋下及心下肿硬作痛,拒按,食不消化,小便黄,脉沉弦。此食伤脾胃,痛胀积饮。肝脏郁结,脾运不建,水气不能运化。

处方:山楂三钱　神曲三钱　茯苓皮三钱　半夏三钱　莱菔子三钱　麦芽五钱　连翘三钱　郁金三钱　水煎温服　一付

11月27日复诊:服上方痛虽少减,得心下及胁下肿硬未消,又改用枳术方服四剂,诸症均好转,心下及胁下肿亦见消。

处方:白术四钱,枳实二钱　水煎温服。

【张灿玾案】

1. 刘某某　男　44岁　章丘市

2010年7月25日初诊:腹胀有两年多,大便不畅,每日需两次,有时下腹痛,畏冷食,上下气皆不畅,若大便排不下则有欲小便之感。舌红苔白腻,脉沉缓。此胃肠气机不畅,湿热结滞不化,甚则压迫膀胱,当利气化滞,和胃消导,以助仓廪之官,推排气机为法。

处方:藿香10克　厚朴10克　制半夏10克　茯苓10克　陈皮10克　莱菔子10克　砂仁10克　鸡内金15克　佩兰10克　生白术10克　枳实6克　生甘草3克　水煎温服

7月28日复诊:服上方3剂后,气机初通,上气下气皆已行,大便亦较前稍畅,惟一次排不净,小腹微痛,膀胱似欲排尿,需再排一次,小腹则舒适。此气机已动,仍以前方稍作加减。

处方:藿香10克　厚朴15克　制半夏10克　茯苓10克　陈皮10克　莱菔子15克　砂仁10克　鸡内金10克　生白术10克　广木香10克　槟榔6克　枳实10克　生甘草3克　水煎温服

8月10日复诊:服上方12剂,腹胀腹痛已大为减轻,大便已基本通畅,惟尚不能一次排净,然小腹已无痛感。舌红,舌中心部苔尚腻,是胃肠道之气已基本通畅。但仍有湿热结滞尚未化尽。仍当以利气化滞调和肠胃,以导余滞

处方:苍术15克　厚朴15克　陈皮10克　制半夏10克　茯苓10克　藿香10克　佩兰10克　菖蒲15克　广木香10克　枳实15克　槟榔10克　莱菔子30克　砂仁10克　生甘草6克　水煎温服

后此方继服,得以痊愈。

按　关于腹胀便秘之证,不得小便,有多种原因和多重类型,不是单纯靠硝、黄等泻下药即可解决,前人已早有论述,汉张仲景遗著《金匮要略·腹满寒疝宿食病脉证篇》即提及"趺阳脉弦,法当腹满,不满者必便难……病者腹满,按之不痛者为虚,痛者为实。"此后历代诸书,皆对便秘的证治有所论述,虽然病名有所不同,如大便难、后不通、闭、结、秘等,然所指皆同,至其成因及证类方面,在隋、唐、宋、明诸多著作中,分之尤详。金元四大家亦各有论述。

至其分辨，若概言之则阴阳虚实之分，析言之则有风气冷热燥湿之辨。明人张介宾《景岳全书》卷三十四“秘结”论证一文中则力辟众类之繁，特立阴阳二类足以。张氏之说，亦非尽矣。若具指其辨，仅为阴结、阳结二类，则难言其详。关于便秘的治法，用泻或导固亦多见，然不当泻而泻者，亦易遗祸。故明末李中梓《医宗必读》卷九“大便不通”证，特言不妄用泻法，并谓：“每见江湖方士，轻用硝、黄者，十伤之四五，轻用巴豆者，十伤七八，不可不谨也。”近代又有因服某种西药导致之便秘，亦非尽用泻药尽可解决，轻用泻剂，若屡治不愈，则不可久用，当以中药调其气机，促其传导，则或可使肠胃运化之力逐渐恢复。

2. 于某某　男　中年　济南市

2010年12月4日初诊：青年时期即患腹胀，长期不愈，吃粗糙食品尤为明显，上部易出汗，大小便正常，有时矢气较多，需一二小时方可消失。舌淡红，苔白而少，舌边有齿印。脉左弦细，右沉而弱，此脾气不足，胃气之运化亦弱，日久不愈，气血虚弱，卫气不固，当建运脾胃，兼补卫气。

处方：党参6克　黄芪10克　桂枝10克　白芍10克　白术15克　广木香10克　砂仁10克　陈皮10克　川朴6克　生甘草3克　生姜三片 大枣三枚(去核)　水煎温服

嘱其坚持服用。脾胃运化之力定可恢复，气机通则胀自消。

按　《素问·灵兰秘典论》云：“脾胃者仓廪之官，五味出焉，大肠者，传道之官，变化出焉；小肠者，受盛之官，化物出焉。”又《素问·六节脏象论》云：“脾胃大肠小肠三焦膀胱者，仓廪之本，营之居也，名曰器，能化糟粕转味而入出者也。”说明水谷的运化过程，是由多脏器共同完成的，故水谷运化障碍或无力，当责之于多脏器。又《金匮要略》对“腹满”之病又曾云：“趺阳脉弦，法当腹满……病者腹满，按之不痛者为虚，痛者为实……。”本篇不仅说明“腹满”之病，不仅累及诸水谷运化器官，且在病机方面又有虚实寒热之别。本案所病，即与消化器官运化无力所致，且属虚证，故四君子汤与黄芪桂枝汤结合加减为方，故其运化之功能增强气机畅通。若长久不愈，变生他病，则治常有难，故嘱其坚持治疗不宜久拖。

3. 曹某某　男　56岁　邹城市

2011年5月18日初诊：多年前曾患肾炎，近几年又患高血压，心肾功能已有些失调，小便尚时带血，后因作胃肠息肉手术，大便不调，稍稀，每日二次，胃口不适，食少腹胀，舌淡红，苔薄黄，脉弦数，尺脉弱甚。患者因多脏腑染病，元气已损，气血亦虚，然脾胃为后天之本，居中央以养四旁，时下脾胃虽虚，而运化失职，滞而不化，先以利气化滞之法以导之。

处方：苍术10克　陈皮10克　鸡内金15克　广木香10克　柴胡10克　香附10克　泽泻10克　制半夏10克　炒山药6克　厚朴10克　丹皮6克　生甘草3克　水煎温服

12月4日复诊：服上方30余剂，已有明显效果，胃口大好，别无杂感，大便由每日二次改为一次，尚成形。高血压、心脏病服用西药控制，尚可维持。食后腹亦不胀。口不渴。疲劳减轻，体重增加。舌淡红，苔白薄，脉左寸沉关弦尺弱，右沉细微弦。服前方气机已通，运化增强，可健脾益气，温化中下焦，补养后天之力。

处方：党参10克　炒白术10克　茯苓10克　鸡内金15克　广木香6克　厚朴6克　炒山药10克　炒莲肉6克　苡米15克　白蔻6克　陈皮10克　制半夏10克　生甘草3克　水煎温服

按　本病因多种原因，造成虚中夹实，故先以消导之法，以导其滞，则气机可通，后以补益之法，以固其本。然用之时，应注意相互关照，或导而兼补，补而兼导，此以用药之技巧也。

4. 张某某　女　成年　荣成市

2011年12月31日初诊：自入冬以来，身体不爽，食欲不振，每闻食臭则恶不思食，强食则欲吐，腹部亦不适，大便素来便秘，舌红苔白而厚腻，脉沉滞。此脾胃运化失职，气机不利，湿浊阻滞不化，治宜健脾理气，芳香化湿。

处方：藿香15克　厚朴10克　姜半夏15克　茯苓10克　佩兰10克　莱菔子15克　草蔻6克　白蔻6克　神曲10克　麦芽10克　山楂10克　陈皮10克　生甘草3克　生姜三片　水煎温服

2012年1月6日复诊：服上方第一剂头煎，食欲即可，即思进食，经服数剂后，食欲增加，味觉增强，腹部舒适，大便可通，舌红，苔中心部尚白厚微腻，脉沉微数有间歇。应继用前法。

处方：党参10克　生白术10克　茯苓10克　陈皮10克　姜半夏10克　藿香10克　草蔻6克　白蔻6克　炒麦芽15克　生山楂15克　莱菔子10克　佩兰10克　菖蒲10克　炒黄连3克　当归10克　黄芪10克　生甘草3克　生姜3片　水煎温服

1月8日复诊：服上方两剂，食欲及腹胀等证，均已大好，惟大便尚不甚通畅，此气机尚未尽通，消化转运等机能尚待恢复。

处方：上方加厚朴10克　水煎温服。

1月10日复诊：服上方三剂后，诸证均已好转，惟舌中心部苔尚厚腻，仍以前法继服。

处方：藿香20克　厚朴15克　制半夏15克　茯苓15克　陈皮15克　莱菔子10克　鸡内金15克　生山楂15克　石菖蒲15克　炮姜6克　砂仁6克　草蔻6克　佩兰15克　生姜3片　水煎温服

后以此方坚持服用至消化功能恢复正常。

按　脾胃者，仓廪之官，司水谷之运化，居中焦之位，其治有出有入，有升有降，出故纳新，升清降浊，常营不已，则气机畅通，饮食正常，若一有损之，则饮食之转运，必受影响。饮食之精粗，滞重不分，湿浊生焉，或从阳而化湿热，或从阴而化寒湿，临机处置，是则当辨，然化湿导滞其致一也。

13. 腹痛

【士洲公案】

赵某某　男　成年　文登县西墙村

初诊：患者素有腹部不适之病，每逢生气或受凉后易发，近又发作，疼痛不已，痛在腹部，有时横及胁下，痛甚时以手揉按，或于热处，亦可缓解，痛时影响饮食，更不敢加冷饮食。大小便无变化，舌红苔白滑，脉沉弦。此乃脾胃虚，肝气横逆所致。治当平肝和胃，以缓其急。

处方：炒白芍三钱　桂枝二钱　枳壳一钱　广木香一钱半　炙甘草一钱　生姜三片　大枣三枚(去核)　水煎温服

复诊：服上方二剂后，疼痛有所缓和，脉象亦见缓和，可以前方加大其量，平复肝气，以缓脾土。

处方：炒白芍五钱　桂枝二钱　枳壳二钱　广木香二钱　砂仁二钱　炙甘草二钱　生

姜三片　大枣三枚(去核)　水煎温服

服上方二剂后，痛止而愈。

珥按　本方乃自张仲景先生小建中汤化裁而成，而小建中汤方所以缓急止痛，尤在芍药、甘草二味，故后世亦名之曰戊己散，此方前人甚为赞赏，如李士材《医宗必读·心腹诸痛篇》曰："腹痛，芍药甘草汤主之。稼穑作甘，甘者己也；曲直作酸，酸者甲也，甲己华土。此仲景妙方也。"龚云林《寿世保元·腹痛篇》亦云："白芍药味酸微寒，得炙甘草为辅，治腹中之痛圣药也。"祖父治此类病之善用此方者，原有以也。

【树乾公案】

1. 杨某某　男　27岁　大疃村

1964年3月25日初诊：肝气郁结复感寒气结于少腹，左侧有硬块，时觉上冲，胁疼，脉沉弦弱。此气疝兼胸痛

处方：砂仁二钱　广木香二钱　吴萸一钱半　莪术一钱半　大茴香一钱半　香附二钱　当归三钱　甘草一钱半　益智仁二钱　水煎温服　二付

3月31日复诊：服上方四剂，少腹硬块见小而软，气上冲亦大减轻，原方莪术加五分，再加三棱，二付继服。

2. 王某某　男　35岁

1964年4月5日初诊：肝胃不和，气滞不宣，胃肠运化失职，胃部痛，下串少腹，大便带腐败黏液或便后有白黏沫，脉沉弦细。此胃肠湿热积滞。

处方：柴胡三钱　白芍三钱　枳实三钱　甘草二钱　广木香二钱　水煎温服　三付

复诊：服上方三付，痛大减，大便正常，原方二付继服。

3. 王某某　男　27岁

1964年4月12日初诊：宿食受凉，脐腹部作痛，脉沉弦。此宿食受凉。

处方：苍术三钱　川朴二钱　陈皮三钱　甘草二钱　山楂三钱　神曲三钱　麦芽五钱　槟榔三钱　砂仁二钱　生姜二钱　水煎温服　一付

4月16日复诊：原方去槟榔，二付继服。

4月20日复诊：服初诊方，痛少减，大便微利，又服4月16日方，服后痛止，原方加党参三钱，二付继服

4月24日复诊：诸症痊愈，惟脾胃虚，元气不足，调方。

处方：党参四钱　白术四钱　云苓三钱　甘草二钱　陈皮三钱　半夏二钱　广木香二钱　砂仁二钱　生姜二钱　大枣三枚　水煎温服　二付

4. 王某某　男　7岁

1964年4月16日初诊：宿食酿积，肝脾郁热，胃肠运化失职，腹痛，食后痛甚，大便紫黑色，小便黄，脉弦数。此伤食积热。

处方：白芍四钱　甘草三钱　麦芽四钱　山楂三钱　神曲三钱　水煎温服　一付

复诊：服上方一付，腹痛大减，饮食增加，原方一付继服兼服黄连素。

5. 萧某某　女　55岁　茂柞村

1964年8月24日初诊：在三月时患腹痛，经医院检查为肠套叠，经解剖后出血，身体虚

弱,胃气不足,消化能力衰弱,有时呼吸短气,心下微痛,脉弦细。此胃肠衰弱兼气血流行失常。

处方:党参四钱　白术四钱　甘草二钱　陈皮三钱　半夏二钱　生姜二钱　当归三钱　白芍三钱　枣仁三钱　大枣三枚　水煎温服　一付

复诊:服初诊方后,前症好转,近又手足指甲与肌肉变乌紫色,筋脉拘挛作痛,脉弦涩,移时指甲肌肉又好转,屈伸少便,头晕,此血亏营气不行,血失流通之故,以黄芪五物汤治之。

处方:黄芪五钱　白芍四钱　桂枝三钱　生姜二钱　大枣三枚　当归四钱　淮牛膝三钱　水煎温服　一付

6. 萧某某　男　17岁　章村

1965年3月15日初诊:腹中绕脐痛,右下腹部痛剧,按之痛甚,食欲减退,舌苔白腻,脉沉弱。食滞胃肠,消化功能衰弱。此食积。

处方:山楂三钱　神曲三钱　麦芽五钱　云苓三钱　半夏三钱　炒莱菔子二钱　陈皮二钱　水煎温服　一付

复诊:服初诊一付,痛止,原方一付继服。

7. 王某某　女　29岁　小落村

1965年6月21日初诊:腹痛拒按,腹有响声,少腹按之有硬块,大便不利或黑色,脉弦数细。肝气不降,胃肠滞塞不通,郁而成热,热郁不通,气不得下。此肝胃郁热。

处方:柴胡三钱　白芍三钱　枳实三钱　甘草二钱　水煎温服　二付

6月23日复诊:服上方二付,腹痛已止,大便下水液,饮食增进,原方加茯苓三钱,二付继服。

7月8日复诊:诸症痊愈,继以六君子汤健胃补脾。

处方:党参三钱　云苓三钱　炒白术三钱　甘草二钱　陈皮二钱　半夏三钱　水煎温服　一付

8. 萧某某　男　44岁　大章村

1965年6月25日初诊:自述因饮冷水后,脐腹部痛,痛则肠鸣,腹高突而拒按,不痛则不见,大便硬,小便黄,舌苔黏腻,脉沉弦。此寒食积滞。

处方:神曲三钱　麦芽五钱　槟榔三钱　山楂三钱　水煎温服　一付

6月27日复诊:服上方后,痛立止,大便排出污浊色臭水,少腹按之软,但有时尚有微痛,原方二付继服。

7月1日复诊:调方。

处方:陈皮二钱　青皮二钱　枳壳三钱　连翘三钱　双花三钱　乳香二钱　公英二钱　甘草二钱　水煎温服　二付

9. 高某某　男　成年　大落村

1965年9月4日初诊:腹胀痛,食不消化,大便不调,有后重感,脉沉弦。此寒食积滞,胃肠运化不利。

处方:苍术四钱　川朴二钱　陈皮三钱　甘草一钱半　生姜二钱　山楂三钱　神曲三钱　麦芽五钱　广木香二钱　槟榔三钱　水煎温服　一付

9月15日复诊:服初诊方一付,腹胀痛减,大便正常,惟饮食吞咽利,胸脘满闷,调方。

处方：山楂五钱　神曲三钱　云苓四钱　半夏三钱　莱菔子三钱　麦芽五钱　连翘三钱　鸡内金三钱　水煎温服　一付

9月16日复诊：服上方一付，食后，胸膈舒适，原方一付继服。

9月17日复诊：诸症均痊愈，继以香砂仁养胃丸。

10. 于某某　男　23岁　中埠村

1966年1月15日初诊：自述因吃凉饭而腹痛，继即胀满不堪，大便不利，干燥，肠中充气作痛，时而上下蠕动，有如虫蛇，按之硬痛，舌苔白腻，脉沉滑。此寒食积滞。

处方：山楂五钱　神曲三钱　半夏三钱　莱菔子四钱　麦芽五钱　槟榔三钱　云苓三钱　水煎温服　一付

1月28日复诊：服初诊方二付，诸症均好转，惟食后少觉胀饱，原方二付继服。

【张灿玾案】

1. 张某某　男　少年　荣成下回村

初诊：猝发腹痛，拒按，痛不可忍。翻滚不安，腹部有肠形，凸起如蛇状，不曾暴饮食，大便未行。舌红，苔白而厚，脉沉弦而紧。此必胃肠梗寒，气滞不通，上不得吐，下不得泻，结滞于中，先以针刺法，以缓解其急，再以利气导滞法，以通运化之道。

先为针足三里、中脘、内关，留针30分钟。

针后，疼痛当即缓解，腹部肠形亦不见，脉亦缓和。然胃肠之滞气，尚需通之，则水谷运化之道，自能畅行矣。

处方：枳实五钱　川朴三钱　莱菔子五钱　大黄三钱(后入)　白芍五钱　生甘草一钱　水煎温服。

复诊：服上方一剂后，腹痛已大减，惟有时隐隐作痛，大便虽通，但不甚畅快，遂以前方继服。

复诊：继服上方二剂后，腹即不痛，肠道亦通，遂停药，注意饮食调养而愈。

按　本病其来也急，其退也速，皆因饮食不当，气滞于中，阻塞于胃肠，遂令上下不通，故窘迫作痛，故先以刺法以缓其急，再以汤剂以通其滞，则气机畅达，运化无阻，病即止矣。

详足三里与中脘二穴，直达于肠胃，足三里为足阳明之合穴，中脘虽属任脉，然为胃之募穴。此二穴之气，可以直达于胃。故古《明堂经》中已言其可治胃肠之痛（参见《针灸甲乙经》有关内容），后世医著中皆沿袭而应用之。

至内关穴，虽属于厥阴，然其别走少阳（手少阳三焦之脉），又为阳维之合，其气亦通于三焦、胆、胃等处，故《针灸大成》卷五“八脉图并治症穴·阴维脉”云：“考穴：内关二穴，心包经……主心、胆、脾、胃之病，与公孙二穴，主客相应。”又云“治病：[西江月]：中满心胸胀，肠鸣泄泻脱肛。食难下膈酒伤，积块坚横胁抢。妇女胁疼心痛，结胸里急难当。伤寒不解结胸膛，疟疾内关独当（按“当”读去声协韵。抵也，屏也。）。”故内关不仅可治心与心包络之病，亦可治脾、胃之病也。

本方用方，乃出于《金匮要略方论》第十“厚朴三物汤”，该方原云“痛而闭者，厚朴三物汤主之”。详本方与“小承气汤”药味数尽同，惟剂量不同，厚朴三物汤为厚朴八两，大黄四两，枳实五枚。而小承气汤为大黄四两，厚朴三两，枳实三枚。显而易见，小承气汤是以大黄为君，重在泻下，厚朴三物汤以厚朴为君，重在通利。是二方之别也。本方又外加莱菔子五钱，重在佐厚朴导滞，又加白芍、甘草二药，以缓急止痛。故服后很快胃肠之滞，得以通利，疼痛亦止。又从小承气汤与厚朴三物汤二方之组合来看，医方之组合，不仅应注意药味数之不同，亦应注意药量数之差异，是则可以方中有法，法中寓理，如此则理、法、方、药，始称全备矣。

2. 李某某　男　中年　荣成崂山屯村

初诊：少腹疼痛有日，感寒尤甚，面色青，唇苍白，大小便正常，体弱，舌淡红苔白滑，脉沉紧。此证有人虚脉实之象，必体弱，阳为寒邪所侵，凝滞于中下二焦，枢机不畅，气血不行，滞塞不通，当以温阳散寒，行气活血为法。

处方：当归三钱　川芎二钱　酒炒白芍三钱　肉桂二钱　枳壳二钱　香附三钱　炙甘草一钱　生姜三片　水煎温服

复诊：服上方二剂后，腹痛即减，身体亦感稍壮，遂继服前方三剂而愈。

按　此方是以《金匮要略》小建中汤方加减而成，原方本治"虚劳里急……腹中痛"等证，本案患者所见诸症，颇与本方主治相合，故特以此方为主，另加当归、川芎，以促其血之运行，枳壳、香附，以利其气之疏畅。温化建中，气血并调，则中、下两焦之气化得通，脾胃之运化得健，故痛定而体健，然尚需如《内经》所谓："谷肉果菜食养尽之。"方保健壮。

3. 陈某　男　中年　荣成入夼村

初诊：胃肠素有旧疾，复因饮食失调，腹胀嗳气，疼痛难忍，大便不利，饮食不进，舌红苔黄，脉沉而有力。乃胃肠欠通，运化无力，水谷积滞，若不早治或为关格，或郁而化热，则闭塞难通矣。当以消食健胃，利气通便为法，少佐以苦寒，以防热化。

处方：苍术三钱　川朴二钱　陈皮二钱　枳实三钱　鸡内金五钱　槟榔二钱　制半夏二钱　青皮二钱　炒黄连二钱　生甘草一钱　水煎温服

复诊：服上方二剂后，痛胀均有所减轻，大便亦少通，说明气机已行，谷道始开，继服上方，加莱菔子五钱　广木香一钱半　水煎温服

按　此证实为中焦气机滞塞不通所致，上不能升，下不得降。隔拒不运，然尚未至结闭不行之证，故仍以消导利气化滞为主。不用荡泻之法，以免伤正，又凡此郁滞实证，每易化热，故佐以炒黄连，意又在此。

4. 林某某　女　30岁　烟台市

初诊：患腹痛已数月。从心下连及下腹部疼痛，按之硬。消化不良，食欲不振，有时干恶。大便二、三日一次，干燥如珠。头晕，时发前额胀痛，心悸易惊，睡眠不安，小便色黄。舌红，苔薄白，脉沉细而弱，尺脉弱甚。此心脾气虚，阴津不足，仓廪之府不通于内，浮游之火乘势上越于上，当先润燥滋阴，利气导滞以通其内，后以疏泄利导以安其内，清泄浮热以安其神。

处方：生地五钱　元参五钱　麦冬五钱　广木香三钱　莱菔子三钱　川朴三钱　枳实三钱　川楝子三钱　麻仁五钱　桃仁三钱　白芍三钱　水煎温服

复诊：服上方三剂后，大便已通，腹痛稍缓，然心悸、头晕等证仍在，此水谷运化之道虽通，阳明之燥气未能降，复与少阳之气越而上行；且升降失职，神志不安。当抑其少阳与阳明二经之火，利导枢机之气，以安其心脾二脏之气。

处方：柴胡三钱　黄芩二钱　制半夏二钱　桂枝二钱　茯苓三钱　生龙骨三钱(先煎)　生牡蛎三钱(先煎)　大黄二钱(后入)　枳实三钱　川朴三钱　党参二钱　生甘草一钱　生姜三片　大枣三枚(去核)　水煎温服

复诊：服上方三剂后，大便通畅，腹部松软，疼痛亦减轻。他证亦有减缓之状，可继用前方，以杀其势。

复诊：继服前方数剂后，肠胃运化之机已畅行，大便每日一次，腹部基本不痛，食欲增加，头晕、心悸易惊等证亦大减，脉象亦趋平和，可继调心脾，以图后功。

处方：前方去大黄继服之，后继服此方而愈。

按　凡心、脾阴虚者，则津液不足，营气亦虚。津液不足则阳明之燥气必盛，肝胆之火，亦乘势干犯，势必形成水谷之运化难行，清气难以上升，神志难以平静。若徒增阴津，则易造成留滞不化，水谷之运化不畅；若苦寒以降之，则易导致气化受损，燥气益甚。为今之计，先润而通之；随即以散火利气导滞之法，以启动气机，定其神志。本方取《伤寒论》柴胡加龙骨牡蛎汤合厚朴七物汤为法，既可通其郁闭，又可散其浮火，又可安其神志。故得收多方兼顾之效。

5. 毕某某　男　中年　荣成沟陈家村

初诊：转业军人，在部队时有慢性胃肠炎，未曾治愈，转业后，仍继续发作。胃部不适，腹内胀痛，大便不调，腹中雷鸣，嗳气吐酸，消化不良，喜温而恶寒，舌淡红，苔白滑，脉沉缓无力。此脾阳不振，胃肠运化无力，导致水谷传导与转输之机能紊乱。因虚而兼实，治当温阳与导滞并行，虚实兼顾，补消兼施。庶可助胃肠功能之恢复。

处方：苍术三钱　厚朴二钱　陈皮二钱　制半夏二钱　鸡内金四钱　炒山药二钱　炮姜二钱　砂仁二钱　神曲二钱　炒麦芽二钱　香附三钱　炙甘草一钱　生姜三片　水煎温服

复诊：服上方二剂后，痛、胀等证，均有所减缓。仍用前方继服。

复诊：继服前方八剂，诸证均退，胃肠功能已恢复正常，食欲增加，精神振作，脉象沉缓。惟觉体力尚易疲乏，此因昔日仓廪之本受损，水谷运化无力，营血亏损，中气不足之故。以气血双补兼理脾胃为法。

处方：党参三钱　白术三钱　茯苓二钱　陈皮二钱　制半夏二钱　当归三钱　川芎二钱　白芍二钱　熟地二钱　肉桂一钱　黄芪三钱　砂仁二钱　甘草一钱　生姜三片　大枣三枚(去核)　水煎温服

复诊：服上方数剂后，体力有所恢复，嘱其注意调养，调节饮食，无犯寒温，以固其本。

按　本案原系饮食所伤，遂致胃肠功能紊乱，且中阳不足，运化无力，故先以平胃散、二陈汤、理中汤三方化裁为治，另加消导利气之药以疏导，用香附者，佐以疏肝气之郁，凡脾胃虚弱者，易为肝害，故加用之，以收温中导滞疏肝之功。后以十全大补汤补其气血。加陈皮、半夏者，有六君子汤之义，可免补剂之壅塞，加砂仁者，既可理脾胃之本，又可助脾肾之阳，其性温而不烈，行而无损。此平正之道，顺脾胃之性也。

6. 滕某某　男　老年　荣成滕家村

初诊：久患胃肠病，限于家境困难，不曾坚持医治，近日病情加重，疼痛难忍。嗳气吐酸，腹部胀满，每日晚餐时不能用饭，腹中疼痛，大便有时稀溏，面色萎黄，倦怠无力，舌淡红苔白薄而滑，脉沉迟无力，尺脉弱甚。此脾胃阳气已衰，胃肠运化失职，水谷之消化无力，寒湿弥漫中下两焦。阳道不行，元气虚亏，脾胃本虚而积滞犹存，此所谓虚中见实证，亦可谓本虚而标实。治当虚实兼顾，消补并行，于温阳之中，加以利导之品，然不可用攻伐峻剂，正所谓“勿致邪，勿伤正”也。

处方：炒白芍三钱　肉桂二钱　砂仁二钱　制附子一钱半　公丁香二钱　苍术三钱　炒山药二钱　枳壳二钱　广木香一钱半　制半夏二钱　鸡内金三钱　炙甘草一钱　生姜三片　水煎温服

按　此方仍以小建中汤为本，加众药综合以治，用桂、附以温脾、肾，砂仁、丁香温中降逆，枳壳、木香等以利气，生姜、半夏、苍术等，祛湿以行水化饮，内金以化滞，众药各司其功，补而不滞，补而不伐，未止痛而痛解，未止泻而泄除，扶正祛邪，各尽其宜也。惜未能坚持治疗，恐难免“病加于小愈”之悔。

7. 萧某某　男　老年　荣成东初家村

初诊：久患肠胃病，曾经某医院诊为慢性胃肠炎，脘腹部痞胀疼痛，大便时溏，食欲不振，食后每感消化不良，脘中胀饱，感寒尤甚，泻重时则水食兼下，面色萎黄，气短乏力，且久患咳嗽，舌淡红苔白而滑，脉沉而无力，此亦脾胃阳虚运化无力，水谷分消之机能紊乱，谷物难化，水走大肠，虚者益虚，实者益实，治当水谷分消，促其气化，温养中气，利其积滞。

处方：苍术三钱　厚朴三钱　陈皮三钱　白术三钱　茯苓三钱　猪苓二钱　泽泻二钱　肉桂二钱　炒山药三钱　砂仁二钱　甘草一钱　水煎温服

复诊：服上方二剂后，脘部胀痛与腹泻均有减轻，自感腹部较前舒适，脉象亦有缓和之势，是方已对证。

处方：继用前方，砂仁加至三钱，复加鸡内金三钱，五味子一钱。鸡内金既有消导宿食之功，又具收涩之性，于胀于泻俱有利而无碍，五味子，有酸敛之性味，于久泻之病，亦颇有益，且又有益气之功，对虚怯之体，亦多有裨益。

复诊：服上方二剂后，诸证大减，食欲增加，胀痛等证，已大减，惟大便尚有些稀溏，继用前方加煨肉果三钱，以增敛气涩肠之功，所以不早加者，以防闭门助盗，则易有后患。

按　本案虽病在胃肠，且日久不愈，伤及脾胃阳虚，水谷运化无力。然水谷虽并入于胃中，而几经胃肠之化物作用，精气入营血，水精布诸经，继则谷入大肠，水出三焦，别出膀胱，各行其道。今水谷运化之机能紊乱，水走大肠，水谷并下。本方乃平胃散与五苓散合用，欲水谷分消，各有所归，此即所谓别开支河之法。对泄泻之证，固亦用收敛之剂，本证始未重用者，以胃肠消化功能无力，腹中必有积滞之物，若早用收涩，秽滓必留中不去，邪难除也。今特扶正导滞，化气利水，正邪兼顾，则无遗患矣。

8. 高某某　男　中年　荣成草埠屯村

初诊：久有胃肠炎及小腹痛病，经医治后，胃肠炎已愈，后时发小腹部疼痛，大小便正常，饮食亦正常，痛时喜温熨，重按则有压痛，舌暗红苔白，脉沉迟。此病不在肠胃，乃下元虚冷，寒气凝聚，气血瘀滞，气机不运，当以行气活血，温经通阳为法。

处方：白芍三钱　枳壳二钱　丹皮二钱　桃仁二钱　青皮二钱　吴萸一钱　小茴香二钱　砂仁二钱　五灵脂二钱　桂枝三钱　广木香三钱　甘草一钱　水煎温服

复诊：服前方二剂后，腹痛顿解，自以为愈，未再服，未及一月，旧病复发，一如前状，此乃病根未除,气血虽通,症结尚在,故每触犯寒邪,必能再发,仍依前法,少作调整。

处方:前方以香附易陈皮,以陈皮入气,香附则气血兼行也。另加乌药二钱,以其既能行气止痛,复能温肾散寒,此病在小腹,非关肠胃,当着意于肝肾为主,调其血气,通其阴寒,则寒凝可解,腹自愈。

按 服上方二剂痛复止,即不再服药矣。凡此旧习,痛定而不再思痛者,每每矣,常因不加根除,愈后复发,亦或少壮之年,血气尚盛,或可暂愈,然至老年体衰而旧病重演者,每难医矣。扁鹊云:"轻命重财者二不治也。"犹当警告病家。

9. 董某某　男　中年　荣成宁家村

初诊:由气怒之激,饮食所伤,腹部暴痛,胀满拒按,大便不通,舌红苔黄,脉沉而有力,此乃饮食滞留于中,气机难行于下,胃肠难以传化,谷道闭塞不通。急需以将军之力,荡涤之法,急下其实,且缓其急,则痛可止。

处方:枳实五钱　厚朴三钱　槟榔三钱　大黄三钱(后入)　鸡内金三钱　元胡二钱　川楝子二钱　水煎温服

服上方一剂,大便剧下,停滞之物,尽行排出,腹部胀痛亦解,遂嘱节食几日,善自调养,即可愈矣。

按 本案以原无是证,体质亦健,偶因气有所滞,食有所伤,虽痛胀剧作,而尚未热,大便虽通,而尚无结硬之便,仅以小承气汤加味者,尚未成大实大结大闭之证也。虽非割鸡,亦不必用牛刀。方中重用枳实者,借其推荡之力也,特加槟榔助之,力尤大矣,别加鸡内金之化滞,元胡、川楝子之利气止痛,故可一战成功。不必再战。

10. 郑某某　男　中年　荣成滕家村

初诊:原有腹部偶发不适之证,并未介意,且查无何病,忽感腹中痛,周身不适,时感寒热,体温不高,头晕目眩,大小便正常,口不渴,食欲欠佳,舌红苔白薄,脉弦数。此肝胃不和之证,且少阳火郁,肝胆气滞,郁而不发,为痛为胀,当以疏肝和胃,发其郁气,清其内热,以丹栀逍遥散为法。

处方:当归三钱　白芍三钱　白术二钱　茯苓二钱　柴胡三钱　薄荷二钱(后入)　丹皮二钱　炒山栀二钱　广木香二钱　生甘草二钱　水煎温服

复诊:服上方二剂后,病情已见转机,痛胀减轻,头目较前清爽。寒热亦减少,食欲仍欠佳,脉仍弦数。继用前方。

处方:前方加香附五钱　陈皮三钱　白蔻二钱。

复诊:上方继服四剂后,诸证均退,食欲亦恢复,惟体力尚不如前,嘱以饮食调养,自能康健。

按 本案虽有寒热感,但无发热恶寒之表证在,是知非外感也。虽有腹胀,但无厌食,嗳腐,大便失调之胃肠病候在,知非胃肠饮食伤也。据现证所见,必系肝胆气郁,木气未达,少阳火郁,病及于胃。故必以疏利肝胆,兼和胃气为法。

详逍遥散方,本出《局方》,具和肝理脾之功,可治男、妇两科因肝脾不和引致多种疾病,加丹皮、栀子,尤可清利郁热,今以此方取治,义亦在此,方中以归、芍养血,以缓肝急,术、苓和胃以敌木犯,薄荷既可清肝胆之火,又可清利头目,另外,木香以疏利气机,后加香附以破血气之郁,加蔻仁、陈皮以行胃气之滞,醒胃气之呆。是则为肝胆与脾胃兼顾,亦系综合调治大法之一端也。

11. 王某某　男　中年　荣成乡镇干部

初诊：因胃病在某医院施胃大部切除术，出院后不久，即腹部疼痛，服药无效，曾两次去医院检查，手术无问题，惟因术后粘连，故疼痛，服药无用，除非切开行分离术，别无良策，特求中医治疗，此病已无胃症候，大便亦正常，定系腹部络脉不通，气血不行，不通则痛也。当以活血利气通络法，以通之。

处方：青皮三钱　陈皮三钱　广木香二钱　炒山甲五钱　漏芦三钱　鸡血藤五钱　大贝三钱　白芥子二钱　当归五钱　川芎二钱　炒桃仁二钱　红花二钱　王不留行三钱　香附五钱　水煎温服

复诊：服上方二剂后，疼痛有所缓解，遂用本方继服数剂而痊愈。

按　此案曾服药无效，若复行切割分离，焉知不再粘连乎，既行切割之术，定系络脉有损伤者，若气血旺者或可自通，今痛而不解，必系不通。夫经络之会通，气血之运行，有小络互通，阴阳输会。此方以行气活血通络之法，特加穿山甲、王不留行等药，善行之品，大贝、白芥子等散结之药，相辅而行，使气血得行，小络得通，痛即止矣。

14. 痢疾

【树乾公案】

1. 张某某　男　成年　下回头村

1963年3月31日初诊：初由感冒，恶寒发热后，热邪内陷于肠胃，下痢黄黏，口干渴，头晕，腹痛，呕恶，肌热身痛，脉浮兼洪。此表热内陷痢。

处方：葛根四钱　甘草二钱　黄芩三钱　黄连二钱　水煎温服　一付

4月1日复诊：病情好转，服前方后，身热退，精神清爽，眩晕腹痛已减轻，仍以原方加白芍三钱，二付继服。

2. 吴某某　男　35岁　东仙村

1963年5月21日初诊：胃肠积热，腹痛，大便下米泔液样，舌质鲜红苔黄腻，脉弦数。此湿热痢。

处方：黄芩三钱　白芍五钱　甘草三钱　山楂五钱　地榆七钱　水煎温服　一付

5月24日复诊：服初诊方数剂，大便米泔色不见，次数正常，腹痛止，舌苔黄黏腻已消失，仍以原方加白术三钱，云苓三钱，并将地榆减二钱，山楂减一钱，二付继服。

3. 郭某某　男　51岁　西滩村

1963年8月21日初诊：胃肠积热，复伤生冷，大便不利而频登厕，便带白色黏液，小便黄，脉沉弦数。

处方：黄芩二钱　白芍五钱　甘草二钱　槟榔三钱　木香二钱　川军二钱(后入)　水煎温服　一付

8月22日复诊：服上方一剂，大便已转正常而不频数，腹中已觉舒适，原方一付继服。

4. 萧某某　女　53岁　马草夼村

1964年1月4日初诊：初发寒热身痛四五日后，腹痛下痢赤白，一夜数十次，少有恶寒，脉弦数。此内有郁热，外感风寒，表邪内陷而成热痢。

处方：葛根五钱　甘草三钱　黄芩三钱　广木香二钱　炒白芍五钱　一付

复诊：服初诊方一付，下痢次数减半，腹痛亦轻，饮食增加，恶寒已减退，原方二付继服。

5. 刘仁德　男　29岁　刘家村

1965年9月5日初诊：下痢红白，便前里急后重，便后即减，脉弦数。此湿热痢。

处方：黄芩三钱　白芍四钱　甘草二钱　槟榔三钱　当归三钱　广木香二钱　水煎温服　二付

9月19日复诊：服初诊方二付，下痢红白即止，但觉食后消化迟滞，腹中微痛。此胃肠衰弱，再以调补法组方。

处方：党参三钱　白术三钱　云苓三钱　甘草二钱　陈皮二钱　扁豆五钱　广木香二钱　山楂五钱　水煎温服　二付

15. 噤口痢

【张灿玾案】

陈某某　男　老年　荣成沟陈家村

初诊：始因夏秋之交，患痢疾、腹痛，便黏滞，便下如冻状物，红白相兼，肛门有重坠感，初起未及时治疗，后则卧床不起，食欲不振，每日仅喝少量汤饭，身体羸瘦，精神委靡，身温畏寒，舌淡红苔白腻，脉沉细而数。此皆饮食不当，肠胃运化无力，湿热滞于肠道，始未及时医治，久而正气日衰，脾胃之气俱伤所致，治当清利湿热，兼补肠胃，扶正与祛邪兼顾。

处方：白芍三钱　炒黄连一钱半　黄芩二钱　广木香二钱　肉桂一钱半　莱菔子二钱　党参三钱　生白术二钱　炒谷芽三钱　炙甘草一钱　水煎温服

复诊：腹痛减轻，大便次数减少，重坠感亦有所缓，但仍不思饮食，此病热虽减，而胃气未复也，继以前方加白蔻二钱　生姜三片　大枣三枚(去核)　水煎温服

三诊：腹痛已大减，大便中已少见腐物，舌苔变薄，但食欲仍不佳，停前药，以缓药祛余邪，以谷食和胃气。

处方：双花五钱　每日一剂，煎汤代茶饮。陈谷米一两　莲肉三钱　煎粥代食，随意温服。

服此方后，脾气渐醒，胃口亦开，饮食渐增，大便逐步恢复常便，经饮食调理一段时间，精神与体力亦恢复正常。

按　此本一般湿热痢，因年事已高，体力已衰，加以迁延失治，遂使湿热之邪，蕴郁肠道，损及仓廪之官，则不能受纳水谷，邪盛正虚，运化无力，治必正邪兼顾，故始虽以芩、连之苦寒以攻邪，复有参、术之扶正，加以木香、莱菔之行气，肉桂之助阳，待湿热之邪势减之后，急易顾护胃气为主，盖脾胃为后天之本，脾之气得复，则生机犹在，此之所以久病以脾胃为本也。

16. 休息痢

【树乾公案】

1. 郭某某　男　65岁　东滩村

1964年9月11日初诊：久患胃痛，吞酸，三年前又患痢疾，红白相杂，少腹微痛，反复发

作已两年之久，食欲不加，身体瘦弱，四肢麻木，初因胃肠衰弱，治不及时，而成休息痢症，脉沉弦弱。此肠腑积滞未除，虚中挟实症也。治宜补中兼消以缓图之。

处方：太子参三钱　白术三钱　甘草二钱　黄芩三钱　枳实二钱　白芍三钱　广木香二钱　当归三钱　水煎温服　二付

9 月 17 日复诊：原方加枳实三钱，二付继服。

9 月 25 日复诊：调方。

处方：鸦胆子三钱　元肉一两　每服二十五粒元肉包服。

9 月 30 日复诊：调方。

处方：太子参四钱　白术四钱　云苓三钱　甘草二钱　广木香二钱　陈皮二钱　枳实二钱　水煎温服　二付

10 月 6 日复诊：服初诊方，腹痛少减，但下痢仍反复发作，继用鸦胆子、元肉包服，连服四日休息痢已不发作，后以异功散方加木香、枳实连服数剂，诸症均好转，原方继服。

2. 王某某　女　21 岁　东仙村

1968 年 1 月 24 日初诊：初因入水浴，继而便溏兼白痢，至今仍大便带血水湿并后重，脉弦虚。疑似阿米巴痢。

处方：乌梅五钱　细辛一钱　干姜一钱半　当归三钱　川椒一钱　桂枝一钱　黄柏一钱半　黄芩一钱半　太子参三钱　地榆炭一两　水煎温服

2 月 3 日复诊：调方。

处方：太子参四钱　白术四钱　云苓四钱　甘草二钱　陈皮三钱　水煎温服

又鸦胆子五钱以元肉包服

2 月 11 日复诊：服初诊方未效，继服 2 月 3 日方，服后血痢顿止，诸症均好转，原方二付继服。

【张灿玾案】

徐某某　中年　荣成崂山区粮所

初诊：患痢疾病已多年，时发时止，每发时大便带有脓血状物，腹部不适，肛门有窘迫感，曾经多医调治，终未愈，每年必发作，对工作与身体亦无大碍。本次又犯，求治于吾。其身体与脉象均无大变，惟舌苔黄腻，此必肠道中常有湿热蕴积，滞而不解，故时发时止，此休息痢也。经大便镜检，发现有阿米巴原虫。是可证本病为现代医学之阿米巴痢也。

处方：白头翁三钱　秦皮二钱　黄连二钱　黄柏二钱　水煎温服

复诊：服上方一剂后，即见好转，继服三剂，病已痊愈，恐其再犯，因工作关系，服汤药不便，改服丸剂。

处方：广木香一两　黄连一两　共为细末，蜜丸，早晚各服二钱，温水送服。

复诊：服上方后不曾再发，继服上方二剂，遂愈，两年间，不曾再发。

按　休息痢病，早在隋代《诸病源候论》卷十七“痢病诸候”中已有记载。该书“休息痢候”云：“胃脘有停饮，因痢积久，或冷气或热气乘之，气动于饮，则饮动而肠虚受之，故为痢也。冷热气调，其饮则静，而痢亦休也……谓之休息痢也。”后世医书，虽均言及治休息痢，而其辨证用药，亦大都与一般治痢之法同，然亦有单列治休息痢方者。总之，中医治痢，仍需强调辨证遣方，以整体调控为本。本案选用仲景先生《伤寒论·厥阴论》白头翁汤方，该方本云："热利下重者，白头翁汤主之。"证之于临床，白头翁汤，无论菌痢、虫痢皆有效，但需正气未伤、脾胃未损、湿热壅滞者为宜，若痢疾变生其他证者，则又当别论。

17. 泄泻

【士洲公案】

1. 孙某某　男　成年　文登县二里周家村

初诊：患者有肠胃不和之病，体质较差，或消化不良，或大便不调，每犯则吃药几剂，少愈则止，近又患泄泻之病，日三、五次，大便稀溏，有不消化物残渣较多，腹部不适，肠鸣时作，食欲欠佳，怕冷厌食，舌淡红苔白滑，脉沉缓而弱。此脾胃虚弱之餐泻也。当以健补脾胃为主，增强运化，分消水谷。

处方：党参二钱　炒白术二钱　茯苓二钱　山药二钱　莲肉二钱　白扁豆二钱　苡米二钱　砂仁三钱　桔梗一钱　生甘草一钱　水煎温服

复诊：服上方一剂后，泻即减轻，腹部不适、肠鸣等证均减弱，遂按上方继服之。

复诊：服上前方二剂后，泻即止，脉亦见有力，惟腹部不适，尚未完全恢复。当再予以调理脾胃。

处方：党参二钱　炒白术二钱　茯苓二钱　陈皮二钱　制半夏二钱　砂仁二钱　神曲二钱　炙甘草一钱　生姜三片　大枣三枚(去核)　水煎温服

复诊：服上方一剂后，即感腹部舒适，遂继服此方二剂而愈。

2. 萧某某　男　中年　文登县三章村

初诊：患泄泻病日久，时犯时止，有时饮食不当，或外受风寒，均可诱发，亦曾就医治疗，均未治愈。最近又犯，每日大多下半夜易泻，先是肠鸣，后则水食俱下，连泻几次，白日则止，食欲欠佳，腹不胀满，口不渴，舌淡红苔白薄，脉沉缓而无力，尺脉弱甚。此脾、肾阳虚所致，命门火衰，则关门不禁。

处方：补骨脂四钱　五味子二钱　肉蔻二钱　吴茱萸一钱半　生姜三片　大枣三枚(去核)　水煎温服

复诊：服上方四剂，泄泻减缓，且不在晚间发作，有时白天亦泻，水液减少，多有食物残渣，脉象亦见缓和有力。此肾阳虽有所振，但脾胃阳虚，尚难运化。当再健补脾胃。

处方：炙黄芪三钱　党参二钱　茯苓二钱　炒白术三钱　当归二钱　陈皮一钱　炒白芍三钱　山药二钱　莲肉二钱　炒白扁豆二钱　炙甘草一钱　生姜三片　大枣三枚(去核)　水煎温服

复诊：服上方后，泄泻及消化能力均有所好转，遂连服五剂，泄泻亦大有好转，惟因泄泻日久，脾、肾阳气尚未尽复，故有时偶有滑泻之症，当再予补阳固脱。

处方：党参二钱　炒白术二钱　干姜一钱　制附子一钱　肉桂一钱半　补骨脂一钱　煨肉果一钱　五味子一钱　炒乌梅一钱　粟壳一钱　炙甘草一钱　水煎温服

复诊：服上方甚效，泻遂大好，连好五剂而愈。

3. 王某某　男　成年　荣成县北乔头村

初诊:患胃肠不和,饮食欠佳,大便不调,已有数年,近因饮食不当,旧病复作,腹部痞满,大便稀溏,消化不良,身体瘦弱无力,舌淡红,苔白滑,脉沉弱。此脾胃不和,运化无力,中气不足,后天乏养所致,当温中补气,调和胃肠为主。

处方:党参三钱　炒白术三钱　茯苓二钱　当归三钱　陈皮一钱半　制半夏一钱半　山药二钱　莲肉二钱　炙甘草一钱　生姜三片　大枣三枚(去核)　水煎温服

复诊:服上方二剂后,腹泻减轻,食欲增加,脉象稍有力,遂以此方调理而愈。

【树乾公案】

1. 郭某某　男　43岁　西滩村

1963年2月21日初诊:脾泻症,脉浮而无力。此脾虚肠寒。

处方:白术四钱　茯苓三钱　甘草二钱　扁豆五钱　莲子五钱　芡实五钱　苡米五钱　砂仁二钱　赤石脂一两　水煎温服　六付

3月1日复诊:病情好转,大便已不稀,原方二继服。

3月5日复诊:前方加干姜、乌梅二钱,人参二钱。

3月14日复诊:服上方数剂,病情好转,大便较正常,肠鸣亦止,原方四付继服。

3月23日复诊:调方。

处方:太子参三钱　白术三钱　苡米五钱　芡实五钱　莲肉五钱　赤石脂一两　甘草二钱　乌梅四钱　大枣三枚　干姜一钱半　水煎温服　二付

2. 侯某某　男　成年　东乔村

1963年3月24日初诊:五更泄泻,肾虚寒,命门火衰,肾气不固。

处方:故纸五钱　肉蔻三钱　五味子二钱　吴萸一钱　生姜二钱　大枣三枚　水煎温服　三付

3月29日复诊:服上方五更泄已止,原方四付继服。

5月18日复诊:调方。

处方:云苓三钱　白术四钱　干姜一钱半　附子一钱　肉蔻二钱　五味子二钱　吴萸二钱　故纸四钱　大枣三枚　太子参三钱　水煎温服　三付

3. 朱某某　女　17岁　罗家庄

1963年4月26日初诊:脾阳虚,肠寒,腹痛,大便溏泻,完谷不化,脉弦弱。此脾虚。

处方:太子参三钱　白术三钱　云苓三钱　甘草二钱　扁豆五钱　莲肉五钱　苡米五钱　砂仁二钱　生姜二钱　大枣三枚　水煎温服　二付

5月2日复诊:腹已不痛,大便亦好转,原方二付继服。

4. 王某某　男　20岁　尹格庄

1963年8月27日初诊:脾胃虚弱,消化无力,遇冷即腹痛、腹胀、肠鸣、泄泻,舌苔白腻,脉弦。此脾虚寒湿。

处方:苍术三钱　川朴二钱　陈皮二钱　甘草一钱半　白术三钱　云苓二钱　猪苓二钱　泽泻二钱　肉桂一钱半　砂仁二钱　广木香一钱半　生姜二钱　水煎温服　二付

9 月 4 日复诊:服上方(胃苓汤加味)二付,腹胀肠鸣泄泻均好转,原方三付继服。

9 月 10 日复诊:服上方三付,诸症痊愈,惟脉有弱象,再以健脾养胃法调方,其善其后。

处方:党参三钱　白术三钱　云苓三钱　甘草二钱　陈皮二钱　半夏二钱　广木香一钱半　砂仁二钱　生姜一钱半　大枣三枚　水煎温服　三付

5. 孙某某　男　31 岁　大落村

1964 年 7 月 21 日初诊:暑泻腹胀,消化无力,肠鸣,脾阳不振,暑湿侵犯,脉弦缓。此暑湿泄泻。

处方:苍术四钱　川朴二钱　陈皮三钱　白术四钱　云苓三钱　猪苓三钱　泽泻三钱　肉桂一钱半　神曲三钱　麦芽三钱　砂仁二钱　甘草一钱半　生姜一钱　大枣三枚　水煎温服　一付

6. 张某某　男　成年　下回头村

1964 年 8 月 18 日初诊:暑湿内侵,脾胃阳虚,腹胀,肠鸣,泄泻,脉缓细。此脾虚暑湿泻。

处方:苍术五钱　川朴二钱　陈皮三钱　甘草二钱　白术四钱　云苓三钱　猪苓三钱　泽泻三钱　肉桂一钱半　水煎温服　一付

复诊:服上方后,泄泻即止,腹胀亦减,食欲增加,原方继服,即可痊愈。

7. 董某某　女　60 岁

1965 年 2 月 8 日初诊:大便溏泻,心下痞满微痛,口中干渴,饮水多。舌质红脉弦弱。胃虚不能消化,脾虚不能运津。此阴阳不调,上热下寒,升降失职。

处方:党参三钱　炒白术三钱　云苓三钱　甘草二钱　扁豆五钱　苡米五钱　山药五钱　砂仁二钱　桔梗二钱　生姜一钱　大枣三枚　莲子五钱　水煎温服　一付

复诊:调方。

处方:(黄连汤方)黄连二钱　炙甘草二钱　干姜一钱半　桂枝二钱　党参二钱　半夏二钱　大枣三枚　水煎温服　一付

复诊:服初诊方不效,细查诸症状,系上热下寒之象,阴阳气不相调和,失去升降调节作用,用伤寒论黄连汤一剂,诸症均好转,原方二付继服。

8. 顾培之　女　52 岁　章村

1965 年 3 月 14 日初诊:大便不调,时或溏泻,往来寒热,四肢麻痛,有时心下痞痛,脉弦大而虚。此脾虚肝热泄泻。

处方:柴胡三钱　黄芩二钱　半夏三钱　党参三钱　甘草二钱　生姜二钱　大枣三枚　炒白术三钱　云苓三钱　水煎温服　一付

3 月 17 日复诊:调方。

处方:党参三钱　白术三钱　云苓四钱　甘草二钱　藿香一钱半　广木香二钱　葛根二钱　水煎温服　一付

复诊:服初诊方后,寒热好转,继服 17 日方(七味白术散),服后痞满减轻,食欲增进,大便正常,原方二付继服。

9. 孙某某　女　35 岁　西滩郭家村

1965 年 8 月 7 日初诊:食后立即大便,右肢麻木沉痛,面色青黄,脉弦弱。此脾虚血亏。

处方:党参三钱　炒白术三钱　茯苓三钱 甘草二钱　扁豆五钱　苡米五钱　山药五钱　桔梗二钱　生姜一钱　大枣三个　草蔻一钱　黄芪五钱　桂枝三钱　炒白芍三钱　水煎温服　二付

8月14日复诊:服初诊方四付,大便已正常,诸症均好转,原方二付继服。

10. 林某某　女　成年　下回头村

1965年9月28日初诊:秋深初凉,腹痛呕吐,泄泻肠鸣,舌白滑,脉沉弱细。此脾胃阳虚,寒食内侵,复伤生冷,脾胃阳衰,运化失职而致泄泻兼恶心。

处方:太子参三钱　白术三钱　云苓三钱　甘草二钱　肉蔻二钱　山药五钱　干姜一钱　水煎温服　一付

复诊:服初诊方,泄泻肠鸣均止,惟腹痛未减,此脾土衰,肝木旺,即木承土也,以异功散方加白芍治之。

处方:太子参三钱　白术三钱　云苓二钱　甘草二钱　陈皮三钱　白芍三钱　水煎温服

复诊:服上方一剂,腹痛大减,原方一付继服。

复诊:前症虽愈,因脾胃阳气衰弱,尚未恢复,又因不慎受凉及误食难消化之物,以致腹微痛,大便带有白色黏液,有时稍见红色,以异功散方加炒白芍五钱,广木香三钱,每食后即大便,粪粗糙或饭未食完即要大便,又将原方加山药一两,服后便溏即止,已较正常,原方继服。

处方:党参四钱　炒白术五钱　甘草二钱　陈皮三钱　炒白芍三钱　水煎温服

11. 张某某　男　成年　下回头村

1965年10月4日初诊:脾胃虚弱,食伤泄泻,食后胀饱,嗳气食臭。脉弦滑,舌苔白腻。

处方:苍术四钱　川朴二钱　陈皮三钱　甘草一钱半　白术四钱　茯苓三钱　猪苓三钱　泽泻三钱　肉桂一钱半　山药五钱　神曲三钱　山楂三钱　麦芽三钱　生姜二钱　水煎温服　一付

10月5日复诊:原方一付继服。服后泄泻即止。

12. 高某某　男　成年　小落村

1965年10月16日初诊:腹痛,食后更甚,大便溏泻,肠鸣,小便黄,舌苔微黄,脉弦紧。积热受凉,胃肠运化失职,湿热酿积。此脾虚湿泻。

处方:苍术三钱　川朴二钱　陈皮三钱　甘草一钱半　云苓三钱　山楂三钱　神曲三钱　麦芽五钱　草蔻一钱半　广木香二钱　水煎温服　一付

10月18日复诊:调方。

处方:藿香二钱　陈皮三钱　川朴二钱　云苓三钱　苡米五钱　大腹皮二钱　苍术三钱　麦芽五钱　神曲三钱　山楂三钱　水煎温服　一付

10月19日复诊:服初诊方,大便溏泻好转,腹仍胀痛,继服18日方后,腹痛亦减,原方二付继服。

10月21日复诊:服上方后,诸症均好转,惟大便粗糙,此胃肠衰弱,再以健脾补胃助消化药调方。

处方:苍术三钱　川朴二钱　陈皮二钱　甘草一钱半　白术三钱　云苓三钱　神曲三

钱　麦芽三钱　山楂三钱　草蔻二钱　水煎温服　二付

10月29日复诊：调方。

处方：党参三钱　白术四钱　云苓皮三钱　甘草二钱　陈皮三钱　半夏三钱　广木香二钱　草蔻一钱　水煎温服　二付

13. 王某某　男　19岁　柳家庄

1965年12月13日初诊：胃痛，消化不良，食后胀饱，大便泄泻，脉弦细。此受寒伤食，为脾阳不足，寒湿不运。

处方：苍术四钱　川朴二钱　陈皮三钱　甘草一钱半　白术三钱　茯苓皮三钱　猪苓三钱　泽泻三钱　肉桂一钱半　神曲三钱　麦芽三钱　草蔻二钱　生姜一钱　水煎温服　二付

12月5日复诊：服初诊方二付，胃痛，腹胀减轻，大便泄泻亦见好转，原方甘草换为炙甘草，生姜换干姜，三付继服。

14. 张某某　男　成年　下回头村

1966年1月13日初诊：腹泻后重，便带白黏液。此脾虚。

处方：党参三钱　白术三钱　云苓三钱　甘草二钱　扁豆五钱　莲肉五钱　苡米五钱　山药五钱　桔梗二钱　草蔻一钱半　广木香二钱　水煎温服　三付

1月15日复诊：上方去草蔻加肉蔻三钱。

1月18日复诊：服初诊方三付未效后，去草蔻加肉蔻，服后诸症均好转，原方一付继服。

15. 汤某某　男　57岁　桑梓村

1966年8月5日初诊：久泻，胃肠衰弱，完谷不化，肠鸣水泻。

处方：白术四钱　云苓三钱　猪苓三钱　泽泻三钱　肉桂一钱半　肉蔻三钱　山药五钱　苍术三钱　陈皮三钱　水煎温服　一付

8月7日复诊：服初诊方，水泻已止，原方二付继服。

16. 李某某　女　62岁　茂柞村

1966年11月26日初诊：脾虚肾阳不足，运化失职，蒸化无力，水泻肠鸣，脉弦虚，尺脉弱。此脾虚水泻。

处方：白术五钱　云苓五钱　猪苓五钱　泽泻五钱　肉桂一钱半　山药五钱　肉蔻三钱　白蔻二钱　陈皮二钱　水煎温服　一付

11月28日复诊：服初诊方一付，水泄已止，原方二付继服。

17. 康某某　女　32岁　马草夼村

1967年6月21日初诊：大便溏泻已几年之久，四肢困倦，头晕多眠，脉弦细。此脾虚泻。

处方：党参四钱　白术四钱　云苓四钱　甘草二钱　扁豆五钱　莲肉五钱　苡米五钱　山药五钱　桔梗二钱　广木香二钱　青皮二钱　生姜一钱　大枣三枚　水煎温服　二付

7月3日复诊：调方。

处方：党参四钱　白术五钱　甘草二钱　陈皮三钱　山药一两　水煎温服　二付

8月22日复诊：服初诊方未效，又服7月3日方，溏泻已止，原方加云苓，二付继服。

【张灿玾案】

1. 于某某　男　26岁　烟台市

初诊:大便溏泻日数次。便后有下坠感,肛门灼热。食欲较差,消化不良,腹部痞满,全身无力。有时畏寒,面色无华,精神不振。舌淡红,苔薄白,脉浮而无力,沉取之虚甚。此证从大便情况及肠道感受等证分辨,似为热泄;然据全身状况及脉、舌等情况,脾阳不振,胃气不化之象显现无疑。故为脾虚泄泻,兼有胃肠郁滞,下焦之气不得畅行也。故当从本而治,以健脾升阳之剂,少佐以疏导。

处方:太子参三钱　炒白术一两　茯苓三钱　柴胡三钱　升麻二钱　防风二钱　川羌活二钱　炒山药五钱　莲肉三钱　乌药三钱　益智仁三钱　肉桂二钱　炒黄连五分　生甘草一钱　水煎温服

复诊:服上方三剂后,大便次数减少,肛门灼热感亦轻,便后下坠感消失,无畏寒感,睡眠亦多,身亦轻便。是脾胃阳气得振,胃肠之郁滞得通,当继用此方,促阳化之气来复,肠胃之余滞尽除,则泻自止矣。

后继服此方数剂而愈。

按　此案在辨证时有以下几点需注意:①全身无力,面色无华,舌淡脉虚,为虚怯之体无疑。②便溏肛灼,而无身热脉盛之侯,非真热也。③腹部痞满,便后下坠,是脾胃运化无力,水谷之滞气不行所致。④时有畏寒,脉弱无力,是阳气不振之徵。是此案系脾胃阳气不振,水谷滞气不行,消导无力,大便溏泻。是则本案在治疗方面,以虚为本,以补为先。然而虚中有滞,必佐以行气为辅,则可以虚实兼顾矣。

本方取法于李东垣治脾胃病之法,以升阳益胃汤加减为方。此方原具四君子汤四药为本,另有防风、羌活、独活等,以风药具升散之性,鼓荡之力,借以升阳也,非为风邪也;另加山药、莲肉等,助四君以补脾也;加肉桂、益智仁以温脾肾之阳也;加乌药入脾肾以行气之滞也。是本方义在健脾胃之参、术,辅以羌、防之升散,则补而不滞;补脾胃之山药、莲肉,而辅以乌药之行气,则涩而能行;壮肾阳以肉桂之辛热,佐以泻郁热以黄连之苦寒。众药合和,相得以成,既具规矩,又寓以巧也。

2. 宁某某　男　中年　荣成宁家村

初诊:因饮食不当,突发泄泻,肛门灼热,口渴,身热,小便黄赤,舌红苔黄,脉沉数。此食有不洁之物,乱于肠胃,使仓廪之官,顿失所司,水谷齐下,秽恶并出,急当以苦寒直折,以清解阳明之热。

处方:黄连二钱　黄芩二钱　葛根二钱　白芍三钱　广木香一钱　生甘草一钱　水煎温服

复诊:服上方一剂的,泄泻即轻,二剂病即愈。

按　本案系热泻也,方用葛根黄芩黄连汤加味。本方原出《伤寒论·太阳病中篇》,本治"太阳病桂枝证,医反下之,利遂不止……。"然用于热泻,效颇佳。方中以芩、连为君,苦寒直折,以灭其火焰,葛根可解肌热,升津液,今加白芍配甘草,解痉急,缓腹痛,另外加木香利气而不伤气,以防秽恶之滞留不除。患者仅服二剂即愈,正可谓一剂知,二剂已。盖仲景留诸经典药方,选用得当,收效甚速。

3. 董某某　男　青年　荣成古塔村

初诊:初患急性胃肠炎,大泻不止,校医嘱以柞树皮服之,遂致腹痛难忍,消化不良,畏寒气短,腹中雷鸣,食欲不振,且体质虚弱,面瘦无华,舌淡红体瘦,苔白滑,脉迟细。此本脾胃虚弱,经大泻之后,脾阳不振,胃气复衰,致水谷运化无力,肠道滞气未通,先当温补脾阳,以振化机。

处方:党参三钱　炒白术三钱　茯苓三钱　煨肉蔻二钱　制附子一钱半　干姜二钱　广木香一钱半　砂仁二钱　炙甘草一钱　水煎温服

复诊:服上方二剂,腹中雷鸣声减,乃腹中乱气有输转之势,惟腹痛腹泻未减。仍当以理气建中为法,以缓胃肠之急迫。

处方:炒白芍三钱　肉桂二钱　党参二钱　炙黄芪二钱　广木香二钱　炒山药三钱　煨肉蔻二钱　制附子二钱　炙甘草一钱　生姜三片　水煎温服

复诊:服上方二剂后,腹痛减轻,继服前方二剂后,腹痛已大减,腹泻亦轻,逞餐泻状,食欲尚差,脉象沉缓无力,中阳虽有所复,然脾胃运化能力尚不足也,治当以温补脾胃,增强气化之力,则运化之功自可恢复。

处方:党参二钱　炒白术二钱　茯苓二钱　炒扁豆三钱　莲肉二钱　薏苡仁二钱　炒山药三钱　砂仁二钱　煨肉蔻二钱　制附子二钱　鸡内金二钱　广木香一钱半　炙甘草一钱　生姜三片　水煎温服

复诊:服上方二剂后,腹痛腹泻均有好转,食欲亦开,自觉体力亦见壮,遂以此方继服而愈。

按　本案原系虚弱之体,而医者未能妥善处理,竟用酸涩之柞树皮以止其泻,遂致泻未能止,腹中乱气未除,胃肠功能亦乱,脾胃阳气亦衰。

本方先以理中汤加味以扶中阳,若阳气损伤则变太阳寒泻矣;次小建中汤为主,以缓胃肠之急,以建中焦之气化,免遭乱气为害;后以参苓白术散为主,温补脾胃,以顾其本。此案始终用附子者,恐阳气衰亡也,留得阳气在,则生气存,若阳气衰,必致变证丛生,以患者体质衰弱也。

4. 张某某　老年　荣成下回头村

初诊:因年老体衰,脾胃运化功能不足,于夏秋之际暑湿正盛,体虚难适,寒温之变,遂致恶心泄泻,腹中雷鸣,腹部痞满,口渴身倦,乍轻乍重,舌淡红,苔滑腻,脉浮缓。此脾胃气化无力,为暑湿所中,致令胃肠功能紊乱。当健脾利湿,以助其运化。

处方:苍术三钱　厚朴二钱　陈皮二钱　猪苓二钱　泽泻二钱　佩兰三钱　藿香三钱　扁豆三钱　神曲三钱　炒麦芽三钱　炒山楂三钱　生甘草一钱　水煎温服

复诊:服上方一剂后,病候减缓,继服一剂,病退,再服一剂而愈。

按　《内经》云:"脾恶湿。"又云:"长夏善病洞泻寒中。"故年老气衰者,长夏之时,尤易为暑湿所伤。本方取平胃散加焦三仙者,助脾胃消化之力,加猪苓、泽泻,导入膀胱,为湿求去路也,特加佩兰、藿香,芳香化湿,助气化以振脾胃之阳,气机动,湿气化,泻自止矣。

5. 孙某某　男　中年　荣成小庄村

初诊:体虚日久,食欲欠佳,有时大便失调,近日更发泄泻,日数次,便稀溏,夹有未消化之食物残渣,面色萎黄,全身无力,动则气短,舌淡红,苔薄白,脉浮而无力。此脾胃阳虚,运化无力之餐泻也。脾土不能养四旁,水谷不能化气血,必致体虚无力。治当以温补脾胃,促其运化之力,得以化血生精。

处方:人参二钱 炒白术三钱 茯苓二钱 炒扁豆三钱 莲肉三钱 苡仁三钱 炒山药三钱 砂仁二钱 桔梗一钱 炙甘草一钱 生姜三片 大枣三枚(去核) 水煎温服

复诊:服上方二剂后,病情如故,是脾、肾阳虚较重,但借四君子汤等之力,不足以救其阳衰之势,当用辛热之药以扶其阳。

处方:人参二钱 炒白术三钱 茯苓二钱 炒扁豆三钱 莲肉三钱 炒山药三钱 苡仁三钱 砂仁二钱 桔梗二钱 干姜二钱 制附子二钱 炙甘草一钱 水煎温服

复诊:服上方二剂后,大便次数即减少,消化能力亦增强。继服二剂,泄泻止,体力亦增,遂停药。嘱加养护。

按 此案虽为猝发餐泻,然必内伤日久,脾胃运化之力非骤减如此。然由于多种原因的限制,未能早为医治,遂生遽变,猝发是证,此时体力已十分虚弱,气血亦严重不足。

本证初诊为脾胃阳虚所致之餐泄,特选参苓白术散方,且已注意到体虚较甚,特用人参为君,意在于此,虽初服二剂未能达到预期之效,然辨证、立法、遣方的基本思路,并无差误。惟因药力不足,未能立即奏效。故复诊之后,原方不变,复念体虚日久,不仅脾阳不足,肾阳亦必虚,肾中命火,先天之本,众火之源,故特以干姜、附子并用,脾、肾兼顾,再加肉蔻,佐以收敛。故服后即效。

患者服药六剂后,虽然泻止病愈,然脾胃之运化,体力之康复,非短期所能及,必当善自调养,谨避内伤外感之侵害,庶免后患。

6. 陈某 男 老年 荣成沟陈家村

初诊:时值夏秋之际,因饮食不当,饭后不久猝发呕恶,继而肠鸣腹泻,吐物多含食臭气,泄下水食相杂,身热恶寒,头晕腹痛,舌红苔腻,脉浮数。此内伤于饮食,外感暑湿,水谷不化,气乱于胃肠,当和其胃气,化其暑湿,解其腐恶,正其乱气。

处方:藿香五钱,陈皮五钱,地浆水适量。 水煎温服

初服易吐,随吐随渴,至不吐时,继饮以代水。

复诊:服上方,吐渐减,腹中自觉舒适,腹泻亦少缓,当再予汤药和之。以辛香解其表,芳香和其中。

处方:藿香三钱 陈皮三钱 制半夏三钱 苍术三钱 厚朴二钱 佩兰三钱 苏叶二钱 白芷二钱 茯苓二钱 黄连一钱 白扁豆三钱 生甘草一钱 水煎温服

服上方二剂遂愈。

按 昔在农村,夏秋之季,由于内伤饮食,外感暑湿,猝发吐泻之患者甚多。此证其发也急,若治法得当,其愈也速。吾家自祖父行医始,每遇此证,即用地浆水,煎藿香或陈皮等饮,除个别重证外,少有不愈者。故此法对缺医少药之乡或贫寒之家,用之尤宜。取地浆水法亦易,可在平地掘一深坑,(需无腐土层为准),或在悬崖下,向里深掘,取黄土若干,置盆中,加水搅混,待澄后,取水用之。

详用地浆法,最早见于仲景先生遗著《金匮要略·卷下·果实菜谷禁忌并治第二十五》,一云"食诸菌中毒,闷乱欲死,治之方……土浆饮之一、二升。"一云:"蜀椒闭口者有毒,误食之,戟人咽喉气病欲绝,或吐下白沫,身体痹冷,急治之方……或饮地浆。"(按:上条言土浆即"地浆"也)此两条所示,皆以地浆有解毒之功用。

见于本草书中，今见有唐孙思邈《千金翼》卷三："本草下品之下"云："地浆，寒，主解中毒烦闷。"又宋《政类本草·玉石部下品》载与《千金翼》同。复引陶隐居云："此掘地作坎，以水沃其中，搅令浊，俄顷取之，以解中诸毒……"。据此可证，地浆一药，至晚在魏晋时期，已收入本草中，其后在多种方书中，常列有此解毒医方。如《肘后方》、《千金要方》、《外台秘要》、《圣惠方》等，皆有所引用。

本案所治，前用地浆水方，后方为藿香正气散方加减，藿香正气散方，亦治本证之常规用方，临证时，可根据患者病情，灵活加减，不必拘守原方，师其法而不拘其方者，方为上医。

7. 赵某某　男　中年　荣成

初诊：患泄泻已年余，曾经多医诊治，始终未愈，每午饭后，即泻，日数次，腹中雷鸣，气水并下，并夹带不消化食物，小腹部疼痛，舌红苔白滑，脉沉而无力。此脾胃阳虚，胃肠运化失职，气机输转不利，既属气化无力，又兼滞而不畅，虚实并存，泻滞俱在。治当虚实兼顾，补消并行。

处方：党参 10 克　白术 10 克　茯苓 10 克　苍术 10 克　厚朴 6 克　陈皮 6 克　制半夏 10 克　砂仁 6 克　枳壳 6 克　广木香 6 克　制附子 3 克　炒白芍 10 克　炙甘草 3 克　生姜 3 片　水煎温服

复诊：服用上方二十剂，病情已大见好转，泄泻已很轻，惟腹部时觉不适，脉沉弦。继用前方，白芍加至 15 克，再加鸡内金 15 克。水煎温服

按　后告知，服此方泄泻愈已许久矣。

8. 汤某某　男　老年　济南市退休干部

2005 年 1 月 31 日初诊：因糖尿病住院，用胰岛素治疗。猝发泄泻，日五六次，大便较清稀，腹部无不适，舌淡红苔白滑，脉沉缓。此脾、肾两虚，关门失禁所致。当健脾健肾，佐以收敛之法治之。

处方：党参 10 克　炒白术 10 克　茯苓 10 克　苡米 15 克　炒山药 15 克　砂仁 6 克　故纸 10 克　鸡内金 10 克　煨诃子 6 克　煨肉蔻 10 克　炒扁豆 10 克　炙甘草 3 克　水煎温服

2 月 4 日复诊：电话告知，当日服完第一剂后即见效，服完第二剂，大便已见形，每日二、三次。此证尚需继续调理，不可立即锁固，以免不通，嘱用原方继服。

2 月 9 日电话告知，上方只服 5 剂即愈。并向我致春节之贺。

按　《内经》云："肾为胃之关"。凡老年人，无他因损害肠胃，多系脾肾两虚所致，既致泻，则胃肠定有乱气，必将其排出，故虽其来也虽急，其去也不可遂止矣。当以调理脾、肾为主，脾肾气复，则水、谷分流，泄自止矣。

9. 李某某　男　老年　新疆呼图壁县

2007 年 7 月 24 日，有新疆一患者来信称："我于去年九月患腹泻病，排泻物为黄色稀汤，并夹有豆大未消化物，一旦感到想排泻时，来势凶猛，害得我不敢出门，排泄时，如打开水龙头忽忽倾泻，所幸从来未腹痛过，间或有复胀感。最厉害时，日八九次，从东方欲晓时至中午，为排泻高峰期，晚上尤其半夜时不泻。

患病之初，未予重视，随便买些止泻药服用，日久未愈，便在当地医院检查、化验，又做细菌培养，大便中未检出任何致病因子，先按医嘱服整肠生一类药物，多日无效。改服中药，先

后服汤药数十剂无效。我有些灰心，便停止服药而改为食疗，每天早餐吃羊肉萝卜汤，至今年三四月才停。经食疗后，腹泻好转，但未根除，饮食稍有不慎，便复发，日四五次，一二天后好转，时好时坏，甚为烦恼，特向教授请诊。”

根据患者来信陈述之病史，病情及诊治经过，大致可作出以下判断：①非时疫性疾病引起之腹泻。②非脏器本体病变引致腹泻。③泻时为倾注滑泻，且伴有不消化食物，显示仓廪之官已有所失控。④病程日久，时好时坏，每泻时如有失禁之感。⑤腹不痛，仅有时有胀感，说明腹中无滞留之水谷残渣。⑥中、西药均用过而无效，疑系辨证不明，药不对证。⑦据病候分析，已为脾胃并虚，气津两伤，中气下陷，魄门失禁。⑧治疗大要，当以温补脾胃，升提气液，使以消导，佐以收敛，则仓廪之职司可守，脾胃之气化可复矣。

处方：太子参10克　炒白术10克　茯苓10克　苡仁15克　砂仁6克　莲肉6克　炒山药10克　桔梗6克　鸡内金15克　炒乌梅6克　煨肉蔻6克　煨诃子6克　葛根6克　炙甘草3克　水煎温服

本方以参苓白术散为主方者，以其为温补脾胃诸方一中正平和之剂，适用于气津两伤之证。复加鸡内金者，既可助消化之功，又具收敛之力。炒乌梅、煨肉蔻、诃子者，借其收涩力，以制失禁之泄，别加葛根，助桔梗浮载之用。君臣相辅，佐使为用，以收综合调控之功。

2008年1月22日（春节前），特来电话，一则致谢，一则告知，服药数剂后，即大效，连服28剂而愈。

10. 杜某某　男　43岁　莱州市

2012年10月10日初诊：十余年前始发尿毒证（原因不明），至点滴无尿，数经治疗亦不愈，至八年前遂采用肾移手术，术后无不良反应，惟大便易干，多吃蔬菜则好些。消化道以前无病，心肺亦正常。两月前突发水样便，经济南某医院检查，后服中药，则时干时稀，最近又干了一段，干块色黄。每年每少有一二次急便，来不及上厕所。食欲正常。舌瘦，色淡红，苔白薄。脉右因手术无脉，左弦细而数。此脾肾两虚所致，盖脾胃为消化之官，肾为胃之关，两脏阳虚则关门难闭也。当健补脾肾之阳为是。

处方：党参10克　炒白术10克　茯苓10克　扁豆15克　山药10克　苡米15克　白蔻6克　莲肉6克　桔梗6克　吴萸3克　炒黄连6克　制半夏6克　广木香6克　生甘草6克　生姜三片 水煎温服

2013年1月8日复诊：服上方三剂后即生效，以后大便基本未稀，或食有不当时偶稀。现已停药一月，大便头易干，便下较缓慢。偶食冷物时微稀。舌红苔白薄，病已较前大有好转。唯脾胃尚虚，气机不畅，当以调理脾胃为主。

处方：党参9克　炒白术9克　茯苓9克　炒白扁豆12克　苡米12克　山药6克　砂仁6克　广木香5克　桔梗3克　吴萸3克　陈皮6克　莱菔子3克　生甘草3克　生姜三片　大枣三枚　水煎温服

2013年7月17日复诊：服上方后，腹泻已基本痊愈，饮食亦无胀感，惟吃黏腻之物，则有胀感。大便每日一次，基本正常，有时腹中有肠鸣音。肺部检查，纹理增厚，舌色淡红，舌体瘦小，苔白粗糙，脉沉弦，此仍系脾胃虚损，气化乏力之证，继当以健脾益气，少佐以利导之药。

处方：太子参15克　生白术10克　茯苓10克　陈皮10克　制半夏10克　广木香6克　砂仁6克　鸡内金15克　麦冬6克　五味子6克　生甘草3克　生姜三片　水煎温服

后来电告知，服上方多剂，已经恢复正常，特致谢意。

按 杜某多年前，曾患重证，几经救治，然元气已伤，特有脾、肾两脏，损伤尤甚，先天之本与后天之本，俱已耗损，故治之要务，始终以固本为先，能获此效者，亦幸矣。

11. 谭某某 男 20岁 临沂市

2013年5月1日初诊：12岁开始大便稀，经治疗，并未痊愈，以后大便不实，日二次，有时遗尿。近四个月大便稀更加明显，有时则出现黏稠，有时粗糙，腹部胀痛不明显，饮食正常，舌瘦小色淡红苔白，脉沉细而弦，此脾胃虚弱，运化失职，水谷不分，阳化无力，当健补脾胃，助阳化之力及肾关之功。

处方：党参15克 炒白术15克 茯苓10克 莲肉10克 炒山药10克 苡米10克 鸡内金15克 砂仁6克 炮姜6克 炒扁豆10克 煨肉果6克 炒乌梅6克 炙甘草3克 生姜3片 大枣三枚(去核) 水煎温服

7月30日复诊：服上方效果特好(放假在家)，后归成都返校，药方均无煨肉果，效果较差，后在临沂同仁堂买到，效果逞渐进生好转，便溏次数大减。放假后停药未服。忽腹胀，继而大泻水样便，去医院急诊，用西法治疗，病虽缓解，现仍有腹泻日三四次，食欲尚可。舌瘦小，色淡红，苔白薄，易流口水，脉细弱。此定系假后生活不慎或饮食未当，复损及脾胃，致令卒泻。旧病未除，新病复伤，脾胃怎堪其害。再为健补脾胃，以复其阳可也。

处方：太子参15克 炒白术20克 茯苓10克 炒山药10克 炒莲肉10克 苡米10克 炒扁豆15克 制附子5克 炒鸡内金10克 煨肉果6克 砂仁6克 炒乌梅6克 炮姜3克 粟壳3克 炙甘草3克 生姜3片 大枣3枚(去核) 水煎温服

按 患者由于就诊不便，购药有缺，服药不能连续，而致病情时有反复，在夏季放假回家后，即停药未服，又复感新病，导致脾胃大伤，脾胃并虚，甚是憾事，是医病之常规，定当坚持治养兼顾，方是上策，否则，每易造成不应有之干扰，憾哉！

12. 徐某某 女 25岁 济南市

2013年8月21日初诊：三日前发热恶寒，腹泻腹痛，厌食恶心，服中成药胶囊等药，发热虽退，但腹泻不愈，仍有恶心等证，大便日五六次，稍有黏滞之便，舌红苔白薄微干，脉沉弦，此发热虽退，但湿热留滞于中下焦，致令胃肠之乱气不化，升降紊乱，当以芳香化湿，佐以苦寒清热，则湿热可化，气机自复。

处方：藿香15克 佩兰10克 白扁豆15克 苡米15克 陈皮15克 制半夏10克 炒黄连3克 葛根6克 厚朴6克 白蔻6克 茯苓10克 生甘草3克 水煎温服

服上方一剂效，二剂即愈。

按 凡此湿热留滞于中下焦者，必以芳香与苦寒并用，取辛以化之，苦以清之。本病以湿重热轻，故以芳香为主，若热重者，则当以芩、连为主，此治湿热留滞于胃肠之大法也。

13. 张某某 男 青年 济南某学校职工

2014年4月30日初诊：猝发泄泻，小腹痛、恶心，大便稀溏不爽，且便前便后均有滞坠感，食欲欠佳，小便无异常，口不渴，舌苔粗糙厚浊，色微黄，脉沉而有力，有滑象，此饮食不节，寒热不时，日久伤及仓廪之官，对水谷之运化失司，湿浊郁滞于肠胃之内，募原之间而不得化，先以利导之法以通之，芳香之法以化之。

处方：藿香9克 佩兰9克 厚朴6克 白扁豆15克 白蔻6克 陈皮9克 制半夏

9克　茯苓9克　鸡内金9克　枳壳6克　生麦芽9克　神曲9克　苍术9克　薏苡仁15克　生甘草3克　生姜3片　水煎温服

5月2日复诊：服上方二剂，腹痛、恶心之证减轻，大便次数减少，但余证未减，舌苔厚浊亦不退，此湿浊之气，滞留不化所致，少佐温化，以助脾气，加强利气消导之药，以促其气行。

处方：藿香9克　佩兰9克　厚朴6克　白蔻6克　陈皮9克　制半夏9克　茯苓9克　枳实6克　麦芽9克　苍术9克　神曲9克　砂仁3克　槟榔6克　莱菔子6克　生甘草3克　生姜3片　水煎温服

5月7日复诊：服上方五剂，腹痛减轻，然大便仍有重坠之感，舌苔微黄，厚浊处有碎裂之象。余无大变，此湿浊之气，有化热之势，然结滞之邪，亦有破裂之象，少佐苦寒，寓辛开苦降之义。

处方：上方加黄连3克继服。

5月11日复诊：服上方四剂，大便再减少，不登厕时，腹部无痛感，便前仍微痛，便后仍有坠感，舌苔开始碎裂，且前边及中心已开始剥脱，此肠胃之滞气及募原之浊气已开始化解，当趁势推荡并化解之，逐邪免伤正气，可仿达原饮之法，化浊排污而免伤正也。

处方：藿香9克　佩兰9克　白蔻9克　厚朴9克　陈皮9克　制半夏9克　茯苓9克　煨草果6克　槟榔9克　黄连3克　枳实6克　莱菔子6克　麦芽9克　神曲9克　水煎温服

5月13日复诊：服上方二剂，舌面浊苔已大片剥脱，大便次数亦减少，腹部基本不痛，仅舌中后部尚有白浊厚苔，舌边尖及中间色红，此湿浊之气已化而排解。可继用前方去黄连继服。

5月17日复诊：继服前方四剂，舌苔已全部剥脱，舌红苔白，大便亦恢复正常，精神、饮食尽皆正常。可继用前方，继服几剂，以平服肠胃及募原残余不尽之邪。

按　此证皆平日饮食不节，导致脾胃消化及气化之功能失调，气机不畅，湿浊之邪蕴郁中下二焦，黏滞不得，用一般芳化、辛开之药，已难化解，必以辛香重剂，方可搜剔蕴滞浊污之邪，更不可以苦泻重剂，若是则难达黏滞之巢窟，欲速则不达，徒伤正也。

【张春兰案】

1. 曲某某　男　69岁　崖头小区

2009年6月初诊：经常腹泻，时轻时重。近来又患溏泻。腹中胀痛、肠鸣。食不消化，着凉尤甚，便后腹痛减轻。每夏令发作频繁，不欲饮食，体弱消瘦。舌苔薄白稍腻，脉弱细。因服西药未能根治，故来诊。

处方：党参12克　白术10克　炒扁豆15克　莲肉15克　山药15克　薏米20克　桔梗6克　砂仁10克　木香6克　肉桂10克　云苓10克　甘草6克　肉蔻10克　鸡内金10克　陈皮6克　破故纸10克　藿香10克　大枣3枚　水煎温服　3剂

二诊：上方服4剂后，腹泻减轻，次数大减。原方继服4剂。

三诊：连服上方8剂后，大便已正常。食欲增加，病痊愈。

2. 杨某某　女　18岁　学生　新庄村

2010年10月初诊：因在学校住宿，吃饭不规律，经常着凉，致胃肠不适。腹胀腹痛，泄泻肠鸣。恶心腹冷,喜热按,不欲饮食,食则便泻,有时日便多次,体倦消瘦,影响学习。服用西药虽治愈,但仍反复发作,故来诊。

处方:党参 12 克　炒白术 10 克　干姜 5 克　炙甘草 5 克　茯苓 5 克　附子 3 克　肉蔻 10 克　山药 15 克　生姜 3 片　大枣 3 枚　水煎温服　3 剂

二诊:服上方 4 剂后,腹泻好转,但食后仍感饱胀,消化不良。调方。

处方:党参 15 克　炒白术 12 克　云苓 10 克　山药 15 克　炒扁豆 15 克　莲肉 10 克(去心)　薏米 20 克　砂仁 10 克　桔梗 6 克　肉蔻 10 克　木香 10 克　肉桂 10 克　鸡内金 10 克　山楂 10 克　麦芽 10 克　陈曲 10 克　良姜 10 克　生姜 3 片　水煎温服　4 剂

三诊:服 4 剂二诊方后,腹痛腹泻大减,亦无腹冷肠鸣,食欲增加,原方继服 4 剂。

四诊:服二诊方 4 剂后,诸证痊愈。继以参苓白术散服之,以善其后。

3. 栾某某　女　17 岁　学生　桑梓村

2010 年 12 月初诊:大便泄泻,脘腹疼痛、恶心、完谷不化、食欲不振、面黄肌瘦、四肢倦怠。天冷时腹泻加重。舌淡苔白,脉细弱。

处方:党参 10 克　炒白术 10 克　云苓 10 克　甘草 6 克　山药 15 克　莲肉 10 克　炒扁豆 15 克　砂仁 10 克　薏米 15 克　半夏 10 克　陈皮 10 克　桔梗 5 克　木香 6 克　生姜 3 片　大枣 3 枚　水煎温服　3 剂

二诊:服上方后,腹痛减轻,腹泻次数减少,大便变稠。原方加肉桂、肉蔻继服。

三诊:服上方 6 剂后,诸症均好转,嘱其继服。

四诊:大便正常、食欲增进。嘱再服参苓白术丸以善其后。

4. 闫某某　女　58 岁　马草夼村

2012 年 7 月初诊:患者近年来经常腹泻,甚则日数次,并伴有水谷不化、肠鸣、怕冷、腹痛、腕腹胀闷、食量减少、面色萎黄、倦怠无力等症。舌淡苔白。脉细弱。

处方:党参 12 克　炒白术 15 克　云苓 10 克　炒扁豆 12 克　薏米 20 克　莲肉 10 克　山药 15 克　砂仁 10 克　陈皮 10 克　桔梗 10 克　甘草 6 克　肉桂 10 克　附子 3 克　赤石脂 15 克　麦芽 15 克　神曲 10 克　山楂 10 克　鸡内金 10 克　生姜 3 片　大枣 3 枚　水煎温服　3 剂

二诊:服上方后腹痛减轻,大便较正常次数减少,食量增多。肠鸣、怕冷亦好转。上方去赤石脂、附子加干姜、肉蔻、故纸继服。

三诊:服上方后,诸症明显好转。嘱按上方继服。以善其后。

5. 张某某　男　32 岁　下回头村

2013 年 3 月初诊:因吃海产品致腹泻,十余日未愈,不欲饮食。食后腹痛溏泻,腹冷,喜热按。便稀如鸭溏。体倦消瘦,消化不良,舌苔薄白,脉细弱。

处方:党参 12 克　炒白术 10 克　茯苓 10 克　甘草 6 克　莲肉 15 克　炒扁豆 15 克　山药 15 克　薏米 15 克　桔梗 6 克　陈皮 6 克　砂仁 10 克　肉蔻 10 克　葛根 10 克　肉桂 10 克　山楂 10 克　麦芽 10 克　神曲 10 克　水煎温服　3 剂

二诊:服上方 4 剂后,腹泻已止。食欲增加。原方去葛根,继服 4 剂。

三诊:服二诊方后,诸证痊愈。

18. 便秘

【张灿玾案】

1. 张某某　男　老年　荣成市

初诊：忽发便秘，腹部不适，数如厕而不能解。素日大便较干，每日尚可便一次，身体较好，食欲及精神均可。舌红，苔白微干，脉沉缓有力。此胃肠津液不足，阳明燥气过盛所致。当先用导法以通之，后以润燥生津法以润之，以通便利气法以行之，则便秘可通也。

处方一：大猪胆一个　食醋一小盏　将猪胆汁倒出四分之一，加入等量食醋，调匀，自肛门灌入肠内。灌毕，停顷时如厕，大便可泻出。

处方二：麻仁三钱　炒杏仁三钱　白芍三钱　生地三钱　元参三钱　麦冬三钱　枳实三钱　川朴三钱　莱菔子五钱　大黄二钱(各包后入)　水煎温服

复诊：患者经猪胆汁导后，大便当即泻下，腹部亦感舒适，又服汤剂三剂后，大便即通畅，可用上方继服。

处方：上方去大黄，加槟榔三钱　水煎温服。

遂以此方连服五剂，遂愈。

按　老年便秘多因津液、运化无力所致。《素问·灵兰秘典论》云："大肠者，传道之官，变化出焉。"盖大肠居小肠之下，承受水谷之糟粕，传导而出。传道者，传导也。其末端为肛门，亦名魄门。魄门者，粕门也。

夫大肠之传导，虽尽为水谷之糟粕。其传之正常运行，一需气力之推荡，二需津液之润化。否则，无津液则糟粕硬结，无力则滞而不行。此所以老年人之多有此证也。

本方先用猪胆导者，急则治其标也。此方亦出仲景先生《伤寒论》阳明病篇，本云："大猪胆一枚，泻汁，和少许醋。以灌道内，如一食顷，当便出宿食恶物，甚效。"本方之用于此证，经临床用之，知其效不误。猪胆若无鲜者，稍干时日，亦可，即先以醋兑满，调匀后用之。

后方为麻子仁丸加味而成，此方亦出《伤寒论》阳明病篇，本具润燥利气缓下之功，加生地、元参、麦冬者，合增液汤法也。后去大黄，加槟榔者，借利气药之推荡，不同泻下之力也。

2. 孙某某　女　中年　济南山东省电视台

初诊：便秘，胸腹胀满。患者素有慢性胃病，去年七月份，因乳房肿瘤经手术及化疗后，消化机能进一步减弱，食欲尚可，惟消化功能较差，腹中胀气上冲，胸脘部撞痛，皆导致大便气秘，排气困难。面色晄白，气虚无力，睡眠欠佳。舌红无苔，寸关脉沉而无力，尺脉弱甚，此脾胃运化无力，气滞不行，加以体质较弱，当补益气血，养护脾胃，兼润其肠胃，导其滞气，虚实兼顾为是。

处方：党参 15 克　生白术 15 克　桂枝 10 克　黄芪 15 克　川朴 10 克　莱菔子 15 克　生首乌 10 克　广木香 10 克　生山楂 15 克　当归 10 克　丹参 10 克　桃仁 10 克　生甘草 6 克　生姜 3 片　水煎温服

复诊：服上方四剂后，腹胀减轻，排气亦通，胃部仍不适，恶寒喜热，排便情况较前亦有好转，舌脉如前，可继用前方，加温胃醒脾助消化之药。

处方：前方加砂仁 10 克　鸡内金 10 克　水煎温服

复诊:服上方20余剂,腹胀基本缓解,大便可每日一次,排气亦通畅,惟消化能力尚未恢复,胃口有烧灼感,有时有嗳气上冲,易怕冷,时汗出,脉沉弱,又关脉尤甚。此脾胃之运化尚未尽复,且胃气久郁生热有伤及胃阴之象,当兼顾之。

处方:苍术6克　川朴6克　陈皮10克　制半夏10克　茯苓6克　白芍10克　桂枝6克　蒲公英15克　鸡内金15克　白蔻10克　金石斛6克　生甘草6克　生姜3片　大枣3枚(去核)　水煎温服

复诊:服上方10剂后,胃口转好,胃酸亦减少,亦无烧灼感,惟轻度胀气,易出汗,每汗出多则易心中不适。此气虚之候也,于疏导之法时,兼顾补气可也。

处方:白术10克　茯苓10克　陈皮10克　制半夏10克　川朴10克　广木香6克　莱菔子10克　鸡内金15克　白蔻10克　金石斛6克　蒲公英10克　桂枝10克　白芍10克　黄芪10克　生甘草6克　生姜3片　大枣3枚(去核)　水煎温服

复诊:服上方20剂后,肠胃诸病,全部好转,出汗亦轻,面色亦见红润,体力与精神均见大好,睡眠亦较前大好,舌如前,脉寸关浮起,尺脉亦较弱。可继用前方调养一个阶段后,体力自可恢复。

按　本案素有胃部疾患,不曾治愈。经手术之后,加以化疗,必然导致体力大衰,气血虚弱。由于精神与体力方面的损伤,进而造成脾胃与肠道消化功能的紊乱,浊气不能下行,肠道运化无力,传导失职,排便困难,则脾胃受纳亦必受损,体力之虚损,尤难恢复。此所谓"大实有羸状,至虚有盛候"也。治之之法,必以疏利导引为主,切不可通泻之药,以求急功。以疏导、活血通利,促其肠胃增强营运之力,则升降之机可复,关门之开阖有序,肠胃之功能渐复,后调理脾胃运化为主,则脾气自醒,胃能受纳,小肠能化,则水谷之精华,自能滋养气血,体力精神自当好转,复以桂枝汤与黄芪等药兼顾,益其中气,补其卫气,故汗出亦减。如是则加以饮食调养,身体自可康复。

3. 刘某　女　青年　济南市

2009年8月初诊:旧有便秘证,每服丸药后即可下,多年前曾诊有慢性胃肠炎,近忽感胃部不适,或发胀痛,卧则稍轻,起则加重,甚则恶心呕吐,大便亦不畅快,舌红少苔,右脉沉弦,左脉滑动。月经正常,不喜冷饮。此肠不和,升降不调,气机不适,食滞不化,当以消导之法以行之,疏利之法以通之。

处方:苍术10克　川朴10克　陈皮10克　制半夏15克　砂仁6克　广木香5克　莱菔子6克　鸡内金15克　甘松10克　白芍15克　茯苓6克　炙甘草3克　生姜三片 水煎温服

服上方五剂即愈

按　胃肠之道,饮食受纳运化之器,转运不息,升降不已,如是则常行不已,升降有序,此证必饮食有积滞之碍,肠道又久有闭滞之疾,故气不得下行反而上逆,然非结滞之实者,不必用硝、黄之猛力,导而行之,消而化之可也。亦所谓"勿致邪,勿伤正"也。

19. 便血

【树乾公案】

张某某　男　成年　下回头村

1965年11月19日初诊:肠出血。

处方:黄芩三钱　白芍七钱　甘草五钱　地榆一两　水煎温服　一付
服一付即愈。

20. 脱肛

【树乾公案】

刘某某　男　7岁　高落山村

1963年11月23日初诊:大便下血,脱肛,大肠湿热。脉弦数。此脱肛兼便血。

处方:黄芩三钱　白芍三钱　甘草三钱　地榆一两(炒黑)　山楂一两(炒黑)　水煎温服　一付

12月1日复诊:服初诊方数剂,便血脱肛均好转,原方二付继服。

12月14日复诊:服原方五剂,便血已痊愈,惟有大便仍脱肛,但较前亦轻,再用补脾肺法,调方继服,即能痊愈,调方。

处方:党参三钱　白术三钱　甘草二钱　白芍三钱　黄芩二钱　升麻一钱　水煎温服　四付

21. 肠痈

【树乾公案】

1. 原某某　男　53岁　茂柞村

1963年12月5日初诊:初发病,腹胀痛,继而绕脐腹部(大肠募)有硬处拒按,潮热谵语,大便不通已四日,小便频,面色黄,口干,饮不多。舌苔薄微黄,脉弦数兼涩,似阳明府实症,又可疑大肠痈,但其人素体羸弱,不任猛药,遂用麻仁丸改作汤剂。此可疑内痈(胃肠痈)。

处方:麻子仁五钱　白芍二钱　枳实二钱　川军二钱(后入)　厚朴一钱半　杏仁二钱 水煎温服　一付

复诊:服一剂,大便微通,痛少减,原方一付继服。

复诊:原方服二剂,大便下灰黑色兼黄黏液,痛大减,谵语潮热均减退,但食后,腹痛即甚,脐部仍有硬处偏脐左部,去县医院检查,曾透视四次无结果,后用针刺脐部硬处,吸出脓样液汁,服消炎润下等药及注射消炎药,大便又下灰黄色黏液,腹胀痛均减轻,饮食增加,脐部偏左处仍有硬处,如拳头大,继而全身发现紫色斑者,乃败血窜入经络,脐部硬处呈脓毒败血,凝结未尽,遂用张锡纯活络灵效丹方。

处方:当归五钱　丹参五钱　乳香三钱　没药三钱　水煎温服　二付

复诊:上方服二剂,脐部硬处见软,紫斑亦见消退,原方二付继服。

复诊:上方服数剂,硬处大部消去,大便正常,继以陈皮方缓调之。

处方:青皮二钱　陈皮二钱　枳壳二钱　连翘二钱　乳香三钱　没药三钱　生地三钱　白芍三钱　丹参四钱　甘草二钱　水煎温服　二付

2. 于某某 男 65 岁

1965 年 5 月 18 日初诊：少腹脐旁右斜下作痛，拒按，以手按有硬块感，前几天曾大便干燥。舌苔白腻，脉沉弦数。此为寒热凝结肠道，气血郁滞不行（慢性盲肠炎）。

处方：陈皮三钱 青皮三钱 枳壳四钱 连翘五钱 双花五钱 乳香三钱 公英三钱 甘草二钱 水煎温服 二付

复诊：服初诊方二付，少腹痛减，硬块亦消大半，原方二付继服。

3. 康某某 女 72 岁

1965 年 9 月 16 日初诊：右下腹部疼痛，按之无硬块，久坐坠痛尤甚，大便如常。舌苔白腻黏，脉沉滑。气血凝滞循环失调，肠腑之气阻碍不通。此肠气血积滞（可疑慢性盲肠炎）。

处方：陈皮二钱 青皮二钱 枳壳三钱 连翘三钱 双花五钱 乳香三钱 没药三钱 丹参三钱 当归三钱 甘草二钱 公英二钱 水煎温服 一付

复诊：服上方一剂，痛大减，下坠亦轻，原方继服二付。

复诊：服上方二剂，已基本痊愈，因胀坠未除，上方二剂继服。

复诊：调方。

处方：桂枝三钱 白芍五钱 甘草三钱 生姜二钱 大枣三枚 川军三钱（后入） 水煎温服 一付

【张春兰案】

闫某某 女 71 岁 道北刘家

2012 年初诊：少腹右侧疼痛。阵痛、压痛、反跳痛明显。医院诊断为阑尾炎，输液治疗好转。多日后仍微痛不愈，遂来诊，改用中药治疗。

处方：青皮 10 克 陈皮 10 克 连翘 12 克 双花 15 克 公英 15 克 甘草 10 克 乳香 10 克 枳壳 6 克 川楝子 10 克 桃仁 5 克 水煎温服 3 剂

二诊：服上方 8 剂后痊愈。

（三）肝胆脏器病

1. 胁痛

【树乾公案】

1. 张某某之妻 女 下回头村

1963 年 4 月 25 日初诊：热郁于少阳经，往来寒热，口苦不欲食，胸胁痛，脉弦数。此肝郁热。

处方：柴胡三钱 黄芩二钱 半夏三钱 太子参三钱 甘草二钱 生姜二钱 牡蛎七钱（先煎） 川贝二钱 大枣三枚 水煎温服 一付

4 月 26 日复诊：寒热往来已消失，胸胁痛亦好转，原方一剂继服。

5 月 1 日复诊：调方。

处方:枝子三钱　蒌仁三钱　天花粉三钱　大贝二钱　生地三钱　元参三钱　甘草二钱　黄芩二钱　水煎温服　二付

5 月 4 日复诊:调方。

处方:柴胡三钱　黄芩二钱　沙参三钱　甘草二钱　蒌仁三钱　天花粉四钱　水煎温服　一付

2. 李某某　女　38 岁　崂山村

1963 年 6 月 2 日初诊:肝胆郁结不舒,右胁胀痛,有时涉及胃痛,口苦酸,有时恶心,往来寒热,心下痞痛,曾连续流产二次,前症又见重,腰痛,四肢麻木。此肝胆郁热,胃不和。

处方:柴胡三钱　黄芩二钱　半夏三钱　太子参三钱　甘草二钱　生姜二钱　大枣三枚　牡蛎七钱(先煎)　白芍三钱　丹参三钱　水煎温服　二付

6 月 15 日复诊:服前方,胸满少减轻,调方。

处方:柴胡三钱　白芍四钱　枳实二钱　甘草三钱　水煎温服　四付

6 月 20 日复诊:调方。

处方:半夏三钱　生姜二钱　黄连一钱半　黄芩二钱　甘草二钱　太子参二钱　大枣三枚　水煎温服　二付

6 月 23 日复诊:服过前调方后,诸症均好转,原方二服继服。

3. 孙某某　男　9 岁　孔家庄

1963 年 6 月 15 日初诊:食欲不振,有时咳嗽,往来寒热,左胁下微硬(系肝脏肿大),脉弦数。此肝郁脾热,运化无力。

处方:柴胡三钱　黄芩二钱　半夏三钱　明党参三钱　甘草二钱　生姜二钱　枝子三钱　牡蛎五钱(先煎)　水煎温服　一付

7 月 13 日复诊:服柴胡汤加味三剂后,食欲增进,呕吐及往来寒热好转,胁下胀硬亦见消,惟触诊左肋下尚有微胀,仍以前方加减,调方。

处方:柴胡三钱　黄芩二钱　半夏三钱　明党参三钱　甘草二钱　生姜二钱 牡蛎五钱(先煎)　白芍三钱　白术三钱　水煎温服　二付

4. 邹某某　女　15 岁　古塔村

1963 年 7 月 12 日初诊:血虚肝郁热,头痛,咳嗽,左胁痛,往来寒热,面色青黄,瘦弱,脉弦细数。此肝郁热血虚

处方:当归三钱　丹参三钱　白芍三钱　生地三钱　柴胡三钱　黄芩三钱　半夏三钱　牡蛎四钱(先煎)　生姜一钱　川贝三钱　水煎温服　一付

7 月 6 日复诊:服上方后,咳嗽左胁痛痊愈,往来寒热亦消失,惟血虚,动则心悸,怔忡,再以补血养心法调治。

处方:当归三钱　丹参三钱　白芍三钱　生地三钱　党参三钱　白术三钱　远志二钱　枣仁四钱　桂元肉三钱　陈皮二钱　黄芪四钱　甘草二钱　生姜一钱　大枣三枚　水煎温服　二付

5. 张某某　女　成年　大落村

1963 年 8 月 24 日初诊:热邪侵入少阳,恶寒发热,口酸苦,不欲食,咳嗽,胸胁痛,口干渴,脉弦数。此热郁肝胆。

处方:柴胡二钱　黄芩二钱　全瓜蒌一个　天花粉三钱　甘草二钱　水煎温服　一付

8 月 25 日复诊:服药后,恶寒发热均减退,食欲增加,诸证均好转,原方继服一付。

8 月 26 日复诊:原方继服一付。

6. 曲某某　女　47 岁　大章村

1964 年 8 月 13 日初诊:左胁痛,发烧,口苦辛涩,脘腹胀闷,小便黄,脉沉弦。此肝郁病,阳热内郁,不能宣达血气,凝滞不行。

处方:柴胡三钱　黄芩二钱　半夏三钱　太子参三钱　甘草二钱　天花粉三钱　生姜一钱　川楝子三钱　元胡二钱　牡蛎五钱(先煎)　水煎温服　一付

8 月 14 日复诊:服上方一付,诸症均好转,原方再服一剂。

7. 汤某某　女　58 岁　小落村

1965 年 1 月 7 日初诊:肝胃气不和,痰气上逆,右胁痛,消化不良,脉沉弦。

处方:陈皮三钱　半夏三钱　云苓三钱　枳壳三钱　甘草一钱半　生姜二钱　广木香二钱　苏梗二钱　川朴二钱　水煎温服　一付

复诊:服上方一付,胁痛减轻,消化亦好转,原方加片姜黄二钱。

4 月 13 日复诊:服上方二付,诸症均接近痊愈,原方二付继服。

4 月 17 日复诊:诸证均痊愈,再以补脾肺元气

处方:明党参三钱　炒白术三钱　云苓三钱　甘草一钱半　陈皮二钱　半夏二钱　枳壳二钱　水煎温服　二付

8. 孙某某　女　37 岁

1965 年 2 月 14 日初诊:胸胁闷痛,烦躁,嗳气,头目热晕,脉弦数。此肝气郁结,木火上冲,胃气不和,痰火壅遏。

处方:柴胡二钱　枝子三钱　枳壳二钱　郁金二钱　陈皮二钱　黄芩三钱　甘草二钱　薄荷一钱(后入)　水煎温服　一付

4 月 16 日复诊:调方。

处方:柴胡二钱　黄芩二钱　半夏三钱　党参二钱　甘草二钱　生姜一钱　花粉三钱　蒌仁五钱　薤白三钱　橘络三钱　郁金二钱　枳壳二钱　水煎温服　一付

4 月 18 日复诊:服初诊方胸胁痛均好转,将上方加味,继服一剂,诸症皆消而痊愈,遂停药,今日又复发,但比前减轻仍以原加茯苓三钱,二付继服。

9. 王某某　女　51 岁　崂山村

1965 年 3 月 8 日初诊:胸胁痛连背部或发热恶寒,大便干燥,有时心悸。舌苔薄白,脉弦细。肝阳内郁,热停生痰,木失调达,胃气不和。此肝胆郁热停痰。

处方:柴胡三钱　白芍三钱　枳实三钱　甘草二钱　蒌仁四钱　薤白三钱　郁金三钱　麦芽五钱　水煎温服　三付

3 月 17 日复诊:原方 3 付继服。

3 月 24 日复诊:服初诊方六付,胸胁痛减,大便不干,惟头觉晕眩,以痰浊上逆,清阳不升所致,原方加半夏三钱　陈皮二钱,四付继服

4 月 2 日复诊:上方又加竹茹二钱,云苓二钱,菖蒲二钱,远志二钱,四付继服。

10. 张某某　男　48岁　尹格庄村

1965年7月10日初诊：旧患郁气积热，又因撞伤胁肋作痛，有时咳嗽，脉沉弦而尺涩。此因积热生痰伤肺，又因撞伤瘀血凝滞经络。

处方：当归四钱　丹参四参　乳香三钱　没药三钱　茜草三钱　连翘三钱　橘络二钱　水煎温服　二付

7月14日复诊：胁痛已愈，再议清热化痰解郁止嗽，调方。

处方：柴胡三钱　白芍三钱　甘草二钱　黄芩三钱　枳壳二钱　橘络二钱　大贝三钱　桔梗二钱　水煎温服　一付

11. 郭某某　男　48岁　东滩郭家村

1965年8月27日初诊：右胁下痛，食后即觉恶心。脉弦。此肝郁气滞，胃气不和

处方：柴胡三钱　白芍三钱　甘草二钱　香附三钱　枳壳三钱　川芎一钱半　水煎温服　一付

8月28日复诊：服上方一付，胁痛恶心均好转，原方再加陈皮二钱，二付继服

12. 汤某某　女　70岁　二章村

1965年9月18日：右胁疼痛，口干，涩痛，饮食无味，口苦，时发热，恶寒，往来寒热。脉弦数。此肝郁热，胃不和。

处方：柴胡三钱　黄芩二钱　半夏三钱　党参三钱　甘草二钱　生姜二钱　白芍三钱　元胡二钱　川楝子二钱　陈皮三钱　枳壳二钱　一剂　水煎温服

9月20日复诊：原方加牡力五钱，二剂继服

10月3日复诊：服初诊方少好转，又前方加牡蛎，继服二剂，胁痛大减，惟口苦食欲不振未愈，再用小柴胡汤加胆草、青皮各三钱，

处方：柴胡三钱　黄芩二钱　半夏三钱　党参三钱　甘草二钱　生姜二钱　大枣三个　胆草三钱　青皮三钱　水煎温服

【张灿玾案】

1. 张某某　女　青年　荣成二里周家村

初诊：患者素无此证，猝发胁腹痛。时发寒热，不思饮食，口微渴，心下痞满，按之右胁连脘腹部痛甚。月经正常，小便微黄。舌红，苔微黄，脉沉弦。此肝胆气郁，少阳之火逆加于阳明而令胃肠运化功能滞而不畅。法当以清泄肝胆之气，疏导阳明之滞，则热清气降而痛自止耳。

处方：柴胡三钱　黄芩二钱　制半夏三钱　白芍三钱　桂枝二钱　广郁金三钱　佛手三钱　生甘草一钱　生姜三片　水煎温服

复诊：服上方二剂后，疼痛缓解，寒热少作，心下稍快，此少阳之火减，肝胆之气疏，胃气自能下降，继用前法，进一步疏利气机。

处方：前方加青皮二钱　枳壳二钱　水煎温服

复诊：继服上方，诸证大减，已可进食，舌苔变白，脉亦缓和，遂按前方而愈。

按　本案虽旧无此证，然皆素因肝胆之气郁，久而化火，横加于胃，亦木克土之候，故胁痛连脘，肝胆气不疏则胃气难以畅行，气不通则痛作矣。治当以疏利肝胆之气为主，方用仲

景先生柴胡桂枝汤加减治之。详小柴胡汤，原以清泄少阳之热，去参者，以年轻气壮，无须顾及正气，以碍于疏导之功。芍药桂枝于此方中可缓木气之急，以缓中止痛，另加郁金善解肝胆之郁，佛手可疏肝止痛，故奏效也，后加青皮、枳壳，加强疏利之功，以导中焦之滞，则肠胃之气机自能通畅矣。凡因肝胆之郁热而犯胃者，以此方加减，每可奏效。此以疏其源而流自通也。

2. 毕某某　女　中年　荣成马草夼村

初诊：始因小怒气郁，遂发胁肋引痛，不敢深呼吸，咳嗽及牵动均感疼痛，饮食及二便均正常，舌红苔白，脉弦数。此气滞不行，肝气不疏，肺气难降，气血运行不畅，经络通行有碍所致，当以疏肝活血，利气降逆为法。

处方：陈皮三钱　制半夏三钱　茯苓二钱　枳壳二钱　广木香一钱　苏子一钱　白芥子一钱半　姜黄二钱　白芍三钱　柴胡三钱　生甘草一钱　水煎温服

复诊：服上方二剂后，痛止气行，遂愈。

按　此案既非宿疾再发，亦无癥结难除，病虽及于肝、肺二脏，然病在经而不在脏，病在气而未伤形，气在滞而非伤本，故可以平和之剂，加以利导，不必取克伐峻利之药攻伐之。是方以二陈汤与三子养亲汤合用。化痰降逆，以利肺气之行，加柴胡、白芍、枳壳等，以疏肝气之郁，少佐姜黄，行胸胁之气血，直达病所，则络脉通，气自畅也。

3. 刘某某　男　青年　烟台

初诊：原患肝炎，经检查，正处于恢复期。但长时间两手发热，最近因回家喝点酒，导致食欲不振，右胁下痛，心烦，体倦无力。舌红，苔薄白，脉沉弦，浮取寸、关有滑象。此原由湿热郁毒，犯肝伤脾，虽在恢复期而内患未除，复为酒发，再现肝郁气滞之侯，且因木气犯土，脾胃不振，则痛胀之证作矣。法当清利湿热，解郁利气，属意肝、脾二脏。

处方：柴胡三钱　川楝子二钱　枳壳三钱　姜半夏二钱　茯苓二钱　陈皮三钱　广郁金三钱　佛手三钱　竹茹四钱　土茯苓五钱　茵陈三钱　水煎温服

复诊：服上方 3 剂后，胀痛均减，仍觉心烦手足心热，脉舌无大变化，此方已对证，可谓三剂知也；心烦、手足热，有内热外泛血热之证，不可以大苦大寒之药，当清其浮泛之热。

处方：原方加炒栀子二钱　地骨皮二钱　丹皮二钱　水煎温服

复诊：痛胀虽减，但活动时仍有痛感，食欲尚未恢复，有时盗汗，舌红，苔白腻，脉如前。此湿热之邪，仍当以清泄肝胆，调和脾胃为主。

处方：柴胡三钱　川楝子二钱　枳壳二钱　姜半夏二钱　茯苓三钱　陈皮三钱　广郁金三钱　土茯苓一两　茵陈四钱　蒲公英五钱　丹皮三钱　地骨皮二钱　神曲五钱　麦芽五钱　水煎温服

复诊：服上方 3 剂后，食欲增加，胁下痛胀均减，晚上仍感手足心烦热，舌红，苔淡黄，肝胆之郁气已明显减退，惟浮泛之热尚未退，可继服前方。

复诊：继服前方 3 剂，食欲大增，手足心发热亦有所减轻，舌红，苔淡黄，脉沉滑，化验肝功正常。病情已有减缓之势，当继以调肝理脾为法。

处方：炒白术三钱　茯苓三钱　陈皮三钱　广郁金三钱　白芍三钱　当归四钱　神曲五钱　麦芽五钱　柴胡三钱　公英五钱　茵陈三钱　生甘草一钱　水煎温服

复诊：服上方 3 剂后，效果甚佳，食欲亦渐恢复正常，手足心发热已甚轻，舌红，苔白薄，此湿热已化，肝胆复其生发之机，脾胃复其升降之职，可继服前方。

复诊：继服前方5剂，各种证候已基本减退，食欲体力亦渐趋正常，可再缓之之法。以逍遥丸继服而愈。

按 本案现代医学诊为慢性肝炎也。详见其证，犹肝郁之为患。盖肝之气化，属木，主升。具生发之机，具疏泄之职。贼则损脾，生化不运，湿热之气郁于中，气血之行滞于内，为肝气郁而不发也。若《素问·五常政大论》云："敷和(厥阴之平气)之纪，木德周行，阳舒阴布，五化宣平，其气端，其性随，其用曲直，其化生荣，其类草木，其政发散，其候温和，其令风，其脏肝，……其病里急支满……。"此虽言及运气之政令，然"人与天地相应"，人体之肝，木之政令也。和则肝气生发之气布，病则郁而为病。然此言肝郁，非情志为病，亦感受疫气为灾也。如《素问遗篇·刺法论》所云，凡五运之升，"升降不前，气交有变，即成暴郁。"亦云刚柔失守，时序不令，亦可变为大疫。"五疫之至，皆相染易，无问大小，病状相似。"故现代医学所谓传染性肝炎亦类似此等疾病。故治疗此等疾病，除应清泄肝胆，疏理脾胃，亦可佐以清利湿热或清泄疫毒之药。

本案在治疗方面，此前已确诊为传染性肝炎，而非由情志引起之一般肝郁。故以清泄肝胆、利气开郁法为主；待气机启动之后，湿热外泛，舌苔变腻之时，则当注意清利湿热；肝胆邪甚，必犯脾胃，犹当促进脾胃之运化机能以加强水谷之运化，佐以清热解毒之品，有利于肝、脾功能之恢复；待湿退热减，气机畅行之后，则以疏肝理脾之逍遥丸，以收善后之功。然尤当注意养护，确保正气存内，气血营运无损，庶免疫毒之复发。

4. 王某某之妻 女 青年 荣成单家村

初诊：产后月余，因怒气所伤，遂致情志不舒，胁脘部疼痛难忍，时寒热往来，头汗不止，口干，大小便正常，舌红苔黄，脉弦数。此由新产不久，元气未复，怒气伤肝，肝胆气郁，气伤于脏，病发于经，痛及于胁，少阳之火，郁而未发，循经上行，故但头汗出。今先当疏利肝胆之气，导胃脘之滞，以缓其急，疏气之郁。

处方：柴胡三钱 黄芩二钱 制半夏二钱 枳壳二钱 白芍三钱 鸡内金五钱 元胡二钱 香附二钱 生甘草一钱 水煎温服

复诊：服上方二剂后疼痛大减，余证亦皆好转，脉浮弦而不数，少阳之火有所缓解，继服前方。

复诊：继服前方二剂后，痛已止，头汗不出，寒热不发，舌红苔白薄，当以利气和胃之药，予以调理之。

处方：陈皮二钱 制半夏二钱 茯苓二钱 枳壳二钱 炒山栀二钱 鸡内金三钱 砂仁二钱 香附二钱 广木香一钱 生甘草一钱 水煎温服

按 本案原系新产方一月，元气未复，身体适应能力尚差，其因一也。因怒气所发，伤在肝，肝与胆相表里，脏腑同伤，表里同病也。肝主疏泄，木能疏土，故虽伤在肝胆，必连及于胃也。患者虽有寒热，头汗证，然无表证之候，仍系内伤，非外感也，肝气内郁，少阳火气不发，病虽在脏腑，而证现于诸经，病犹在气分也，故本案先以小柴胡为主方加减，调肝胆之气也。次以二陈汤方加减，理胃气也。主次有分，先后有序，虽系小恙，法不可乱也。

5. 王某某 男 中年 荣成单家村

初诊：昔有慢性咳病，偶因伤风，咳嗽有加，无痰，寒热往来，无汗，胁部刺痛，大小便正常，面容憔悴，食少乏力，舌红苔白薄，脉浮弦而数。此旧日患咳，肺气本虚，复因外感，外邪束于皮毛，则肺气尤为不畅，病及足太阳及足少阳两经为患矣，故寒热发，胁痛作。当和解少阳，轻开肺气，则气行可畅，枢机可运矣。

处方：柴胡三钱　黄芩一钱　制半夏二钱　陈皮二钱　茯苓二钱　枳壳一钱　桔梗一钱　麦冬三钱　川贝二钱　沙参三钱　生甘草一钱　水煎温服

复诊：服上药一剂便知，诸证均减，脉亦不数，惟浮而无力，遂继服二剂而愈。

按　本案以小柴胡汤为主者，和解少阳也，以沙参易人参者，以气阴两虚，再加麦冬以甘寒，益其气也，加枳、桔者，开胸以利气也，具二陈汤之药，肺、胃兼顾也，川贝化痰，免其阻滞胸中也。本方用量较轻者，以体本虚弱，邪亦不甚重，既可轻取，不可重伐。夫用药如用兵，若强虏顽敌，非具扛鼎之力，雷霆之势，安能制胜，若弱体微邪，轻取可也。故用药之道，亦在于巧取而已。若欲强本健身，则另当别议。

6. 滕某某　男　中年　烟台市

初诊：昔患慢性肝炎，迁延未愈。近感食欲不振，右胁下疼痛较甚，连及背部及左胁，腹部痞闷，右胁部有按压痛。小便较频、色黄，口微渴不欲饮，面色萎黄，精神不爽。舌红，苔淡黄而腻，脉沉而无力，尺脉尤弱。此肝郁日久，湿热不化，毒气不散，气血不行，脾气不振，当以清利湿热，疏通气血，和肝理脾为法。

处方：太子参三钱　炒白术五钱　茯苓三钱　柴胡三钱　白芍三钱　薄荷二钱(后入)　鸡内金三钱　炒麦芽五钱　广郁金三钱　佛手三钱　青皮二钱　陈皮三钱　姜半夏三钱　藿香三钱　佩兰三钱　水煎温服

复诊：服上方3剂后，食欲增加，胁部疼痛减轻，小便减少，可继服原方。

复诊：继服前方三剂后，诸证皆有所减轻；昨日因生气后，胁部复感疼痛明显，食欲复不如前几日。此怒气伤肝所致，肝伤必侮土，脾气复损，病则反复。当再加疏肝气化湿热之法，以清利之。

处方：柴胡三钱　白芍三钱　广郁金三钱　川楝子三钱　太子参四钱　白术三钱　茯苓三钱　陈皮三钱　茵陈五钱　土茯苓一两　蒲公英五钱　大豆黄卷三钱　鸡内金四钱　麦芽五钱　水煎温服

复诊：服上方三剂后，病虽如前状，然湿热外泛，舌变淡黄而腻。此脾气受损较重，当培土以御肝侮，芳香以化湿热，佐以消导以通其滞。

处方：太子参三钱　白术三钱　茯苓三钱　陈皮四钱　制半夏三钱　广藿香三钱　佩兰三钱　白蔻三钱　白芍五钱　山楂五钱　麦芽三钱　鸡内金三钱　莱菔子三钱　生甘草一钱　水煎温服

复诊：服上方三剂后，食欲渐强，腹胀减轻。此湿热有转化之势，当继增脾土之力，强本以逐末，若脾胃一衰则病难除矣，当继服前方。

复诊：继服前方五剂后，湿热已化，舌淡黄，微腻，食欲增加，胁痛大减，肝气已缓，脉沉弦，重取有一定力度，正气渐复矣。再以疏肝理脾法，佐以清利而缓图之。

处方：白术三钱　茯苓三钱　当归三钱　白芍三钱　柴胡三钱　薄荷一钱(后入)　炒栀子三钱　丹皮三钱　茵陈三钱　广郁金三钱　香附三钱　丹皮三钱　青皮三钱　生甘草一钱　水煎温服

复诊：服上方三剂后，腹满胁痛等证，均已减轻，食欲继有好转，舌苔淡黄，脉沉弦。病情已有向愈之转机。后即以此连服至恢复正常而止。

按 本案因患肝炎数年，变为慢性，迁延难愈，时有发作，变幻莫测，至失良机。此证初发之时，虽有疫气所染，然日久伤脏，治则当求本。凡为此病，均以肝、脾两脏为主，且与情志变化有关。又肝、脾两脏，既与水谷运化有关，又与气血营运有关，以肝藏血，脾统血也。

治之之法，早期因由疫毒相染，清利肝胆之同时，当加清热解毒之药，标本兼顾。又因肝胆之病，每易犯及脾胃，故于治肝之时，需顾及脾胃，防其传化也。又因肝有郁疾，必伤及血，或气之不行，亦必致血滞，是利气理血，亦治肝病之常法也。若日久不愈，变化不定，则因人而异。若体偏于阳盛者，常从阳化热；若偏于阳虚者，常从阴化寒；若阴虚之体，每易燥化；若湿盛之躯，又易湿化。热化者则宜清，寒化者则宜温，阴虚者则宜滋养，湿化者则宜淡利。若日久体虚者，则以疏肝理脾，或佐以清利，是为常法也。

本案属慢性期之发作，治疗期间亦小有反复，且身体亦较弱，病偏于湿热，故始以培土和胃为主，继以平肝和胃，佐以芳香清利为法。后以疏肝理脾，佐以利气、活血、清利之法，以促其恢复。

7. 赵某 女 老年 济南

初诊：10余年前，曾经某医院检查患胆囊炎，多次治疗，至今未愈，从去冬至今，每遇受寒或情志刺激，则胁脘部撑胀，胃甚畏寒而喜温。10余日前发病，曾食砂仁猪肚汤后，大便下古铜色秽物，撑胀有所减轻，舌红苔白厚而腻，脉中取弦，右关尤甚，两尺脉弱。此中气不足，肝气犯胃，肝脾不和，隔塞不通。当疏肝利气，以缓其急，导滞和胃，以安其中，使上下交通，则痛胀可减。

处方：柴胡10克 黄芩6克 白芍15克 枳壳10克 陈皮10克 制半夏10克 大腹皮10克 青皮6克 砂仁6克 广郁金6克 鸡内金15克 生甘草3克 水煎温服

复诊：服上方三剂后，腹部不胀，但气尚未顺，大便不调，时干时软，心中有热感。此肝气横逆，脾胃升降失职。当解利中焦，使枢机得运，气化得复，则脾胃无横逆之灾，水谷得归化之正矣。

处方：陈皮10克 制半夏15克 炒黄连3克 莱菔子6克 厚朴6克 砂仁6克 藿香6克 鸡内金10克 生甘草3克 生姜三片 水煎温服

电话告知：服上方三剂后，腹部胀满感已完全消失，肠鸣，有饥饿感，但食欲尚未完全恢复，方进食后，腹部微胀，半小时后即可，心中微烦，舌苔已恢复正常，大便亦正常。此胃气尚未完全恢复，少阳之火，尚有余烬。嘱以此方继服，冀其康复。

按 本案先以小柴胡汤加减者，以病在肝胆，木火为患，祸及脾胃，故先以小柴胡汤清泄肝胆之热，且加诸利气导滞之药以解胃气之滞，其所以喜热恶寒者，胃阳不振也，以肝胆阳邪为患，不可以用姜、附助阳之药，仅加砂仁，温其中气即和。

后方仿二陈汤与藿朴夏苓汤意加减而成。加炒黄连以清余热，加莱菔子以通利胃肠，以鸡内金消导之，以免其滞塞，则胃肠之功能可复，肝胆之余热可熄，脾胃之升降可运作矣。

2. 黄疸

【树乾公案】

1. 殷某某　男　51 岁

1964 年 7 月 22 日初诊:肝胆郁结,胃气不和,运化失职,腹胁胀痛,痛甚呕吐,口苦,小便黄,白睛微黄,大便常干燥,脉弦大。此肝胆郁热(胆石症)。

处方:当归三钱　白芍三钱　枳壳二钱　云苓三钱　枳实二钱　郁金三钱　川楝子三钱　陈皮二钱　竹茹二钱　滑石四钱　神曲二钱　没药三钱　甘草二钱　水煎温服　二付

复诊:原方加麦芽五钱,茵陈五钱,四付继服。

复诊:调方。

处方:当归三钱　白芍三钱　枳实三钱　云苓三钱　郁金三钱　川楝子三钱　陈皮二钱　神曲三钱　栀子三钱　麦芽五钱　没药三钱　甘草二钱　柴胡三钱　水煎温服　四付

复诊:服初诊方数剂,痛稍减,小便色亦较正,惟心下微胀,又将前方加减,即 31 日方,服四付痛大减,面色及目睛黄色均减退,原方六付继服。

2. 李某某　男　11 岁　崂山屯村

1964 年 8 月 21 日初诊:右肋下硬肿,肝肿痞满,两目发黄,倦怠,脉弦数。此湿热郁蒸,内蕴水谷,阻遏肝脾之气。此肝郁热,脾湿不运。治宜先清肝开郁,再建脾利湿。

处方:柴胡三钱　当归三钱　白芍三钱　甘草二钱　云苓三钱　白术三钱　栀子三钱　川楝子三钱　牡蛎四钱(先煎)　茵陈三钱　薄荷一钱(后入)　水煎温服

复诊:调方。

处方:苍术四钱　茵陈四钱　木通一钱半　栀子三钱　猪苓三钱　泽泻三钱　苡米三钱　神曲二钱　麦芽三钱　山楂三钱　水煎温服

复诊:服初诊方,肝热少退,痞满少减,但目黄仍不见退,后改用苍术方,服数剂,黄色渐渐退去,再以健脾药调方。

处方:太子参三钱　白术四钱　云苓四钱　甘草二钱　陈皮三钱　半夏三钱　麦芽三钱　水煎温服

复诊:调方。

处方:太子参三钱　白术四钱　茯苓皮四钱　甘草二钱　陈皮三钱　半夏三钱　麦芽三钱　水煎温服　二付

3. 张某　女　13 岁　下回头村

1964 年 11 月 19 日初诊:腹痛痞胀,小便黄大便溏,粪便黏液样,食后痞痛尤甚,有时往来寒热,面目现黄色,脉细弦数。肝郁热脾郁湿,湿热酿积,运化无力以致上述诸症。此肝胆郁热,脾湿不运。

处方:苍术五钱　川朴二钱　陈皮三钱　甘草一钱半　柴胡三钱　黄芩二钱　半夏二钱　生姜二钱　大枣三枚　沙参三钱　栀子二钱　茵陈五钱　水煎温服

复诊:调方。

处方:苍术四钱　茵陈四钱　木通一钱半　栀子三钱　猪苓三钱　泽泻三钱　苡米五

钱 神曲二钱 麦芽五钱 山楂三钱 水煎温服

复诊:服上方数剂,面目黄色减退,小便亦清,原方继服。

复诊:服上方,腹痛痞胀好转,再加健脾药调方。

处方:苍术四钱 炒白术四钱 陈皮二钱 甘草二钱 茵陈四钱 栀子三钱 泽泻三钱 神曲二钱 麦芽四钱 山楂三钱 苡米五钱 水煎温服

4. 张某某 男 14岁 下回头村

1965年12月6日初诊:肝胆气郁,脾气不运,湿热凝郁,肝肺肿大,面部目睛微黄,小便黄,脉弦。此肝胆郁热,脾气不运。

处方:白术四钱 枳实三钱 水煎温服 一付

12月9日复诊:调方。

处方:苍术五钱 川朴二钱 陈皮二钱 甘草一钱半 茵陈三钱 神曲二钱 麦芽三钱 山楂三钱 云苓三钱 泽泻三钱 白术三钱 水煎温服 一付

12月12日复诊:服初诊方二付,腹痛痞满减轻,继服9日方,痞满大减,黄色减退,饮食增进,原方继服。

【张灿玾案】

1. 毕某某 男 中年 荣成东牢村

初诊:猝发左胁痛甚,腹部拒按,食后痛尤甚。大便正常,时发寒热,口苦。舌红,苔微黄,脉弦数有力。此肝、胆湿热蕴郁,痛发于少阳,犯及于胃。当先清泄肝胆之热,则运化之机舒,痛可缓也。

处方:柴胡三钱 黄芩二钱 制半夏二钱 白芍三钱 生山栀二钱 广郁金三钱 川黄连二钱 生甘草一钱 水煎温服

复诊:服上方二剂后,胁痛稍缓。然一身尽黄,小便亦黄,此湿热之气,郁蒸为黄,外泛肌肤,内充脏腑,可继用上法,加以清热,消导郁滞。

处方:前方加鸡内金三钱 茵陈蒿三钱 水煎温服

复诊:服上方数剂后,疼痛减轻,黄染亦逐步减退,后继服此方直至黄退痛止,病体痊愈。

按 黄疸之病,古已有之,《内经》有多处说及。如《素问·平人气象论》云:"目裹微肿,如卧蚕起之状,曰水。溺黄赤安卧者,黄疸。"《素问·玉机真脏论》云:"……弗治,肝传之脾,病名曰脾风,发瘅,腹中热,烦心出黄。"此论自将疸之病机,提及肝、脾二脏。后在仲景先生遗著《金匮要略方论》中,已有"黄疸病"专篇,具"论"二首、"脉证"十四条,方七首。是证本病在古代已为医家高度重视,所列茵陈蒿汤、栀子大黄汤、茵陈五苓散、柴胡汤等方药,特为后世所常用。晋葛洪《肘后备急方》中又曾提出有"时行病发黄"及"虏黄"等病,可证此病亦有传染性及由外籍传入者。在病因、病机方面,隋巢元方《诸病源候论》卷十二"黄疸诸候"论之甚,然皆着眼于脾胃。如"黄病候"云:"此由寒湿在表,则热蓄于脾胃,腠理不开,瘀热与宿谷相搏,烦郁不得消,大小便不得通,故身体面目皆变黄色。"金元以下及于明清,在仲景方论的基础上尤有新见。如清人林佩琴《类证治裁》黄疸云:"既分五疸,宜辨阴阳。阳黄多由瘀热,烦渴头汗,脉必滑数;阴黄多由寒湿,身冷汗出,脉必沉微。阳黄系胃腑湿热熏蒸与胆液泄越,上侵肺则发而黄,其色明如橘子,治在胃;阴黄系脾脏寒湿不运,与胆液浸淫,外渍肌肤，则发而为黄，其色晦如烟熏，治在脾。”另如古人又有“疫黄”、“暴黄”等说。发多急剧，皆疫疠之毒所致，尤多验证。故黄疸之病，切无忽略。

本案起始即肝胆之证，胁痛、寒热、口苦等候为是。故遵先生之法，以小柴胡汤加白芍以缓肝急，加山栀、黄连以清湿热，加广郁金以调肝利胆，服二剂后，湿热得化。肝胆气疏，郁热尽发于外，一身悉黄。遂继以此方加茵陈以清利肝胆湿热，加鸡内金以消导脾胃郁滞，病情即很快得以控制。此方药味不多，力亦不猛，义在湿热未结，肠胃未闭，当以疏利清泄为主。不必以峻猛群队之方，易伤元气也。

2. 赵某某　男　老年　荣成西墒村

初诊：眩晕气短，食欲不振，口舌干燥，面色萎黄虚浮，一身皮肤黄肿，大便不畅，小便短少，舌淡红，苔微黄，脉沉弦而数，重按无力。此黄疸病也。由湿热内郁，脾胃运化之力不足，肝胆疏泄之功不行。导致水气不化，湿热内蕴，郁蒸发黄。治当虚实兼顾，补其脾胃，疏其肝胆，利其水气，化其湿热，以退其黄。

处方：党参二钱　白术二钱　茯苓二钱　苍术二钱　柴胡一钱半　黄芩一钱半　花粉一钱半　砂仁一钱半　猪苓二钱　泽泻二钱　茵陈二钱　栀子二钱　酒军二钱　生甘草一钱　水煎温服

复诊：服上方二剂后，自觉舒适感，小便增多，水肿亦有消退之势，后遂此方随证加减而愈。

按　本案虽属黄疸之病，然病起多端，虚实共在。要之，病起于湿热，而应在肝脾。详水谷之气，原由脾胃之运化，肝气之疏泄，水道之通利，自能清升浊降，精存而滓出。今留滞不化，蕴郁而为湿热，虚实并存，故方取多义，以四君子健其中气，以柴、芩等清泄肝气，以五苓利其水道，以酒军开其谷道，以茵陈、栀子利其湿热，群药并行，虚实兼顾，自能邪去而不伤正，湿化而不伤阴也。

3. 毕某某　男　中年　荣成东牢村

初诊：胁部痛甚，连及脘腹部亦痛，口苦，舌红苔黄，时感寒热往来，胁肋部拒按，食后尤痛，脉弦数。此肝胆湿热郁滞，肝气不能疏泄，少阳之气，不得散越，木气横逆，连及脾胃，水谷难以消化转运，留滞中焦，蕴郁不泻，故痛胀作矣。当以疏利肝胆，清泄郁热为法。

处方：柴胡二钱　黄芩二钱　制半夏二钱　白芍三钱　栀子二钱　广郁金三钱　黄连二钱　生甘草一钱　水煎温服

复诊：服上方二剂后，痛少轻，然一身悉黄，小便亦黄，脉仍弦数有力。此湿热蕴郁之气，尽散越于外，中焦输转之机，尚未畅通，当进一步清利湿热，佐以消导，助其运化。

处方：前方加茵陈蒿五钱　生山栀三钱　鸡内金三钱。

复诊：服上方二剂后，胁脘疼痛减轻，寒热往来不再发作，黄疸亦有减弱之势，仍以此方继服，至痊愈。

按　此证原系肝胆湿热蕴郁而成，故先发少阳胁痛，口苦，寒热往来等证，经服小柴胡汤加减方后，湿热之气蕴郁发黄，散越于外，遂为黄疸，经调整原方，一则疏利肝胆，一则清利湿热，加以内金之消导，增进运化之力，湿热祛，气机畅，郁滞化，病即愈。

4. 张某某　男　中年　荣成下回头村

初诊：食欲不振，消化不良，胃口有烧灼感，时发寒热，面色萎黄，目睛与皮肤均现黄色，小便黄赤。舌红苔微黄,脉浮弦。此肝胆湿热,殃及脾胃也。肝胆失于疏泄条达之力,脾胃则损其运化传导之职,湿热内蕴,郁而不发,遂成黄疸也。治当清泄肝胆湿热为先。

处方:柴胡三钱　黄芩二钱　制半夏二钱　党参二钱　茵陈三钱　栀子二钱　枳实二钱　广郁金二钱　生甘草一钱　水煎温服

复诊:服上方二剂后,自觉胃口舒适,寒热发作亦轻,此中焦之气机已动,蕴郁之湿热已启,继服上方加鸡内金三钱,助消导之力,以通利胃肠,茵陈加至五钱,加大清利湿热之力。

复诊:按上方继服十二剂,病情已大减,黄疸渐退,寒热发作亦微,惟觉胃中时有不适,仍以清利湿热,佐以消导为法。

处方:茵陈三钱　栀子三钱　黄柏二钱　鸡内金五钱　广郁金三钱　枳壳二钱　生甘草一钱　水煎温服

复诊:上方共服十剂,黄疸尽退,胃气亦复,此肝胆之湿热已化,脾胃之运化亦通,惟小便尚未全清,此尚有余邪未尽也。再以清利之法,以祛其余邪。

处方:茵陈三钱　白术二钱　茯苓二钱　猪苓二钱　泽泻二钱　桂枝一钱　水煎温服

复诊:服上方数剂,诸症均退,遂愈。

按　此案本属肝胆湿热内蕴,郁而为黄,然肝胆与脾胃,关系甚密,故肝胆之疾患,每涉及脾胃,然其本在肝胆,其标在脾胃,亦或谓其始在肝胆,其传在脾胃。本案先以小柴胡汤与茵陈蒿汤方加减而成。茵陈蒿汤原有大黄,今去而未用者,以湿热之邪,虽蕴于内,尚未阻结,当以化解为主,促其气机之转化,若大黄之苦寒沉降,不利于中焦之气化也。后继以清利湿热与利气导滞为法者,肝、脾二脏兼顾也。最后以五苓散加茵陈方,以利其余邪也。本案尽以仲景方为主。再证仲景方之所以久用而未衰者,方简而价廉,故谓之为经典医方也,然此中玄机,亦尽在活用也。

5. 林某某之妻　女　中年　荣成常家庄

4月2日初诊:腹部肿胀,消化不良,腿沉重,气短无力,时发寒热,面部浮肿,目睛微黄,大便不调,小便短少,食欲不振,口不渴,舌暗红,苔微黄,脉沉弦而数。此肝胆湿热蕴郁之证,由肝胆而及于脾胃,故水谷之运化,亦失常度,且由于气血运行不畅,水气不化,则泛滥于皮腠,发为肿胀,然诸病皆起于肝郁,故当以疏肝理脾为主。

处方:当归三钱　白芍三钱　白术三钱　茯苓三钱　柴胡二钱　丹皮二钱　炒栀子一钱　香附三钱　鸡内金五钱　砂仁三钱　陈皮二钱　泽泻二钱　制半夏二钱　生甘草一钱　水煎温服

4月15日复诊:服上方4剂后,寒热稍减,肿亦微消,是则说明,立法与处方,均属对证,遂于原方中加青皮二钱,以增强疏利肝郁之力。

5月25日复诊:服上方四剂后,病情本已好转,由于就诊路程稍远,遂在近村求一医诊治,方中以健胃利气利水药,如大腹皮、广木香等药较多,仅服二剂,病情有所加重,面部浮肿较甚,黄甚,呼吸短促,此医者未识病本在肝,非脾胃也。不疏肝郁则水道安通,气血不行,则肿胀安消,呼吸短促,有水气犯肺之虞,疏利较多,应注意护脾,仍以前方为主,稍加调整。

处方:柴胡三钱　黄芩二钱　制半夏二钱　广郁金二钱　鸡内金三钱　白芍二钱　白术二钱　茯苓二钱　陈皮二钱　炒苏子一钱半　葶苈子一钱　砂仁二钱　山药三钱　甘草一钱　水煎温服

6月2日复诊:服上方四剂后,肿胀已大消,食欲增强,呼吸顺畅,精神亦振,脉现沉缓,余邪尚未尽除，继用前方。

6月15日复诊：服前方八剂，肿已基本消尽，黄亦退去，惟时觉心下饱满，乃脾胃消化之力不足，然不可大补，只可以消导之药助之。以前方加神曲三钱。

8月11日复诊：前方连服十四剂。诸证均已消退，肿胀尽消。惟时盛暑，时觉心中有热感，大便稍稀。此少阳行令之时也，又值太阴渐旺之始，故当再为调理少阳与太阴二气也。

处方：柴胡三钱　黄芩二钱　制半夏二钱　广郁金三钱　茯苓二钱　砂仁二钱　白术二钱　枳壳二钱　鸡内金二钱　山药一两　甘草一钱　水煎温服

9月18日复诊：服上方四剂，暑热已过，诸证悉平，脉亦平复如常，惟有时食后，尚微感撑胀，盖肝脾功能未完全恢复，尚需加以调理，除关照二脏外，尚需顾及气血。

处方：柴胡三钱　黄芩二钱　制半夏三钱　丹参三钱　广郁金三钱　枳实二钱　山药三钱　神曲三钱　砂仁三钱　陈皮二钱　茯苓二钱　甘草一钱　水煎温服

11月11日复诊：服上方四剂，已无任何不适，精神体力均已恢复。前方稍作调整，以巩固前功。

处方：柴胡三钱　黄芩二钱　制半夏二钱　党参三钱　广郁金三钱　枳实二钱　桂枝三钱　茯苓三钱　鸡内金三钱　琥珀粉一钱(各包冲服)　甘草一钱　水煎温服

上方共服八剂，遂停药。

按　本案治疗前后历经达七个多月之久，虽开始不久，经另医小误，小有反复，终获痊愈，无任何后遗之证。此老患病时，约在20世纪50年代初，直至80年代，身体仍然健康，时其老伴已因脑病致瘫，仅靠他请家父为之调方取药。

本病原系肝病为患，就诊之时，恐已为时多日矣。然能顺利治愈者，贵在病家对医者之信守，有耐心坚持治疗，是为至要。

本病重点在肝，连及于脾，治本不移其法，兼顾别脏，亦属必要，若定位不准，思路必乱，思乱则法变，法变则药无准的矣。

前期始终以丹栀逍遥散加减，兼顾肝脾，后期以小柴胡汤加减，兼顾肝胆。主次有份也。

本病虽属黄疸，然非急黄，故未用苦寒重剂或清热解毒之药，恐伤胃气，又损正气也。重在清泄，以化湿热，湿热化则黄自退。

病虽有肿胀之候，而未用大破大利克伐之剂，亦在求本而治，若求速效，易有反复，病根未除，肿胀难消。

此证虚实并存，虚者，正气不足也，实者邪气有余也。患者年近半百，气血已衰也。《素问·上古天真论》云："(女子)七七，任脉虚，太冲脉衰少，天癸竭，地道不通，故形坏而无子也。"又《素问·阴阳应象大论》云："年五十，体重，耳目不聪明矣。"王冰注"衰之渐也。"又详肝开窍于目，肾开窍于耳。"耳目不聪明"者，亦肝、肾虚损之候也。故此等证，家大父常云："补之不受，泻之有损。"只可以王道之剂，激其生机，促其转化，不可以霸道之治，虽获短效，亦损正气。是当缓图，不可急治。

病本在肝，损犹及脾，欲救其脾，因邪气正盛，不可行补，故特选山药者，取其中正平和，以补益中气，不腻不滞，扶正而不碍祛邪。

肝脏之郁，不仅在气，亦必及血，且肝又为藏血之脏，始由气郁，亦必血滞，故在理气之时，犹当理血，气血得行，水道亦通，此故本病，虽有肿候，不专取利水之剂也。

《素问·至真要大论》曰："知标与本，用之不殆，明知逆顺，正行无问。此之谓也。不知是者，不足以诊，足以乱经。”别医不识，治肝而取诸脾胃者，正属乎此。

3. 蛔厥

【树乾公案】

1. 滕某某　男　30岁　东墙村

1963年3月1日初诊：腹痛，痛时腹中近脐下有硬块，心下兼胁下作痛，小便黄赤，大便下红黄色黏液，脉弦。此蛔厥（胆道蛔虫）。

处方：乌梅二钱　细辛一钱　干姜一钱　黄连二钱　丹参二钱　川椒一钱　附子一钱　桂枝一钱　黄柏一钱　水煎温服　二付

3月3日复诊：病情好转，服前方二付腹已不痛，大便已较正常，小便仍有黄色，是否为胆道蛔虫尚未确诊，后经医院检查确诊为胆道蛔虫，服此方，病情即好转，原方一付继服。

3月4日复诊：腹已不痛，饮食正常，但脐旁按之微痛，大便带黏液，调方。

处方：乌梅二钱　细辛一钱　干姜一钱　黄柏一钱　丹参二钱　附子一钱　川椒一钱　桂枝三钱　党参二钱　黄连一钱　白芍二钱　木香二钱　甘草一钱　水煎温服

3月5日复诊：诸症痊愈，调方。

处方：白术三钱　川朴三钱　陈皮二钱　甘草二钱　木香二钱　枳实二钱　白芍三钱　砂仁二钱　山楂三钱　水煎温服

3月6日复诊：上方去白芍加神曲三钱，麦芽三钱，生姜二钱继服。

3月12日复诊：腹已不痛，有时只觉恶心，似有虫上冲咽喉，下则觉胃肠不适，调方。

处方：乌梅三钱　细辛一钱　干姜二钱　胡黄连二钱　附子一钱　川椒一钱半　桂枝二钱　太子参二钱　黄柏二钱　水煎温服　二付

2. 唐某某　男　14岁　南子城

1963年12月23日初诊：始发脐部偏左痛，涉及胃脘亦痛，曾呕吐蛔虫几次，大便不调，有时溏泄，经医院检查为胆道蛔虫，治疗好转，但胃脘部仍有时作痛，脉弦迟兼涩。此乃属胆气不舒，上逆胃痛，肝胃不和。治宜平肝和胃舒肝利胆。

处方：柴胡三钱　白芍三钱　枳实三钱　甘草三钱　砂仁二钱　广木香二钱　水煎温服　三付

12月28日复诊：服上方三付，腹痛亦止，大便正常，腹部触诊亦无痛处，饮食如常，前方加健脾药调方，以滋健运，即当痊愈。

处方：白术三钱　云苓三钱　白芍三钱　枳实三钱　甘草三钱　砂仁二钱　广木香二钱　柴胡三钱　水煎温服　三付

【张灿玾案】

张某某　女　23岁　禹城

初诊：患上腹痛已有两月。痛甚时则四肢厥冷，吐蛔虫，神昏汗出，心中热痛，心下及左胁拒按，经常感觉上脘有虫行感，下午腹胀较甚，心下按之亦作痛。时有嗳气，食欲不振，两手发凉，面色微红。舌淡红，苔白腻，脉沉而无力。此蛔厥之证，皆因胃肠寒热不调，升降失职，运化不行，故气乱于中，虫扰于内，当仿仲景先生治蛔厥之法，调其寒热，复其升降，则运化之机行，蛔自安矣。

处方：乌梅三钱　桂枝二钱　白芍三钱　细辛七分　党参二钱　川椒一钱　干姜二钱　川朴三钱　陈皮二钱　制附子一钱　黄连二钱　黄柏二钱　苍术三钱　使君子三钱　生甘草一钱　水煎温服

复诊：服前方二剂后，嗳气、恶心、腹痛、腹胀等证均减轻，上脘虫行感亦减轻，四肢微温，此寒热已调，胃肠运化之功能渐复，虫亦被制，气血可达于四肢矣，可继服前方以安其内，以安其蛔。

复诊：继服前方三剂后，痛、胀均减，四肢得温，食欲增加，精神得振。遂令再服几剂，以复脾胃之健运，免致病情再作。

按　蛔厥之为病，仲景先生于《伤寒论》厥阴篇中首言之，详该文原云："伤寒脉微而厥，至七八日肤冷，其人燥，无暂安时，此为脏厥，非蚘厥也。蚘厥者，其人当吐蚘。今病者静，而复时烦者，此为脏寒。蚘上入其膈，故烦，须臾复止；得食而呕，又烦者，蚘闻食臭出，其人常自吐蚘。蚘厥者，乌梅丸主之。"本文虽为伤寒发病之一，然非必发之病，当系伤寒兼证之一。上文又明确指明，虽为厥证，然又与脏厥有关。下文虽指出蚘厥诸多病候，详其致病之原因，不外两个方面，一者胃肠道之寒热失调，致令胃肠功能紊乱；二者，先有蚘虫寄生于肠道，因肠胃之寒热失调，而虫不得安于中，遂逆而上行，倍令胃肠功能失控而痛、胀、厥、呕诸证兼作，故治之必当调其寒热，行其积滞，佐以杀虫，则蚘被制矣。

详乌梅丸方，用药极为复杂，诸家多从治蛔解之，吾谓似尚有未尽之义。细审蛔厥之为病，上已详明，蛔其一端耳，必由胃肠之气已乱，故蛔得乘势作乱，本方亦颇有以乱治乱之义。然用药看似乱，而法则未乱，惟杂合以治也。该方虽以乌梅为君，而臣使之药，则必应病情之杂。故既有姜、附之大热，复有连、柏之大寒；既有桂枝、细辛之通经，复有参、椒之温里；既有辛味以开之，复有苦味以降之；既有酸以收之，复有辛以散之。故本方实可平胃肠寒热不调、升降失序之乱气也，非止安蛔一端耳。

本案处方，以乌梅丸加以平胃散以疏导其滞气也，以白芍易当归以缓其急也，再加使君子以制蛔也。虽加数品，仍不失乌梅丸之本义也。

4. 头痛

【树乾公案】

1. 王某某　男　39 岁　慕云庵村

1964 年 5 月 15 日初诊：头项痛，头部有发热感。脉弦大而虚。此肝经风火，挟胃热上冲。

处方：白芍四钱　甘草四钱　甘菊三钱　蔓荆子三钱　黄芩二钱　水煎温服　二付

复诊：服上方二付，头痛减半，脑部发热亦轻，原方四付继服。

2. 王某某　女　37 岁　东仙王家村

1965 年 6 月 10 日初诊：血虚头痛，眩晕，脉弦细。此血虚头痛。

处方：当归五钱　川芎三钱　白芍五钱　生地四钱　薄荷一钱半(后入)　蔓荆子二钱

甘菊三钱　水煎温服　一付

6月18日复诊:服初诊方一付,痛大减,原方一付继服。

3. 刘某某　女　32岁　岳泊庄村

1965年8月20日初诊:头项痛,四肢沉痛,面色黄瘦,大便粗糙,食欲不振,心悸短气。舌质淡红,苔薄白,脉弦细。此脾胃虚弱,气虚血虚。

处方:党参三钱　炒白术三钱　茯苓三钱　甘草二钱　当归三钱　川芎二钱　白芍三钱　生地三钱　蔓荆子二钱　水煎温服　二付

8月28日复诊:服初诊方二付后,头痛大减,食欲增加,原方四付继服。

9月4日复诊:头痛好转,借书证大便仍粗糙,完谷不化,调方。

处方:党参三钱　白术四钱　云苓三钱　甘草二钱　扁豆五钱　苡米五钱　山药五钱　桔梗二钱　草蔻一钱　生姜一钱　大枣三枚　水煎温服　二付

此方继服数剂痊愈。

4. 鞠某某　男　15岁　小落村

1965年12月31日初诊:反胃恶心,消化不良,头痛,脉弦滑。此食滞不消头痛。

处方陈皮三钱　半夏三钱　云苓三钱　甘草一钱半　神曲三钱　山楂三钱　川朴二钱　枳实三钱　麦芽三钱　水煎温服　一付

1月13日复诊:服初诊方一付,诸症均好转,原方二付继服。

5. 王某某　女　47岁　小落村

1966年4月1日初诊:头痛已五六年,发则头晕,胸胀,痛如劈脑,如内有物撞刺振动,脉沉细涩。此瘀血头痛。

处方:当归三钱　桃仁三钱　红苍二钱　赤芍三钱　川芎二钱　淮牛膝三钱　枳壳三钱　水煎温服　一付

4月4日复诊:服初诊方一付,头痛减轻,原方二付继服。

6. 李某某　男　28岁　地宝圈村

1967年6月12日初诊:前额头痛,甚则痛连巅顶,呕恶,脉浮数。此痰热头痛。

处方:半夏三钱　白术三钱　陈皮三钱　云苓三钱　甘草二钱　蔓荆子二钱　川芎二钱　白芷二钱　石膏一两(先煎)　甘菊二钱　藁本一钱半　黄芩三钱　水煎温服　一付

6月16日复诊:服初诊方二付,头痛大减,恶心亦轻,原方二付继服。

7. 张某某　男　成年　下回头村

1968年7月1日初诊:血虚头痛,终日惺惺,痛走额角。此血虚头痛。

处方:当归三钱　川芎二钱　白芍三钱　生地四钱　黄芩二钱　甘菊二钱　蔓荆子三钱　甘草二钱　水煎温服　一付

7月5日复诊:服上方四付已痊愈,原方继服,以固疗效。

8. 萧某某　女　37岁　下回头村

1968年7月8日初诊:头晕痛,心悸短气,面色㿠白,脉沉弱。此血虚头痛。

处方:当归五钱　川芎二钱　白芍三钱　生地四钱　黄芩三钱　甘菊二钱　蔓荆子二钱　甘草二钱　荆芥穗一钱半　水煎温服　一付

7月11日复诊:服上方数付,病情好转,调方。

处方:当归四钱　川芎二钱　白芍三钱　生地四钱　太子参三钱　白术三钱　云苓三钱　甘草二钱　黄芩三钱　甘菊二钱　芥穗一钱　蔓荆子二钱　水煎温服　一付

7月16日复诊:服14日方已痊愈,原方一付继服。

7月18日复诊:原方一付。

【张灿玾案】

1. 于某某　女　59岁　烟台市

初诊:患头痛已半年。偏右侧胀痛较重,有时跳痛,甚则全头痛。恶心,不欲食,右侧面浮肿,项强,口干,月事基本正常。舌红无苔,中间有浅裂,脉浮滑。此肝阴不足,肝火上犯,且木气犯胃,脾气被损,经气不畅,当以滋阴降火,祛风缓急以养肝阴,熄肝风为主。

处方:生地三钱　白芍三钱　菊花五钱　钩藤三钱(后入)　苦丁茶三钱　防风三钱　蔓荆子二钱　白芷二钱　全蝎二钱　姜半夏三钱　葛根三钱　水煎温服

复诊:服上方三剂后,头痛减轻,恶心止,食欲增加,目觉干涩,视物不清。此肝风有所缓解,然肝火未熄,肝阴仍虚,故目视不明,仍以原方,加以清肝明目之药可也。

处方:前方去半夏,加草决明三钱　水煎温服

复诊:继服上方三剂后,头痛已大减,面部浮肿亦见消,视物少清。是肝火亦逞减缓之势,厥阴、阳明二经之气血营运亦渐畅行矣。可继以此方再服。

后继以此方随证少作加减,诸证减退,舌脉正常而愈。

按　本案原系肝阴不足,肝火上盛,且又累及脾、胃。《素问·六元正纪大论》云:"木郁之发,太虚埃昏,云物以扰,大风乃至,屋发折木,木有变。故民病胃脘当心而痛,上支两胁,膈咽不通,食饮不下,甚则耳鸣眩转,目不识人,善暴僵仆……"又《素问·至真要大论》云:"诸风掉眩,皆属于肝。"是则详明木气郁而发病之象,在天则风云昏蒙,在人则昏蒙眩转,天人一也。在脏则肝而及脾,在体则头项耳目,皆木气之发,风火之扰。故其为病也,"皆属于肝"。《素问·脏气法时论》云:"肝苦急,急食甘以缓之,……肝欲散,急食辛以散之。"故凡肝阴不足,木火郁发者,可以酸甘化阴之法,以滋其阴液;以辛泄之法,散其浮越之风火。此治之大要也。

2. 鞠某　女　成年　荣成东牢村

初诊:偏头痛有年,时休时发,眩晕,时觉脑中空虚,眼睑微肿,颈项不适,转动不灵,舌红苔白,脉浮数。此乃气血不足,玄神之府,得不到充分的营养,加之颈部不适,经行不畅,头气之街,营运受阻。当以行血活络,辛开通窍为法。

处方:当归三钱　川芎二钱　白芷三钱　细辛一钱　川羌一钱半　独活二钱　威灵仙二钱　葛根二钱　红花二钱　菊花三钱　薄荷二钱(后入)　明天麻二钱　生甘草一钱　水煎温服

复诊:服上方二剂,头痛顿减,眩晕亦轻,项部亦感舒适。此经脉通畅,气血得以上行,遂令继服上方而愈。

按　头为玄神之府,三阳之脉俱上头,亦清阳所居之地,一有血络不通之日,或外邪上犯之时,则晕、痛作矣。本案以归、芎、红花等行血活血,以灵仙、葛根通络活络,白芷、细辛,具

香窜之性，可直达清阳之窍，二活升清行于阳脉，菊花独得秋金之气，薄荷、天麻善清利头目。诸药均具轻清香窜之性，可直达玄神之府也。

3. 于某某　男　中年　荣成小落村

初诊：患偏头痛有年，屡治未愈，时伴眩晕，自觉心中虚悸，腰膝无力，房事不足，舌红苔白，脉浮弦，两尺脉弱，身体状况尚可，饮食正常，大便无异常，小便较频。此肝肾虚弱，心阳不振，中气不足所致。病及肝、肾、心、脾诸脏，俱现虚损之象也。头痛而眩晕者，病之标也，当求其本，从缓而治，先培其中气，以顾护心、脾之阳。

处方：炙黄芪三钱　党参三钱　白术三钱　当归三钱　柴胡二钱　升麻一钱　陈皮二钱　川芎二钱　细辛一钱　甘草一钱　水煎温服

复诊：服上方二剂后，自觉心中气壮，虚悸与头痛少减，脉舌无大变，遂令继服前方，以壮心、脾之气。

复诊：继服前方四剂后，中虚之证已大好，头痛亦轻，余证尚在，再加调治肝、肾，以固先天之本。

处方：熟地五钱　山萸肉三钱　山药三钱　茯苓三钱　丹皮二钱　泽泻二钱　枸杞三钱　淫羊藿五钱　川芎二钱　肉苁蓉三钱　水煎温服

复诊：服上方二剂后，觉头痛少愈，腰膝亦感强健。此证非短期可尽复，当缓图之，家父常云："缓病不以急治。"此之谓也。遂以本方加杜仲三钱，川断三钱，巴戟天五钱，蛇床子五钱。取数剂为细末，蜜丸服之。

后服上方而愈。

按　《素问》云："（丈夫）五八肾气衰……。"又"阴阳应象大论"云："年四十，阴气自半也，起居衰矣。"是则说明，人之生长壮老，就一般规律而言，年至四十左右，在生长的历程中，已及半矣，特别是先天之本，将逐渐衰化，渐而后天之本，亦逐渐退化，这是不可抗拒的自然法则。此时，身体健壮者，常无病候出现，然人之生也，风寒暑湿扰其外，七情六欲扰其内，加之房室之劳，饮食之贪，欲避其患者，诚亦难矣。

本案所现诸候，若头痛眩晕，心中虚悸，腰膝痠软，房事无力者，病之标也，心脾气虚，肝肾亏损者，病之本也。标见于外，本损于中。故必需求本以治，则标自消退。本案先以东垣先生补中益气汤加味，以理心脾之气，后以《金匮要略·妇人杂病》肾气丸方加味，以理肝肾之气。气行质具，则本可固而标自安矣。又本病自是劳损，不可贪求速功。若重用峻猛壮阳，或肃降清上，亦易留以遗患。反不如施以王道，气平而已。

4. 时某某　男　26岁　烟台市

初诊：头痛，特以后头为重。每生气上火则甚，大便干，小便黄，食欲正常，睡眠欠佳。舌淡红，苔薄白，脉弦细。此肝血不足，肝火挟督脉及太阳之脉上炎，故内有灼津之候，上有头痛之证，据证当系风火上炎；然舌淡脉细，又现不足之象。当以宣泄为主，佐以理血之法。

处方：荆芥二钱　川羌二钱　薄荷二钱（后入）　蔓荆子二钱　藁本二钱　白芷二钱　苦丁茶二钱　菊花五钱　当归三钱　川芎二钱　水煎温服

复诊：服上方二剂后，头痛减轻，后头痛减尤明显，惟睡眠尚不甚好，此浮越之火扰动心神也，可以镇坠之药以安之。

处方：前方加珍珠母五钱　生龙骨五钱　水煎温服

复诊：服上方三剂后，诸证均减轻，后头已不痛，大便亦通下，小便微黄，是火势已缓，可继服前方。

后即以上方服数剂遂愈。

按 此案虽有阳火上越之势，然其舌色淡，脉弦细，又显虚象，故不可以实火治。大便虽干，津液不足故，若以苦寒沉降之药，苦药多燥，不宜于此证。特宣泄之法，佐以理血之药，两全治之。

5. 滕某某　男　中年　荣成单家村

初诊：头痛眩晕已数月，自感气短无力，面色萎黄，身体瘦弱，食欲及二便无异常变化，舌淡红苔白滑，脉浮大，中取无力，沉取不见。此中气不足，清阳不升，玄神之府，无精光之气，阴霾漫布，则头部晕痛矣。当补其中气，升其清阳。

处方：黄芪三钱　党参三钱　白术三钱　当归五钱　川芎二钱　柴胡二钱　陈皮二钱　升麻一钱　明天麻二钱　菊花三钱　藁本二钱　蔓荆子一钱半　生甘草一钱　水煎温服

复诊：服上方二剂后，头痛减轻许多，自感气力亦加，舌、脉无大变，遂按前方继服。

复诊：继服前方二剂后，头已不痛，晕亦止。嘱令再服二剂以巩固疗效，且嘱当善自保养，以求身健。

按 详《素问·阴阳应象大论》云："清阳为天，浊阴为地。"又云："清阳出上窍，浊阴出下窍。"头位居上，为人身之天也，故为清阳之所居，气有不足，则清阳之气，难以上行，浊阴之升，窃居其位而不精明也。本案以补中益气汤为主，加诸轻清头目之药，使清阳得升，浊阴尽散矣。

6. 王某某　男　中年　荣成某区镇干部

初诊：患头痛已有数年之久，曾经地方多家医院诊治，终无效果，自疑脑中患有某种疾病，地方医院检验不出，曾两次去青岛某医院检查诊治，亦无效果，乃求治于中医。患者常年头痛，时轻时重，睡眠较差，记忆力亦不如前，精神状态欠佳，二便与饮食均无异常，舌红苔白薄，脉浮弦，沉取无力。此证不受气候变化影响，无畏寒恶风感，故非外感所致，亦无内热伤津之候，更无眩旋呕吐之症，非痰为患，从体质及脉象方面作总体分析，当系血虚头痛，由于血气不足，不能充盈头脑，血络空虚，劳神过度，遂令头痛常年不愈。治当养血安神，轻清上窍，以安其神明。

处方：当归五钱　川芎二钱　白芍三钱　生地五钱　薄荷一钱(后入)　菊花五钱　芥穗二钱　石菖蒲三钱　明天麻二钱　丹参五钱　五味子二钱　水煎温服

复诊：服上方二剂，即感头痛减轻，自觉各方面似有转机，遂以此方连服十余剂而愈。

按 此案本非大病，原系血气不足，玄神之府，有失营运，加以劳神过度，自心多疑，遂令多年不愈，今以补血养阴之四物汤，加诸安神利窍，及轻清空灵之药，遂使多年疑患，霍然而失。利在以药治病，以智治人也。

7. 朱某某　女　中年　济南市

初诊：六七年前，因受潮寒，体虚易汗，因流产后，又发头目眩晕，每受风寒及吹空调，则头晕如旋，不敢睁眼，恶心呕吐，舌红苔白薄，脉右沉缓，左沉弦，饮食及二便无异常，体质与精神尚可。此乃由于先因外邪及流产伤其身，导致气血亏虚，继则为肝、脾等脏，功能失调。盖肝主风，风生则动，脾主湿，湿化则易生痰，风痰作则清阳不靖，而眩旋作，呕吐生矣，治当以化痰和胃,镇静定风,清化灵窍为法。

处方:陈皮 10 克　制半夏 10 克　茯苓 10 克　荆芥 10 克　菊花 10 克　细辛 3 克　泽泻 6 克　薄荷 6 克(后入)　明天麻 10 克　荷叶 6 克　南星 6 克　生甘草 3 克　水煎温服

后告知,初服二剂,效颇明显,嘱以原方继服,遂以此方治愈。

按　此案为风痰型头痛,痛时眩晕也。《素问·六元正纪大论》云:"诸风掉眩皆属于肝。"正合于此,痛则呕吐者,痰浊之气,上犯清阳也,皆由脾阳不升,运化不利所致也。故以此升其清阳,化其浊阴,则风熄痰化矣。

【张春兰案】

于某某　女　44 岁　下回头村

2009 年初诊:多年患头前额疼痛,每上午日出则眩晕、作痛,时有恶心、胸闷、烦躁。舌边尖红,苔薄白,脉弦滑。

处方:陈皮 10 克　半夏 10 克　云苓 10 克　甘草 5 克　竹茹 10 克　龙胆草 10 克　川芎 10 克　白芷 10 克　菊花 10 克　全蝎 10 克　钩藤 10 克(后入)　蔓荆子 10 克　赭石 15 克(先煎)　僵蚕 10 克　生白术 10 克　水煎温服　4 剂

二诊:服上方 4 剂后,头痛大减,已不恶心烦闷。原方继服 4 剂。

三诊:继服原方 4 剂后,诸证痊愈。嘱再服 2 剂,以巩固疗效。

5. 眩晕

【树乾公案】

1. 张某　女　成年　马草夼村

1963 年 3 月 5 日初诊:心悸短气,四肢麻木,有时往来寒热,眩晕,食欲不振,脉弦弱。此心脾虚弱。

处方:桂枝三钱　白芍三钱　甘草二钱　远志二钱　枣仁三钱　生姜二钱　大枣三枚　云苓三钱　党参三钱　水煎温服

3 月 8 日复诊:好转,食欲增加,眩晕心悸减轻,原方一付继服。

2. 毕某某　男　47 岁　马草夼村

1964 年 12 月 14 日初诊:眩晕症,发则胸闷,呕恶,舌胖嫩,苔薄白,脉滑大数。

处方:陈皮三钱　半夏三钱　云苓三钱　甘草二钱　黄芩三钱　栀子三钱　炒白术三钱　蔓荆子二钱　生姜一钱　大枣三枚

12 月 15 日复诊:服初诊方一付,头脑清爽,呕恶亦止,原方继服。

12 月 18 日复诊:眩晕呕恶均止,但觉头痛,脉弦大,此肝胆火旺,痰浊不得下降,原方加减,调方。

处方:半夏三钱　茯苓三钱　陈皮三钱　枳壳二钱　竹茹二钱　甘草二钱　菖蒲二钱　远志二钱　赭石三钱(先煎)　旋覆花二钱(各包)　水煎温服　一付

12 月 20 日复诊:服上方后,头痛减大半,原方二付继服。

3. 孙某某　女　55岁　章村

1965年3月6日初诊:郁气停痰,痰气阻碍三焦,气化不通,痰火上逆,头眩项强,恶心,腹胀满,四肢面目浮肿,脉沉滑。此痰湿壅遏头痛。

处方:陈皮三钱　半夏三钱　云苓三钱　茯苓皮三钱　大腹皮三钱　炒白术三钱　麦芽五钱　橘络二钱　水煎温服　一付

复诊:服上方四剂,头项强眩晕均减轻,浮肿亦见消,原方加枳实三钱,泽泻三钱,二付继服。

4. 萧某某　男　57岁　章村

1965年3月23日初诊:脾胃衰弱,运化无力,元气不足,心血亏耗,食欲不振,头脑眩晕或有时恶心,清阳不升,浊痰不降,心悸气短,脉弦弱。此脾虚痰浊阻遏。

处方:党参四钱　炒白术四钱　云苓四钱　甘草二钱　陈皮二钱　半夏三钱　生姜二钱　大枣三枚　远志二钱　枣仁三钱　水煎温服　三付

复诊:服初诊方三付,诸症均好转,原方二付继服

5. 周某某　女　37岁　二里周村

1965年5月28日初诊:头眩晕,心胸烦闷或有时悸动,四肢沉倦,有时腿肿,卧则多梦或失眠,脉沉滑。此肝胆郁热,热郁生痰,心悸不足,心阳上越兼痰热上扰清窍。

处方:陈皮三钱　半夏三钱　云苓三钱　甘草二钱　枳实二钱　竹茹二钱　远志二钱　枣仁五钱　龙骨五钱(先煎)　牡蛎五钱(先煎)　水煎温服　三付

5月31日复诊:服初诊方三付,头脑清爽,身体亦觉轻快,原方加沙参五钱,四付继服。

6. 曹某某　男　66岁　沟曲家村

1965年9月24日初诊:眩晕症,晕则呕吐,脉弦数,舌质绛,苔白腻。痰热阻遏中焦,清气不升,浊气不降。此痰火眩晕。

处方:陈皮三钱　半夏三钱　云苓三钱　甘草一钱半　枳实三钱　竹茹二钱　白术三钱　生姜二钱　栀子三钱　水煎温服　一付

9月27日复诊:服初诊方一付,眩晕呕吐均好转,原方二付继服。

7. 汤某某　女　32岁　桑梓村

1966年4月6日初诊:头痛眩晕目昏,往来寒热,呕恶口苦酸,脉弦数。肝经郁火,血虚不养肝。此肝郁头痛。

处方:当归四钱　白芍四钱　白术四钱　柴胡三钱　云苓三钱　薄荷一钱半(后入)　甘草三钱　赤芍三钱　栀子三钱　甘菊三钱　钩藤四钱(后入)　水煎温服　二付

4月12日复诊:服初诊方,头晕目花均好转,呕恶亦减,原方二付继服。

8. 滕某某　女　28岁　滕家村

1966年6月30日初诊:眩晕,发则头眩晕,恶心呕吐,脉滑。此痰阻中焦,运化失职,升降不利而致痰眩。

处方:半夏三钱　白术三钱　陈皮三钱　云苓三钱　甘草二钱　蔓荆子二钱　钩藤三钱(后入)　生姜一钱　大枣三枚　竹茹一钱　水煎温服　二付

7月3日复诊:服初诊方,眩晕、呕吐均好转,原方二付继服。

7月8日复诊:原方二付继服。

9. 王某某　女　39岁　柳家庄村

1967年6月6日初诊:血虚,四肢沉倦发热,头眩晕,惊悸不寐,全身发烧,上午较重,下午轻,脉沉弦。此瘀血头痛。

处方:当归四钱　川芎二钱　生地三钱　黄芩三钱　栀子三钱　地骨皮三钱　甘菊三钱　香附三钱　水煎温服　二付

6月14日复诊:调方。

处方:当归三钱　川芎二钱　柴胡一钱半　桃仁三钱　枳壳二钱　赤芍三钱　甘草一钱半　桔梗一钱半　淮牛膝四钱　红花三钱　水煎温服　三付

6月19日复诊:服初诊方未效,又改用血府逐瘀汤继服三付,热大减,原方三付继服。

7月15日复诊:原方加黄芩二钱,郁金三钱,栀子三钱,二付继服。

8月8日复诊:服加15日方,发热大有好转,惟食欲不振,消化不良,原方加山楂三钱,陈曲二钱,麦芽五钱,五付继服。

【张灿玾案】

1. 王某某　男　35岁　烟台市

初诊:患头晕一年,时发时止。发作时需闭目静卧,不敢动,睁眼时则呕吐;不发病亦常恶心,耳鸣。每上火时则小便频、色黄,大便基本正常。舌淡红,无苔,舌面有多条深裂纹,脉沉弦,关脉有滑象。此肝肾阴虚引致虚火上炎,且因木气犯土、脾胃升降失职,津泛为痰,痰火相扰,邪蒙空窍;肾阴不足,则阴水被灼故现阴虚火旺之证。治当以养阴为主,佐以升清降浊之法。

处方:生地三钱　元参三钱　麦冬三钱　沙参三钱　五味二钱　首乌四钱　白芍三钱　当归三钱　川芎二钱　金石斛三钱　白术二钱　茯苓二钱　泽泻二钱　清半夏三钱　菊花三钱　生甘草一钱　水煎温服

复诊:服上方三剂后,已不恶心,头晕亦减轻,诸证均逞减缓之势,舌红中心有薄苔,裂纹亦较前浅,脉弦细。是阴津已渐增进,当继用前方,“壮水之主,以制阳光”也。

复诊:继服前方五剂,头晕已较前大轻,现仅下午略晕,舌亦觉灵活,耳鸣止,小便正常,睡眠较前好,惟梦尚多,舌上裂纹亦大浅。继用前方,加炒枣仁三钱。

复诊:继服前方五剂后,诸证大减,头已不晕,偶犯时,刹时即止。梦亦减少,后即以此方临机加减,继服十余剂而愈。

按　此案虽病在上,晕于头,归于肝,然究其本,阴虚火旺之象十分明显。初诊之时,舌红无苔,且有裂纹,浮越之火,欲竭其津也。故此病虽系肝火之盛,实由阴血之虚所致,病当治本者,增其阴液也。王太仆所谓“壮水之主,以制阳光”之法,正合此义。

就眩晕,病虽属肝,然乙癸同源,肝肾相生,火之虚旺,必助于火,而木气横逆,复损于脾、胃,木克土也。故调治之方,虽在养而药必兼及他脏,综合理之,方为上策。

本方具生地、元参、麦冬者,增阴液之法也;归、芎、芍、地者,四物之方也;二方相合,以滋养肝、肾。沙参、麦冬、五味者,具生脉散之义以滋心、肺二脏气阴也;茯苓、半夏、白术、甘草者,缓中之急,以和脾胃,以免灼津为痰;以菊花清上,因菊花独得秋金之气,金以制木也;泽泻善下行,泻膀胱之阳水也。此亦取群队之方,达到综合以治之目的。

2. 郝某某　女　36岁　烟台市

初诊:有时前额疼痛,时发时止。10年前患头晕,原来发作较少,近年发作较频,每发作时,需10日左右方止。发作时不敢活动,动则呕吐食物,或兼苦水。耳鸣,四肢酸麻无力,口发酸,食欲不振。近一两年月经亦不调,经来时腰痛。舌淡红,苔白薄,脉沉细而数,尺脉弱甚。此脾肾俱虚,气血不足,清阳不升,风痰上犯所致。治宜温补脾胃,升清降浊,调其气机,则土气可振,津血可生矣。

处方:太子参三钱　炒白术三钱　茯苓二钱　陈皮二钱　姜半夏五钱　泽泻二钱　五味二钱　代赭石五钱(先煎)　旋覆花二钱(各包煎)　菊花三钱　薄荷二钱(后入)　生甘草一钱　水煎温服

复诊:服上方三剂后,呕吐即止,头晕已大减,惟感喉微痛,舌,脉如故,仍以前方加桔梗继服。

复诊:继服上方三剂后,诸证均大减,食欲增加,两腿步行有力,舌色增红,脉亦增强,遂继服前方。

后遂以此方根据病情稍作加减治愈。

按　《素问·至真要大论》所谓"诸风掉眩,皆属于肝"者,言木郁所发之病也。本案之眩晕,病在中焦,仓廪之发,失其本能也。以中焦水谷之运化无力,脾胃之升降失职。清阳之气不能布于上,浊阴之气反不能下注,故若日月不明,痰浊倒流,而晕、呕作矣。详《素问·经脉别论》:"食气入胃,浊气归心,淫精于脉,脉气流经,经气归于肺,肺朝百脉,输精于皮毛。毛脉合精,行气于府,府精神明,留于四脏,气归于权衡。"又《素问·四气调神大论》云:"天气清净光明者也……天明则日月不明,邪害空窍,阳气者闭塞,地气者冒明。"凡此皆详明脾胃对水谷之运化作用,水谷运化之后,方可生精化血,清气上行,浊气下降,升降有序,气之常也。今脾胃运化失职,既不能生化气血,亦不能升清降浊,故治当以脾胃为本,是之谓正本清源。

本方以六君子汤为主,加以降逆化浊,升清利窍之药,则脾胃之仓廪之官得复,精血之源得正。不待补血而血自生,不待升阳而空窍自明矣。

3. 陈某　男　成年　济南市军警干部

2004年7月1日初诊:20年前,因感冒后劳动汗出,引发头晕痛。后曾治愈。然每汗出受寒则头痛,近二、三年,不断发作。头晕痛发紧,记忆减退,饮食及二便无异常。舌红无苔。左脉沉而弱,右脉沉缓。此气血不足,营卫不和,为风寒外袭,清阳不振所致,当补养气血,轻清宣发为法。

处方:当归10克　川芎6克　白芍10克　生地10克　黄芪10克　桂枝10克　荆芥10克　羌活6克　薄荷6克(后入)　丝瓜络10克　菊花6克　生甘草3克　水煎温服

7月13日复诊:服上方数剂即见效。现已服10余剂,头痛减轻,脉象亦缓和。可继用前方,佐以活血通络。

处方:前方丝瓜络加至20克,另加红花6克、地龙6克,水煎温服。

11月17日复诊:服前方,头痛大减,亦不拘紧,唯顶部有时尚痛。此督脉与厥阴之气,尚未通畅也。

处方:前方加藁本10克　细辛3克　水煎温服

按 此证本系外感发泄未遂，邪犯清阳。清阳不升则浊气不降。日久不愈，则血络不通。治当甘寒以养阴，辛香以助阳，少佐辛凉以清木火，开上窍。使阴升阳降，天地交泰矣。此证日久，尚需坚持调治，方可拨云雾以见清阳也。

4. 赵某　女　中年　济南市某机关干部

2004年11月26日初诊：近月余因工作劳累，突发晕厥，恶心呕吐，复加外感，身体疲惫之极，经医院调治，热虽退，但仍感头晕疲倦，睡眠欠佳。血压偏低，面黄，舌红苔白，脉沉而无力，左尤甚。此肝血不足，脾阳不振，浮阳无依，神志不安所致，当补血和胃，养气安神，以调诸虚。

处方：当归15克　川芎6克　白芍10克　生地10克　陈皮10克　制半夏10克　菊花10克　薄荷6克(后入)　茯苓10克　炒枣仁10克　黄芪10克　生甘草3克　水煎温服

后服此方数剂而恢复正常。

按 此等症，皆劳累过度，气血不足所致，病涉于肝脾内脏，肝藏血，血留则不能运于诸经，气留则血无以为帅。故有疲惫之感。脾藏意与智，脾阳虚则智力不足，神之疲也。当以平和之剂以调之，不可以大补之药，厚重之味。如此则过犹不及也。

【张春兰案】

1. 刘某某　男　63岁　崖头

2009年5月初诊：平素体弱，经常头晕、四肢无力、自汗多，稍用力活动即气喘出汗。易感冒。舌苔薄白，脉弱。

处方：黄芪20克　党参15克　白术12克　防风10克　山药15克　麻黄根12克　浮小麦15克　五味子10克　煅牡蛎20克(先煎)　水煎温服　4剂

二诊：服上方4剂后，汗出减少，原方继服4剂。

三诊：服完上方后，汗多症已愈，气喘头晕亦轻。改用十全大补丸以补气养血调之。

2. 张某某　女　31岁　崖头

2009年6月初诊：头眩晕、四肢无力、心悸动、失眠、面色苍白、食欲不振。月经量少、色淡。舌苔薄白、脉弱细。

处方：党参10克　白术10克　云苓10克　甘草6克　当归15克　黄芪12克　川芎6克　白芍10克　元肉10克　炒枣仁15克　柏子仁10克　远志6克　阿胶10克(烊化)　五味子10克　黑芝麻15克　陈皮10克　山药10克　菟丝子12克　熟地12克　生姜3片　大枣3枚　水煎温服　8剂

二诊：服上方8剂后，诸证好转。继服原方。

三诊：服完上方8剂后，头已不晕，月经正常。全身健康。

6. 中风

【士洲公案】

1. 张某某　男　成年　荣成县下回头村

初诊：中年时期，去朝鲜汉城经商10余年，经营尚好，抗日战争爆发后，曾遣其子回家探亲，因遭恶人暗算，以通共为名，劫其财产，仓促回家，幸免于难。然产业尽无，年许，患中风，口噤不语，神识不清，半身不遂，喉中痰声辘辘，呼吸不畅，小便自遗，无寒热证，舌红苔黄腻，脉沉滑。此痰火气惊，蕴郁于内，发为内中，当先为开窍醒神，以救危急。

处方一：通关散，吹鼻中取嚏通窍。

处方二：牛黄清心丸，薄荷煎汤溶化，早晚各一丸服用。

复诊：次日病情稍稳定，鼻窍少通，痰声稍减，脉象少稳，然病发于脏，仍处于危险之期，当外开其闭，内通其窍，启其郁滞，活其络脉。

处方一：牛黄清心丸继服。

处方二：麻黄五分　生地二钱　葛根二钱　炒杏仁二钱　生石膏三钱(先煎)　细辛三分　羌活一钱　黄芩二钱　茯神二钱　羚羊角一钱　竹沥一两(冲服)　川芎一钱　生甘草一钱　水煎温服

复诊：按上方服二剂后，病情稍见缓，神识渐醒，可继服前方。始见病情有转机，惟语焉不清，肢体虽少能动，但较艰难，当继服二剂。

复诊：病情已稳定，惟语言謇涩，舌不灵便，舌苔仍黄腻，脉滑数。当再以醒神开窍，化浊通经之法治之，以解语汤方加减。

处方：菖蒲三钱　郁金三钱　远志二钱　全蝎一钱半　僵蚕一钱半　胆南星二钱　天麻二钱　蚕砂二钱　白附子一钱　竹茹三钱　炒黄连一钱　陈皮二钱　清半夏三钱　茯苓二钱　竹沥一两(冲服)　水煎温服

复诊：服本方数剂后，舌稍灵活，语言渐清，肢体活动亦增强，二便渐自通。

复诊：经月余调治后，险期已过，惟肢体活动尚不便，此气血经络尚未通畅，需逐步调养。

处方：当归五钱　川芎二钱　赤芍二钱　桃仁三钱　红花二钱　桑皮五钱　地龙二钱　生黄芪五钱　丹参三钱　钩藤三钱(后入)　牛膝二钱　水煎温服

此后即以活血通络法调治数月后，逐渐可以下床活动，年余不仅生活可以自理，还可参加轻体力劳动。

珅按　此患者为我四祖父，他刚从朝鲜归来时，身高体胖，体重200余斤，因遭此难，财物俱失，生活亦艰，痰火气惊集于一身，故猝发此病，险象丛生，经祖父耐心、细心调治，终得恢复，直至晚年，未再染他病，生活尚可自理，年八十余而终。

2. 董某某　男　老年　荣成县宁家村

初诊：年事已高，平日头晕，行动不便，卒患中风不语，左半身不遂，神识不清，小便自遗，且不畅，无寒热证，大便未行，饮食难进，面呆滞，呼吸气粗，似有痰液阻滞，舌红苔白腻，脉沉滑。此痰气内阻，经络滞塞，气血难以运行，关窍不通，神志闭塞所致。当以开窍道，豁痰饮为先。

处方一：通关散，每以少许吹鼻中取嚏。

处方二：生姜汁、竹沥汁、生葛根汁、生萝卜汁各适量，灌口中。

复诊：经用上方处理，患者病情稍见缓和，脉象亦现稳定，呼吸稍畅，当继以豁痰开窍熄风法治之。

处方一：橘红三钱　制半夏三钱　胆南星一钱　节草蒲二钱　广郁金二钱　竹茹三钱　羚羊角五分　茯苓三钱　枳实二钱　竹沥一瓶　生甘草一钱　水煎温服

处方二：苏合香丸，每日一丸，温水送服。

复诊:复上方数剂后,病情已见好转,神识稍清,可以自语,但尚口舌不灵,大便自通二次,舌红苔变薄,脉沉缓。可继服前方。

复诊:继服上方数剂,病情稳定,手足能活动,脉舌无变,痰气已开。当以活血通络为法。

处方:黄芪五钱　当归五钱　川芎二钱　赤芍二钱　地龙二钱　桃仁二钱　红花二钱　桂枝二钱　牛膝二钱　钩藤三钱(后入)　水煎温服

复诊:服上方三剂后,觉肢体活动稍有力量,病情亦稳,后即以上方治至生活可自理。

【树乾公案】

1. 郭某某　男　51岁　沟曲家村

1963年5月11日初诊:手足麻木,左半身不遂,筋脉痿弱,系血虚营卫不足,津液衰弱,肝风内动,脉弱兼浮。此血虚中风。

处方:太子参三钱　甘草二钱　桂枝三钱　白芍四钱　生姜一钱半　大枣三枚　木瓜三钱　红花三钱　大艽三钱　乳香二钱　没药二钱　水煎温服　一付

5月15日复诊:原方加地龙三钱,二付继服。

5月17日复诊:原方继服五剂。

6月4日复诊:服加地龙方后,手足亦不麻木,筋骨痿软亦好转,原方八剂继服。

6月20日复诊:诸症均好转,仍以前方加元芪三钱,七剂继服。

2. 姜某某　女　67岁　大章村

1963年6月14日初诊:血虚风中经络,左半身不遂,手指拘挛麻木(风痹症),脉弦紧。此血虚中风。

处方:黄芪三钱　桂枝三钱　白芍三钱　生姜二钱　大枣三枚　木瓜二钱　红花二钱　水煎温服　四付

6月23日复诊:服上方四付,又加丹参五钱,二付继服。

6月29日复诊:原方连服四剂,痊愈。

3. 王某某　男　50岁

1964年2月24日初诊:肢偏左麻木微痛,脉芤弦。络脉空虚,风寒侵袭,营卫之气滞涩,气血流行不畅,经络壅瘀。此血虚而滞。

处方:黄芪一两　桂枝三钱　炒白芍三钱　生姜二钱　大枣三枚　鸡血藤四钱　丹参四钱　当归五钱　乳香三钱　没药三钱　红花三钱　水煎温服　二付

复诊:服上方二付,痛麻均好转,原方二付继服。

4. 萧某　女　62岁

1964年9月初诊:平日时发眩晕,四肢麻木,继而忽然跌倒,语言謇涩,眼㖞斜,半身不遂,手足偏废,经他医用赭石龙牡寄生滋阴潜阳法,服后无效,后经诊视,时有昏瞀,自汗,喘息短气,脉沉弱,两尺更甚,外无六经形。此阴阳双亏,似有脱象。为中风症,据脉症状,总由元阴亏耗,已有脱症之虑,治当摄纳真阴,固护元气以固其本,因药品有所缺乏,着其暂用山药一两,鸡内金二个,为一剂,煎服,日服二剂,三日后昏瞀,汗出均止,连服数日,偏废之手足已能少少转动,再以此方加减,调方。

处方:山药五钱　萸肉三钱　白芍三钱　柏子仁三钱　淮牛膝三钱　枸杞二钱　乳香

二钱　没药二钱　鸡内金二钱　水煎温服

复诊:连服上方数剂,渐渐好转,虽未恢复平时状态,但亦能自理,手足亦能自由活动,由此可见山药既可补脾肺元气,亦能滋养肾阴固摄气化之力,是可靠的。少加鸡内金者,以通经络之瘀滞,使其补而通之。

【张灿玾案】

1. 姜某某　男　老年　荣成乔子头村

初诊:由于精神刺激,夜晚猝倒,瘫痪,请医打针服药,效不佳,时患者病已数日,颜面潮红,神志尚清,舌强,语言不清,喉中漉漉有声,痰涎壅盛,时时涌出,口眼㖞斜,大便干燥,舌红苔黄而厚腻,脉沉滑,数而无力。此因怒火伤肝,风痰内动,邪犯经络,气血运行受阻,风火相煽,痰热阻窍,此风、火、痰俱备,当先以清热涤痰,以降上炎之火,排上壅之痰。

处方:陈皮二钱　制半夏三钱　茯苓三钱　黄连二钱　黄芩二钱　石菖蒲三钱　广郁金三钱　胆南星二钱　竹茹二钱　枳实二钱　川贝二钱　甘草一钱　水煎温服

复诊:服上方四剂,喉中痰涎减少,下肢可微动,此痰火有减缓之势,经络有运行之徵,然大便仍未通畅,必当釜底抽薪,免致沸腾之灾,上方聊作调整。

处方:陈皮三钱　制半夏三钱　茯苓二钱　枳实三钱　竹茹二钱　黄连二钱　竹沥五钱(冲服)　大黄三钱(后入)　甘草一钱　水煎温服

复诊:服上方二剂后,大便即通,继服二剂,始能语言,患侧手足始能活动,此釜底抽薪之力也。痰火降则气血行,下窍通则上窍利,脉象亦较缓和,当改以活血通络之法。

处方:黄芪一两　赤芍二钱　当归三钱　桃仁二钱　红花一钱半　川芎二钱　地龙二钱　淮牛膝二钱　杜仲五钱　钩藤三钱(后入)　水煎温服

本方服至十余剂后,患者即可下床活动,其他各症亦逐渐好转,后坚持服用一段时间,患者生活已可自理。

按　中风一病,宋元之后已有真中风与类中风之别,而类中风之病,复有主火、主气、主痰之说,就本案而论,火、气、痰之候俱备,始时因气而发,气怒伤肝,肝者,风木之脏,木能生火,是以风乘火势,火借风威,相互为患,相因而动,火盛则灼血炼津,津变为痰,阻滞清窍,风火伤筋,则筋脉挛急而瘫作矣,是火、气、痰者,互为因果。

本案患者始发也猝,病程也长,故本于"急则治其标,缓则治其本"之法,初以痰涎壅盛,不急治之必致痰迷清窍,后因风火内盛,结于内而炎于上,必于涤痰的同时,以釜底抽薪之法,熄其火焰,以解沸汤之势,最后以活血通络,强本养原之法,以固其效,亦属"求本"之法也。

2. 张某某　女　老年　荣成马草夼村

初诊:向无他病,猝发口眼㖞斜,语言正常,精神及肢体均无异常,大小便正常,口斜较重,眼轻度不正,舌红苔白薄,脉沉弦。此风中于络,使经脉运行被阻,面部肌肤偏废,当以散风通络利气活血之法治之。

处方:乌药二钱　麻黄一钱半　枳壳二钱　桔梗二钱　白芷二钱　僵蚕二钱　全蝎二钱　陈皮二钱　川芎二钱　甘草一钱　水煎温服

复诊:服上方二剂后,即感面瘫有所缓解,遂以原方继服,后连服数剂而愈。

按 此案既无内风之候，亦无气、火之伤，是即所谓外中者也。详《金匮》中风历节第五篇云："寸口脉浮而紧，紧则为寒，浮则为虚，寒虚相搏，邪在皮肤。浮者血虚，经脉空虚，贼邪不泻，或左或右，邪气反缓，正气即急，正气引邪，喎僻不遂。邪在于络，肌肤不仁……。"仲景先生对本病之病因病机，已为详明。

本案用方为乌药顺气散去干姜，加全蝎，方出于宋陈言先生《三因极一病证方论》卷二"中风治法"，本云："治风气不顺，手脚偏枯，流注经络……。"《医宗金鉴·杂病心法要诀》中风门，用以治风邪中络之实证。验于临床，屡效。此方外可解风寒，内可通经络，有利气活血，祛邪缓痉之功。

3. 张某某　男　中年　荣成下回头村

初诊：1982年秋，在农村生产队任会计，曾有一社员与之无理吵闹，一气之下，当即头晕痛不起，遂去县医院住院，初步诊断为脑血管疾病，具体是何病，尚未确诊，三日后，电话告知，我立即回家，时已发病五日，头痛甚，语言謇涩，肢体软瘫，据医院诊断，因颅内压增高，每日注射甘露醇，以缓解头痛，经建议，请文登中心医院医生会诊后，确诊为蛛网膜下腔出血，是时患病已七日矣，七日来不曾大便，头痛甚，舌强不能言，肢体瘫软，舌红苔厚焦黄，脉沉数有力。病情十分危急，经主管医生同意，加服中药，遂与中医科主任商定一方，以平肝熄风，泻火通便为法。

处方：钩藤五钱(后入)　菊花五钱　龙胆草二钱　黄连二钱　枳实三钱　厚朴三钱　大黄三钱(后入)　芒硝三钱(后入)　水煎温服

服一剂后，头痛减轻，精神较安。

服二剂后，大便通，始能言语，精神平静。舌苔焦干已轻。可少进饮食，脉亦较沉弦，此上炎之火已有减弱之势，当继守釜底抽薪之法，趁势平熄之。

服至五剂后，头已不痛，口能言，精神清爽，已可进食，大便每日一次，不燥不泻，肢体能自由活动。舌苔渐退化。

服至七剂后，始可下床活动，病情已稳定，火势已大减。当以清肝泻热，活血通络法为主。

处方：钩藤五钱(后入)　菊花五钱　龙胆草二钱　黄连二钱　赤芍三钱　丹皮二钱　生山栀三钱　厚朴三钱　枳实二钱　大黄二钱(后入)　水煎温服

时吾公务繁忙，嘱继服上方，至能生活自理时，可出院，去济南，继续治疗。

服上方一周后，病情已有极大好转，可以下床自行活动，遂出院，由家人护送来济。经检，头痛已愈，肢体全可自由活动，大便正常，饮食如故，舌红，焦黄苔已退，惟语言少感迟涩，身感无力，脉沉弦，是肝火已熄，经脉已通，气血运行已无大碍，惟脑部血络，因出血之后，必有局部瘀阻，需逐渐恢复，肝肾亏损，亦自必然，且此病若不精心调治，亦易再发，当下之治，当以滋阴平肝活血通络，进一步作善后之治，方保无虞。

处方：生地五钱　当归五钱　白芍五钱　丹皮二钱　赤芍三钱　钩藤五钱(后入)　鸡血藤五钱　牛膝三钱　丝瓜络三钱　桑枝五钱　石菖蒲三钱　秦艽三钱　水煎温服

按此方加减，耐心调治休养达半年之久，身体已基本恢复，惟精神反应稍见迟钝，归乡后，继续进行农业劳动，至今已20余年，亦幸事也。

按 本病始发，由于未能及时确诊，延误时日，病情加重，导致险情，及至确诊，发病已达七日之多，遂成风火上炎，几成燎原之势，火伤经络，动血劫阴，上滞神窍，下闭谷道，经络运行受阻，肢体瘫痪难动。

为今之势，若风火之熊熊，亦若沸汤之滚滚，若甘露之点滴，犹杯水之救车薪，若清凉之降炎势，亦扬汤而止沸，皆无济于事。故必用苦寒以直折火焰，加苦泻而釜底抽薪，方可煞其火热，断其火源。遂以黄连解毒汤与大承气汤组合加减而服，服二剂后，大便遂通，则上炎之火势立减，火势减后，沸腾之血亦渐止矣。连用数剂，风火虽弱，而其余气，尚难顿熄，瘀滞之气血，亦难立畅，灼伤之津液，亦不可能尽复，故需再滋阴平肝，活血通络之法，以平余邪，以养损伤，使经络尽通，气血畅行，则肢体之运作自行矣。

由于本病既伤脑络，又损经脉，若不尽心调治，则极易复发，故特予较长时间的调养，以固本元，始收较为满意之效果。

7. 外中风

【树乾公案】

1. 萧某某　男　64岁　大章村

1963年12月15日初诊：素体肝胃不足，经络空虚，又中风邪，肢体抽搐痿软，半身偏废，口眼㖞斜，脉浮弦虚大。此气血双亏，真中风症

处方：生地三钱　白芍三钱　丹参三钱　秦艽三钱　独活二钱　白术三钱　甘草二钱　水煎温服

复诊：服初诊方数剂后，肢体抽搐痿软及口眼㖞斜均感好转，又服数剂，已基本痊愈，今春已能劳动，原方继服，以善其后。

2. 慕某某　男　23岁　鲁家村

1967年9月18日初诊：风中经络，口眼㖞斜，脉浮弦。此口眼㖞斜，风中络脉。

处方：当归五钱　白芍三钱　秦艽四钱　鸡血藤四钱　桑叶三钱　钩藤三钱(后入)　川芎二钱　橘络二钱　水煎温服　二付

9月21日复诊：原方三付继服。

9月25日复诊：服上方后，口眼㖞斜已正，原方三付继服。

3. 张某　女　19岁　下回头村

1968年2月14日初诊：口眼㖞斜。此口眼㖞斜，风中络脉。

处方：当归五钱　川芎二钱　白芍三钱　秦艽三钱　鸡血藤三钱　桑叶三钱　桔橘一钱　钩藤三钱(后入)　水煎温服　一付

2月16日复诊：服初诊方二付，口眼已正，原方二付继服。

2月21日复诊：原方一付继服，已痊愈。

4. 彭某　女　14岁　马草夼村

1968年4月3日初诊：口眼㖞斜。此口眼㖞斜，风中络脉。

处方：当归五钱　川芎二钱　白芍三钱　钩藤三钱(后入)　秦艽三钱　鸡血藤三钱　霜桑叶三钱　橘络一钱　水煎温服　二付

4月9日复诊：服初诊方数剂，口眼即正，原方二付继服。

【张灿玾案】

1. 杨某某　女　62岁　济南市

2013年9月19日初诊：四日前猝发口眼㖞斜，舌亦㖞斜，面部不适，右颊活动受限。原有头晕，颈椎病，上肢活动受限，大便易溏，每活动易出汗，头怕热，饮食尚可。（曾经医院检查，有慢性胃肠炎，胆结石，血糖偏高、血压高等慢性病。耳聋鸣，每活动易出汗，易烦躁，气短，心慌）经医院检查，心脑血管无异常改变。舌暗红，边有齿印，苔白稍腻，脉沉数。

又今年2月份，曾发作一次，经某医院诊疗，服用中药（方含双花、连翘、大青叶、地骨皮、僵蚕、白附子、蜈蚣、白芍、生甘草、天麻、防风等药），服后亦无反应。后以针灸治愈。

此证据医院检测，非属内中，乃风邪外中于面，导致络脉不通，当以通经活络，祛风缓痉为法。

处方：钩藤15克(各包后入)　菊花15克　葛根10克　全蝎3克　蜈蚣一条　白芷10克　荆芥穗3克　莲子心2克　白附子6克　鸡血藤15克　丝瓜络15克　白芍10克　水煎温服

配合针灸治疗

按　凡此风邪外中经络，当以通经活络、祛风缓痉为主，用药不可过于寒凉。治可针药配合，病情轻者，单行刺法亦可，若病重或时久者，当服中药，更佐以活血导滞之法，效尤佳。

2. 庄某某　女　老年　济南

初诊：自老年时起即诊为高血压、冠心病已10余年，猝发口眼㖞斜，自谓因外出归后，不久即感面颊不适，遂知患面瘫，大小便无异常，发现其他旧病如故，舌红苔微黄，脉弦数。此内外合病，邪在肌肤，面部经脉营运受阻，经脉不通所致。先予平肝熄风，通经活络，待病势稍缓，可用针刺疗法，配合治疗。

处方：钩藤五钱(后入)　白芍五钱　白附子二钱　僵蚕三钱　全蝎三钱　白芷三钱　秦艽三钱　地龙二钱　水煎温服

复诊：服上方三剂后，病情稳定，自觉面部舒适，遂以原方继服。

复诊：经服上方四剂，病势已见好转，感觉良好，口眼㖞斜已开始恢复。嘱以针刺疗法协助治疗，以其原有内风之因，不可仅仅着眼于口眼之病，当以镇肝熄风兼以通经活络之法，标本兼顾。

处方：生地八钱　元参五钱　天冬三钱　白芍五钱　钩藤五钱(后入)　地龙三钱　菊花五钱　全蝎三钱　僵蚕三钱　白附子二钱　水煎温服

复诊：服上方四剂后，口眼㖞斜已基本恢复，嘱继续以针刺疗法治之。

复诊：经过一个阶段的治疗，口眼㖞斜已完全恢复，考虑到患者心脑疾患之长期需要，遂为处一方，可间歇服用，以滋阴活血，平肝风，清心火为法。

处方：生地黄八钱　元参五钱　天冬三钱　钩藤五钱(后入)　地龙三钱　莲子心一钱　炒黄连二钱　野菊花五钱　夏枯草五钱　丹参五钱　生山楂八钱　草决明五钱　水煎温服

按　口眼㖞斜之证，古医籍所论，多属于真中风之类，谓风邪中络所致，证诸临床，亦若是说，然亦非概为外中，凡已有内风之病，或已具内风之体，则不可尽以外风治之。

本案始病，虽有外受风寒之因，然久有肝风内动之疾，故虽无类中之他证，亦需顾及内风之旧疾,与肝阳素盛之体质,于治风通络之法,兼顾内动之肝风。且据患者自称,每心脑血管病情加重时,服后面肌亦感舒适,亦可为证。

【张春兰案】

张某某　女　58岁　下回头村

2010年6月初诊:口眼㖞斜,流涎,面部麻痹。

处方:白附子10克　僵蚕10克　赤芍10克　蜈蚣3　地龙10克　当归15克　香附10克　钩藤15克(后入)　红花5克　橘络10克　鸡血藤12克　全虫10克　甘草5克　防风10克　荆芥10克　水煎温服　3剂

兼用针灸治疗。

二诊:服数剂后痊愈。

8. 肝风

【树乾公案】

1. 岳某某　男　42岁

1964年9月4日初诊:旧患目痛,视物昏花,经治疗,稍好转,近又偏左头痛,时时眩晕,四肢颤振,面色青黄,肌肉瘦弱,脉细数无力。此肾水不养肝木,肝经血虚,肝火肝风上炽为患。治以养血清热熄风兼滋阴潜阳。

处方:生地四钱　元参四钱　白芍三钱　甘菊三钱　女贞子三钱　沙苑子三钱　牡蛎五钱(先煎)　何首乌三钱　钩藤四钱(后入)　当归三钱　水煎温服　一付

复诊:服原方四剂后,上方再加山药五钱,三付继服。

复诊:服初诊方,头脑抽痛好转,原方加山药,服后头痛已止,眩晕减轻,原方当归加重一钱,甘草二钱,三付继服。

复诊:服上方数剂,诸症均好转,原方继服四付。

2. 滕某某　男　37岁　东墕村

1964年10月14日初诊:偏左角头痛日久,眼珠微胀,稍有㖞斜现象,自述因怒积热,以致肝火炽盛,肝风内动,脉弦数。先以清肝开郁法。

处方:夏枯草四钱　香附三钱　水煎温服　二付

10月17日复诊:服上方二剂,头角痛减半,原方继服二剂。

10月18日复诊:服上方后,诸症均好转,仍按前方加味,调方。

处方:夏枯草五钱　香附三钱　白芍三钱　牡蛎五钱(先煎)　石决明四钱　生地三钱　女贞子三钱　元参四钱　甘菊三钱　水煎温服　三付

3. 张某　女　成年　马草夼村

1965年1月7日初诊:头痛眩晕,有时恶心或自汗,寒热往来,口苦,有时胁肋作痛,大便干燥或二三日一行,脉弦数兼细。此肝郁血虚,肝火上亢,脾胃虚弱,浊气不降,肝热血虚,胃失和降头痛。

处方:当归三钱　白芍三钱　炒白术三钱　云苓三钱　柴胡三钱　薄荷一钱半(后入)　甘草二钱　栀子三钱　生姜一钱　赤芍三钱　半夏三钱　陈皮二钱　黄芩二钱　大枣三枚　水煎温服　一付

1月9日复诊:服初诊方一付,头痛,眩晕大减,恶心亦止,大便一日一行,寒热胁痛好转,原方一付继服。

4. 刘某某　男　成年　马草夼村

1965年2月19日初诊:头痛眩晕或夜不成寐,肢体麻木渐觉不利。怒气伤肝,思伤心血,心肝二经虚火上冲。此肝阳上升头痛。

处方:赭石五钱(先煎)　山药五钱　淮牛膝三钱　大生地五钱　枸杞三钱　龙骨五钱(先煎)　牡蛎五钱(先煎)　白芍三钱　茵陈一钱半　甘草一钱半　水煎温服　四付

2月25日复诊:服初诊方后,诸症均好转,原方继服。

5. 陈某　男　成年

1965年3月27日初诊:头偏右疼痛,初发时痛在左侧后转右侧,过午加重,上午较轻,脉左弦长,关脉尤甚,右较平和。血虚,肝胆之热上冲于脑。此肝阳上升头痛。治以清肝火养肝阴,镇肝逆兼升清降浊。

处方:生白芍八钱　桃仁五钱　元参六钱　龟板五钱　胆草三钱　川芎二钱　甘菊一钱半　甘草三钱　水煎温服　二付

复诊:服初诊上二付,头痛已止,原方三付继服。

6. 张某某　男　30岁　二里周家村

1966年4月23日初诊:头痛偏右,脑部热胀,脉弦细数。此肝阳上亢性头痛。

处方:白芍五钱　甘草三钱　甘菊三钱　蔓荆子三钱　生地五钱　元参五钱　石决明五钱　草决明五钱　水煎温服　一付

4月29日复诊:调方。

处方:陈皮三钱　半夏三钱　云苓三钱　甘草二钱　枳壳三钱　竹茹二钱　菖蒲三钱　远志二钱　石决明五钱　栀子三钱　水煎温服　一付

5月1日复诊:原方加橘络一钱,钩藤三钱,二付继服。

5月5日复诊:调方。

处方:生地四钱　女贞子四钱　元参四钱　白芍四钱　甘菊三钱　沙苑子五钱　牡蛎五钱(先煎)　丹皮二钱　石决明五钱　霜叶二钱　栀子三钱　连翘三钱　茺蔚子五钱　甘草二钱　水煎温服　一付

6月11日复诊:服初诊方,又服5月5日方后,诸症均好转,已觉痊愈,原方二付继服以固疗效。

7. 慕某某　女　31岁　脉埠村

1967年5月14日初诊:晕倒后即头痛,脉弦数。此肝火上升头痛。

处方:草决明一两　夏枯草五钱　元参五钱　白芍四钱　香附三钱　栀子三钱　丹参四钱　当归三钱　甘菊二钱　水煎温服　一付

5月16日复诊:服初诊方一付,头痛好转,原方二付继服。

【张灿玾案】

1. 刘某某　男　中年　烟台市

初诊:头痛头晕已有数年,近又加重。四肢易麻木,睡眠欠佳,大便微干,小便黄,饮食一般,口微渴,目红,血压140/90mmHg。舌红,少苔,脉弦细。此肝肾阴虚,肝阳上亢,水不能克火,则心火浮越,神不守于舍。治当滋阴潜阳,佐以清泄肝火等法,标本兼顾也。

处方:生地五钱　元参五钱　赤芍三钱　桑叶二钱　菊花五钱　夏枯草一两　苦丁茶三钱　桑寄生五钱　龙胆草二钱　黄芩三钱　怀牛膝五钱　钩藤五钱(后入)　珍珠母五钱　生龙骨五钱　水煎温服

复诊:服上方三剂后,头痛头晕均减轻,血压降至130/80mmHg,睡眠较好,唯做梦较多,脉、舌皆无大改变。此心、肝浮越之火,已有所减轻,可继以前方稍作加减。

处方:前方去桑叶,加桑枝五钱　夜交藤五钱　炒枣仁三钱　水煎温服

复诊:服上方五剂后,头痛、头晕均大减,四肢麻木亦大好,睡眠亦佳,大小便均趋于正常。此肝、肾之阴增强,心、肝之火势渐平,可继服前方,以缓图后效。

复诊:服上方五剂后,诸证基本平熄,嘱再服数剂以巩固疗效。

按　眩晕之证,起因甚多,包容亦广。前贤医籍,已立一门,论述备详。眩晕有肝阳浮动引起者,早在《黄帝内经素问》中已有论述,如《素问·至真要大论》云:“诸风掉眩,皆属于肝。”此虽系运气致病之病机纲要,而已明言掉眩与肝之关系。后有明代虞抟《医学正传》眩晕门,据《素问》之言,遵丹溪之论,亟论眩晕与肝木之关系,又引《丹溪活套》云:“眩晕者,中风之渐也。”特点出眩晕与中风之关系,甚有见地。清代叶天士先生医案中,治眩晕之案颇多。特提出诸多病因、病机性论述,如“肝风”、“内风”、“肝阳”等,在治疗方面提出“缓肝之急以熄风”、“滋肾之液以驱热”、“介以潜之”、“酸以收之”、“味厚以填之”等法则,颇具开创见解。故华岫云集其遗墨《临证指南医案》一书时,特列“肝风”一门,为前世所无。并加按云:“经云:东方生风,风生木,木生酸,酸生肝,故肝为风木之脏,因有相火内寄,体阴用阳,其性刚,主动主升,全赖肾水以涵之,血液以濡之,肝金清肃,下降之令以平之,中宫敦阜之土以培之,则刚动之质,为柔和之体,遂其条达畅茂之性,何病之有。倘精液有亏,肝阴不足,血燥生热,热则风阳上升,窍络阻塞,头目不清,眩晕跌仆,甚则瘛疭痉厥矣……然肝风一症,患者甚多,固古人从来以此为病名,故医家每每忽略。余不辞杜撰之咎,特为拈出,另立一门,以便后学考覈云。”华氏复于眩晕门加按云:“此症之原,本之肝风,当与肝风,中风,头风门合而参考之。”特指出中风、肝风、头风三症之关系,亦颇可参。

吾今遵叶氏之说、华氏之见、亦举诸案,系之“肝风”门类。本案亦仿叶氏治肝风法度,滋养肝肾,平熄肝风为主,佐以介类潜之,诚为治肝风之大法也。

2. 孙某某　女　老年　烟台市

初诊:患头痛头晕数年。两侧及前额跳痛,耳鸣,两臂痠麻,左臂尤甚,时常抽搐,大便干,小便黄,时有热感,有气喘史。舌红,无苔,脉沉滑,血压156/92mmHg。此肝肾阴虚,肝风内动之证。由于肝阳上亢,风火相煽,血不养筋,络脉失养,当养血滋阴,平肝熄风为法。

处方:菊花五钱　夏枯草五钱　桑寄生五钱　当归四钱　生地五钱　川芎二钱　白芍五钱　何首乌三钱　女贞子三钱　菖蒲三钱　苦丁茶三钱　磁石五钱(先煎)　水煎温服

复诊：服上方三剂后，头痛、耳鸣均有所减轻，血压亦降至130/80mmHg，脉、舌无大变化。此肝风之势已逞减缓之象，可再加活血通络及镇潜之药。

处方：前方加钩藤五钱　生山楂五钱　生牡蛎五钱(先煎)　生龙骨五钱(先煎)　水煎温服

复诊：服上方三剂后，诸证继有减轻，臂部痠麻抽搐之感亦大减。是阴血得养，筋脉舒畅，肝风得熄，眩晕亦静，内风渐定矣。

继服此方至诸证减退，形神恢复正常而止。

按　本案患病已多年，说明肝阳上亢非初发，且臂部麻木抽搐等，为动风之兆。肝为风木之脏，藏血而主筋，其脉"连目系，上出额，与督脉会与巅。"故《素问·玉机真脏论》曰："(春脉)太过，则令人善忘，忽忽眩冒而巅疾。"《素问·至真要大论》亦曰："诸风掉眩，皆属于肝"，与本案亦合。

本案取四物汤方重用生地、白芍，以养肝阴，合何首乌、女贞子、桑寄生等以壮肾气，加菊花、夏枯草、苦丁茶，以平肝熄风，以磁石镇浮越之火，后加龙、牡以镇潜肝气，山楂以活血气，其共奏平肝熄风之效。详夏枯草一药，古方多因以散结消瘿，唯《滇南本草》云："祛肝风，行经络，治口眼㖞斜，行肝气，开肝郁……"今人多以平肝阳，效亦佳。

3. 宁某某　男　中年　烟台市

初诊：患头痛已二年，两侧跳痛，活动后头晕头痛尤重。睡眠不好，梦多，口干口苦，厌食油腻，食后易恶心，大便正常，小便黄。舌红，苔薄白有裂纹，脉弦细，血压140/90mmHg。此肝肾阴虚，肝胆火旺，胃气上逆，气化失职，当以滋阴降火，镇潜降逆为法。

处方：菊花五钱　桑叶三钱　夏枯草五钱　黄芩三钱　桑寄生三钱　生地五钱　元参五钱　刺蒺藜三钱　生龙骨五钱(先煎)　生牡蛎五钱(先煎)　珍珠母五钱　代赭石三钱(先煎)　竹茹三钱　水煎温服

复诊：服上方三剂后，头痛头晕均减轻，睡眠亦有好转。口仍干，眼视物不甚清晰，血压140/86mmHg，舌、脉无大变化。此见药已对证，然阴液之亏损，非克日可复，肝火尚旺，可再加清泄肝胆之药。

处方：前方加草决明三钱　龙胆草三钱　水煎温服

复诊：服上方三剂后，诸证俱减，胃气亦恢复常态，肝胆火势大减。继用此方至正常而停药。

按　本案虽系肝肾阴虚而致肝阳上亢，有风火上炎，灼津损胃之势。故于滋阴降火、平肝熄风方中，特加黄芩，苦寒直折其火，复加代赭石以降逆，加竹茹以清胃热，仍不失滋阴降火，清泻肝胆以熄风之药。

4. 陈某某　女　老年　烟台

初诊：患头晕头痛已数年。胃脘部有热感，有痞闷，有时微痛，腹部有下坠感，生气则加重，卧则减轻。动则全身乏力，肢体振颤。心悸，睡眠不佳，口干食少，大小便正常。舌红，苔薄白，脉沉弦，血压180/104mmHg。此系肝肾阴虚，肝阳上亢，又兼肝郁气滞，肝气损逆，导致肝肾心脾多脏病候，气血运行不畅，筋脉失于养护，病情较复杂。故治在养阴熄风的同时，兼疏肝理气降逆之法。

处方：桑叶三钱　菊花三钱　苦丁茶三钱　钩藤五钱(后入)　生地五钱　白芍五钱　元参三钱　黄芩三钱　生龙骨五钱(先煎)　生牡蛎五钱(先煎)　夏枯草五钱　代赭石五钱(先煎)

川楝子三钱　青木香三钱

复诊:服上方三剂后,头痛减轻,惟头左侧时有阵发性跳痛,脉沉较有力,血压160/80mmHg。据脉证,可见肝风已亦减缓之势,可再加熄风通络之药,以助药力。

处方:前方加刺蒺藜三钱　丝瓜络五钱　蝉蜕二钱水煎温服

复诊:服上方三剂后,头痛头晕已减轻,肢体不再振颤,胃脘部已无热感,惟坐久仍感痞闷,动仍气短心悸,舌脉如故,血压150/80mmHg。此肝风诸证,已渐平熄,惟胃气运化之力,尚未尽复,可加消导之药以助之。

处方:前方去蝉蜕、丝瓜络,加生山楂五钱　麦芽五钱　莱菔子五钱　水煎温服

复诊:服上方三剂,诸证已均见好,胃脘亦觉舒适,此腹内气机已通,肝风已渐平熄,遂继用本方至诸证平息而止。

按　此案为肝阳上亢之重证,导致病变脏器较多,病情亦较复杂。盖肝为风木之脏,生木者肾水,制木者肺金,其生者为心火,其克者为脾土也。五脏之间,是一个互为依存的、互为制约的整体关系,就脏腑之生理功能系统而论,每一功能系统亦皆为多脏器共同完成,无论气血之运行,食物之运化,水液之代谢,精神之调理,均非一脏之职能所就。故凡病程较长、病情复杂者,多可累及别脏。

本案即属此种类型,其阴虚之候,乃肝、肾二脏所致。肢体振颤,病在筋脉,肝主藏血,心主血脉,故病关于两脏脘腹之位,脾之分野也,水谷运化之器,皆在此中。肝虽为血脏,又具疏泄之功,若肝气横逆,必加于脾胃,使水谷运化之功,不得舒畅。肝阳上亢,又可导致心阴被灼,心火浮越,神魂难安,由于虚阳上升,伤津耗气,清肃之气难以布化,常现津伤气短,亦肺气不足之候,故治此等证,病起于一源,而连及多脏,常需从总体考虑,多方兼顾,力避顾此失彼。若由于多源性疾病,同时兼发此,则又不在此列。

5. 崔某某　男　中年　烟台

初诊:头痛头晕有年。近日加重,左半身有麻木感,两腿沉重。去年因发中风后遗症,曾去青岛疗养。胸闷胸痛,心悸、耳鸣,口干喉哑,语言不畅,血压220/100mmHg。舌红,苔白厚腻,脉沉而有力。此因肝阳上亢,引发中风。虽曾疗养,风仍未平,现尚为肝风内动之证,仍当以平肝熄火为法,以灭其余焰。

处方:夏枯草一两　草决明五钱　淮牛膝三钱　全瓜蒌一两　薤白五钱　佩兰二钱　姜半夏二钱　石菖蒲三钱　广木香三钱　生龙骨三钱(先煎)　生牡蛎三钱(先煎)　枳实三钱　水煎温服

复诊:服上方三剂后,胸闷胸痛减轻,时有短暂胸痛发作。头晕头痛亦减轻,脉、舌及血压如前,是为肝风之势尚盛,当再加平熄风火之药,以措其锐气。“兵家乘势”,此之谓也。

处方:前方加龙胆草三钱　蝉蜕三钱　生山栀三钱　黄芩三钱　水煎温服

复诊:服上方三剂后,诸证俱轻,血压亦减至210/95mmHg,惟近两日,稍感外邪,微恶寒,咳嗽,胸中有冲气感,烧心耳鸣,舌红苔黄腻,脉弦数,此为肝风之本证。虽初见减缓,然又挟外风,内外为患再添新证。此时,熄风之策不可变,当再以编师,以退外邪,实则伐其内而顾其外也。

处方一:前方加代赭石三钱　旋覆花二钱　水煎温服

处方二:桑菊片4瓶,每服4片,每日3次,温水送服,取微汗。

复诊:服上方三日后,感冒已愈,胸闷胸痛均减轻,喉中有堵塞感,走路急时,两胁有撑胀

感,胸中仍有冲气感,烧心耳鸣,大便微稀,小便黄。舌红,苔黄腻,血压已有所降(210/96mmHg)。当继守前法,佐以酸甘养阴及清利咽喉之药,以免火势上炎。

处方:夏枯草一两　元参四钱　白芍三钱　桑寄生五钱　广郁金三钱　生山楂五钱　瓜蒌四钱　薤白三钱　石决明五钱　赭石五钱(先煎)　旋覆花二钱(各包)　淮牛膝三钱　山豆根三钱　水煎温服

复诊:服上方三剂后,胸闷大减,喉病亦轻,别证亦有减无增,病情已趋于稳定。可继服前方,以观其变。

复诊:症状虽有减缓之势,如口渴、喉痛、耳鸣、心悸等证均轻,然仍沉而有力,舌苔仍黄,尚当再予清理,以免火势复焰。

处方:夏枯草一两　黄芩五钱　苦丁茶三钱　桑叶三钱　菊花五钱　桑寄生五钱　生山楂五钱　瓜蒌五钱　薤白五钱　赭石一两(先煎)　怀牛膝三钱　山豆根三钱　龙胆草三钱　蝉蜕三钱　刺蒺藜三钱　水煎温服

复诊:服上方三剂后,诸证均有好转,两腿走路亦感轻快,酸麻感亦有所减轻,精神较前大好。是肝风之逞减弱之势,可将前方少作调整。

处方:夏枯草一两　黄芩三钱　苦丁茶三钱　桑叶三钱　菊花五钱　桑寄生五钱　生山楂五钱　瓜蒌五钱　薤白五钱　淮牛膝三钱　元参五钱　生地五钱　地龙三钱　水煎温服

复诊:服上方三剂后,诸证大减,全身感舒适。舌红,苔薄白,脉沉弦,血压亦降至190/90mmHg,肝风已见平熄,后遂以此方继续服用,以稳定之。

按　本案原系数年前中风后遗症而继发之肝阳上亢、肝风内动证,由于本证多由内因而起,内因多为情志不遂而生,病久则损及内脏。痰火内生,经脉不畅,风火相煽,诸证作矣。血气并于上则头目晕痛,血气滞于经则肢体不遂,且反复难愈,故需随证施治。

本证在治疗过程中,虽有些小的变化,但仍系肝风内动为病机之主证,而平肝熄风则为治疗大法。药以清泄肝火,佐以镇潜肝阳为主。阴虚者,加滋补肝肾之药;火盛时,可加以清利肝胆之药;肢体不遂,加以通经活络之药;若心气受阻者,可加以开通胸痹之药;此治疗之常法也。然尤需注意养护,勿为情志所动。

6. 胡某某　男　55岁　烟台市

初诊:患头晕。四肢麻木,两腿痠软无力,上肢活动不灵,全身有似抽搐感,项强不适,舌强,语言不畅。大、小便正常,食欲尚可。舌红,苔白,中部薄黄,脉沉弦,寸有滑象,尺脉较弱。此肝肾阴虚,肝风内动之候,当以滋补肝肾,养阴熄风为主,佐以缓急止痉类药,以缓其急。

处方:当归四钱　白芍四钱　何首乌四钱　桑椹子五钱　丹参三钱　生地三钱　鸡血藤三钱　桑枝一两　石决明五钱　生牡蛎五钱(先煎)　霜桑叶五钱　怀牛膝五钱　蜈蚣二条　水煎温服

复诊:服上方二剂后,头晕、肢麻等证有所减轻,肢体抽搐感亦有所缓解,此为肝风有所减弱,舌、脉无异变,可继服前方,加全蝎以助蜈蚣缓急之力。

处方:上方加全蝎二钱。

复诊:服上方三剂后,诸证均减轻,惟舌尚不灵活,似有头重脚轻之感,是乃上盛下虚之象,可遵叶先生"甘酸以养之,介以潜之,石以镇之,苦以清之"之法。

处方:当归四钱　白芍五钱　何首乌五钱　生地五钱　丹参三钱　鸡血藤五钱　炙龟板五钱　石决明五钱　生牡蛎五钱(先煎)　煅磁石五钱(先煎)　怀牛膝五钱　钩藤三钱(后入)

菊花五钱　霜桑叶三钱　水煎温服

按　此案有头晕项强，舌謇肢麻，肢体抽搐等症状，乃明显系肝风内动之证，非外风也。然未现卒倒偏枯、口眼㖞斜之候，故仍以“肝风”论治。患者所现诸证，逞上盛下虚之势，特守滋补肝肾、熄风通络之法为主，佐以熄风之强剂；待病情缓后，则以滋阴熄风药中，辅以介药潜之，石药镇之。坚持服用，病情自可缓解，尚需注意饮食起居及精神方面的调养，自能获得良效。

9. 肝郁

【张灿玾案】

张某某　男　老年　荣城

2004年12月初诊：电话咨询，患者经医院查出为脂肪肝，转氨酶800多单位，服他药无效，特乞赐方。吾思此证必系肝郁，气化不良，血滞气郁，毒物不除，积久为患，当以疏肝解郁，利气化滞，化瘀解毒为法。

处方：柴胡15克　黄芩10克　白术10克　当归15克　白芍15克　丹皮10克　山栀子10克　龙胆草10克　丹参20克　郁金15克　板蓝根15克　虎杖10克　赤芍10克　五味子10克　乌梅10克　茵陈10克　何首乌10克　枸杞10克　生甘草6克　水煎温服

2006年电话告知，服上方数十剂，始由800左右单位降至400单位，后又降至200单位，问是否调方。因思，本病既属慢性疾患，服药亦无他变，可继续服用。嘱再服。

2008年电话告知，服前药后，转氨酶继续呈下降之势，复问调方否？因思前方服久，疏利药较多，可再为适当调理肝脾，邪正兼顾之。

处方：白术15克　茯苓15克　当归15克　柴胡15克　薄荷6克(后入)　炒山栀10克　丹皮10克　香附10克　青皮10克　川楝子10克　藿香6克　佩兰6克　生麦芽15克　炒黄连6克　生甘草6克　水煎温服

2009年3月26日电话告知，服上方百余剂，转氨酶降至100单位左右。不知继服否？此证根除甚难，可继以攻补兼施法用丸剂缓图之。

处方：前方去黄连，加丹参10克　炙鳖甲15克　郁金10克　鸡内金10克　三棱10克　莪术10克　炒山甲6克　桃仁6克　红花6克　王不留10克　土茯苓15克　龙胆草10克　白芥子10克

上药共为细末，水泛为丸梧子大，每服6克，早晚各一次，温水送服。

按　此案系青年患者，竟得此证，或与体质有关。本系难治之证，吾按疏肝解郁、活血利气之法治之，转氨酶由800多单位，降至100单位左右，应与中药之治疗作用有关。可见对中药之作用，尚有很广泛的研究空间，值得进一步研究。

10. 肝阳

【张灿玾案】

1. 张某某　男　老年　徐州市离退休干部

2004年8月电话告知：近发头晕之证，站立不稳，头脑胀痛，经医院检查，无异常发现，

针灸治疗，有所减轻，但仍不愈。详老年猝发此证，定系肝风内动之兆。当为之滋补肾阴，平肝熄风，以制其动。

处方：明天麻 6 克　钩藤 10 克（后入）　菊花 10 克　薄荷 6 克（后入）　生地 10 克　桑寄生 10 克　丹参 10 克　白芍 10 克　丝瓜络 6 克　淮牛膝 6 克　杜仲 6 克　夜交藤 6 克　水煎温服

12 月 18 日来信告知：服上方 10 余剂，头已不胀痛，基本上无甚感觉，似已痊愈。

按　此案系我族弟，有病时常以电话告知。服西药无效时，常为处方。此证显系肝风内动所致，《内经》所谓“诸风掉眩皆属于肝”者，此之谓也。若不早医，每易患“类中”之病。凡治此证，当以滋肾平肝为基本法，即所谓“求其属也”。

2. 王某某　女　老年　济南某医院职工家属

2010 年 3 月 30 日初诊：数年前患肾盂肾炎，当时服西药治愈，不曾介意。近来查体发现，肾功能不正常。心脏无问题。血压高已 10 余年，高可达 150mmHg 上下，服用西药降压药可降至 120mmHg，饮食尚可，大便微干，舌淡红少苔。脉右强左弱，两尺脉弱尤甚。不欲再服西药，特来就诊。此肝肾阴虚，水液运行不畅，肝阳上亢所致，当以滋补肝肾为主，佐以温化水气为法。

处方：生地 15 克　萸肉 10 克　山药 10 克　丹皮 10 克　茯苓 10 克　泽泻 10 克　车前子 6 克（各包煎）　桂枝 6 克　牛膝 10 克　白茅根 30 克　益母草 30 克　砂仁 6 克　水煎温服

6 月 22 日复诊：服上方 3 个多月，饮食好转。有时微胀，全身有力，大便不干。血压有所下降，维持在 140-120mmHg，化验检验指标，亦接近正常而且平稳。舌红苔白，脉沉迟，较前有力，此肾气有所增强，可继用前方加减。另加补气调胃药，以增强后天之本。

处方；生地 15 克　萸肉 10 克　山药 10 克　茯苓 10 克　泽泻 10 克　车前子 6 克（各包煎）　牛膝 10 克　白茅根 15 克　益母草 15 克　鸡内金 10 克　砂仁 10 克　黄芪 10 克　党参 10 克　水煎温服

此方亦可为末水泛为丸梧子大，每服 6 克，早晚各服一次，温水送服。

数月后告知，患者坚持服用此方，体力与精力均有很大改善，病情虽难痊愈，但一直保持稳定状态。

按　老年人肾气必衰，实属常理。早在《黄帝内经》已有明训。若至九十岁则“肾气焦”也。故老年人患此等病，若未能及时治愈，演为慢性，尤损肾气，故不可独持治标之法，苦寒药乱投，抗生素滥用，其本愈损，标亦难顾，故治此等疾患，务须注意保护肾气，或标本兼顾，否则难得善果。脏气各方面亦很难维持。

3. 李某某　男　56 岁　济南市

2012 年 9 月 27 日初诊：患高血压病已二、三年，服用西药控制，最近由于多方原因，病情有点反复，血压高时达 160/100mmHg，自觉身热易汗，口渴多饮，大便偶干，睡眠尚好，舌红苔薄白，微干。脉左沉而有力，右沉弦，尺脉有动感，此肝阴不足，肝阳浮动所致，治宜滋阴制阳。取甘寒以养之，苦寒以抑之，沉降以潜之，佐以活血安神，综合以调之。

处方：生地 15 克　玄参 10 克　麦冬 10 克　白芍 15 克　夏枯草 30 克　菊花 15 克　苦丁茶 0.5 克　紫贝齿 30 克　生石决明 15 克　生草决明 15 克　生山楂 30 克　丹参 15 克　水煎温服

10月21日复诊：服上方后感觉很舒适，头目清醒，血压亦有所下降。舌脉无大变。

可用前方继服，待病情稳定后，可以本方做成水丸，每日二次，每次6克，坚持服用，以求稳定。

（四）心脑神志脏器病

1. 心痹

【张灿玾案】

1. 陈某某　男　老年　临朐市

初诊：自觉胸部有烦闷感，偶发心绞痛，时间较短。数年前曾经医院检查，确诊为冠心病，长期服用西药。睡眠尚可，偶发心悸，可以自由活动及进行一般工作。口不渴，头不晕，饮食、二便均正常。舌红，苔白，脉沉缓微弦，无结代现象，尺脉较弱。此心、肝阴虚，心营有损，气血运行不畅。当以益气养阴，宽胸调营，活血通络，则气血畅行，心肺功能渐复矣。

处方：全瓜蒌五钱　薤白二钱　桂枝二钱　枳壳二钱　桔梗二钱　太子参三钱　麦冬三钱　五味二钱　丹参五钱　茯神三钱　水煎温服

带方回县服用，月余后，来信告知，服药后效甚佳，精神体力均感轻松，胸闷甚轻，不曾再发心痛、心悸等证，请问调方否。

函复：原方加当归三钱　红花二钱　檀香二钱　水煎温服。

此后，因我下农村进行教育革命，年余后归济，获知，服用此方效甚好，现已可以正常工作。

按　此证多因操劳日久，损伤心力，加以精神方面的伤害，易致诸多脏腑器质与功能方面的变化。详心藏神，主血脉；肺藏气，为相傅；肝藏魂，为将军；脾藏志，主统血；四脏有损，则气血营运不畅，神志不得条畅，经脉循行易阻。《素问·经脉别论》云："食气入胃，浊气归心，淫精于脉。脉气流经，经气归于肺，肺朝百脉，输精于皮毛。毛脉合精，行气于府，府精神明，留与四脏；气归于权衡，权衡以平，气口成寸，以决死生。"王冰注："言脉气流运，乃为大经，经气归宗，上朝于肺，肺为华盖，位复居高，治节由之，故受百脉之朝会也。平人气象论曰：脏真高于肺，以行营卫阴阳，由此故肺朝百脉，然后乃布化精气，输于皮毛矣。"

又按　上文论气血循行之道，脏腑气化之机，营卫输布之会，阴阳调节之气，详而且备矣。对此病所关脏气之生理病机的理解与治疗法则的确立，是至关重要的。

本案考察到病情与多个脏器相关的因素，采用多方加减的组合方法，进行综合调控。以瓜蒌薤白半夏之主药领军，以枳、桔双药，以开胸利气，以参、麦、味三味（系生脉散原方）以佐之，则于开胸利气之时，复有益气生津之治。外加桂枝、茯神，扶养心神，丹参一味，活血安神，共奏其效。服后效著，说明符合病情，复加当归、红花。枟香，以加强养血、行血、利气之功。坚持服用，得收厥功。当然，老年人患此，还需注意形、神共养，可望寿享天年矣。

2. 董某某　男　中年　邹城

2009年12月初诊：一年前发现胸闷、头晕，去年喝酒引发心慌，以前曾经医院检查有房颤，冠脉供血不足。偶发心绞痛。饮食睡眠尚可。舌红少苔，脉寸弱，关尺沉缓。此心气不足,心力较弱。当以补心服脉为法。

处方:炙甘草 10 克　桂枝 10 克　太子参 10 克　阿胶 6 克(各包烊化)　丹参 15 克　麦冬 10 克　五味 6 克　生地 10 克　炒枣仁 10 克　生龙骨 10 克(先煎)　生牡蛎 10 克(先煎)　全瓜蒌 10 克　当归 10 克　生姜三片　大枣三枚　水煎温服

2010 年 1 月 2 日复诊:服上方一剂,胸闷即减轻,现已服完 5 剂,呼吸不急,亦未发心慌、心绞痛等证。舌、脉无大变。可继用此方,以强化心气。

处方:上方加桂枝 10 克　天冬 6 克　水煎温服

如无他变,可继用此方,以补养心气。

3. 梁某某　女　老年　济南市退休干部

2011 年 7 月 11 日初诊:患头痛若干年,曾经医院检查,系美尼尔氏病。五年前医院检查,有冠心病、肺心病,血压在住院期间曾高达 160/60mmHg,平时 140/60mmHg,并有陈旧性腰肌椎骨骨折,近期食欲减退,大便稀,梦多,汗多,胸闷,气喘,心慌,舌暗红,中心部少苔,微干,脉沉数无力,比心肺气虚,心神不安,脾胃运化失调,膻中气化无力,上、中二焦气机不畅也。当开胸益气,镇心安神。使气机得畅,神可归舍。

处方:沙参 15 克　麦冬 9 克　五味子 6 克　远志 12 克　炒枣仁 15 克　黄芪 9 克　生龙骨 9 克(先煎)　生牡蛎 9 克(先煎)　龙眼肉 6 克　瓜蒌 15 克　薤白 9 克　桔梗 6 克　山药 6 克　生甘草 3 克　水煎温服

7 月 13 日复诊:电话告知,服上方后,病情已见好转,惟今日腹泻三次。遂答告,中药暂停,加服藿香正气类中成药服用。观察病情变化。

7 月 15 日复诊:电话告知,服藿香正气丸后,腹泻已止,气喘、胸闷等证已减轻,问继服前药否?答告,日前盛暑季节,湿气流行,暂停两日,待复诊后再定。

7 月 18 日复诊:服上方两剂后,咳喘及睡眠,已明显好转,腹泻停后,再服上方一剂,作两次服用,大便不成形,但不泻,每日早起后易喘、出汗,舌、脉无明显变化。此心、肺尚虚,脾不胜湿之证。仍以前方加减,特加健脾化湿之药。

处方:党参 9 克　麦冬 6 克　五味子 6 克　远志 12 克　炒枣仁 15 克　黄芪 12 克　桂枝 6 克　白芍 6 克　生龙骨 9 克(先煎)　生牡蛎 9 克(先煎)　苏子 6 克　白芥子 6 克　桔梗 6 克　炒山药 9 克　炒扁豆 9 克　生甘草 3 克　水煎温服

8 月 1 日复诊:服上方后,病情逐步好转,喘促减轻,胸不闷,心跳稍快,但心不慌,睡眠沉稳,出汗渐少,大便每晨一次,可见有残渣,食欲少差,吃稍多即觉腹胀,精神与体力均有增强,血压 130/70mmHg,舌红少苔微干,脉沉细微数。此可见心、肺功能,均有改善,气血亦有所增盛,唯脾气尚虚,运化不足,可加健脾消导之药以助之。

处方:继用前方,加鸡内金 15 克,炒麦芽 15 克。继服。

8 月 15 日复诊:服上方 10 余剂,睡眠大好,喘亦减轻,惟早晨便后,尚有微喘,较前亦轻。仍易出汗,大便基本正常,精神与体力均大好。舌红少苔,脉沉缓无力,病情已大有好转。即当以心、肺两调之,佐以益气固表,以敛其汗。

处方:瓜蒌 15 克　薤白 10 克　党参 10 克　黄芪 10 克　白芍 10 克　丹参 10 克　桂枝 6 克　苏子 6 克　炒山药 10 克　炒扁豆 10 克　炒白术 10 克　麦冬 10 克　五味子 6 克　檀香 6 克　水煎温服

后电话告知，服上方多剂，诸证均大减，病情亦稳定。特告知老年人患此等证，完全恢复，势不可能，病情稳定，或有可能。若调理不慎，复发之几率甚高。后终因感冒延缓，心病复作矣。

按 老年人脏气已衰，体力已虚，精血亏损，杂病多见，《黄帝内经》中早有明训，务需好自调养。若一脏有疾，治之尚易，多脏有病，治之则难，甚至多脏连及，病情复杂，寒热交错，虚实并存，治之尤难。本案早已查明心、肺两脏，均已患病，据现病可证，脾胃亦已失调。故三脏同病，邪正相因。导致治疗之法，既需综合调治，又需注意药物之相互影响，方可求得病情向愈。此医家尤需留意者。

4. 谢某某　男　中年　邹城

2011 年 12 月初诊：平日好锻炼身体，最近发觉易疲劳，胸闷，喜深呼吸，长出气，偶发心慌，今日去医院检查，心电大致正常，偶发早搏（房、室性皆有），B 超显示三尖瓣与二尖瓣有轻度反流，右心室充盈度异常。大小便及饮食均正常，睡眠较差，舌红少苔，脉左沉弦，右寸涩，关、尺沉而无力。此心气先衰之兆。心主血，肺主气，相互而行，则身无疲倦，当先以益气活血宽胸之法治之。

处方：全瓜蒌 15 克　薤白 10 克　制半夏 10 克　党参 10 克　麦冬 6 克　五味 6 克　远志 10 克　炒枣仁 10 克　元肉 10 克　丹参 15 克　枳壳 6 克　桔梗 6 克　桂枝 10 克　茯苓 10 克　水煎温服

2012 年 1 月 2 日复诊：服上方三五剂，即感说话气壮，气力充足，长出气减少。睡眠较前亦有好转。共服 16 剂，上次查体结论心脏仍无大碍。现工作忙时尚有感觉，胸闷减轻。若急时头部感觉空虚，如冒然消失，舌红少苔，脉沉弦，较前缓和。

处方：前方党参加至 12 克，再加天冬 6 克

2 月 8 日复诊：最近去医院检查 B 超显示无大变，脉、舌亦无大变，继用前法。

处方：瓜蒌 15 克　薤白 10 克　制半夏 10 克　丹参 15 克　枳壳 6 克　桔梗 6 克　太子参 15 克　生熟枣仁各 10 克　远志 10 克　合欢花 10 克　夜交藤 15 克　川芎 6 克　当归 15 克　麦冬 10 克　五味子 6 克　水煎温服

2 月 15 日复诊：服上方六剂后，胸闷大减，头部冒然亦减，以前说话时间长即感不适，现亦正常。睡眠亦有好转，脉沉弦细，可继用上方继续调理，使气血运营改善。心肺自安，亦当注意，生活有序，不可过度劳累。

5. 于某某　女　72 岁　青岛市

2012 年 4 月 8 日初诊：20 年前经医院检查发现，左心房血管堵塞，服用西药治疗。10 余年前又测出高血压 190/100mmHg，服用西药降下，后长期坚持治疗，自去年开始，曾经在济南某疗养院服用中药九 10 余剂，较前为好。现气虚较明显，活动稍重则胸闷，时发心绞痛，常觉心慌，舌下有青脉明显，舌暗红，舌中部苔厚腻，脉沉缓。此心血管多年气血运营受阻，加之肝阳亢盛，导致气虚于中，血滞于内，大气不行，当以益气活血，宽胸通络为法，冀其血气得以通行。

处方：西洋参 6 克　麦冬 15 克　五味 6 克　生山楂 20 克　檀香 10 克　藿香 10 克　丹参 15 克　全瓜蒌 15 克　薤白 6 克　红花 6 克　桃仁 6 克　当归 10 克　莱菔子 10 克　枳壳 10 克　水煎温服

6 月 23 日电话告知，已服上方 40 余剂，效果很好，此间只发心绞痛一次，服用西药即

止。在青岛曾服用多名医生中药处方，均无效。此次服药很好，此心血已通，但络脉尚未畅行，可再以前法加以活血通络之药。

处方：西洋参6克　麦冬15克　五味6克　生山楂20克　檀香20克　藿香10克　丹参15克　全瓜蒌15克　薤白6克　红花6克　桃仁6克　当归10克　细辛2克　葛根6克　没药6克　地龙6克　香附6克　水煎温服

2013年2月9日，打电话来贺年，告知，自服此方后，已大有好转，现仍坚持服用。心绞痛已很少发生，气力亦较前大好。在外面活动，亦不感心慌气短，特表谢意。

2. 胸痹

【树乾公案】

1. 曹某某　男　28岁　沟曲家村

1963年12月3日初诊：胸痹，胸中胀闷，呼吸不利，小便黄，上逆呕恶，脉滑大。此痰火内郁。

处方：蒌仁四钱　薤白三钱　半夏三钱　陈皮三钱　枳壳三钱　生姜一钱　黄连须二钱　水煎温服　二付

12月11日复诊：服初诊蒌仁方四付，胸痹胀闷及痛，均好转，继以原方去枳壳，加枳实三钱，二付继服，胸痹症，已痊愈，惟病久血虚腿沉体倦，继以调补法。

处方：党参三钱　白术三钱　甘草一钱半　陈皮二钱　半夏三钱　蒌仁三钱　薤白三钱　黄连须一钱　生姜一钱　水煎温服　二付

2. 梁某某，男29岁　古里村

1964年12月10初诊：自述因触怒后，胸中作痛，偏左，烦满，呼吸不利，舌质胖大，苔白腻，脉弦数。郁气积热，热郁生痰，阻碍上焦，不得宣化，肺气不利。此郁气停痰。

处方：蒌仁五钱　薤白三钱　半夏三钱　陈皮三钱　橘络三钱　云苓三钱　川朴二钱　苏子三钱　黄芩三钱　水煎温服　一付

12月16日复诊：服初诊方一付，胸痛已减大半，惟劳动时则喘息短气，此肺气虚弱，原方加党参三钱，沙参四钱，一付继服。

3. 林某某　男　64岁　常家庄村

1966年4月1日初诊：胸膈痛，呼吸不利，心中痞闷，大便干燥，脉弦数，舌苔黏腻。肝胆郁热，上乘肺金，热生痰，痰火郁于胸中。此郁热停痰。

处方：黄芩三钱　半夏三钱　蒌仁五钱　枳壳二钱　陈皮二钱　橘络二钱　薤白三钱　桔梗二钱　水煎温服　三付

5月1日复诊：胸痛已愈，惟消化无力脐腹部胀饱，饮食不加，再以另法，调方。

处方：神曲三钱　云苓三钱　半夏三钱　莱菔子三钱　麦芽七钱　陈皮三钱　鸡内金二钱　水煎温服　三付

4. 孔某某　男　23岁　孔家村

1966年10月15日初诊：左胸肋痛，胸胁支满，心悸动，脉沉弦。此胸阳不振，饮邪内干之胸痛。

处方:半夏三钱　薤白三钱　陈皮三钱　生姜二钱　云苓五钱　桂枝三钱　白术三钱　甘草二钱　水煎温服　一付

10 月 24 日复诊:前方加丝瓜络三钱,三付继服。

10 月 29 日复诊:服 24 日方,胸痛大减,原方三付继服。

11 月 1 日复诊:调方。

处方:半夏三钱　薤白三钱　陈皮三钱　生姜二钱　云苓五钱　桂枝三钱　白术三钱　甘草二钱　丝瓜络三钱　黄芪三钱　当归三钱　川芎三钱　水煎温服　一付

11 月 4 日复诊:调方。

处方:柴胡三钱　黄芩二钱　杏仁三钱　蒌仁三钱　橘络二钱　青皮二钱　郁金三钱　薤白三钱　灵脂三钱　红花二钱　丝瓜络三钱　乳香二钱　桃仁三钱　水煎温服　二付

11 月 11 日复诊:服上方胸痛已止,原方二付继服。

3. 惊悸

【树乾公案】

1. 邹某某　女　34 岁　小落村

1964 年 7 月 22 日初诊:惊恐内热,热郁生痰,心悸不宁,肢体颤振,脉沉滑。此痰火阻遏。

处方:陈皮三钱　半夏三钱　云苓三钱　甘草二钱　枳实二钱　竹茹二钱　龙骨五钱(先煎)　菖蒲三钱　郁金二钱　远志二钱　水煎温服　二付

复诊:服初诊方二付,心悸颤振均好转,原方三付继服。

2. 邹某某　男　成年　茂柞村

1965 年 1 月 19 日初诊:心血志耗,心火妄动,神不守舍,触事则心下悸动,肢体振动,头目昏眩,舌尖红,脉细数。此心阴亏耗,心火妄动。

处方:柏子仁三钱　五味子一钱半　云苓三钱　当归三钱　生地五钱　元参四钱　丹参三钱　水参三钱　远志二钱　枣仁三钱　龙骨五钱(先煎)　牡蛎五钱(先煎)　白芍三钱　甘草二钱　天冬三钱　水煎温服　二付

复诊:服初诊方二付,诸症均好转,惟觉大便干燥,津液亏耗,原方元参多加一钱,二付继服。

3. 姜某某　男　60 岁　东仙村

1965 年 5 月 6 日初诊:喘息不利,短气,动则心悸,脉弦弱。此心悸。

处方:炙黄芪三钱　党参三钱　炒白术三钱　当归三钱　陈皮二钱　柴胡一钱半　升麻一钱　甘草一钱半　生姜一钱半　大枣三枚　天冬三钱　五味子一钱　水煎温服　一付

5 月 17 日复诊:原方加枣仁三钱,远志二钱,二付继服。

6 月 8 日复诊:服初诊方,喘息好转,继服 17 日方,诸症均好转,原方二付继服。

4. 刘某某　女　60 岁　西慕家村

1965 年 8 月 9 日初诊:心脾营气亏虚,头额眩晕,心悸少寐,呼吸气短,心悸怔忡,时太息。此心脾营血亏虚。

处方：黄芪三钱　党参三钱　炒白术三钱　当归三钱　茯苓三钱　远志二钱　枣仁三钱　元肉三钱　广木香二钱　甘草一钱半　生姜一钱　大枣三枚　水煎温服　一付

8月13日复诊：服初诊方一付，已能安眠，诸症亦均好转，原方二付继服。

【张灿玾案】

曲某某　女　中年　荣成县二章村

初诊：患发心悸有数月，曾多次治疗效不明显。始因受惊而猝发，当时不曾介意，后则间断发作。每多忧思、气恼或惊恐时则易发作。睡眠欠佳，易烦躁，饮食及二便正常，月事无他变，体质较弱，神志易动。舌红，苔白薄，脉浮动而数。此乃情志所伤，相火妄动，心神不安所致，治宜清泄少阳相火，佐安神镇静之药。

处方：柴胡三钱　黄芩二钱　制半夏二钱　党参三钱　白芍二钱　生龙骨三钱(先煎)　生牡蛎三钱(先煎)　竹茹三钱　桂枝二钱　茯苓二钱　白术三钱　龙眼肉一两　远志五钱　炒枣仁三钱　琥珀粉一钱(冲服)　生甘草一钱　水煎温服

复诊：服上方三剂后，心悸少安，心烦稍减，此浮游之相火，渐归于舍，则少有烦忧之思，情不所动，则可安静矣。脉有缓和之象，可以前方继服之。

复诊：继服前方三剂，诸证大减，睡眠亦较好，脉亦缓和无躁动之象，遂嘱以注意精神方面的调养，增强体力，再以是方间断服之，渐愈。

按　凡此等病，每由情志不遂所犯。盖心藏神，肝藏魂，脾藏意与智，若情为之动，神魂岂能安哉。如《灵枢·本神篇》云："故智者之养生也，必顺四时而适寒暑，和喜怒而安居处，节阴阳而调刚柔，如是则僻邪不生，长生久视。是故怵惕思虑则伤神，神伤则恐惧，流淫而不止。因悲哀动中者，竭绝而失生。喜乐者，神惮散而不藏。愁忧者，气闭塞而不行。盛怒者，迷惑而不治。恐惧者，神荡惮而不收。"

本案处方以柴胡加龙骨牡蛎汤为主加减而成。详该方本出仲景先生《伤寒论》太阳篇107条本云："伤寒八九日，下之，胸满烦惊，小便不利，谵语，一身尽重，不可转侧者，柴胡加龙骨牡蛎汤主之。"虽诸家说解不一，然所治诸证，在病机方面，已涉及心、脾、肝、胆等脏腑矣。盖胸胁者，肝、胆与脾脉运行之域也；烦惊、谵语者，心神失控之征也；一身尽重不可转侧者，肝、胆之枢机不利也。是知此方，有调控诸脏气之功。

今以本方去铅丹，以远志、枣仁、琥珀代之，佐龙、牡以安神明；去大黄者，无实邪内滞也；如此众药，既可疏肝、胆以启枢机，又可正神明以安君主。又加白术，合参、苓、草以备四君子之药，以养其气；又加白芍、龙眼、竹茹以养阴除烦，如此则少阳之枢机得开，少阳之浮火可熄，心神之浮动可安，阴阳之内气可平，则诸脏自安矣。

【张春兰案】

1. 张某某　男　56岁　下回头村

1994年初诊：因家中被盗受惊吓，致失眠、惊悸、心神不宁。胸烦闷、恶心、不欲饮食。口干苦，舌质红，苔薄黄，脉沉弦。

处方：陈皮10克　半夏10克　枳实10克　甘草6克　竹茹10生克　栀子10克　生龙骨20克(先煎)　生牡蛎20克(先煎)　炒枣仁15克　远志10克　菖蒲10克　合欢皮15克

夜交藤15克　钩藤10克(后入)　白术10克　云苓10克　琥珀3克(各包冲服)　五味子10克　水煎温服　4剂

二诊：服上方4剂后，胸闷、惊恐、失眠等症均好转。原方继服4剂。

三诊：继服原方4剂后，基本痊愈。嘱按原方继服。

四诊：诸症痊愈。改服朱砂安神丸以善其后。

2. 张某某　女　67岁　东滩村

1995年初诊：胸烦闷、心悸动、喘促气短、坐卧不宁，喘甚则汗出，少眠多梦。头晕体倦，心电图检查诊断为冠心病供血不足。舌质暗红，少苔，脉结代。

处方：全瓜蒌10克　薤白10克　川朴10克　党参10克　桂枝10克　丹参10克　炒枣仁15克　远志10克　五味子10克　麦冬10克　郁金10克　陈皮10克　半夏10克　白术10克　云苓12克　炙甘草6克　当归10克　川芎10克　柏子仁10克　生龙骨15克(先煎)　生牡蛎15克(先煎)　水煎温服　4剂

服上方4剂后，自觉药效甚好。未来复诊，自己又连服十余剂而痊愈。20多年后探亲时，偶然相遇，闲谈中谈及此事，方知其中原委。

3. 梁某某　女　57岁　草埠屯

2007年7月初诊：速来体弱。近几日头眩晕、四肢倦怠、心悸汗出、短气、失眠多梦、健忘、食欲不振。听诊：心律不齐。舌质淡红，苔薄白。脉弱细，有结代脉。

处方：党参15克　当归15克　茯苓10克　黄芪15克　炒枣仁15克　远志10克　五味子10克　木香6克　柏子仁10克　桂枝8克　炙甘草10克　川芎10克　生地10克　丹参12克　麦冬10克　生龙骨15克(先煎)　生牡蛎15克(先煎)　白术10克　水煎温服　6剂

二诊：服上方6剂后，头晕、心悸、睡眠均好转。原方加桂圆肉10克，生姜3片，大枣3枚继服。

三诊：诸症均明显好转。嘱二诊方连服一段时间，再改服柏子养心丸或归脾丸以善其后。

4. 张某　女　67岁　下回头村

2008年初诊：心胸烦闷，时有心慌，汗出、短气，失眠多梦，时太息。食欲减退、恶心、头晕体倦烦躁易怒。经荣成市人民医院和威海医院做心电图检查未发现异常，服药治疗效果不佳，故来诊。舌质红苔薄白，脉细数。

处方：党参10克　当归12克　云苓10克　生地10克　丹参12克　炙甘草10克　白术10克　川芎10克　赤芍10克　炒枣仁15克　远志10克　五味子10克　郁金10克　生龙牡各15克(先煎)　全瓜蒌10克　桂枝10克　麦冬10克　柏子仁10克　陈皮10克　半夏10克　竹茹10克　水煎温服　6剂

二诊：服上方6剂后，心慌、燥闷大减，食不恶心，已不太息。原方去竹茹加黄芪继服6剂。

三诊：服二诊方后，诸症明显好转。继服二诊方。

四诊：继服二诊方后，病痊愈。嘱改服柏子养心丸以巩固疗效。

5. 王某　女　44岁　蒲头村

2010年12月初诊：多年患心律不齐症。心慌、短气、胸闷。少寐多梦，时汗出，头晕、面白无华。舌质红苔薄白，脉弱细结代。

处方：黄芪15克　党参15克　白术10克　云苓10克　甘草12克　桂圆肉10克　麦冬10克　五味子10克　炒枣仁15克　远志10克　木香6克　全瓜蒌10克　柏子仁10克　阿胶10克(烊化)　桂枝10克　丹参12克　当归10克　茯神10克　生地10克　生姜3片　大枣3枚　水煎温服　6剂

二诊：服上方4剂后，心慌、短气、胸闷均好转。原方继服。

三诊：服完上方6剂后，诸证均减大半，嘱原方继服。未再来诊。

6. 宁某某　女　56岁　下回头村

2011年12月初诊：素患风湿性心脏病多年。近又严重。心慌、气短、胸脘满闷，时汗出气喘。四肢无力，少眠。面及下肢浮肿、尿少、不思饮食。实质红暗、口干，脉沉且间歇。因想用中药治疗而来诊。

处方：黄芪10克　党参12克　云苓15克　白术10克　炙甘草12克　当归10克　生地12克　麦冬10克　五味子10克　炒枣仁15克　柏子仁10克　桂枝6克　丹参12克　川芎10克　生龙骨15克(先煎)　生牡蛎15克(先煎)　泽泻10克　全瓜蒌10克　薤白10克　远志10克　生姜3片　大枣3枚　水煎温服　8剂

二诊：服上方8剂后，胸闷、气短好转，心慌减轻，肿稍消。原方继服。

三诊：服前方数剂后，有所症状均好转，嘱再服柏子养心丸以善其后。

4. 癫狂

【树乾公案】

1. 宁某某　女　26岁　桑梓村

1963年12月7日初诊：心胸烦闷，甚则昏愦不醒，脉沉弦。此郁火停痰。

处方：黄连须二钱　半夏三钱　栀子三钱　蒌仁四钱　水煎温服　一付

12月9日复诊：服上方一付，心胸清畅，烦闷亦减，原方二付继服。

12月12日复诊：诸证痊愈，惟觉头晕，继以原方加减，调理即安，调方。

处方：陈皮二钱　半夏三钱　云苓三钱　甘草二钱　黄连二钱　蒌仁四钱　水煎温服二付

2. 邹某某　女　20岁

1964年7月2日初诊：郁怒积热，热郁生痰，痰火灼心，精神昏沉，语言时无伦次，心胸烦闷，脉沉滑无力。此郁热停痰。

处方：陈皮三钱　半三钱　云苓二钱　甘草二钱　黄连粉一钱半　黄芩二钱　白术三钱　党参三钱　天冬三钱　草蒲三钱　枳实二钱　广木香二钱　竹茹一钱　水煎温服三付

复诊：服上方三付，心胸烦闷减退，精神亦清爽，原方一付继服。

复诊：服上方数剂，精神正常，胸膈清爽，诸症痊愈，原方二付继服。

3. 孔某某　女　37岁　宁家村

1965年6月19日初诊：初发头痛，恶寒发热，四肢痛，随后胸部满闷或谵妄，记忆力减退，发病四天后曾流产。舌黏腻，脉弦滑。此肝胆郁热，热郁生痰，痰火灼心，血气循环不调，营卫不和。

处方：陈皮三钱　半夏三钱　云苓三钱　甘草二钱　枳实三钱　竹茹二钱　郁金二钱　远志二钱　赭石四钱(先煎)　草蒲二钱　水煎温服　一付

7月3日复诊：调方。

处方：当时四钱　丹参四钱　白芍三钱　柴胡三钱　半夏三钱　桃仁三钱　郁金二钱　蒌仁三钱　胡黄连二钱　坤草五钱　云苓三钱　甘草二钱　远志二钱　枣仁三钱　栀子三钱　水煎温服　二付

7月17日复诊：服初诊方未效，继服3日方，诸症均好转，原方二付继服。

4. 萧某某　女　48岁　小落村

1966年9月30日初诊：痫症已患多年，时发时歇，近来连次发作，心中怔忡不安，肢体痿软，战振。痫症日久，正气虚弱，舌质淡苔白腻，脉虚弱。此痫症心虚。治宜养心安神益智。

处方：党参三钱　琥珀一钱　云苓四钱　菖蒲二钱　远志二钱　乳香一钱半　枣仁三钱　当归三钱　甘草二钱　水煎温服　一付

10月2日复诊：服上方，诸症均好转，原方二付继服。

10月8日复诊：病已痊愈，惟四肢困倦，原方继服，兼服归脾丸，原方三付继服。

【张灿玾案】

1. 李某某　男　成年　荣成朋上村

初诊：由于精神上受多种因素的刺激，未能及时排解导致精神失常。郁郁少语，言亦无序，行止茫然，且无目的，病情不能自己表达，需家人代叙，时有怕惊吓之感，睡眠减少，目光呆滞无神，食欲欠佳，二便正常。舌红，苔白，脉沉弦至数不稳。此神志被伤，神不归舍所致之癫证，多因心、肝、脾三脏不能自强而致神失常也。可以镇心安神，养护心、脾，以振其意、智。

处方：白术一两　茯神五钱　山药五钱　制半夏三钱　党参三钱　肉桂五分　制附子五分　琥珀一钱(各包，分两次冲服)　生甘草三钱　水煎温服

复诊：服上方三剂后，病情已见好转，行为有所收敛，活动减少，睡眠增加，可见神有所归，意识增强。舌、脉无变，嘱其家人细心守护，免受刺激，可继服前方。

复诊：继服上方五剂后，精神已逐渐恢复正常，惟感体虚乏力，此以日久未得休息，今日神归其舍，方体倦也，再为调治心、脾，以固其本。

处方一：原方三剂。

处方二：党参三钱　炙黄芪三钱　白术三钱　茯苓三钱　当归三钱　炒枣仁三钱　元肉三钱　远志二钱　广木香一钱　丹参三钱　生甘草一钱　水煎温服，三剂。

以上二方，间服之。

复诊：服上方后，病情已大见好转，精神已基本恢复正常。遂嘱以前法，再各服三剂，可

停药调养之。

按 此案亦属癫病，俗谓呆病，即《难经》所谓“重阴者癫”。非阳盛之属，乃神志病中阴一类也。多因情志不遂，郁而不发，心、脾之阳不得振起，故致神而不明也。

此方亦出于《石室秘录》卷一“生治法”中，原治痫证，本云：“此方助其正气，以生心血，又加桂、附，以祛寒邪，加半夏以消痰逐去其水，自然气回而癫止也。”

本案所用桂、附各减半其量，取意于扶心脾之阳，以壮其神，非在祛寒也；又加琥珀一味，以其神志不宁，故加此平和之药以助茯神安定之作。后加归脾汤方与原方间，以固其本、扶其正。归脾汤方中正平和，平补心脾二脏，诸药温而不火，润而不腻，补而不滞，安而不抑，后取用之，可以收功。

2. 萧某某　男　中年　荣成西初家村

初诊：因精神刺激，忽发狂疾，四处奔越，高声呼喊，唇舌均咬破，头亦撞破，发作时两三人按拿不住，目赤怒然而视，舌红苔黄，脉浮洪。此心、肝之火狂越，神不守舍，需急以清泻内热，开窍安神。

处方一：牛黄清心丸二丸，早晚各一丸

处方二：柴胡三钱　黄芩二钱　黄连二钱　制半夏二钱　生龙骨三钱(先煎)　生牡蛎三钱(先煎)　磁石三钱(先煎)　犀牛角一钱　大黄二钱　甘草一钱　水煎温服

复诊：服上方二剂，此间又发作一次，较前为轻，继服前方。

复诊：服药间，不曾发作，惟时觉心悸动，精神亦有所缓和，是心肝之火虽减，然神魂尚未安定。

处方：陈皮三钱　制半夏三钱　茯苓三钱　枳实三钱　竹茹三钱　胆南星一钱半　川贝二钱　黄连三钱　甘草一钱　朱砂三分(研为末，分两次冲服)　水煎温服

复诊：服上方二剂，不曾再犯，心悸亦缓，脉象亦趋平稳，精神亦近于正常，再以清热化痰法调治。

处方：陈皮三钱　制半夏三钱　茯苓二钱　黄芩二钱　麦冬二钱　竹茹三钱　黄连二钱　胆南星一钱半　枳壳二钱　桔梗二钱　甘草一钱　水煎温服

复诊：服上方二剂后，精神已属正常，心悸亦愈，惟觉有些疲惫，舌红苔白，脉沉缓。此火气已泻，神志初定。当以清热安神法，佐以养血滋阴。

处方：当归一两　生地五钱　黄连二钱　川贝二钱　竹茹二钱　甘草一钱　琥珀粉三分(冲服)　水煎温服

服上方数剂后，精神与体力均已恢复，遂停药，惟嘱以在精神方面的养护，至关重要。

按 狂病之作，必系于痰、火、气、惊，痰则迷窍，火则动魄，气则伤肝，惊则伤神，故狂病作矣。凡初发之时，多逞阳盛之状，正如《难经·二十二难》曰：“重阳者狂。”故当以清热豁痰定惊安神为主，若迁延日久而不愈，或强暴擒缚而拘禁者，则病情尤为复杂，更难治矣。

3. 张某某　男　老年　荣成下回头村

初诊：由精神不快，郁怒未解，遂致神志失常，每发若狂，心下若鼓，气逆怒恚，无敢触犯者，既之，必呕哕浊痰，即感少快，常感心痛，心下梗塞，不思饮食，倦亦不寐，舌红苔黄，脉沉而有力，此因郁怒伤肝，肝气犯胃，运化失职，水泛为痰，浊气留滞。当以清心化痰为治，以黄连温胆汤加减。

先以牛黄清心丸二丸,早晚各服一丸,继服汤剂。

处方:陈皮三钱　制半夏三钱　茯苓二钱　枳实三钱　竹茹三钱　黄连二钱　胆南星三钱　甘草一钱　水煎温服

复诊:服上方后,浊痰减少,呕恶减轻,精神亦稍稳,继用前方,以观其变。

复诊:前方已服十剂,狂躁之发作大减,浊痰亦少,惟胸口仍感堵塞噎嗝。此痰阻中焦也,仍以清热祛痰利气化浊为法。

处方:陈皮三钱　制半夏三钱　茯苓二钱　枳实二钱　竹茹二钱　莱菔子五钱　菖蒲二钱　广郁金二钱　胆南星三钱　竹沥一瓶(冲服)　川朴二钱　黄连三钱　甘草一钱　水煎温服

复诊:服上方后,痰浊逐渐减少,精神亦逐步镇定,食欲渐开,亦能入睡,遂服十余剂而止,经休养一段时间,遂愈,年80,寿终前,不曾再发。

按　此案以火、气、痰所引发,故虽狂躁而神识尚清,每吐出浊痰些许,则心中乃快。此因气郁不畅,阻滞中上二焦,水津郁而为痰,痰浊阻滞,化而为火,升降失职,扰乱神明,故治以清热祛痰利气化浊,遂获效矣。

4. 于某某　男　少年　荣成单家村

初诊:因在高小读书,精神受到刺激,始则精神不快,烦闷不乐,睡眠不安,继则自快娱也,自歌唱也,四处游荡,睡眠极少,不喜言谈,对客观环境甚为淡漠,生活起居,饮食习俗,均有明显反常处,舌红苔白薄,脉浮弦,重按无力。此先以肝气不得条畅,阴气闭滞于内,心脾阳气散越于外,神明失职,非阳郁化火,躁动狂妄之类也。当法《石室秘录》及《验方新编》方法义,扶阳化气,以免湿痰内阻,则神难入舍矣。

处方:人参二钱　白术一两　茯神一两　菟丝子三钱　菖蒲五钱　制附子三分　制半夏三钱　甘草一钱　水煎温服

特嘱服本药后,若患者入睡,任其自醒,万无惊动或呼唤。

复诊:服本方第一剂后,晚间不久即入睡,至次日早饭后方醒,约睡有十余小时,醒后,神志已较前清醒,不到处乱走,继服第二剂后,睡眠时间较前夜短些,醒后,神志已完全清醒。现已可以自由对话,其他无异常改变,食欲亦恢复,舌象、脉象无大变,继服前方。

复诊:服前方六剂后,精神方面及生活、学习,已基本属于正常情况,尚未完全达到病前状态,有时还微感郁闷,此心脾阳气已振,然肝胆之气,尚未舒缓,需再加调理。

处方:陈皮三钱　制半夏三钱　茯苓二钱　枳实二钱　竹茹二钱　广郁金三钱　菖蒲三钱　人参一钱　黄连一钱　甘草一钱　水煎温服

复诊:服上方三剂后,精神状态,更有改善,惟偶有惊悸感,再为疏肝安神,以善其后。

处方:柴胡三钱　黄芩二钱　制半夏三钱　人参二钱　磁石五钱(先煎)　桂枝二钱　茯神二钱　生龙骨五钱(先煎)　生牡蛎五钱(先煎)　甘草一钱　水煎温服

复诊:服上方四剂,精神、生活、学习,已完全恢复常态,再嘱应注意精神与生活方面之养护。

按　本方以扶持心阳,以治此证,曾有多方介绍,经我用者,亦皆有效。详《石室秘录》有类同此方,云:"人困欲睡,听其自醒,切无惊动使醒,自醒来则痊愈,惊醒则半愈矣。"《验方新编·痰疾癫狂》云:"此方妙在补心、脾、胃之三经而化其痰,不去泻火,盖泻火则心气愈伤,而痰涎愈盛,狂将何止乎? 尤妙在附子一分,引补心消痰之药,直入心中,而气尤易补,而痰尤易消，又何用泻火之多事乎！”凡此皆经验之谈，正如《难经·二十二难》所谓“重阴者癫”也。然癫病之发，因亦多方，证亦多变，犹需辨证以立法，不可拘守一格也。

5. 痫病

【张灿玾案】

尤某某　女　成年　荣成下回头村

初诊：病者患痫证已若干年，初期年发数次，每犯时猝倒不省人事，口吐白沫，顷时即醒，醒后即安，对生活、劳动亦无大碍，家人不介意，近几年，随着年龄的增长，发作愈益频繁，几于每日必发，甚或每日发作二次，发作时间亦逐渐长，醒后，亦感头晕神倦，家中亦不敢离人，曾经多次用药或用偏方治过，均无效。

1959年夏，吾自南京归，询及患者病情，依然如故，遂云，吾新学针刺之法，不妨一试，患者及家人，均深受此病之苦，愿试此法。

取穴：腰奇，刺入骨孔中，入三寸，心俞、肝俞，斜刺，每次留针30分钟。日一次。

此间除吾有事外出日，每日坚持为刺一次，直至9月中旬吾奉调去济南山东中医学院执教，在家住月余，自首次刺治至吾离家时，患者不曾再发。此后吾每回家，必询及病家，一家欣喜至甚，多年沉疴，竟霍然若失，后至80左右高龄，因别病寿终。

按　昔在吾乡行医者，大多不习针灸，此或与清代王室不重视该术有关，1958年我等在南京中医教研班学习时，曾开设此课，后于1959年去南京东汤山县汤泉镇实习针灸兼採药，时南京中医学院，在此处设一实习点，有萧先生在此驻点指点，听其讨论时，介绍腰奇穴治痫证，效果甚好，但必须刺入骨孔内三寸，若在椎骨上沿皮刺，则无效。详此经乃督脉之属也。《针灸甲乙经》卷十二“小儿杂病”中载古《明堂经》即云：“小儿惊痫加瘈疭，脊强，互相引，长强主之。”腰奇穴在长强下，皆督脉经穴，是知此经治痫证，古经已有之，萧先生所言，亦可谓有根有据也。

6. 失眠

【树乾公案】

1. 蓝某某　女　46岁

1964年5月23日初诊：触事被惊，心胆虚怯，心悸怔忡，虚烦不眠，四肢倦怠，有时往来寒热，头目眩晕，脉弦弱。此心胆虚怯，痰气阻遏。

处方：陈皮三钱　半夏三钱　甘草二钱　云苓二钱　龙骨五钱（先煎）　牡蛎五钱（先煎）　远志二钱　枣仁四钱　党参三钱　菖蒲二钱　生地三钱　当归三钱　柏子仁三钱　水煎温服　二付

复诊：服初诊方二付，心悸怔忡减轻，睡眠较安静，惟头晕尚未减退，原方生地加重一钱，四付继服。

2. 张某某　男　35岁　西初家村

1966年2月5日初诊：心动悸，身体战振，旧患有咳嗽，心下微痛，有时失眠，舌质红，苔白腻,脉滑数。心胆郁热,热郁生痰,阻遏气血流行。此痰火阻遏。

处方:陈皮三钱　半夏三钱　黄芩三钱　蒌仁三钱　甘草二钱　天花粉五钱　麦冬五钱　远志二钱　枣仁三钱　竹茹二钱　枳实二钱　龙骨五钱(先煎)　牡蛎五钱(先煎)　水煎温服　二付

2月8日复诊:服初诊方二付,心悸体战均好转,惟小便见有白浊,原方加莲子五钱,二付继服。

【张灿玾案】

1. 毕某某之妻　女　中年　文登城某某药房

初诊:新中国成立后,文登城有某某药房,经常下乡送货,时有毕先生,常来我乡,每至,常住我家,某日,夜间闲话,言及其夫人,已有数年,几不曾合眼,严重失眠,几经医治,均无效果,后则不再治疗,询其病情,告云,婚后,只生一女,亦十多岁　停经已数年,身体状况较差,食欲亦欠佳,始尚可小睡,后逐步加重,近几年,已毫无睡意,每夜坐待天明,故精神上,亦十分疲惫。其他方面,不曾发现有何疾病。经吾与家父分析,患者,必素体较弱,冲、任脉虚,故产育不多,气血不足则营气常虚。《灵枢·本神》云:"心藏脉,脉舍神。"又《素问》中亦多言"心主脉"、"心主神明"。不寐者,神不得归藏也。气血亏虚,如河道之不畅,不畅则难净,当先活其血流,调其营气,使神有所舍,则不外游,可取王清任先生血府逐瘀汤一试。

处方:当归三钱　生地三钱　赤芍二钱　川芎二钱　桃仁二钱　红花三钱　柴胡二钱　枳壳二钱　桔梗二钱　牛膝三钱　甘草一钱　水煎温服

十余日,毕再至时,告知,服药数剂后,已有睡意,继服之能睡少顷,他无变化,既已见小效,嘱按方继服。

毕复至时,告知,坚持服用上方,每时已可睡时许,患者精神状况均有改善,所以仍坚持服用。

后,毕先生来时,告知其妇人怀孕,且已经送医院验证,遂告知停药勿服。后数月,胎儿虽未能足月,然顺产一男婴,育养数月后,因当时家庭的养育条件,终是夭折。

按　此案虽奇,然亦并非绝无可能,一者,患者已五十有余,经水虽已不见,然天癸未绝,惟因血气不充,故久已不孕,今得冲、任脉畅通,而再次受孕。二者本方原系活血化瘀之方,而患者又是虚羸之体,何以用此方而奏效,昔日祖父常云:"虚中有瘀",正合此意,且本方原以四物汤为基础,补血为主,其他药亦在于活血,而非逐瘀峻剂,故可令经水得通,沃浊得去,而生机复活,故而有孕矣。然亦终属少见之例,姑特志始末。

2. 王某某　男　中年　荣成某机关干部

1975年春,我因病在威海疗养院疗养,于夏末,临出院之前,有另一病房接收荣成县医院转来病人,患严重失眠证,其主治医师,特请我会诊。

初诊:患者系荣成某机关干部,患失眠证若干年,时发时休,以前每病经调治后,尚可工作,本次发病至今已近10日,百药无效,昼夜毫无睡意,患者身体状况一般,饮食二便均无异常,体检亦无异常发现,精神困敦,头昏目倦。据云多年前曾有轻微之头部外伤,当时亦无甚病痛,后来始有失眠证,服安眠药亦有效,重时,休息几日,亦可缓解,诊视,无特殊病候,唯精神极度困倦,舌深红苔白,面唇无华,脉沉弦。此必往日头部轻伤,不曾发病,盖头为玄神之府,三阳之脉俱上头,厥阴之脉亦会巅。又三阴脉之正,亦均可达头面部。脉者,神所舍。既诸药不效,则当求之于脉,以正其本,而安其神。

处方:当归三钱　生地三钱　桃仁四钱　红花三钱　枳壳二钱　赤芍二钱　柴胡二钱　桔梗二钱　川芎二钱　牛膝三钱　甘草一钱　水煎温服

服一剂后,似有睡意,二剂后,能少睡片刻,患者精神稍安,嘱继服。服至四剂后,即可睡时许,时吾即出院,后情不详。

"文革"结束后,某年,吾回家探亲,患者忽登门来访,告知当日在威海疗养院服用我方,效甚佳,最后能睡4~5小时,遂出院。此后又犯两次,没有那次严重,每犯必去威海疗养院,借出病历,找到处方,照方服用,每奏效。后复犯,处方已失,但再犯病时尚可坚持,今闻归里,特来求诊,因思及往事,仍本原义,再为处方。

按　血府逐瘀汤方,系出清王清任先生《医林改错》上卷,所列主治有20证,内有头痛一证云:"察患头痛者,无表证,无里请,无气虚、痰饮等证,忽犯忽好,多方不效,用此方一剂而愈。"又不眠一证云:"夜不能睡,用安神养血药,服之不效者,此方若神。"清任先生此方,用之于血分诸病,吾亦常按图索骥,或略作调整而用之,每奏效,故思,病取诸气分而不愈者,可取之于血,取之于安神而不愈者,可取之于潜神,大匠既当守规矩,亦当取诸巧,圆机活法,尽在于此。

3. 庄某某　女　老年　济南退休干部

初诊:素患心、脑血管疾病若干年,睡眠欠佳,曾多次经医院检查治疗,近因失眠,去医院诊治,经查,心、脑血管如故,惟尿检有潜血,身体及精神状况尚可,大便不畅,经服中药(太子参30克　白术20克　黄连12克　知母15克　石韦15克　砂仁3克　大黄3克)多剂无效,心烦头晕,失眠较重,口干裂,舌红苔黄,脉象左手寸关滑动,尺沉弱,右手沉弦。此肝阳上亢,心与小肠火盛,气津两伤,神不守舍,首当清心安神,滋阴降火,以缓浮动之火,润胃肠之燥。

处方:生地15克　知母10克　黄连6克　黄芩6克　白芍10克　阿胶10克(烊化)　炒枣仁5克　合欢花10克　莲子心3克　竹茹10克　水煎温服

复诊:服上方二剂后,大便正常,舌干口燥及心烦等证均减轻,睡眠时间亦增加,自觉较以前所服诸药均舒适,惟头部有时发晕,尿检有潜血"++"号,舌红润,脉象有所缓和,此心火有所衰减,气津增盛,神渐归舍,然下焦之热有伤营之患,经用前方,加小蓟10克　五味6克　水煎温服

复诊:服上方五剂后,睡眠已大有好转,其他证候均亦大减,精神亦甚佳,惟口腔溃疡较明显,此气津虽有所恢复,但心与小肠之火仍未尽熄,继以前方加减。

处方:生地15克　知母10克　元参10克　黄连6克　黄芩6克　白芍10克　阿胶10克(烊化)　炒枣仁15克　合欢花10克　莲子芯3克　竹茹10克　五味6克　水煎温服

复诊:服上方数剂后,诸证均已大好,遂继服数剂,以巩固前功。

按　此案系一久有心、脑血管疾病(如冠心病、高血压等)的患者,病情比较复杂,各个阶段的病机变化与证候反应,主要为失眠、口干、心烦、便干等,心与小肠之火旺,气津虚损所致,曾经某医处方治疗,医方中虽有参、术、砂仁等调脾胃之药,又加诸生龙牡,大黄类性反不利于养阴之药,又用了几种安神之药,亦全无章法,诚为乌合之众,一不成阵伍,二无战略与战术思想,岂能胜敌。

本方根据病情，取仲景先生《伤寒论·少阴篇》黄连阿胶汤加减用之，特加生地、知母、元参等，以助白芍养阴生津之力，又加莲子心、竹茹等，助芩、连泻热除烦之用，再加炒枣仁、合欢花以安神归舍。加药虽多，仍不失黄连阿胶汤之本义。

详不眠之病，证出多端，或心脾两虚，或心肾不交，或肝胆火旺，或惊恐伤神，或血滞神越，或胃气不和等，种种不一，重在医者"谨守病机，各司其属，有者求之，无者求之，盛者责之，虚者责之。"自可得其要领矣。

4. 孙某　女　49岁　济南市

2012年2月24日初诊：前一段因肠胃不好，经医治已基本恢复，近来有些精神不振，易心慌，长期失眠，曾经医院检查，心电显示，有房性早搏，室性早搏呈二、三联律，有时气短，易疲劳，舌红少苔，脉沉弱。此由长期多种因素导致精神压力较大，加之体力较弱所致，宜以益气安神法以安之。

处方：党参10克　麦冬15克　五味子6克　丹参15克　生龙骨牡各15克(先煎)　桂枝6克　合欢皮15克　生熟枣仁各15克　茯苓9克　炒白术6克　炙甘草3克　生姜三片　大枣三枚　水煎温服

3月30日复诊：服上方月余，感觉甚好，睡眠增多，心慌减少，带偶发性。全身有力，精神亦佳。有时上火，则口周围易起小疙瘩。排气较多，舌红少苔，脉和缓匀称。此心脾气盛矣，然时有虚火上炎，气微滞时有之，可加药调之。

处方：前方加炒山栀5克　广木香6克　继服

7月31日复诊：服上药一直很好，睡觉正常，心情亦较稳定，两月前有点胃不适，服用点中成药即可，每有饥饿感时，稍多食则腹胀，有时感气虚无力，最近做心电图检查，一切基本正常。身体亦较前胖些。舌红少苔，脉沉缓。此心脾之气，较前旺矣，惟肝胃气机尚未尽畅，佐以和肝理脾之法即可。

处方：党参10克　生白术10克　茯苓10克　陈皮10克　制半夏10克　白蔻6克　广木香6克　白芍15克　佛手15克　生甘草3克　生姜三片　大枣三枚　水煎温服

继服此方而愈。

按　患者原由生活工作等多种原因，始则肝气不疏，后发乳房肿瘤，手术后，脾胃气伤，消化无力，气滞不行，腹满便闭，体虚无力，经多少次调治，终获正常，后又因多种原因引发心脾两虚，神志不安，又经半年之久，方得健壮。患者虽病发于体内，伤及于神，故治其病时，服之以药，导之以神，医者动之以情，患者树之以信，如是医患配合，则气顺心安，治之有望矣。

【张春兰案】

孙某某　男　62岁　荣成市委党校

2009年10月17日初诊：患者失眠多年。头晕、少眠多梦，记忆力减退，烦心，神情疲倦。舌苔薄白，脉弱细。曾用多种药物和偏方治疗未愈，遂来诊。

处方：黄芪20克　百合12克　枸杞15克　云苓12克　泽泻20克　炒枣仁15克　女贞子10克　合欢皮15克　柏子仁15克　党参12克　远志10克　五味子10克　茯神12克　水煎温服　4剂

二诊:10日后复诊。服上方4剂后,疗效显著,已能安睡,欣喜极致。原方继服4剂。

三诊:11月初复诊。病已痊愈。继以上方2剂为末,每日三次,每次三克服之,以巩固疗效。

7. 抑郁

【张灿玾案】

1. 张某某　女　中年　荣成小落村

初诊:因大病之后,虚烦不解,精神不爽,心中烦乱,夜不能寐,时时虚悸。曾多次去医院诊疗,经检查,内脏无明显变化,疑为精神抑郁所致。现体质较弱,面色苍白,食欲欠佳,二便正常。口淡无味,头目不爽。舌红,苔微黄,脉浮弦微数。此乃素日肝气不舒,病后余热干扰,心神不静,胆气不正所致。当以清轻灵动之法,以安其神,以清解其烦,使胆气得壮,心神可安,则神识自宁矣。

处方:陈皮三钱　清半夏三钱　茯苓三钱　竹茹三钱　山栀子二钱　莲子心一钱　龙胆草一钱　炒黄连一钱　枳壳二钱　生甘草一钱　水煎温服

复诊:服上方二剂后顿觉心烦减轻,精神亦觉清爽,心情喜悦。此中上焦浮游之火已减,神不受其扰,自可相安无事。可用前方继服。

复诊:继服上方四剂,病已大好,睡眠亦可,惟有时出现虚悸,脉舌无明显变化。可以前方少作调整,加以镇心安神之药,则心神自安。

处方:陈皮三钱　清半夏三钱　茯苓三钱　竹茹三钱　山栀子一钱半　炒黄连一钱　枳壳二钱　生龙骨三钱(先煎)　生牡蛎三钱(先煎)　生甘草一钱　水煎温服

复诊:服上方后,自觉诸证大减,心情亦开朗,心悸之证亦不再发作,脉象亦和缓,饮食睡眠均近于正常。遂按本方服至痊愈。加以饮食调理,身体遂安。

按　本病始因病后,气阴两伤,余热未除,浮游之火,扰乱心神,加之自虑较甚,诸证作矣。《素问·灵兰秘典论》云:"心者,君主之官,神明出焉。""胆者,中正之官,决断出焉。"故凡邪热及浮游不散之火,既可以扰神明,亦可以损决断。然病在气分,未及血分,用药宜轻灵、镇静,不可以峻猛。本方首选黄连温胆汤,将枳实之荡涤,易以枳壳之疏利,再加生山栀以清浮游之火,莲子心以清心安神。

详温胆汤方,同名异方者甚多,早在唐人王焘《外台秘要》十七"虚劳虚烦不得眠"引《集验方》有温胆汤方,本云:"疗大病后虚烦不得眠,此胆寒故也。"又宋人陈言《三因方》载温胆方原有二方,一者卷八肝胆经虚实寒热论治有温胆汤,本云:"治胆虚寒……虚劳烦扰,因惊胆慑"等证;一者卷九"虚烦证治"有温胆汤,本云:"治大病后虚烦不得眠,此胆寒故也",方药即二陈汤加枳实、竹茹二味,较《外台》所引多茯苓一味,此即后世常用之温胆汤方。本方所治,虽曰胆寒,实则气化不及,心、胆之气不振,邪害空窍,扰乱神明,火气浮游,不得回归所致。故以此方促其气化,清其浮热,神得归舍,则虚烦可除。黄连温胆者,清人陆子贤《六因条辨》"伤暑条辨第四"用此方,即温胆汤加黄连也。本案以此方为基本方者,以黄连可清心除烦。又加莲子芯、生山栀等合原方之竹茹,共奏清心解热除烦之效。后加生龙、牡者,以镇浮动之神,得安于窍内,则不致妄动也。

2. 高某某之妻　女　成年　荣成东仙王家

初诊:病起于郁怒忧虑,始仅感口躁咽干,头痛,时寒热往来,心神不安,时发时休,每发则不思饮食,口渴多饮,胸部有压抑感,呼吸困难,心悸少眠,舌红苔白薄,脉沉弦而数,是证乃肝郁化火,扰乱神明,先安其神。

处方:陈皮二钱　制半夏二钱　茯苓二钱　枳实二钱　竹茹二钱　黄连二钱　麦冬二钱　甘草一钱水煎温服

复诊:服二剂后,心神少安,余证不减,寒热时作,舌象脉象无大变化,当泻其肝胆之火,以解燃眉之急。

处方:柴胡三钱　黄芩二钱　黄连二钱　制半夏二钱　甘草一钱　水煎温服

以此加减服六剂后,寒热发作证减,发作时间相距亦长,诸证较前亦轻,然心悸少寐之证,虽已缓,但仍在,此肝、胆之火虽减,心阴不足,故神尤不安,思虑日久,亦难免伤神,再以养阴安神为法。

处方:生地五钱　当归三钱　黄连二钱　朱砂三分(为末分两次冲服)　水煎温服

复诊:上方服数剂后,诸证均已缓解,惟心神有时不安,心中空虚,盖心肝之火熄,神志久伤,当以滋养之法以善后功。

处方:柏子仁二钱　五味子一钱　茯苓二钱　当归二钱　生地二钱　桔梗二钱　元参二钱　党参一钱半　丹参二钱　天冬三钱　麦冬三钱　远志二钱　炒枣仁二钱　黄连二钱　水煎温服

复诊:服上方四剂,诸证悉愈,惟觉体虚乏力,遂以此方为蜜丸,缓慢调理遂愈。

按　此案虽见证热象,如口渴多饮等,终非三阳实火所致,又因家境不幸,郁闷已久,思虑不解,故导致肝郁化火,虽有寒热不时,又非外感之邪,故首当解其肝胆之郁,则火可熄。肝火灼阴,加以久思伤神,故神志不安,亦病所必然,故后期以养阴安神为主,神自归安,然此证虽愈,尚需善自调养,幸哉此患者,若干年后,不曾再发。

3. 候某某　女　48岁　济南某大学教师

初诊:素任体育工作,身体较好,亦无经济负担。近年因子女高考成绩不理想,渐觉心烦焦虑,精神不快,时自叹气,自悲伤落泪,睡眠欠佳,饮食如故,大小便正常,月事已回。舌红,苔白厚,脉沉缓微弦。此肝气不舒,忧思伤脾,神魂不安,浮越无主,若日久不愈,必致神志有异。今先以舒肝理脾之法,以解其郁闷,安其神志,定其忧思,以免神识无主,则患必至矣。

处方:柴胡15克　白术10克　茯苓10克　当归15克　白芍15克　薄荷6克(后入)　丹皮10克　炒山栀10克　青皮10克　丹参10克　远志10克　竹茹10克　广木香6克　生甘草3克　水煎温服

患者服用上方后,甚觉舒适,连续服用,精神、睡眠等方面,均大好转,服至20剂左右遂愈,后在电话中告知并致谢。

按　本病多因精神因素引起,即所谓"神病"之类也。详《灵枢·本神篇》云:"天之在我者德也,地之在我者气也,德流气薄而生者也。故生之来谓之精,两精相搏谓之神,随神往来者谓之魂,并精而出入者谓之魄,所以任物者谓之心,心有所忆谓之意,意之所存谓之志,因志而存变谓之思,因思而远慕谓之虑,因虑而处物谓之智。故智者之养生也,必顺四时而适寒暑,和喜怒而安居处,节阴阳而调刚柔,如是则僻邪不至,长生久视……"又《医宗金鉴·

杂病心法要诀》神病云："盖神不离乎精气，亦不杂乎精气，故曰妙合而有也。故指神而言，则神超乎精气之外，指精气而言，则神寓乎精气之中……气和则志达，故生喜矣。气暴则志愤，故生恚怒。系心不解散，故生忧思。悽心则哀苦，故生悲哭。内恐外触非常事物，故生恐惧惊骇也。"详上引两书，《灵枢》言"神"之所生，《金鉴》言"神"之所变，生则任物，变则动情，不善养者，则心系不解而病作矣。

本案先点破病机，指明解数，引导患者，自加调养，辅之以药物治疗，则病情有望转机。盖病由神伤，则当以神治。故医非仅以执技之术可以愈万病。凡治此等患者，要以仁心、耐心、诚心、苦心以帮助患者求自治为是，非尽靠药物之力也。

本案以丹栀逍遥散为主方，本方本为调肝理脾之要方，临床无论是男科及女科，应用机会甚多，其组合为术、苓理气，归、芍理血，柴、薄疏肝，术、苓亦在理脾。加丹栀者，凉血分以制肝、胆之浮火，又加青皮、木香、丹参、远志、竹茹，助解郁安神之用，以尽药效。

4. 石某某　男　青年　济南章丘市

初诊：2002 年，因外伤脑震荡住院，此间，又受惊吓，后去精神病医院检查，诊为精神抑郁证，服用西药治疗，无效，曾住院治疗，亦无效，长期精神抑郁，表情淡漠，思路不清晰，不喜言谈，稍有惊吓，即恐惧心悸，睡眠一般，食欲较差，外出应对，亦难自理，均需父母陪同及代述，几年来，已经省内外多家医院及名医诊治，或住院，或门诊，或咨询，均无明显改善。经检，患者的精神不振，表情淡漠，问话大都由其母代答，睡眠差，记忆力减退，食欲一般，怕惊吓易烦躁，头目不清，大便有时干，小便较频，舌淡红，苔白薄，脉无力，寸关沉缓，尺脉弱。惊动则脉搏快速。

处方：当归 10 克　川芎 6 克　赤芍 10 克　生地 10 克　桃仁 10 克　红花 6 克　枳壳 6 克　桔梗 6 克　牛膝 6 克　郁金 10 克　菖蒲 10 克　远志 10 克　炒枣仁 10 克　生明矾 3 克（各包冲化服）　生甘草 3 克　水煎温服

复诊：服上方二剂后，因肛肠病发，肛门疼痛，遂服用治痔病药。今仍晚不能睡，烦躁，舌瘦淡红，苔白薄，脉沉数。再予清泄肝胆，兼安神镇静。

处方：陈皮 10 克　制半夏 10 克　茯苓 15 克　黄连 3 克　竹茹 6 克　枳实 3 克　丹参 15 克　五味子 6 克　百合 10 克　生龙骨 15 克（先煎）　生牡蛎 15 克（先煎）　莲子芯 1 克　生甘草 3 克　琥珀粉 2 克（分两次冲服）　水煎温服

复诊：服上药，仍难安睡，后加服西药月余，亦无大改善，稍有惊动即感心慌甚，烦躁不眠，有时口渴，脉弦数。此证神伤日久，肝胆及心脾，均为所累，难以求得近功，必向患者多加开导，用心排解，疏其肝胆之气，开其闭滞之郁，则神可安定。

处方：柴胡 10 克　黄芩 10 克　制半夏 10 克　太子参 6 克　桂枝 6 克　茯苓 15 克　丹参 15 克　百合 30 克　生龙骨 15 克（先煎）　生牡蛎 15 克（先煎）　菖蒲 15 克　生甘草 3 克　琥珀粉 3 克（分两次冲服）　水煎温服

复诊：服上方数剂，诸证有所改善，烦躁较前减轻，梦较多，近日临近过春节有些不安，脉证无大变，继服前方，嘱其父母，节日期间，尽量少参加社会活动，免受刺激，善自开导。

处方：前方去菖蒲，加合欢皮 10 克　炒枣仁 10 克　竹茹 10 克　水煎温服

复诊：节日前后月余，基本不曾停药，睡眠与精神方面均有好转，节日亦未发生大的变化，患者可自己申述病情，舌红少苔，脉右沉数，左沉数有滞涩感，仍系肝气不疏也。

处方：继服前方，合欢皮改用合欢花

复诊:上方服用半年多,此间有时自来复诊,不需家人陪同,精神已基本恢复常态,睡眠及烦躁等证已大有好转,可以相互交谈,并可谈论生活方面别事,惟时发心慌,发作有时,亦可自行缓解,舌红苔白薄,脉沉数。此乃气阴两虚,心神欠安所致。

处方:党参 10 克 丹参 10 克 元参 10 克 天冬 6 克 麦冬 6 克 远志 10 克 炒枣仁 10 克 桔梗 6 克 生地 10 克 生龙骨 10 克(先煎) 生牡蛎 10 克(先煎) 茯神 10 克 五味子 6 克 柏子仁 10 克 当归 10 克 水煎温服

复诊:服上方月余,心跳减缓,有时仍有心烦,心慌多在午睡及晚睡前,舌红少苔,脉沉而微数,再予清心安神,兼和胃气,以固后天之本。

处方:陈皮 10 克 制半夏 10 克 茯苓 10 克 炒黄连 3 克 竹茹 6 克 莲子心 3 克 生龙骨 15 克(先煎) 生牡蛎 15 克(先煎) 远志 10 克 炒枣仁 15 克 丹参 15 克 生甘草 6 克 水煎温服

服上方约两月左右,诸证均愈,精神亦完全恢复正常,学业亦赶上进度,至春节停药。后四月左右,父子三人同来看望并致谢意。

按 本案从 2005 年 11 月 27 日接诊,至 2007 年 2 月病情完全恢复停药止,前后历经一年零三个月。在整个治疗过程中,颇有些体验。

①本病自发病日起,至吾接诊日,时已三年有余,其间,不仅经诸多医家治疗,服用过大量西药,而在诊疗无效的情况下,亦曾去某某精神病院住过,亦未取效,足证此病情,已转为慢性疾患,脏腑功能,已多紊乱。家父常云:“缓病不宜急治”。故治疗此病,医患双方,均需有心理与精神上的准备。不可妄图急功近效。

②患者起病于脑震荡,后又受惊吓,使元神受损,心、脑被伤,而要者在于精神刺激,导致神魂不安,故治疗此证,一在于药物的综合调整,更需以精神方面的开导。通过大量的思想工作,一方面取得了病家的耐心坚持,另一方面取得了患者的信心和信任,这是治疗之所以取胜的重要条件。

③在具体治疗方法方面,虽然患者已长期精神受损,但不曾采用强力安神之药,仅遵《内经》所谓“勿致邪,勿伤正”的原则,始终以疏肝、理脾、安神为主的王道之剂,进行综合调控,使脏腑功能逐步协调。

④中医辨证,重在个性差异,同一病种,而不同的患者,则治法有别,即所谓“同病异治”也,一旦辨证无误,贵在坚持,本病患者,难得其父母能耐心坚持,服药年余,终得成功,非尽为医者之功也。

5. 俞某某 女 老年 济南市退休职工

初诊:20 多岁起,即患睡眠不佳之证。后逐渐发展,有心慌、心烦等证,至后期益趋严重。曾经多家医院检查,确诊有冠心病,神经衰弱,中西药均曾用,但效果不明,晚上离不开安眠药。近年更甚,常有胸闷、气短,烦躁不安,有时感到活的没有意思等证。饮食一般,大小便无明显改变。舌紫暗,少苔,唇晦暗,脉沉缓。此乃久由思虑伤脾,郁怒伤肝,导致肝、脾不和,加之心血不足,神志不安导致抑郁之疾。当以调肝理脾,益气安神,清心除烦为法。

处方:柴胡 10 克 黄芩 6 克 制半夏 10 克 生龙骨 15 克(先煎) 生牡蛎 15 克(先煎) 太子参 10 克 麦冬 10 克 五味 6 克 丹参 15 克 莲子芯 6 克 竹茹 6 克 全瓜蒌 15 克 薤白 6 克 百合 15 克 合欢皮 10 克 生甘草 3 克 水煎温服

复诊:服上方 6 剂后,诸证减轻,心悸、烦躁尚觉明显,嘱再加煅磁石 15 克(先煎),龙骨、牡蛎各再加5克。

复诊:按上方继服10余剂,心悸、烦躁、失眠等证,均已大有好转,惟时有头痛,嘱再加薄荷6克,菊花10克,继服。

复诊:继服上方10余剂,心悸、烦躁、失眠等证,均已大有好转,惟有时头少痛,唇、舌色较前见鲜活,脉象无大变化。

处方:柴胡10克　黄芩6克　制半夏10克　生龙骨15克(先煎)　生牡蛎15克(先煎)　太子参10克　麦冬10克　五味6克　丹参15克　莲子心3克　全瓜蒌15克　薤白6克　竹茹6克　百合15克　菊花10克　薄荷6克(后入)　生甘草3克　水煎温服

继服上方,病情较稳定。

半年后电话去询,近因腹痛、腹胀,经某医院检查为胃窦炎,有溃疡面,服西药无效,不能就诊,请求赐方。遂根据此病一般规律,结合其人情况,先以和胃导滞、消胀止痛为法,以缓其急。

处方:苍术10克　川朴9克　陈皮10克　制半夏10克　白芍15克　乌药10克　甘松6克　元胡10克　枳壳10克　佛手10克　鸡内金15克　生甘草3克　水煎温服

复诊:服上方后腹痛等证即减轻,共服六剂,腹部诸证均大减,惟失眠、惊恐等又作。舌中心及前部色红,舌两边及跟部白腻,脉沉缓。此肝胃不和湿热困于中焦,当苦辛之药,调其中焦。辛以开之,苦以降之,再佐以安神之药,以定其志。可仿黄连温胆之法加减治之。

处方:陈皮10克　制半夏10克　茯神10克　枳实6克　竹茹10克　莲子芯3克　生熟枣仁各15克　远志15克　生龙骨15克(先煎)　生牡蛎15(先煎)克　炒黄连6克　百合15克　生甘草3克　水煎温服

服上方后胃部及精神方面之证候均有所减轻,遂嘱可继续服用。

二三月后复诊:更因其丈夫患病,加大思想压力,前精神方面之证候又有所发作。周身不适,胸闷叹气,失眠心悸。舌体瘦小,色红,苔白稍干,脉沉缓。此精神诱因所发,告知病情无大变化,无需担心,再以耐心劝慰,以安其神,复以前方稍加调整之。

处方:柴胡10克　黄芩10克　制半夏10克　生龙骨15克(先煎)　生牡蛎15克(先煎)　太子参10克　麦冬10克　五味6克　丹参10克　莲子芯3克　全瓜蒌15克　竹茹10克　陈皮10克　茯苓10克　炒黄连6克　百合15克　琥珀粉6克(冲服)　生甘草3克　生姜三片　大枣三枚(去核)　水煎温服

后服用此方,精神面貌大致恢复至常人状态,虽偶有小的反复,吃几剂药,亦可自行调控。

按　此案原系一退休女职工,青年时期即患有失眠烦躁等神志方面疾患,年代日久,亦患有心脏及肠胃系统之脏器疾患。由于多种原因,所患诸疾未能及时治愈,加之精神压力之负担加重,抑郁不解,思虑过度,导致思想压力难以排解,神志病变日趋严重,甚至失去了生活乐趣。治之之法,一则调其神志,一则顾其脏腑病变。然而更重要的是,要善于治人。治其人者,治其心也;治其心者,治其神也。必当析其原因,解其病机,说之以情,导之以理,授之以术,方可使玄机渐悮,苦海得生,重新唤起生活的乐趣。此正医者所当尽之责也。

此患者原系我在一小书店中偶遇,获知我医林中人,特表求诊之情,时云,如此喧闹之处,如何诊病,复加邀请,切表厌世之念,见其心诚意切,即为之诊。后数度登门求治,每至必由善为疏导，经一年多的治疗，虽小有反复，终获良效。此亦医病双方努力之结果也。

2009 年 7 月 28 日，她投书一函，题名《好中医治好了我的病》，该书详述其病程及诊疗经过，后云："在一个偶然的机会，我遇到了张教授，我请求张教授给我号号脉，我究竟得的什么病……张教授仔细听我述说了病情，给我号了脉，开了三付中草药，当我要付挂号费时，张教授说，我看病不收费，说吃吃看吧。我服上药后即可停西药，前后共服了 45 付中药，我的身体好起来了，真的是奇迹！我又能自由的去公园和朋友们一块享受生活的乐趣了。在这里我发自内心的说一声谢谢张教授。"她这种纯朴的心境，也真的使我感动，我们作为中医战线上的普通一兵，正需要以我们的爱心、诚心和廉价的医疗费用去唤回我们失去的患者了。

本病的治疗，自始至终，考虑到患者脏腑在形气和神志的实际情况，从多方面进行综合调控。以柴胡加龙骨牡蛎汤与生脉散合用，予以加减，再加以精神上的引导，思想上的劝慰和态度上的同情，取得了患者的配合，才获得了满意的效果。

6. 宫某某　女　老年　济南市

初诊：30 年前曾因家事不和，生活环境欠佳，导致多种疾病，近 10 余年，经多家大小医院检查治疗，曾因子宫肌瘤，做过切除手术。据多家医院检查，患有高血压、冠心病、梅尼埃病、自主神经紊乱等病。现主要感觉是失眠较甚，心烦，头晕，失去生活乐趣，表现精神不振，表情凄楚，痛苦悲伤，难以言状，饮食一般，小便正常，大便时干时稀，舌暗红，苔淡黄微干，左脉沉而有力，右脉沉弦。

据患者泣诉，原因精神创伤，后导致多种疾病，长期心情抑郁，由于多方原因，情绪难以控制，生活十分痛苦，导致脏腑功能紊乱，神志失于调节。凡此等疾病，非单靠药物所能收全功者，遂为详析病因，分析利害并明示治法，首在治神，次在治病。治神者，排解病因，正视现实，协调关系，为献上、中、下三策，即和、避、离。尽力主动反思，以求互凉，争取和解。需要有极大的忍耐、等待和诚意，是为上上之策，然后以药物以调其脏腑，疏其血气，安其神志，并治诸病证。

处方：柴胡 10 克　黄芩 10 克　制半夏 10 克　太子参 10 克　生龙骨 15 克(先煎)　生牡蛎 15 克(先煎)　丹参 15 克　百合 10 克　合欢皮 15 克　麦冬 10 克　五味子 6 克　全瓜蒌 15 克　檀香 10 克　远志 10 克　菖蒲 10 克　琥珀粉 3 克(分两次冲服)　水煎温服

"五一"节前打电话告知，已服用 10 余剂，效果甚好，特表谢意，嘱继服此方。

后至 9 月下旬，陪同友人来就诊，并亲来致谢，并告，当日初来就诊时，感到无望，经张教授善为劝导并指示方向，感激不尽，回去后，遵嘱办理，并认真做了反思，建立信心，抱以诚意，问题很快得以解决，节日间还外出旅游了一次。前后服药共 30 余剂，效甚好，再嘱病已好，后当好自为之，以往为戒。

按　本案接诊时，患者精神十分痛苦，泣诉告知，已有三十余年至今，历经诸多苦恼，虽患有多种疾病，亦跟精神因素不无关系，就现今病情而论，亦重在神志紊乱。兵法有云，攻心为上，攻城为下。故欲治此病，务在攻心，如果点破玄机，启悟谜团，加以药物调理，始能争取转机，跳出苦海。幸在患者，能谨遵医嘱，取得满意效果，故医者之要务，必以仁为本，德为先，苦病人所苦，急病人所急。医患同心，医患互信，尤胜于单纯的执技之术也。

7. 姚某某　女　中年　济南

初诊：自 2000 年起，即时感胸闷。2004 年生一男孩无病感，以后每届六月即感胸闷，呼吸不畅,不咳喘。每犯病,胃口有堵塞感,有时心慌怒狂,好发火,多思虑。曾经省某医院检查,心脏无异常变化,请中医看云气血虚。血压正常,月事正常,面色黄而少光泽。舌红,苔白,有时舌易糜烂,阴雨天加重,脉浮而无力,中取两关弦甚,尺脉弱。此脾气不舒,肝胃不和所致,治应疏肝和胃。

处方:柴胡 10 克　黄芩 6 克　制半夏 10 克　茯苓 10 克　陈皮 10 克　川厚朴 10 克　藿香 10 克　黄连 10 克　太子参 15 克　白芍 10 克　广木香 6 克　枳实 6 克　生甘草 3 克　水煎温服

复诊:服上方后,胸腹有舒适感,连服 15 剂,胸闷及胃口堵塞感已多有好转。惟睡眠欠佳,多梦。舌瘦,色红,苔白薄,脉弦细。此肝阴不足,相火枉行,浮游之火不归于内,心神不安于内所致。继当清泄肝胆之火,疏理脾胃之气,佐以镇心安神之药可也。

处方:太子参 15 克　白术 10 克　茯苓 10 克　陈皮 10 克　制半夏 10 克　竹茹 10 克　枳实 6 克　柴胡 10 克　黄芩 6 克　黄连 6 克　生熟枣仁各 10 克　川厚朴 6 克　夜交藤 10 克　生甘草 3 克　水煎温服

8. 姚某某　女　32 岁　济南市

2008 年 6 月 24 日初诊:自 2000 年始,每感胸闷。2004 年 6 月生一男孩儿。产期无病感,以后每至 6 月,即感胸闷、憋气,无咳喘之证,每犯病,即感心中压抑,有时心慌,冤枉,好发火,多思虑,曾经医院检查,无心脏病。中医院诊为气血虚,血压正常,面色萎黄,失调,舌红苔薄白腻,月经正常。唯有宫颈糜烂证,阴天则病重,脉沉数无力,中取两关弦甚,尺脉弱,此肝气郁而胃气不舒,当疏肝和胃,调理气机。

处方:柴胡 10 克　黄芩 6 克　制半夏 10 克　茯苓 10 克　陈皮 10 克　川朴 10 克　藿香 10 克　黄连 6 克　太子参 15 克　白芍 10 克　广木香 6 克　枳实 6 克　生甘草 3 克　水煎温服

8 月 17 日复诊:服上方 15 剂,胸闷及心下压抑感已大好,惟睡眠欠佳,且多梦,舌瘦色红,苔白薄,脉弦细。惟肝气尚盛引致心火妄动,神不守舍,当泻木火之凌心,以安神明,则志可内守。

处方:太子参 15 克　生白术 10 克　茯苓 10 克　陈皮 10 克　制半夏 10 克　竹茹 10 克　枳实 6 克　柴胡 10 克　黄芩 6 克　黄连 6 克　生熟枣仁各 10 克　夜交藤 10 克　川朴 6 克　生甘草 3 克　水煎温服

服上方数剂后,则神安气顺矣。

按　此人素体较弱,然肝气较盛,导致心火妄动,脾胃气滞,治以泻木、火二脏之胜气,则神、魂之妄动者自可安守其舍。兼顾脾胃之气,以畅其升降之机,则气顺矣。

9. 张某　女　31 岁　济南市某中学教师

2010 年 9 月 15 日初诊:自幼身体较弱。2008 年 12 月产后,心脏不好,有时心慌胸闷,睡眠较差,且易腹泻,婴孩断乳后,自感精神不快,烦躁。上班后,精神压力较大,易便秘。月经再至后,即不正常,逐渐延后,经前腹痛,经来时,有黑色血块。前在医院检查,心电图显示 T 波倒置。脉浮而无力若芤象,舌暗红少苔。此肝脾不和,心脏失养,神志不安,冲任失调。当先和肝理脾,调其月水,安其神志。

处方:柴胡 10 克　黄芩 6 克　陈皮 10 克　制半夏 10 克　桂枝 6 克　茯苓 10 克　瓜蒌

10克　薤白6克　合欢皮15克　百合15克　丹参10克　生龙骨15克(先煎)　生牡蛎15克(先煎)　生甘草6克　水煎温服

11月8日复诊：服上方后，效果明显，病情大有好转，现已服20余剂，心慌气短均已减轻，睡眠亦安定，偶感心烦，亦易平静。此次月经来时，腹痛亦轻，色较深，无血块，大便亦正常。舌红苔薄白，脉象稍有力。此可证肝、脾及心功能已有所改善，且由于三脏功能改善，而月经病亦有所改善，可以此方继服。

处方：原方丹参加至15克，再加太子参15克。水煎温服

建议：方便时，可再作心电图检查。

后继服此方多剂，自觉病愈而停药。

按　此患者经上方调治后，很快取得明显效果，说明病候涉及肝、脾、心三脏及冲、任二脉之功能失调，经此方调治，三脏、二脉之功能均有所改善，进一步说明脏腑相关，病则可多病相关，是符合中医理论，故采用综合调治之法，义在于此。

【张春兰案】

1. 张某之夫　男　50岁　崖头

2000年冬初诊：因生气引起头晕、心胸烦闷、恶心、嗳气多，失眠多梦，神志恍惚、多疑，食欲不振、口苦。舌苔黄腻，脉沉弦。

处方：陈皮10克　半夏10克　云苓10克　甘草5克　枳实10克　竹茹12克　生栀子10克　柴胡10克　黄连10克　炒枣仁15克　远志10克　夜交藤15克　全瓜蒌10克　白芍10克　胆草5克　郁金10克　川楝子10克　竹沥1匙　水煎温服　8剂

二诊：服上方8剂后，精神较正常，失眠好转，但仍有惊恐感；舌苔不腻，但仍微黄。上方加生龙骨、生牡蛎继服。

三诊：继服上方后，舌苔转薄白。遂将上方去黄连、胆草，栀子由10克改为5克，继服6剂。

四诊：诸证痊愈。原方继服4剂。以巩固疗效。后无复发。

2. 马某　女　17岁　学生　崖头

2004年4月初诊：因升学不顺致头晕、心胸烦闷、恶心、食欲不振、失眠多梦、语无伦次、坐卧不宁。月经期呕吐不止(有时要用止呕针)。舌淡红苔黄厚腻、脉沉弦。

处方：陈皮10克　半夏10克　云苓10克　甘草6克　竹茹10克　枳实10克　胆草10克　生栀子10克　丹皮10克　柴胡10克　白芍10克　夜交藤15克　炒枣仁15克　远志10克　菖蒲10克　生白术10克　黄芩10克　水煎温服　8剂

二诊：上方8剂后，大部分症状稍有好转，但仍感心胸烦闷，遂调方。

处方：陈皮10克　半夏10克　云苓10克　甘草5克　竹茹12克　枳实10克　黄连10克　炒枣仁15克　夜交藤15克　全瓜蒌10克　胆草5克　白芍10克　柴胡10克　生栀子10克　莲子心5克　生龙牡各15克　竹沥1匙　水煎温服　3剂

三诊：服上方后，胸闷好转，食欲增加，精神较正常，但仍有惊恐感。舌苔黄腻减退。将上方去胆草，加磁石10克，继服8剂。

四诊：因经行时呕吐、口干渴，遂另用下方与三诊方交替服用。

处方：赭石20克(先煎)　旋覆花10克　半夏10克　陈皮10克　甘草5克　生姜3片　党参10克　云苓10克　竹茹12克　麦冬10克　枇杷叶10克　石斛10克　芦根12克　水煎温服　6剂

上方每经前服6剂，服用两个经期后，呕吐及口渴已痊愈。

五诊：经三个月的交替治疗，胸闷、失眠、惊恐等症状均痊愈，至今未复发。

3. 王某某　女　49岁　王连镇隋家村

2012年3月初诊：因丈夫车祸去世精神受刺激。初觉头痛，继则胸闷、腹部胀痛。感觉有冷气上冲胸下至少腹。嘈杂嗳气，不思饮食。大便干燥。口苦，舌质红苔黄厚腻，脉沉弦。

处方：柴胡10克　白芍10克　枳实10克　甘草6克　香附10克　木香10克　川朴10克　陈皮10克　半夏10克　白术10克　佛手12克　乌药10克　郁金10克　槟榔10克　麦芽15克　莱菔子10克　陈曲15克　山楂15克　川楝子10克　砂仁10克　生姜3片　水煎温服　6剂

二诊：服上方6剂后，诸证有所好转，大便不干，但仍觉寒气多。上方去槟榔、莱菔子、枳实，加枳壳、青皮。云苓、肉桂、干姜继服。

三诊：服二诊方6剂后，腹胀痛明显好转，无冷气上冲、大便正常、食欲增进，苔薄白。嘱仍继服前方。

四诊：服完6剂上方后，诸证基本痊愈。嘱原方继服4剂，以巩固疗效。

4. 王某某　女　44岁　隋家庄

2012年4月初诊：两年前起，头晕、头痛、胸烦满闷、失眠多梦、惊悸、烦躁易怒、纳差，四肢痿软无力。口干苦，舌苔厚黄。每经行时头痛加重。脉沉弦。多处医治无效，故来诊。

处方：当归10克　川芎10克　白芍10克　柴胡10克　陈皮10克　半夏10克　黄芩10克　云苓10克　甘草6克　胆草10克　竹茹6克　远志10克　炒枣仁15克　夜交藤10克　合欢皮15克　生龙牡各15克(先煎)　磁石10克(先煎)　竹沥1匙　生栀子10克　菊花10克　枳实10克　水煎温服　3剂

二诊：服上方后，胸烦闷、腹胀满减轻，睡眠好转。舌黄腻有所减退。上方去竹沥加赤芍、荆子继服。

三诊：服二诊加减方后，舌苔正常，其余症状有所好转，调下方：

处方：柴胡10克　白芍10克　枳实6克　香附10克　青皮10克　陈皮10克　当归15克　云苓10克　甘草6克　炒枣仁15克　生龙牡各15克　远志10克　五味子10克　川芎10克　川膝10克　鸡血藤10克　合欢皮15克　黄芪15克　荆子10克　菊花10克　水煎温服　3剂

四诊：服上方后，诸证明显好转，原方继服。

五诊：继服上方后病痊愈。遂另调下方以养血镇心安神，巩固疗效。

处方：当归15克　白芍10克　白术10克　云苓10克　柴胡10克　薄荷3克(后入)　菊花10克　荆子10克　鸡血藤15克　炒枣仁15克　远志10克　五味子10克　黄芪12克　党参10克　生姜3片　大枣3枚　水煎温服　3剂

（五）水液运化脏器病

1. 水肿

【士洲公案】

1. 徐某某　男　老年　海阳县徐家

初诊：患水肿病，小水不畅，食欲不振，卧床不起，曾经本家坐堂及外延医诊治，效不佳，且病情有进一步发展之势，遂请诊于祖父，至后，经诊视，请三医共研处方，三医皆云，吾等皆已诊治无效，特请先生为治。公以为病系脾气不运，肾气不行，导致水气不化，决渎不通，且以年事已高，元气本虚，不可用峻利之法，仍当以行脾肾之气，化沟渠之水，缓以图之为法。

处方：苍术三钱　厚朴二钱　陈皮二钱　炒白术三钱　茯苓三钱　猪苓二钱　泽泻二钱　肉桂一钱半　生甘草五分　水煎温服

复诊：服上方一剂后，水肿虽未见消，但颇感舒适，遂以上方继服。

复诊：服上方二剂后，水肿开始见消，小水亦见长，是水气有化解之势，仍以上方继服，外延二医皆辞去，服至十余剂后，水肿大部消退。约半月之后，病情大为好转，遂嘱其本家堂医，迨水肿全消后，可以调理脾、肾之法以善其后，公乃辞归。

珅按　此患者所居徐家村，时属海阳县，建国后新设乳山县，此地亦归乳山辖区，民国前后，徐家一带经营柞蚕业者，每年来我地采购蚕茧者甚多，徐家乃一茧业大户，常来我地，祖父与我地养蚕户交往亦多故与徐家人相交甚善，时我祖父在我处，医名已高，且为人善良，故徐公此次染病已经当地四医调治，不曾有效，特遣家人于百余里外，请我祖父往治，后据祖父讲述，当时交通不便，徐家自备驮轿，途经两日，又值天降大雨，途经两条大河，险遭不幸，方至病家，经十余日调治，病情好转复送归。后我父亲也去过一次，亦载誉而归，此次所治何病，今已难详，谨将祖父治案，谨记于案中。

2. 张某　女　青年　荣成县下回头村

初诊：始届青年时期，忽患水肿病，初起见于面部，面目浮肿，面色皖白，小便短少，饮食欠佳，始以五皮饮、五苓散合用治之。效果不明显，肿势逐渐加重，四肢亦皆肿，以手按之有凹陷，后遂以胃苓散、导水茯苓汤服用，小便虽有所增多，但肿热继续发展，两眼胞均肿大，后继用利水重剂，如疏凿饮子等，皆不效，是水气蓄集于肌肤之间，肾气不化，三焦不得通行水道，非峻利之剂，以逐之不可。

处方：舟车神佑丸　温水送服　服药期间忌盐。

自服神佑丸后，大便泻水较多，水肿亦开始消退，药亦减至维持量，直至全消后，改以健脾温肾利水方，以调理水道之官。

前后共忌盐数十日，愈后，无遗证，二年后出嫁，婚后生三男一女直至晚年，不曾再犯病。

珅按　此患者为我三姑母，患病时我方上小学，只记得姑母每日在家休息，连家事亦难操持，面目及全身皆肿，屡服多方不效，最后由祖父与父亲议定，用此峻利之法。

吾习医后方知此方同名异方者有多种。明《袖珍方》卷四引《圣惠方》曰“舟车丸”，而今《太平圣惠方》卷五十四水病门诸方中无此方名，而有类同方。又明楼英《医学纲目》卷四引

“河间方”作“舟车神佑丸”，然今刘河间《素问宣明论方》卷八“水湿门”有“三花神佑丸”仅甘遂、大戟、芫花。又有“刘庭瑞神丸：用此药治水气常得效。贾同知称之不已，乃神仙奇绝之药也。”又详《圣惠方》中虽无此名，另有“芫花散”等同类方。

又据今存张戴人《儒门事亲》一书，曾有多处提及“舟车丸”、“神佑丸”之应用，特如卷三第二十四篇云：“今代刘河间依仲景十枣汤，制三花神佑丸，而加大黄、牵牛，新得之疾，下三五十丸，气流饮去……”又卷十二“神佑丸”方，仅有甘遂、大戟、芫花、牵牛、大黄五味。

又详《医学纲目》引“舟车神佑丸”，具有甘遂、大黄、芫花、黑牵牛、轻粉、大戟、青皮、陈皮、木香、槟榔等十药。注文云：“河间依仲景十枣汤例，制出此方，主疗一切水湿为病。”又引戴人云：“十枣泄诸水之上药，所谓温药下者是已。如中满腹胀，喘嗽淋闭，水气蛊胀，留饮癖积，气血壅滞，不得宣通，风热燥郁，肢体麻痹，走注疼痛，久新疟痢等患，妇人经病带下，皆令按法治之，病去如扫，故贾同知称为神仙之药也。缘此方河间所定，初服五丸，日三服，加至快利后却常服，以病去为度。”据《儒门事亲》有关此方之说，本文乃楼氏综合戴人论也。是则可知此方实可治气血经络水气痰饮之诸郁之实证，然诚为霸道峻利之方，用之乃当，犹如桴鼓，若非实证，顽固不祛者，不可孟浪也。

又忆及昔年吾在家乡行医时，即与邻村于源敏先生为忘年交，后又在区联合诊所共事，源敏先生亦中医世家，可谓医文并茂，品学兼优，虽慎行有余，亦不拘小节，青年时期，时往赌场一游，时有一水肿病人，屡治不效，某日下午再诊，为处舟车丸，晚复去村局小戏，患者泻甚，病家来问，先生不在家，亦不知如何处置，患者泻数次，肿亦见消，次日，病家来告，后经调治而愈，先生亦自警曰：用此等霸道之方，务需慎审从事，诚如是言。

3. 岳某某之子　男　少年　文登县单家村

初诊：患者体质一般，平日未见异常，猝发水肿，先见于面部，面浮肿，面色㿠白，渐及于全身，腹部虽肿，然无胀满之感，食欲欠佳，大便正常，小便短少，口不渴，无寒热，舌红，苔白，脉沉缓。此脾、肾及三焦运化不利，通调水道之功能失职，致令水气泛溢于皮肤之间，而未能下输于膀胱。当先以轻利之药，促其气化。

处方：炒白术二钱　茯苓二钱　猪苓二钱　泽泻二钱　桂枝二钱　大腹皮二钱　陈皮二钱　茯苓皮二钱　桑白皮二钱　生姜皮二钱　水煎温服

复诊：服上方二剂后，水肿已见消退，小便增多，别无变化。前方继服。

处方：继服前方，以观其变。

复诊：继服前方数剂后，肿消大半，惟食欲不振。此脾气不振之故，当再为健脾利水。

处方：苍术三钱　厚朴二钱　白术三钱　陈皮二钱　猪苓二钱　茯苓二钱　泽泻二钱　桂枝二钱　砂仁二钱　水煎温服

复诊：服上方二剂后，水肿继消，胃口渐开，病势大减，可继服前方，以疏通水道，增强脾胃运化之力。

复诊：继以此方服至肿已消退，脾胃消化之功得健。但患儿体力尚待恢复，当再固其主水之脏，助其先天之气，以防再发。

处方：生地三钱　萸肉二钱　山药二钱　丹皮一钱半　茯苓二钱　泽泻一钱　桂枝二钱　制附子五分　车前子二钱（各包煎）　淮牛膝一钱　砂仁二钱　广木香一钱　白术二钱　水煎温服

后以本方连服数剂而愈。

玾按 此病乃水气运化不利，病尚在肌肤，故先以轻利之方以通调水道，方取五苓散与五皮饮合用，后则以平胃散与五令散合用加减，利气行水，兼理脾胃，最后以济生肾气汤加味，以固肾气。此儿愈后，不曾再发，至我行医时，曾屡至其家，已成青年男子矣。

【树乾公案】

1. 马某某 男 53岁 下潭家村

1963年2月24日初诊：脾胃不足，肾阳衰弱，面身浮肿，四肢倦怠，小便频数不利，脉沉弱。此脾肾气虚。治宜先以健脾利湿为主，继用湿补肾阳。

处方：党参三钱 白术四钱 茯苓四钱 甘草一钱半 扁豆三钱 苡米一两 肉桂一钱半 冬瓜皮五钱 砂仁二钱 生姜三片 车前子三钱(各包煎) 水煎温服 十付

3月11复诊：调方。

处方：芡实五钱 苡米五钱 杜仲三钱 玉竹四钱 肉桂二钱 泽泻三钱 云苓三钱 附子一钱半 车前子三钱(各包煎) 沙苑子五钱 菟丝子五钱 水煎温服 八付

3月27日复诊：前方去杜仲、云苓，加寸芸三钱，巴戟天三钱，四付继服。

4月4日复诊：病症好转，肿消大半，小便亦较正常，饮食增加。原方六剂继服。

4月17日复诊：调方。

处方：巴戟天三钱 寸芸四钱 苡米一两 芡实五钱 泽泻三钱 附子一钱半 肉桂二钱 车前子三钱(各包煎) 白术三钱 云苓三钱 水煎温服 四付

5月2日复诊：调方。

处方：寸芸四钱 苡米一两 泽泻三钱 附子一钱半 肉桂二钱 车前子三钱(各包煎) 白术四钱 云苓三钱 芡实五钱 沙苑子三钱 水煎温服 四付

2. 姜某某 男 44岁 马草夼村

1963年5月30日初诊：身发浮肿，呼吸不利，腹微胀，脉沉缓。此肺气不宣达，脾气不运化，脾肺虚弱水肿。

处方：苍术三钱 川朴二钱 陈皮三钱 半夏三钱 生姜二钱 大腹皮三钱 桑白皮三钱 冬瓜皮五钱 苡米五钱 水煎温服 二付

6月5日复诊：服初诊方四付，腹已不胀，浮肿见消，惟大便微溏，原方加白术三钱，二付继服。

3. 岳某某 男 成年 单家村

1963年7月26日初诊：素有脾胃衰弱，消化不良症，兼心肾不足，曾屡经治疗好转，近日全身浮肿，小便见少色清白，大便微溏，心下微满，口不干，舌淡无苔，脉弦缓。此脾肾不足。

处方：白术三钱 茯苓皮三钱 猪苓三钱 泽泻三钱 肉桂一钱半 姜皮二钱 大腹皮二钱 陈皮二钱 桑白皮三钱 水煎温服 二付

7月29日复诊：服上方二剂，肿已消退，二便亦较正常，诸症均好转，前方继服二剂。

8月2日复诊：肿已全消，二便亦正常，再以健脾法调方，以善其后。

处方：明党参三钱 白术四钱 茯苓四钱 甘草二钱 陈皮二钱 半夏二钱 广木香二钱 砂仁二钱 生姜一钱半 大枣三枚 水煎温服 二付

4. 王某某　男　69 岁

1964 年 5 月 6 日初诊:肺气不能输布津液,肾不利水,三焦功能失常,决渎失司,以致遍身浮肿,小便不利,呼吸喘息,舌苔黄薄,脉弱促。此肺虚脾郁湿热。

处方:大腹皮二钱　陈皮二钱　桑白皮二钱　茯苓皮五钱　姜皮一钱　木通二钱　车前子三钱(各包煎)　防己二钱　赤小豆五钱　水煎温服　二付

复诊:服初诊方二付,肿已消去大半,诸症均好转,原方三付继服。

复诊:服初诊方数剂,肿已全消,呼吸顺利,诸症痊愈,但年老脾肺气不足,再以六君子汤治之,以善其后。

处方:党参三钱　白术四钱　茯苓皮五钱　甘草二钱　陈皮三钱　半夏三钱　水煎温服　二付

5. 康某某　男　61 岁

1964 年 5 月 11 日初诊:遍身水肿,下肢尤甚,小便少,腹胀饱,喘息不利,舌胖嫩,脉沉弦。此脾不运湿,肺不输布。

处方:大腹皮三钱　茯苓皮五钱　姜皮一钱半　陈皮三钱　桑白皮三钱　木通一钱半　赤小豆三钱　杏仁三钱　防己二钱　水煎温服　二付

复诊:服上方二付,肿消大半,原方二付继服。

复诊:服上方数剂,肿已全消,惟腿脚白天行动尚有微肿,原方加健脾药,党参三钱,炒白术三钱,二付继服。

复诊:调方。

处方:党参三钱　炒白术三钱　茯苓皮五钱　甘草一钱半　陈皮三钱　半夏二钱　广木香二钱　白蔻一钱半　水煎温服　二付

复诊:诸症均痊愈,再补脾肺元气,调方。

处方:党参四钱　炒白术四钱　茯苓皮五钱　甘草一钱半　陈皮三钱　半夏二钱　广木香三钱　白蔻一钱半　水煎温服　四付

6. 刘某某　女　44 岁

1964 年 5 月 15 日初诊:肝脾气肿,运化失职,胃弱,消化功能衰弱,三焦之气不得宣化,腹胀身肿,大便溏,小便短,脉沉弦。此脾湿肺虚肿胀。

处方:苍术四钱　川朴二钱　陈皮三钱　甘草二钱　白术三钱　茯苓皮三钱　大腹皮二钱　桑白皮二钱　姜皮一钱　猪苓二钱　泽泻三钱　肉桂一钱　水煎温服

5 月 16 日复诊:原方白术、茯苓皮、肉桂加重。

复诊:服初诊方,腹胀少减,继服 16 日方,白术加二钱,茯苓皮加一钱,肉桂加五分,服后大便已不溏,小便清长,腹胀身肿均减退,原方二付继服。

7. 董某某　男　68 岁

1964 年 6 月 18 日初诊:腹胀身肿,呼吸不利,小便频数,大便溏,舌苔腻白,脉沉滑。皆因肺气不能输送,脾气不能运化,肾虚不能利水。此肿胀,脾湿肺肾气虚。治宜健脾利水。

处方:苍术四钱　川朴二钱　陈皮三钱　甘草一钱半　白术四钱　茯苓皮三钱　猪苓三钱　泽泻三钱　肉桂一钱半　桑白皮二钱　大腹皮二钱　水煎温服　一付

6 月 24 日复诊:调方。

白术三钱　茯苓皮三钱　猪苓三钱　泽泻三钱　肉桂一钱半　大腹皮二钱　陈皮二钱　桑白皮二钱　姜皮一钱　防己一钱半　木通一钱　水煎温服　一付

6月28日复诊：上方去木通加车前子三钱，二付继服。

复诊：服初诊方，腹胀少减，但肿仍未消，后改服6月28日方，小便大利，肿势全消，惟脾肺元气不足，短气而喘息，继以六君子汤加味以善其后。

处方：党参四钱　白术四钱　茯苓皮四钱　甘草二钱　陈皮二钱　半夏二钱　广木香二钱　砂仁二钱　生姜二钱　大枣三枚　水煎温服

复诊：调方。

处方：白术五钱　茯苓皮四钱　猪苓二钱　泽泻三钱　肉桂一钱半　大腹皮二钱　陈皮二钱　桑白皮二钱　姜皮一钱　车前子三钱(各包煎)　党参三钱　水煎温服　二付

8. 王某某　男　49岁

1964年8月20日初诊：肺气不宣，输送失职，脾不胜湿，肾不利水，呼吸不利，发为遍身水肿，小便短，腹微胀，脉沉弦。此脾湿。治宜健脾除湿利水。

处方：白术五钱　苍术四钱　川朴二钱　茯苓皮三钱　陈皮三钱　姜皮一钱半　桑白皮二钱　大腹皮三钱　甘草一钱半　猪苓三钱　泽泻三钱　肉桂一钱半　生姜二钱　水煎温服　一付

8月25日复诊：调方。

处方：白术五钱　茯苓皮四钱　大腹皮三钱　猪苓三钱　泽泻三钱　肉桂一钱半　姜皮一钱半　陈皮三钱　桑白皮二钱　水煎温服　二付

复诊：服初诊方，腹胀减，肿亦见消，又服25日五苓散合五皮饮方后，腿下部肿未全消，又将原方加太子参三钱，服后肿亦见消，原方继服。

复诊：诸症痊愈，再以六君子汤补脾肺元气以防预后。

处方：太子参四钱　白术五钱　茯苓皮五钱　甘草二钱　陈皮三钱　半夏二钱　广木香二钱　砂仁二钱　生姜二钱　大枣三枚　水煎温服

9. 盛某某　女　23岁

1964年11月23日初诊：自述初起，有时遍身浮肿，月经过期，经前腹胀痛，血色紫黑成块，时头痛，往来寒热，遇事急躁即觉心悸动，脉沉弦。此脾湿不运，肝郁气滞。

处方：当归五钱　白芍三钱　炒白术四钱　柴胡三钱　香附三钱　薄荷一钱半(后入)　甘草二钱　西红花五分　甘菊三钱　丹参三钱　泽兰三钱　泽泻三钱　坤草四钱　广木香二钱　川芎一钱半　水煎温服　四付

复诊：调方。

处方：当归四钱　生白芍三钱　炒白术四钱　云苓四钱　柴胡三钱　甘草二钱　赤芍三钱　栀子三钱　龙骨五钱　牡蛙五钱　薄荷一钱(后入)　泽泻三钱　坤草五钱　广木香二钱　水煎温服　八付

复诊：调方。

处方：云苓四钱　桂枝三钱　炒白术三钱　甘草二钱　水煎温服　三付

复诊：服初诊方，寒热往来减退，身浮肿亦见消退，后改用苓桂术甘汤，服后肿消，心悸动亦好转，原方四付继服。

10. 王某某　女　29岁　岭长村

1965年1月2日初诊：初发腹胀身肿，曾服利水药，消后，继而全身关节疼痛，有时仍有身面浮肿，腹痞胀未除，大便干燥，小便甚少，肿甚时，大小便均不利，面色㿠白无光，心悸动，舌淡无苔，脉沉而弱。此皆因心肾阳虚，脾湿不运，心血亏损，脾胃阳虚，寒湿不能运化，内侵肠胃，外流关节，气血循环不调，津液衰竭。

处方：炙甘草三钱　附子一钱半　炒白术三钱　桂枝三钱　水煎温服　一付

复诊：原方加远志二钱，枣仁三钱，数剂继服。

复诊：原方去附子，加半夏三钱，生姜二钱。

复诊：服初诊方，全身关节痛及腹胀好转，又将前方加服数剂，全身肿痛好转，腹肿胀亦见消退，大便好转，心悸短气减轻，原方继服。

11. 张某某　男　54岁　下回头村

1966年5月2日初诊：面目四肢皆肿，腰以上肿甚，腹胀，气喘，头脑眩晕，脉沉。此脾肺虚。

处方：大腹皮三钱　茯苓皮三钱　陈皮三钱　姜皮二钱　苏叶一钱　杏仁三钱　防风二钱　荆芥一钱半　水煎温服　一付

5月3日复诊：调方。

处方：大腹皮三钱　茯苓皮三钱　霜桑皮三钱　陈皮三钱　姜皮二钱　杏仁三钱　莱菔子二钱　麦芽五钱　泽泻三钱　水煎温服　一付

5月4日复诊：原方去杏仁加川朴二钱，山楂三钱，二付继服。

5月7日复诊：调方。

处方：白术三钱　茯苓皮三钱　猪苓三钱　泽泻三钱　肉桂一钱　陈皮三钱　姜皮二钱　霜桑皮三钱　杏仁三钱　苏子二钱　大腹皮三钱　麦芽五钱　莱菔子三钱　水煎温服　三付

5月10日复诊：服初诊方，肿已见消，腹胀少减，继服上方多剂，腹胀亦减，饮食少增，但因过食伤胃，以致大便溏泻，肠鸣腹胀，调方。

处方：苍术四钱　川朴二钱　陈皮三钱　甘草一钱半　生姜二钱　白术四钱　茯苓皮五钱　猪苓三钱　泽泻三钱　肉桂一钱半　山楂三钱　神曲三钱　麦芽五钱

12. 滕某某　男　62岁　东墕村

1966年5月7日初诊：遍身悉肿，呼吸不利，消渴，脉弦。脾肺之气不运，输送无力，水不化津，溢而为肿。此脾肺虚，水气不运。

处方：白术四钱　茯苓皮四钱　猪苓三钱　泽泻三钱　肉桂一钱半　大腹皮三钱　桑白皮三钱　姜皮二钱　陈皮三钱　水煎温服　二付

5月14日复诊：服初诊方四付，肿已消，消渴已减，呼吸亦感顺利，原方二付继服。

5月15日复诊：肿已全部消退，诸症均痊愈，再以健脾和胃法调方。

处方：党参四钱　白术四钱　茯苓皮四钱　甘草二钱　陈皮三钱　半夏三钱　广木香二钱　生姜二钱　大枣三枚　枳壳二钱　水煎温服　二付

13. 萧某某　女　49岁　三章村

1966年5月9日初诊：腹胀，食不消化，肠鸣腹泻或有时消渴，小便少，而浮肿，四肢发烧,脉弦细。此脾虚水湿不运。

处方:苍术三钱　川朴二钱　陈皮三钱　甘草一钱半　白术四钱　茯苓皮三钱　猪苓三钱　泽泻三钱　肉桂一钱　水煎温服　三付

5月16日复诊:服初诊方三付,诸症均好转,原方加党参三钱,以固元气,一付继服。

14. 汤某某　女　65岁　滕家村

1966年6月28日初诊:素患喘症,近来遍身水肿,腹胀,小便少而频数,下肢肿甚,脉沉弦。皆因脾不运化,肺不输布,肾不主水所致。此肺虚脾湿。治宜利水退肿。

处方:大腹皮三钱　茯苓皮四钱　桑白皮三钱　陈皮三钱　姜皮一钱半　木通一钱半　防己一钱半　赤小豆五钱　莱菔子二钱　杏仁二钱　白术四钱　水煎温服　一付

7月12日复诊:服初诊方数剂,肿已大部消退,再以健脾之初元气法调方,以固根本。

处方:党参四钱　白术五钱　茯苓皮五钱　甘草二钱　陈皮三钱　半夏三钱　广木香二钱　莱菔子三钱　生姜一钱　水煎温服　二付

15. 刘某某　女　64岁　赵家村

1966年7月2日初诊:腹胀身肿,脉弦。此脾肺虚。

处方:党参三钱　白术四钱　茯苓皮四钱　甘草一钱半　陈皮二钱　半夏三钱　生姜一钱　莱菔子二钱　砂仁二钱　广木香一钱半　水煎温服　二付

7月10日复诊:服上方一剂,又将鲫鱼四两(去内脏)加莱菔子三钱(研末)煎汤,连吃十余条鱼,肿胀已消大半,又服初诊方,以善其后。上方二付继服。

7月13日复诊:诸症痊愈,原方继服,以固疗效。

9月2日复诊:初诊方加白蔻一钱半,一付继服。

16. 张某某　男　73岁　下回头村

1966年7月2日初诊:遍身肿满,大便溏,腹胀,脉沉。脾肺元气不足,水气不能运化,肾气虚损,水不得利。此脾不运湿。

处方:苍术四钱　川朴二钱　陈皮三钱　白术四钱　茯苓皮四钱　猪苓三钱　泽泻三钱　肉桂一钱　莱菔子三钱　水煎温服　一付

8月26日复诊:服上方数剂,病已痊愈。

17. 鞠某某　女　66岁　下回头村

1966年7月9日初诊:口渴引饮,小便不利,遍身水肿,腹胀满,脉沉弦。此脾肺元气不足,水气不运。

处方:白术四钱　茯苓皮四钱　猪苓三钱　泽泻三钱　肉桂一钱半　大腹皮三钱　陈皮三钱　霜桑皮三钱　姜皮一钱半　水煎温服　二付

7月14日复诊:服初诊方,效果不显,小便仍不利,后改服鲫鱼和莱菔子方,连吃数剂,肿胀已消大半,再以健脾补气法,调方。

处方:党参三钱　白术四钱　茯苓皮四钱　甘草一钱半　陈皮三钱　半夏三钱　广木香一钱半　砂仁二钱　莱菔子二钱　生姜一钱　水煎温服　一付

18. 柳某某　女　44岁　马草夼村

1966年8月15日初诊:心下痞满,心悸动,四肢面部浮肿,舌白滑,脉沉弦。此水气凌心。

处方：白术四钱　枳实二钱　茯苓皮三钱　半夏三钱　陈皮二钱　泽泻四钱　甘草一钱半　水煎温服　一付

8月18日复诊：调方。

处方：茯苓皮四钱　甘草二钱　桂枝三钱　生姜一钱　水煎温服　二付

8月23日复诊：服初诊方未效，改服18日方二付，心悸动大减，痞满亦轻，服药后心下水声响微下行，即觉舒适，肿亦见消，原方三付继服。

19. 汤某某　女　33岁　大章村

1968年4月29日初诊：月经过期，经前少腹胀痛，血色紫色成块，四肢面目浮肿。

处方：当归四钱　云苓四钱　广木香二钱　坤草五钱　大腹皮三钱　茯苓皮三钱　陈皮三钱　橘络一钱　乌药三钱　香附三钱　水煎温服　二付

5月5日复诊：服初诊方二付，四肢面目浮肿已消，原方三付继服。

【张灿玾案】

1. 闫某某　男　成年　荣成县小落村

初诊：猝发水肿，头面及一身悉肿。腹微痞满，全身乏力，大便正常，小便短少，动时呼吸少促，口不渴，不汗出，头少晕，面色苍白。往时或有头面，或腿脚时有微肿。舌淡红，苔白滑，脉沉缓，动则脉沉数。此必水道不通，水液运行之功能失职，累及心、脾、肺、肾矣。据现证所示，为阳化无力，病属阴水之类，当以化气利水，温通水道为法。

处方：防己五钱　黄芪二钱　茯苓一两　桂枝一两　姜皮五钱　大腹皮五钱　陈皮三钱　麻黄二钱　制附子一钱　桑白皮三钱　车前子五钱(各包煎)　猪苓四钱　泽泻四钱　生甘草三钱　水煎温服

复诊：服上方三剂后，水肿已见消退，腹部亦觉舒适，呼吸亦较顺畅，舌无大变化，可继用前法，化气利水，以前方少加温通之药，促其水气速化。

处方：防己三钱　黄芪二钱　茯苓一两　桂枝一两　姜皮二钱　陈皮二钱　麻黄二钱　制附子二钱　细辛五分　白术五钱　车前子五钱　猪苓四钱　泽泻四钱　生甘草二钱　水煎温服

复诊：服上方三剂后，水肿已消大半，胃气渐开，食欲好转，小便增多，精神与体力见好，脉象中取可见，阳气已有所强化，水气运化之功能逐渐恢复，可继用前方，使水道尽通，邪水无所泛滥也。

复诊：继服上方三剂后，水肿已基本消退，脉象已缓和，神色气象均有好转，上下焦之气化渐趣正常，当以顾护脾胃为本，脾胃之气升降有序，则水之化源正，决渎之官，得行其职，则无泛滥之灾矣。

处方：苍术三钱　川朴二钱　陈皮二钱　炒白术三钱　茯苓三钱　猪苓三钱　泽泻三钱　桂枝三钱　砂仁二钱　水煎温服

复诊：服上方三剂后，病情稳定，水肿已消，胃气来复，精神大好，脉气浮出。此邪水已退，气机得化之象，后遂以此方加减调理而愈。

按　此病由始起时，未能及时调治，致使水气泛滥，详《素问·经脉别论》云："饮入于胃，游溢精气，上输于脾。脾气散精，上归于肺，通调水道，下输膀胱。水精四布，五经并行，合于四时五脏阴阳，揆度以为常也。”又《素问·灵兰秘典论》云：“三焦者，决渎之官，水道出焉。”又《灵枢·五癃津液别》云：“水谷皆入于口，其味有五，各注其海，津液各走其道，故三焦出气，以温肌肉，充皮肤，为其津，其流而不行者为液。天暑衣厚则腠理开，故汗出，寒留于分肉之间，聚沫则为痛，无寒则腠理闭，气湿不行，水下留于膀胱，则为溺与气。”凡此经文，以对水液运化所及之脏器说述甚详。同时为水肿病的发病机理，提示了生理与病理依据，为水肿病的治疗，提示了正确的思路。

水肿之为病，与多个脏器有关，由于水液代谢的全过程涉及于诸多脏器与组织，水病形成之后，亦有多种因素，导致轻重虚实之不同，治疗之时，亦有轻重缓急、标本先后之分，王道与霸道之别，尽在临机处置，活法巧思，方可取效。

本条初诊时，虽因迁延失治，水气泛滥达于周身，然尚未至蓄集成灾，决岸毁堤之势，故不曾用峻利之法，如甘遂、芫花、牵牛等逐水之药，以免造成溃败之势，则难收拾矣。

处方先取《金匮要略方论》“水气病篇”防己茯苓汤方结合麻黄附子汤及“痰饮篇”五苓散方，组合而成，药达14味，可谓群队之阵，但非乌合之众。方中有防己、黄芪、麻黄等，行腠理而开汗孔，有五苓散之化气利水，以通下窍；有附子与桂枝之助气化启玄机；复加四皮之走空窍，共奏利水之功。实则综合调控，药虽众而不伤正，不失为王道之法。取效后略加调整者，以胀不甚，大便未闭，气机尚通，故去诸皮而加细辛，以其尤善走窜而化寒水也，仍不失原方之意也。

最后以胃苓汤收功，该方为平胃散与五苓散合方，意在平复胃气，通调水道也，加砂仁者，可温化脾肾之阳，扶正而又能化水气也。先后用药，均着意于疏利，而不用克伐，此之谓也。至于水患郁滞不通导之不行者，则又当别论。

2. 于某某　男　中年　荣成孔家庄村

初诊：乍发水肿，小便短少，一身悉种，按之不起，食欲不振，腰膝痠软，两腿沉重，气促无力，大便正常，舌红苔白而滑润，六脉俱沉。此水气运化无力，三焦决渎之官，不能通调水道，肾不能主，脾不能运，致水气不化，溢于肌肤，当先疏通水道，以免横溢泛滥为患，先以五皮饮，导其皮腠之水。

处方：桑白皮五钱　大腹皮五钱　陈皮三钱　姜皮二钱　茯苓皮五钱　水煎温服

复诊：服上方四剂后，皮肤水肿，已有所消退，但面肿尚明显，腿肿按之凹陷，小便仍觉短小，脉沉缓有力，水势尚未消减，当以疏利水道，使之泻于沟壑，以茯苓导水汤方加减。

处方：茯苓三钱　泽泻二钱　桑白皮三钱　广木香二钱　砂仁二钱　陈皮二钱　白术二钱　苏梗二钱　大腹皮三钱　槟榔二钱　麦冬二钱　木瓜二钱　水煎温服

复诊：服本方二剂后，即见水肿有明显消退之象，遂以此方连服。

复诊：服上方十余剂，水肿已尽消，饮食、二便均恢复正常，身体亦复原。再为之调理元气，以固护脏气。

处方：党参三钱　白术二钱　茯苓二钱　陈皮二钱　制半夏二钱　广木香二钱　砂仁二钱　泽泻二钱　麦冬二钱　甘草一钱　水煎温服

服上方数剂遂愈。

按　水肿病，除臌胀水肿或水气凌心者外，大多与肺、脾、肾三脏相关，肺居上焦，为水之上源，脾居中焦，司水之运化，肾居下焦，与三焦、膀胱相表里，若三脏气化正常，则水道通，水道通则津液布，浊液排，三焦既为决渎之官，又可通会元真之气。故肺、脾、肾三脏所致之水肿,既需利其水道,更需促其气化也。

本案先以五皮饮者,义在先利其皮腠之水,使水归沟渠,然力有不足,复以茯苓导水汤治之。

此方,非专行利水,乃气水兼行,上中下三焦兼顾者也。如桑皮、麦冬者,有清金下水之功,(《药性论》云:麦冬主大水面目肢节浮肿),茯苓、泽泻等,利下焦之水道,砂仁、广木香、陈皮、苏梗等,理中焦之气机,另与众药为伍,非专取利水之药而水自行,气机运转则水道通,故治水勿忘行气,义在于此。

茯苓导水汤方,原载《普济方》,名"茯苓导水汤",方有猪苓,无麦冬,吾今所用,本《医宗金鉴·杂病心法要诀·肿胀》所载。

最后以香砂六君子汤收功,固三脏之气,行运化之机也。

3. 王某之母　女　老年　荣成脉埠村

初诊:少腹肿胀,坚硬如石已数月,食欲欠佳,二便不畅,四肢及头面清瘦,精神不振,口不渴,舌淡红苔白滑,脉沉细。此石水也,乃肾气不足,寒水结于下焦,膀胱气化不利,水气聚于脐下。先当破其水结,但因年老体弱,当缓图之。

处方:百消丸,每服二钱,早晚各一次,温水送服。

复诊:服上方二日,大便通畅,小腹部较前柔软,自感腹中较前舒适,后遂连服此方而愈。

按　石水之病,早在《黄帝内经》中已论及,如《素问·阴阳别论》云:"阴阳结斜,多阴少阳,曰石水,少腹肿。"又《素问·大奇论》云:"肾肝并沉,为石水。"王冰注:"两脏并藏,气熏冲脉,自肾下结膀胱,今水不行化,故坚而结然。"又《诸病源候论·水肿病诸候·石水候》云:"肾主水,肾虚则水气妄行,不依经络,停聚结在脐间,小腹肿大,硬如石。"唐《千金》、《外台》均载有《集验方》治石水方,要以利水行气为主。

百消丸方,出《寿世保元》卷二"饮食",云:"此方能消酒,消食,消痰、消气、消水……此药消而不见,响而不动。"

黑丑头末二两　香附、五灵脂各一两为细末　为丸如绿豆大,每服二、三十丸或五、六十丸。此方以黑丑为主,有通便逐水之功,轻则通,重则泻,香附利气,五灵脂活血。三味合用,既能逐水,又可利气活血,故可破坚结之石水,然体弱正虚之人,不可重用,免伤正气也。

4. 于某某　男　中年　荣成小落村

初诊:患者一身悉肿,按之凹陷,食欲不佳,少食即吐,小便短少,舌淡红,舌胖大苔薄白滑润,精神不振,面目肿胖,腹胀不适,呼吸短促,脉沉迟有力。此水气横溢,上中下三焦俱不通矣,上焦不通,故不纳,中焦不通,故腹胀,下焦不通则小便短少,而三焦之气化不通,肺、脾、肾三脏被损也。今则先以辛香之剂,以和其胃气,醒其脾气,使胃气能降,水谷运化之道渐通,则决渎之官得行,水气可泄也。

处方:陈皮三钱　制半夏三钱　茯苓三钱　砂仁二钱　广藿香二钱　厚朴二钱　鸡内金五钱甘草一钱　生姜三片　水煎温服

复诊:服上方二剂后,未再呕吐,胃口渐开,可少进饮食,然水种仍甚,脉尚沉迟有力。此邪盛正虚之候,邪盛者,水气泛滥也,正虚者,脾胃之阳不足也。此阴水为患也。当以温肾利水为法,用济生肾气丸方。

处方:熟地三钱　萸肉二钱　山药二钱　丹皮二钱　茯苓二钱　泽泻二钱　川牛膝二

钱车前子二钱(各包煎)　制附子一钱　肉桂一钱　水煎温服

复诊:服上方二剂后,水肿已见消退之势,小便亦有所增多,遂以本方继服。

复诊:本方连服,至水肿消,小便清长,患者精神亦振,食欲亦增,可以自己活动矣,脉亦变沉迟有力为沉缓。此邪气初退,脏气来复之象,然尚需再健脾胃,以图后天之本,用香砂六群子汤。

处方:党参三钱　白术三钱　茯苓三钱　陈皮二钱　制半夏二钱　广藿香二钱　砂仁二钱　甘草一钱　生姜三片　大枣三枚(去核)　水煎温服

复诊:服上方二剂后,自感胃口大开,体力亦增,遂连服本方至病愈。

按　水肿之病,虽与三焦决渎之官有关,然大多系肺、脾、肾三脏之气化失职。详《素问·经脉别论》云:"饮入于胃,游溢于精气,上输于脾,脾气散精,上归于肺,通调水道,下输膀胱,水精四布,五经并行,合于四时,五脏阴阳,揆度以为常也。"《灵枢·本脏篇》云:"肾合三焦膀胱,三焦膀胱者,腠理毫毛其应。"又《金匮要略》卷上第一云:"腠者,三焦通会元真之处,为血气所注,理者,是皮肤脏腑之文理也。"是皆论水液运行之正常机制,水气为病,则必系上述诸脏气之气化功能,失其对水液运化之所司。外现水液代谢紊乱,水气留滞,发为肿胀也。故治必求之于本。

本病首以二陈汤与藿朴夏苓汤合方加味,以和其中焦之气,以启脾胃升降之机,以期气机动则水气可行也,次以济生肾气丸方,以助肾气,肾气阳化一振,则水气之阴凝可解,且水能生木,肾阳一动,则少阳之生气即兴,若春阳来复,寒冰即化,水自流也。济生肾气丸方,原系《金匮要略·妇人杂病》治妇人转胞不得溺方,即后世所谓"桂附地黄丸"。宋严用和《济生方》以本方加牛膝、车前子,名"加味肾气丸",治肾虚腰重脚肿,小便不利,改桂枝为官桂。至清张璐《医通》卷十六,则名"济生肾气丸"治肾气不化,小便涩数,以此方原出于《济生方》,故名"济生肾生丸"。然明、清医籍治水肿方,仍用"金匮肾气丸"或"加味肾气丸"者,亦不鲜见,本方特加牛膝者,引药下行,以通水道也,加车前子,以利三焦、膀胱,导水外出,为病求去路也。

此后以香砂六君子汤收功,一者培后天之本,一者顾仓廪之官,一者,土克水,防水之滥也,且砂仁性温,可入脾、肾两脏,且有二陈及藿香等,既可健脾,亦可防壅滞也。

5. 张某某　女　青年　荣成

初诊:近日忽发水肿。先是呼吸不畅,脘腹痞满,一身悉肿,食欲不佳,小便短少,大便正常,口不渴,无寒热。舌红,苔白而滑,脉沉细。此水气不化,泛于上、中二焦,脾,肺二脏不能通调水道,故令水气泛滥,当先调理脾、肺二脏,化气利水,顺气开郁,则水气可泄矣。

处方:苍术二钱　厚朴二钱　陈皮二钱　制半夏二钱　茯苓二钱　姜皮一钱半　桑白皮一钱半　大腹皮一钱半　广木香一钱　炒苏子一钱半　生姜三片　水煎温服

复诊:服前药二剂后,水肿已渐消,可继服前方,以泄其泛滥之水气,再解其郁,则脏腑之气化可行。

复诊:继服前数剂,水肿已大部消退,小便亦增长。惟腹部尚感痞满,适月事又至,血色暗,小有瘀块,此脾、肺之气尚未尽畅,而血气均有郁滞之嫌,脉沉弦,当再疏导其气血,开启其郁闭。

处方:苍术二钱　香附二钱　神曲二钱　麦芽二钱　制半夏二钱　广木香一钱半　当归二钱　川芎二钱　红花一钱半　炒山栀一钱半　生姜三片　水煎温服

复诊:服上方二剂后,觉腹部适,食欲亦增强,后继服本方而愈。愈后直至老年不曾再发此证。

按 此证乃脾、肺及三焦之气化不行,水气泛滥所发之水肿病。详《素问·经脉别论》云:"饮入于胃,游溢精气,上输于脾,脾气散精。上归于肺,通调水道,下输膀胱。水精四布,五经并行。"又《素问·灵兰秘典论》云:"三焦者,决渎之官,水道出焉。"又《诸病源候论》卷十二"水肿候"云:"肾者主水,脾胃俱主土,土性克水。脾与胃合,相为表里。胃为水谷之海,今胃虚不能传化水气,使水气渗溢,经络浸渍府脏,脾得水湿之气,加之则病,脾病不能治水,故水气传归于肾,三焦不泄,经脉闭塞,故水气溢于皮肤,而令肿也。"以上所论,对水肿病的生理与病机,论述已详。故水气的运化,是一种多脏器运作的复杂的整体的生理活动。而水肿的发作,也同样是一种多脏器病变的复杂的整体的演变过程。临床治疗,必需根据病程的进程与特点遣方用药。

本案发病特点,主要涉及心、脾及三焦等脏器,对水气的运化无力,导致肾不能主水,膀胱不能排水,故水患泛滥溢于皮肤,发为水肿。故先平胃散、二陈汤及五皮饮等三方组合而成,外加苏子以利肺气,导水之上源,木香利脾气,以行中焦之气。使三焦与脾肺均通,则水从下焦而行膀胱矣。水气得行后,中焦之气化,尚未尽通,气血之运行,尚未畅达,故再以行气、活血、开郁之法,以收后功。

6. 曲某某　男　中年　荣成草埠屯村

初诊:患病许久,气血日衰,气短无力,头目眩晕,动则气促,两腿浮肿,近来全身浮肿,食欲甚差,精神不振,面色萎黄,舌淡无神,苔白而滑,脉沉细而数,重按弱甚。此因久病,心、脾两虚,气血营运失调,三焦无以通元真之气,水血不得循经而行,滞留于肌肤,蓄积为阴水,导致心、脾日衰,水气益盛,是当急扶心脾之阳,以化阴霾之气。

处方:炙黄芪三钱　人参二钱　白术二钱　当归五钱　柴胡二钱　陈皮二钱　升麻一钱　麦冬二钱　五味一钱　砂仁二钱　泽泻二钱　川芎二钱　茯苓二钱　甘草一钱　生姜三片水煎温服

复诊:服上方二剂后,眩晕减轻,水肿见消,气促减缓,精神稍振,脉亦稍缓。此心、脾之阳,已振发,可继用前方,再加扶阳利水之药,以促阴水之阳化,则水路可通,阳气可布。

处方:前方加制附子二钱　肉桂一钱　猪苓二钱水煎温服

复诊:服上方二剂后,水肿已明显见消,小便增多,精神、食欲、眩晕等证,均已好转,遂以本方,服至肿消,体力亦恢复至昔日状态。惜已无力负担药费,乃停药。告知此病因劳损日久,脏气虚衰较重,务需在生活、劳动、饮食等方面,多加养护,以保晚岁身安。

按 本病系心、脾阳虚,导致气血运营失职,由于气化无力,遂使经络与三焦,难以调控水液之代谢,遂致水气停蓄,泛滥为患。心脾虽虚,尚未至险境,故先以补中益气汤与生脉散合用,以扶心、脾之阳,培中焦之气,佐以利水之药,以缓其急。后复以补中益气,生脉散,五苓散等方组合加减,并以桂、附等,助心肾之阳,以砂仁、参、芪等,助脾土之阳,标本兼顾,多法并施,为收综合调控之力也。

7. 刘某某　女　青年　荣成南岛刘家村

初诊:近发全身浮肿,小便短少,身感沉重,步履倦怠,舌红苔白,脉沉缓,饮食如常,月水如故,脉沉缓。此脾虚不能制水,三焦不能通调水道,水溢于肌肤发为水肿也。当以健脾利水法治之。

处方：桑白皮三钱　陈皮三钱　茯苓皮三钱　大腹皮三钱　姜皮三钱　猪苓三钱　泽泻三钱　白术三钱　肉桂二钱　砂仁二钱　水煎温服

复诊：服上方二剂后，水肿见消，小便增多，行走亦感轻便，遂按原方服数剂而愈。

按　此证既无内脏特殊及明显病候，亦无外感病因及症状，大都因脾、肾及三焦、膀胱等水液代谢机制有所障碍，遂致水气泛滥，一身悉肿。如《诸病源候论》卷二十一"水通身肿候"云："水病者，由肾、脾俱虚故也，肾虚不能宣通水气，脾虚又不能制水，故水气盈溢，渗液皮肤，流通四肢，所以通身肿也。"又"十水候"云："皆由荣卫痞涩，三焦不调，腑脏虚弱所生。"凡所言病机，概乎此也。

本病以脏器无明显病变损伤，故仅以五皮饮与五苓散合用，五皮饮宣通水气，五苓散化气利水，再加砂仁以温通脾、肾之阳。方药平和，既不伤正，亦不致邪也。

8. 邹某某　男　青年　荣成西仙王家村

初诊：全身浮肿，小便短少，面色苍白，目下如卧蚕，呼吸短促，食欲减退，倦怠无力，自云面目浮肿已有时日，近来逐步加重，舌淡红、脉沉缓。此脾肾阳虚，不能通调水道，决渎之官失司。经脉运营不畅，水气泛滥，溢于肤腠。且水气妄行已有犯肺之兆，务当温通脾肾之阳，疏利水道，以防水气横溢，为决堤之患。先用胃苓汤加味以治。

处方：苍术三钱　厚朴三钱　陈皮三钱　白术三钱　茯苓三钱　猪苓二钱　泽泻二钱　肉桂二钱　砂仁三钱　苏子一钱　葶苈子一钱　甘草一钱　水煎温服

复诊：服上方二剂，病机有好转之势，水肿始见消退，小便增多，遂以原方继服。

复诊：继服上方四剂后，水肿已消去大半，呼吸亦较通畅，但小便尚未完全通畅，说明下焦水道之运行，尚需进一步疏通。

处方：前方加牛膝二钱车前子二钱。以增强通利下焦之力。

复诊：服上方四剂，水气已尽消，小便亦通畅，脉象亦渐浮出，气机之输转，已复启动矣。惟饭后胃中尚有饱满感，当再助以消化之力。

处方：原方加神曲五钱。

复诊：继服上方六剂后，诸证均已消退，惟体力较虚，后遂以和肝理脾利水药为丸再服，巩固前效，恢复本元也。

处方：人参一钱　白术三钱　茯苓三钱　陈皮三钱　制半夏二钱　广木香二钱　柴胡三钱　猪苓二钱　泽泻二钱　肉桂二钱　砂仁二钱　甘草一钱　水煎温服

按　本案患病时间较久，初仅轻度浮肿，曾经多医，间断治疗，效亦欠佳，后则病情加重，一身悉肿，涉及多脏。凡水气之发，首在脾、肾，日久阳虚，阴霾不化，三焦水道不通，水气蓄积流溢于肤腠，膀胱不得气化，下为小便短少，水气犯及肺脏，上为喘促短气，已成泛滥之势，故通阳利水，是为当务之急，"急则治其标也。"

是治先以胃苓汤方，合平胃散以通调脾胃之气机，合五苓散，以通调行水之窍道，加苏子、葶苈子，以通利水之上源，使上中下三焦，得以畅通，则水气可泄，次以原方加牛膝、车前子者，导水下行也，后以疏肝、理脾、温肾、利水等群队之药，为丸服之，固其本，清其源，以收后功。

9. 栾某某　女　中年　荣成县桑梓村

初诊：患者于数年前，患胁痛腹胀之病，因家境不富，不曾介意。后曾经医院检查，确诊为肝硬化。现仍有腹部胀满，右胁按压作痛，食欲欠佳，小便短少，大便不畅，面色苍黄，面部与下肢微浮，腹部仍见膨隆，口不渴，体虽弱，尚可从事一般家务劳动，月事已停。舌淡红，色暗，苔白而滑腻，脉沉弦。此肝郁脾虚，气血郁滞，水气不行，火气不化，所谓臌胀之病。然现已非单腹之胀，且由于三焦决渎之官失运，水气弥漫，故外现浮肿之象，内有腹胀之候。当以疏利肝、脾，利水行气为法。

处方：当归三钱　川芎二钱　白芍三钱　炒白术三钱　茯苓皮三钱　柴胡三钱　大腹皮三钱　广郁金二钱　莱菔子三钱　砂仁二钱　陈皮二钱　生甘草一钱　生姜三片　水煎温服

复诊：服上方三剂后，腹胀较前舒，食欲亦增，唯水肿尚不见消，脉、舌如前，此肝脾之郁滞已稍通，然水道尚未行，当佐以利水之药利而通之。

处方：前方加鸡内金三钱　商陆一钱水煎温服

复诊：服上方二剂后，病情呈好转之势，水肿少见消退，小便增多，无不良反应，脉舌亦无大变，遂以此方继服。

复诊：服前方三剂后，肿已见消，腹部亦松软，走路亦觉轻快，精神状态亦较前为佳，舌苔亦变松散，脉沉滑。此气血之郁滞渐解，水道渐通，肝脾之气化渐复，病情已大见好转，遂以此服。

复诊：病情已大好，且无不良反应，由于家境困难，遂以本方间服之，病情稳定已三月左右，后因吾来济，再后如何则不详。

按　臌胀之病，早在《黄帝内经》中已有论述。如《灵枢·胀论》云："夫胀者，皆在脏腑之外，排脏腑而廓胸胁，胀皮肤，故命曰胀……胀者胁下满而痛引小腹。"又《灵枢·水胀》云："夫胀者……腹大，身尽肿，皮厚，按其腹，窅而不起，肤色不变，此其候也。……(鼓胀)腹胀，身皆大，与肤胀等也，色苍黄，腹筋起，此其候也。"又《素问·腹中论》亦论及"鼓胀"，且提出"治之以鸡矢醴"的疗法。详"鸡矢"一药，《本草纲目》有"鸡屎白"，有"下气，通利大小便，治心腹鼓胀"之功，与《素问》之说亦合。自仲景之后，历代医家，皆有论述，均以为重证，且易反复发作。从历代医家经验可证，本病多因饮食不节，情志不遂，或感受时邪引发，始虽在肝，后必累及脾、肾等脏。在治疗方面多着眼于肝、脾、肾三脏之调理，虽有水气，不可过用峻利之药，以免过损本元。更易突发变故。

本案取和肝理脾之逍遥散为基本，外加川芎以行血，以茯苓皮代茯苓，外加陈皮、大腹皮以疏利水气，性平和不伤正；又以莱菔子、鸡内金消导解郁，广郁金利肝胆之滞；以砂仁之温化助脾、肾气化之功，以利水道之运行。后加商陆一药，虽为峻利之品，然制小其量难行霸气，且有诸药为佐，可免后顾之忧。故虽为顽证尚取一定之效。若能坚持调治，亦或争取时日以求脏腑功能恢复。

10. 刘某某　男　青年　荣成南岛刘家村

初诊：近期猝发水肿，面目肿甚，按之凹陷，腹部肾囊肿大如水泡，食欲不振，小便不利，劳则气短，舌红苔白而滑，脉沉缓。此水病也，盖肾主水，三焦为决渎之官，肾不能主水，决渎之官不通，故水气泛滥，流于肌肤，急当通利水道，以启下窍。

处方：白术三钱　茯苓三钱　猪苓三钱　泽泻三钱　肉桂一钱　桑白皮三钱　大腹皮三钱　姜皮二钱　陈皮二钱　砂仁二钱　车前子二钱(各包煎)　水煎温服

复诊：服上方二剂后，肿势见消，自感舒适，小水亦见长，是肾气有增强之势，可继服前方。

复诊：肿势已大消，诸证皆减轻，阴囊亦消肿，共服八剂而愈。

按 本案为水气致病，《内经》所言风水之病，即此证也。详此证与肾、膀胱、三焦三脏有关。三脏皆司水液运化者，三脏既病，故水气泛滥成灾，治之之法惟疏水，不可决逐，免伤脏气。

本方为五苓散与五皮饮合方加味而成。五苓散出《伤寒论》。五皮饮，有同名异方者多首，今所用为宋《三因方·水肿门》方，另加砂仁，有温肾之功，可助膀胱之气化。加车前子，以助利水诸药也。

11. 王某某 女 中年 滕县

初诊：患腹胀病已多年，曾多次经医院检查为肝硬化，中医诊为臌胀，几经治疗，效不佳，遂致全身水肿，小便短少，食欲减退，食则胀满，精神不振，倦怠无力，舌暗红，苔滑腻，脉沉缓无力，重按始见。此肝郁臌胀，脾失运化，经脉阻滞，三焦不通，水气横溢，泛滥一身，导致膨胀水肿，治当疏肝理脾，决通水道，以消水患。

处方：鸡内金五钱 苍术三钱 白芍四钱 柴胡二钱 陈皮二钱 白术三钱 茯苓三钱 猪苓三钱 泽泻三钱 肉桂一钱 生姜三片 水煎温服

患者带方回家后，服数剂后，来信告知，自服本方后，自感舒适，饮食可少进，小便亦增多，水肿开始消退，身体及精神状况，均有好转。

复函：如无其他不良变化，可按原方继服，如有变化，可随时来复诊。

复诊：患者按原方服用月余，水肿已基本消退，臌胀亦瘦减，全身瘦削，判若两人，精神亦见悦色，面部清瘦，面色萎黄。大小便正常，饮食增加，舌暗红苔白滑，脉沉缓。此肝脏之郁滞已化，脾脏之化机已启，水道复通，故肿胀均减。可按原方加以醒脾之药。

处方：原方加砂仁三钱 水煎温服

复诊：服上方十余剂后，水肿已尽消，臌胀亦大减，惟感身倦乏力，有时食后尚有轻度胀感，舌暗红苔白，脉中取沉缓。此水患已减，但肝郁臌胀，非短期可以彻底恢复，继以和肝理脾，左以活血利气方法，缓而图之。

处方：当归三钱 白芍三钱 柴胡三钱 白术三钱 茯苓三钱 丹皮二钱 丹参三钱 香附二钱 鸡内金三钱 大腹皮三钱 甘草一钱 水煎温服

按 臌胀之病，本自难医，臌胀且水肿者，其难也，自不待言，今患者虽已水气泛滥成灾，气化不行，沟渠滞塞，且患者病已久，正气大虚，不可行霸道克伐，施峻利以决通。当以调理肝脾，疏利水道为法。特取张锡纯先生《医学衷中参西录》鸡胵汤方合五苓散治之。鸡胵汤原云："治气郁成臌胀，兼治脾胃虚而且郁，饮食不能运化。"又云："《内经》谓'诸湿肿满皆属于脾。'诚以脾也者，与胃相连以膜，能代胃行其津液。且地居中焦，更能为四旁宣其气化。脾若失其所司，则津液气化凝滞，肿满即遂之矣。是臌胀者，当以理脾胃为主也。"今与五苓散合用，疏利水道，决通三焦，以泄水气也。水肿消后，遂以逍遥散加减，疏肝理脾，活血散郁，从本而治也。

12. 杨某某 女 中年 济南市

初诊：10年前患肾盂肾炎，经治疗逐步好转。一年前在市某医院检查，小便无异常发现。青年时期曾患心悸，心电图检查为心律不齐。现时发心悸，怕惊，乏力，小腿有时轻度水肿,腰痛,口渴,舌红少苔微干,脉沉弦。此心肾两虚之证,心藏神主血脉,若气血不足,则易发心悸,怕惊,气短无力。肾主水,腰为肾之府,肾气不足则水气运行不畅,则易发腰痛水肿,且此患者,10年前曾患肾盂肾炎,虽小便检查无异常发现,心电图无改变,亦难认心肾无病,以今现诸证,仍系心肾不足所致,当以两脏兼顾为是。

处方:生地15克　山萸肉10克　山药10克　丹皮10克　茯苓10克　泽泻10克　牛膝6克　桂枝6克　白茅根10克　太子参10克　麦冬10克　五味子6克　补骨脂6克　杜仲6克　琥珀粉2克(各包冲服)　水煎温服

复诊:服上方,效甚好,诸证俱减轻,嘱继服。可有助于心肾功能的恢复。

按　患者于10余年前,已有心、肾两脏之病候,今虽检验无异变,但仍有病候在焉,说明心、肾两脏之官能已有损伤矣。若不早医,必有后患。本方以温补心、肾为主,意在培其本也。

2. 癃闭

【树乾公案】

1. 董某某　女　成

1964年9月2日初诊:素患痛经症多年,近又月经过期,少腹结硬作痛拒按,小便亦觉不利,脉弦。此胞宫瘀血化热,影响膀胱气化不行,是蓄血而蓄水也。

处方:白术三钱　云苓三钱　猪苓三钱　泽泻三钱　肉桂一钱半　桃仁三钱　红花三钱　当归三钱　水煎温服　一付

服上方数剂,痛减,小便通利,经血亦止,原方继服。

2. 刘某某　男　70岁　刘家庄

1965年2月20日初诊:始发小便点滴淋涩痛,经医院检查,为前列腺肥大,用手术治疗,虽少好转(小便少通),但仍觉小便时疼痛难忍,尿如脓液,曾尿血一次,舌苔黄腻。此肾阴亏损,膀胱湿热酿积,气化功能失常。

处方:猪苓三钱　茯苓四钱　泽泻三钱　阿胶四钱(烊化)　滑石四钱　甘草三钱　海金沙五钱(包煎)　一付

复诊:服上方三付,小便见通利,疼痛亦减轻,原方继服。

【张灿玾案】

1. 王某某　女　中年　济南市教师

初诊:四个月前,感尿急尿频,尿量亦少。去某医院诊疗,经检,诊为肾盂肾炎,经服协定处方(药不详)治疗,两个月后,化验指标转为正常,遂停药。半月后,病复发,小便化验为阳性。诊为前病再次发作,再服前药,效果不显。现小便频仍,腰痛,两膝痠软无力,动易疲劳,有时心慌。月经量少,色黑。舌淡红,苔白,脉左寸浮,关尺沉细无力。此肾虚之徵,气化不足,膀胱不利,虽有内热,不得用苦寒解毒,当以治本为主。

处方:生地15克　萸肉10克　山药10克　茯苓10克　泽泻10克　丹皮10克　牛膝10克　车前子6克(各包煎)　桂枝6克　杜仲15克　川续断15克　土茯苓15克　双花15克　水煎温服

复诊:服上方10剂后,查小便已正常,继服8剂,再查小便亦正常。自感疲劳减轻,腰膝痠痛亦减轻,脉左寸沉细,右寸中取弦细,关尺脉沉缓。病情已有所减轻,惟小便稍频,是肾气不固也。当再以温肾之药,以培其本。

处方:前方加益智仁6克　乌药6克　水煎温服

继服此方而愈。

按　此即古人所谓癃闭之证。"癃"亦作"隆",小便不畅也。闭,小便闭也。《素问·宣明五气篇》:"膀胱不利为癃,不约为遗溺。"又"癃"病,后世所言淋病也。汉张仲景遗著《金匮要略方论》中列为专病,隋·巢元方《诸病源候论》卷十四对该病之病因病机,论之甚详。特提出本病与肾、膀胱、三焦等相关。有言及本病亦有虚实之不同,不可不辨。

本病始起,多因膀胱积热,然亦与肾有关。如《诸病源候论》云:"诸淋者,由肾虚而膀胱热故也。膀胱与肾为表里,俱主水。水入小肠,下受于胞,行于阴,为溲便也。肾气通于阴,阴,津液下流之道也。若饮食不节,喜怒不时,虚实不调,则脏腑不和,致肾虚而膀胱热也。"若病久不愈,反复多变者,每多肾与膀胱气化不利,脏腑气虚有关,不可概从实治,重用清法。

本病初治得力,后则效果不显者,始实而后虚也。观其脉证,肾虚之徵已明矣。故以济生肾气汤方为主,因余热尚未尽除,故去附子,肾虚不能强身,故加杜仲、续断以壮肾气。又加双花、土茯苓二药,清其余热,解其余邪,以解下焦之湿热。后更加益智仁、乌药,以固肾气,治法之道,利在根本也。

2. 张某某　男　老年　荣成下回头村

初诊:猝发小便不通,经西法导尿,引发膀胱出血,小便更为不畅,大便亦闭结不通,心中烦闷,时发恶心,舌红苔黄,脉沉数。此热结膀胱,下窍闭塞,复因导尿伤及膀胱血络,热传阳明,前后阴均闭,热毒上蒸,几成关格,当急与下通谷道,泻大肠之热,以救膀胱之闭。

处方:蜂蜜一两　芒硝五钱　开水冲化内服。

服后不久,大便即通,心烦恶心等证顿解,惟小便仍不通畅,遂取仲景先生猪苓汤方,以清利膀胱之热。

处方:茯苓二钱　猪苓三钱　泽泻三钱　滑石三钱　阿胶三钱(烊化)　水煎温服

复诊:服上方一剂,小便即利,再服一剂,遂愈。

按　此案本老年肾气虚衰,热结膀胱,气化不足,因致小便不利,复因导尿伤及血络,热邪结滞,前后二阴,均不通,几成关格险证,故先直泻大肠,以通后阴,后利膀胱,以通前阴。此证务须急治,缓则贻误战机矣。

3. 刘某某　女　老年　荣成下回头村

初诊:猝发发热恶寒,周身不适,时觉恶心烦悸,二便不利,食欲不振,舌红苔微黄,脉数大有力。此少阳与阳明热盛,热邪循经,内结于府,导致下则二便不利,上则厌食,必当清泻少阳与阳明之热,则寒热可解,二便可通。

处方:柴胡三钱　黄芩二钱　制半夏二钱　茯苓二钱　泽泻二钱　生龙骨二钱(先煎)　生牡蛎二钱(先煎)　党参二钱　桂枝二钱　大黄三钱(后入)　生姜三片　大枣三枚(去核)　水煎温服

复认:服上方一剂后,大便略通,小便亦稍利,病人稍安。此少阳与阳明之热,有所缓解,脉中取见数,已有缓和之意。然二便尚未畅通,可依前方继服。

复诊：用前方继服三剂后，寒热尽退，二便亦尽通，病去身安，遂嘱饮食调养，避风寒之袭扰。

按 此案初起似由外感引起，然不见太阳之表证，而迳发太阳与阳明之府证者，实因膀胱与大肠二府，郁热在里，故一旦有外邪诱发，立现二便不利之里证，此证若不急为治，常易导致二便闭结不通之重证，下窍一闭，上窍则难启，关格之证作，则险情顿生，尤其是老年人患此证，必当早医为是。此方乃仲景先生柴胡加龙骨牡蛎汤加减而成。若伤寒治法，当先少阳后阳明，然本案以二便不畅，恐形成内闭之证，故特加大黄，两阳并治可也。故法据病定，非病遂法生。

4. 萧某某　女　中年　荣成桑梓村

初诊：近发小便涩痛，淋沥不尽，尿频尿急，色黄赤，偶有血尿，大便正常，月经正常，舌红苔微黄，脉沉数。此热结膀胱，伤及血络，气化不行，小便不畅，即热淋也。当以通淋利尿，清泄内热为法，以导赤散加味以通利下焦之热。

处方：生地一两　木通三钱　牛膝二钱　广郁金二钱　滑石三钱　山栀子三钱　琥珀粉五分(冲服)　生甘草二钱　水煎温服

复诊：服上方二剂，小便即通，遂以原方去琥珀加黄连三钱，继服三剂，诸症悉愈。

按 淋病之名，《内经》无之，《内经》言"癃"，即后世言淋也。癃与淋，亦音转也。

详《素问·宣明五气篇》："膀胱不利为癃，不约为遗溺。"又"奇病论"有"癃者，一日数十溲，此不足也。"王冰注："癃，小便不得也。溲，小便也。"《太素》卷三十"癃泄"："癃，取之阴蹻及三毛上及血络出血。"杨上善注："癃，痳也。"癃与瘙同，痳与淋通。马王堆汉墓帛书《五十二病方》中有"瘁"病治方，即"癃"病也。

汉末张仲景先生遗著《金匮要略》卷中第十三篇，始有淋病之证治文。隋巢元方《诸病源候论》卷十四"淋病诸候，凡八论"，详"诸淋候"云："诸淋者，由肾虚而膀胱热故也，膀胱与肾为表里，俱主水，水入小肠下于胞，行于阴为溲便也。肾气通于阴，阴，津液下流之道也，若饮食不节，喜怒不时，虚实不调，则肾脏不和，致肾虚而膀胱热也。膀胱，津液之府，热则津液内溢，而流于睾。水道不通，水不上不下，停积于胞，肾虚则小便数，膀胱热则水下涩，数而且涩，则淋沥不宣，故谓之淋。其状小便出少起数，小腹弦急，痛引于脐。又有石淋、劳淋、血淋、气淋、膏淋。诸淋形证，各随名，具说于后章。"又详"热淋候"云："热淋者，三焦有热，气搏于肾，流入胞而成淋也。其状小便赤涩，亦有宿病淋，今得热而发者，其热甚则变尿血。亦有小便后如似小豆羹汁状者，蓄作有时也。"

详上引《病源》诸文，已将淋病及"热淋"，从病因、病机、病候方面，为之详析，对后世有关淋病辨证治疗，甚有裨益。

本案所治即属热淋，治热淋之法，固以清热利尿为主，然亦当辨热伤气分或热伤血分，热伤气分常用八正散等为佳，本案偶有血尿，知热邪兼及血分，故以导赤散方加味，可收气血两清之功也。

5. 于某某之妻　女　中年　荣成崂山屯村

初诊：近发小便赤涩，热痛不畅，尿急尿频。大便微干，月经正常，食欲正常，舌红苔微黄，脉沉数。此热结膀胱，气化不行，且小便赤涩，有伤血分之势，当以清热凉血利小便为法，导热下泄，则淋可解矣。

处方：生地三钱　木通三钱　黄连二钱　生山栀二钱　滑石三钱　琥珀粉五分(冲服)　生甘草二钱　水煎温服

复诊：服上方二剂后，小便有所通畅，次数亦减少，色少淡，是热邪有减缓之势，尿路亦渐通，继服前方。

复诊：继上方二剂后，尿路已畅通，色亦淡，痛亦减，脉亦不数，遂再服二剂，以除余热。

按　本案亦热淋也，虽不见血尿，然尿赤涩，亦有伤血之势，故以导赤散加味，以清利小肠与膀胱之热，取甘寒与苦寒并用，既可凉血，又可清热，加之利尿诸药，则邪热自可下泄矣。

6. 张某某　男　老年　徐州离休干部

初诊：2003年春，电话告知，始因小便不通，住院治疗，经检查，系前列腺肥大，遂施手术治疗。手术后，尿急、尿频、余沥不尽等症仍在，大便亦干，医生告知，需三个月，方可恢复。遂告，老年人患此病，多因肾虚引起，可加用中药，有助于恢复。

处方：熟地15克　萸肉10克　山药10克　丹皮6克　茯苓10克　泽泻10克　肉桂5克　制附子5克　肉苁蓉10克　生何首乌10克　元参10克　猪苓6克　生白术6克　水煎温服

5月27日函告：5月11日服药，上午服一遍后，胃胀痛，不想吃饭，次日，一遍分二次服则好了。现已服三剂(6天)，尿急尿频，均好一些，尿量亦增加，大便也畅通，但仍有遗尿，闻及水声及咳嗽声会滴几滴。

据函告可知，服上方三剂，已有一定效应，肾功能开始恢复，膀胱气化作用亦有所增强，惟因药性偏腻滞，故初服胃中有不适感，将前方略作调整，增加利气和胃之药，以增强脾胃之运化功能。

处方：前方加菖蒲6克　益智仁10克　砂仁10克　陈皮10克　水煎温服

6月7日函告：服上方后，尿量及精神均好，滴尿的情况已很轻，大便仍干，无舌苔，身体及精神均好。是知服药数剂后，肾气已有改善，膀胱及水液运化的总体运营，尚需时日，且老年手术，伤津耗气，亦在所必然，嘱将前方之首乌及肉苁蓉加至15克。继服。

7月20日函告：上方服8剂(16天)，效果很好，经医院检查，膀胱容量亦增加，尿频、尿急已基本解决，惟大便尚硬些，但亦可通。后在电话中告知，原在汗出时，酸味很重，现已自愈，惟在服药后，有时流清涕者，肺窍不利也，鼻者肺之外窍，肺为水之上源，此病就整体而论，涉及水液运化之多个脏器，需从根本上再进行综合调控。

处方：熟地15克　萸肉10克　山药10克　丹皮6克　茯苓10克　泽泻6克　肉桂5克　制附子5克　肉苁蓉15克　何首乌10克　元参10克　火麻仁10克　桑螵蛸10克　细辛2克　水煎温服

8月，电话告知，服上方数剂后，诸证均大好转，现身体及精神各方面，正在恢复中。嘱将此方，制成丸剂，坚持服用一个时期，争取恢复的更好些。

按　本案原系前列腺手术切除后，出现诸病候之治疗，经服药二月左右，身体已全面恢复。详本病原属老年癃闭，此病多因老年肾虚，膀胱气化无力，导致小便排泄困难而成。本病治疗，应着眼于治肾与膀胱表里二脏之气分为是，故本案即以桂附地黄丸，酌情加减，是方以温补肾阳为主，如是，方得以增强膀胱之气化功能，使州都之官，利而有约，约而不闭，则水液自能畅行矣。

7. 刘某 男 老年 济南离休干部

初诊：患前列肥大病，经某医院手术不久，腹胀，食欲不振，大便干，小便亦不甚通畅，睡眠不佳。舌红苔白腻，脉沉而无力。此病始因老年肾虚导致膀胱气化无力，今手术后，元气必伤，津液受损，害及脾胃，水谷运化紊乱，津液化生不足，时下首当生津利气，消胀开胃为主。

处方：肉苁蓉15克 元参15克 莱菔子10克 王不留10克 生山楂15克 麦芽15克 大腹皮15克 厚朴6克 广木香6克 神曲15克 水煎温服

复诊：服上方后，腹胀缓减，可以嗳出食气，睡眠亦有好转。舌苔有剥脱现象，脉关、尺皆沉弱无力。是脾胃之滞气开始转运，当再助以辛开苦降之法。

处方：肉苁蓉15克 元参15克 莱菔子10克 生山楂15克 麦芽10克 神曲10克 大腹皮15克 厚朴6克 制半夏10克 陈皮10克 广木香6克 黄连6克 生姜3片 水煎温服

家人代叙：服上方五剂，腹胀大减，大便亦通，每日一次，食欲增加，精神亦佳。患者自请加服些清热解毒药，以防感染，告知不可，当先从本而治，以恢复脾、肾两脏之功能，若加服清热解毒之药，则有碍于此。既见成效，当继用前方再服，以观其变。

复诊：服上药后，腹胀及食欲，均已大好，大便亦通畅。惟小便不畅利，西法导尿以通之，恐难尽解。舌红，中心部无苔，两边有白苔，脉沉而无力。此仍系肾气虚，膀胱气化无力所致，现脾胃功能已复，当调补肾气，以正决渎之官。

处方：生地15克 萸肉10克 山药10克 丹皮10克 茯苓10克 泽泻10克 牛膝10克 桂枝6克 车前子10克(包煎) 制附子3克 猪苓10克 王不留行10克 竹叶6克 通草6克 水煎温服

按 此案本亦老年癃闭，手术后，元气与津液均伤，且由于脾胃之运营受阻，水谷之运化，阻滞不行，故前后二阴之下窍均不畅通，是先天与后天之本，均已被损。由于先天之本，固为生命之源，而后天之本，亦仓廪之司，仓廪不给，则先天难保，故本案特先调理脾胃，以保后天之本，然后再调理肾气，以复先天之气。本方取济生肾气丸为主者，以温补为法，以化肾脏之阴水，加竹叶、猪苓、通草等，以利膀胱之阳水也。因嘱患者，出院时带此方回家，继服一段时间，以恢复本元之气。后告知，服用本方，效颇佳。

【张春兰案】

1. 毕玉珍 女 40岁 崖头

2009年初诊：小便频数，尿量少，色清。体虚，舌淡白，脉弱。

处方：熟地12克 萸肉10克 山药12克 丹皮10克 云苓10克 泽泻10克 益智仁10克 鸡内金10克 菟丝子15克 黄芪12克 党参12克 乌药10克 海螵蛸12克 生牡蛎15克(先煎) 白术10克 水煎温服 6剂

二诊：服上方6剂后，尿量增多，次数减少。继服原方6剂后复诊，已痊愈。

2. 王某某 男 25岁 崖头

2010年12月初诊：小便频数，色黄，便时微痛，舌苔薄白，脉沉。经医院检查患有前列腺炎。

处方:萆薢10克　益智仁10克　乌药10克　石菖蒲10克　茯苓10克　金钱草15克　鸡内金10克　车前子10克　黄芩10克　丹参10克　苍术10克　海金砂10克　木通6克　泽泻10克　川膝10克　甘草6克　菟丝子15克　水煎温服　4剂

二诊:服上方4剂后,小便色清、痛减,小便次数较前减少,原方继服4剂。

三诊:继服原方4剂后,诸症均愈。原方加服2剂,以巩固疗效。

3. 淋浊

【树乾公案】

1. 于某某　男　24岁　小落村

1963年2月24日初诊:小便前或后,有白浊时下,脉浮弦兼数。此心肾有热,尿浊。

处方:菟丝子五钱　沙苑子五钱　芡实五钱　云苓三钱　车前子三钱(各包煎)　远志二钱　白术三钱　玉竹三钱　牡蛎五钱(先煎)　水煎温服　四付

3月1日复诊:调方,清心莲子饮加味。

处方:黄芩三钱　麦冬二钱　地骨皮二钱　车前子三钱(各包煎)　甘草二钱　莲肉五钱　党参三钱　远志二钱　菖蒲三钱　菟丝子五钱　沙苑子五钱　玉竹三钱　水煎温服　三付

3月5日复诊:症状好转,浊症减轻,31日方继服三付。

3月11日复诊:病已痊愈,原方四付继服,以善其后。

2. 郭某某　男　22岁　西滩村

1964年3月1日初诊:小便不利,尿色红黄,混浊不清,尿道热痛,脉弦数。

处方:瞿麦三钱　扁蓄三钱　滑石五钱　木通二钱　栀子二钱　车前子三钱(各包煎)　泽泻三钱　云苓三钱　白芍二钱　甘草二钱　鲜茅根一两　鲜芦根一两　水煎温服　一付

3月2日复诊:服上方一剂,小便已通利,原方继服一付。

3月12日复诊:服上方数,调方。

处方:瞿麦三钱　萹蓄三钱　滑石五钱　木通二钱　栀子二钱　车前子三钱(各包煎)　泽泻二钱　云苓三钱　甘草三钱　水煎温服　二付

3. 刘某某　男　39岁

1964年10月18日初诊:小便频数,白浊下,少腹胀痛,腰痛,目昏花,兼发尿道痛,发病已十多年,累次发作,脉弦细两尺弱。肾气衰弱,元阳不足,气不化精,水不化气,膀胱气弱。此肾虚浊症。

处方:山药一两　乌药三钱　益智仁二钱　石菖蒲三钱　萆薢三钱　云苓三钱　甘草二钱　二付

复诊:六味地黄丸。

复诊:服初诊方及六味地黄丸后,小便已正常,白浊亦不见,腰痛减轻,原方去益智仁,加砂仁二钱,白蔻五钱,兼服六味地黄丸。

4. 高某某　男　15岁　上庄村

1965年6月4日初诊:小便频数,有时混浊,脉弱细。此肾虚,肾气不固,膀胱气弱。

处方:乌药三钱　益智仁二钱　山药五钱　水煎温服　二付

6月16日复诊:服初诊方,尿频好转,白浊亦少,原方四付继服。

5. 于某某　男　26岁　西仙村

1967年12月31日初诊:小便白浊,尿频涩痛,阳事衰弱,脉弦细。此肾阴阳俱虚。

处方:萆薢三钱　乌药三钱　益智仁三钱　石草蒲三钱　甘草二钱　云苓四钱　山药五钱　二付

2月17日复诊:调方。

处方:云苓三钱　猪苓三钱　泽泻三钱　阿胶四钱(烊化)　滑石三钱　甘草二钱　山药五钱　枸杞五钱　三付

2月23日复诊:服初诊方未效,继用27日方后,小便白浊已止,痛亦减轻,原方四付继服。

【张灿玾案】

赵某某　女　27岁　烟台市

初诊:最近四、五日小便频数、尿急、热痛,并伴有腰痛,右侧较重等证。食欲不振,大便正常。曾经某医院诊为肾盂肾炎,尿检:尿中有红细胞。舌绛,苔少,脉沉细而数。此肾与膀胱有热,阳水滞而不畅,据舌象亦可证,热邪已伤及营血分,属血淋之病,当以清热凉血,利尿解毒为法。

处方:生地三钱　木通三钱　瞿麦三钱　萹蓄三钱　小蓟三钱　白茅根三钱　车前子三钱(各包煎)　滑石五钱　生山栀三钱　双花一两　蒲公英五钱　败酱草四钱　竹叶三钱　生甘草二钱　水煎温服

复诊:服上方三剂后,小便次数减少,尿道热痛亦减轻,舌色变红,苔白薄,脉细数。此热邪已有所减轻,且营分之热,已透出气分,故舌色由绛变红,可继服前方。

复诊:继服前方三剂后,诸证已大为减轻。最近两日,有轻度感冒,现内热已逞衰退之势,可继服前方,再加解感冒之药。

处方一:前方五剂继服。

处方一:桑菊片四管,每服4片,每日3次。

复诊:服上方诸药后,感冒已愈。小便已基本正常,腰亦不痛。小便常规检验,已无蛋白及红细胞,白细胞少许,上皮细胞(+),说明尿检已正常。遂令继服前方数剂,以清其余热。

按　此案虽直观不见血证,然尿色甚深,且尿检已报告有红细胞,是有潜血也。又据舌绛亦可证,热邪不仅伤及肾与膀胱之气分,且已伤及营血分矣。隋巢元方《诸病源候论》淋病诸候之血淋候云:"血淋者,是热淋之甚者,则尿血,谓之血淋。心主血,血之行身,通遍经络,循环脏腑,劳甚者,则散失其常经,溢渗入胞,而成血淋也。"是热淋与血淋犹有互相转化之机,不可不知。

本案以其血象虽不明显,亦颇可证,而热象则十分明显。故无论热淋或血淋,其治疗原则均有许多相同之处。故本案采用了八正散、导赤散及小蓟饮子三方的合方加减而成,又加了双花、公英、败酱草三味气味平和清热解毒功用比较明显的药物,更能增强药效。方中复有生地、小蓟、白茅根、生山栀等入血分之药,以收凉血止血之功;木通、车前子、瞿麦、萹蓄、竹叶、滑石、生甘草等清热利小便之群药，何愁阳水不畅、热邪不除也。

【张春兰案】

张某　男　19岁　下回头村

2009年初诊：小便频数、混浊，沉淀后如白色膏状，无脓血。体消瘦，舌苔薄白，脉沉弱。

处方：桑螵蛸10克　益智仁10克　萆薢12克　乌药12克　生地10克　当归10克　赤芍10克　石菖蒲10克　云苓10克　金钱草12克　远志6克　党参12克　龟板胶10克　生龙骨15克　黄芪12克　白术10克　甘草6克　双花10克　水煎温服　6剂

二诊：服上方6剂后，尿色稍好转。原方去双花加海金砂继服。

三诊：服加海金砂方4剂后，尿频尿色大有好转。调方。

处方：熟地12克　萸肉10克　菟丝子15克　枸杞10克　莲肉10克　芡实10克　五味子10克　煅龙牡各15克(先煎)　川断10克　杜仲10克　党参10克　白术10克　海金砂10克　云苓10克　石菖蒲6克　萆薢10克　益智仁10克　龟板胶10克　赤芍10克　甘草6克　水煎温服

四诊：服上方10余剂后痊愈。

4. 热淋

【树乾公案】

1. 毕某某　女　25岁

1964年9月24日初诊：小便热淋涩痛频数，脉弦细数。此肾阴不足，膀胱热结，气化失职。

处方：猪苓三钱　云苓三钱　泽泻三钱　阿胶三钱(烊化)　滑石三钱　水煎温服　一付

复诊：服上方一付，小便频数涩痛均好转，原方一付继服。

复诊：原方加白芍二钱，山药五钱，数付继服。

2. 汤某某　女　20岁　汤家庄村

1965年8月29日初诊：经前少腹胀痛，血色紫黑成块，平时小便频数淋涩热痛，尿红黄，脉弦数。此胞宫血滞，膀胱郁热。

处方：当归三钱　川芎一钱半　猪苓三钱　泽泻三钱　云苓三钱　滑石三钱　桃仁三钱　红花三钱　蒲黄三钱(包煎)　瞿麦三钱　水煎温服　二付

复诊：服上方二付，小便频数涩痛，均减退，小便亦清白，原方二付继服。

3. 殷某某　男　17岁　南山村

1966年1月1日初诊：膀胱炎，小便频数，尿道热痛，脉弦数。此肾阴不足，膀胱郁热。

处方：瞿麦三钱　扁蓄三钱　滑石三钱　木通二钱　栀子三钱　川军三钱　车前子三钱(各包煎)　甘草三钱　灯芯草一钱　水煎温服　一付

1月17日复诊：服初诊方数剂后调方。

处方：云苓三钱　泽泻三钱　猪苓三钱　阿胶三钱(烊化)　滑石三钱　水煎温服　二付

1月27日复诊：服八正散未效，又改用1月17日猪苓汤方数剂，诸症均好转，原方二付继服。

4. 慕某某　女　30岁　脉埠村

1966年9月2日初诊：月经行时小便热淋涩痛，尿有血块，脉弦细数。此瘀血与热结于胞宫膀胱。

处方：当归三钱　猪苓三钱　泽泻三钱　云苓三钱　阿胶三钱(烊化)　滑石三钱　生地三钱　木通二钱　甘草二钱　蒲黄三钱(包煎)　瞿麦三钱　藕节五钱　小蘗根一两　水煎温服　一付

9月3日复诊：服初诊方一付，小便热痛好转，尿血亦止，原方二付继服。

9月6日复诊：病已痊愈，再以补血滋阴健胃法调方。

处方：猪苓三钱　云苓三钱　泽泻三钱　阿胶三钱(烊化)　滑石三钱　当归三钱　生地三钱　甘草二钱　藕节五钱　白术三钱　小蘗根一两　水煎温服　二付

5. 血淋

【士洲公案】

王某某　男　成年　荣成县单家村

初诊：患者近期患小便不畅之疾，始以为火气下行，待其自愈，后反加重，小便不利，淋沥涩痛，时有血尿，大便微干，口稍渴，无寒热等证，饮食尚好，舌红苔微黄。此乃心、肾积热下行，小肠与膀胱之血络为热所伤，可以导赤散加味，先导热下行，兼清血络。

处方一：生地三钱　木通一钱半　滑石粉一钱(各包冲服)　当归二钱　藕节一钱　生山栀二钱　车前子一钱(各包煎)　生甘草一钱　水煎温服

处方二：蒲黄二钱(包煎)　广郁金三钱　琥珀一钱　共为细末，每服一钱，早晚各一次，温水冲服。

复诊：服上方二剂后，小便稍见畅通，血尿略少，别无他变，可继服前方。

复诊：继服前方各二剂后，血尿减少，但小便仍难畅通，且涩痛未大愈，此下焦湿热不解，当再以八正散加味合前散药方，以通淋凉血。

处方一：瞿麦一钱半　萹蓄一钱半　滑石二钱　木通一钱　车前子一钱半(各包煎)　生山栀一钱半　大黄一钱半　川牛膝二钱　生甘草一钱　水煎温服

处方二：前蒲黄散方依前法继服。

复诊：前方共服四剂，小便淋沥涩痛之证俱减轻，血尿亦减少。大便亦畅通，病情已大为缓解，可以通淋凉血法缓图之。

处方：继以蒲黄散方，小蓟五钱，瞿麦五钱，水煎冲服。

此方连服数剂后，病情逐步减轻，坚持服用月余，病已痊愈，后直至老年，不曾犯此病。

【树乾公案】

1. 董某某　女　46岁　于家庄

1963年9月19日初诊：尿血，小便涩痛，尿频，口微干，脉沉弦而虚。此膀胱热，淋血。

处方:猪苓三钱　云苓三钱　泽泻三钱　滑石三钱　阿胶三钱(烊化)　水煎温服　二付

9月21日复诊:原方加车前子三钱,甘草二钱,三付继服。

9月24日复诊:服初诊方二付,痛即减轻,后加车前子,再加甘草,小便涩痛均好转,尿血亦止,原方四付继服。

10月1日复诊:原方三付继服。

2. 张某某　女　成

1964年8月15日初诊:月经行后,小便淋涩作痛,少腹板痛,有时带血,脉细数,此水与血结在胞宫膀胱而致水血互结。

处方:猪苓三钱　泽泻三钱　云苓三钱　阿胶三钱(烊化)　滑石三钱　桃仁三钱　红花二钱　水煎温服

复诊:服初诊方二付,诸症均痊愈,原方一付继服。

3. 栾某某　男　28岁　桑梓村

1965年7月11日初诊:小便频数,便后有浊物及血,尿道热坠,脉数。此肾气不足,热郁膀胱。

处方:猪苓三钱　泽泻三钱　云苓三钱　阿胶三钱(烊化)　滑石四钱　生地五钱　木通二钱　甘草二钱　水煎温服　一付

7月14日复诊:服上方一付,小便频数减少,浊血亦减,尿道仍有热感,原方二付继服。

7月16日复诊:尿道又觉发热,小便时即觉大便肛门下坠,大便时用力即有血从小便出,此肾虚所致,调方。

处方:猪苓三钱　泽泻三钱　云苓三钱　阿胶四钱(烊化)　滑石四钱　生地五钱　木通二钱　甘草二钱　山药五钱　水煎送服六味地黄丸一丸

7月18日复诊:服上方后,尿道热感已减,大便时小便血亦不出,原方二付继服。

4. 王某某　女　52岁　郇家村

1967年3月31日初诊:尿血已五六年,少腹胀痛,尿道热痛,脉细数。此膀胱炎。

处方:猪苓三钱　云苓三钱　泽泻三钱　阿胶四钱(烊化)　滑石三钱　生地四钱　甘草二钱　木通一钱半　藕节五钱　当归四钱　小蓟根二两　水煎温服　二付

4月11日复诊:调方。

处方:白术四钱　云苓四钱　猪苓三钱　泽泻三钱　琥珀五钱(研末冲服)　小蓟根二两　水煎温服　四付

5月8日复诊:服11日方数剂,痊愈,原方四付继服。

5. 萧某某　女　42岁　邢格庄村

1967年7月27日初诊:小便热痛尿血,尿后有血块。此膀胱热血淋,下焦热结尿血。

处方:生地五钱　滑石五钱　木通三钱　蒲黄三钱(包煎)　瞿麦三钱　藕节五钱　当归四钱　栀子四钱　甘草三钱　阿胶三钱(烊化)　小蓟根一两　茅根一两　水煎温服　二付

8月5日复诊:服初诊方二付,小便热痛,尿血均好转,原方三付继服。

8月14日复诊:小便热痛,尿血均止,调方继服,以善其后。

处方:猪苓三钱　云苓三钱　泽泻三钱　阿胶四钱(烊化)　滑石四钱　小蓟根一两　茅根一两　水煎温服　四付

【张春兰案】

称某某　女　32岁　小落村

1998年初诊:经期素来正常。近三个月来,每次经行时,小便淋漓涩痛,尿中有少量血块,月经过后血止。舌苔薄黄,脉细数。

处方:当归10克　生地10克　木通6克　泽泻10克　瞿麦10克　萹蓄10克　滑石12克　车前子10克(各包煎)　败酱草15克　川楝子10克　双花15克　公英15克　龙胆草10克　茯苓10克　小蓟10克　生栀子10克　黄芩10克　水煎温服　4剂

二诊:服上方4剂后,月经未行。原方继服4剂。待经血来后观察小便变化情况。

三诊:继服上方后,月经来潮。小便时无血,涩痛大减。原方继服4剂。

四诊:服完上方后,病痊愈。嘱再服龙胆泻肝丸20丸,以巩固疗效。停药后再未复发。

6. 遗尿

【树乾公案】

1. 刘某某　男　46岁　刘家村

1963年3月11日初诊:心肾虚弱,肾阳不足,小便频而清白,甚则遗尿,脉沉细两尺涩弱。

处方:沙苑子五钱　菟丝子五钱　白果一两　太子参三钱　水煎温服　三付

3月15日复诊:调方。

处方:沙苑子五钱　菟丝子五钱　白果一两　寸芸四钱　太子参三钱　肉桂二钱　附子一钱　山萸肉三钱　山药三钱　水煎温服　三付

3月21日复诊:调方。

处方:益智仁四钱　乌药三钱　石菖蒲三钱　甘草二钱　水煎温服　三付

3月31日复诊:服21日方数剂,小便频数减轻,每日次数减少三分之二,仍以前方加山药四付继服。

4月18日复诊:原方继服四付。

2. 宋某某　女　36岁

1963年3月18日初诊:经前遗尿不禁,行经后即止,经行污浊,有腐块,血色紫黑。此血虚膀胱气虚而遗尿。

处方:当归三钱　丹参四钱　白芍三钱　生地三钱　山药五钱　益智仁三钱　乌药三钱　水煎温服　四付

复诊:服上方后,血色好转,腐血块已不见,小便亦较正常,原方四付继服。

3. 王某某　男　8岁

1964年8月23日初诊:小便频数,遗尿症,夜间尿炕不自知,膀胱之气虚而不约,脉弱细。

处方:山药五钱　益智仁二钱　乌药二钱　菖蒲三钱　萆薢二钱　甘草二钱　水煎温服　一付

复诊:服初诊方一付,尿频好转,夜间已不尿炕,原方二付继服,即可痊愈。

4. 慕某某　女　22岁　西慕家村

1967年4月14日初诊:遗尿失禁。

处方:益智仁三钱　乌药三钱　云苓三钱　白术三钱　栀子三钱　白芍三钱　山药四钱　水煎温服　二付

4月22日复诊:服初诊方二付,已好转,原方五付继服。

【张灿玾案】

张某某　男　幼年　济南市

初诊:幼时因先天不足,而体质较弱,上幼儿园时,老师管理较严,午休期间急于小便,又怕老师不允,强忍于床上,不久,遂自遗于裤中,放学后,不论白天或夜间,常小便不禁而自遗,饮食与大便均正常,舌红苔白,脉沉缓。此因恐而伤肾,膀胱不约而自遗。当以固护肾气为主,则膀胱之气可自约也。

处方:益智仁9克　炒山药9克　乌药9克　芡实6克　鸡内金6克　水煎温服

复诊:服上方二剂后,遗尿已基本停止,然肾气已伤,当进一步调护之,以免再犯。

处方:前方加桑螵蛸9克　水煎温服

服上方三剂后,病患痊愈,永未复发。

按　膀胱与肾相表里,膀胱气化失职,病在膀胱,根在肾。故此等证,除自身为邪热所伤之外,多以治肾为本。本病中老年亦常见之,当辨清寒热虚实,随证治之。特在老年,因肾气衰弱者,尤为多见,更当固肾纳气,以复作强之官,州都之职。

7. 消渴

【张灿玾案】

张某某　男　成年　济南市

2013年5月3日初诊:多年前,即查出血糖高,尿糖亦高。长期服用西药降糖药,虽可坚持工作,但体力日渐下降,下肢有轻度水肿,易疲劳,血压亦偏高,喝水不多,大小便正常,近两年血糖亦不稳定,易疲劳,易饥饿,易心慌,舌淡红,苔白无光泽,面色暗,脉沉而有力。此证日久,服西药降糖,虽可坚持工作,但身体的有关脏器,必受影响,是证仍属心、脾、肾三脏气化不调之故,当以调养肝气为法。

处方:太子参15克　麦冬10克　五味6克　生地15克　玉竹15克　天花粉15克　生龙牡各15克(先煎)　苍术15克　元参10克　黄芪15克　山药15克　五倍子10克　茯神10克　丹参15克　水煎温服

服上方,诸证均减轻,血糖稳定,体力增强,是脏腑气化得助之力也,可继续服用。

(六) 生育之脏器病

1. 遗精

【树乾公案】

1. 张某某　男　26 岁　滕家农技站

1963 年 4 月 15 日初诊:心肾不交,水火不既济,头眩脑胀,热闷,少腹拘急,夜卧多惊悸,有时失精,有时盗汗,系阴阳不和,失去维系,此梦遗。以潜阳入阴,则阳能固阴亦能守。拟桂枝加龙骨牡蛎汤方。

处方:桂枝三钱　白芍三钱　甘草二钱　生姜二钱　大枣三枚　生龙牡各五钱(先煎)　浮小麦五钱　水煎温服　二付

复诊:服上方二付,头晕脑胀大减,其他各症亦均好转,原方继服数剂。

2. 闫某某　男　26 岁　小落村

1963 年 4 月 22 日初诊:眩晕有时发,胸胁支满,左胁痛,多梦遗精,脉沉弦。

处方:茯苓四钱　桂枝三钱　白术三钱　甘草二钱　水煎温服　一付

4 月 23 日复诊:调方(桂枝加龙牡汤)。

处方:桂枝三钱　白芍三钱　大枣三枚(去核)　生姜一钱　甘草二钱　龙骨七钱(先煎)　牡蛎七钱(先煎)　水煎温服　一付

4 月 26 日复诊:服 23 日桂枝加龙牡汤方数剂,眩晕已减大半,惟左胁下尚觉满痛,前方去大枣,二付继服。

4 月 28 日复诊:服 26 日方,胁痛大减,原方二剂继服。

4 月 30 日复诊:眩晕已止,胸胁满痛消失,原方三剂继服。

5 月 2 日复诊:诸症痊愈,再以健脾补肺法调方。

处方:太子参三钱　白术三钱　云苓三钱　甘草一钱半　陈皮二钱　半夏二钱　生姜二钱　大枣三枚(去核)　水煎温服　二付

【张灿玾案】

1. 王某某　男　青年　荣成市单家村

1953 年初诊:患遗精病已许久,初仅梦遗,后渐自遗,曾服遗精方多剂,效果不显,病情逐渐加重,身体倦甚,每日不时自遗,一至滑而不觉,甚至走路时亦不自觉地滑下。饮食亦欠佳,精神不振,舌淡红而少苔,两脉沉而无力,尺脉极弱,此乃肾精滑泄已久,肾气虚甚。盖肾为先天之本,元阴元阳之所在,先天之本,伤而不固,后天之气,亦难养益,当务之急,首当锁禁其本元之关,以止其滑之势。

处方:五倍子一两　茯苓二两　共为细末,每服三钱,温水冲服,日一次。

半月后复诊:服上方后,已见功效,且日见好转,滑精之次数亦减少,身体及精神状态均见好转,诊其脉亦见兴旺。继服上方有效,则继用前法以固之。

处方:前方加倍,遵前法服用。

一月后复诊:继服前方后,病情已基本痊愈。精神、形貌均大好,乍见其状,判若两人,喜不自胜。诊其脉亦基本恢复正常。遂以补益肾气之法,固其本元。遂愈。

按 此方亦源于古法,方虽简,理其妙。妙在倍用茯苓之利导,且入心宁神,五倍子虽仅其半,然入肾而敛浮火,正以应肾藏精,司动静开阖之机,心肾交通之制,此其理法之奥旨矣。盖人之神机,变化莫测,正如《内经》云:"根于中者,命曰神机,神去则机息。"又云:"出入废则神机化灭"。现法之应,常出意外,亦在于此。四十年后,故人重见曰:"我对君,实有些崇拜。"吾笑谓:此亦幸耳!

2. 邹某某　男　中年　荣成古塔村

初诊:患遗精证,久治未愈。现无论坐、行,精时自遗而不自知,亦难以自控,乃成滑精矣。面色萎黄,骨疲筋软,腰腿疼痛,少气乏力,动则易汗,食欲不振。舌淡红,苔薄白,脉浮而无力,两尺脉尤弱甚。曾服六味地黄汤及丸多剂,亦服用诸涩精固精之法,效不显。此系滑精较久,精血皆伤,脾肾阳虚,中气下陷,无浮载之力。致令虚阳浮而不敛,精血亏而不充。患者体虚已甚,当先固其气,后填其精。否则阳气脱尽,精岂能复哉。

处方:炙黄芪三钱　人参二钱　炒白术三钱　当归三钱　陈皮二钱　柴胡一钱半　升麻一钱　白芨三钱　炙甘草一钱　生姜三片　大枣三枚(去核)　水煎温服

复诊:服上方四剂后,觉气力少充,腰腿亦少壮。滑精有减而无增,脉、舌无大变,可继用前方佐以收补之药以益之。

处方:前方加山萸肉三钱　山药三钱　麦冬二钱　五味一钱　继服。

复诊:继服上方四剂,体力已有好转,精神亦见振作,滑精情况亦见好转,脉象亦见有力,当补中与固涩并用以固脱养气。

处方:炙黄芪三钱　人参二钱　炒白术三钱　当归三钱　陈皮二钱　柴胡一钱　升麻一钱　白芍三钱　桂枝二钱　生龙骨三钱(先煎)　生牡蛎三钱(先煎)　山萸肉三钱　山药三钱　五味一钱　炙甘草一钱　生姜三片　大枣三枚(去核)　水煎温服

复诊:服上方两剂后,病情逐步好转,滑精已大为减少,脉现浮缓,继服此方而愈。

按 滑精之证,原由欲火失控者居多,故常以治肾为法。本案先医亦曾用六味丸取治而不效,阳已虚而气亦怯矣。气陷则不能升载,气虚则不能固摄,故精自滑不能止。滑愈甚而气愈虚,此所以取补中益气汤为治者,欲固其气也。气得升提而精自固摄,滑可止也。

又《金匮要略方论》血痹虚劳篇云:"脉得诸芤、动、微、紧,男子失精,女子梦交,桂枝加龙骨牡蛎汤主之。"详本案正"男子失精"之谓也。后方以补中益气汤合桂枝加龙骨牡蛎汤合方取治者,义本于此。复加山萸肉之入肝、肾,山药之入脾肾,五味子之入肺、心、肾。如此可五脏并调,气阴兼顾。滋而不腻,补而不偏,敛而不闭。适阴阳之开阖,顺气机之升降,法标本之兼顾,救先、后天之失,遂得救其已成也。

2. 阳痿

【树乾公案】

张某某　男　50余岁　荣成市

初诊:先时在50岁左右时,曾经受丧妻之苦,孤身带子女度日,精神与生活压力很大,后继取再嫁之妻，正值中年。家庭生活虽有序，然每感有见色倒戈之苦。身体状况尚好，其他脏腑，并无异常变化，脉象无大变，惟尺脉见弱。按正常人生，男子年至五八之年，肾气渐衰，亦属常情，惟后妻年方及壮，双方肾气自是有差，无以补肾益精之方，以补其不足。

处方：人参二两　熟地四两　黄芪三两　炒白术四两　肉桂一两　山萸肉二两　巴戟天三两　肉苁蓉三两　麦冬三两　北五味五钱　覆盆子三两　淫羊藿四两

上药共为细末，炼蜜为丸八钱重，每服两丸，日一次。

上药服完后，告知已颇见效，遂令继服一剂而愈。

按　此案为家父树乾公上世纪五十年代之案一例，时我已行医，他年长于家父，时家父亦不长应诊，因年龄关系，不便告我，特请家父为治，愈后，其妻又生两胎，均身强体壮。此方本出《石室秘录》，家父略改而用之，效果佳，今特举家父此案，以为纪念。

【张灿玾案】

1. 刘某某　男　中年　省府机关干部

2011年4月29日初诊：两年前患肠胃病及无菌性前列腺炎，服西药治愈，近几月发现生殖器勃起减弱，左睾丸连及小腹肿痛，身体及精神状况，均感困乏，梦较多。因公饮酒较频。舌红苔白微干，左脉沉而无力，尺脉弱，右脉关部沉细，尺脉亦弱。此脾、肾皆虚。精、气不足所致，先以补肾益气通络之法治之。

处方：生地15克　山萸肉9克　山药9克　丹皮9克　茯苓9克　泽泻9克　知母9克　蛇床子9克　五味子9克　远志9克　荔枝核9克　橘核9克　路路通6克　杜仲9克　桑寄生15克　川断9克　水煎温服

5月29日复诊：服上方一月，勃起及力度较前好多。精神及体力亦较前增强，睡眠亦有改善，惟梦尚多，睾丸及小腹胀痛已愈。晚间流口水亦愈，脉象及舌苔无大变化。惟最近半年，尚觉咽炎明显。继用前法，另加清利咽喉药。

处方一：生地15克　山萸肉9克　山药9克　茯苓9克　泽泻9克　知母6克　蛇床子9克　五味子6克　远志6克　桑寄生15克　杜仲15克　淫羊藿9克　仙茅9克　阳起石6克　肉苁蓉9克　巴戟天9克　水煎温服

处方二：咽炎方：麦冬6克　元参6克　胖大海6克　水泡代茶饮。

9月5日复诊：服上方月余，阳痿已基本恢复正常，精力与体力均有很大提高。睡眠较好，梦尚多。咽炎亦愈，脉象较增强，仍当继补肾气，注意节欲，以固先天。

处方：前方加人参9克　蛤蚧9克　枸杞9克

此方可渐服，亦可制蜜丸或水丸，坚持服一个时期。

按　2013年，刘携患者来看病时，顺告已得子，特为祝贺。

2. 李某　男　成年　济南

2013年3月4日，最近一段时期约两三个月，感到性生活有些退化现象，腰不痛，惟有时有冷感，以前患高血压（140/100mmHg），经服用西药，控制尚可，大小便及饮食均正常。工作、生活均无大碍，舌红少苔，脉沉弦，尺脉弦象亦明显，此肝肾阴虚，真火不足所致。宜滋补肝肾、协调阴阳即可。

处方：生地15克　萸肉10克　山药10克　蛇床子6克　五味6克　淫羊藿10克　仙

茅6克　丹皮6克　茯苓6克　泽泻6克　肉苁蓉10克　巴戟天10克　蛤蚧10克　枸杞6克　知母10克　水煎温服

先以此方煎服,待至有感应时,再将此方制为水丸,每服9克　,早晚各服一次。

按　数月后问及,已恢复正常,感觉良好。凡此等证在中年后发者,一般应阴阳兼顾,不可使一方偏亢。

3. 疝气

【士洲公案】

赵某某　男　成年　文登县西墒村

初诊:患者因寒水所伤,睾丸肿痛,待其自愈,曾用偏方汤洗数日,亦无效,一睾肿大,按之痛甚,每痛时,沿筋脉连及小腹,小便清短,有时余沥不尽,受寒尤重,大便及饮食均正常,脉沉弦。此肝肾阳虚,寒湿凝滞。当以利气化滞以散其结。

处方:青木香三钱　吴萸二钱　香附二钱　荜澄茄一钱　乌药三钱　小茴香二钱　川楝子二钱　当归三钱　川芎二钱　肉桂二钱　炒白芍三钱　炙甘草一钱　水煎温服

复诊:服上方二剂后,疼痛减轻,但睾丸肿大不减,当再加散结消肿之药,以散其凝。

处方:青木香三钱　吴萸二钱　香附三钱　乌药三钱　小茴香二钱　川楝子二钱　橘核二钱　荔枝核三钱　丹参三钱　山甲珠二钱　肉桂二钱　茯苓二钱　路路通三钱　水煎温服

复诊:服上方二剂后,睾丸肿痛减轻,按之肿亦减。后以此方继服而愈。

【树乾公案】

1. 姜某某　男　7岁　孔家庄村

1964年1月1日初诊:肾囊睾丸肿痛,涉及腹胁痛。

处方:云苓三钱　泽泻二钱　白术三钱　桂枝一钱　川楝子二钱　木通一钱　橘核三钱　广木香一钱　水煎温服　一付

1月9日复诊:服上方一付,睾丸肿消大半,原方继服。

1月14日复诊:上方二付继服。

2. 萧某某　男　55岁　三章村

1964年2月29日初诊:疝症,左睾丸胀大。

处方:猪苓二钱　泽泻二钱　白术四钱　云苓三钱　边桂一钱半　大茴香二钱　川楝子三钱　沙参三钱　广木香二钱　水煎温服　二付

3月2日复诊:服初诊方二付,睾丸肿见消,原方二付继服。

3. 张某某　男　17岁　下回头村

1964年9月4日初诊:始发大腿根横骨相连处作痛,继而大腿偏右后肌中央(殷门穴)处作痛,微肿,腿不能伸,按之愈痛,睾丸亦肿大,脉弦。此肝肾经络不通,气血郁滞。

处方:当归三钱　丹参三钱　乳香三钱　没药三钱　元胡三钱　广木香二钱　橘核三

钱　水煎温服　一付

复诊:服上方一付,痛减大半,原方一付继服。

4. 萧某某　男　39 岁　章村

1964 年 9 月 5 日初诊:疝气痛,发病少腹左侧刺痛,串连腰痛,下串睾丸作痛,甚则大便不利,脉弦紧。

处方:乌药二钱　广木香二钱　小茴二钱　青皮二钱　槟榔二钱　川楝子三钱　木通一钱半　橘核三钱　水煎温服　一付

9 月 10 日复诊:原方去木通,橘核,二付继服。

9 月 14 日复诊:服初诊方效果不显,又服 9 月 10 日方二付,痛减大半,原方二付继服。

5. 王某某　男　25 岁

1965 年 4 月 1 日初诊:睾丸偏左肿大疼痛,小便黄,脉弦。此疝症。

处方:猪苓三钱　泽泻三钱　云苓三钱　炒白术三钱　肉桂一钱　木通一钱半　川楝子二钱　橘核三钱　广木香二钱　水煎温服　一付

复诊:服上方四,诸病痊愈,惟觉腰腿掣痛,此肝胃之气不通,再以天台乌药散方治之。

处方:广木香二钱　小茴香二钱　青皮二钱　良姜二钱　川楝子二钱　槟榔二钱　水煎温服

复诊:脉弦细尺脉弱,原方加补肾药,加故纸三钱,一付。

复诊:少腹已觉舒适,惟腰腿尚觉疼痛,脉沉细。此系肝肾虚寒,调方。

处方:毛姜四钱　菟丝子五钱　川断三钱　鹿角胶三钱　破故纸三钱　核桃肉三钱　小茴香二钱　水煎温服　二付

6. 张某某　男　15 岁　下回头村

1966 年 5 月 3 日初诊:疝症,右睾丸肿大疼痛。此气疝。

处方:大茴香三钱　川楝子三钱　沙参三钱　广木香三钱　橘核三钱　水煎温服

上药共研细末,每服三钱开水冲服

5 月 8 日复诊:服初诊方一付,肿消痛止,但尚未恢复原状,原方一付继服。

7. 孙某某　男　30 岁　南山村

1967 年 2 月 3 日初诊:肾虚腰痛,少腹坠痛,牵引睾丸。此肾虚寒疝。

处方:山药一两　枸杞五钱　当归四钱　肉桂二钱　炙甘草二钱　丹参三钱　寸三钱　小茴香二钱　水煎温服　三付

2 月 22 日复诊:服初诊方三付后,诸症痊愈,原方继服二付以固疗效。

8. 邹某某　男　29 岁　花园村

1967 年 1 月 11 日初诊:小腹痛微胀,脉弦。此肠中寒疝气痛(气滞)。

处方:乌药三钱　小茴香二钱　陈皮三钱　橘络二钱　吴萸一钱　当归三钱　炙甘草二钱　水煎温服　一付

1 月 14 日复诊:服上方二付后,继服三付,病已痊愈。

2 月 3 日复诊:前症已愈,再以平肝和胃法调方。

处方:党参四钱　白术四钱　云苓四钱　甘草二钱　陈皮三钱　半夏三钱　生姜二钱

大枣三枚　枳壳三钱　香附二钱　水煎温服　二付

9. 张某某　男　52 岁　乔子头村

1967 年 4 月 24 日初诊:疝气,有时下串睾丸或肠中充气作痛兼胃弱,血虚,脉弦弱。此气滞。

处方:乌药三钱　橘核三钱　橘络二钱　山楂三钱　香附二钱　小茴香二钱　木香二钱　川楝子二钱　当归三钱　水煎温服　一付

4 月 28 日复诊:服初诊方一付,肠中充气痛已大减,按之腹中已不见肠形,原方再加健脾补气药,原方加党参三钱,白术三钱,云苓三钱,二付继服。

5 月 1 日复诊:诸症好转,饮食增加,前方加甘草二钱,二付继服。以后服数剂即可痊愈。

10. 陈某某　男　26 岁　常家庄村

1967 年 6 月 1 日初诊:睾丸偏左肿痛,时大时小,脉弦。此气滞。

处方:猪苓三钱　泽泻三钱　云苓二钱　肉桂一钱　白术四钱　木通一钱半　川楝子二钱　橘核三钱　广木香二钱　一付

6 月 2 日复诊:调方。

处方:大茴香二钱　川楝子三钱　沙参三钱　广木香二钱　橘核二钱　水煎温服　二付

6 月 5 日复诊:服初诊方未效,继服 6 月 2 日方,即见好转,原方二付继服。

复诊:原方继服数剂。

11. 慕某某　男　46 岁　东慕家村

1968 年 6 月 13 日初诊:寒疝病,初发脐腹偏右作痛,上攻肋胁下串睾丸,睾丸冰冷出凉汗,脉弦紧。此肝气郁。

处方:当归三钱　酒芍三钱　炙甘草二钱　木通一钱　桂枝三钱　细辛一钱　生姜一钱　吴萸二钱　大枣三枚(去核)　广木香二钱　水煎温服　一付

6 月 18 日复诊:服初诊方三付,腹痛减轻,睾丸冷痛亦好转,调方。

处方:当归三钱　酒芍三钱　炙甘草二钱　木通一钱　桂枝三钱　细辛一钱　生姜一钱　吴萸二钱　大枣三枚　广木香二钱　小茴香一钱半　青皮二钱　良姜二钱　槟榔三钱　香附二钱　川芎二钱　枳实三钱　山楂四钱　水煎温服　一付

6 月 20 日复诊:调方。

处方:良姜三钱　广木香二钱　小茴香二钱　青皮二钱　槟榔三钱　川楝子三钱　陈曲三钱　麦芽五钱　山楂五钱　水煎温服　一付

复诊:服 18 日方,气冲痛,不得宣通,又服 20 日方一付,气即通达,大便通畅,诸症均好转,原方二付继服。

6 月 29 日复诊:原方加吴萸一钱,二付继服。

7 月 4 日复诊:上方加柴胡二钱,酒芍三钱,枳实三钱,二付继服。

12. 邹某　男　64 岁

初诊:初因一年前,因挤压伤右睾丸肿痛,经治疗好转,一年后又发作疼痛,右睾丸囊肿硬坠痛,皮肤出现乌紫色,痛连小腹,有化脓之势,小便不利,尿频,似"医案必读"之"遗隆疝”症。

处方：炒白术四钱　云苓四钱　猪苓四钱　泽泻四钱　桃仁三钱　山楂五钱　肉桂二钱　水煎温服

服一剂，痛轻，服二剂，痛大减，紫肿亦见消退，继续服用可望消退痊愈。

【张灿玾案】

周某某　男　31岁　济南某工厂

2013年4月11日初诊：春节前患小腹两侧坠痛，小便不畅，色黄，去医院检查，化验结果小便正常，诊为前列腺炎，服用西药，疼痛减轻，近几日小腹两侧复作痛，每收气缩腹时则痛甚，舌淡红，苔薄白，此下元虚损，气机不畅所致。宜利气行滞，温化下元。则痛可解。

处方：生白术15克　茯苓15克　猪苓10克　泽泻10克　川楝子10克　广木香6克　青皮10克　乌药10克　白芍15克　益智仁6克　萆薢10克　王不留6克　水煎温服

服上方数剂遂愈。

按　此患者，小便检验无变化，症状亦不典型，据其疼痛部位及方式，非淋、浊、癃闭类证，应属疝气痛类病变，故以治疝气痛治之遂愈。

（七）经脉筋骨之病

1. 痹病

【树乾公案】

1. 张某某　男　29岁　石岛

1963年2月26日初诊：肾虚肝经血虚，梦遗（旧症），受风寒湿腰背痛，全身关节拘挛疼痛，脉浮弦迟。此肝肾不足。

处方：菟丝子五钱　沙苑子五钱　芡实五钱　桂枝四钱　白芍四钱　甘草二钱　生姜三钱　杜仲三钱　大枣三枚　水煎温服　六付

3月8日复诊：服上方好转，腿痛身痛减轻，原方四付继服。

2. 王某某　女　57岁　尹格庄

1963年3月23日初诊：血虚受风寒，肩臂痛及全身关节痛，脉浮涩而紧。此经络凝滞。

处方：桂枝四钱　白芍三钱　甘草二钱　生姜二钱　大枣三枚　丹参四钱　乳香二钱　没药三钱　西红花四分　陈皮二钱　川断三钱　水煎温服　三付

4月1日复诊：好转，服药三剂，痛已减半，全身亦觉舒适，原方四付继服。

3. 闫某某　女　36岁　茂柞村

1963年4月10日初诊：经络受寒凝瘀，手关节痛，拘挛屈伸不便，肩背腰部亦微痛，脉沉迟。此气血凝滞。

处方：当归三钱　丹参三钱　乳香三钱　没药三钱　苡米五钱　桂枝三钱　甘草二钱　水煎温服

4月18日复诊:服药后手指关节已不痛,腰臂部尚有微痛,原方四付继服。

4. 王某某　男　16岁　涝村王家

1963年4月12日初诊:风寒湿性痹症,因风雨天气捕鱼时间太长,被雨湿而患病,脉弦缓。此风寒湿痹。

处方:独活二钱　寄生二钱　杜仲二钱　川膝二钱　秦艽三钱　防风二钱　生地三钱　白芍二钱　白术四钱　云苓三钱　甘草二钱　肉桂二钱　川断三钱　苡米三钱　水煎温服二付

4月17日复诊:服初诊方,痛减轻,肿亦见消,原方白术加一钱,苡米加一钱,四付继服。

4月22日复诊:服前方痛虽轻,而浮肿未消,调方麻杏苡甘汤方加白术三钱。

处方:麻黄二钱　杏仁三钱　甘草二钱　苡米一两　白术五钱　水煎温服

4月26日复诊:服好方,痛已止,肿见消,原方二付继服。

5月2日复诊:前方加秦艽三钱,四付继服。

5月6日复诊:调方。

处方:麻黄二钱　杏仁三钱　苡米一两　甘草二钱　白术五钱　附子一钱　四付

5月12日复诊:服前加附子方,脉消痛止,手足屈伸亦好转,原方四付继服。

5月16日复诊:肿消痛止,惟皮肤又出现小疙瘩,微痒,此湿气外达肌肤,原方六付继服。

5月22日复诊:调方。

处方:麻黄二钱　杏仁二钱　苡米一两　甘草三钱　白术五钱　附子一钱　川断三钱　水煎温服　四付

5月25日复诊:诸症痊愈,前方四付继服。

5月30日复诊:原方四付继服。

6月4日复诊:调方。

处方:白术五钱　生姜二钱　甘草二钱　大枣三枚　苡米一两　丹参四钱　川乌五钱　水煎温服

6月7日复诊:调方。

处方:白术五钱　生姜二钱　大枣大三枚　甘草二钱　丹参三钱　附子一钱半　苡米一两　水煎温服　四付

6月11日复诊:调方。

处方:麻黄一钱半　杏仁三钱　桂枝三钱　甘草二钱　白术五钱　水煎温服　四付

6月14日复诊:原方四付继服。

6月20日复诊:上方加苍术三钱。

6月26日复诊:原方四付继服。

6月30日复诊:调方。

处方:麻黄二钱　杏仁三钱　桂枝三钱　甘草二钱　白术五钱　苡米一两　泽泻三钱　水煎温服　四付

7月8日复诊:原方加泽泻三钱,四付。

7月15日复诊:原方加苡米一两,五付。

7月23日复诊:调方。

处方：黄芪三钱　白术五钱　苡米一两　桂枝三钱　白芍三钱　甘草二钱　防己二钱　水煎温服　十付

8月12日复诊：服黄芪方十余剂，诸症痊愈，继服数剂以善其后。

5. 董某某　女　15岁　崂山村

1963年5月19日初诊：风湿，痛风症，初起时身发热恶寒，继而关节肿起疼痛，脉浮紧。此风湿风痛。治以麻杏苡甘汤加味。

处方：麻黄二钱　杏仁三钱　苡米一两　甘草二钱　白术五钱　水煎温服

5月28日复诊：服上四剂，肿消痛止，身体亦觉轻快，仍原方四付继服。

6. 宁某　女　56岁　脉埠村

1963年8月13日初诊：右臂左腿麻痹，脉沉涩。经络凝瘀，血气不流行。此血气凝滞。

处方：桂枝三钱　白芍三钱　甘草二钱　生姜二钱　大枣三枚　丹参五钱　乳香三钱　没药三钱　红花三钱　水煎温服　二付

8月19日复诊：服上方二付，麻痹已减轻，原方二付继服。

7. 邹某某　男　45岁

1964年7月25日初诊：气血停滞，经络壅瘀，肩后脊傍作痛，脉沉弦涩。此气血凝滞。

处方：当归五钱　丹参五钱　乳香三钱　没药三钱　茜草三钱　红花三钱　连翘三钱　水煎温服

7月27日复诊：服初诊方二付，痛已减半，但腿部又觉微痛，原方加淮牛膝三钱，二付继服。

8. 汤某某　男　53岁

1965年1月25日初诊：足背及踝骨痛肿发热，痛时痛处微红，大便不利，小便黄赤，有时上连手关节痛，脉弦数。此肝肾湿热下注腿足痛。

处方：苍术八钱　黄柏三钱　当归三钱　防己三钱　萆薢三钱　淮牛膝三钱　龟板三钱　秦艽三钱　木通二钱　川羌二钱　独活二钱　水煎温服　二付

复诊：原方加苡米一两，双花五钱，龟板三钱，六付继服。

复诊：服初诊方痛稍轻，又原方加味服六齐，肿痛均消退，二便亦较正常，原方三付继服。

9. 宁某某　女　54岁　桑梓村

1965年3月8日初诊：右侧手臂及关节疼痛，脉弦细兼紧。此血虚风寒袭入，经络凝瘀。

处方：黄芪一两　桂枝三钱　白芍三钱　生姜二钱　大枣三枚　鸡血藤三钱　没药三钱　红花三钱　当归三钱　丹参三钱　水煎温服　二付

复诊：原方二付继服。

复诊：原方桂枝加一钱，当归加二钱，加附子一钱。

复诊：服初诊方，痛少好转，原方加附子，服后痛大减，原方二付继服。

3月22日复诊：前方加白术、甘草、附子五钱。

处方：黄芪一两　桂枝四钱　白芍三钱　生姜二钱　大枣三枚　鸡血藤三钱　没药三钱　红药三钱　当归五钱　丹参三钱　附子一钱半　白术四钱　甘草二钱　水煎温服　二付

3月26日复诊:服22日方后,痛已止,将接近痊愈,原方继服二付。

10. 刘某某　女　29岁　马岭许家村

1965年7月6日初诊:四肢起红紫色花纹,左皮下隐隐不清,天阴转甚,遍身骨节作痛,脉弦涩。此风湿侵入络脉,以致血脉凝瘀。

处方:秦艽二钱　丹参三钱　桃仁三钱　红花三钱　甘草二钱　川羌一钱半　没药三钱　当归三钱　五灵脂三钱　香附二钱　淮牛膝三钱　地龙三钱　水煎温服　二付

7月21日复诊:服初诊方八付,身痛骨节痛均好转,四肢紫色花纹亦不见,惟两腿行走痿软,前方加川断,四付继服。

7月26日复诊:服上方后,两腿痿软亦好转,原方四付继服。

8月4日复诊:服21日方加味后,诸症均痊愈,惟两腿扪按凉润,不堪久立,原方去地龙加肉桂二钱,二付继服。

11. 鞠某某　男　45岁

1965年7月13日初诊:血虚风湿遍身筋脉作痛,脉弦缓。治以活血通络法。此血滞经络。

处方:当归三钱　丹参三钱　乳香三钱　没药三钱　川断三钱　淮牛膝三钱　水煎温服　一付

复诊:服初诊方一付,痛大减,原方二付继服。

12. 刘某某　女　32岁　小落村

1966年1月9日初诊:膝关节肿痛,肘关节亦痛,脉沉紧而涩。

处方:秦艽二钱　川芎二钱　桃仁三钱　红花三钱　甘草二钱　川羌二钱　当归三钱　灵脂二钱　香附二钱　淮牛膝三钱　地龙三钱　丹参三钱　苡米一两　水煎温服　二付

1月16日复诊:原方二付继服。

1月26日复诊:服初诊方四付,肘膝痛均止,肿亦消,原方六付继服。

13. 邹某某　女　17岁　官前村

1966年1月26日初诊:四肢痛,关节肿,指甲紫,脉沉弦兼涩。此寒凝血滞,筋不得养,寒湿不得运化。

处方:黄芪一两　桂枝三钱　酒芍三钱　生姜二钱　大枣三枚　当归五钱　丹参五钱　红花三钱　淮牛膝四钱　水煎温服　二付

1月29日复诊:服初诊方二付,痛减轻,原方二付继服。

2月2日复诊:服上方后,关节肿痛均减轻,手能握,原方加苡米。

14. 刘某某　女　31岁　常家庄

1966年3月10日初诊:产后血虚风寒湿气侵入,经络血脉凝滞,四肢麻木,遍身疼痛,转动困难,脉沉细涩。此风寒侵袭,血滞经络。

处方:当归三钱　川芎二钱　秦艽二钱　桃仁三钱　红花三钱　甘草二钱　川羌一钱半　灵脂二钱　香附二钱　淮牛膝三钱　地龙三钱　川断三钱　独活二钱　桂枝三钱　水煎温服　六付

3月23日复诊:服初诊方六付,身痛大减,麻木亦轻,行动自如,惟食欲不振,原方加白术四钱，苡米五钱，四付继服。

4月9日复诊：服23日方，诸症均好转，原方继服四付。

15. 徐某某　男　59岁　海崖村

1966年4月21日初诊：全身骨节作痛，微肿，天阴转甚，时而手足麻木，肌肉肿胀，有时心悸气短，时有尿频。此心肾虚，寒湿侵袭。

处方：苍术四钱　白术四钱　云苓三钱　川羌二钱　泽泻三钱　陈皮二钱　甘草二钱　生姜一钱　苡米一两　水煎温服　二付

4月27日复诊：调方。

处方：苡米一两　云苓三钱　独活三钱　寄生三钱　党参三钱　赤小豆一两　二付

5月1日复诊：服初诊方二付，腿觉轻快，诸症均好转，继服4月27日苡米方二付，诸症痊愈。

16. 董某某　男　20岁　古塔村

1966年5月12日初诊：手足红紫色，肿胀发烧，上沿小腿麻木，遇阴雨天麻木尤甚，脉缓涩。此湿热郁滞，血脉凝瘀。

处方：当归四钱　桃仁三钱　丝瓜络三钱　片姜黄二钱　川芎二钱　红花三钱　淮牛膝三钱　灵脂二钱　秦艽二钱　甘草二钱　赤芍三钱　苡米五钱　水煎温服　二付

5月15日复诊：服初诊方四付，调方。

处方：秦艽二钱　川芎二钱　桃仁三钱　红花三钱　甘草二钱　川羌一钱　当归三钱　丹参三钱　灵脂三钱　香附二钱　淮牛膝三钱　地龙三钱　苍术五钱　黄柏三钱　水煎温服　二付

5月18日复诊：服初诊方四剂，手足肿胀少好转，红色减退，继服5月16日方二付，手足肿胀大消，红色消失大半，发烧亦减，原方二付继服。

5月24日复诊：服上方数剂后，病已好转，接近痊愈，原方三付继服。

6月2日复诊：服原方数剂，后将原方加双花五钱继服。

6月5日复诊：原方再加木通二付，三付继服。

7月10日复诊：病已近痊愈，原方继服。

17. 岳某某　女　57岁　河南村

1966年7月9日初诊：全身流走作痛，痛则结肿，经日晒则背部热，全身均感不适，口中时出血腥臭味，脉弦。此风湿侵袭血脉，壅瘀气滞不宣，败血流注。

处方：秦艽二钱　丹参三钱　桃仁三钱　红花三钱　川羌二钱　没药二钱　当归三钱　灵脂三钱　香附三钱　淮牛膝三钱　地龙三钱　苍术四钱　黄柏二钱　水煎温服　一付

7月12日复诊：服初诊方一付，身痛见轻，口中血腥味减退，原方二付继服。

7月16日复诊：原方二付继服。

18. 康某某　女　18岁　康家村

1966年10月19日初诊：血虚风寒侵入，膝关节和肘关节作痛，脉浮紧。此气血虚风寒湿。

处方：防风二钱　当归三钱　云苓三钱　杏仁二钱　秦艽三钱　葛根二钱　川羌二钱　桂枝三钱　麻黄一钱　白术四钱　桔梗二钱　陈皮二钱　枳壳一钱半　干姜一钱半　甘草

二钱　白芍二钱　川芎二钱　白芷二钱　水煎温服

10月26日复诊:调方。

处方:麻黄一钱半　甘草三钱　杏仁三钱　苡米一两　苍术五钱　黄芪五钱　二付

11月1日复诊:调方。

处方:党参三钱　白术五钱　云苓四钱　甘草二钱　当归三钱　川芎二钱　酒芍三钱　熟地三钱　黄芪五钱　肉桂一钱半　生姜一钱　大枣三枚　川乌一钱　威灵仙二钱　寄生三钱　红花二钱　秦艽三钱　水煎温服　二付

11月28日复诊:服初诊方未效,继服1日党参方数剂,身痛大减,原方二付继服。

12月6日复诊:原方加川膝二钱,二付继服。

12月9日复诊:病已接近痊愈,继服原方二付。

12月14日复诊:原方二付继服。

12月19日复诊:病已痊愈,原方继服,以固疗效。

12月23日复诊:病已痊愈,再以十全大补丸十丸。

19. 姜某某　男　21岁　马草夼村

1967年5月12日初诊:风湿性肌肉麻木,肿痛,腿膝下皮肤现紫色,脉弦缓。此风湿瘀血。

处方:苍术四钱　白术三钱　云苓三钱　川羌二钱　泽泻三钱　陈皮三钱　甘草二钱　生姜一钱　当归三钱　川芎二钱　丹参三钱　水煎温服　一付

5月14日复诊:原方加红花三钱,二付继服。

5月18日复诊:服初诊方,腿膝已不痛,紫色肿胀亦消退,原方二付继服。

20. 董某某　男　22岁　古塔村

1968年6月19日初诊:湿热下注,两腿足肿胀,皮肤现红色,小便黄,大便有时溏,脉数。此风湿热。

处方:苍术四钱　白术三钱　羌活二钱　独活二钱　生地三钱　知母三钱　黄柏三钱　赤芍三钱　当归三钱　川膝三钱　甘草二钱　木通二钱　防己三钱　木瓜三钱　泽泻三钱　水煎温服　二付

7月3日复诊:服初诊方数剂,肿消热退,红紫色亦减退,原方加丹参三钱,红花二钱,四付继服。

【张灿玾案】

1. 陈某某　男　成年　荣成常家庄村

初诊:素有关节疼痛,有时发作,有时缓解。近因气温骤降,感受风寒,久病复发,一身关节,均感疼痛,腿部尤甚,步履蹒跚,不能快行,得热稍解,身畏寒,口不渴,胃肠功能亦不甚康健。舌红,苔白滑,脉沉紧。此风寒侵入肌肤,经络运行不畅,气血难以润养,故发而为痹。痹者闭也,且久有此病,必有沉寒在内,当散寒止痛,活血通络,兼养其气血,以解其急。

处方:川乌一钱半　草乌一钱半　南星一钱　地龙二钱　乳香二钱　没药二钱　麻黄二钱　桂枝二钱　制附子一钱　黄芪一两　当归一两　干姜一钱　水煎温服

复诊:服上药五剂,痛已减轻,全身亦感舒适,走路有所改善,畏寒亦轻,此阳气得助,气血得养，寒邪已减，经络得行，观其脉、舌亦无他变。然患者体质较弱，肠胃不健，且系宿患，故当标本兼顾。

处方：当归五钱　川芎三钱　白芍三钱　熟地三钱　干姜二钱　麻黄二钱　桂枝五钱　肉桂二钱　党参二钱　苍术五钱　茯苓二钱　枳壳一钱半　桔梗一钱半　陈皮二钱　制半夏二钱　白术二钱　甘草一钱　生姜三片　葱白三寸　水煎温服

复诊：服上方五剂后，疼痛逐渐缓解，可以自由活动，但尚不能远行，此因久患是证，经脉受损，加以脾胃内伤，气血之化受阻，当缓缓调治，不得以求速效，后遂以此方加减调治而得复起。

按　痹病有新旧之不同，新患是证，以祛风散寒化湿之法，可得速效。若迁延日久，邪伤经络，损及筋脉，则治当解风寒之邪，通经络之滞，促气血之行，自可缓解。

本案有久病之困，内伤之因，加之猝冒风寒，诱发病作，疼痛难忍，先以治标之法，缓其痛楚，仿仲景先生乌头汤义，加减而成，故服后病减。然川乌、草乌有毒，初服亦小其量，固不可久服，以免有对此药之毒性过敏者，吾即遇此患者，服后未几，即出现毒性反应，经抢救，方脱险。故凡用此类药，可从小量用起，生效即可，务须慎之。

后方取五积散加减，五积散方原出《太平惠民和剂局方》，本云："调中顺气，除风冷，化痰饮。治脾胃宿冷，腹胁胀痛，胸膈停痰，呕逆恶心；或外感风寒，内伤生冷，头目昏痛，肩背拘急，肢体怠惰。寒热往来，饮食不进……"等证。方中原含平胃、二陈、四物内治之药，又有麻黄、白芷等外行之药，亦杂合而成，吾常用治内伤生冷、外感风寒之证，或素体虚寒、复染外感之疾，每可奏效。本案所用，复加参、术等又别具四君之意。方似杂而法则备。此亦古人立方之巧思，而可施于综合调控之目的。

2. 陈某某　男　青年　烟台市某工厂

初诊：原因感受风寒，四肢关节疼痛，始不曾介意，后逐步加重，乃去医院就诊，经服用中西药治疗，效果不佳，且病情有发展之势，两腿走路亦颇感不便，乃回故乡荣成，请吾诊治，患者体质一般，偏于瘦弱，关节疼痛，得暖则舒适，遇寒则加重，关节不肿，屈伸尚可，惟迁延不愈，难能劳作，二便正常，未发现有别病，面色萎黄，舌淡红，苔薄白，脉沉细，尺脉尤弱。此乃气血不足，风寒湿邪犯于经络，致小络不利，血行不畅，且尺脉较弱者，命火不足也，当以补气血，助阳通经，祛风寒为主。

处方：独活二钱　桑寄生三钱　秦艽二钱　防风二钱　当归三钱　白芍二钱　炒杜仲三钱　川牛膝二钱　党参三钱　茯苓二钱　生地三钱　川芎二钱　肉桂二钱　桑枝三钱　制附子二钱　细辛七分　炙甘草一钱　水煎温服

服二剂后，全身均感舒适，疼痛亦有减缓之势，脉证无他变，按原方继服，服至十余剂后，病势已大减，此后即根据病情，少作加减，不足一月即愈，回厂工作，嘱其以后应注意保护，免受风寒，免再复发。后知其直至晚年，不曾再犯。

按　此方名独活寄生汤，原出《千金方》卷八"诸风"方中，原云"治腰背痛"，后世医方书中，多用以治风寒湿痹。此方亦属群队方类，中有四君、四物，可气血双补，又有杜仲、桑寄生等壮筋骨之药，加以祛风寒类之防风、秦艽、细辛等，综合调治。故药味虽多而不乱，群队杂合而法度严。每见家祖与家父治体虚而病痹者，常用此方取效，后吾行医时，亦沿用，若病小有差异者，惟在加减而已。

3. 姜某某　男　老年　荣成马草夼村

初诊：昔患腰腿不适之病有年。殆至老年，渐至下肢麻木，甚至木痛不得屈伸，步履困难，饮食与二便尚可，惟喜热恶寒，感风寒则尤甚，身瘦体羸。舌淡红，苔白薄，脉沉而有力。此年老气血皆虚，肝肾皆衰不能养其筋骨，然阳气不化，寒湿之气，阻滞于内，使气血难以营运，经脉难以畅通，故木而且痛也，当以补气血，化寒湿，通经活络为法。

处方：棉黄芪五钱　当归五钱　白芍四钱　桂枝三钱　川牛膝二钱　红花二钱　木瓜二钱　薏苡仁三钱　威灵仙二钱　生姜三片　大枣三枚（去核）　水煎温服

复诊：服上方四剂后，木痛之证，已见好转，其他无特殊变化，此药已对证，凡诸年老体衰而患此证，难以取得速效，当缓图之，缓病不以急治也。当以辛通之药，促其气血得以畅通，寒湿得从阳化，可望病情有好的转机。

处方：上方加白芥子二钱　细辛一钱水煎温服

复诊：继服上方四剂，病情大见好转。后遂以此方坚持服用至痊愈。

按　本案始因尚可坚持劳动，不曾及时治疗，后至老年，体力日衰，精血俱损，遂影响生活。此种情况，若在农村，由于经济与医疗条件所限，诚不鲜见。

此案虽系痹病，然因老年体虚之故，治当以顾本为主。故取仲景先生黄芪桂枝五物汤为主方。此方见于《金匮要略方论》血痹虚劳篇，本云："血痹，阴阳俱微，寸口关上微，尺中小紧，外证身体不仁，如风痹状，黄芪桂枝五物汤主之。"本条提及"血痹"与"风痹"二义，可知"血痹"必因气血之营运不及所致。"风痹"必因风寒湿邪阻滞所致。虽皆可现"身体不仁"，然所因不同也。

本案取本方为主，以黄芪养气，白芍养阴，加桂枝之温经，姜、枣之调和营卫。特再加当归以养血，牛膝以引药下行，红花以活血，木瓜以舒筋，苡米、灵仙祛邪。如是则补养之中辅之舒筋活血祛邪，补中寓行，扶正祛邪，非执于一端也。后加白芥子、细辛者，籍辛通之力，以救其不仁也。本方亦可用于中风后遗症，顽麻不遂者，随证加减用之。清王清任《医林改错》中补阳还五汤，治半身不遂等证，亦取义于此。是则本方亦取义于异病同治者也。

4. 尤某某　女　成年　荣成下回头村

初诊：患者旧有痫证，产后十余日复发，半日方苏，后二日又患痛风，关节疼痛拘紧，难以屈伸，脉弦数，此必因新产血亏，复感风湿，筋脉不舒，正气不行所致，先以活血补气祛风舒筋法取治，以趁痛散方加减。

处方：当归三钱　川芎二钱　黄芪三钱　苍术三钱　桂枝三钱　牛膝二钱　独活三钱　桑寄生三钱　炙甘草一钱水煎温服

服二剂，病情如故，复以独活寄生汤方加减，服后仍不效，且病情有发展之势，疼痛不止，身若木僵，不能步履，眼球充血，肢体有灼热感，脉实大鼓指。此风湿郁而化热，伤血灼筋。当以清利湿热舒络为法，以加味二妙散取治。

处方：苍术三钱　黄柏二钱　薏苡仁五钱　稀莶草五钱　忍冬藤五钱　防己二钱　牛膝二钱　木瓜三钱　秦艽二钱　地龙二钱　水煎温服

服后疼痛有所缓解，而腕关节部有轻度虚肿现象。此湿邪阻滞所致，遂以前方地龙、苡米、防己、黄柏等加大剂量继服。

服前方数剂后，湿热等证有所减缓，肿亦渐消，惟筋脉拘紧疼痛尚未减，再以舒筋活络法为治,取舒筋保安散加减。

处方:木瓜五钱　萆薢三钱　五灵脂二钱　牛膝二钱　僵蚕二钱　白芍三钱　威灵仙三钱　黄芪三钱　当归三钱　防风二钱　薏苡仁三钱　地龙二钱　水煎温服

服上方二剂后,筋脉已觉舒缓,继服二剂,诸证已好转,惟疼痛未解,血热灼筋,经脉不畅,原以凉血祛风止痛法,以解余邪。

处方:当归五钱　生地三钱　地龙二钱　防已三钱　黄柏二钱　威灵仙二钱　制南星二钱　红花二钱　白芷二钱　防风二钱　水煎温服

服上方后,疼痛渐减,关节亦渐舒展,后继服二十余剂,遂愈。无任何遗患,亦不曾再发,后至七十余岁病故。

按　此病经月余,方得治愈,就病情而论,变化较大,初系风湿趁产后体虚而袭入,滞留关节,继而化热,后化火灼筋,致关节不利,经络不畅,故初服诸药,顾及正气,而邪气反盛,后以加味二妙散加地龙等清热散风通络之法,始奏效,最后以养血活络祛风止痛,综合调理,特以地龙为重,终得收全功。

5. 刘某某　男　青年　荣成南岛刘家村

初诊:因村处海岸,时受海风侵袭,身感风寒湿邪,经络营行被阻,气血运行不畅,一身关节疼痛,活动不灵,行止不定,恶寒喜温,秋冬尤甚。腰部亦感不适,疲乏无力,饮食及二便正常。舌红,苔白滑,脉沉缓,尺脉沉而无力。此风寒湿邪,外感于肌肤,内犯经络所致,初不曾介意,后逐渐加重,是为痹病矣。当先内调气血,外解风寒为法。

处方:桑寄生三钱　独活三钱　当归三钱　川芎二钱　白芍三钱　生地三钱　党参二钱　白术二钱　茯苓二钱　川牛膝二钱　秦艽三钱　杜仲三钱　川续断三钱　防风三钱　细辛一钱　生甘草一钱　水煎温服

复诊:服上方二剂后,病情无明显改变,亦无不良反应,脉、舌如故,以患病已久,难得速效,既无不良反应,可按方继服。加鸡血藤五钱　清风藤三钱　海风藤三钱　威灵仙三钱　活血通络。

复诊:服上方五剂后,疼痛减轻,腰、腿部亦觉有好转,别无他变,可继用此方。

复诊:继服上方五剂后,疼痛已减轻很多,活动亦较灵便,步履亦觉轻快,然每遇风寒,则小有反复,此邪尚未尽,阳气不足,故缺耐寒之力,脉、舌无大变,当以扶阳补正,搜剔风寒之法,以逐余邪。

处方:桂枝五钱　麻黄二钱　当归五钱　白芍五钱　白术三钱　苡米三钱　防风三钱　防已二钱　川牛膝二钱　制附子二钱　黄芪五钱　细辛五分　生甘草一钱　水煎温服

复诊:服上方三剂后,效亦佳,无不良反应,附子加至三钱,增强助阳之力。后服此方十余剂,觉基本痊愈,遂停药,嘱注意调养一个阶段,慎受风寒湿气之侵袭。

按　本案即痹病也。《素问·痹论》亦专篇,论之甚详。如:“风寒湿三气杂至合而为痹,其风气盛者为行痹,寒气盛者为痛痹,湿气盛者为著痹。”文中详论痹病与五脏的关系,及营卫与痹证发病的关系,后世医著,自汉仲景《金匮要略方论》及隋巢元方《诸病源候论》始,对痹病之病因、病机、治则、方药、刺灸、导引等,论述已十分详备。临证务须广参博采,自可得心应手也。

本案初起以独活寄生汤为主加减组合,以患者已患病有年,体有疲惫之象,故选此方之气血兼备,正邪兼顾也。后复加通络之药,以畅经脉,导其血气也。后方以《金匮要略方论》

中风历节门桂枝芍药知母汤、乌头汤等参合组建为方。以体气少健，余邪未退时，用此壮其神武之气，搜剔隐匿之邪，故一鼓而五内气盛，三揭而两气（营卫）得通。此方有芪、术之补气，归、芍之养阴，桂、附之走行，麻、辛之搜剔，二防之驱逐，贼邪安可逃匿哉。用药如用兵，其信焉。

6. 楮某某　男　青年　山东省中医进修学校职工之子

初诊：患者初发热恶寒，关节疼痛，继而高热不退，卧床不起，关节活动困难，全身瘫软。经该校几位老教师多次会诊，诊为湿热痹，服药10余日效果欠佳，时吾亦在校任教，再次复诊，三老约同去，见病情十分严重，仍高烧不退，卧床不能活动，面色憔悴，痛苦难耐，面红唇燥，大便不畅，小便黄，口渴，舌红，体胖大，苔黄腻布满全舌如豆渣状，底部似粉腻状，表面粗糙，脉沉而有力。诊毕，三老征求我意，遂云，此证系湿遏热伏，滞留不去，经络不通，湿气阻遏，真阳不布，高热者，邪火也，且真阳不布则湿气不化，当今之计，惟当通阳化湿，以求转机，我意可用仲景先生方桂枝芍药知母汤。当议及方中附子时，我云，可试服，可受否，于理，当无殃，遂请开方。

处方：桂枝三钱　白芍三钱　麻黄一钱　白术五钱　知母四钱　防风三钱　制附子一钱　生甘草二钱　生姜三片　水煎温服

复诊：服一剂后，病情无恶化之势，患者自觉有舒适感，舌面粗苔有松动意。共议病情似有转机，此方之思路对证，我意附子可加一钱半，于是共议委我为治，遂按前方，将附子加至一钱半，余药不变。

继服一剂后，病情显示有转机，舌苔松动，体温略有下降，患者自觉舒适，遂将附子增至二钱，继服。

复诊：继服二剂后，体温逐步下降，舌面厚苔已开呈片状剥脱，患者可自行转动肢体，脉象亦渐转平稳。是则真阳已有布达之力，湿热之邪亦逐步转化，后方遂将附子逐渐加大，盖附子虽可扶阳，而终为辛热之药，为防其劫阴，遂将知母与白芍用量亦加大，继续服用。

经服上方，病情已明显好转，附子用量最后加至八钱，知母与白芍亦相应加大，服至十余剂时，舌上厚苔已成片脱落，体温亦降至正常，患者可以下地稍作活动，病情转入恢复期，逐步减少药量，终至完全恢复。

按　此病始以一般痹证施治，故不效，实则热痹也，今称风湿热，如《素问·生气通天论》所谓："湿热不攘，大筋软短，小筋弛长，软短为拘，弛长为痿。"正合此义。患者高烧而用附子者，真阳不布，邪热愈炽也，真阳布，则湿热化，陈修园所谓"太阳一出则爝火无光"，与此病亦合。

7. 张某某　男　中年　荣成下回头村

初诊：昔有关节不适，以为劳损之疾，不曾介意，猝发四肢肿痛，不敢屈伸，痛处肌肤灼热，大小便及食欲均无异常，惟下地活动较困难。脉沉数有力。此风湿热邪，侵犯经络，气血运行不畅，血不能养筋，则筋脉拘挛，当以养血舒筋，散风邪化湿热为法。

处方：当归三钱　赤芍二钱　黄柏二钱　苍术二钱　防风二钱　川膝二钱　威灵仙三钱　白芷二钱　制南星二钱　防己二钱　地龙二钱水煎温服

复诊：服上方二剂后，关节肿痛少减，可轻度活动，是筋脉有所舒缓。可继服前方。

复诊：继服前方数剂，疼痛已大减，热亦减轻，风热湿邪，亦无力再发，脉亦缓和，再用养血利气，祛风活络之剂，以解余邪。

处方：木瓜五钱　萆薢三钱　五灵脂三钱　牛膝三钱　川断三钱　松节五钱　当归五钱　防风三钱水煎温服

服上方数剂后遂愈，此后不曾发作此病，年 80 左右而卒。

按　本案皆系劳累所伤，有损于内，复感于风寒湿热，则发而为痹，此等情况，在广大工人、农民中，从事体力劳动者，尤为多见。凡此类证，若能早期治疗不留遗患，尽可治愈。然常因多种原因，如轻命重财而不早治，或病虽小愈而不除根，或苦于经济条件而不能治，或为庸医所误而非其治者，每致反复发作，或遗患终身者，亦非鲜见。

本案先取《医宗金鉴·杂病门》加味苍柏散方加减为治，始因病证有明显之热候，故取此方，以养血祛风湿为主，有黄柏一味，取其苦以胜热，且苦亦能胜湿。湿热势弱，易以舒筋保安散方，以养血舒筋活络为主，以缓其筋脉之急。

舒筋保安散，原出宋陈言《三因方》卷一，本云："治左瘫右痪，筋脉拘挛，身体不遂，脚腿少力，干湿脚气，及湿滞经络，久不能去，宣导诸气。"清喻嘉言《医门法律·中风门诸方》取本方云："按：此治风湿搏结于筋脉之间，凝滞不散，阻遏正气，不得通行，故用药如是也。"本方陈修园《医学从众录》卷四引此方名"舒筋保肝散"，疑引用有误。喻氏对本方之按，甚当，吾常用以治中风及痹病之伤及筋脉者，甚佳，本方中原尚有明天麻、虎骨，以其价昂，且去之亦无大碍，故未用也。

8. 刘某某　女　33 岁　济南市

初诊：患者全身麻木有四、五年。曾经某医院诊为风湿性心脏病，现四肢麻木，关节疼痛，心悸胸闷，疲倦少气，咽干头晕，常易怕冷，脊柱胀痛，有时饭后腹胀，小便黄而少（去年曾患急性肾炎），早晨面部浮肿。舌淡红，无苔，脉沉缓，重按无力。此外感于风寒之邪，内伤于心、肾之气，气血虚衰，邪气泛滥。此正所谓"实而有羸状，虚而有盛候"也。治宜虚实兼顾，散邪而不损气，扶正而不滞邪，方得其宜。

处方：桂枝三钱　白芍三钱　麻黄一钱半　白术三钱　防风三钱　制附子一钱半　知母一钱半　葛根二钱　茯苓二钱　生甘草一钱　生姜三片　水煎温服

复诊：服上方三剂后，身痛减轻，最近几日胃脘部微感不适，头晕如故，舌、脉无大变。此风寒之邪稍减，然正气难以立复，胃气较弱，当继服前方，再助其胃气。

处方：前方加谷芽二钱　鸡内金三钱　菊花二钱　水煎温服

复诊：继服前方三剂后，面浮肿及腹胀均已减轻，头晕亦好转，仍身倦无力，食欲不振，胸闷气短。此正虚之侯仍较明显，当加强扶正之药。

处方：桂枝三钱　白芍三钱　麻黄一钱　白术三钱　党参三钱　制附子二钱　知母二钱　葛根二钱　细辛五分　谷芽三钱　鸡内金三钱　茯苓二钱　生甘草一钱　生姜三片　水煎温服

复诊：服上方三剂后，诸证皆轻，惟近二日有轻微感冒，微恶寒，咳嗽。当先服以感冒药，退其外邪，再继服前方。

处方：①通宣理肺丸②犀羚解毒片，各一盒。

按说明书服用。

复诊：感冒愈后，继服前方三剂，诸证已有较大好转，惟近日脱衣后稍受凉，臂部有痛，舌近红色，脉象亦较前有力，身体及精神状况均较前大好，当再以理血之药以调其气血。

处方:前方加丹参三钱。

后遂以此方服至病情稳定而止。

按 此案始由风寒湿痹引起,久而不愈,遂入于内,发为心痹。《素问·痹论》云:“风寒湿三气杂至,合而为痹也。其风气胜者为行痹,寒气胜者为痛痹,湿气胜者为著痹也……五脏皆有合,病久而不去者,内舍于其合也。”此之谓也。

本病患者关节酸痛,四肢麻木,风寒外袭也;胸闷、心悸、气少者,邪气内舍于心也。痹者,闭也。邪闭于内,则气血必滞,故内则心悸气少,外则节痛肢麻。欲解其痹者,当祛其邪,必扶其正,故用仲景先生遗著《金匮要略方论》中风历节篇中桂枝芍药知母汤加减以治之。方取桂、麻、防风以散其风寒,取桂、附以壮心阳而通经脉,白术、生姜加茯苓以助其化气祛湿之力;后加细辛再助辛通之功,加丹参以理血。所以取此一味者,古人云“一味丹参,功用四物。”正合此义。

9. 邹某某　男　青年　荣成套河村

初诊:四五日前,两天去河边钓鱼,归后即手指关节疼痛,逐日加重,不能屈伸,四肢尚无明显病候,脉浮缓。此风寒湿邪袭于关节,伤及筋脉,致令筋急而挛,故不能屈伸,当以散风祛湿,舒筋活络为法。

处方:木瓜五钱　萆薢三钱　五灵脂三钱　牛膝三钱　川断三钱　白芍三钱　乌药二钱　威灵仙三钱　当归五钱　防风三钱　薏苡仁五钱　鸡血藤五钱水煎温服

又方:松节二两,樟树枝二两,水煎适寒温汤洗患处。

服上方三剂,汤洗数日遂愈。

按 本案初受风寒湿,仅伤及指关节之筋脉,是为筋痹轻证,亦用舒筋保安散方加减为治,加薏苡仁以助祛湿之力,加鸡血藤活血通络,外加汤洗方,以助药力,故克日而愈。

10. 于某某　男　少年　荣成单家村

初诊:始患膝关节不适已四月左右,今已疼痛不能行走,膝盖肿,体质较弱,面色㿠白,二便正常,舌红苔白,脉紧细。此由体质素弱,气血不足,风湿之邪内犯,风邪挟湿,流于关节,阻滞经络,气血运行不畅,筋脉屈伸失灵,故而肿痛,宜散风祛湿,养血活络。

处方:当归三钱　川芎二钱　防风二钱　防己二钱　薏苡仁五钱　苍术二钱　威灵仙二钱　白芷二钱　制南星一钱半　红花一钱半　牛膝二钱　木瓜二钱　水煎温服

复诊:服上方二剂后,痛减,少可活动,脉沉细不紧,遂继服前方。

按 此案虽体质较弱,感受风湿,然正处少年时期,气血继旺之时,亦可谓得人之宜,本方归、芎、红花三药,既可养血,亦可活血,苍术、苡仁、二防、芷、星等皆祛风湿首选之药,重用苡米者,着力于化湿,且行于筋脉,木瓜、灵仙、牛膝,以舒筋活络,三品并行,既有养正之功,又具祛邪之效。故病于短期而愈。

11. 曹某某　女　39岁　烟台市

初诊:患风湿痹病已数年。最近感身微热,四肢关节疼痛较重。自臂以下,起红紫色肿核很多,坚硬疼痛,经某医院诊为风湿结节。舌红,苔薄黄,脉细数。此风湿热邪侵犯经络,气血阻滞,郁而为热,邪留关节,疼痛不已,血瘀肌肤,结聚不散,当以活血通络为法。

处方:当归五钱　川芎二钱　赤芍三钱　生地三钱　桃仁二钱　红花二钱　怀牛膝三钱　柴胡二钱　枳壳二钱　桔梗二钱　独活三钱　忍冬藤一两　生甘草一钱　水煎温服

复诊：服上方三剂后，四肢关节已不痛，结节小者已消退，大者色亦转暗红，步履已较前灵活，舌、脉仍如前状。是经脉初通，气血得行，通则不痛，可继用此法，再加温通之药，以助其行。

处方：前方加丝瓜络五钱，桂枝二钱继服

复诊：继服上方三剂后，诸证已大减，惟大形结节尚未尽消，但已不痛，亦皆软化。此温通之力，可再以辛通之药。

处方：前方再加白芥子二钱水煎温服

后遂以此方服数剂，结节尽消，关节不痛，脉、舌恢复正常而愈。

按　《素问·痹论》曾云："风寒湿三气杂至，合而为痹也。其风气胜者为行痹，寒气胜者为痛痹，湿气胜者为著痹也。"然三气之至无单行者，或二气杂合如风湿、风寒，或三气杂合如风寒湿、风湿热等。又三气是为病，亦少有不变者，互相传化也，如风而化寒、湿而化热。又或体质、环境的关系，可兼发别证；亦或病之偏于气分，病之偏于血分，皆有不同。故凡治此，亦非仅着眼于风寒湿三气也。

曾治风湿痹证，因病久不愈，风湿郁而化热，为湿热之证。且因邪热缠连，经络被伤，气血不畅，邪偏血分，结节肿痛，气形并伤也。治之之法亦不可仅着眼于风湿热也，故取活血通络为法，用王清任《医林改错》中血府逐瘀汤方。该方以四物汤加味而成，易白芍为赤芍，又加桃仁、红花以活血化瘀也；加枳、桔者，行气也；加柴胡、牛膝者，性善行也；是此已可奏活血通络之力。吾今又加忍冬藤，重用专攻，既可医风湿，又可通络脉；再加独活，亦风药也，凡风药皆善行也。

详忍冬藤一药，前人多以之治痈疽，效甚佳。而此药又为蔓生，凡蔓生者多具通达之功。故用之于痹证，亦甚当。如明人倪朱谟《本草汇言》云："驱风除湿，散热疗痹，消痈止痢之药也。此药清虚振肃，不寒不燥，补而不滞，利而不滑。凡病风湿火邪，筋脉受患者，服之效验更速。"此说诚是。故近世治疗风湿热痹证亦常用之。此案后加丝瓜络、桂枝、白芥子者，意在辛以免寒凝之弊也。

12. 张某　女　中年　荣成花园村

初诊：原因产后，身体尚未恢复健康，于风寒之日，去田野劳动，风寒外袭，寒凝血瘀，因致少腹冷痛，四肢及周身关节，均疼痛不舒，遇寒尤甚。月经不调，经行不畅，舌红苔白，脉沉紧。此风寒之邪，乘虚而犯，内伤冲任之脉，外损筋骨之络，遂致内外两伤，气血俱病，先以活血散风，温经通阳之法，以为先导。

处方：当归三钱　川芎二钱　桑寄生二钱　杜仲二钱　牛膝三钱　肉桂二钱　川断二钱　防风二钱　五灵脂二钱　没药二钱　红花二钱　独活二钱水煎温服

复诊：服上方后，适值月经来潮，小腹疼痛，经服至五剂后，腹痛减轻，惟腰腿疼痛较甚。是病程较久，肝肾日亏，继以调补肝肾，温经散寒为法。

处方：独活二钱　桑寄生二钱　杜仲二钱　牛膝二钱　秦艽二钱　防风二钱　细辛一钱　肉桂二钱　当归三钱　川芎二钱　炒白芍二钱　熟地二钱　党参二钱　茯苓二钱　川断二钱　甘草一钱　生姜三片水煎温服

复诊：服上方五剂后，腰痛已大减，惟四肢关节，仍感不适，屈伸不甚灵便，继以养血活络，舒筋散风为法以治。

处方：当归三钱　川芎二钱　炒白芍三钱　熟地三钱　炒桃仁一钱半　薏苡仁三钱

威灵仙二钱　防己二钱　防风二钱　陈皮二钱　白芷一钱半　牛膝二钱　羌活一钱半　苍术二钱　甘草一钱　水煎温服

复诊：服上方二剂，四肢关节疼即缓解，服至四剂即基本不痛，继以此方继服数剂遂愈。

按　本案原因产后体力尚未恢复，而于寒天去田野劳动，感受风寒所致，此乃先自体虚是内所因也，复感风寒，此外所中也。《内经》云："邪之所凑，其气必虚。"此之谓也。此类病证，昔在农村，尤为多见，治疗大法，需正邪兼顾，扶正应顾气血，气血务需温经。祛邪应在风寒，风寒务需辛散，若病及腰腿，必涉肝、肾，肝藏血而主筋，肾寄相火，温诸阳，《内经·生气通天论》云："阳气者，精则养神，柔则养筋，开阖不得，寒气从之，乃生大偻。"故此等病，若不早治，或治不除根，迁延日久，均易造成顽证。

本案三次用药，均顾及四个方面，一者理气血，二者补肝肾，三者舒筋脉，四者祛外邪。此亦治疗之大法也。

13. 张某某　女　中年　荣成滕家村

初诊：昔日因劳动过重时，偶感肢体有劳累及关节疼痛感，经休息后即愈。近日猝发四肢关节疼痛，微肿，有时似有灼热感，活动尚好，腰、背无明显疼痛，大小便正常，月事亦正常，此感受外邪，郁滞于肌肤筋脉之处，渐化为湿热，以活血通络为法。

处方：苍术三钱　黄柏二钱　薏苡仁五钱　地龙三钱　制南星二钱　白芷二钱　威灵仙二钱　茜草三钱　红花二钱　当归三钱　川芎二钱　赤芍二钱　防风三钱　防己三钱　水煎温服

复诊：服上方二剂，痛已大减，继服前方加牛膝二钱。

复诊：继服上方二剂，已不疼痛，再服二剂遂愈。

按　本案为外邪伤及经脉，尚无内伤之患，故遵《内经》所谓"治在经脉"之大要，以苍、柏、苡米清利湿热而止疼痛。方以苍柏散为基础，特有地龙之通经，苡米之化湿，赤芍之凉血活血，南星之止痛，则合为本方之骨干也。

14. 魏某某　男　53岁　从事企业于天津济南两地

2014年5月20日初诊：自来体质较强，四年前始发腿痛，逐渐加重，疼痛加重时，行走困难，且两足麻木，脚易肿。曾经多家中西医检查治疗，诊断结果不同。患腰椎间盘突出不严重，血压偏高（145/95mmHg），血糖虽高，但糖化值不高，各医院治法不一，中西医治法亦不同，而均无效，且病情日趋加重，现体重下降明显，身体虚弱，疲劳至极，不能屈伸活动，小腿发凉，坐卧均不能持久，腿痛难忍，每饮酒或生气则疼痛加重，脚肿，饮食亦不正常，饭后易头晕，大便不爽，小便尚可，食量减少，有时有呕恶感，口干，上火则口角易肿痛。前医多以糖尿病治之（后经某糖尿病研究所警告非此病），有以心脑供血不足治之者，有以气血不足大补者（每剂用黄芪至50克），均不效。舌淡红体胖大，有齿痕，苔黄腻，脉细弱无力，至数较快，此素体较虚，真阳不振，心肾两虚，气血化源不足，脾胃运化无力，湿热郁阻不化，经络痹滞，血行不畅，导致多脏器气化衰退，湿热郁滞，经气不通之病。治宜补益气血，通经活络，健脾利湿，缓急止痛之法，补行兼施，以观其效。

处方：独活15克　桑寄生15克　党参15克　白术15克　茯苓15克　当归15克　川芎6克　白芍15克　生地10克　薏米30克　川牛膝15克　川断15克　杜仲15克　鸡血藤15克　丹参15克　木瓜10克　伸筋草15克　防己15克　秦艽10克　生甘草6克

水煎温服

2014 年 6 月 24 日复诊：服上方近一月，腿痛足麻等证，已有明显好转，疼痛已减轻至不影响重要活动，足麻已基本不影响行走，体力与精神均有好转，疲劳减轻，大便已爽利，唯时有呕恶之感，食欲仍欠佳，舌苔仍黄腻。脉细数，偶有促象。此虚羸之象已见好转，经脉之痹，已有所通，故痛缓身健，然脾胃之运化尚未恢复，湿热之滞难以速化，可以前方继服，再以清化与芳香之药，以除其湿热。

处方一：前方继服。

处方二：陈皮 15 克　姜半夏 15 克　茯苓 10 克　竹茹 15 克　芦根 15 克　藿香 6 克　白蔻 6 克　生麦芽 15 克　佩兰 6 克　炒黄连 3 克　生甘草 3 克　水煎温服

上二方间服。

2014 年 8 月 20 日复诊：上二方间服近二月，病情已大有好转，腿痛已大减，惟天气变化或生气后偶发，较前亦轻，脚麻与小腿凉亦大有好转，现亦偶发，饮食亦有改善，惟食量较少，大便已成形，口尚干，小便有时有泡沫，有时出虚恭较多，出后腹部较舒适，可以参加某些重要会议和接待工作，脉仍细弱，舌苔中后部仍厚腻，病情已大有好转，但湿热仍未化透，病家虽求愈心切，但此等慢性疾病，缠绵难解，仍需按步骤调理，非猛药急攻所能奏功，欲速则不达也。继以前法渐调之。

处方一：原方当归加至 20 克，再加黄芪 20 克，以强化补气血之效，再加细辛 2 克，白芥子 6 克，以增辛通活络之力，加通草 6 克利下窍，木瓜加 15 克以缓急。

处方二：原方加白扁豆 9 克，薏米 20 克以增强健脾利湿之功，炒黄连加至 6 克，以防湿热郁久化火。

为应病人求愈之切，免致药不及时，处方一可制为水丸，每日可加服 1—2 次，每次 9 克。

按　此案系一病情比较复杂的患者，虽经多家医疗及研究检查，然终无明确诊断。虽经中西医多位名家的诊疗，然终无明显疗效，以西法治疗者，因诊断不明，则杂药乱投；以中法治疗者，或只见其虚不见其实，则补药大进；或仅见其邪而不顾其正，而守一端，是病复杂多变，医之术业难精者，可见一斑也。且患者仅知四年前之因腿痛难忍，始言其虚，而不知体质较弱者，先天之本始不足也，从业之后，酒肉为餐者，后天之有伤也。情志不随，谋划难计者，神志不定也，风雨之变，冷暖之易，外气之加于身者。人处此中，积劳成疾，积伤为患者，岂止一端。今患者，才经调理，已见效尤，又心牵事业，期盼速愈。然缓病不宜急，欲速则不达，切勿犯“病加于小愈”之戒，坚持治疗，莫滥投医，乱用药，自能克期得愈。

2. 腰腿病

【士洲公案】

1. 王某某　男　成年　荣成单家村

初诊：多年来，易患腰痛，每遇弯腰及劳动较重，或时间稍长时，则腰痛必犯，或稍有闪挫，亦必腰痛，需休养几日，方可恢复，患者体质较弱，气血见虚，饮食起居尚无他疾，大小便正常，近又因劳累，不能久站久立，脉沉缓尺脉较弱。此先天不足，肾气不固。当补肾气壮腰脊。

处方:当归三钱　肉桂二钱　元胡二钱　炒杜仲三钱　小茴香二钱　破骨脂三钱　川续断三钱　川牛膝二钱　丹参三钱　水煎温服

复诊:服上方三剂后,腰痛已见好转,继服二剂以巩固之。

复诊:继服前方二剂后,腰痛即愈,为避免以后复发,嘱其再服丸药,以巩固肾气强壮筋骨。

处方:当归一两　丹参一两　炒杜仲一两　川续断一两　补骨脂一两　沙苑子五钱　骨碎补一两　狗脊一两　胡桃仁二两　共研细末,炼蜜为丸。

2. 赵某某　男　成年　文登县西墕村

初诊:自中年时起,患腰痛,逐步加重,每遇劳动加急,或弯腰工作稍长时,两腰腿部即隐隐作痛,腰部活动亦不灵便,大小便正常,对寒热的感觉不敏感,椎部按压无明显压痛,舌红苔白,脉沉缓尺脉较弱。此肾气虚腰痛也,盖腰为肾之府,肾气不固,则腰不耐劳,宜补肾气壮筋骨之法治之。

处方:熟地三钱　萸肉二钱　山药二钱　丹皮一钱　茯苓一钱半　泽泻一钱半　补骨脂二钱　当归三钱　肉桂一钱半　炒杜仲二钱　小茴香一钱半　木香一钱　元胡二钱　水煎温服

复诊:服上方三剂后,腰痛减,活动轻便,走路亦感轻快。此肾气增强也。当缓补其先天,强壮筋骨,自能得强。

处方一:原方加川断二钱,牛膝二钱,水煎温服,服二剂后,接服丸剂。

处方二:熟地二两　萸肉一两　补骨脂一两　胡芦巴五钱　续断一两　炒杜仲一两　山药八钱　骨碎补一两　淮牛膝五钱　胡桃仁一两　沙苑子一两　狗脊一两

上药共为细末,炼蜜为丸三钱重,早晚各服一丸,温水送服。

复诊:上方服完后,腰已大好,嘱再服丸药一剂,以固之。

【树乾公案】

1. 王某某　男　19 岁　尹格庄村

1963 年 3 月 14 日初诊:坐骨沿足太阳下行而痛。脉沉迟。此血虚而滞。

处方:白芍五钱　甘草五钱　水煎温服

3 月 20 日复诊:服后痛已大减,继服二剂。

3 月 26 日复诊:调方。

处方:丹参四钱　乳香三钱　没药三钱　桂枝三钱　白芍三钱　甘草二钱　川断三钱　附子一钱　生姜二钱　大枣三钱　水煎温服　二付

服后痊愈。

2. 张某某　男　25 岁　二周家村

1964 年 5 月 8 日初诊:腰及坐骨痛,脉浮而兼紧两尺微弱,此系肝肾不足复受风寒,经络凝瘀气血循环失调。此肾虚寒湿腰痛。

处方:菟丝子五钱　沙苑子五钱　川断五钱　淮牛膝三钱　山药一两　当归三钱　肉桂二钱　毛姜三钱　核桃仁三钱　丹参三钱　乳香二钱　没药二钱　水煎温服　二付

5 月 10 日复诊:原方三付继服。

5 月 13 日复诊:服上方五付,腰及坐骨痛均好转,原方继服三付。

3. 于某某　男　25 岁　章村

1964 年 6 月 20 日初诊:肝肾不足,受寒湿,大腿痛上涉坐骨痛,脉弦数兼紧。此肾虚寒湿腿痛。

处方:山药一两　菟丝子五钱　沙苑子五钱　川断三钱　毛姜三钱　当归三钱　丹参三钱　乳香三钱　没药三钱　淮牛膝三钱　肉桂一钱半　泽泻二钱　水煎温服　二付

6 月 22 日复诊:服上方痛大减,原方二付继服。

6 月 25 日复诊:服上方腿痛近痊愈,原方三付继服。

4. 顾某某　男　21 岁　初家村

1964 年 9 月 27 日初诊:血气凝滞,腿痛脊强,脉弦涩。

处方:当归五钱　丹参三钱　乳香三钱　没药三钱　桂枝三钱　川断三钱　红花三钱　木瓜三钱　水煎温服　二付

复诊:服药后疗效显著,现已痊愈。

5. 张某某　男　成年　下回头村

1965 年 5 月 4 日初诊:肾虚受寒,坐骨及腰腿痛,脉浮弱。此肾虚寒湿腿痛。

处方:菟丝子五钱　沙苑子五钱　川断五钱　山药五钱　当归三钱　淮牛膝三钱　肉桂二钱　毛姜三钱　核桃仁三钱　水煎温服　四付

5 月 8 日复诊:服初诊方四付,腿及坐骨痛已减去大半,惟脚部尚觉微痛,原方继服。

5 月 10 日复诊:调方。

处方:当归三钱　桂枝三钱　白芍三钱　细辛一钱　甘草二钱　木通一钱半　大枣三枚　水煎温服

5 月 12 日复诊:服初诊方痛减,又改当归四逆汤方,服后痛大减,仍以原方继服,调方。

处方:独活三钱　寄生三钱　毛姜三钱　川断四钱　淮牛膝三钱　细辛一钱　秦艽三钱　云苓三钱　肉桂二钱　防风二钱　甘草二钱　当归三钱　苍术五钱　白术五钱　木瓜三钱　水煎温服　二付

6. 魏某某,男 33 岁　脉埠村

1965 年 5 月 22 日初诊:腰痛,风寒湿气侵入经络关节,脉紧弦,自述因浸花生种,日夜湿气熏蒸,夜睡凉地,再加汗出时处出受风。此风湿腰痛

处方:独活三钱　桑寄生三钱　毛姜三钱　怀牛夕三钱　细辛一钱　秦艽三钱　云苓三钱　防风二钱　肉桂二钱　当归三钱　丹参三钱　乳香三钱　没药三钱　水煎温服　一付

5 月 24 日复诊:服初诊方一付腰痛减轻,原方继服一付。

7. 萧某某　男　46 岁　炮东村

1965 年 10 月 11 日初诊:腰痛,难以俯仰转侧,痛时小便频下,涉两坐骨痛时,大小便均感不利,少腹胀,便后腰部少感舒适,脉弱细。此肾阳不足,寒湿凝邪,腰痛,二便不利。

处方:当归三钱　肉桂二钱　酒芍三钱　细辛一钱　炙甘草二钱　木通一钱半　大枣三枚　水煎温服

10 月 13 日复诊：调方。

处方：菟丝子五钱　沙苑子四钱　生杜仲三钱　川断三钱　怀牛膝三钱　肉桂二钱　山药五钱　山芋肉三钱　核桃肉三钱　附子一钱半　寸芸三钱　泽夕三钱　水煎温服　二付

10 月 15 日复诊：服初方效果不显，又改用上方，服后腰痛大减，可以屈伸能转，原方二付。

10 月 19 日复诊：调方。

处方：当归三钱　肉桂二钱　炒白芍三钱　细辛一钱　炙甘草二钱　木通二钱　吴芋二钱　大枣三枚　小茴香三钱　水煎温服　一付

11 月 20 日复诊：服 15 日方，痛虽减轻，但少腹仍有牵掣作痛，后改用当归加吴芋小茴汤，服后腰间和少腹均痊愈，惟过劳即觉不舒，原方二付继服。

11 月 22 日复诊：上方加山药五钱，川断五钱。

12 月 3 日复诊：上方加核桃肉三钱，黑芝麻三钱，杏仁三钱，二付。

8. 闫某某　男　15 岁　茂柞圈村

1965 年 11 月 6 日初珍：五年前因碰伤，左腿痛，经治疗痛止，痊愈，隔二年，左腿又痛，施治未效，时发时歇，近来又痛，大腿外侧微肿，筋脉弛纵，肿处摸按作痛，脉弦细兼涩象。此寒凝血滞腿痛。

处方：独活三钱　桑寄生三钱　毛姜三钱　怀牛膝三钱　细辛一钱　秦艽二钱　云苓二钱　肉桂二钱　防风二钱　川芎二钱　甘草二钱　当归三钱　苡米五钱　没药三钱　丹参三钱　水煎温服　一付

11 月 8 日复诊：调方。

处方：当归五钱　丹参五钱　乳香三钱　没药四钱　怀牛膝三钱　黄芪一两　肉桂二钱　苡米一两　水煎温服　五付

11 月 15 日复诊：服初诊方未效又改用 11 月 8 日方服五付，腿痛止，筋脉弛纵亦好转，原方二付继服。

11 月 21 日复诊：服上方数剂，腿已不痛，筋脉瘈疭亦好转，原方二付继服。

12 月 3 日复诊：诸症痊愈，继服二剂，以因疗效。

9. 于某某　女　21 岁　小落村

1965 年 11 月 6 日初诊：坐骨痛，内侧腿根亦痛，得热痛减，脉沉弦细涩。此寒凝血滞腿痛。

处方：当归五钱　丹参五钱　乳香三钱　没药三钱　怀牛膝三钱　肉桂二钱　川断三钱　毛姜三钱　水煎温服　四付

11 月 11 日复诊：服初诊方四付，腿已不痛，原方继服二付，以固疗效。

11 月 15 日复诊：原方继服二付。

10. 汤某某　男　30 岁　望龙庄村

1966 年 3 月 24 日初诊：肾虚腰痛兼闪伤，气血凝滞。此肾虚兼闪挫腰痛

处方：山药五钱　枸杞五钱　当归五钱　川断四钱　茜草三钱　丹参四钱　怀牛膝三钱　红花三钱　乌药三钱　陈皮二钱　二付

复诊:服上方二付,腰痛即止。

11. 李某某　男　成年　地宝圈村

1967年3月2日初诊:初因闪伤腰痛,继则腿膝关节痛,甚则不能行走,脉沉弦。此闪伤。

处方:当归五钱　丹参五钱　乳香三钱　没药三钱　茜草三钱　牛膝三钱　红花三钱　元胡三钱　香附三钱　水煎温服　一付

3月5日复诊:服初诊方肿已消痛止,原方因腰痛加川断四钱,二付继服。

3月10日复诊:原方二付继服。

12. 李某某　男　成年　北屯村

1967年6月9日初诊:肾虚腰痛,脉弦细。此肾虚腰痛。

处方:山药四钱　枸杞四钱　当归三钱　川断四钱　茜草三钱　红花三钱　淮牛膝三钱　陈皮二钱　肉桂一钱　水煎温服　二付

8月1日复诊:服初诊方四付,腰痛大减,原方二付继服。

8月3日复诊:原方二付继服。

13. 宋某某　男　42岁　双庙子村

1968年5月16日初诊:膝关节冷痛已十多年,腹中常觉发凉,睾丸发凉时而冷汗出,脉沉弦细。此肾虚受寒。

处方:当归四钱　肉桂二钱　附子一钱半　细辛一钱　威灵仙二钱　故纸四钱　核桃肉四钱　酒芍二钱　大枣三枚　川断四钱　毛姜四钱　寸芸三钱　川牛膝三钱　水煎温服　二付

5月19日复诊:服初诊方二付,诸症均好转,原方四付继服。

6月3日复诊:服上方诸症好转,原方四付继服。

6月13日复诊:服上方数剂,口干,上焦有热感,甘草四钱,花粉四钱,三付后,上焦热减,口干亦减,原方二付继服。

7月8日复诊:调方。

处方:当归三钱　酒芍二钱　炙甘草二钱　木通一钱　肉桂二钱　继辛一钱　生姜二钱　吴萸一钱半　大枣三枚　水煎温服　四付

14. 于某某　男　25岁　大鱼岛村

1968年6月8日初诊:闪伤受凉,肾气痛(腰两旁痛),脉弦紧。此肾气痛

处方:山药一两　枸杞五钱　乌药三钱　小茴香二钱　甲珠二钱　陈皮二钱　广木香二钱　甘草二钱　三付

6月30日复诊:原方加川断四钱,四付。

7月10日复诊:服初诊方好转,又原方加川断继服四付,已痊愈,继服原方四付以固疗效。

15. 陈某某　男　38岁　常家庄村

初诊:肝肾之虚,血虚受凉,腰腿痛,遗尿不禁,胃消化乏力,腰痛。此肝肾虚

处方:生地五钱　萸肉三钱　山药一两　云茯苓五钱　枸杞五钱　益智仁三钱　乌药

三钱　川续断三钱　毛姜三钱　淮牛膝三钱　水煎温服　二付

4月28日复诊：原方去淮牛膝，加菟丝子五钱，川沙苑子五钱，四剂继服。

5月21日复诊：服初诊方未效，继服4月28日方加茯苓五钱，腿痛，遗尿均好转，原方四剂继服。

6月4日复诊：遗尿已痊愈，腰痛未痊愈，原方四剂继服。

【张灿玾案】

1. 单某某　女　成年　荣成单家村

初诊：猝发腰痛难忍，步履艰难。素有腰痛之证，时缓时急，时轻时重，今复感风寒，腰腿疼痛甚，痛时沿及足太阳之经，急则上下引痛，缓则筋脉强直。得暖则缓，遇寒则甚。体质一般，经水正常。舌红，苔白，脉沉弦，尺脉弱。此素有腰痛，不曾医治，感风寒，伤及经络，气血瘀滞，筋脉失养所致，当先疏散外邪，兼行气活血，通经止痛为法。

处方：苍术三钱　陈皮三钱　茯苓三钱　白术三钱　制半夏三钱　当归一两　川朴三钱　白芍三钱　川芎二钱　枳壳二钱　桔梗二钱　干姜一钱　桂枝三钱　麻黄二钱　乳香二钱　没药二钱　土元二钱　生甘草一钱　水煎温服　三付

复诊：服上方三付后，痛即减轻，亦可下地活动，舌、脉无他变，可继服上方。

复诊：病情已见缓和，腰腿部均感舒适。仍按前方继服。

后因经济条件，至疼痛大减，可以活动后，遂停药不治。

按　本案原因久患腰病，复因感受风寒而诱发腰腿痛甚，步履艰难。详腰为肾之府，肾又主骨，本病多因肾气不固，或外伤损及腰脊所致，本次以风寒引发，疼痛难忍，先以五积散加减，以缓其急，待疼痛缓解后，可继以壮骨强本、通经活络之法，继续调治，然患者无力再治，吾恐其难保后患。此亦所谓“病加于小愈”，非医之过也。昔在农村时，多有此等患者，小病不治，重病未除，重病垂危，则神医难保，故病之为患，非单靠医者力所能及也。

2. 张某某　男　壮年　临朐县某工厂工人

1970年秋，在省银行为吾友陈某某及令兄临朐干部陈某某看病，陈兄带来其邻友张同志求诊。

初诊：患者腰痛有年，曾在医院检查为腰椎增生，经多次服中、西药，效果欠佳，现腰痛为主，有时连及腿部，难任重体力劳动，按压腰部有痛感，受寒及劳甚则加重，二便正常，身体状况尚可，行路尚可，舌红苔白，脉沉缓，尺脉较弱。此乃由于肾气不足，气血不充，长期从事体力劳动，骨质运化之力受损，逐步增生，血运不利，经络不畅所致，当以活血通经为主。

处方：当归五钱　丹参五钱　乳香二钱　没药二钱　川牛膝三钱　川续断三钱　土鳖虫二钱　地龙二钱　水煎温服

12月初，吾已去源泉搞教育革命实践，接来信告知，服上方二十余剂，病已大好，惟活动少重时，尚有感觉。此筋骨尚未全复，应加重强筋壮骨之药，以固其本。以前方加杜仲三钱，桑寄生五钱，函告继服。

后于1970年秋，吾归济时，再见陈兄时，告知张用我方甚效，现已完全康复，并嘱代致谢意。

按　腰痛之病，多因腰部损伤或慢性劳损，导致腰部经脉阻滞，气血营运不畅；腰又为肾之府,气血运营不畅,日久不愈,则累及肾脏。亦或先因肾气不固,筋骨不强,而复加外伤则令腰痛。亦或风寒湿邪,侵及腰部筋骨经脉,闭滞气血,伤及经脉,亦可令腰腿疼痛。隋巢元方《诸病源候论》卷五"腰背病诸候"云:"凡腰痛病有五:一曰少阴,少阴肾也,十月万物阳气伤,是以腰痛;二曰风痹,风寒著腰,是以痛;三曰肾虚,役用伤肾,是以痛;四曰悫腰,坠堕伤腰,是以痛;五曰寝卧湿地,是以痛。"以上所言之因,均可导致腰痛,诚如是也。总之,就病因而言,不外以下几种情况,有外邪如风寒湿气侵袭所致;有内因,如素体肾虚,或脏气不固所致;有不内外因,如操劳过度及跌打损伤等。就病证而言,不外虚实或虚实互致等原因,凡精气不足、筋骨不固及气血营运不及者皆为虚,凡外部损伤、气血瘀滞及风寒阻闭者皆为实。有时亦可虚实互为因果。就病性而言则有寒热之分。

关于本病的论述,自《黄帝内经》及《金匮要略方论》而下,历代医著多列专章述及诊治方法,临床当审慎辨证,广参众说,临机处置。

久治未愈之患者,属虚实夹杂型。故取张锡纯先生《医学衷中参西录》卷四效灵活络丹方为主。原方云:"治气血凝滞,痃癖癥瘕,心腹疼痛,腿疼臂疼,内外疮疡,一切痈疽积聚,经络湮瘀。当归五钱,丹参五钱,生明乳香五钱,生明没药五钱。右药四味作汤服。……腿疼加牛膝,臂疼加连翘,妇女瘀血腹痛加生桃仁、生五灵脂。……"生乳香、生没药,其气味较烈,易损胃气,故本方所用,乃制小其量。又特加牛膝者,不仅可引药下行,亦可与川断、杜仲等药壮腰补肾也。再加土元者,以强化活瘀之力。是本方之组合,亦取标本兼顾之意。初服之后效甚佳,再加鸡血藤,以增强活血通络之用。复因阳气不足,寒邪易犯,再加附子,以扶阳祛寒。故后坚持服用,遂得痊愈。此法自先父始,凡治此类腰痛病,多以此法加减取治,每皆奏效。

3. 邹某某　男　青年　荣成单家村

初诊:腿痛不能步履,疼痛难忍,原因不明。每感风寒则易发,发则从腿至腰,沿足三阳经经脉作痛,腰部有压痛感,晨起后少作活动则小有缓解,动甚则加重,饮食、二便均正常。舌红苔白,脉沉紧。此邪伤筋脉,气血瘀滞,遂致三阳之脉运行受阻,腰腿相连,痛则互引,治当以舒筋活血,利气止痛,以调其经脉,行其气血。

先刺委中、环跳、阳陵泉。行泄法,留针30分钟。起针后,即可自行站立,疼痛缓解。

处方:木瓜五钱　萆薢三钱　五灵脂二钱　川膝二钱　明天麻二钱　川断三钱　僵蚕二钱　白芍五钱　乌药二钱　威灵仙三钱　防风二钱　当归三钱　黄芪三钱　松节一两　水煎温服

复诊:服上方二剂后,疼痛有所减轻,可稍事行走,别无明显改变,此脉气稍通,经脉舒缓,再为针刺一次,继用前法。

处方:前方加鸡血藤五钱　丹参三钱水煎温服

复诊:继服上方三剂后,痛已大减,可以慢行,后遂以此方连服十余剂而痛止。特嘱以善自调养,避免风寒侵袭及劳损外伤,以期痊愈。

按　本病多因劳役损伤不曾介意,或感受风寒内犯经络,日久则筋脉失运,气血阻滞,导致阳络不通,腰腿疼痛。详足三阳之脉,皆自头面而下行,自腹背而行于下肢。特有足太阳脉有直行一支,循肩膊内挟脊抵腰中……其支者,从腰中下挟脊,贯臀入腘中……。足阳明脉,自腹里,下髀关,抵伏兔,下膝髌中,下循胫外廉,足少阳则过季胁者,下合髀厌中,以下循髀阳出膝下外廉,下外辅骨之前,之下抵绝骨之端。是以此三阳之脉有病,均可累及于腿,而足太阳尤可累及于腰。

本病先取委中、阳陵泉、环跳者，以委中为足太阳之合穴，阳陵泉为足少阳之合穴，又为筋之合穴，环跳为足少阳在臀部之穴。刺三脉之穴，以导足阳之脉气，缓筋脉之急，后再以汤剂舒筋活血，以治其本。

本方原出《三因极一方论》卷二“中风治法”，本云：“治左瘫右痪，筋脉拘急，身体不遂，脚腿少力，干湿脚气及湿滞经络，久不能去，宣导诸气。”方中尚有虎骨一味，为酒剂。方中诸药，皆系行气活血、舒筋通络之品，加以祛风湿，壮气血之药，组合成一综合性群队医方，故借治本病，颇为合宜。今去虎骨者，以原为酒剂，此改为煎剂，故去之，以其价昂也。服二剂后复加鸡血藤、丹参二药，以助活血通络之力。吾治此证，常以此方加减，若风寒重证，可加制附子。腰痛甚者，酌加强肾壮骨之药，则效尤佳。

4. 陈某某　男　壮年　临朐某印刷厂

初诊：因腰痛病住临朐某医院，经中西药治疗，效不佳，患者系旧亲陈某某之姪，故写信求治，来信只云，曾经医院检查，为椎间盘突出，医治无效，余者不详，此人亦曾相识，身体状况尚可，在工厂工作有年，据一般情况分析，必系久劳伤筋，久动损骨，致令关节不利，气血不畅所致，当以行气活血，强骨之法。

处方：当归五钱　丹参五钱　炙乳香二钱　炙没药二钱　炙山甲二钱　地鳖虫二钱　地龙二钱　川续断五钱　杜仲五钱　川牛膝二钱　水煎温服

不久，来信告知，服此方数剂，颇效，现已可下地活动，痛亦大减，既服之有效，病无他变，可继服。遂函告按方继服。后函告痊愈出院，并致谢忱。

按　盖此等证，西医多以压迫神经说论之，此固当是，然此其一也，何者，患者时痛时休者，每每多见，因知痛者，不尽在压迫，中医以气血立论，调其血气，壮其筋骨，祛其余邪，病常得愈，故对腰椎增生，椎间盘脱出及腰椎闪挫，腰肌劳损等，常以此方，辨证加减，每易收效。然病情严重，变生他病者，则不可胶柱以守也。

5. 张某某之妻　女　壮年　荣成下回头村

初诊：患腰腿痛病，轻时不治，自待缓解，亦曾经医院检查，为坐骨神经痛，此次再犯，以腰腿为主，腰部活动困难，步履艰难，一身关节亦感不适，多年来肠胃亦时感不适，腹部胀痛，身体消瘦，舌淡红苔白，面色萎黄，脉沉缓无力，此乃脾肾俱虚，气血不足，加以水谷运化无力，外感风寒所致，治当以内理脾胃，外解风寒，并调其血气，以缓病痛，以五积散加减治之。

处方：苍术三钱　陈皮二钱　制半夏二钱　茯苓二钱　白术三钱　厚朴二钱　当归三钱　川芎二钱　白芍三钱　白芷三钱　枳壳二钱　桔梗二钱　桂枝三钱　麻黄一钱半　牛膝三钱　川续断三钱　炙甘草一钱　生姜三片　大枣三枚(去核)　水煎温服

复诊：服二剂后，疼痛有所缓解，由于阳气不足，故得暖则舒适，且下肢亦常觉冷感，继用前方加肉桂二钱，制附子二钱。

复诊：此方服数剂后，病情已大好，患者可下地活动，食欲及消化能力均增强，后继服本方十余剂即基本好转。处于农村的经济条件，乃停药休养。后不曾再度复发。

按　本方原出《太平惠民和剂局》卷二“治伤寒方”，本云“调中顺气，除风冷化痰饮……或外感风寒，内伤生冷，心腹痞闷，头目昏痛，肩背拘急，肢体怠惰”等证，后世方书，皆称其可治“内伤生冷，外感风寒”之证。故亦常用以治“内伤生冷，外感风寒”而心腹痞满及“外受风寒”而肢节疼痛之痹证，每奏效。日本大塚敬节等人合著之《汉方诊疗实际》(唐有正泽本名《汉方诊疗要览》)用以治坐骨神经痛云：“本方亦用于缓慢之症，长期受风寒刺激，发病时，手足为冷……通常加附子为宜。”此案亦可证。

本方药味较多，亦可谓群队方或谓复方。方中含四君、四物、平胃、二陈、麻黄等汤中主要药味。虽多而不杂，合而不乱。适用于既有内伤之水谷运化失常，外感之风寒阻滞经络者，一则体现病情之复杂者，当进行综合治理。二则病发于局部者，当进行整体调控，如是则有法有方，有理有徵，庶免于乌合之众，杂拚之方。

6. 王某某　男　老年　荣成

初诊：始于冬季寒夜，忽觉两足有麻木感，逐步向上，麻至膝盖，行步艰难，此前不曾患有此类病证，大小便均正常，腰背不痛，舌红苔白，脉沉而有力，此原系年老阳虚，夜晚卫气内行，足三阴脉，气血运行缓慢，冬日为阴盛之时，猝为寒气内犯袭入，经络、气血循行受阻，若不急治，必延及两下肢，当以活血通络为法。

处方：当归　红花　制南星　白芷　威灵仙　牛膝各三钱　共为细末，每服三钱，黄酒冲服。

复诊：服上方一剂后，麻木即减轻，遂以此方连服数剂而愈。

按　此案以寒气初袭经络，邪在肌肤，其入于浅，其病也缓，故以散剂内服，散者散也，加黄酒为引，直入血分，其效也速。凡风寒初入肌肤，四肢麻木者，用之多效，若在上肢者，可加桂枝，引药上行，若寒气较甚者，可加肉桂，以肉桂既可温经，又为入血分之药，若寒气甚重，阳气虚者，亦可酌加乌、附之类。

7. 许某某　女　中年　福建省

初诊：去年因脊髓囊肿，导致腿痛，行走不便，曾服多方而不效。经电话咨询于吾，乃为之协定一方：杜仲10克、川断10克、丹参15克、怀牛膝10克、桂枝10克、地龙15克(后因过敏去之)、知母10克、生地20克、当归15克、川芎10克、白芍15克、鸡血藤15克、白芥子6克、细辛5克，服用后效甚佳，疼痛大减，可以进行一般活动，后遂停药。近又复发，腿痛难以步履，卧位适当时，稍可缓解。特来济就诊，先经某医院检查，确诊为脊髓囊肿，手术效果不理想，后果亦难预料，别无良策。经检患者身体瘦弱，活动困难，两腿胀痛，平卧稍轻，面色萎黄。舌淡红少苔，脉沉细。此证显系肾气虚损，气血运行不畅，湿痰阻滞，筋脉不舒，治当以养血补肾、活血利气、祛湿散结之法，以养其气血，行其经脉，散其瘀阻，壮其筋骨。

处方：生地30克　当归15克　浙贝10克　白芥子10克　制半夏15克　丹参10克　桃仁10克　桂枝6克　香附10克　威灵仙6克　鸡血藤10克　续断10克　杜仲10克　川牛膝10克　炒白芍15克　苡仁20克　水煎温服

按　本案原系难医之病，前为协定一方，意在强肾壮骨，活血通络，竟获效。后复发时，手术不可为，曾经济南与上海两家大医院检查，均云手术效果不理想，仅赖中医。详隋·巢元方《诸病源候论》卷五“腰背病诸候”云：“肾主腰脚，而三阴三阳十二经、八脉有贯肾络于腰脊者，劳损于肾，勤伤经络，又为风冷所伤，血气击搏，故腰痛也。”又详《素问·骨空论》亦云，督脉起于少腹以下骨中央，贯脊属肾。”故此病之本，当与肾气相关，又论病因，亦与风寒湿气之侵及劳损之伤等有关，即囊肿之物，亦属水湿之为患。

本方以强肾壮骨、活血利气、通络散结为主，选群队之药，组成复方。特有细辛、白芥子等辛温通透之药以窜透之，以威灵仙、鸡血藤之善于通络之药以行之，借群力以奏其功也。

8. 张某某　女　中年　济南市某大学职工

2004年7月15日初诊：下班后，乍感腰部疼痛，一夜未愈，次日去医院，行封闭疗法。有所好转，复上班一日，次日晨起，左腰部仍感不适，前曾在医院检查，腰椎某节有轻度膨出，时年已近半百，肾气渐衰，不耐劳损。故每经劳累，则易作痛，舌、脉无大变，治宜壮骨活血。

处方：当归15克　丹参15克　乳香5克　没药5克　川续断15克　炒杜仲15克　骨脂10克　川牛膝10克　细辛3克　桑寄生10克　水煎温服

7月17日复诊：服上方二剂，疼痛减轻，腰部亦感灵活。此气血已渐通畅，可以前法缓图之。

处方一：以前方三剂继服。

处方二：当归50克　丹参40克　炒杜仲60克　川续断60克　桑寄生60克　川芎30克　白芍50克　熟地60克　骨碎补50克　骨脂40克　川牛膝50克　细辛20克　肉桂30克

上药共为细末，水泛为丸梧子大，每服6克，日二次，温水送服。

8月13日复诊：服上药后，诸证已基本痊愈，可以自由活动，惟时有肝火浮越之感。是肾阳渐强之势，水生木也，再以去辛热之性味，专以强筋壮骨以固前功。

处方：当归100克　丹参80克　炒杜仲120克　川续断120克　桑寄生120克　川芎50克　白芍60克　熟地60克　补骨脂80克　川牛膝100克　骨碎补100克　乳香30克　没药30克　地龙30克　鸡血藤50克

上药共为细末，水泛为丸如梧子大，如前法服用。

9. 张某某　女　80岁　济南市退休干部

2010年3月25日初诊：10余年前即患腰痛之疾，后经医院检查为椎间盘膨出，3年前始觉两腿麻木，时尚轻，后渐加重，现并感两下肢发凉，两腿轻度浮肿，早晨能见消，晚间小便频急，大便正常，身体尚好，血压不高，左寸脉沉，关沉而无力，尺脉弱，右寸、关均沉而无力，尺弱甚。此肝、肾皆虚，经络不畅，阳气不足。当以养血、温经、活络之法治之。

处方：当归15克　丹参15克　鸡血藤15克　川牛膝10克　杜仲15克　细辛3克　炒白芍15克　桂枝15克　通草6克　白芥子6克　川断10克　地龙10克　水煎温服

5月18日复诊：服上方五剂，腿、足麻的时间减少，麻的程度亦轻。以前晚间犯的时间较长、较重，现晚间基本不犯。服药后，有时大便稍稀，两腿尚感木硬，脉、舌无大变化，此经络少通，但气血不足，短时间难以大变，可继用前方加减。

处方：前方细辛加至5克，白芥子加至10克，再加威灵仙10克　川芎10克　水煎温服

9月21日复诊：服前方已近百余日，已大有进步，原来退、足麻木时，按之已不痛，两足踏地时如踏棉花状，现已基本不发，偶发一次，亦不甚重，稍加休息，即可恢复。自己扶以小车，即可自由散步。现已停药20余日，亦无他变。舌无大变，脉较前稍有力。当以前法缓调之，以巩固药效。

处方：以前方五剂，为细末，水泛为丸如梧子大，每服6克，早晚各一次，温水送服。

按　老年人患此证，西法手术已无望，若不调治，必逐渐加重。由于年长之人，肝肾皆

虚，筋骨之失养，亦属常情，加以椎体有损，经络欠通，气血运行不畅，每易致瘫，故其康复，实属不易，今以活血舒筋、温经通络之法治之，渐趋好转。然当坚持治疗，从缓图之，自能保持一定活动能力，求得生活尚可自理，于愿足矣。若思求痊，实为难能。

10. 张某某　男　中年　荣成市

2010年7月2日初诊：自幼体格不甚坚实，由于身处农村，从事农业劳动，常易感冒，每劳动稍重时亦易腰痛，或不知不觉地闪了腰，曾经检查腰椎及腰肌亦无明显损伤，大小便正常，胃酸较多，常致胃部不适，脉沉缓，尺脉较弱。此体质较弱，肝、肾不足，筋骨失养之慢性劳损，当以补益肝肾强筋壮骨之法，从缓以治。

处方：当归50克　丹参50克　乳香20克　没药20克　炒杜仲60克　川续断60克　骨碎补60克　补骨脂30克　川牛膝50克　土鳖虫30克　鸡血藤30克　桑寄生60克　肉桂20克

上药共为细末，水泛为丸为梧子大，每服6克，早晚各一次，温水送服。

复诊：服上药不久，即感腰痛减轻，药服完后，即感腰痛大好，从事一般体力劳动，已无感觉，服药期间，亦不曾闪腰，是筋骨较前已明显强壮。可用前方，继续服用以固之。

按　此等证，皆筋骨力弱，肝肾不足所致，加以长期体力劳动，此证诚所难已。故农民或城市从事体力劳动之工人，患此证者较多，本方以杜仲、续断、骨碎补、桑寄生、骨脂等强壮筋骨之药以强本，以归、参、乳、没等药活血止痛以缓其急，再加以温经通络之药以辅之，若无实质较大损伤之腰痛，皆可收效。

【张春兰案】

1. 郭某某　男　32岁　东滩村

2000年秋初诊：两腿麻胀疼痛，行动不便一年多，阴雨天胀痛加重。筋脉拘禁，无红肿。舌淡白，脉沉紧。服用西药时好时痛，遂来诊。

处方：当归15克　白芍15克　赤芍10克　生地10克　桂枝15克　木瓜15克　鸡血藤15克　甘草10克　伸筋草15克　川断12克　红花10克　乳香10克　没药10克　地龙10克　桑寄生10克　杜仲10克　灵仙10克　薏米10克　毛姜10克　防己10克　丹参10克　水煎温服　8剂

二诊：上方服8剂后，腿痛麻胀均减轻，筋脉拘禁缓解。原方继服。

三诊：继服原方10剂后，诸症大有好转。继服前方。

四诊：已痊愈。嘱另服壮腰健骨丸以善其后。

2. 栾某某　男　52岁　桑梓村

2001年秋初诊：腰痛佝偻多年。近数月腰部有巴掌大一块有烧灼感。小便频数。舌淡白，脉沉。

处方：熟地10克　萸肉10克　山药10克　丹皮10克　生龙蛎各15克(先煎)　茯苓10克　泽泻10克　知母10克　黄柏10克　白术10克　龟板10克　益智仁10克　水煎温服　8剂

二诊：服上方8剂后，烧灼感明显好转。原方加川断、杜仲继服。

三诊：服加川断方数剂后痊愈。

3. 彭某某　女　46岁　马草夼

2009年4月初诊：腿痛一年多。两膝关节肿大积液，怕冷胀痛，活动不灵。苔薄白，脉沉。

处方：薏米20克　苍术12克　茯苓12克　白术12克　黄芪10克　陈皮10克　路路通10克　车前子10克(各包煎)　当归10克　川膝10克　丝瓜络10克　防己10克　干姜6克　鸡血藤12克　水煎温服　6剂

二诊：服上方6剂后，腿痛减轻。膝关节肿消大半，活动时痛减。原方去干姜加桂枝12克继服。

三诊：服上方10余剂后，膝关节肿消，但腿仍痛，遂调方。

处方：当归15克　丹参10克　毛姜10克　杜仲10克　川断12克　川膝10克　薏米15克　乳香10克　没药10克　鸡血藤15克　地龙10克　桂枝10克　白芍10克　甘草10克　木瓜12克　丝瓜络10克　云苓10克　黄芪12克　苍术10克　水煎温服

四诊：服上方20余剂后痊愈。

4. 张某某　女　50岁　崖头惠丰小区

2009年6月初诊：两腿疼痛，有时麻木，阴雨天加重。活动时腿痿软无力。关节拘禁微肿。舌苔薄白，脉沉细。

处方：当归15克　桂枝12克　白芍10克　炙甘草10克　细　辛3克　鸡内金10克　川膝10克　山药10克　毛姜10克　伸筋草10克　薏米15克　附子3克　水煎温服　3剂

二诊：服上方3剂后，腿痛未减，调方。

处方：独活10克　桑寄生10克　杜仲10克　川膝10克　秦艽10克　防风10克　当归12克　白芍10克　赤芍10克　细辛3克　桂枝12克　炙甘草10克　熟地10克　党参10克　鸡内金15克　伸筋草10克　川断12克　附子5克　五加皮10克　水煎温服　3剂

三诊：服二诊方后，腿痛好转，麻木亦轻，活动自觉有力。上方加木瓜、地龙、薏米各10克，继服6剂。

四诊：服三诊方6剂后，腿痛明显好转，不麻木、不怕冷。嘱上方继服至痊愈。

5. 王某某　女　67岁　崖头惠丰小区

2009年10月初诊：初因腿痛，自己推拿，痛未缓解，后又右侧膝关节肿胀、积液，活动不灵，有冷感，筋脉拘禁，夜则痛甚，不能入睡。曾抽积液一次，不仅未愈，反而继续肿胀、积液。后又自用药外敷，吃西药、输液，结果均无效，最后越发不能走路，遂想用中药治疗而来诊。

处方：薏米20克　苍术15克　黄芪15克　白术12克　云苓12克　鸡血藤15克　川膝12克　伸筋草15克　丝瓜络10克　陈皮10克　路路通10克　当归12克　毛姜10克　车前子10克(各包煎)　川断10克　防己10克　干姜10克　羌活10克　水煎温服　4剂

二诊：服上方4剂后，膝关节积液已消大半，腿拘紧减轻，活动较前灵活。原方4剂继服。

三诊：继服上方后，腿已消肿，疼痛减轻，但腿有麻胀感。遂调方。

处方：当归15克　丹参10克　乳香10克　没药10克　怀膝12克　鸡血藤15克　木

瓜15克　伸筋草15克　桂枝10克　川断15克　薏米15克　丝瓜络10克　毛姜10克　黄芪15克　苍术10克　水煎温服

四诊:服三诊方后,腿痛大减,走路无碍。三诊方继服。

五诊:继服三诊方后,腿已不痛,活动灵活。原方连服数剂后,告知已痊愈。

6. 姜某某　男　53岁　马草夼村

2012年2月初诊:素患腰痛多年,近又腿痛、麻木、发胀,活动不灵,关节微肿、怕冷,有凉感,阴雨天加重。舌苔淡薄,脉沉缓。

处方:桂枝15克　白芍12克　当归15克　丹参15克　乳香10克　没药10克　杜仲10克　毛姜10克　川膝10克　川断12克　伸筋草15克　薏米20克　鸡血藤15克　木瓜15克　地龙10克　防风10克　灵脂10克　元胡10克　赤芍10克　甘草10克　松节10克　水煎温服　8剂

二诊:服上方8剂后,腰腿疼痛减轻,麻木缓解。原方加川羌继服。

三诊:上方服后,所有症状明显好转。继服二诊方。现已痊愈。

3. 足跟痛

【张灿玾案】

1. 张某某　女　成年　济南某某大学

初诊:近患足跟痛。近年曾患腰痛,经医院检查为椎间盘轻度膨出,服用中药治愈,近又患足跟痛,始未注意,逐渐加重,步履不适。舌红苔白,脉沉缓,尺脉较弱。此肝肾不足,肝主筋,肾主骨,筋骨不得其养,则不任其劳,当以补养肝肾,强筋、壮骨、通络之法治之。

处方:当归15克　丹参15克　杜仲15克　川断15克　桑寄生15克　川芎12克　白芍15克　生地15克　补骨脂12克　川牛膝12克　骨碎补15克　地龙12克　木瓜12克　土元12克　鸡血藤15克　桂枝9克　威灵仙15克　生甘草6克　水煎温服

复诊:服上方十余剂,疼痛大减,遂以此方4剂为末,水泛为丸,梧子大,每服6克,早晚各一次,服完一剂后,已基本不痛,嘱继服一剂。

按　足跟痛之病,早在《诸病源候论》卷五已有"腰脚痛候",乃"肾气不足,受风邪之所为也。"后在《丹溪心法》卷三"脚气"门附有"足脚痛,用独活寄生汤",复云:"足跟痛,有痰,有血热,血热四物加黄柏、知母、牛膝之类。"此证肾气不足者居多,另因劳损,或寒湿、湿热感受者亦有之,当辨证施治。

2. 张某某　女　中年　荣成市

2011年8月17日初诊:长期在农村从事农业生产劳动,今年始感足掌肿胀,且劳动过度时足跟亦痛,舌红苔白,脉沉缓,此乃长期劳损,筋骨损伤所伤,当予活血舒筋通络化湿之法。

处方:当归15克　丹参15克　乳香6克　没药6克　川牛膝10克　杜仲10克　川续断10克　薏米30克　鸡血藤15克　地龙10克　桑寄生15克　威灵仙15克　穿山甲6克　白芥子6克　路路通10克　千年健10克　地风10克　水煎温服

8月21日复诊:服上方3剂后,无不良反应,足部稍觉轻快,气血尚未通畅,再加重活血利湿之药。

处方：上方加桃仁10克　红花10克　防己10克　茯苓15克　麻黄6克　苍术10克　水煎温服

8月31日复诊：服上方5剂，足掌肿已见消，足跟痛亦轻，此经络渐通，血气已行。仍以前方加减即可。

处方：当归15克　丹参15克　川牛膝10克　杜仲10克　川续断10克　薏米30克　鸡血藤20克　地龙10克　桑寄生15克　威灵仙15克　白芥子6克　路路通10克　细辛3克　桃仁10克　红花10克　防己10克　茯苓15克　麻黄5克　苍术10克　水煎温服

9月4日复诊：服上方4剂后，足掌肿已基本消退，足跟痛亦大减，遂以本方继服5剂，再以本方5剂为末，水泛为丸梧子大，每服6克，早晚各一次，温水送服。后逐愈。

按　本病多因长期从事体力劳动，对筋骨有所损伤。或为寒湿所侵，至中年之后，气血渐衰，筋骨失养，血行不畅，络脉失通，遂发此病，治当以舒筋活络强筋壮骨为主。若气血淤滞者，当加以活血导滞之药，寒湿瘀滞者，当加通阳化湿之药，肾气虚甚者，当加滋补肝肾之药，临机处药，莫守一方，此中医辨证之要义也。

4. 历节风

【树乾公案】

洪某某　男　13日，马岭洪家村

1965年7月29日初诊：腿上中下三信关节肿痛，时发时歇，发则关节肿痛，发热，头晕心悸，脉弦细。此血虚寒风湿。

处方：甘草三钱　附子一钱　炒白术三钱　桂枝三钱　水煎温服

8月15日复诊：服初诊方数剂，病未再发，原方继服。

【张灿玾案】

李某某　女　中年　荣成崖头镇

初诊：患一身骨节痛已有数年。初因感受风寒诱发手指骨节疼痛，不曾及时治疗。后逐渐加重，连及脊背，冬季尤重，不能见冷水，手指屈伸不利，指关节已见粗大，按捺痛，不能操持针黹。曾经某医院检查，诊为类风湿性关节炎，经多医及中西医药治，效不佳。现尚能活动及轻微劳作，惟劳甚或受凉则痛如针刺。饮食及二便无变化，月经尚可，无热感，惟怕冷。舌红，苔白而润，脉沉紧。此历节病也，皆因感受风寒湿邪，久而不愈，邪害关节，损及经脉，伤及筋骨。气血营运受阻，必致新陈代谢滞而不通。凡久病不以急治，当搜其邪气，通其瘀滞，破其凝结，导其经络，活其气血，养其筋骨。综合以治，持之以恒，以求其效。

处方：桂枝三钱　白芍三钱　麻黄二钱　白术三钱　知母三钱　防风四钱　制附子二钱　当归三钱　川芎二钱　生地三钱　细辛一钱　地龙三钱　全蝎二钱　僵蚕二钱　炒山甲二钱　皂刺二钱　威灵仙三钱　白芥子二钱　生甘草二钱　水煎温服

以此方先服一、二剂，看有无副作用，如无，则可将附子逐渐加至五钱，继续服至以知为度，可将上药做成水丸或蜜丸，每服二钱，早晚各一次，米饮送服。

按　本证即所谓历节风病。早在《素问·痹论》已言及风寒湿病，侵及筋骨时，可导致

"尻以代踵,脊以代头"之严重后果,类似此证。详《金匮要略方论》中风历节病云:"寸口脉沉而弱,沉即主骨,弱即主筋,沉即为肾,弱即为肝,汗出入水中,如水伤心,历节黄汗出,故曰历节。"又云"少阴脉浮而弱,弱则血不足,浮则为风,风血相搏,即疼痛如掣。盛人脉涩小,短气,自汗出,历节痛,不可屈伸。此皆饮酒汗出当风所致。"又云"诸肢节疼痛,身体尪羸,脚肿如脱者……桂枝芍药知母汤主之。"《金匮要略方论》所论,对本病之病因、病机、证治等已概论其要。后世医著,论之尤详。如宋严用和《济生方》诸风门白虎历节论治云:"夫白虎历节病者,世有体虚之人,将理失宜,受风寒湿毒之气,使筋脉凝滞,气血不流,蕴于骨节之间,或在四肢,肉色不变,其病昼静夜剧,其痛彻骨如虎之啮,名曰白虎之病也。"在治疗方面,后世立方,是在《金匮要略方论》方的基础上,加用搜风、散结、破瘀、通络之药,如全蝎、僵蚕、地龙、白花蛇、桃仁、穿山甲等药。极大地发展了治疗历节风的思路、治法和用药,进一步提高了疗效。

本案用《金匮要略方论》桂枝芍药知母汤方,与清康应辰《医学探骊集》搜风止痛汤,加减化裁而成。桂枝芍药知母汤方原治中风历节"诸肢节疼痛,身体尪羸",故取全方,又细辛、穿山甲等以搜剔其邪,加白芥子、地龙等以导其滞,全蝎、僵蚕等以散其凝,以山甲、皂刺等以破其结,攻、补兼施,正邪兼顾,可直达病所,破其营垒,通其经络,行其营运,复其气血者也。然需持之以恒,方可见效。

本方始为处方,嘱其久服。数年后,方知患者坚守医嘱,竟奏良效。此亦医患双方努力之结果也。

5. 鹤膝风

【张灿玾案】

鞠某某　男　青年　荣成大落村

初诊:昔年因感风寒湿邪,膝关节疼痛。初起未曾抓紧治疗,逐渐加重,膝关节肿痛,色不变,无凹陷,不能远行,不能负重,其他关节无明显感觉,受风寒或风湿则加重。身体怯弱,四肢消瘦,二便及饮食无改变。舌淡红,苔白滑,脉弦细,尺脉尤弱。此肝、肾原已不足,复感风寒湿邪,阻滞经络,气血不能营运,筋骨得不到护养,凝滞为病。膝关节为足三阴脉与三阳脉通行之关隘也。气血营运不行,关隘阻滞不通,则肿而且痛,形如鹤之膝也,故名鹤膝风也。治以滋补气血,通经活络,兼祛寒湿。

处方:当归三钱　川芎二钱　白芍三钱　生地三钱　黄芪三钱　白术二钱　苡仁三钱　防风五钱　独活二钱　川膝二钱　白芥子二钱　细辛一钱　杜仲三钱　僵蚕二钱　甘草一钱水煎温服

复诊:服上方三剂后,疼痛稍有缓解,余无改变,无不良反应。可知方法与证相符,但缓病不以急治,欲求近功不易也。又本病虽系肝、肾不足,精血不能养筋骨,然《素问·阴阳应象大论》有云:"化生精,气成形。"此证虽精失养,而阳化之力亦不足也,故可试加扶阳之药,既可助阳化气,亦可化解寒湿。

处方:前方加制附子二钱。

复诊:服前方三剂后,疼痛明显减轻,步履亦觉灵活,可将制附子加至三钱,继服之。

复诊：继服上方三剂后，无不良反应，诸证又有减轻，再以原方加桂枝三钱，一则助制附子化阳之力，又可温经通络，且无毒副作用之嫌。

后继服此多剂，膝部肿痛，均已大减，走路与活动基本恢复正常，限于经济条件遂停药，自行调养。

按 鹤膝风证，在明、清医著中较多，或附于痹病，或附于脚气，应与痹病为一大类也，亦有单论此病者。此病治法当分虚实，若营血虚损不能营其筋骨者，当以滋养精血为法，若以风寒湿邪闭滞者，当通闭祛邪为法，亦当兼养精血。前人论述，颇可参用。喻嘉言《医门法律》卷三"风门杂法"云："鹤膝风者，即风湿之痹于膝也。即膝骨日大，上下肌肉日枯细者，且未可治其膝，先养其血，俾肌肉渐荣，后治其膝可也。"又清林佩琴《类证治裁》卷五"鹤膝风"云："膝者筋之府，屈伸不利，两膝臃肿，内外皆痛，如鹤之膝，是名鹤膝风。多由足三阴经亏损，风邪袭之使然，治在活血荣筋，兼理风湿。"林氏此论，义得两全。至于选用诸方，首在辨证，气血虚者，必用四君四物，精血亏者，治在肝肾，若风寒湿邪盛者，可参诸痹诸方；至于经络闭滞不通者，必用辛温药通而散之，或用虫类药，如全蝎、僵蚕、地龙、山甲、蜂房等类药。

本案选用大防风汤为主，加减用之。加白芥子、细辛等辛通之药，以开其滞。加桂枝者，温经化阳也。加僵蚕者，以善于消结也。此亦标本兼顾之法。

6. 肩臂痛

【士洲公案】

萧某某　男　成年　文登县二章村

初诊：昔因劳累过度，患肩膀痛，而常年务农仍需坚持劳动，近因感受风寒疼痛，肩关节亦不灵活，有时颈部亦似失枕样感觉，脉沉缓。此皆因劳务损伤，复感风寒，导致气血流通受阻，筋脉活动不便，现邪风尚浅。当以祛风寒通络活络治之。

处方一：羌活二钱　独活二钱　藁本一钱　蔓荆子一钱　防风二钱　川芎二钱　葛根二钱　桂枝三钱　红花二钱　生甘草一钱　水煎温服

处方二：小活络丹四丸，早晚各服一次，温水送服。

复诊：服上方后，疼痛减轻，活动亦较前灵便，遂以前方继服，后遂大减，即停药不服。

理按 昔在农村行医，由于农民生活少有富裕者，加之农活较忙，故很多患者，治见好转，即停药不治。古人云："病加于小愈。"此之谓也。

【树乾公案】

1. 郭某某　男　39岁

1963年3月13日初诊：气血凝滞，肩背痛，不能举，脉沉涩。此气血凝滞。

处方：当归三钱　丹参五钱　乳香三钱　没药三钱　连翘三钱　桂枝三钱　水煎温服一付

复诊：服初诊方一付，痛已好转，脉象流利，原方二付继服

复诊：原方加川断三钱，二付继服。

2. 张某某之妻　女　成年　下回头村

1963年3月19日初诊：肩背臂痛，手厥冷，痛则不能屈伸，脉沉细迟。此血虚卫气弱。

处方：桂枝三钱　附子一钱半　甘草二钱　黄芪三钱　大枣三枚　生姜二钱　水煎温服　四付

复诊：原方继服，可望痊愈。

3. 张某某之妻　女　67岁　下回头村

1963年4月23日初诊：气血凝滞，背肩痛不能举，脉沉涩。此气血凝滞。

处方：桂枝三钱　白芍三钱　甘草二钱　生姜二钱　大枣三枚　桃仁二钱　红花二钱　木瓜二钱　威灵仙二钱　乳香二钱　没药二钱　丹参二钱　水煎温服　一付

4月27日复诊：调方。

处方：当归三钱　丹参四钱　乳香三钱　没药三钱　桃仁三钱　红花二钱　陈皮二钱　水煎温服　一付

4月28日复诊：服前方痛减大半，上方加茜草三钱，一付继服。

4. 迟某某　男　50岁　大迟家村

1963年8月1日初诊：肘股痛，痛甚即肿，不痛时微消，已有30年之久，痛时肘臂不能屈伸，手指胀麻，脉弦有涩滞象。皆因气血不流通，筋脉不得濡养所致。此湿郁血滞。

处方：丹参五钱　乳香三钱　没药三钱　桂枝三钱　连翘三钱　苡米一两　水煎温服　二付

8月4日复诊：服上方二付，痛即减轻，肘腕已能伸开，原方二付继服。

5. 于某某　女　60岁　小落村

1963年12月21日初诊：血虚风寒侵袭，臂痛麻木，经络壅瘀，夜间尤甚，脉左弦右兼涩象。此气血虚弱，筋不得养。

处方：桂枝三钱　白芍三钱　甘草二钱　生姜二钱　大枣三枚　黄芪五钱　丹参四钱　没药三钱　乳香三钱　红花二钱　水煎温服　二付

12月25日复诊：原方去红花加白术三钱，附子一钱，并加黄芪五钱，二付继服。

1964年1月6日复诊：服初诊方痛稍减，继服25日桂枝汤去白芍，黄芪用至一两，白术四钱，加附子一钱半，苡米五钱，痛已止，原方二付继服。

6. 王某某　男　35岁　脉埠村

1965年3月5日初诊：肩背痛，脉弦涩。此气血凝。

处方：当归五钱　丹参五钱　乳香三钱　没药三钱　茜草三钱　红花三钱　桂枝三钱　鸡血藤四钱　水煎温服　一付

复诊：服上方后，痛减大半，原方一付继服。

复诊：病已痊愈，原方加黄芪五钱继服，以固疗效。

7. 萧某某　女　成年　下回头村

1965年9月12日初诊：肩臂痛，脉沉涩。此血脉凝滞，经络壅瘀。

处方：当归四钱　丹参四钱　乳香三钱　没药三钱　连翘三钱　桂枝四钱　水煎温服

9月13日复诊：原方加姜黄二钱继服。

9月17日复诊:服初诊方未效,继服原方加味服二剂,痛大减,已能随便活动,二付继服。

8. 李某某　女　成年　西滩村

1965年9月29日初诊:肩背臂痛。此血寒凝滞。

处方:当归五钱　丹参五钱　没药三钱　乳香三钱　桂枝三钱　茜草三钱　姜黄三钱　水煎温服　一付

10月3日复诊:调方。

处方:当归五钱　丹参五钱　乳香三钱　没药三钱　桂枝三钱　姜黄三钱　青皮三钱　红药三钱　大秦艽三钱　赤芍三钱　甘草二钱　生姜一钱　大枣三枚　水煎温服　一付

10月8日复诊:服3日方后,痛大减,亦能自由活动,原方二付继服。

9. 张某某之母　女　成年　下回头村

1965年10月5日初诊:肩臂痛项背强,脉弦弱。此气血凝滞。

处方:桂枝四钱　酒芍三钱　甘草二钱　生姜二钱　大枣三枚　秦艽三钱　木瓜三钱　当归三钱　红花三钱　水煎温服　一付

10. 张某某　男　成年　下回头村

1965年1月20日初诊:血不养筋,臂胀痛,手指有时麻痹,脉弦细。此气虚血滞。

处方:桂枝三钱　炒白芍三钱　甘草二钱　生姜二钱　大枣三枚　当归五钱　丹参五钱　乳香三钱　没药三钱　黄芪五钱　陈皮二钱　水煎温服　一付

复诊:服初诊方一付,肘臂痛减轻,惟手仍麻木,原方黄芪加五钱,一付继服。

11. 萧某某　女　50岁　孔家村

1966年12月6日初诊:臂痛及大指次指麻木作痛,夜卧痛甚,活动则痛少减,脉弦紧。此寒凝血滞,经络不通。

处方:当归五钱　丹参五钱　乳香三钱　没药三钱　茜草三钱　桂枝三钱　酒芍三钱　甘草二钱　生姜二钱　大枣三枚　青皮三钱　水煎温服　二付

12月15日复诊:服初诊方四付,痛麻均减轻,原方四付继服。

【张灿玾案】

张某某　女　中年　荣成市下回头村

2011年1月17日初诊:自去秋从事农业劳动时,即感手拇指痛,腰部亦不适。后每劳动时,大指根连及手臂及头部均疼痛不适,经用汤洗法治疗后,疼痛减轻,但大指臂部活动时,仍感疼痛不适,其他无异常改变,舌红苔白薄,脉沉弦。此劳动过甚,损伤筋骨,经脉运行不畅,络脉不通所致。治当以温经活络,养血舒筋为法。

处方:桂枝10克　白芍15克　木瓜15克　透骨草10克　元胡6克　红花6克　丹参10克　当归10克　乳香6克　没药6克　川断10克　生甘草3克　水煎温服

1月20日复诊:服上方三剂,疼痛减轻,活动亦觉灵活,舌脉无变化,可继用前方调理。

处方:前方去川断,加伸筋草15克,水煎温服。

1月28日复诊:上方继服五剂,诸证已大见好转,继用前法,通经活络,以收后功。

处方：桂枝15克　白芍15克　木瓜15克　透骨草15克　红花6克　苏木6克　鸡血藤15克　伸筋草15克　当归12克　元胡6克　丹参10克　水煎温服

继服此方数剂，诸证皆愈。

2013年12月2日初诊：两年前两上肢疼痛病，当时吃花已愈，这两年又因劳动过甚，近来又感到右手指麻木，对冷热无明显感觉，其他无明显改变，舌红苔白薄，脉弦细而缓。此皆劳动过甚，经络运行不畅所致，当以通经活络为法。

处方：当归15克　丹参15克　鸡血藤15克　桂枝15克　桑枝15克　白芍15克　木瓜10克　白芥子6克　细辛2克　川芎6克　络石藤10克　生甘草3克　水煎温服

12月5日复诊：服上方三剂后，即感到麻木减轻，后即以此方治愈。

按　此病均由体力劳动过甚，损伤筋脉，导致经络运行不畅，气血通行受阻；亦或受风寒，湿热外犯，则病情尤甚，特别是农民、工人等靠手工操作者，患者特多。昔在农村行医时，农民至中年后，多有是证，治疗之法，总以通经活络、养血舒筋为主，若兼外邪内犯者，加温经散寒之药；气血虚弱者，加补气养血之药；麻痹不灵者，加辛香走窜之药，每收良效。今收此案为例。

【张春兰案】

田某　女　32岁　蒲头村

初诊：左侧肩臂疼痛，颈项拘紧，手臂麻木，活动不灵、怕冷。舌淡，脉弦。

处方：当归15克　丹参10克　乳香10克　没药　10克　秦艽10克　片姜黄10克　红花10克　威灵仙10克　甘草5克　葛根15克　桂枝10克　白芍12克　桑枝15克　青皮10克　元胡10克　生姜3片　大枣3枚　水煎温服　4剂

二诊：服上方4剂后，疼痛大减，手臂已不麻木，原方继服4剂。

三诊：继服上方4剂后，肩臂痛已愈。活动灵活，原方继服2剂。以巩固疗效。

7. 关节痛

【士洲公案】

彭某某　男成年　荣成县马草夼村

初诊：患者长期干泥瓦工，从事体力劳动，而且无论阴天下雨，天气地凉，也常须坚持干活，其本人又系工长，不能按时休息，故因劳力慢性损伤，又为风寒湿邪所侵，渐发关节疼痛，腰部亦觉发板疼痛，特别劳累过度或感受风寒时，则感觉尤甚，现身体状况尚好，饮食二便均无影响，若得到适当休息，则顿感轻松，无寒热等证，舌红苔白脉沉缓，尺脉较弱。此筋脉慢性损伤，复被外邪所侵。当以养血活络，温经散寒为法。

处方：独活二钱　桑寄生三钱　秦艽二钱　炒杜仲三钱　细辛七分　川断三钱　防风一钱　当归三钱　川芎二钱　白芍二钱　桂枝三钱　川牛膝三钱　生甘草一钱　水煎温服

复诊：服上方四剂后，关节疼痛及腰部不适，均觉减缓。但正值春季，揽活较多，难以得闲，继服汤剂不易，遂改以散剂，可连续服用。

处方：制川乌八钱　制草乌八钱　制南星八钱　地龙八钱　炙乳香五钱　炙没药五钱

当归一两　丹参一两

上药共为细末,每服二钱,早晚各一次,黄酒冲服。

后即用此方,坚持服用,逐渐好转,且能坚持劳动,直至老年,未发此疾。

【树乾公案】

1. 闫某某　女　68岁　下回头村

1963年3月10日初诊:手指节肿痛,拘挛,屈伸不便,有时少发热,脉弦细。此血虚风湿。

处方:苍术五钱　木瓜三钱　苡米一两　独活三钱　寄生三钱　丹参五钱　水煎温服　二付

3月14日复诊:原方四付继服。

3月18日复诊:手指已能屈伸,调方。

处方:麻黄二钱　甘草二钱　杏仁三钱　苡米一两　白术五钱　水煎温服　二付

3月21日复诊:服前方,痛减,手指拘挛亦觉舒适,但手指节肿仍未消,服18日方二剂,手指节肿即见消退,痛大减,手指屈伸自如,二付继服。

4月1日复诊:服上方数剂,已近痊愈,肿痛已消大半,手指屈伸自如。

4月10日复诊:原方服数剂。原方加桂枝三钱。

4月12日复诊:原方二付继服。

2. 萧某某　女　59岁

1965年5月8日初诊:血虚风寒湿气侵袭,关节肿痛,筋脉拘挛,皮肤作痒,脉弱涩。湿流关节,故肿痛,湿侵皮肤孙络,故作痛。此风湿,湿流孙络皮肤作痒。

处方:苍术五钱　木瓜三钱　红花二钱　当归三钱　秦艽三钱　独活三钱　寄生三钱　细辛一钱　茯苓皮四钱　毛姜三钱　桂枝三钱　甘草二钱　水煎温服　一付

复诊:服初诊方一付,皮肤痒大减,关节痛亦轻,原方二付继服。

复诊:服上方痒虽止,但肿仍未痊愈,调方。

处方:黄芪五钱　白术三钱　甘草二钱　防己三钱　水煎温服　二付

复诊:服上方二付,肿势见消,痛亦少减,原方加重防己。

处方:防己四钱　甘草三钱　黄芪一两　白术四钱　水煎温服　四付

8. 麻痹

【士洲公案】

王某某　男　老年　荣成县北乔头村

初诊:昔年患关节疼痛,因当时不曾积极治疗,每受风寒或潮湿则犯病,冬季犹易发作,每犯时全身关节及肌肤均觉不适,现随年龄增长,腰腿亦觉不适,且有时有麻痹感,负重致远均感困难,大小便无变化,饮食尚可,舌红苔白,脉沉缓而弱。此先风寒湿邪外中,日久年老阳虚,血气亦衰。当以助阳祛邪补养气血之法治之。

处方一:黄芪五钱　当归三钱　川芎二钱　白芍二钱　羌活三钱　桂枝二钱　红花一

钱　川牛膝二钱　水煎温服

处方二:小活络丹六钱,每服二钱,日一次,温水送服。

复诊:服上方三剂后,疼痛有所缓解,惟仍觉怕冷较甚。此阳气及气血虚甚之故。当以大补气血助阳通络为本。

处方:黄芪六钱　当归三钱　炒白芍三钱　桂枝四钱　川牛膝二钱　木瓜二钱　制附子二钱　水煎温服

复诊:服上方二剂后,诸证已有所缓解,但腿足部仍时有麻痹之感,当再加通络之药,附子可逐步加重,以助阳气而祛寒湿。

处方:桂枝五钱　炒白芍三钱　麻黄一钱　炒白术五钱　当归三钱　防风三钱　制附子三钱　白芥子二钱　川牛膝三钱　甘草二钱　生姜三片　水煎温服

复诊:服上方三剂后,疼痛及麻痹均有好转,后即以本方加减调治而渐愈。

【树乾公案】

1. 徐某某　女　23岁　河北村

1963年3月27日初诊:遍身发紫色疙瘩,四肢沉胀麻木,脉沉涩。此经络血滞。

处方:坤草五钱　当归四钱　丹参四钱　乳香三钱　没药三钱　红花二钱　连翘三钱　桂枝三钱　水煎温服　二付

4月19日复诊:服初诊方,身体已觉舒适轻快,疙瘩见消,原方四付继服。

4月25日复诊:调方。

处方:香附三钱　赤芍三钱　丹参三钱　生地三钱　陈皮三钱　苏叶一钱半　川膝二钱　红花三钱　枳壳二钱　独活二钱　甘草二钱　半夏三钱　云苓三钱　生姜一钱　水煎温服

2. 王某某　女　50岁　东滩村

1966年1月26日初诊:四肢麻痹作痛,舌质紫暗,脉沉涩。此气滞血瘀。

处方:桂枝三钱　赤芍三钱　生姜二钱　当归五钱　丹参五钱　红花三钱　广木香二钱　川芎二钱　鸡血藤三钱　桑叶五钱　大枣三枚　水煎温服　二付

1月28日复诊:服初诊方二付,麻痹好转,原方二付继服。

3. 毕某某　男　26岁　双榜泊村

1966年11月20日初诊:初发病四肢痉挛,麻痹痛痒不堪,自述近来仍觉全身性麻痹疼痛,背部甚,脉沉弦涩。此经络壅瘀。

处方:秦艽二钱　川芎二钱　桃仁二钱　红花三钱　甘草二钱　川羌一钱半　当归五钱　丹参五钱　灵脂三钱　香附二钱　淮牛膝三钱　地龙三钱　水煎温服　三付

12月17日复诊:服初诊方后,全身麻痹已减,痛大减,但有时少觉头痛,目痛,又原方加夏枯草,服后诸症均痊愈,原方继服。

【张灿玾案】

1. 张某某　女　中年　荣成县

初诊:自述三年前,因猝站不起而腿脚麻木,不能行走。经医院检查为腰椎骨质增生,压迫神经，遂采用外科手术治疗。施术顺利，手术成功。术后，经几年的恢复，可以做些轻微的活动，惟两脚麻木，不见好转。患者在青年时期，即因体力劳累过度，长期劳损，筋骨损伤较重，即有腰腿疼痛麻木之病。服用活血通络，强筋壮骨药，亦可有不同程度的缓解，但不曾根除。本次术后，本望可以恢复，然始终未能根除。行走后足如踩棉絮感，足部感触亦不灵敏，显示经络未能畅通，气血运行不畅，遂致肢体末端少气少血也。继难自复，则可再以活血通络、强壮筋骨之药，以辛通其气，以养其源，以助其活力也。

处方：当归 15 克　丹参 15 克　生乳香 6 克　生没药 6 克　地龙 12 克　地鳖虫 12 克　白芥子 9 克　川牛膝 12 克　细辛 3 克　路路通 15 克　桑寄生 15 克　川续断 15 克　川芎 6 克　杜仲 15 克　鸡血藤 15 克　水煎温服

复诊：服用数剂后，即感麻木有所好转，遂坚持服用本方三个多月，两脚走路已大有进步，足部感触已灵敏许多，是经脉渐通之象，遂以本方为丸，继续服用。

处方：当归 60 克　丹参 60 克　生乳香 15 克　生没药 15 克　地龙 50 克　地鳖虫 50 克　白芥子 40 克　川牛膝 50 克　路路通 60 克　细辛 20 克　桑寄生 60 克　川续断 60 克　川芎 25 克　鸡血藤 60 克　炒杜仲 60 克

上药共为细末，水泛为丸如梧子大，每服 6 克，早晚各一服，温水送服。

按　昔年学医之时，先大父常云，凡肢体顽麻顽痛者，若非湿痰即为死血。每以此说，证之临床，多可奏效。本病亦类似此种病变，原由气血闭滞不行，故手术后虽病灶大部解除，然尚有他处小的病灶，未能全部清除，故气血之营运，尚难靠自体恢复。亦以张锡纯先生《医学衷中参西录》效灵活络丹方为基础，加诸活血通络药，如地龙、地鳖虫为血肉有情之物，更具灵动之性；白芥子、细辛二药，尤具窜透之力；路路通、鸡血藤二药，通络之作用极强；续断、杜仲二药，壮筋骨、补肾气以强其本；川芎佐当归以活血，牛膝引众药而下行；和合众力，以解顽证。又凡此等，多需坚持长期服用；故有微效，即当坚持长服，争取后效为是。

2. 张某某　女　成年　荣成市

2010 年 11 月 11 日初诊：患者因胸、腰关节骨质增生而手术治疗，术后长时间两脚麻木及凉感不愈。遂服中药，健腰壮骨，活血通络，以促其气血之运行。

经长时间服药后，现自觉两脚麻木已完全恢复正常。走路时脚下亦觉着地，行走亦觉轻快。惟脚底发凉，夏天亦需穿厚底鞋，此经脉虽恢复正常，但经气尚未全通，阳气不足所致，当再以温经通络之法以通其阳。

处方：当归 15 克　细辛 3 克　通草 6 克　炒白芍 15 克　白芥子 6 克　麻黄 2 克　制附子 9 克　生姜三片　大枣三枚(去核)　水煎温服

2010 年 11 月 24 日复诊：服上方 2 剂后，发凉即有好转，服 10 余剂后，发凉已大有好转，此阳气已达于足部矣，当继服前方，以复其阳，再以养血、活血、温经、通络之法，为丸剂常服，则麻木、发凉之感可减，经络可畅通也。

处方：当归 60 克　丹参 60 克　生乳香 24 克　地龙 48 克　土鳖 48 克　白芥子 36 克　麻黄 12 克　川牛膝 48 克　桑寄生 60 克　川续断 60 克　川芎 24 克　鸡血藤 60 克　炒杜仲 60 克　炒白芍 60 克　熟地 24 克　鸡血藤 60 克　制附子 36 克　细辛 20 克

上药共为细末，水泛为丸如梧子大，每服 6 克，早晚各一次，温水送服。

经服上方后，诸证已完全恢复。行动、感觉皆如常态。

按　本病原因胸、腰部椎骨多处骨质增生。多因身处农村，劳累过度，加之寒湿侵袭，已腰痛多年,不曾介意,后猝发瘫软,不能行走,经医院检查,单靠服药,恐恢复无望,遂行手术,术后,虽能行走,但两足麻木,足底发凉,仅遵医嘱待其恢复。然经历数月,不见好转,是知术后遗病,西法已穷,技止此耳。不得不以中药救治。详此证虽由于骨质增生压迫,气血难以畅通,经脉久经病患,气血运行受阻。既缺于养护,又不能畅通。病生久矣,术后,虽局部病情减缓,然就失养之经脉,不加以药物进行整体调治,极难自行恢复。故本病之后期,治则以虚实兼顾、标本兼治之法为主。滋补肝肾者治其本也,以肾主骨,肝主筋也。通经活络者,治其标也,以经络不通,则气血难行也。养血补阳者,治其虚也,以虚则难以自救自复也。活血通络者,散其实也。以实则脉道滞涩,气血难畅行也。此中医治病,必在明理、得法、配方、行药,始可以行辨证论治,有法有方之大要也。否则方药乱投,众法杂陈,难为上医也。

9. 劳损

【张灿玾案】

1. 李某某　女　成年　北京

2003年10月7日初诊:食欲不振,身体瘦弱有年。曾在上海看后,服用中药有好转,后药方遗失,未能坚持。现仍食欲较差,口舌生疮,大便微干,易疲劳。舌红少苔,脉弦滑,重按无力。此脾胃不振所致,脾气虚弱,则不化。胃阴不足则纳呆,时而虚阳上泛,口舌生疮。当调理脾胃,以振后天之本,则身自强也。

处方:沙参10克　生白术10克　茯苓6克　陈皮10克　清半夏10克　金石斛10克　薄荷6克(后入)　谷芽10克　肉苁蓉10克　麦冬6克　生甘草6克　生姜三片　大枣三枚(去核)　水煎温服

按　凡此等证,皆后天之本,脾胃不振所致。《素问灵兰秘典论》云:“脾胃者,仓廪之官,五味出焉。”王冰注:“包容五谷,是为仓廪之官;营养四傍,故无味出焉。”又六节脏象云:“脾、胃、大肠、小肠、三焦、膀胱者,仓廪之本,营之居也。名曰器,能化糟粕转味而入出者也。”王冰注:“皆可受盛,转运不息,故名为仓廪之本,名曰器也。营起于中焦,中焦为脾胃之位,故云营之居也。然水谷滋味,入于脾胃,脾胃糟粕,转化其味。出于三焦、膀胱,故曰转味而入出者也。”观乎此,则可知脾胃之所以为仓廪之官,为后天之本也。本方以六君子汤为主者,正欲以振脾胃之气,以沙参易人参。再加麦冬、石斛者,助其阴也。加薄荷以清其浮游之火,肉苁蓉以润粕门,正可以调脾胃阴阳之气,转出入之机,运转化之味,以养四傍也。

2. 周某某　男　29岁　济南市某印刷厂

2011年4月17日初诊:自去年与别厂合并以后,由于长时期喝酒,工作劳累,渐觉身体疲劳,耳鸣,头晕,易脱发,医院检查,有轻度脂肪性肝肿大,心肺无异常。大小便无异常,食欲尚可,性欲减退,舌淡红,少苔,脉沉缓而弱,左关、尺尤甚。此由于过度劳累,加之酒伤肝脾,阴血损伤,虚火上升所致,当先调理肝、脾,养阴抑阳,以降虚阳。

处方:葛花10克　太子参10克　生白术10克　茯苓10克　柴胡10克　青皮10克　生山楂10克　陈皮10克　生地10克　薄荷6克(后入)　当归10克　白芍10克　石菖蒲10克　菊花10克　生甘草3克　水煎温服

5月上旬复诊:服上方一剂,诸证均明显减轻,因工作太忙,未能连续服药,隔10余日,自觉尚未恢复正常，脉证亦见好转，遂以上方继服。

一星期后，电话告知，继服上方五剂后，自觉诸证已恢复正常，体力、精力亦大增，由于工作繁忙遂停药，并示谢意。

按 此病本应进一步调理，以固本元，然由于工作关系，见好即止，非善策也。今日在商界或官场，患此等证者，亦非鲜见。皆由生活失度，饮食失调，作息无时，加以心理失衡，每易导致此证。特别有酒伤之后，引发内脏发病者多矣，不可不戒。

详《素问·上古天真论》云：今时之人，“以酒为浆，以妄为常，醉以入房，以欲竭其精，以好散其真，不知持满，不时御神，务快其心，逆于生乐，起居无节，故半百而衰也。”何其相似乃尔。吾所见此情者多矣，或中年及衰者，亦常有之，吾每有所告诫。然世风如此，欲罢不能，欲止亦难。大圣之言在耳，何其不解其戒，何谈“养生”之道。

3. 张某　男　32 岁　济南市

2012 年 9 月 1 日初诊：一年前，因工作关系经常喝酒，渐感头晕头痛，食欲较差，睡眠较少。大便干，三日一次，有时胸部不适，似有痰，易疲劳，舌淡红，苔前白薄，中厚，脉弦细，中取见。此气血虚弱，精血亏损、肝火上扰。治当补气血平肝火，以观其变。

处方：当归 15 克　川芎 6 克　白芍 12 克　生地 10 克　生白术 10 克　茯苓 10 克　薄荷 6 克(后入)　菊花 15 克　柴胡 15 克　黄芩 6 克　明天麻 10 克　荆芥穗 6 克　生甘草 3 克　水煎温服

9 月 9 日复诊：服上方 6 剂后，头晕痛减轻，头目亦感清醒，体力增强舒适，大便日一次，干亦轻，食欲不佳等方面均有好转。唯有时心慌、心烦，舌红苔白，左脉沉数，右脉弦细。此气血已见旺势，然木、火两脏，尚未见杀，当再加安抚之。

处方：上方加生龙骨 15 克(先煎)　生牡蛎 15 克(先煎)　莲子心 3 克　炒麦芽 15 克　水煎温服

11 月 13 日复诊：服上方后，头晕头痛，全身不适，疲乏困倦等证，均大有好转，最近有半月时间，因未服药，又有点烦躁，有时呼吸似不畅。嗓子有痰吐不出，舌脉如前，此在恢复期中亦有功能尚未完全正常之状，当继用前法调理。

处方：当归 15 克　川芎 6 克　白芍 12 克　生地 15 克　生白术 10 克　茯苓 10 克　薄荷 6 克(后入)　丹皮 6 克　炒栀子 6 克　柴胡 10 克　莲子心 3 克　荆芥穗 3 克　菊花 15 克　葛根 6 克　生甘草 3 克　水煎温服

12 月 10 日复诊：服上方后，头痛、头晕、疲劳、失眠等证，均有很大好转，有时大便稍干，口舌稍干，时或烦躁上火，舌、脉如前，此正恢复期中，唯有时虚火未清，可继用前法。

处方：当归 15 克　川芎 6 克　白芍 12 克　生地 15 克　生白术 10 克　茯苓 10 克　薄荷 6 克(后入)　丹皮 6 克　生山栀 6 克　柴胡 10 克　黄连 6 克　菊花 15 克　麻仁 15 克　葛根 15 克　生谷芽 10 克　生甘草 6 克　水煎温服

服上方，诸证渐平。继以此方调理至身体康复。

按 此患者，原因工作任务繁重，思想压力较大，生活饮食失调，造成慢性劳损，导致经络损耗，气血不足，阴阳失衡，特嘱以生活有度，饮食有节，起居有常，加以药物调理，自可康复矣。

4. 鞠某　女　43 岁　济南市法律工作

2013 年 4 月 26 日初诊：近 2 月以来，每感到累甚则头晕，心中亦有强烈震感，月事正常，有时小便稍频，饮食正常，睡眠有多年不佳。在医院查体无异常发现。舌体瘦，色淡红，苔薄白，脉沉而微数，此过度劳累，心脾两虚，清阳不升，气血不足所致。当补益心脾，则气血自盛。

处方：党参10克　炒白术10克　茯苓10克　当归15克　川芎6克　白芍10克　熟地10克　黄芪10克　薄荷6克(后入)　柏子仁10克　远志10克　炒枣仁15克　益智仁10克　夜交藤15克　明天麻6克　生甘草3克　水煎温服

并嘱适当休息，调剂好生活。

后告知，服上方甚舒适，体力有很大恢复，精神亦增强。

按　此等证，大都为脑力劳动者，劳累过度所致，亦劳损之属也。

5. 杨某某　女　37岁　济南市某机关干部

2013年5月11日初诊：少年时期，胃口即不大好，2013年胃口更为不适，口干、口臭，消化能力尚可，但不敢喝冷水，大小便正常。手足发凉，怕冷，膝部亦怕冷，易疲劳。舌红，苔粗糙，后部微黄而厚腻，脉弦细，此脾胃运化失职，寒热不调，湿热弥滞于中焦，气阴两伤，当和其脾胃，调其阴阳，化其湿热，则胃气可复。

处方：陈皮10克　制半夏15克　茯苓10克　白蔻10克　佩兰10克　鸡内金15克　蒲公英10克　竹茹10克　金石斛10克　藿香10克　青皮10克　莱菔子6克　生甘草3克　水煎温服

6月10日复诊：服上方二十余剂，感觉甚好，疲劳减轻，手足亦不冷，但脐部仍有冷感，大便黏滞不成形，每日一次，口干渴亦轻，舌红，舌苔中后部仍厚腻，是气机虽动，但脾阳尚不足化湿，湿热留滞之邪，尚需苦以燥之，辛以润之。继调其阴阳，助其气阴。

处方：陈皮10克　制半夏10克　茯苓10克　藿香15克　砂仁6克　苡仁15克　炒黄连3克　佩兰10克　白扁豆10克　干姜3克　金石斛6克　石菖蒲10克　生甘草6克　生姜3片　大枣3枚(去核)　水煎温服

继服此方，以平为期。

(八) 气血津液病

1. 自汗

【树乾公案】

隋某某　女　38岁　马岭许家。

1965年7月31日初诊：经期受寒，月经不调，血紫黑，后又被雨湿，身出冷汗，汗自出不止，皮肤发凉，脉浮弱。此营卫俱虚自汗，为营阴不足，卫阳衰弱，气血亏虚，寒湿内侵。

处方：黄芪一两　桂枝三钱　白芍三钱　甘草二钱　生姜二钱　大枣三枚　水煎温服二付

9月1日复诊：调方。

处方：黄芪一两　甘草三钱　附子二钱　党参四钱　水煎温服

9月11日复诊：服初诊方，冷汗微止，继服9月1日方三付，冷汗顿止，诸症均好转，原方四付继服。

2. 盗汗

【树乾公案】

吴某某　男　44 岁　东仙村

1963 年 4 月 4 日初诊:心阴不足,不寐,盗汗,小便赤,头晕体倦,脉细数。此心阴不足。

处方:枣仁五钱　黄连二钱　黄芩二钱　阿胶三钱(烊化)　云苓三钱　白芍二钱　加鸡子黄　水煎温服　二付

【张春兰案】

王某某　男　43 岁　汽车司机　崖头

2012 年 6 月初诊:一年多来,每天睡觉后全身大汗淋漓,自觉全身疲倦无力、心慌、腰痛。舌质淡红,苔薄白。脉浮虚而弱。

处方:黄芪 20 克　白术 15 克　防风 10 克　煅龙牡各 20 克(先煎)　炒枣仁 15 克　远志 10 克　五味子 10 克　麻黄根 10 克　熟地 20 克　萸肉 10 克　党参 12 克　山药 15 克　杜仲 10 克　浮小麦 15 克　水煎温服　6 剂

二诊:服上方 6 剂后,汗出减少,心慌好转。原方加黄精 10 继服。

三诊:服二诊方后痊愈。

3. 衄血

【树乾公案】

1. 刘某某　男　16 岁　塔后村

1966 年 8 月 21 日初诊:鼻衄,脉细数。

处方:黄芩三钱　白芍五钱　甘草三钱　生地五钱　栀子五钱(炒黑)　茅根一两　侧柏炭五钱　水煎温服　二付

8 月 24 日复诊:服初诊方二付,鼻衄已止,惟觉鼻中臭气,上方加双花五钱,连翘四钱,二付继服。

8 月 27 日复诊:调方。

处方:胆草三钱　白芍四钱　连翘三钱　甘菊二钱　黄芩二钱　薄荷一钱(后入)　双花一两　甘草二钱　天花粉四钱　生地五钱　栀子三钱　茅根一两　水煎温服　二付

8 月 31 日复诊:服 27 日胆草方二付,鼻中臭气亦减轻,原方三付继服。

9 月 10 日复诊:8 月 27 日方加元参三钱,麦冬三钱,三付继服。

9 月 15 日复诊:原方三付继服。

10 月 5 日,服上方数剂,衄血全止,鼻中臭气减,原方加桔梗二钱,三付继服。

2. 滕某某见　男　12 岁　东墙村

1967 年 4 月 21 日初诊:素患鼻衄,继即头痛发热。此肝胆郁热,衄血兼血虚头痛。

处方：当归四钱　川芎二钱　白芍四钱　生地四钱　黄芩三钱　甘草二钱　蔓荆子二钱　甘菊二钱　茅根一两　水煎温服

4 月 26 日复诊：服初诊方，诸症均好转，原方三付继服。

4. 吐血

【树乾公案】

张某某　男　成年　下回头村

1966 年 5 月 1 日初诊：吐血。

处方：赭石五钱(先煎)　旋覆花二钱(各包)　沙参三钱　白芍三钱　陈皮二钱　白芨末三钱(冲服)　甘草二钱　鲜侧柏五钱　藕节五钱　一付　水煎合童便服

5 月 2 日复诊：原方二付继服。

5 月 3 日复诊：调方。

处方：党参四钱　沙参四钱　生地四钱　淮牛膝三钱　丹参三钱　藕节一两　白芍四钱　麦冬三钱　当归三钱　赭石四钱(先煎)　白芨末三钱(冲服)　鲜小蓟水　水煎温服　一付

5 月 4 日复诊：党参去一钱，生地加一钱，一付继服。

5 月 8 日复诊：服初诊方二付，吐血少止，又改用党参方去童便加饮小蓟水方，服四付血已止，惟时自汗出，又将前方加浮小麦服后，汗止，诸症均好转，原方一付继服。

5 月 14 日复诊：原方服数剂，血已不吐，诸症均痊愈，原方继服，以固疗效。

5 月 19 日复诊：以天王补心丹以补之。

5. 咳血

【张灿玾案】

张某某　男　中年　荣城下回头村

2004 年 12 月 11 日电话告知：突发吐血，经医院检查诊为支气管扩张，已十余日，用西药治疗，有所好转，电话告知，仍有吐血，血色鲜红，口中有腥臭味，不发热。按本证患者，素体较弱，易患感冒，肺气不宣，气行不畅，则热毒蕴育于上焦，伤及营血分，郁毒化脓，脓痰并蓄，当先以清热解毒，益气养阴，凉血祛痰为先。

处方：沙参 10 克　麦冬 10 克　天冬 10 克　川贝 6 克　知母 10 克　白芨 10 克　百部 10 克　百合 10 克　双花 10 克　茅根 15 克　小蓟 15 克　水煎温服

12 月 15 日电话告知，服上方三剂后病情稳定，咳嗽有痰，此肺中痰血郁滞，宣泄不畅也。

处方：前方加白前 10 克　前胡 10 克　蒌仁 15 克　水煎温服

12 月 24 日电话告知，服上方五剂后，诸证均已好转，当继以梳理肺气，祛痰止血，益气养阴为法。

处方：百部 10 克　白前 10 克　前胡 10 克　桔梗 6 克　陈皮 10 克　荆芥 10 克　百合 10 克　清半夏 10 克　沙参 10 克　麦冬 10 克　知母 6 克　川贝 3 克　白芨 6 克　生甘草 6

克 水煎温服

服上方二剂后,病无他变,唯感饭后气闷,此三焦之气,上下未通,当先用缓剂以通利之。

处方:莱菔子6克为末。陈皮6克煎汤温服。

2005年1月3日电话告知,服上方,略见好转,但饭后仍有气闷、嗳气之感。腹不胀,大便头干,后正常。盖肺与大肠相表里也。肺气不足,肃降之气不行,则肠胃之气,亦难畅行也。当以消导利气之法,以通其下。

处方:陈皮10克 制半夏10克 茯苓6克 麦芽10克 莱菔子10克 广木香10克 枳壳10克 桔梗6克 川朴6克 瓜蒌皮10克 生甘草3克 水煎温服

1月22日电话告知,服上方六剂后,已无任何感觉,惟偶有一声咳嗽。诸证均退。元气待复。当继以益气养阴和胃之法,以善其后。

处方:天冬10克 麦冬10克 知母10克 川贝6克 白芨10克 百部10克 百合20克 沙参20克 枳壳6克 桔梗6克 桑白皮10克 莱菔子6克 陈皮10克 制半夏10克 茯苓10克 瓜蒌皮6克 前胡10克 水煎温服

后以此方调治而愈。

三、儿 科

古人所谓儿科有痧、痘、惊、疳四大证,今大都不见,所谓痧者,麻疹也;痘者天花与水痘也;惊者惊风也,大都为温热病高烧惊厥,今亦少见;疳者大都为营养不良,饮食失节等导致之腹胀腹泻,肚大青筋,肢体羸瘦等慢性疾患,现已少见。今日所常见为发热、咳喘、伤食、腹泻。发热、咳喘,多属外感;伤食、腹泻多属内伤。

1. 发热

【张灿玾案】

1. 李某某 男 幼年

初诊:昨日发现高烧近40℃,咳嗽频作。亦如既往,用抗生素及退烧药,效不佳。今晨起时,仍感恶寒,咳嗽少痰,喉部红肿。舌红,苔白微腻,脉浮数。此外感风暑而挟湿,邪在上焦,入里犯肺,当以辛香之药,宣泄肺热,以解外邪,自可愈也。

处方:双花15克 连翘10克 薄荷6克(后入) 桔梗6克 川贝母10克 前胡10克 白前10克 香薷6克 佩兰6克 荆芥10克 牛蒡子6克 生甘草6克 水煎温服

按 数日后电话告知,用上方服,咳减热退,不几日遂愈。凡此等证,皆夏季或夏秋季暑热未尽,触冒风热之邪所致。然暑多挟湿,湿与热合,或犯上焦而为喘咳,或犯中下焦而为呕泻。若入里不解,则缠绵难解。治之之法,不可过用寒凉之药,以防湿遏热伏,当以辛香轻灵之药,借其芳香,湿邪得化,则热易透发,湿化热透则肺气得宣,肺气得畅,咳自可愈。若过用寒凉,湿尤难解,热更难除矣。此暑湿外感不同于一般感冒也。此方重在解上焦之湿热,若湿热在中下焦者,则当以芳香化湿,或佐以辛开苦降之药,庶可解其困厄也。

2. 赵某某　男　儿童　济南市某医院

初诊：感冒二日。面赤，身热，手足心尤甚，体温高时达38毒左右。服用中成药及西药退烧药均不效。时流涕、喷嚏。舌红，苔白，脉浮数。此风热外袭于表，欲内犯于里，仍当以辛凉解表为主，加以辛寒清透，则内热之热，可并除也。

处方：双花20克　连翘15克　荆芥10克　牛蒡子6克　薄荷6克(后入)　菊花10克　柴胡10克　葛根10克　生石膏10克(先煎)　桑叶10克　桔梗6克　生甘草6克　水煎温服

按　此儿以身体较弱，每易发感冒。每患病时，先是表证，若不及时清解，则喉痛、咳嗽证作也，乃邪热犯肺所致。今已发烧二日，尚不退烧，必将内犯。故仍以银翘散之辛凉为主，加以柴、葛、石膏佐之，强化辛散解表之力，又可以辛寒之石膏，轻透里热，使邪热免致犯肺伤喉。服三剂即热退身安矣。

3. 单某某　女　幼儿　济南

初诊：感冒发热恶寒，每服西药即可退烧，然退后复烧，常反复发作，今已三日，热仍不退，舌红苔微干，精神不振，脉浮数。此风热之邪，在表未解，有向里发展之势，需加重辛散之药力，仍从汗解，则热邪可退矣。

处方：双花15克　连翘10克　荆芥10克　菊花15克　薄荷6克(后入)　牛蒡子6克　葛根10克　柴胡6克　生甘草6克　水煎，分多次适量温服。

复诊：服上方一剂后，即汗出热退，现仅有低烧，微咳，脉浮数，然无躁动之势，由于风热之邪未能尽快出汗，邪气有犯肺之势，当以轻宣肺气，化痰止咳为主，兼以清热解毒之法。

处方：炒杏仁5克　苏叶6克　薄荷6克(后入)　牛蒡子6克　桔梗6克　菊花10克　双花10克　川贝母6克　白前6克　前胡6克　生甘草6克　水煎温服

复诊：服上方一剂后，热退身安，咳嗽亦轻，嘱再服二剂即可。

按　小儿外感初期，体温虽高，邪仍在表，固当从汗解，然不可以汗药迫汗，若此以治，热虽已退，邪并未除。每易造成朝退夕烧，夕退朝烧，反复不解，且延误时日，邪易犯肺。故治此证，务以辛散取汗，然不可如水淋漓，但求津津汗出，邪亦随汗出，营卫以和，病则除矣。

4. 赵某某　男　幼儿　济南市

初诊：始因感冒发热打喷嚏，恶寒无汗微咳，服用中药(麻黄6克　桔梗10克　细辛3克　法半夏6克　射干6克　石膏5克(先煎)　杏仁9克　五味6克　赤白芍各9克　炙甘草3克)无效，高烧不退。后再服西药退烧，但退后复升，今已三日，仍高烧不退，咳嗽，面色晄白，舌红苔白微干，脉浮数。此乃初感风热之邪，因治疗不当，邪热有向里发展之势，且已有犯肺之症，然当先以辛凉解表之法，以期汗解。

处方：双花10克　连翘10克　苏叶6克　炒杏仁6克　白前6克　前胡6克　百部10克　桔梗6克　川贝6克　薄荷6克(后入)　生甘草6克　水煎温服

复诊：服上方二剂后，热仍未退，咳且甚，大便微干，舌红苔微干，脉浮数。此风热之邪已犯肺，故难以从表解，当轻宣肺气，清透肺热为法。

处方：生麻黄3克　炒杏仁6克　石膏15克(先煎)　柴胡6克　葛根6克　双花15克　连翘10克　川贝10克　前胡10克　白前10克　桔梗10克　生甘草6克　水煎温服

复诊:服上方一剂后,热即退,服二剂后,咳即大减,舌红苔白薄,脉浮。仍按前方去石膏继服。

后电话告知,服上方二剂后,即热退咳止而身安。

按 此案本系外感风热,邪入皮毛,病尚在表,故以辛凉解表之剂,以期汗解,然因初起之时延误三日,故汗解未透,邪已犯肺,但热仍在气分,特遵叶天干先生所谓"透热转气"之法,取《伤寒论》麻杏石甘汤为主,加柴胡、葛根,以加大辛凉解表之力,再加前胡、白前、梧便等,以清宣肺气,双花清热解毒,共奏其功,故前后共服四剂,即热退身安矣。

5. 张某某　女　幼儿　济南

初诊:患者发低烧已一月余,曾在某医院儿科就诊,经检查,谓原因不明,待进一步观察,特来求诊,据云每日下午即发低烧,易汗,面色微黄,无神,精神欠佳,大小便正常,食欲一般,舌淡红,苔白薄,脉浮缓无力。经仔细询问,约在十余日前,有似外感引起,因体质较弱,表阳不足,卫气不固,邪气虽不甚,然变为表虚之证。当以调和营卫,顾护表阳之法,取仲景先生桂枝加附子汤以治。

处方:桂枝 10 克　白芍 10 克　甘草 6 克　制附子 6 克　生姜三片　大枣三枚(去核)
水煎温服

复诊:服上方二剂后,热即退,复以此方加黄芪 15 克,以护其表阳,固其卫气。

按 此证因轻型感冒,体质又弱,未予调治,导致表虚,以西法检查,因无实质病候,乃不识此证。凡此等证,病在无形之气,非属有形之质,有形迹可证也。仲景此方,原治因发汗太过致表虚,汗出不止而恶风者,证虽不同,而理本一致,故借治此证,效亦佳。是则经方之运用,首当明理,方可活用也。

6. 刘某某　男　6 岁　济南明水

2004 年 12 月 8 日初诊:一月前患感冒发烧,经某医院诊为支气管炎,曾多次用抗生素类药物治疗,热虽退,咳不愈,现已一月有余。每晚咳嗽明显,痰不多,此外邪郁闭肺中,令肺气不宣所致,治宜清宣肺气,止嗽化痰。

处方:双花 15 克　连翘 10 克　荆芥 10 克　百部 10 克　炒杏仁 6 克　白前 10 克　前胡 10 克　川贝 6 克　牛蒡子 6 克　薄荷 6 克(后入)　桔梗 6 克　菊花 15 克　生甘草 6 克
水煎温服

12 月 17 日复诊:服上方 8 剂,咳嗽已大好,白天咳少,似有痰,晚少重,此肺气已通,但痰尚留滞,故气道不畅,当以清宣之法加以利气化痰,则肺气自畅。

处方:荆芥 9 克　百部 10 克　桔梗 10 克　炒杏仁 6 克　白前 6 克　前胡 6 克　炒苏子 3 克　白芥子 3 克　川贝 6 克　牛蒡子 6 克　薄荷 6 克(后入)　紫菀 6 克　生甘草 6 克
水煎温服

后以此方治愈。

按 近年虽治不少因感冒而兼有咳嗽之成年或幼年,因使用大量抗生素类药物而不曾治愈之病人,后服用中药以辨证施治而能快获愈者,很值得研究。其中尤为注意者有三:1. 抗生素类药物,对各类感冒是否具有普遍性意义;2. 有些抗生素类药价格较贵,是否额外增加了患者的经济负担;3. 长期滥用抗生素类药物,对病人能产生什么后果? 颇值深思。

7. 赵某某　男　4岁　济南市

2007年9月13日初诊:感冒发烧已5天,夜间热甚,咳嗽有痰。夜尤甚。偶有呕吐,曾服用柴葛解肌汤及甘露消毒丹,未愈,现时发热微汗,喷嚏,舌红,苔白滑,后腻,脉弦数。此外感风热,邪气犯肺。前服诸药,寒甚,故邪不易散解,反致肺气不宣,仍当以轻清宣泄为法。

处方:苏叶6克　荆芥10克　双花15克　连翘10克　桔梗6克　牛蒡子6克　薄荷6克(后入)　炒杏仁6克　前胡6克　白前6克　川贝6克　百部10克　生甘草6克　水煎温服

服上方3剂即愈。

10月11日,近又感冒不发热,惟咳嗽不愈,痰不多,舌红脉细数,此风热犯肺也,以宣肺止嗽为主。

处方:苏叶6克　荆芥10克　桔梗6克　牛蒡子6克　薄荷6克(后入)　炒杏仁6克　前胡6克　白前6克　川贝6克　百部10克　紫菀10克　冬花10克　瓜蒌10克　生甘草6克　水煎温服

服数剂愈。

8. 胡某某　女　5岁　济南

2008年2月3日初诊:感冒发烧已8天,服用抗生素,今日上午热退,下午又升至38℃,曾服中药数方,均无效。透视发现有肺炎,听诊有水泡音及啰音,舌红苔白,大便偏稀,脉沉数,此外感风寒,内犯于肺,当以辛散为主,不可过用清热解毒类药。

处方:荆芥10克　苏叶6克　双花10克　连翘10克　炒杏仁6克　桔梗6克　川贝6克　白前6克　前胡6克　牛蒡子6克　生甘草6克　水煎温服

2月7日,服上方4剂,即热退身安,其父母携女,亲来致谢。

2月21日,上次感冒后,近日复感,昨日烧至37℃多,经汗出热退,又发咳嗽,舌红少苔,脉细数。

2月23日,服上方二剂,发热虽退,咳嗽仍未愈,此尚有余邪留滞于肺,可以辛凉发而散之。

处方:麻黄2克　炒杏仁6克　生石膏10克(先煎)　双花15克　连翘10克　薄荷6克(后入)　牛蒡子6克　白前6克　前胡6克　川贝母6克　桔梗6克　百部10克　荆芥6克

生甘草6克　水煎温服

服本方数剂,遂愈。

按　小而体质者,每易感冒,药宜轻灵,邪易透出,重浊者亦伤正。又凡愈而邪未净者,尤易复感,故治时除邪唯尽为是。

9. 周某某　男　1岁　济南

2011年1月10日初诊:昨夜始发烧至38.5℃,今晨起,热不退,易哭闹,指纹红紫,充满三关,舌红,脉数。此外感引起,治宜轻清宣泄,则邪从汗解。

处方:金银花10克　连翘10克　牛蒡子6克　薄荷6克(后入)　桔梗6克　芦根10克　蝉蜕6克　僵蚕3克　桑叶6克　生甘草6克　水煎温服

按 小儿感冒，若能早服中药，以轻灵清透之法，汗之甚易。若迁延时日，或误用别药，热久不退，或发咳喘，或发喉肿，每致坏证矣。

此儿服药后，即汗出热退，后其父告知。

10. 张某某 男 四个月 济南市

2011 年 6 月 5 日初诊：电话告知，昨日先吃胡萝卜，后出现腹泻、发烧，无汗，打喷嚏，服西药退烧药后出汗，烧小退，下午又升至 37.6℃，此内伤饮食，外受风邪所致，当小发汗调肠胃。

处方：藿香 3 克 香薷 3 克 陈皮 3 克 制半夏 3 克 茯苓 3 克 白扁豆 6 克 炒麦芽 6 克 双花 6 克 苏梗 2 克 生甘草 3 克 水煎温服

6 月 6 日电话告知，昨夜服药甚效，服完一剂后，热退身安，腹泻亦减，嘱再以原方，继服一剂即愈。

按 此婴幼之疾，服中药二剂，时不过三日，药不值数十元即愈。凡婴幼儿之病，今非昔比，生后均注射过各种传染病疫苗，无虑乎此。其他易患之常见病与多发病。尤当今日，保养与饭食方面之护理方法，过犹不及，反易患病。一者为时行外感之疾，一者为饮食损伤之证。前者每易发烧不退，后者每易呕吐腹泻，若用中药治疗，既易生效，亦免后患。医人治此类证，亦需注意。一者药性宜轻灵，不宜厚重，轻灵则易发散，且口感亦易接受，二者药量不可过大、过杂，可免致他变，三者，服药时间宜灵活，不必拘急，以免引致胃气之伤，以后闻药则吐。古人常云，能治十男子，不治一妇人；能治十妇人，不治一小儿。今日与昔日，情况虽有所不同，然此语仍有些道理。

11. 万某某 女 11 个月 济南市

2012 年 2 月 23 日初诊：十余日前，发烧至 39℃，去医院检查，诊为病毒性支气管肺炎，用抗生素、激素等治疗。十日来，间歇性发热，微咳，有少量痰，喉有微喘鸣声，大小便正常，饮食尚可，面白，体瘦，舌红苔白，手三关脉不明显，脉细数。此邪气外感，风热犯肺，当宣通肺气，清透热邪，利气化痰为法。

处方：双花 15 克 连翘 10 克 荆芥 10 克 炒杏仁 3 克 桑叶 6 克 菊花 10 克 薄荷 3 克(后入) 牛蒡子 6 克 菖蒲 10 克 川贝母 6 克 前胡 6 克 白前 6 克 生甘草 6 克 水煎温服

按 此患者当时并不知愈否，至 2013 年 9 月，有一病友谈起曰，有人说中药的效力慢，不如西药快，他举出此案为例，说去年有一病儿发烧，用西药多日不愈，经你诊治仅服药一剂即热退而愈。这不是也很快吗？不知确否。对中、西两药，简单地说某药快某药慢，这当然很不准确，但是，有些患者，从自己的体验中觉察到，有些疾病，只要方药对证，疗效也属快而验。故中西医各有优势，亦各有不足，再加之医人学术水平之差异，尤可见诸优劣。

2. 腹痛

【树乾公案】

1. 鞠某某 女 11 岁

1964 年 3 月 30 日初诊：食积兼蛔虫，腹痛，胃脘痛，痛时或模到硬块。此蛔虫食积。

处方:神曲三钱　麦芽三钱　槟榔三钱　山楂三钱　水煎温服　一付

复诊:服上方一付,痛大减,原方二付继服。

2. 毕某某　男　10岁　马草夼村

1964年8月24日初诊:腹泻后,胃肠衰弱,消化功能减退,运化无力,以致宿食停滞,腹中有硬块,偏右脐腹部痛,舌苔黄大便干,脉沉滑。此食滞。治宜先化宿食。

处方:神曲三钱　麦芽三钱　槟榔三钱　山楂三钱　水煎温服　一付

复诊:服上方一剂,腹痛少减,硬块亦见消退,原方一付继服。

3. 张某　女　9岁　下回头村

1964年9日17日初诊:素患积食伤胃痛,又因湿病余热未尽,食积大热,凝积胃肠,腹痛,食后更甚,舌苔黄腻,脉滑数。此伤食积热。治宜消食导滞清肠热。

处方:半夏二钱　莱菔子二钱　麦芽三钱　连翘三钱　黄连一钱　水煎温服　二付

复诊:服上方,大便下紫黑色,腹痛减,饮食增进,已痊愈。

4. 张某　女　13岁　下回头村

1964年11月19日初诊:腹痛痞胀,小便黄,大便溏泄并带黏液,食后痞痛尤甚,有时往来寒热,面目现黄色,脉继弦数。肝郁热,脾郁湿,湿热酿积,运化无力,以致上述诸症。此黄疸症。

处方:苍术五钱　川朴二钱　陈皮三钱　甘草一钱半　柴胡三钱　黄芩二钱　半夏二钱　生姜二钱　大枣三枚　沙参三钱　栀子二钱　茵陈五钱　水煎温服　数付

复诊:服上方数剂,面目黄色减退,小便亦清白,调方。

处方:苍术四钱　茵陈四钱　木通一钱半　栀子三钱　泽泻四钱　苡米五钱　神曲二钱　麦芽五钱　山楂三钱　水煎温服

复诊:服初诊方,腹痛痞胀好转,又将原方加减,服数剂,面目黄色减退,小便清白,原方再加健脾药,调方。

处方:苍术四钱　炒白术三钱　陈皮二钱　甘草二钱　茵陈四钱　栀子三钱　泽泻三钱　神曲二钱　麦芽五钱　山楂三钱　苡米五钱　水煎温服　二付

5. 刘某某　女　14岁

初诊:左腹部脐旁作痛,拒按,食后痛甚,大便不利,舌苔白腻,脉沉弦。此宿食积于肠胃,不能运化所致。

处方:神曲三钱　麦芽三钱　山楂三钱　槟榔三钱　水煎温服　二付

复诊:服上方二付,腹痛大减,腹部按之亦不痛,原方继服兼服山楂丸。

复诊:诸症痊愈,继服山楂丸,以固疗效。

【张灿玾案】

1. 孔某某　男　少儿　荣成孔家庄村

初诊:中秋季节,猝发腹痛。近晚由其父背负来就诊,路上约一小时,屋内已昏暗不明,见患儿精神不振,一身肌肤尽冷,腹部柔软,不曾有暴饮暴食之嫌,大小便未发现异常。舌红，苔灰，脉弦紧。就常规而言，腹痛多寒证，且在秋冷季节，儿身亦冰冷，寒热真伪尚在疑似之际，不可冒然用药，先以外治法治之。

处方：食盐一斤　葱白五棵　生姜一块　将葱、姜切烂，与食盐同放锅中炒热，布包放脐上热熨，凉则炒热再熨。

复诊：次日清晨，其父复带来就诊，昨夜按法热熨后，腹痛稍减，一身尽热，无汗。腹部稍急，无满硬现象，口少干，舌苔灰黑而干焦，脉弦紧，此外感风寒之邪，内有生冷之嫌，邪气化热，已及太少二经。虽有腹疼之证，而非里证。昨夜所见者，假寒之象，仍当以和解表里，促其外解，不可过早用里治之法。

处方：柴胡三钱　黄芩一钱　制半夏二钱　桂枝二钱　白芍五钱　党参二钱　生甘草二钱　生姜三片　大枣三枚(去核)　水煎温服

复诊：服上方一剂后，腹痛缓解，身热减低，舌稍润，脉象和缓，精神少振，其他无异常，可继服前方。

复诊：继服前方二剂，腹痛已止，身热亦退，舌苔已转润，脉象亦和缓，可以微调余邪，以求内外和解。

处方：柴胡二钱　陈皮二钱　制半夏二钱　桂枝二钱　白芍三钱　党参二钱　生姜三片　大枣三枚(去核)　水煎温服

服此方二剂，若无他变，可停药，将息调养数日即可痊愈。

按　此案初起，以时处秋凉季节，颇具假寒之象，故先以热熨之法，可无损于内，待热透证现，假象不见，则热证明矣，虽有腹痛，而非里实或里结，热不过盛，当以和解为主，故取《伤寒论》柴胡桂枝汤方，以和其内外。又详《伤寒论》小柴胡汤方加减法之云："若腹中痛者，去黄芩，加芍药三两。"本方以始于腹痛，特制小黄芩之量，加大白芍之量。后服时，以腹痛已止，身热亦退，故去黄芩之苦寒，加陈皮之辛，佐半夏以和其胃气，使内外和解，病可愈矣。

2. 张某某　男　幼年　荣成下回头村

初诊：猝发腹痛，阵痛难忍，腹部拒按，大便未行。此儿生来体弱，二、三岁时，即患钩虫病、胁部疽疮等病，身体益虚。舌红，苔厚，脉沉弦而数。此必脾胃素虚，有饮食积滞，水谷运化受阻。当以通利为主，佐以消导，使胃肠得通，则疼痛可止。先用止痛药以缓解其痛，继服汤剂，以导其滞。

处方：大黄三钱(后入)　枳实三钱　厚朴三钱　莱菔子三钱　白芍三钱　生甘草二钱　水煎温服

复诊：用止痛药后腹痛能缓解一时，腹部阵痛发作依旧，大便仍未解，腹部仍拒按，似有条块形蠕动，此必肠中有滞物难下，可加大导滞泻下之力度。若积滞不除，恐疼痛难已。

处方：大黄三钱(后入)　枳实三钱　厚朴三钱　莱菔子五钱　鸡内金五钱　水煎温服

复诊：服上药后，大便仍未解，腹痛亦无缓解之势，且阵发性疼痛难忍，服止痛药亦不效。此必肠道滞甚，药力不到，当再用此法以通之。攻坚破垒，成败在此一举。

处方：前方加芒硝二钱后入水煎温服

复诊：服上方 10 余小时后，忽要大便，顿下黏滞之物半盆，腹痛顿缓。然仍时有阵痛，不似前两日之急剧。大便既下，肠道已通，则无忧矣！且下物为黏滞之物，非坚结之大便，不可继用峻猛之药，当以疏导之药，利其余滞，化其残滓，则肠道自可全通矣。

处方：枳实三钱　厚朴三钱　槟榔二钱　莱菔子五钱　鸡内金五钱　神曲三钱　炒麦芽三钱　山楂三钱　生白术二钱　生甘草二钱水煎温服

复诊：继服上方二剂后，大便已通畅，腹痛亦基本停止，遂停药，以饮食将息以养护之，后遂愈。

按　此患者系吾长子，幼时体弱多病，且患钩虫病，脾胃亦不甚康健。此次患病，诊其病候，必系饮食所伤、积滞于内，致令肠道不通，猝痛不已。暴病多实，拒按多积，故以通利之法，欲导其滞。先以调胃承气汤未效，继以小承气汤法亦未果，乃知滞之甚矣，遂以大承气汤加味服之。一剂服之，大便仍未解，恐事急矣，决意去医院请外科医一试，成败在此一举。车已至，忽云如厕，果下秽物。吾知事已济矣，遂归。继为疏导之法利之而愈。此儿在发病之前，本无便结或便坚之嫌，暴发腹痛者，必肠有积滞而不通。三鼓而始应者，赖芒硝之力也。芒硝既有清利之功，又有润燥软坚之效，故此服而魄门得开，秽物得下，肠道既通则滞物尽下。后则以疏利消导之法，以消其余邪，病遂愈，免受一刀之苦。

3. 食积

【树乾公案】

于某某　男　9岁　小落村

1963年3月17日初诊：食滞，头痛，腹痛，胀饱嗳气，脉沉滑。此食滞肠胃所致。

处方：陈皮三钱　半夏三钱　甘草二钱　山楂三钱　神曲三钱　枳实二钱　川朴二钱　麦芽三钱　水煎温服

3月25日复诊：服上方后，腹痛头痛均止，原方二付继服。

【张灿玾案】

1. 张某某　男　幼年　荣成下回头村

初诊：由于饮食不节，时或贪食，忽发腹痛恶心，呼气有腐秽气味，腹部膨满拒按，二日未大便，舌红苔黄腻，脉沉数有力，此系饮食所伤，食积胃中，未得转运下行，时尚未致结滞，不必用重量泻剂，可以消导之药，加以利气行滞之品即可。

处方：神曲五钱　炒麦芽五钱　生山楂五钱　槟榔二钱　莱菔子三钱水煎温服

此药无任何副用，口感亦无恶味，可随时适量服用，若服后呕吐，亦无碍，可继续服用。

复诊：服上方一剂，初服连带饮食物呕吐盈碗，吐后即感腹部舒缓，疼痛亦减，惟腹部尚有些痞满，可继用此方再服二剂。

复诊：二剂服后，诸证皆愈，大便亦通，嘱近几日务需在饮食方面加以注意，多进流食，更无过量，以后亦当节制饮食，莫伤脾胃为要。

按 育婴之道,务需顺人体生长需要而给,且无因生活富裕而贪求高营养食品,或偏食偏嗜,任婴自取,每易因饮食不合理,造成人体需要之不均衡,或由于饮食所伤,损及脾胃,影响身体健康。

详食养之道,《内经》早有明训,如《素问·脏气法时论》云:“五谷为养,五果为助,五畜为益,五菜为充,气味合和而服之,以补益精气。”又《素问·五常政大论》云:“谷肉果菜,食养尽之。无使过之,伤其正也。”凡此种种,对食养之道,真可谓经典之论,育婴之道,亦不外此也。

本案所用方为四消饮加莱菔子。曲、麦、山楂三药,俗称“焦三仙”,消谷、肉积滞,槟榔下气,促胃肠运转,莱菔子下气化滞,相需相使共奏其效。

2. 王某某　男　幼年　荣成

初诊:因饮食所伤,腹痛痞胀,呕恶嗳气,厌食纳呆,二日未大便,嗳气有腐臭味,舌红苔厚微黄,脉沉数。此食谷不化,留滞于胃肠,传导之官,运化失职,当以和胃利气消导为法。

处方:苍术二钱　厚朴二钱　陈皮二钱　制半夏二钱　茯苓二钱　神曲三钱　麦芽三钱　山楂三钱　鸡内金三钱　甘草一钱水煎温服

复诊:服上方二剂,已大见效,开始饮食、大便已通,继服二剂而愈。

按 此案系暴食所伤,急予消导之可也。此方系平胃散与二陈汤合用,外加焦三仙与鸡内金。平胃散者,勘正胃气之不平也,二陈汤者,利气和胃也,焦三仙与鸡内金者,消导胃肠之积滞也。猝发谷肉所伤,用之多效,且价亦廉。

3. 张某　女　幼年　荣成下回头村

初诊:由于饮食不节,生冷无常,伤及胃肠,食滞于中,蛔生于内,虫食并积,水谷运化功能失调,食欲不振,腹胀腹痛,大便不调,腹部痞满,面色萎黄,舌红苔厚腻,脉沉弦。此食积兼虫积也。当以消食杀虫之法以治。

处方:苍术二钱　厚朴二钱　陈皮二钱　神曲三钱　麦芽三钱　山楂三钱　槟榔二钱　鸡内金三钱　莱菔子三钱　甘草一钱水煎温服

复诊:服上方二剂后,食欲增加,腹胀痛减轻,此胃气已启,积滞稍减也,又因幼儿苦服汤剂,且本病需较长时间调治,故改丸剂,丸者,缓也。

处方:肥儿丸,每次二钱,早晚各一次,温开水送服。

复诊:服肥儿丸半月后,诸证明显见好,食欲增加,大便正常,腹部舒适,后继服此药而愈。

按 肥儿丸方,自宋代以后医籍所载,同名异方甚多,今所用为明龚信与龚廷贤父子著《古今医鉴》卷十三“诸疳”方,注:“刘尚书传”。原云:“消疳化积,磨癖清热,伐肝补脾,进食杀虫,养元气。”后龚廷贤著《寿世保元·幼科》亦引此方,且云:“真王道也。”此方先祖与先父治小儿疳积,常用此方,颇有效,吾亦继用。录其方如下:

人参(去芦)三钱半,白术(去芦)三钱,白茯苓(去芦)三钱,黄连(姜汁炒)三钱半,胡黄连五钱,使君子(去壳)四钱半,神曲(炒)三钱半,麦芽(炒)三钱半,山楂肉三钱半,甘草(炙)三钱,芦荟二钱半(碗盛,泥封固,置土坑中,四面糠火煨透用之)。

上为细末,黄米糊为饼,米汤化下。或作小丸亦可,每服二、三十丸,量儿大小,加减服之。

4. 泄泻

【树乾公案】

1. 毕某某　男　13岁　套河村

1963年3月23日初诊：宿食受凉，腹痛，呕恶，便溏，脉沉滑。此伤食，胃肠不和。

处方：苍术三钱　川朴二钱　陈皮二钱　半夏三钱　生姜二钱　神曲三钱　麦芽三钱　砂仁二钱　甘草一钱半　水煎温服　一付

3月24日复诊：诸症均好转，食欲增进，原方二付继服。

2. 慕某某　女　10岁　东慕家村

1963年8月8日初诊：肠鸣，完谷不化，面黄，舌淡无苔，脉弦紧。此脾虚肠寒。

处方：明党参三钱　白术三钱　苡米五钱　甘草二钱　扁豆五钱　莲肉五钱　山药一两　砂仁二钱　桔梗二钱　生姜二钱　大枣三枚　水煎温服　二付

3. 王某　男　4岁　鲁家村

1963年9月10日初诊：便溏日久，脾胃虚弱，运化无力，食欲不振，舌苔白腻，脉缓。此脾虚。

处方：参苓白术散

9月16日复诊：服上方便泄已止，食欲增进，但腹胀，此虚胀也。调方。

处方：川朴二钱　生姜二钱　半夏三钱　甘草一钱　太子参一钱半　苍术三钱　陈皮二钱　水煎温服　一付

4. 萧某某　男　2岁　章村

1964年7月10日初诊：暑热水泄，小便少。此暑泻。

处方：山药一两　滑石六钱　甘草三钱　水煎温服　一付

复诊：服初诊方一付，水泄即止，小便增多，饮食增进，原方继服一剂，即可痊愈。

5. 王某某　男　10岁

1964年8月17日初诊：肌肤热，大便溏，消化无力，完谷不化，脾虚有热，津液不运，以致口渴。此脾虚肌热泄泻。

处方：太子参三钱　白术四钱　云苓三钱　甘草二钱　藿香二钱　广木香二钱　葛根二钱　扁豆四钱　山药五钱　水煎温服　二付

复诊：服上方二付，诸症痊愈。

6. 郭某某　男　10岁

1964年9月7日初诊：水泄呕吐，脉浮虚，舌白腻。暑湿内伏，复伤生冷。此暑泻呕吐。

处方：山药一两　滑石六钱　甘草三钱　水煎温服

复诊：服上方一剂，呕泻均止，饮食增加，舌已退去，原方一付继服，即可痊愈。

7. 于某某　男　11岁　茂柞村

1964年11月17日初诊：腹痛溏泻，痞满，舌白腻，脉弦细。此寒湿不化，脾运不健，宿食不消。

处方：藿香二钱　陈皮三钱　苍术三钱　川朴一钱半　麦芽三钱　神曲二钱　甘草一钱半　水煎温服　一付

复诊：服上方一剂，腹泻已止，腹痛亦减，原方加白术三钱，一付继服。

8. 张某某　女　10岁　下回头村

1965年9月22日初诊：胃痛腹痛，消化无力大便频溏，粪便粗糙，带有白黏液，便时少觉后重，肌肉消瘦，脉微弱。此脾虚寒湿。

处方：党参三钱　白术三钱　云苓三钱　甘草一钱半　扁豆五钱　山药五钱　陈皮三钱　草蔻二钱　生姜一钱　大枣三枚　水煎温服　二付

9月24日复诊：原方加桔梗二钱，广木香二钱，一付继服。

9月25日复诊：服初诊方二付未效，继服24日方，服后腹痛便溏均好转，白黏液亦少，原方一付继服。

9月28日复诊：服上方数剂，病已痊愈，继服一剂，以善其后。

9. 于某某　男　14岁　小落村

1966年11月29日初诊：脾虚寒，大便溏，完谷不化，每临大便时，腹部能摸到肠(肠充气)，摸按多次即散，脉沉细。此脾虚，肠胃运化失调。

处方：党参三钱　白术四钱　云苓四钱　甘草二钱　扁豆五钱　莲肉五钱　苡米五钱　山药五钱　白蔻二钱　桔梗二钱　生姜二钱　干姜二钱　大枣三枚　水煎温服　二付

复诊：服上方数剂，诸症均消，原方继服，即可痊愈。

10. 隋某某　男　12岁　桑梓村

1968年5月31日初诊：脾虚肠寒，大便滑泄，有时腹痛，脉弦紧。此脾泄。

处方：太子参二钱　白术四钱　云苓三钱　甘草二钱　苡米五钱　山药五钱　莲肉五钱　扁豆五钱　桔梗二钱　陈皮二钱　水煎温服　二付

6月8日复诊：服初诊方二付，便泄好转，腹痛减轻，原方加生姜二钱，大枣三枚，二付继服。

【张灿玾案】

1. 闫某某　男　婴儿　荣成小落村

初诊：患儿不满周岁　因感暑湿之气，发热腹泻，初未介意，半日许，患儿已昏睡无神，其母方抱至就诊，时已全身无力，眼眶深陷，两目无神，始泻有大量水粪便，现仅有少量水样便，舌红苔白，脉沉细无力。此已脱水伤津之极，病情十分危急，服药已不可能，遂以外用贴脐之法，以救其急。

处方：枯矾二钱　黄丹一钱　共为细末，鲜生姜、鲜葱白适量，捣如泥，合上药，搅如膏，贴脐上，外以布条缚紧。

复诊：上药贴脐约时许，泻已大减，精神亦好转，脉象亦见增大，虽已脱离危险，尚需多注意护理，遂令晚间再贴上药一剂。

翌日，泻泄已完全停止，可少进乳汁，精神亦恢复，面色红润，脉浮数。因小儿服药困难，病亦基本痊愈，遂令善自调养，勿令再度外感，勿令饮食伤胃，自可恢复。

按 此案系危险性极大的急证，若不急时抢救，极易丧命，旧社会，由于多种原因，婴幼儿在夏季患此证而未能治疗致亡者，亦为常见，此儿救治及时，幸免于难。详枯矾、黄丹二药，具收涩之功，葱白、生姜，气味辛温，极富香窜之力，贴于脐上，通过葱、姜通透之性，可使药直达病处，故生效较速，然黄丹有毒，用时宜特别注意，内服之时，更宜慎重，不仅宜少量，且不宜久服。古方如明龚信撰，其子龚廷贤续编之《古今医鉴》卷十三儿科"吐泻门"有"烧针丸"方，为黄丹、朱砂、白矾三药合和，以枣泥为丸，用时以针戳丸，置灯火上烧存性，研烂，凉米泔水调，亦可治小儿吐泻。常有成药备用，民间亦多有知之者，然服用不可超量，更不可久服，以免中毒。

2. 高某某　男　婴儿　章丘

初诊：始患泄泻，治无效，复来济南住某医院，用西法治疗，数日后，仍无效，遂求诊，患者系未满周岁之婴儿，尚在哺乳期，大便稀溏，次数较多，稀便中夹杂未消化之食物残渣及乳瓣。体质较弱，精神不振，舌红苔薄白，脉沉细。此当系素体较弱，平日之乳食调节失当而损及脾胃，致胃肠消化及运化之功能不足，水食之分化机能失调，引发泄泻，当以甘温平和之剂，以温补脾胃，佐以消导之药，以化其余滞，则不必止泻，泻可止矣。

处方：党参 10 克　炒白术 10 克　茯苓 10 克　白扁豆 10 克　薏苡仁 10 克　砂仁 6 克　炒山药 10 克　莲肉 10 克　桔梗 6 克　鸡内金 10 克　甘草 3 克　水煎分多次适量温服。

患者遂出院，携上方回家治疗。

后不久，电话告知，服上方效甚佳，服初剂泻即减，连服数剂即愈。

按 本案原系因脾胃虚弱所致之消化不良性腹泻。上方即参苓白术散加鸡内金也。详参苓白术散，乃四君子汤加扁豆、薏苡仁、山药等甘淡之药以平补之，莲肉甘补之中，具收涩之气，砂仁温阳，桔梗提气，加鸡内金一药，既有消导之力，又有收涩之功。助诸补剂以取效。

3. 刘某　女　婴幼儿　济南

初诊：开始轻微腹泻，后发烧，经某医院检查，为病毒性肠胃炎，治无效，腹泻加重，复经某医院检查，诊为肠炎，服药亦不见效，现仍以腹泻为重，肠鸣，大便如水样，夹带有乳瓣，三关脉不清晰，体质较弱，精神不振，舌红苔白。此系先受外感，诱发肠胃不和，运化无力，湿热内蕴。当以芳香化湿，调和脾胃，佐以消导疏利贴脐之法，以助药力。

处方一：藿香 10 克　制半夏 10 克　茯苓 10 克　厚朴 3 克　佩兰 10 克　薏苡仁 10 克　扁豆 10 克　陈皮 10 克　鸡内金 10 克　甘草 6 克　水煎，分多次适量温服。

处方二：枯矾 10 克　研为细末　黄丹 6 克　先以葱白、生姜捣乱合上药捣如泥。贴脐上。

复诊：服上方二剂，贴脐一次，腹泻即大减，食欲增加，精神亦振。复以上方继服，以调理肠胃即可。

按 此案初起，虽有外感发热，然腹泻较重，病在里不在表，系湿热内蕴，运化失职，此方乃藿朴夏苓汤与二陈汤合方，既可芳香化湿，又可调脾胃运化升降之机，另外，佩兰、扁豆以助化湿之力,佐鸡内金以消导之。故湿热得化,胃气亦复也。

【张春兰案】

张某某　男　3岁　崖头

2011年12月初诊:大便稀溏半年多,完谷不化,不思饮食,着凉后腹泻加重,消瘦面黄。舌淡,苔薄白。曾服用西药无效。

处方:党参10克　炒白术10克　云苓10克　甘草5克　山药20克　桔梗6克　陈皮6克　生姜3片　大枣3枚　水煎分多次服用　3剂

二诊:服上方后,腹泻明显好转,食欲增进。原方继服。

三诊:已痊愈。嘱注意饮食卫生。

5. 咳喘

【树乾公案】

慕某某　男　14岁　西慕家村

1967年6月4日初诊:初因感冒,热邪犯肺,咳嗽,音哑,喉干,左胸部痛。此痰热。

处方:霜桑皮三钱　地骨皮三钱　甘草二钱　桔梗二钱　黄芩三钱　蒌仁四钱　橘络二钱　水煎温服　二付

6月9日复诊:服初诊方二付,诸症好转,惟胸部尚觉少痛,原方二付继服。

【张灿玾案】

1. 徐某某　男　幼年　章丘

初诊:始自五个月前,因感冒引起咳嗽,中、西药均用过,至今不愈。此间有两次发烧至39℃左右。现咳仍不愈,惟时轻时重,声音低闷,有浊痰,不易咯出,咳甚时或呕逆。舌淡红,苔少而滑,脉沉缓。此外感入内伤肺未能及时宣泄,致令邪郁气塞,津化为饮,肺气益损,故久咳不愈。据脉证互参,已非大热之证,当以辛平宣泄为法。

处方:荆芥10克　薄荷6克(后入)　牛蒡子6克　川贝10克　百部10克　紫菀6克　冬花6克　桔梗6克　远志6克　白前6克　前胡6克　旋覆花6克(各包煎)　炒杏仁6克　生甘草6克　水煎温服

三日后电话告知,服上方三剂后,咳轻,痰亦可出,已见好的转机。嘱以原方继服。

五日后,电话告知,继服前方,诸证已大有好转,似已基本痊愈,惟稍有咳嗽,嘱再继服几剂,以巩固疗效。

按　感冒始起,无论有咳无咳,邪尚在表,均需早为汗解,但不可迫汗,易生变端,更不可纯以苦寒重剂,清热解毒,如此则苦寒沉降,不易作汗。若已见咳,说明邪已及肺,发汗之剂,尤当加以宣泄肺气,使外邪不致于入肺郁闭也。

本案已五月之久,未能及时治愈,药不对证,厥病弗瘳也。虽已入肺,尚非成大热之患,然久而不愈,亦可化饮,则尤难处治。今以止嗽散为主方加减用之。方中以薄荷、牛蒡子之清泄,遵叶天士先生所谓"有风加薄荷、牛蒡之属"之意;以紫菀、冬花之微温对前胡、白前之微寒，均足以止咳，而相辅相成也；以杏仁之辛开、会旋覆花之降逆，以一升一降之机；再加以百部、贝母、远志之镇咳化痰，故药虽无奇而奏效甚速，五个月之病，愈于十日之期。故药不在奇而在巧也，将不在勇而在谋也。

2. 方某某　男　少年　荣成河北村

初诊：自幼年起，患咳喘病，每遭外感，咳尤甚，现咳嗽喘促，气逆痰壅，时见咳血，颜面黑瘦，眼球突出，身材虚弱，大便不畅，舌暗红苔白薄，脉弦数。此证乃外感之邪，犯肺未解，延误日久，痰饮郁滞，肺气不宣，肺气被伤，必致气虚，真气不能下达，则肾气亦虚，故致此上盛下虚之证，首当利气豁痰，使肺气得以下行，则咳喘可平，以苏子降气汤为治。

处方；陈皮二钱　制半夏二钱　肉桂一钱　苏子一钱半　前胡一钱半　厚朴一钱半　沉香一钱　当归二钱　川贝二钱　甘草一钱　水煎温服

复诊：服上方二剂后，诸症已基本平复，身体状况，亦较前有所好转，惜病家已无力服药继续治疗，遂嘱注意养护，避免感冒，以期自复。昔在农村应诊日，此类情况，亦非偶见，有些注意保养者，借此转机，加以保养，而得自愈，也有的再度发作或反复发作，遗患终身者，亦非医之过也。

按　苏子降气汤，古方有多源，今所用者，乃宋《和剂局方》卷三“宝庆新增方”。此方源于《千金要方》卷七“汤液第二”，原文云：“紫苏子汤，治脚弱上气。昔宋湘东王在南州，患脚气困笃，服此汤大得力方。”而《局方》收此方，则名“苏子降气汤”，“治男、女虚阳上攻，气不升降，上盛下虚，膈壅痰多，咽喉不利，咳嗽，虚烦引饮，头目昏眩，腰痛脚弱，肢体倦怠，腹肚逋刺，冷热气泻，大便风秘，涩滞不通，肢体浮肿，有妨饮食。”是可见《局方》所云，后世对该方主治，有极大发展，故方名亦改。吾今所用，又系《医宗金鉴·杂病·诸气》方，外加沉香一味，云：“治下虚上盛，气逆上攻，喘咳涎嗽，胸膈满闷，气秘便难，气逆呕血。”今观此案，正合此意，遂用原方加川贝一味，以强化去痰之功。此方妙在于下气豁痰剂中，有当归理血润燥，有肉桂引火归原。如是则上盛可通，下虚可复，肺肾相通，气得归元也。

从本方的运用而论，古人立法处方，蕴藏着丰富的内涵，有待我们去挖掘，去实践，去发展，必脚踏实地去学习，去研究，决非离开中医这一丰富的宝库，靠别的什么理论为支柱，空谈“创新”，枉言“发展”。

3. 方某某　男　少年　荣成河北村

初诊：幼年即患喘，未予及时治疗，时时发作，每发则喘甚，近又复发，喘咳气逆，呼吸急促，胸闷痰壅，时而咳血，眼球外突，体质较弱，面容黑瘦，疲乏无力，精神不振，舌暗红，苔滑腻，根部少苔，脉沉细而数，两尺脉弱甚。此肺气不宣，痰壅于上，气道与血络俱伤，湿痰与虚火并盛，正所谓上实下虚，肺不宣气，肾不纳气之证，宜宣其上而引其下也。

处方：陈皮二钱　清半夏二钱　肉桂一钱　苏子一钱半　前胡一钱　厚朴一钱　沉香一钱半　当归二钱　川贝二钱　生甘草一钱　水煎温服

复诊：服上方二剂后，咳喘俱减，亦未再见血，脉象亦平和，精神稍振，乃继用此方六剂而平复，并嘱以善自调养，谨防感冒。

按　此案乃一典型上实下虚之证，少年患此，实皆幼年所误，或以感冒咳嗽为小病，而不曾介意，始酿成大病，岂以数剂药能永致太平。

本次用方，以苏子降气汤加减，效亦佳。盖古方之用，尽在活法。

4. 孔某某　男　幼年　荣成孔家庄村

初诊:数年前,因外感发热,恶寒咳嗽等证,不曾治疗,后每次感冒,必兼咳喘,因而留下是证,咳嗽喘鸣,痰出不快,胸闷气急,曾治过几次,效不佳,今由政府拨款,凡军、工、烈属,可享受免费治疗,特来就诊,患儿阵发咳嗽,呼吸促急,喉中喘鸣声,胸闷憋气,感冒后尤甚,二便正常,食欲一般。面色萎黄,舌暗红,苔白薄,脉浮数,重按无力。此因外感犯肺,不曾及时治疗,遂屡次发作,留此遗患,导致肺气不宣,呼吸不畅,痰饮郁滞肺中,气道不利,小络闭塞,治当宣肺破郁,宽胸利气,祛痰化滞,则气道可通,咳喘可平。

处方:陈皮三钱　制半夏三钱　炒苏子二钱　白芥子二钱　射干二钱　麻黄一钱　枳壳二钱　桔梗二钱　全瓜蒌三钱　地龙二钱　生甘草一钱　水煎温服

复诊:服上方二剂后,呼吸较顺畅,咳喘亦有所减轻,胸闷亦差,咳痰易出,脉象亦缓和,此肺中郁滞初开,气道渐通。可继服上方。

复诊:继服上方四剂,咳喘均已减轻,呼吸快利,惟咳嗽时发,此肺中郁滞初开,下行不畅,仍有上逆之患,当佐以降逆止咳化痰之温顺药,以缓其逆气。

处方:前方加炙杷叶二钱　款冬花二钱　紫菀二钱水煎温服

复诊:服上方二剂后,咳嗽较前尤轻,余证亦在有好转,遂以此方继服。

复诊:继服此方六剂,诸证已基本平定,唯有咳声,急行时感到气促,此肺中壅滞之痰,已经破化,肺气不足之象现矣。可用温润之剂以补其元气矣。

处方:沙参三钱　麦冬三钱　五味子二钱　陈皮三钱　清半夏二钱　茯苓二钱　川贝二钱　天冬二钱　党参二钱　桔梗二钱　甘草二钱　水煎温服

后以此方继服数剂,遂愈。

按　此证多因感冒犯肺,未及时治疗,或治而未愈,或不曾治疗,邪气不散,肺气不宣,气道不畅,脉络闭滞,津化为痰,壅于胸中,则上焦不能开发,浊气不能排出。若久久不愈,则变病多端。始伤于肺,或累及于心,或累及于肾,尤难治矣。故外感犯肺,岂可忽哉。

5. 毕某某　男　少年　荣成毕家屯村

初诊:幼年因患感冒遗咳喘,每易发作,近日发作,咳甚,呼吸迫促,喉中如水鸡声,格格相连,胸闷,眼球外突,面青色,舌暗红苔厚,脉沉数而急促。此乃肺伤日久,肺气不宣,气道不畅,痰热壅滞于胸中,心肺均为所迫,当急为清肺化痰,利气降逆,以缓其急。

处方:陈皮三钱　清半夏三钱　茯苓二钱　桑白皮二钱　地骨皮二钱　枳壳二钱　桔梗二钱　柿蒂二钱　枇杷叶一钱(去毛)　前胡二钱　生甘草一钱　水煎温服

复诊:服上方二剂后,咳轻,喉中水鸡声不作,呼吸顺畅,脉亦缓和,继服上方而愈。

按　《素问·至真要大论》曰:"诸气膹郁,皆属于肺。"王冰注:"膹谓膹满,郁谓奔迫也。"详本案正属于此经所云,膹郁于肺,气既不能宣于上,亦不能降于下,则病气必贲迫而上逆,其喉中连发水鸡声者,正贲迫之候也。本方以二陈汤与泻白散合用,既可清泻肺热,而又无损于肺气,加枳、桔宽胸,杷叶与柿蒂降逆,人知柿蒂可治呃逆,不知呃逆者,膈气上逆也,岂不知膈气一降,肺气即可下降,吾治此证时,加用之,义在于此。

6. 胡某某　女　幼年　济南市

初诊:感冒 8 天,始发热恶寒,曾服用中药数次亦无效,后用抗生素及退烧药治疗,今日热退,下午体温复升至 38℃,咳嗽,经 X 射线透视,诊为肺炎,听诊亦发现,哮鸣音与啰音。

患儿面色㿠白，脉浮数。此系风热感冒，缠绵日久，而患者体质较弱，邪气犯肺，留连不去，当以轻清宣肺为主。若肺气得清，邪热自退。

处方：双花 20 克　连翘 10 克　荆芥 10 克　苏叶 6 克　炒杏仁 6 克　桔梗 6 克　川贝 6 克　白前 6 克　前胡 6 克　牛蒡子 6 克　生甘草 6 克　水煎温服

服药后，适值春节元旦，其父母特登门致谢，告知服上方二剂后，热即退，继服二剂，咳亦止，特嘱云，此儿体质较弱，应注意调护。以后难免感冒，不可轻用退烧药，以求速效，欲速则不达，反易导致邪气留加不去。

按　此等证，特是婴幼儿，气尚未壮，体质轻弱者，外感之始，宜用轻宣疏泄之法，不可重用苦寒沉降之药，若滥用此药，不仅违背中医治表证之大法，亦易闭邪不出，岂非闭门逐盗乎。

7. 李某某　女　7 岁　济南市　儿科

2003 年 12 月初诊：20 日前患感冒，经医打针服药，热虽退，但留下咳嗽，白日偶咳，夜间频发，有痰，喉蛾略见肿大，但不红，舌红苔微黄，有剥脱现象，脉细数。此风寒外系，未能及时散解反郁闭于内，当微辛宣泄，镇咳化痰。

处方：荆芥 10 克　陈皮 10 克　制半夏 10 克　茯苓 6 克　白前 3 克　百部 10 克　紫菀 6 克　冬花 6 克　白芥子 3 克　川贝母 6 克　桔梗 6 克　生甘草 3 克　水煎温服

按　此本风寒外袭，应辛温宣散，而徒以退热之法退其烧，故热虽退，而邪未解，留有此痰，故微散其邪，辛通其气，加以镇咳祛痰之药则咳可止矣。

【张春兰案】

宋某某　男　7 岁　崖头

2009 年初诊：因感冒引发咳嗽、喘息、发热。胸闷，吐黏稠痰液。听诊，气管有哮鸣音。舌苔黄，脉浮数。

处方：麻黄 3 克　杏仁 5 克　石膏 10 克(先煎)　甘草 3 克　桔梗 3 克　冬花 3 克　紫菀 3 克　双花 10 克　连翘 10 克　苏子 5 克　陈皮 3 克　前胡 3 克　桑叶 5 克　川贝 3 克　薄荷 2 克(后入)　芦根 5 克　水煎温服　3 剂

二诊：服上方 3 剂后，咳嗽、喘减大半，烧已退，痰稀而少，原方加云苓 3 克　半夏 3 克　水煎温服

继服 3 剂后痊愈。

6. 惊啼

【士洲公案】

张某之女　女　婴儿　荣成县下回头村

初诊：生后数月，饮食二便均正常，惟近日时夜啼，亦或昼眠偶发惊叫啼哭之状，发育正常，神志清爽，三关脉清晰，惟色略现紫红色，腹部无不适处，无寒热，舌红苔白有神。此脏气未壮，心神不镇，且小儿稚阳之体，易惊易动，当以清心安神之法以镇之。

处方一：点刺风关，微出血即可。

处方二：灵宝如意丹 10 粒，每次 5 粒，日 1 次。

复诊:经上法,惊已好转,再按前法一次。

玾按 刺风关法,对小儿惊气有效,即在风关处,以左手托直,右手以三棱针轻点出血即可,若未出血者,可以右手稍挤出血亦可。此法民间谓之挑惊气,对婴幼儿易惊者用之多效。

灵宝如意丹,见《疡医大全》卷七"痈疽门丹散立方,含人参、乳香、没药、辰砂、甘草、儿茶、琥珀、珍珠、阿胶、白芷、冰片、牛黄、麝香,制小丸如粟米大,本云治"发背疔疽大毒。"此方固可用痈疽诸证,然其清热镇静之力亦甚强,故用于小儿惊搐,效亦佳,且用量小,药粒亦小,亦便于小儿服用。

【树乾公案】

闫某某　男　2岁　小落村

1964年7月27日初诊:慢脾惊病,脾胃虚弱,食欲不振,面黄肌瘦,大便不调,脉虚弱。此慢脾惊。

处方:太子参三钱　白术三钱　山药五钱　扁豆五钱　甘草二钱　水煎温服　三付

复诊:服上方三付,诸症均好转,原方二付继服。

7. 鼻塞

【树乾公案】

张某某　男　1岁　烟墩墕村

1966年5月3日初诊:感冒,鼻塞不通,不能吃乳兼惊悸。此鼻塞。

处方:婴儿安五包。

复诊:前日着其先用葱白,捣汁滴鼻窍,日三次,四五日后鼻塞已通,再以婴儿安治惊。

滴鼻法:可先将葱白捣烂,浸于消毒之棉球内,再用手捻棉球即滴入鼻内。

8. 口疮

【张灿玾案】

1. 张某某　女　幼年　荣成下回头村

初诊:发口疮已二、三日。未与调治,乃至不思饮食,口出黏涎,口唇干燥。舌红,表面红肿,糜点密布,舌尖红甚,脉浮数,指纹紫红,直透三关。此口糜也,多发于婴幼儿。系少阴之火,挟阳明之火,上灼于口舌,发为口糜。当先以外治之法,以解其苦。

处方一:人中白五分　硼砂一钱　元明粉一钱　青黛五分

上药共研细末,每以少许,撒于舌上。

处方二:吴茱萸二钱　为细末,以米醋调为糊,贴于足心,干则易,每日早晚各贴一次。

复诊:经用上方治疗,口疮疼痛已减轻,口出黏涎亦减少,此系火势已有减缓之势,然内火不除,病难根除,当以清心泻火之法以除之。上方可继用,再加汤剂内服。

处方:生地五钱　木通二钱　黄连二钱　竹叶二钱　生山栀二钱　水煎后加生蜂蜜一汤匙,不定时服用。

复诊:服上方二剂后,火势已减,口疮渐轻,可继服前方,惟不需再用贴足之方。

后用上方数日后即愈。

按　口舌生疮之病,早在隋·巢元方《诸病源候论》中,已有专论,如该书卷三十"口舌疮候"云:"手少阴,心之经也,心气通于舌。足太阴,脾之经也,脾气通于口。脏腑热盛,热乘心脾,气冲于口与舌,故心口舌生疮也。"

本案先以外治法者,以婴幼儿服药较难也,故先以清热解毒药外用。详人中白一药,早在《名医别录》及《新修本草》中载其性味功效,后世医籍治口舌生疮方亦多用之,证之临床,效不虚枉。以吴茱萸、鸡子清贴足心者,引热下行也。后用汤以导赤散为主,以心与小肠为表里,导心经之火,自小肠而下行,则上热可解。复加黄连、山栀二药,一者直入心经,一者散上焦浮游之火,则药力尤强也。

2. 张某某　女　婴幼儿　荣成下回头村

初诊:初患口疮,不曾介意。旋即吮乳困难,不时啼哭,大便正常,小便色黄。舌上白斑如雪片满布,日渐漫延,三关指纹紫红。此鹅口疮也,乃心脾二脏郁热,浊气上泛,凝于口舌所致。当以外治与内治合用,以免其延及喉咽。

处方一:冰硼散一钱　金银花五钱　先以金银花煎汤清洗患处,再以冰硼散搽舌面。

处方二:凉膈散二钱　分四次服用,每用生蜂蜜调之,以温水冲化,不拘时服之。

复诊:用上方治疗一日后,已不见发展,且稍见好转,患儿已可吮母乳,继以前法治之。

后遂以此法治愈。

按　口舌之患,古籍早有记载,宋以后则将鹅口疮列为专病,如明陈实功《外科正宗》徐评本卷十一"鹅口疮第一百十四"云:"鹅口疮,皆心脾二经胎热上攻,至满口皆生白癍雪片,甚则咽间叠叠肿起,致难乳哺,多生啼叫,以青纱一条裹箸头上,蘸新汲水,揩去白胎,以净为度,重手出血不妨,随以冰硼散搽之,内服凉膈之药。"徐灵胎评曰:"此证实紫雪最效。"上引陈、徐二家之说,对本病论之甚详,清御纂之《医宗金鉴》亦宗《外科正宗》之说。

本病以儿童特别是婴幼儿患者尤多,然成人亦有患是证者,特别是近代,成人患传染病时,过多使用抗生素者,亦可导致此病。1964年,吾临时在济南传染病院工作时,是年夏,济南地区脑炎病流行,并有其他传染病散行,即见有不少成年患者,引发此病。

本案治疗,亦遵《外科正宗》治法,惟别取金银花煎水清洗患部,以金银花特具清热解毒之性也。

冰硼散方,同名异方者多起,吾所用为《外科正宗·咽喉论第二十一》原方:"冰片五分　朱砂六分　元明粉　硼砂各五钱　共研极细末,吹搽患处,甚者日搽五六次最效。"

凉膈散方:系刘守真先生方。载《黄帝素问宣明论方》卷六之"伤寒门":"连翘一两　山栀子半两　大黄半两　薄荷叶半两　黄芩半两　甘草一两半　朴硝一分　上为末,每服二钱,水二盏,蜜少许,同煎至七分,去滓,温服。"

又按　本病若体弱之儿,屡发不止,导致阴虚火旺或脾胃虚弱者,则又当别论,临机辨证,灵活处置,不可尽按此法。

四、妇　科

(一) 月经病

1. 月经不调

【士洲公案】

1. 孙某某之妻　女　中年　文登县涝村孙家村

初诊:婚后数年未孕,经期前后不定,经来时小腹部不适,血色暗红,平时偶有寒热,头晕痛,精神不爽,睡眠不安,易梦,体弱面白,舌浅红苔白,脉沉弦,尺脉较弱。此忧思过度,伤及肝脾,连及冲、任二脉,故月事不调,难以产育。当先调肝理脾,以正其本。

处方:当归三钱　白芍三钱　炒白术三钱　茯苓二钱　柴胡三钱　薄荷一钱(后入)　川芎二钱　丹皮二钱　炒山栀一钱　香附二钱　丹参二钱　生甘草一钱　水煎温服

复诊:服上方数剂,头部清爽,未再有寒热感,精神好转,睡眠亦好些,脉沉弦而柔和。此肝气已舒缓,脾气稍振,可继服上方。

复诊:继服前方四剂,适逢月事按期而至,无经前不适证,惟血色仍暗红,小腹部有轻度胀痛,经来三、四日即好,脉象如前。此肝、脾之气有所调和,但冲、任之气尚未理顺,当以和血理气之法继调之。

处方:当归三钱　川芎二钱　白芍三钱　生地三钱　香附三钱　丹参三钱　乌药二钱　红花一钱　炒桃仁一钱　丹皮二钱　桂枝一钱半　生甘草一钱　水煎温服

待下次经前服用。

复诊:经前按上方服药五剂,月事亦按期而至,经色较前色红,小腹部亦较舒适,精神、体质,均较前见好,脉象亦见和缓。此冲、任二脉逐渐通畅。

此后即按此方加减调治遂愈。

2. 萧某某之妻　女　中年　文登县西墕村

初诊:患者原月事来时,为寒雨所淋,后遂月经不调,已数月矣。每在月经来前腹部疼痛,需三五日月事来后,腹痛方缓,经色暗红,夹带血块,且经期每易延后三五日不等,平日有少量白带,舌红苔白,脉沉涩。此因寒湿袭于胞宫,经血凝滞难行。当温经散寒,通经活血为主。

处方:当归三钱　川芎二钱　赤芍二钱　肉桂二钱　生蒲黄二钱(各包煎)　红花二钱　炒桃仁二钱　元胡二钱　香附三钱　丹参三钱　生五灵脂二钱　水煎温服

复诊:继按前方治疗二个月经周期,诸证均已消退,月经周期亦大致按月而至,再为温经理血,以善其后。

处方:当归三钱　川芎二钱　白芍二钱　桂枝三钱　茯苓二钱　丹皮二钱　桃仁二钱　丹参三钱　香附三钱　水煎温服

连服三剂而焦药后愈。

3. 邹某某　女　中年　文登县二里周家村

初诊：患月事不调已半年余，初不曾介意，后逐步加重，现每在经前数日小腹胀痛，腰部不适，食欲减退，经来后，即逐步减轻，经色暗红，有时有小血块，约三五日渐回，舌红苔白，脉沉而有力。每月大致如此。此气滞血瘀，当以利气活血法调治。经来时应注意避寒及气恼。

处方：当归三钱　川芎二钱　乌药二钱　莪术二钱　肉桂二钱　桃仁二钱　红花二钱　香附二钱　青皮二钱　水煎温服

每在经来前七日左右服用本方五至七剂，经来即停服。

复诊：本次月经来前服药六剂，月经即至，小腹胀痛等证有所减轻，可以坚持正常工作，不受影响，舌、脉亦无大变，遂仍按前方于下次月经前继按法服药。

复诊：此次仍按前法服药，月经亦按期而至，但小腹胀痛等证已减轻许多，工作无大碍，食欲基本正常，遂按前法继服一次。

复诊：按前法共有三个月经周期进行调治，现已完全恢复正常，血色亦变正常，血块全无，再为调理气血，以巩固之。

处方：当归三钱　川芎二钱　赤芍二钱　生地二钱　酒香附三钱　丹参三钱　水煎温服

按期调治而愈。

【树乾公案】

1. 周某某　女　36岁　寨前于家

1962年8月16日初诊：月经不调（先期），经行有时发乌紫色斑点，四肢倦怠，脉沉弱。此肝郁血滞。

处方：当归四钱　坤草五钱　丹参三钱　白芍三钱　生地三钱　乳香二钱　没药二钱　白术四钱　云苓五钱　西红花四分　香附三钱　甘草二钱　水煎温服　四付

9月27日复诊：服初诊方数剂，前方再加玉竹三钱，沙参三钱，四付继服。

10月16日复诊：调方。

处方：当归四钱　丹参四钱　坤草三钱　赤芍三钱　生地三钱　玉竹五钱　沙参三钱　白术五钱　云苓五钱　川断三钱　甘草二钱　水煎温服　十付

11月12日复诊：前方去玉竹加香附，六付继服。

12月6日复诊：以11月12日方去香附加桑寄生二钱，六付继服。

现已痊愈。

2. 殷某某　女　25岁　南山村

1963年3月3日初诊：血行不畅，经期参差，经行身痛，少腹作痛，血色紫黑成块，白带时下，脉沉弦。此寒郁血凝。

处方：丹参五钱　乳香三钱　没药三钱　坤草五钱　桂枝三钱　红花二钱　生姜二钱　大枣三枚　白芍三钱　水煎温服　四付

3月21日复诊：服初诊方数剂，调方。

处方：桂枝四钱　云苓三钱　桃仁二钱　白芍三钱　生姜二钱　丹参四钱　乳香三钱　没药三钱　红花二钱　大枣三枚　坤草五钱　吴萸二钱　党参三钱　甘草二钱　半夏二钱　水煎温服

4月7日复诊：调方。

处方：香附四钱　乌药三钱　肉桂二钱　桃仁三钱　红花二钱　丹参四钱　五灵脂三钱　吴萸二钱　水煎温服　四付

4月21日复诊：经行血色正常，身痛腹痛均消失，白带亦少见，原方加生姜二钱，大枣三枚，没药三钱，四付继服。

3. 李某某　女　19岁

1963年3月23日初诊：月经不调，经行淋漓八九日，每先期而行。此脾虚肝热，阴虚血热。

处方：当归三钱　坤草五钱　丹参四钱　白芍三钱　生地三钱　阿胶四钱(烊化)　艾叶二钱　甘草二钱　党参四钱　黄芪三钱　水煎温服　四付

复诊：服上方四付后，经血及日期均正常，经行又见血多不止，淋漓多日，四肢麻木，头眩晕，时发烧，脉弦数，原方去艾叶，加白术三钱，黄芩三钱，四付继服。

复诊：诸症均好转，惟觉头部经常发烧，此脾虚肝热，调方。

处方：当归三钱　坤草三钱　丹参三钱　白芍三钱　生地四钱　阿胶四钱(烊化)　甘草二钱　党参三钱　白术四钱　黄芩三钱　地骨皮三钱　胡黄连二钱　水煎温服　四付

复诊：调方。

处方：生地五钱　当归三钱　丹参四钱　白芍四钱　黄柏二钱　知母二钱　艾叶二钱　香附二钱　甘草二钱　黄芩二钱　阿胶四钱(烊化)　胡黄连二钱　白术四钱　水煎温服　四付

复诊：服初诊方后，经行日期缩短，已不再淋漓，惟觉发烧，血量较多，先期。改服上方，服后，诸症均好转，原方黄芩加一钱，加当归三钱，白术加一钱　六付继服，痊愈。

4. 彭某某　女　39岁

1963年3月24日初诊：月经先期，经行腰腿痛，乳房肿痛，血色紫黑成块，往来寒热，脉沉弦。此脾虚肝郁血热。

处方：当归三钱　丹参四钱　白芍三钱　生地三钱　柴胡三钱　黄芩三钱　半夏三钱　党参二钱　甘草二钱　生姜一钱　大枣三枚　白术三钱　桃仁三钱　西红花四分　香附三钱　水煎温服　四付

复诊：服上方四付，经期已正常，往来寒热减轻，血块亦少，原方四付继服。

5. 郭某某　女　24岁　大落村

1963年6月14日初诊：月经不调(先期)，血色紫黑，腿沉，行经胸乳部作痛，脉沉弦。此肝郁血热。

处方：坤草四钱　当归四钱　丹参四钱　白芍三钱　生地三钱　柴胡三钱　黄芩二钱　半夏三钱　明党参三钱　甘草二钱　生姜二钱　大枣三枚　水煎温服　三付

7月17日复诊：原方加白术三钱，二付继服。

7月31日复诊：服上方六剂，月经已不先期，血色已由紫转红，经行时胸乳部亦不痛，原方二付继服。痊愈。

6. 原某某　女　46岁　大疃村

1964年5月29日初诊：月经不调，经行淋漓不止，血色紫黑有块，少腹胀痛，脉弦。此脾虚肝郁。

处方:当归四钱　白芍三钱　生地三钱　阿胶三钱(烊化)　艾叶二钱　甘草二钱　坤草三钱　蒲黄三钱(炒黑冲服)　五灵脂(炒黑冲服)三钱　云苓三钱　水煎温服　二付

复诊:调方。

处方:当归四钱　白芍三钱　生地三钱　党参四钱　白术四钱　云苓三钱　甘草二钱　陈皮三钱　阿胶三钱(烊化)　川断三钱　坤草三钱　蒲黄三钱(炒黑冲服)　生姜二钱　大枣三枚　水煎温服　四付

复诊:服上方四付,诸症均好转,原方四付继服。

7. 姜某某　女　35岁　马草夼村

1964年7月19日初诊:因小产后,下血过多,冲任损伤,月经不调(先期),血色淡黄,有时发热汗出恶寒,肢体倦怠,头眩心悸,脉弦弱。此心脾血虚,冲任损伤。

处方:当归三钱　白芍四钱　白术四钱　云苓三钱　柴胡三钱　甘草三钱　薄荷一钱(后入)　太子参三钱　生地三钱　水煎温服　四付

7月28日复诊:调方。

处方:黄芪四钱　党参四钱　白术四钱　当归四钱　陈皮二钱　柴胡三钱　升麻一钱半　甘草二钱　生姜一钱　大枣三枚　远志二钱　枣仁三钱　水煎温服　四付

复诊:服初诊方无效,改服7月28日方四付,诸症均好转,月经血色转正常,原方继服可望痊愈。

8. 闫某某　女　25岁

1964年12月8日初诊:经期将至,误伤生冷之物,即发少腹痛,痛至两天,月经来潮,血色紫黑成块,已十余日未止,脉沉涩。此寒凝血瘀。

处方:当归五钱　川芎二钱　炒白芍三钱　熟地三钱　坤草三钱　干姜二钱　吴萸一钱半　水煎温服　一付

复诊:服上方一付,瘀血已尽,经行已止,腹已不痛,原方一付继服。

9. 洪某某　女　26岁　马岭洪家村

1965年1月16日初诊:初因经期入水受寒,月经过期,经行血少色紫黑,腰痛,经前少腹痛,发凉,白带下,脉沉弦弱。此冲任脉虚,寒气侵入胞宫,气血凝滞。

处方:当归四钱　川芎一钱半　炒白芍三钱　吴萸二钱　党参三钱　肉桂二钱　干姜一钱半　甘草二钱　半夏三钱　乌药三钱　没药三钱　红花三钱　水煎温服　三付

1月20日复诊:调方。

处方:当归四钱　桂枝三钱　炒白芍三钱　细辛一钱　炙甘草三钱　大枣三枚　通草二钱　水煎温服　三付

1月25日复诊:服初诊方效果不显,继服20日当归四逆散方,服后腹部发凉大减,全身亦轻快,脉转浮而和缓,原方三付继服。兼服得生丹。

4月11日复诊:月经又二个月未行,脉象滑利,可疑怀孕。

10. 初某某　女　23岁

1965年3月6日初诊:月经过期,经前少腹胀痛,血色紫黑成块,经期乳房胀痛,脉沉弦。此肝郁血滞,血行不畅。

处方一(先服):香附三钱　乌药三钱　陈皮三钱　苏梗二钱　砂仁二钱　干姜一钱

水煎温服　二付

处方二(后服):当归四钱　炒白芍三钱　炒白术四钱　云苓三钱　柴胡三钱　甘草二钱　薄荷一钱(后入)　赤芍二钱　桃仁三钱　红花三钱　香附三钱　水煎温服　二付

复诊:服上二方五付,月经来潮,腹痛大减,乳房亦不痛,血色亦较好转,原方三付继服。

11. 姜某某　女　23岁　章村

1965年3月21日初诊:月经过期,经前腹胀痛,乳房胀痛,头痛眩晕,经期咳嗽吐痰,消化不良,经期血色紫黑有块。此肝郁气滞,肝火乘肺,脾气衰弱。

处方:当归四钱　白芍三钱　炒白术四钱　云苓三钱　柴胡三钱　甘草二钱　薄荷一钱半(后入)　赤芍三钱　栀子三钱　桃仁三钱　红花三钱　水煎温服　二付

复诊:服上方,月经即来潮,经期已正常,经行腹痛及乳房胀痛均减退,血块已无,惟经期咳嗽未减,前方加减调方。

处方:当归四钱　白芍三钱　炒白术四钱　云苓三钱　柴胡三钱　甘草二钱　薄荷一钱(后入)　桃仁三钱　红花三钱　香附三钱　霜桑皮三钱　半夏二钱　五味子一钱　生地三钱　水参三钱　水煎温服　四付

12. 毕某某　女　24岁　东上庄村

1965年6月8日初诊:月经不调,经行血少有块,经前腹痛,头晕,往来寒热,脉沉弦。此肝郁血滞。

处方:当归四钱　白芍三钱　炒白术三钱　云苓三钱　柴胡三钱　甘草二钱　赤芍三钱　栀子二钱　薄荷一钱(后入)　西红花五分　桃仁三钱　香附三钱　水煎温服　四付

6月18日复诊:服上方四付,头晕减轻,腹痛亦减轻,原方四付继服。

7月7日复诊:服上方后,月经来潮,血块不见,血色亦较正常,只有少量紫色,头已不眩晕,经前腹痛亦减,惟经来血少,原方当归、白芍各加一钱,四付继服。

13. 乔某某　女　33岁　常家庄村

1965年7月26日初诊:月经不调(过期),血色紫黑污浊,心悸怔忡,头晕腿肿,面色青黄,短气,喘息或往来寒热,四肢发烧,脉弦弱。此心脏衰弱,血不养肝,心脾虚弱,气血两亏。

处方:炙黄芪三钱　党参三钱　炒白术三钱　当归三钱　云苓三钱　远志二钱　枣仁三钱　元肉三钱　广木香二钱　陈皮三钱　柴胡二钱　生地五钱　黄芩二钱　栀子二钱　水煎温服　六付

8月13日复诊:服上方六付,诸症均好转,原方加甘草一钱半,四付继服。

8月20日复诊:又加甘草一钱半,四付继服。

9月4日复诊:调方。

处方:当归三钱　川芎二钱　白芍三钱　生地四钱　柴胡三钱　黄芩二钱　半夏三钱　党参三钱　甘草二钱　生姜二钱　桃仁三钱　红花三钱　大枣三枚　水煎温服　四付

14. 孙某某　女　31岁　鲁家村

1965年9月15日初诊:月经过期,四肢沈困,头晕,食欲不振,心悸短气,面色焦黑,脉弦弱。此心脾营血亏虚。

处方:黄芪三钱　党参四钱　白术三钱　当归三钱　云苓三钱　远志二钱　枣仁三钱　元肉三钱　广木香二钱　陈皮二钱　甘草二钱　生姜二钱　大枣三枚　水煎温服　三付

10 月 5 日复诊：服初诊方六付，诸症均好转，面色亦现红润，焦黑皮退去，原方四付继服。

15. 王某某　女　19 岁　康家村

1966 年 4 月 1 日初诊：月经过期，或二三月一次，背部及四肢麻痹，肢体痿软，脉涩细。此寒湿内侵，血气凝滞。

处方：黄芪五钱　桂枝三钱　酒芍三钱　生姜二钱　大枣三枚　当归五钱　丹参五钱　桃仁三钱　红花三钱　水煎温服　二付

4 月 5 日复诊：调方。

处方：当归五钱　桂枝三钱　酒芍三钱　生姜二钱　大枣三枚　丹参五钱　桃仁三钱　红花三钱　甘草二钱　水煎温服　二付

4 月 8 日复诊：服初诊方二付少好转，又前方去黄芪加甘草，服二付，背部及肢体麻木均好转，惟觉腰痛，前方加川断三钱，三付继服。

16. 慕某某　女　24 岁　东慕家村

1966 年 5 月 9 日初诊：月经过期，经前少腹胀痛，血带多，血色紫黑成块，腰腿痛，脉沉弦。此寒凝血滞。

处方：当归四钱　川芎二钱　酒白芍三钱　生地三钱　香附三钱　乌药三钱　桃仁三钱　红花三钱　广木香二钱　水煎温服　二付

5 月 13 日复诊：原方加丹参三钱，三付继服。

5 月 28 日复诊：服初诊方二付，又服 5 月 13 日方，经期已正常，血色转红，血块亦减少，惟临月经期，阴门下部少有肿痛，尿道热痛，前方加茺蔚子三钱，坤草五钱，去丹参五钱，二付继服。

6 月 7 日复诊：服 5 月 28 日方后，尿道热痛减退，阴肿亦轻，原方四付继服。

17. 张某某　女　32 岁　沟曲家村

1966 年 5 月 16 日初诊：月经先期，一月二次，淋漓五六天，血色紫黑成块，经期乳房胀痛，恶心，腰痠腿痛。此肝郁血滞，血行失调。

处方：当归四钱　白芍四钱　白术四钱　云苓三钱　柴胡三钱　甘草二钱　薄荷一钱(后入)　香附二钱　陈皮三钱　半夏三钱　生姜二钱　赤芍三钱　栀子三钱　水煎温服　二付

5 月 23 日复诊：服上方二付，身体轻快，饮食增加，原方四付继服。

6 月 6 日复诊：月经二十四天来潮一次，经期乳房胀痛，腰痛腿痛等症减轻，恶心亦消失，惟经行后，少腹痛，再以八珍汤调方。

处方：当归三钱　白芍三钱　生地三钱　党参四钱　白术四钱　云苓三钱　炙甘草二钱　坤草五钱　水煎温服　四付

18. 刘某某　女　25 岁　单家村

1966 年 7 月 17 日初诊：月经过期，血少色淡，面色青，食欲不振，四肢倦怠，头晕心慌，脉弦细，左手脉弱甚。此心脾营血亏伤。

处方：党参三钱　白术三钱　当归三钱　云苓三钱　远志二钱　枣仁三钱　元肉三钱　广木香二钱　陈皮二钱　甘草一钱半　生姜二钱　大枣三枚　水煎温服　二付

7月28日复诊:服初诊方数剂,诸症均好转,再服归脾丸。

19. 张某某　女　36岁　桑梓村

1966年8月1日初诊:月经一个月二三次,淋漓多日才止,时发往来寒热,胃痛,痛连肋胁,脉沉弦。此郁怒伤肝,致成肝不藏血。

处方:当归三钱　白芍三钱　白术三钱　云苓三钱　柴胡三钱　甘草二钱　薄荷一钱(后入)　香附三钱　青皮二钱　水煎温服　二付

服此方二付已痊愈。

20. 董某某　女　28岁　古塔村

1966年10月3日初诊:月经过期,血少,四十天或七十天一次,近来干咳无痰,脉弦细数。此血虚津伤肺燥。

处方:沙参三钱　甘草二钱　双叶二钱　杏仁二钱　黑芝麻三钱　阿胶三钱(烊化)　麦冬四钱　枇杷叶二钱　生地四钱　元参四钱　水煎温服　二付

10月3日复诊:服初诊方二付,咳嗽已愈,原方阿胶加一钱,二付继服。

21. 萧某某　女　50岁　茂柞村

1966年12月10日初诊:月经先期,多日淋漓不止,遇怒尤甚,头痛,口苦目干涩,心下痞满,消化不良,大便不利(五日未行),脉沉。此肝气郁结不舒,脾气不运。

处方:当归三钱　柴胡三钱　黄芩二钱　半夏三钱　生姜二钱　白芍三钱　枳实三钱　大枣三枚　川军三钱(后入)　水煎温服　一付

12月12日复诊:服初诊方(大柴胡汤),头痛口苦,心下痞满均好转,睡眠亦安,原方二付继服。

12月15日复诊:原方二付继服。痊愈。

22. 原某某　女　34岁　原家村

1967年7月28日初诊:风湿性关节痛,心悸短气,月经先期,血色浅淡,脉弦细。

处方:党参四钱　白术四钱　云苓四钱　甘草二钱　当归四钱　川芎二钱　白芍三钱　黄芪四钱　桂枝三钱　防风二钱　防己二钱　细辛一钱　生姜一钱　大枣三枚　水煎温服　二付

8月5日复诊:服初诊方四付,饮食增加,诸症均好转,原方四付继服。

23. 于某某　女　46岁　滕家村

1968年1月6日初诊:月经不调或前或后,腰痛,血色紫黑成块,心悸,头晕痛,胸部胀痛,脉沉弦。

处方:当归五钱　川芎二钱　白芍三钱　生地三钱　坤草五钱　丹参五钱　桃仁三钱　红花三钱　乌药三钱　香附二钱　元胡二钱　甘草二钱　水煎温服　二付

1月20日复诊:调方。当归五钱　白芍三钱　白术三钱　云苓三钱　柴胡三钱　甘草二钱　香附三钱　丹参四钱　桃仁三钱　红花三钱　乌药三钱　川芎二钱　水煎温服　二付

1月26日复诊:服上方腰痛头痛均止,原方三付继服。

24. 汤某某　女　28岁　沟曲家村

1968年2月15日初诊:月经期错乱,经行过三天后,又下浊水,头晕,少腹有时坠痛,脉

弦细。此血虚不养肝，脾湿下注。

处方：当归四钱　白芍三钱　白术三钱　云苓四钱　柴胡三钱　薄荷一钱(后入)　甘草二钱　苍术四钱　陈皮三钱　生姜一钱　大枣三枚　半夏三钱　太子参三钱　水煎温服二付

服二付痊愈。

【张灿玾案】

1. 高某某　女　成年　荣成县大落村

初诊：数月来，月经不调，周期不准，或长或短。每来前即感小腹不适，经来时胀痛，且有寒冷感，血色发暗，有少量血块，大小便正常。舌红，苔白，脉沉紧。此系寒湿之气，伤及子宫，导致冲、任二脉不调，遂令经期失序，血气滞留不畅，治当以养血暖宫、活血利气，补而行之，以调其冲、任之脉为法。

处方：当归一两　川芎二钱　白芍三钱　丹参一两　香附五钱　生地二钱　炒桃仁二钱　肉桂三钱　茯苓二钱　丹皮二钱　炮姜二钱　小茴香二钱　水煎温服

复诊：月经来前服上方四剂，月事来潮，经前及经至之症状，均有所缓解，小腹胀痛减轻，且感觉温暖。此寒湿之气已减，血气畅通，脉象亦无大变化。再以前方加减，继续调理。

处方：当归五钱　川芎三钱　白芍三钱　炒桃仁三钱　肉桂三钱　茯苓三钱　丹皮三钱　丹参五钱　酒香附五钱　炙甘草一钱　水煎温服

复诊：继于经前服上方三剂，经水按期而至，小腹部胀痛及冷感已基本消除，身体、二便及食欲均正常。舌红苔白，脉沉缓。患者已感无大不适，可继服上方进一步调理以固疗效。

按　此证多因产后或月经来潮期间，感受寒湿，未曾介意。久则邪气伤及子宫，导致冲、任之脉血气凝滞，遂使经期失常，血行不畅，故经来之前即感小腹胀痛，血色不正。本案亦取仲景先生桂枝茯苓丸方加减以治，因子宫有寒湿为患，故以肉桂易桂枝，再加炮姜、小茴等，以温暖子宫，助阳化湿也。又加香附、丹参二药，一调气，一调血，助芎、归之力，故服后即感诸证减轻。再服之时，以调理气血，恢复冲、任经脉为主，故减炮姜、小茴二药，继服即可。此证内无大伤，故气血和则经期归正。不必峻猛之剂，行王道之法也。如此则气血通，阴阳和，可免致偏颇之患矣。

2. 岳某某　女　青年　荣成单家村

初诊：未婚，向无他病，近几月，月水先期，色深红，无血块，腹不痛，时有热感，经至时，懒倦无力。脉沉弦，此亦肝脾不调、肝火枉动所致。当以调肝理脾之逍遥散取治。

处方：当归一两　川芎二钱　白术三钱　茯苓二钱　柴胡三钱　香附三钱　陈皮二钱　丹参三钱　薄荷二钱(后入)　生甘草二钱　水煎温服

复诊：服上方二剂，无不良反应，惟时有热感，前方加丹皮三钱，山栀子二钱。水煎温服

复诊：服上方二剂后，月经已回，待下次经至一星期前，仍以此方继服。

复诊：经至前，先服前药，月水按期而至，无其他不适感。遂继服二剂以除后患。

按　本案系处女月经不调之轻证，仅经两个月经周期之调理，即已痊愈，故凡月经不调，若非脏器有隐患者，并非难医之病。丹栀逍遥散方，一则可调肝理脾，而丹皮则善治血热，栀子善清浮游之火，而非芩、连之大寒苦泻者。二者为伍，亦可谓相得益彰。

3. 刘某某　女　老年　荣成下回头村

初诊:月经按终止时限已停经数年,因怒气所伤,忽又见血,数日未断,量虽不多,每日必有,腹不痛,无血块。此必因怒气伤肝,连及冲任、复伤胞脉,导致子宫血出,非月事也。当以调理气血,兼用止血之药,以固其本。

处方:当归三钱　川芎二钱　桂枝三钱　茯苓三钱　丹皮二钱　阿胶二钱(烊化服)　广三七一钱(为末冲服)　水煎温服

复诊:服上方二剂,血即止,继服二剂,以巩固其效,后不曾再犯。

按　本案患者,年已五十有余,月事早终,而忽有见血,由怒伤肝,继损冲任,又伤胞脉,故血复来。以其腹不痛,无瘀块,故知为新伤,不可剧止,血络既伤,必待修复,务在调养,特取《金匮要略》桂枝茯苓丸方义加减以治,归、芎二药,既能养血,亦能活血,桂枝、茯苓,温经利湿,以祛胞宫浊湿之物,丹皮活瘀之性,以防有滞留之血,阿胶、三七,既可活血,亦可止血。众药性皆平和,既具养血之性,又有行血之功,既有止血之力,又无留滞之患,相辅相成,两全其用。

4. 汤某某之妻　女　中年　荣成沟曹家村

初诊:月经不调已数月,经至前小腹胀痛下坠,势欲大小便,血色紫暗,白带较多,且腰腿疼痛,另有脘腹部不适之证亦有年。体质较弱,舌暗红苔白,脉沉迟。此乃寒湿凝于胞宫,气血郁滞难行,肾阳不振,经脉运行不畅,阳虚而不能振其气,阴凝而不能运其血。当先以行气活血为法。

处方:当归三钱　白芍三钱　肉桂三钱　茯苓三钱　香附三钱　乌药二钱　五灵脂二钱　蒲黄二钱(布包煎)　炒桃仁二钱　丹皮二钱　砂仁三钱　水煎温服

复诊:服上方二剂,腹痛若失,亦无重坠感,腰腿痛亦减,惟服药期间,曾吐血数口,胃口反觉舒适。此胞宫阴凝之寒湿已有化解之势,气血亦有运行之力,但恐胃中久有郁热,损伤胃络,稍加佐药,以防病势发展。

处方:当归三钱　白芍三钱　茯苓三钱　丹皮二钱　香附三钱　乌药二钱　炒栀子二钱　砂仁三钱　炒桃仁一钱　五灵脂二钱　蒲黄二钱(包煎)　广三七一钱(为末冲服)　水煎温服

复诊:服上方后,未再吐血,胃口亦无不适,腰腿亦不痛,白带亦少。此乃下元之阳气已通,气血已行,胃口无不适感,血亦不吐,可留待再治,继以调经理血行气为主。

处方:当归五钱　川芎二钱　白芍三钱　肉桂二钱　茯苓二钱　炒桃仁三钱　丹皮三钱　五灵脂二钱　蒲黄二钱(包煎)　香附三钱　丹参三钱　砂仁三钱　水煎温服

经以此方调理后,下次月经应期而至,不曾再发前证。

按　本案系寒凝胞宫,导致气血郁滞,经脉运行不畅,故经前小腹不仅胀痛,且有重坠如大小便之感,说明气血郁滞较甚,白带时下,腰痛明显者,多系下元虚冷,肾阳不足之故,又兼胃脘不适,当系湿热郁于中焦。似此等寒热错杂,虚实并见之证,用药尤须慎重,可兼顾时则兼顾,不可兼顾,则当主次有缓急适度,既当便患者所需,亦当行医家所宜。相机而行,务在可行也。

5. 张某某　女　成年　荣成下回头村

初诊:近几月来月经不正常。每亦先期而至,至时量较大,需一星期左右方停。血色红,无瘀血及血块,初来时小腹部略有不适,可揉按,平日无不适,无白带,腰略痠痛。舌红,苔白，脉沉弦。凡此，皆素日情志不遂，损及冲任，经至时，血气下行而不能提摄，当于理血剂中加止血药，敛而养之，以免久成决堤之势则难收矣。

处方：当归三钱　川芎一钱　白芍三钱　生地三钱　艾叶二钱　阿胶珠二钱（烊化）　炒荆芥穗一钱　甘草一钱　广三七粉五分（分两次冲服）　水煎温服。

复诊：服上方三剂后，血量已减，逐渐少，无其他不适处，舌脉亦无变，遂按前方继服。

复诊：继服上方三剂，月事按期而回。但此证难以顿复，遂嘱于每月经来之前，提早一星期时再按此方服三至五剂，逐渐调至正常为度。

复诊：一月后，告知遵嘱于经前服药调治，共服五剂，经血已大减，且不足一星期即止，无不适证，身体已觉较前为壮，腰腿均无疲惫感。遂按此法再调治一周期而愈。

按　妇女月事，以月为期，故名月事、月水或月信。详《素问·上古天真论》云："女子七岁肾气盛，齿更发长；二七天癸至，任脉通，太冲脉盛，月事以时下，故有子。"王冰注："癸谓壬癸，北方水干名也。任脉、冲脉皆奇脉也。肾气全盛，冲、任流通，经血渐盈，应时而下，天真之气降，与之从事，故云天癸也。然冲为血海，任主胞胎，二者相资，故能有子，所以谓之月事者，平和之气，常以三旬而一见也。故愆期者，谓之有病。"又宋陈自明《妇人大全良方》卷一"调经门"亦云："若遇经脉行时，最宜谨于将理。将理失宜，似产后一般受病……盖被惊，则血气错乱，经脉斩然不行，逆于身则为血分、痨瘵等疾。若其时劳力则生虚热，变为疼痛之根。若恚怒则气逆，气逆则血逆，逆于腰腿，则遇经行时腰腿疼痛重，过期即安也。逆于头、腹、心、肺、背、胁、手足之间，则遇经行时，其证亦然。"从以上二书所论，妇女月事之形成与周行，与多个脏器有关，特与脾、胃、肾及冲、任二脉之关系，尤为重要，至其发病，则无论外感时邪、内伤情志，或饥饱劳役、房事染毒等，均宜注意，尤当经期与产期，更应注意。至其发病，则事关整体。辨证审因，务需详察。至其虚实兼具，寒热错杂，亦属常侯，遣方用药，通常达变，是为善医也。

本案以月水过多，实乃冲、任不能摄血，故用仲景先生芎归阿胶汤，后世名胶艾汤，外加炒荆芥、广三七二药取其止血之用，且三七一味，既能止血，亦能行血，则留而不滞也。

6. 林某某之妻　女　中年　荣成常家庄村

初诊：月事不调已数月，周期不准，血量少而色黑，白带较多，且腰腿疼痛，步履艰难。体质瘦弱，舌淡红苔白薄而滑润，脉迟细，尺脉尤弱。此肝肾不足，下元虚冷，气既失温煦之功，血亦失濡润之用，如此则筋脉失养，经期亦失调矣。治当温养气血，调理经脉。

处方：当归五钱　川芎二钱　炒白芍二钱　炒桃仁二钱　丹皮二钱　桂枝三钱　茯苓二钱　炮姜一钱　红花二钱　丹参三钱　炙甘草一钱　水煎温服

复诊：服上方四剂后，觉周身舒适，腰腿痛亦有减缓之势，遂继服前方，调其血气。

复诊：服前方八剂，诸证均已好转，行走亦觉方便，白带亦减少。惟月水再至时，血量仍较少，时感心神不安，夜多噩梦。脉象沉缓，力度较前为大。是经脉之运营，已见好转，下元虚冷，亦有所恢复。然心、脾不足之象，亦见其症，当以温补心脾，养血安神为治。

处方：黄芪五钱　党参五钱　炒白术三钱　当归五钱　龙眼肉三钱　广木香二钱　茯苓三钱　远志三钱　炒枣仁三钱　丹参五钱　白芍三钱　肉桂三钱　炙甘草一钱　生姜三片　大枣三枚（去核）　水煎温服

复诊：服上方五剂后，身体较前强健，睡眠亦安，梦亦少，脉象浮、中取之皆见，是气血已在康复之际，脏气亦具安定之状，如此则阳和之气复，经脉自调，遂用此方进一步调理。

按 本案先以桂枝茯苓丸方加减，以调其经脉，温通下元，使阴冷寒湿之气，得以回阳，凝滞瘀塞之血，得以通畅，故以营养血气之方中，必加行气活血之药，后得血气已通，而心脾虚象已见，特以归脾汤加减，调其血气，安其脏气，则神有所归，本有所固，经自调矣。

详经脉之不调，原非仅属胞宫与冲、任二脉之事，实与五脏之气相关，故治此证，亦需视与五脏相关之证候而辨证求源，辨证施治，方可取效。

7. 李某　女　中年　东营市

初诊：患者为经产妇，去年 11 月份，因为怒气所伤，月经逾期不至，去医院检查，非孕，遂为注射黄体酮，经血乃至，此后不打针则仍不至，改服宝坤丹 20 丸，亦无效。患者此前经期基本正常，经后无明显病候，惟有少量白带，舌暗红少苔，脉沉涩。此乃怒气伤肝，肝气郁滞，则气机不畅，气机不畅，则血滞不行，故致冲、任之脉道不利，月水遂断，治当疏肝为主，以利气活血相兼之法。

处方：当归 15 克　川芎 6 克　白芍 15 克　白术 10 克　茯苓 10 克　柴胡 10 克　薄荷 6 克(后入)　丹参 15 克　香附 10 克　桃仁 6 克　桂枝 6 克　丹皮 6 克　生甘草 3 克　水煎温服

3 月 14 日电话告知，服用本方四剂月经即至，嘱暂停服药，另告，以后每当经期前数日，继续服用上方。

7 月 15 日复诊：4 月份服药三剂即至，5 月份服三剂亦至，本次经来血色紫，经来延期未停，别无他症，舌红苔白，脉沉缓，较前流畅，仍以和肝理脾为主，少佐止血，取丹栀逍遥散合胶艾四物汤加减化裁以治。

处方：当归 10 克　川芎 6 克　白芍 10 克　白术 6 克　茯苓 6 克　柴胡 6 克　薄荷 3 克(后入)　炒栀子 6 克　丹皮 6 克　生地 10 克　阿胶 10 克(烊化)　艾叶 6 克　炙甘草 6 克　水煎温服

后数月，电话告知，服三剂后，月经即停。此后月经亦按期而至，完全恢复正常。

按 此案原以怒气伤肝所致，肝气不舒，必累及于脾，木克土也，肝藏血，脾统血，若二脏功能有损，常可导致月经不调，或迟滞，或崩漏，或闭经，或延长等等病变。病虽发于胞宫及冲、任二脉，实则与肝、脾、肾三脏有关，凡此诸证，固有外因为害，然大都与情志变化有关，如怒伤肝，思伤脾等引发，脏气被害，若涉及于血气者，在女子则多致月经不调，本案显系怒伤肝引发，故调治以逍遥散方加减为法，以调肝理脾为主。前期经血不至时，酌加活血行气之药，后期至而不回时，血分有热也，酌加凉血止血之药，经几个周期的调治，终至按期而行。

8. 王某某　女　成年　济南市

2004 年 9 月 30 日初诊：近两年每次月事来前，感到全身不适，火气上攻，面部起疙瘩，牙痛，小腹时有下坠感，乳房胀痛。经来色紫黑，舌淡红，脉沉弦，此肝郁化火，血行不畅所致，治宜疏肝解郁，利气活血。

处方：当归 15 克　白芍 15 克　白术 10 克　茯苓 10 克　柴胡 10 克　薄荷 6 克(后入)　丹皮 10 克　炒山栀 10 克　丹参 10 克　酒制香附 10 克　橘叶 10 克　生甘草 6 克　水煎温服

10 月 15 日复诊：服上方后，此次月经来时，前证基本全减，月经亦正常，惟经后全身无力，食欲不振，心烦，牙有时微痛，舌淡红，苔白厚腻微干，有剥落处，脉沉弦，此肝胆湿热未化，脾气不振，治当疏理肝胆，醒脾化湿，以解余邪。

处方：当归10克　白芍10克　白术10克　茯苓10克　丹皮6克　炒山栀6克　薄荷6克（后入）　莲子芯3克　柴胡15克　佩兰6克　白蔻6克　生甘草6克　水煎温服

后以此方治愈。

9. 张某某　女　青年　荣成市

2009年3月初诊：患者来电话自述，多年来，月经不正常，每次经至，量较多，时间亦长，血色鲜红，有小血块，腰腹部无明显疼痛，胸部亦无反应，妇科检查，惟有一小囊肿，别无他病，身体状况尚可，此冲、任不固，血气妄行所致，当养而固之。

处方：当归10克　川芎6克　白芍10克　生地10克　艾叶6克　阿胶6克（各包烊化）　黄芩6克　炒芥穗6克　炒地榆10克

每于经前一星期，服三至五剂。

按此法，每在经前服用，后告知连调理几个周期后月经即正常。

按　此等证，以别无痛苦，血色不变，知无瘀滞之患，其量多者，多因冲、任二脉固摄之力不足，加之血气偏热，故以四物汤养之，以黄芩清之，以炒芥穗、炒地榆涩而止之，血即归经。

10. 朱某某　女　青年　济南某大学学生

2009年9月1日初诊：自十二岁来月经，但周期不准，或一二月一次，或三四月一次，后逐步后延，而且很不规律。经前腹部有胀痛感。至十五岁时，即有脱发及汗毛等加长之势。曾经医院检查为多囊卵巢，服用过激素及中药，效果不明显。现不敢用冷食。服活血化瘀药，易腹泻，饮食正常，易疲劳，腰痛，白带少量。月经量尚可，色暗红。舌体瘦，色红，少苔，脉右沉缓，左沉而无力。此肾气虚怯，冲、任发育不正，肝脾不和，月事紊乱所致，当理其肾元，调其血气。

处方：当归20克　炒白芍10克　炒白术10克　茯苓10克　柴胡6克　川断10克　炒山药10克　炒杜仲10克　丹参15克　香附10克　蛇床子10克　桂枝10克　丹皮10克　炙甘草6克　水煎温服

数日后，电话告知，服上方三剂后来月经，此次一个月即来，暂停药。

11月15日电话告知前两月，月经按时而至，本次一个半月方至。腹仍痛，色暗红。

处方：前方丹皮减至6克，加桃仁6克，继服。

2010年5月24日复诊：自用上方后，第一月连服一月，后每于经前服十五剂。月经基本上可保持每月一次。每次延后一星期左右，经前腹痛减轻，经色初暗红，后鲜红。平日腰痛亦减轻，疲劳感大减，能坚持锻炼，脱发亦减少。以前大腿部汗毛亦长，现亦减慢，皮肤亦较前油润，舌红，两边有齿印，苔白，脉寸脉浮，关脉沉，有弦象，尺脉弱，是乃药力初显，已见效果矣。可继用此法，以调其肝肾之本，气血之亢。

处方：当归15克　丹参15克　白芍15克　炒白术10克　茯苓10克　柴胡10克　川断10克　炒杜仲10克　蛇床子10克　桂枝10克　丹皮10克　桃仁10克　香附10克　砂仁6克　生甘草6克　生姜三片　大枣三枚　水煎温服

按　后不曾告知，详情不知，此病已初见转机，若坚持治疗，或许有望，不知其后如何。

11. 刘某某　女　39岁　济南市

2010年5月10日初诊：几年来月经不调，超前延后，周期不定。时觉烦躁不安。每经来前乳房胀痛，胸部不适，气不下行，食欲欠佳。舌暗红，脉沉弦。此肝气不舒，脾气不畅所致。肝气郁极易化火，木气盛则必胜土，故当以疏肝理脾为法。

处方：当归 15 克　白芍 15 克　白术 10 克　茯苓 10 克　柴胡 10 克　薄荷 6 克(后入)　丹皮 10 克　炒山栀 10 克　香附 6 克　丹参 10 克　芥穗 6 克　菊花 10 克　生甘草 3 克　水煎温服

6 月 20 日复诊：服上方 6 剂后，诸证皆减退，本次月经来潮时经前诸证亦大有好转。近 20 日始因感冒，继而咳嗽，服西药皆不效，有痰而不易出，舌红苔白薄，脉沉缓。此感冒之余邪未除，肺气不宣，仍当轻清宣泄，宽胸豁痰为法。

处方：荆芥 15 克　白前 10 克　冬花 10 克　紫菀 10 克　川贝母 10 克　炒杏仁 10 克　牛蒡子 6 克　薄荷 6 克(后入)　全瓜蒌 15 克　桔梗 10 克　双花 15 克　旋覆花 6 克(各包煎)　生甘草 6 克　水煎温服

服上方后咳即愈。

按　本案前诊，系月经不调，服药 6 剂，诸证均已减轻，然本证肝气不舒所致，故特告以注意调气养神，则肝脾可顺，冲、任可畅，后当连续服药，调理几个月经周期则病可愈。

12. 贾某某　女　青年　济南电台职工

2011 年 5 月 30 日初诊：月经不调，经前乳房胀痛，小腹微痛，大便干燥，烦躁易怒。舌暗红，苔微黄而腻。脉弦细。此肝气不舒，血运不畅，乱及冲任二脉，导致月事不调。当予疏肝理气活血。

处方：柴胡 9 克　白术 6 克　茯苓 6 克　当归 10 克　白芍 10 克　薄荷 6 克(后入)　丹皮 6 克　炒山栀 6 克　橘核 10 克　香附 10 克　丹参 10 克　荔枝核 6 克　生甘草 3 克　水煎温服

8 月 3 日复诊：服上方 20 剂，诸证均大减。初服两剂后，胃肠即通气，大便已有所改善。服完 5 剂，即觉病情均已缓解。服完 20 剂，乳痛大减，大便不干，也有规律。胃肠通畅，性情已有所改变，不大发火。月经上月来两次。本月因家中有事，有些着急，至今月经尚未来。舌红稍暗，少苔，脉左沉数，右沉弦细数。是肝气已有所舒缓，但血行尚未尽畅，当继用疏肝活血法治以调之。

处方：当归 15 克　赤芍 10 克　丹皮 10 克　白术 6 克　茯苓 6 克　桃仁 10 克　红花 10 克　柴胡 10 克　丹参 15 克　川芎 6 克　香附 10 克　生甘草 3 克　水煎温服

服上方数剂，病情已大有好转，月事亦行。嘱继续调治，注意性情的修养，以防后患。

13. 刘某　女　29 岁　济南市

2011 年 12 月 12 日初诊：产后两个月即来月经，开始数月尚规律，近三个月，每月来两次，方来时色暗红，后转鲜红，末期有少量血块，小腹有时轻度坠胀，此肝气较盛，不能藏血，致冲、任不固，当先为止血，再观其变。

处方：当归 10 克　川芎 6 克　白芍 10 克　生地 10 克　益母草 15 克　艾叶 6 克　香附 6 克　阿胶 6 克(各包烊化)　炒地榆 6 克　炙甘草 6 克　水煎温服

12 月 15 日复诊：服上方三剂，血尚未止。药力未足，当重量，以塞其决堤之势。

处方：前方加炒地榆至 30 克，血余炭 6 克(为末冲服)

12 月 20 日复诊：服上方后血即止。

2012年1月3日复诊：近来月经基本正常，多少不等，色紫红，小腹偶有坠胀感，血块不多，面部红疙瘩较多，舌红无苔，脉沉微弦。此乃血出大势亦止，然肝火尚旺，血尚未尽归经，继以疏肝理气和血法调之。

处方：当归10克　川芎6克　白芍10克　生地15克　白术10克　茯苓10克　柴胡10克　炒山栀10克　丹皮10克　炒阿胶6克　生地榆30克　炒荆芥炭10克　炒蒲黄6克（各包）　炒灵脂6克（各包）　生甘草6克　水煎温服

后以此服连服至月经正常。

按　月事虽由冲、任二脉主之，然肝经血脏，故肝经不和，每致月事不调。详本案先以大剂止涩药，以涩其决堤之势，急则治其标也。后则以加味逍遥散方为主，疏理肝气，缓则治其本也。此亦调经之大法也。

14. 慈某某　女　35岁　文登市

2012年8月22日初诊：二十四岁结婚后，由于家庭及多方面影响，性格不稳，易怒烦躁，极易发火，导致月经不调，每次月经来一周前，即感头晕头胀，两乳房胀痛，周身不适，周期及月经量尚可。经色深红，无血块，此肝气郁滞，血行不畅，当以疏肝利气，活血化瘀之法，进行调理。

处方：柴胡15克　当归10克　川芎6克　生白术10克　茯苓10克　香附15克　广木香6克　白芍15克　丹皮10克　地骨皮10克　丹参15克　菊花15克　薄荷6克（后入）　生甘草3克　水煎温服

每于经前一周左右，服用三五剂即可。

12月29日复诊：按上方调治三个月事周期后，病情已有很大好转，乳房胀痛，头晕等证均已好转。舌暗红，脉沉弦，此肝火已减，血气已通，但尚应继续调治。

处方：前方加炒山栀6克　橘核6克　水煎温服

后即以此方调理而愈。

15. 李某　女　34岁　莱州市

2013年1月8日初诊：几年来患月经不调，胃脘胀痛，去年10月，曾因胃脘痛甚，特来就诊，经疗治之后，胃脘痛已缓解，现月经病较重，望能予以调理。近年来月经每至前小腹胀痛，胸乳部亦胀痛，血色黑，有血块，需三四日后，方能畅通，平时有轻度白带，舌红苔白薄，脉弦细，此肝郁脾虚所致，肝郁则气机不畅，经脉不营，上连乳房，下及冲、任，宜疏肝理脾，通经活络。

处方：当归12克　白芍12克　炒白术10克　茯苓10克　柴胡10克　薄荷5克（后入）　丹皮10克　桂枝6克　丹参15克　桃仁6克　红花6克　香附12克　川芎6克　橘叶6克　炙甘草3克　水煎温服

每于经前一星期，服用数剂，以观其效。

9月24日：服上方，经用两个周期后，诸证均已大好，待后来经时，继续服用，现继续疗治胃病。

【张春兰案】

1. 鞠某某　女　38岁　南山殷家

1983年8月12日初诊：每次月经来时，腰及少腹疼痛、怕冷、喜热按，头晕。四肢无力，有时麻木，食欲不振，面色皖白。经血量少、色淡红。舌质淡红苔薄白，脉沉弱细。

处方：当归 15 克　黄芪 10 克　川芎 10 克　白芍 10 克　生地 10 克　香附 10 克　乌药 10 克　阿胶 10 克(烊化)　艾叶 10 克　元胡 10 克　覆盆子 10 克　杜仲 10 克　山药 12 克　淫羊藿 10 克　丹参 6 克　川楝子 10 克　白术 10 克　云苓 10 克　甘草 6 克　水煎温服　6 剂

二诊：服上方 6 剂后，月经来潮，少腹冷痛减轻，经血较前增多，色较红。上方加党参熟地各 10 克，黄芪、当归各 20 克连服 6 剂，待下次月经来后复诊。

三诊：服二诊方后，月经又行，少腹及腰已不痛，腹冷亦愈。经血量及色均正常，精神佳，自觉身体健康。再以健脾补气血药调理之，方归脾丸、八珍益母丸。

2. 周某某　女　38 岁　崖头惠丰小区

2009 年 7 月初诊：月经或前或后，经行少腹胀痛，怕冷、喜热按，经血量少，色暗红，有血块。面白、肢冷、体弱。舌苔薄白，脉沉弱细。

处方：当归 15 克　炒山药 10 克　生地 10 克　川芎 6 克　柴胡 10 克　枳壳 6 克　香附 10 克　乌药 10 克　坤草 10 克　红花 5 克　桃仁 5 克　吴茱萸 6 克　肉桂 10 克　党参 10 克　丹皮 10 克　半夏 10 克　麦冬 10 克　艾叶 10 克　甘草 6 克　川楝子 10 克　杜仲 10 克　水煎温服　6 剂

二诊：8 月，服上方后，月经来潮，少腹胀痛及寒冷均减轻。经血块亦少。原方继服 6 剂。

三诊：9 月服上方后月经又行，腹已不痛，无寒冷感。经血色红无块，经血量较前增多。另继服下方：

处方：当归 15 克　川芎 6 克　白芍 10 克　熟地 12 克　柴胡 10 克　枳壳 6 克　香附 10 克　乌药 10 克　木香 10 克　坤草 10 克　肉桂 10 克　党参 10 克　白术 10 克　云苓 10 克　甘草 6 克　艾叶 10 克　元胡 10 克　阿胶 10 克(烊化)　水煎温服

四诊：诸症痊愈，继以八珍益母丸调养气血。

3. 张某　女　18 岁　崖头

2009 年 7 月初诊：月经先后不定期。经行时少腹胀痛，喜热按。腰痛，四肢怕冷、食欲不振，面色白黄消瘦。经血量少，色淡红，有少量血块。舌质淡，苔薄白。脉沉弱细。

处方：当归 12 克　川芎 6 克　白芍 10 克　白术 10 克　生地 10 克　香附 10 克　乌药 10 克　黄芪 12 克　元胡 10 克　艾叶 10 克　覆盆子 10 克　杜仲 10 克　山药 10 克　菟丝子 15 克　红花 6 克　小茴香 10 克　木香 6 克　吴茱萸 10 克　水煎温服　6 剂

二诊：服上方 6 剂后，月经来潮，腹痛稍有好转。经血量较前次多，血块少。继服原方 6 剂。

三诊：经期正常，少有腹痛，经血色红无血块。少腹无寒冷感。精神佳。原方继服。

四诊：服上方 6 剂后，诸症痊愈。另服艾附暖宫丸以善其后。

4. 王某　女　44 岁　新疆

2012 年 7 月初诊：患者经期尚佳，经血色淡。近两年时感头痛、心胸烦闷，失眠多梦，急躁易怒、体倦。每经行时头痛尤甚。舌质淡红苔薄白。脉沉细弦。

处方：当归 15 克　赤芍 10 克　生地 10 克　川芎 10 克　柴胡 10 克　香附 10 克　乌药

10克　元胡10克　荆子10克　菊花10克　红花3克　熟地10克　炒枣仁15克　五味子10克　夜交藤15克　白芍10克　黄芪10克　坤草10克　远志6　郁金10克　生龙牡各15克(先煎)　枳壳6克　甘草10克　水煎温服　6剂

二诊：服上方6剂后，头痛减轻，烦闷失眠亦好转。原方继服4剂。

三诊：服上方后，经行时头痛及其他症状基本消除。因急于回疆，嘱其回疆后按上方(去荆子)继服6剂，并继服八珍益母丸和逍遥丸以善其后。回疆数月后电告已痊愈。

5. 张某某　女　22岁　学生　下回头村

2012年11月初诊：月经先期。经行少腹疼痛，喜热按，腰痛。经血量少，色淡红。有少量血块。舌淡红，苔薄白。头晕体倦。脉沉细弱。

处方：当归15克　川芎6克　炒白芍10克　白术10克　生地10克　柴胡10克　炙甘草6克　坤草10克　云苓10克　丹参10克　艾叶10克　杜仲10克　川断12克　山药10克　肉桂10克　元胡10克　香附10克　水煎温服　12剂

二诊：服上方12剂后，经期已正常，诸症明显好转，嘱再服当归丸和八珍益母丸以巩固疗效。

6. 王某某　女　44岁　崖头村

2012年12月初诊：经期先后不定，每经行均血量多且淋漓达数月，血色暗红有块儿。经行时少腹胀痛，腰酸痛。来诊前，因血量过多致眩晕。心悸，四肢无力，食欲不振，舌质淡苔薄白。脉细弱。妇科检查无器质性病变。

处方：黄芪20克　当归15克　党参15克　甘草10克　生地10克　川芎6克　香附10克　乌药10克　元胡10克　坤草15克　阿胶10克(烊化)　茜草炭10克　地榆炭10克　芥穗炭10克　煅龙牡各15克(先煎)　炒蒲黄10克(包煎)　炒灵脂10克　炒白术10克　云苓10克　升麻3克　柴胡10克　丹参10克　海螵蛸10克　红花15克　生姜3片　大枣3枚　水煎温服

二诊：服上方16剂后，经血量明显减少，色红、块儿少，其他症状好转。改用下方：

处方：黄芪10克　党参10克　白术10克　云苓10克　当归12克　升麻3克　陈皮10克　甘草6克　生地10克　白芍10克　川芎6克　阿胶10克(烊化)　炒艾叶10克　川断12克　杜仲10克　炒蒲黄10克(包煎)　炒灵脂10克　柴胡10克　坤草10克　水煎温服

三诊：服上方十余剂后痊愈。嘱再服八珍益母丸、归脾丸，以巩固疗效。

2. 痛经

【树乾公案】

1. 萧某某　女　19岁　炮东村

1963年8月24日初诊：少腹痛至脐上，痛时拒按，经行十多天开始作痛，脉沉弦。

处方：坤草一两　山楂一两　水煎温服　一付

8月20日复诊：服上方一付，少腹痛减，脐腹少软，原方一付继服。

2. 萧某某　女　36 岁　二章村

1964 年 1 月 4 日初诊：月经过期，经行腹痛，腰腿痛，四肢麻木，血色紫黑，脉沉弦兼涩。此血瘀气滞。

处方：丹参五钱　坤草四钱　当归三钱　白芍三钱　生地三钱　肉桂二钱　川断四钱　桃仁二钱　红花四钱　香附三钱　水煎温服　二付

1 月 10 日复诊：原方加乌药二钱，四付继服。

1 月 27 日复诊：服初诊方二付，又原方加乌药服四付，月经即如期来潮，血色好转，腰腿痛亦减轻大半，但经行三日后仍少有血块，腹微痛，原方去西红花换南红花，四付继服。

3. 董某某　女　成年　下回头村

1964 年 9 月 1 日初诊：素患痛经症多年，近又月经过期，少腹结硬作痛，拒按，小便亦觉不利。此胞宫瘀血化热，影响膀胱气化不行，是蓄血又蓄水也。

处方：白术三钱　云苓三钱　猪苓三钱　泽泻三钱　肉桂一钱半　桃仁三钱　红花三钱　当归三钱　水煎温服

复诊：服上方一剂痛减，小便利而经血亦下，原方二付继服。痊愈。

4. 洪某某　女　26 岁　马岭洪家村

1964 年 12 月 14 日初诊：月经过期已七十日未行，经行腹痛，血色紫黑成块，腰腿痛，四肢冷，消化不良，过食则胃痛，脉沉涩。此血为寒凝，肝脾之气郁结不舒。

处方：当归四钱　川芎二钱　泽兰三钱　炒白芍三钱　丹参五钱　香附三钱　桂枝三钱　乳香三钱　没药三钱　红花三钱　白蔻一钱半　苍术三钱　陈皮二钱　桃仁三钱　水煎温服　二付

复诊：服初诊方后，月经即行，经行腹胀痛亦减，腰腿轻快，饮食消化亦好转，原方三付继服。

复诊：诸症均好转，上方加炒白术三钱，云苓三钱，四付继服。

5. 栾某某　女　22 岁

1965 年 3 月 10 日初诊：痛经症，经期错乱，经行少腹硬痛，拒按，血色紫黑成块，脉沉兼涩。此寒凝血滞气郁。

处方：当归五钱　赤芍二钱　丹参三钱　肉桂二钱　干姜一钱　小茴香一钱半　蒲黄三钱(包煎)　五灵脂三钱　没药三钱　桃仁三钱　红花三钱　水煎温服　一付

复诊：服上方一付，腹痛已止，原方继服。

6. 高某某　女　24 岁　小落村

1967 年 4 月 10 日初诊：月经过期，经前腹胀痛，血色紫黑成块，脉沉滑。

处方：乌药三钱　砂仁一钱半　广木香二钱　元胡二钱　香附三钱　甘草二钱　槟榔三钱　当归四钱　川芎二钱　生姜二钱　水煎温服

5 月 13 日复诊：服初诊方数付，诸症均好转，再换得生丹继服。

【张灿玾案】

1. 张某某　女　青年　荣成下回头村

初诊：患痛经证已有年。初来潮时尚轻，后逐步加重。现每于经前几日，即感小腹部胀痛,按之愈甚;经来时亦不畅,色紫红,有血块,面部潮红,全身不适,腰部尤甚,需三五日后,月经渐少,腹痛亦减轻;待经止后,诸证自愈,大小便正常,经至时需卧床几日。舌红,苔白,脉沉弦而弱。此热郁于冲、任等脉,血滞于胞宫,瘀而不散,阻而不行,当以行气活血,化瘀止痛,以通其经,畅其血络,则痛可解矣。

处方:当归五钱　白芍五钱　丹皮三钱　炒桃仁三钱　桂枝二钱　生五灵脂三钱　生蒲黄三钱(包煎)　元胡三钱　香附三钱　丹参三钱　水煎温服

复诊:服上方三剂后,疼痛减轻,腹部亦感舒适,面部红润,经血下量中度,有紫红血块,脉象有所缓和,嘱再以原方继服三剂。

复诊:月经已回,诸证俱退。脉亦平稳,遂嘱以每月于月经前一周左右开始服药,连调三月,病已缓解,遂停药。

按　痛经之证,前人早已论及或谓经前腹痛。如《诸病源候论》卷三十七"月水来腹痛候"云:"妇人月水来腹痛者,由劳伤血气,以致体虚,受风冷之气,客于胞络,损冲、任之脉……故月水将下之际,血气动于风冷,风冷与血气相击,故令痛也。"又《医宗金鉴·妇科心法要诀》卷四十四"调经"门云:"凡经来腹痛在经后痛,则为气血虚弱,经前痛则为气血凝滞,若因气滞血者,则多胀痛,因血滞气者,则多疼痛,更当审其凝滞作胀痛之故,或因实、因虚、因寒、因热而分治也。"

详本病原因固多,或内伤,或外感,或先天,或后天,若先天宫体不正,重者难医,轻者可治,或产褥损伤亦可导致此病,临证当详其因,详辨其证。

本证素来有之,曾经医院检查,据云系子宫后屈。如是则经血不能及时排出,必郁而化热,瘀而结滞,故疼痛难忍。本方取仲景桂枝茯苓丸方加味以治,此方本治"妇人素有癥病"。明赵以德《金匮方论衍义》云:"桂枝、桃仁、丹皮、芍药,能去恶血,茯苓亦利脐间血,即是破血。然有散,有缓,有收,有渗,结者以桂枝之辛。肝藏血,血蓄者肝急,缓以桃仁、丹皮之甘。阴气之发动者,收以芍药之酸。恶血既破,佐以茯苓之淡渗,利而合之。"日人大塚敬节等(见唐有正译《中医诊疗要览·妇科》)对痛经、子宫后屈、子宫内膜炎等疾病,亦选用本方。

吾治妇科病,凡属实证,亦常选用本方,偏寒者酌加桂、附,偏热者酌加丹、栀,偏气郁者酌加香药,偏血瘀者酌加桃、红,每皆奏效。本案特以蒲黄、灵脂、元胡、川芎者,以其更具活血、化瘀、止痛之功也。

2. 汤某某　女　成年　荣成沟曹家村

初诊:数月来,月经不调。每在经前小腹胀痛较重,且有下坠急欲小便之感,及经来之迟后之势。经来时色紫黑,有血块,约三五日减轻,发育正常。舌暗红,脉沉而有力。此血滞于子宫,且偏于寒凝不化。当以活血化瘀,以通冲、任之脉,待二脉通畅,则血无留滞之患矣。

处方:当归一两　川芎二钱　白芍三钱　丹皮二钱　桂枝三钱　茯苓三钱　桃仁三钱　元胡三钱　生五灵脂二钱　生蒲黄二钱(各包煎)　丹参五钱　琥珀粉五分(冲服)　水煎温服。

复诊:上方于月经来时,提前一星期左右先服,服至四剂经来,诸证均较前减轻,惟腹部仍有些腹痛,至月经停后始好,脉、舌俱如前状。此血滞已有所减缓,惟气滞尚未尽通。当再加以利气通经之药以佐之。

处方:前方加酒香附三钱　水煎温服。

复诊:按上方继服四剂后,月经按期来潮,小腹胀痛之证已大减,下坠之感甚轻,血块亦较少，血色紫红，舌红润，脉沉缓。此气血已趋于通畅，可用前方，再予调理，以固前功。

处方：继服前方。

复诊：继服前方四剂后，月经已按时来潮，诸证已基本消除，全身亦感舒适，舌、脉均趋于正常，可再加调理，则无后患矣。

处方：当归三钱　川芎二钱　白芍三钱　熟地三钱　炒桃仁二钱　红花二钱　酒香附三钱　丹参三钱水煎温服。

复诊：月经已基本恢复正常。服上方后，体力亦有所恢复，自觉症状已完全消除。可继用前方数剂，以正本清源，巩固疗效。

按　本案乃一经产妇，忽患此痛经之证，数月不愈，且有经期后延、病情加重之势，必冲、任二脉不通所致。本方原用《金匮》桂枝茯苓丸与失笑散合方，诸药可调冲、任二脉，以化其瘀，且药性平和，无“致邪伤正”之忧，再加丹参以助调经之力，相得益彰。加琥珀者，以子宫之血下行不畅，迫于膀胱故有下坠之感，有琥珀合茯苓二药，既可镇静安神，又可通利膀胱，且琥珀又有活血化瘀之功，一药而三功。后服加香附者，利血中之气，以消其胀，则胀痛可除。最后以桃红四物汤加香附、丹参者，补而兼行，且制小其量，既可养其气血，亦可防其滞。自可收善后之功。

3. 毕某某　女　成年　荣成神道村

初诊：患痛经证日久不愈。经期亦不准，每经前数日即腹痛，且连及腰部，上腹部亦痞满纳呆，周身亦不适，需经来三五日后，诸证始逐步缓解。曾经多医治而未愈，每次经来，血色紫红，且有血块，痛甚时腹部拒按。舌紫红，苔白厚，脉沉而有力。此热郁胞宫，伤及冲、任，气血郁滞，经行不畅，气不下行，上逼胃府，后及肾府，必待瘀血行尽，始可缓解。此证宜活血化瘀，兼行气导滞，虽有郁热，只可凉血，慎用苦寒，以寒易凝血也。

处方：当归一两　川芎二钱　赤芍三钱　生地二钱　丹参五钱　茜草三钱　桑寄生三钱　枳壳二钱　香附三钱　川断二钱　炒桃仁二钱　生甘草一钱水煎温服

复诊：服上方三剂后，经水适来，诸证较前有所缓解，上腹部不适及腰痛，亦有所减轻，现月经正行时，遂以前方继服之。

复诊：继服上方三剂后，经水方止。此次经期中，较此前之反应较差，血色亦较正，血块亦较少，但尚未尽解。据病情可证，此方尽服六剂，即有是效。当缓图之，可继服用。

复诊：继服上方七剂后，月经来潮时，诸证大减，食欲正常，腰腿亦无不适处，小腹部虽略感不适，但无碍于正常活动，舌红脉沉缓。遂嘱每在月经来潮前服三五剂，再调理二至三个周期即愈。

按　此证本属痛经类疾病，但因治疗不及时及治法不当，遂导致气血凝滞，且郁而化热，迁延日久损及子宫及冲、任脉。本方以四物汤为主，然用赤芍、生地者，可解血分之热，加香附以理血中之气，枳壳以调中焦之气，二药重在理气也，盖气行则血行，气滞则血凝也；复以丹参配茜草、桃仁等，重在行血，以活其瘀；不用破血峻剂者，免伤正也。又因日久不愈，伤及肾气，故加桑寄生、川断等以顾护肾气。如此可标本兼顾，主次两全，而无后顾之忧矣。

4. 董某　女　成年　荣成县下回头村

初诊：婚后数年无子。月经不调，经期不准，每于经前腹部胀痛三五日方至；经来后亦需二三日，腰痛乃缓，且血色紫黑，有大小不等血块；至经水回后，腹部得适。此气血瘀滞，经行不畅所致，当以行气活血止痛之法，于经前服之，以疏导其滞。

处方：当归五钱　川芎二钱　肉桂三钱　丹皮三钱　白芍三钱　炒桃仁三钱　茯苓三钱　香附五钱　丹参一两　生五灵脂二钱　生蒲黄二钱(布包煎)　水煎温服

复诊：服上方三剂后，月经来潮，诸证较以前有所减轻，遂以本方继服之。

复诊：本次经至前复继服前方三剂，月经即来潮，诸证较以前大减，特别是小腹胀痛，已可忍受，再嘱每于经前连服此方三、四剂为佳。后又经两月调理，月经已基本正常，经期亦无大别，遂停服。

按　此证于婚前婚后，或经产妇，均属常见之病。详巢元方《诸病源候论》卷三十七"妇人杂病诸候"有"月水来腹疼候"云："妇人月水来腹痛者，由劳伤气血，以致体虚，受风冷之气客于胞络，损冲、任之脉……其经血虚，受风冷，故月水将下之际，血气动于风冷，风冷与血气相击，故令痛也。"此后历代论述妇科病者，皆言及此。如清代《医宗金鉴·妇科心法要诀》卷一"调经门"之"经行腹痛"云："凡经来腹痛在经后痛，则为气血虚弱，经前痛则为气血凝滞，若因气滞血者，则多胀痛，因血滞气者，则多疼痛，更当审其凝滞作胀痛之故，或因实、因虚、因寒、因热而分治也。"此论对痛经之证，言之甚是，临床定当辨其寒、热、虚、实，酌情用药。另外尚当辨其乍痛与久痛，運痛与缓痛之不同。有条件者，尚当察其子宫之形体，功能之损伤程度等，方可有的放矢，以免失误。

本案为气血凝滞之实证，故痛胀兼备，又偏于子宫寒冷，冲、任脉不通，特选《金匮要略方论》妇人方之桂枝茯苓丸为主；又加佛手散，以养而行之；又合香附、丹参，增强行气之力；复加五灵脂与蒲黄，既可行血，又可止痛。三方杂合而成，共奏活血化瘀，行气导滞止痛之功。

5. 孔某某之妻　女　中年　荣成孔家庄

初诊：患者月经来时，每有腹痛之症，初不曾治疗，近几月经至时，不仅小腹疼痛难忍，且连及小腹侧部亦痛，小便频数，肛肠亦有重坠感，恰如胎儿临产状。痛时腹部拒按，脉沉缓无力。此乃寒邪凝于子宫，气血滞于下焦，使冲任不通，月水郁滞，且又累及临近脏器，致膀胱、大肠亦由气血不畅，使州都与传导之官，均为所累，然其本仍系寒凝胞宫，气滞血郁所致，故取活血化郁，佐以暖宫为法。

处方：当归三钱　川芎二钱　炒白芍三钱　丹皮二钱　炒桃仁二钱　五灵脂二钱　肉桂二钱　茯苓二钱　炙甘草一钱半　水煎温服

复诊：服上方一剂后，疼痛有所缓解，而大便干结难下，此气血有所通畅，然大肠结滞不通，继用前方加大黄三钱。

复诊：服上方二剂后，大、小便均通畅，惟小腹部尚有轻微疼痛，继以通经活血为主，佐以润肠为法。

处方：当归五钱　川芎二钱　炒白芍二钱　炒桃仁二钱　蒲黄二钱(包煎)　火麻仁三钱　肉桂二钱　茯苓二钱　丹皮二钱　水煎温服

复诊：服上方二剂后，腹痛已痊愈，大小便亦恢复正常，遂嘱再服两剂，此后亦不曾再发。

按　此证本系寒凝胞宫，气血郁滞，且连及他脏为病，先以当归芍药散化裁为法。该方原出仲景《金匮要略·妇人妊娠病篇》，本治妇人徵病。详女人徵病，亦必气血凝结于胞中所致，此病与致徵之病亦似，故特以本方为主，另加当归、川芎，活血行血，加五灵脂、肉桂，温经止痛，服后痛虽小愈而大便不通，复加大黄，亦可通便下血，得两收其功，后以此方，少作调整，去大黄之泻，用火麻仁之润。暖宫活血，复有润肠之力，则既有活血之力，又有养血之用，亦王道之法也。

【张春兰案】

彭某某　22岁　道北刘家

2009年7月初诊：痛经。每次经行少腹冷，胀痛难忍，腰亦痛，常需服止痛药。月经量多，色紫暗，有血块，面消瘦。舌红苔白，脉沉细。因急于出国打工而来诊。

处方：当归15克　白芍10克　白术10克　云苓10克　柴胡10克　香附10克　乌药10克　坤草12克　红花10克　蒲黄10克(包煎)　灵脂10克　肉桂10克　甘草6克　薄荷3克(后入)　木香10克　元胡10克　路路通10克　杜仲10克　川断10克　生姜3片　水煎温服　8剂

二诊：服上方8剂后，月经来潮，少腹胀痛减轻，血块减少。上方加小茴香、艾叶、鹿角胶再服8剂，连服三个经期。出国后告知已痊愈。

3. 经闭

【树乾公案】

1. 张某某　女　37岁　寨前于家村

1962年8月12日初诊：血虚，月经五年未至，少腹有块，疼痛偏左，脉沉滑无力。此气滞血瘀，结成癥瘕。

处方：当归三钱　坤草五钱　白术三钱　沙参三钱　香附三钱　红花二钱　乌药二钱　水煎温服　二付

9月15日复诊：调方。

处方：坤草五钱　丹参四钱　乳香三钱　没药三钱　白术五钱　三棱一钱半　莪术一钱半　明党参三钱　香附三钱　乌药二钱　水煎温服　四付

10月7日复诊：服上方数剂，原方加甘草一钱半，六付继服。

10月30日复诊：月经已开始行一次，上方加苡米五钱，沙参三钱，六付继服。

11月12日复诊：调方。

处方：沙参四钱　白术五钱　云苓五钱　甘草二钱　陈皮二钱　香附三钱　乌药二钱　当归三钱　乳香二钱　没药二钱　坤草三钱　水煎温服　六付

12月6日复诊：上方加白芍三钱，生地三钱，六付继服。

经治疗后，少腹硬块消失，月经正常。

2. 葛某某　女　20岁　地宝圈村

1963年2月28日初诊：经正行时，因怒停经，少腹有时胀痛，脉沉而兼涩。此气滞血瘀。

处方：丹参五钱　当归五钱　乳香三钱　没药五钱　桃仁二钱　红花二钱　三棱二钱　肉桂二钱　香附三钱　乌药三钱　水煎温服　二付

3月18日复诊：好转，服前方后，少腹即不胀痛，旬日后，月经照常通畅，但经前少觉腹胀痛，再以活血调血法调方，即可痊愈。

处方:当归三钱　坤草五钱　丹参四钱　乳香三钱　没药三钱　香附三钱　乌药二钱　砂仁二钱　木香二钱　甘草二钱　莪术一钱　水煎温服　二付

服上方已痊愈。

3. 徐某某　女　20 岁　河北村

1963 年 3 月 29 日初诊:肝胆郁热,往来寒热,胸胁痛满头,饮食不进,面色青黄,月经三个月未行(未婚),脉弦细数。此热郁肝胆。

处方:柴胡三钱　黄芩三钱　半夏三钱　甘草一钱　蒌仁二钱　生姜一钱　大枣三枚　生地三钱　牡蛎二钱(先煎)　赤芍三钱　水煎温服　一付

4 月 3 日复诊:调方。

处方:柴胡三钱　半夏三钱　党参三钱　甘草二钱　牡蛎五钱(先煎)　生姜二钱　大枣三枚　白术四钱　云苓三钱　水煎温服

4 月 8 日复诊:食欲增进,胸胁痛减轻,往来寒热亦消失,上方二付继服。

4 月 19 日复诊:诸症痊愈,再服健胃补血药,以善其后。

处方:党参三钱　白术四钱　云苓三钱　甘草二钱　陈皮二钱　枣仁三钱　柴胡三钱　半夏三钱　牡蛎五钱(先煎)　生姜二钱　大枣三枚　水煎温服　三付

4. 萧某某　女　45 岁　下回头村

1963 年 6 月 13 日初诊:血虚不养肝,木火刑金,咳嗽吐痰,四肢倦怠,月经四个月未行,脉弦细数。此阴虚血虚闭经。治宜先以养阴清肺法。

处方:沙参三钱　甘草二钱　霜桑叶二钱　黑芝麻三钱　玉竹三钱　枇杷叶二钱　蒌仁三钱　生地三钱　水煎温服

6 月 20 日复诊:服上方五付后,咳嗽已好转,再以补血调经法调方。

处方:坤草四钱　丹参四钱　白芍三钱　生地三钱　沙参三钱　白术三钱　苡米五钱　甘草二钱　当归三钱　川芎三钱　云苓三钱　水煎温服

6 月 26 日复诊:服上方三付后,月经即行,但血量很少,原方继服。

服上方已痊愈。

5. 刘某某　女　21 岁　刘家村

1963 年 12 月初诊:经闭二年(未婚),腹胀有时微痛,腿沉,面色黄,微现青色,有时腰痛,脉弦细。此气虚血滞。

处方:益母草膏　养阴通经丸

1964 年 1 月 13 日复诊:自述服药后,腰腿轻快,腹胀亦减,调方。

处方:丹参三钱　当归三钱　茜草三钱　白芍三钱　桂枝三钱　党参三钱　甘草二钱　生姜二钱　大枣三枚　香附三钱　广木香二钱　西红花四分　云苓三钱　水煎温服　一付

复诊:服上方一付,月经即通行,四天后止,但初行经时,少有腹痛,血有块,原方四付继服。

6. 原某某　女　20 岁　大疃村

1964 年 5 月 11 日初诊:经闭三个月,四肢倦怠,有时面红发热,头痛,少腹微胀,脉弦细数。此血滞肝经郁热所致。

处方:泽兰五钱　当归三钱　赤芍五钱　甘草三钱　怀牛膝四钱　西红花四分　生地

三钱　水煎温服　四付

复诊:服上方四付,月经即通,面色红及头痛发热均好转,原方四付继服。

7. 洪某某　女　16岁　马岭洪家村

1964年12月14日初诊:头晕,腿沉,少腹时痛兼胃痛,消化不良,月经初潮后,至今六个月未行。此血虚经闭。

处方:泽兰四钱　当归三钱　炒白芍二钱　甘草二钱　山楂八钱　神曲三钱　麦芽三钱　水煎温服　二付

复诊:头晕腿沉均好转,原方加炒白术三钱,陈皮三钱,三付继服。

复诊:诸症均好转,原方四付继服,经至。

8. 孔某某　女　19岁　孔家庄村

1965年4月20日初诊:血虚,天癸未至,面萎黄,腿沉,四肢困倦,脉弦细。此血虚经闭。

处方:泽兰五钱　当归五钱　白芍三钱　柏子仁四钱　怀牛膝三钱　川断三钱　生地三钱　甘草二钱　水煎温服　四付

复诊:服上方四付,身体感觉轻快,原方二付继服。

复诊:原方四付继服后月经来潮。

【张灿玾案】

1. 于某某　女　中年　荣成于家庄村

初诊:患者经产妇,停经三月,经查,不曾怀孕,身体状况一般,饮食与二便均正常,少量白带,腹部时有痛感,但无明显压痛,以前月经周期不准,或超前或延后,色紫红有少量血块,经期中腹痛腰痛,约三、五日可停,舌红苔白,脉沉缓,尺脉较弱。患者本有月经失调之证,且经至之时迟滞不畅,必胞宫寒冷,冲任脉滞,然尚未形成大瘀之证,故当以缓通为上,以活血通经为法。

处方:当归三钱　白芍三钱　川芎二钱　桂枝二钱　丹皮二钱　炒桃仁二钱　茯苓二钱　丹参三钱　香附三钱水煎温服

复诊:服三剂后,自觉腹部舒适,全身亦感轻松,别无显著变化,脉舌均同前,此气血已活,经行渐畅,按原方继服三剂。

三诊:服前方未尽剂时,经水已至,色暗红,现药已服尽,诸证皆缓,再以调理之方调之。

处方:当归三钱　川芎二钱　白芍三钱　熟地三钱　丹参三钱　香附三钱水煎温服

嘱服药后若无别病,可停药,以饮食调理之,后遂愈。

按　本案首以桂枝茯苓丸方加味取治,后以四物汤调理之。详桂枝茯苓丸方,原出仲景《金匮要略方论》妇人妊娠病篇,原系“下癥”之方,据临床施用,凡妇女胞宫诸病,用之多效,如闭经及月经不调之属于血瘀滞者,用之多效,又有胞宫之瘕积者,亦可施用,另有由于子宫前、后倾之痛经者,可缓解之,用时可根据患者之具体证候,予以加减。本案加丹参、香附,一者丹参理血,常谓一味丹参,功用四物。诚乃经验之谈,香附理血中之气,与丹参相配,则相得益彰。若一般性月经不调而无他变证,以二药为丸服,亦常可奏效也。

桂枝茯苓丸方,近世以治子死腹中,宫外孕及盆腔炎等病,病虽不同,理本一致,故古方之法,制度虽有定则,则玄机尤在活用,若泥古不变,亦胶柱之辈焉。

2. 滕某某　女　中年　荣成滕家村

初诊：患者素体较弱，乳子周岁后，月水当至，乳子断乳后，月事亦未至，初以为又孕，经查，非是，乃就诊，患者面色皖白，体弱无力，饮食欠佳，腹不痛，白带少许，腹泻已数月，便稀溏，日二三次，便物多含未消化物，每在饭后入厕，腹部不适，体倦畏寒。舌淡红，苔白薄，脉沉而无力，尺脉弱甚，此乃气血不足，冲任之脉匮乏所致。治之之法，当以养其化源为本，此证当以滋补脾胃为本，非补血所能通其经者也。

处方：党参三钱　炒白术二钱　茯苓二钱　炒扁豆三钱　莲肉三钱　薏苡仁三钱　砂仁二钱　桔梗一钱　煨诃子二钱　煨肉菓二钱　制附子二钱　炙甘草一钱　生姜三片　大枣三枚(去核)　水煎温服

复诊：服上方后，大便次数减少，腹部亦觉舒适，食欲增加，其他无异常变化，按前方继服二剂。

三诊：服上方后，诸证均有较大改善，大便已成形，次数亦减少，面色亦见红润，精神与体力亦较好。脉沉缓，较前有力。病情已大有好转，继服前方，以取全胜。

后继服四剂，腹泻之病，已获痊愈，经过一段时间后，病家告知，病愈后不太久，月经来潮，惟血量较少，尚需进一步调养恢复。

按　《素问·上古天真论》云："（女子）二七而天癸至，任脉通，太冲脉盛，月事以时下，故有子。"若"任脉虚，太冲脉衰少"，则"地道不通"矣。又《灵枢·痈疽篇》云："肠胃受谷……中焦出气如露，上注溪谷，而渗孙脉，津液和调，变化而赤为血，血和则孙脉先满，溢乃注于络脉，皆盈，乃注于经脉，阴阳已张，因息乃行，行有经纪，周有道理，与天和同，不得休止。"凡此诸论，旨在说明，人之精血，虽源于父母先天之所受，但必赖后天水谷之精华所滋养，脾胃为水谷之海，营血之所生也。若水谷之海有损，血气生化之源匮乏，冲、任之脉焉有精血再行。本案虽系经闭之病，而其本在脾胃，其标在冲、任，故取参苓白术散方，以调理脾胃，加诃子、肉菓者，少加收涩，加附子者，以温中扶阳。故不治冲脉而冲脉通，不治经闭而经水至，治在本也。

【张春兰案】

1. 张某某　20岁　学生　下回头村

2007年6月初诊：因上大学，学医压力大，精神紧张，加之饮食不调，致月经半年多未行。面黄体柔，舌淡苔薄白，脉弱细。但腹无胀痛。

处方：黄芪15克　党参12克　白术10克　当归15克　云苓10克　白芍10克　炙甘草10克　柏子仁10克　川膝10克　红花5克　川断10克　泽兰10克　坤草15克　丹参10克　川芎6克　熟地10克　水煎温服　6剂

二诊：服上方6剂后，月经来一次，只是经血量少色淡。原方去红花，加枸杞10克，山萸肉10克。连服6剂。

三诊：因开学服用中药煎剂不方便，遂改服归脾丸与当归丸，连服两个月后，放假时告知病已痊愈。月经按月来潮。

2. 张某　女　20岁　下回头村

2007年初诊：月经数月未行。少腹微胀，体较消瘦。舌淡苔薄白，脉弦细。别无其他症状。

处方:党参10克　白术10克　云苓10克　当归15克　川芎6克　熟地12克　甘草6克　柏子仁10克　川膝10克　鸡血藤10克　川断10克　红花15克　桃仁5克　坤草10克　泽兰10克　丹参10克　水煎温服　5剂

二诊:服上方5剂后,月经来潮,血量少、色淡。原方去红花、桃仁,加阿胶、黄芪继服。

三诊:月经按期而至。遂改服归脾丸、八珍益母丸,以健脾养血补血,巩固疗效。

3. 董某　女　22岁　黎明小区

2012年2月初诊:因在大学学习压力大,精神紧张,饮食不调,致胃痛、嘈杂、吐酸,食后饱胀。有时恶心、呕吐。舌苔薄白,脉弱细。又因减肥、食少,致面黄肌瘦。体倦乏力,脱发,已一年多月经未至。先以调胃为重。

处方:苍术10克　川朴10克　云苓10克　甘草6克　炒白术10克　香附10克　砂仁10克　陈皮10克　半夏10克　木香6克　生牡蛎15克(先煎)　海螵蛸10克　元胡10克　佛手10克　鸡内金10克　麦芽15克　陈曲15克　生姜3片　水煎温服　6剂

二诊:服上方6剂后,胃已不痛,吐酸减轻,其余症状好转。继服上方。

三诊:继服上方后,胃不适等症痊愈。遂以补血调经法治之。

处方:黄芪15克　党参12克　炒白术10克　生地10克　云苓10克　当归15克　川芎6克　炙甘草10克　坤草12克　阿胶10克(烊化)　白芍10克　鸡血藤10克　熟地10克　枸杞10克　丹参6克　陈皮10克　生姜3片　大枣3枚　水煎温服

四诊:服上方12剂后,月经来潮,只是量少些。继服上方,待开学后改服当归丸和八珍益母丸,以善其后。

4. 崩漏

【树乾公案】

1. 初某某　女　46岁　客岭村

1963年5月31日初诊:月经不调,经行淋漓多日,血色污浊,有血块,少腹冷胀痛,脉沉弱。此胞宫虚损。

处方:坤草四钱　当归三钱　白芍三钱　阿胶三钱(烊化)　生姜二钱　甘草二钱　香附三钱　乌药二钱　蒲黄(炒黑冲服)三钱　五灵脂(炒黑冲服)三钱

6月6日复诊:服上方二付,少腹痛止,经漏已止,原方四付继服。

2. 高某某　女　43岁　东仙王家村

1963年6月4日初诊:经漏已两个多月,淋漓不止,血色紫黑,少腹冷痛腰痛。此肝脾虚弱,冲任损伤。

处方:当归三钱　坤草四钱　白芍三钱　熟地三钱　阿胶四钱(烊化)　甘草二钱　艾叶二钱　蒲黄三钱(炒黑)　五灵脂三钱(炒黑)　水煎温服　二付

8月25日复诊:服初诊方二付,又改服黄芪方四付后,经漏已止,腹痛腰痛减轻,继服黄芪方

处方:黄芪三钱　太子参三钱　白术三钱　当归三钱　远志二钱　枣仁三钱　元肉三

钱　广木香二钱　甘草二钱　生姜一钱半　大枣三枚　柴胡二钱　升麻一钱半　水煎温服　四付

3. 董某某　女　33岁　脉埠村

1963年6月9日初诊：月经不调，经期错乱，一月或二次，淋漓多日不止，脉沉弱，此冲任虚损，肝脾衰弱。

处方：坤草四钱　当归三钱　白芍三钱　生地三钱　川断四钱　苡米五钱　白术四钱　阿胶四钱(烊化)　明党参三钱　水煎温服　二付

6月16日复诊：原方加甘草二钱，去苡米，二付继服。

7月8日复诊：服上方数剂，经期已转正常，身体亦较轻爽，前方四付继服。

7月19日复诊：调方。

处方：坤草四钱　当归三钱　白芍三钱　川断四钱　白术四钱　阿胶四钱(烊化)　明党参三钱　甘草二钱　水煎温服　四付　兼服脾脾丸

4. 于某某　女　46岁　神道村

1963年8月15日初诊：经漏已十多天，血仍未止，初行血色紫黑，现行血红，少腹软而不痛，脉弦弱。此冲任虚损，血不循经。

处方：蒲黄六钱(炒黑)　五灵脂六钱(炒黑)　共研细末开水冲服。

复诊：服上方后崩漏即止。继以八珍益母丸收功。

5. 董某某　女　44岁

1965年2月5日初诊：经漏已二十多天，淋漓不止，腹痛腰痛，血色紫黑成块，头眩心悸气短，面色萎黄，脉细数。此肝不藏血，脾不统血，日久冲任虚损。

处方：炙黄芪五钱　当归四钱　白芍三钱　柴胡二钱　坤草三钱　生地三钱　水煎温服　二付

复诊：服初诊方二付，血已止，诸症均好转，原方二付继服。

6. 高某某　女　42岁　小落村

1965年7月2日初诊：流产后下血过多，冲任虚损，月经先期，一月二三次，淋漓多日，血色紫黑成块，腰痛，腿沉心悸，头晕，四肢面目浮肿，脉弱。此心脾虚弱，冲任损伤。

处方：黄芪五钱　当归四钱　白芍四钱　甘草三钱　远志二钱　枣仁三钱　炒白术三钱　云苓三钱　坤草五钱　党参三钱　水煎温服　二付

7月16日复诊：服上方数剂后，月经来潮已正常，出血已止，原方三付继服。

7月22日复诊：调方。

处方：当归四钱　云苓四钱　陈皮三钱　香附一钱半　广木香二钱　坤草五钱　五灵脂三钱　水煎温服　二付

7. 萧某　女　17岁　二章村

1965年9月12日初诊：经血淋漓不止一个多月，腿沉，头晕，面色苍白，脉弱细。此心脾虚弱，冲任损伤。

处方：党参四钱　白术四钱　云苓三钱　甘草二钱　当归四钱　川芎二钱　白芍三钱　生地三钱　黄芪五钱　阿胶四钱(烊化)　艾叶三钱　水煎温服　一付

9月17日复诊:服上方数付,诸症均痊愈,前方二付继服兼服归脾丸。

8. 毕某某　女　44岁　官前村

1965年10月28日初诊:经漏(素来月经不调,心下痞痛),下血有块,少腹微痛,大便稀溏,头晕胀倦,脉沉弦。此脾不统血。

处方:当归四钱　川芎二钱　白芍三钱　生地三钱　白术四钱　云苓三钱　甘草二钱　蒲黄四钱(炒黑)　阿胶三钱(烊化)　艾叶二钱　水煎温服　二付

10月31日复诊:服初诊方二付,下血已大减,原方二付继服。

9. 闫某某　女　38岁　东滩村

1966年2月5日初诊:产后50天抬粪,子宫损伤,出血,少腹痛,腰痛,时发时歇,发则少腹下坠,阴道出血。此劳动过早,胞宫损伤。

处方:八珍益母丸

2月26日复诊:服初诊方,阴道出血已止,腰痛已减,原方继服。

10. 王某某　女　40岁　小落村

1966年2月13日初诊:经漏症,上年经闭一年,今年一月初开始下血,淋漓不止,血色腐败,污浊,少腹痛,脉沉弦。此肝不藏血,脾不统血。

处方:当归四钱　川芎二钱　酒白芍三钱　生地三钱　阿胶三钱(烊化)　艾叶二钱　炙甘草二钱　白术三钱　云苓三钱　蒲黄三钱(炒黑)　五灵脂三钱(炒黑)　坤草五钱　水煎温服　二付

2月16日复诊:服初诊方二付,下血淋漓已止,腹痛亦减,原方继服。

11. 董某某　女　60岁　毕家屯村

1966年3月20日初诊

症状:老年经漏,头晕体倦,四肢麻木,面白色,脉弦。此子宫瘀血,冲任虚损。治宜先以止血为主。

处方:蒲黄(炒黑)六钱(包煎)　五灵脂(炒黑)六钱　共研细末冲服

3月26日复诊:服初诊三服,经漏已止,继以健脾补血,以善其后,原方继服。

4月7日复诊:服初诊方,诸症均好转,惟前后阴下坠,再拟补中益气汤方。

处方:炙黄芪三钱　党参三钱　白术四钱　当归四钱　柴胡二钱　升麻一钱　甘草一钱半　陈皮二钱　生姜一钱　大枣三枚　水煎温服

4月13日复诊:上方继服。

12. 刘某某　女　52岁　康家村

1966年11月24日初诊:崩漏下血不止。

处方:蒲黄一两(包煎)　五灵脂一两　二味炒黑共为细末冲服

12月9日复诊:服上方二付好转,崩漏已止,再以补血法,服归脾丸。

13. 王某某　女　39岁

1966年12月29日初诊:经漏痛,经来二十多天,淋漓不止,心慌头晕,短气,面色萎白,四肢无力,食欲不振,脉弦弱。此心脾虚损,气虚不能摄血。

处方:当归四钱　川芎二钱　白芍三钱　生地三钱　阿胶三钱(烊化)　艾叶三钱　甘草

二钱　党参四钱　白术四钱　云苓四钱　远志二钱　枣仁三钱　元肉三钱　陈皮三钱　广木香二钱　生姜一钱　大枣三枚　水煎温服　二付

1月3日复诊：服初诊方二付，经漏已止，原方三付继服。

14. 迟某某　女　40岁　邢格庄村

1967年5月27日初诊：月经不调（先期），下血多，淋漓多日，头晕心悸，饮食不进，早晨恶心，脉弱细。此心脾营血不足，胃气衰弱。

处方：党参四钱　白术四钱　云苓四钱　甘草二钱　陈皮三钱　半夏三钱　生姜二钱　大枣三枚　水煎温服　二付

9月6日复诊：调方。

处方：黄芪三钱　党参四钱　白术四钱　当归四钱　云苓四钱　远志二钱　枣仁三钱　元肉三钱　广木香二钱　甘草二钱　生姜二钱　大枣三枚　陈皮三钱　水煎温服　四付

9月16日复诊：服初诊方饮食增加，继服6日方月经正常，诸症均减退，四付继服以善其后。

15. 于某某　女　59岁　滕家村

1967年9月23日初诊：老年经漏月余，淋漓不止，头晕心悸短气，四肢无力。

处方：当归四钱　川芎二钱　白芍三钱　生地三钱　阿胶四钱（烊化）　艾叶二钱　甘草二钱　党参四钱　白术四钱　云苓四钱　蒲黄五钱（炒黑）　水煎温服

9月26日复诊：服初诊方二付，经漏已止，原方四付继服。

【张灿玾案】

崩漏为妇科常见病，缘因经血不调、产后及小产后血出不止。血来如山崩者谓之崩，淋漓不止者谓之漏。治疗之时，大致本于急则治其标，缓则治其本的原则。治标者，先治血也，血不止必致脱阴亡阳，血止后再予以缓剂调理。治本者，调其脏腑也，凡崩漏之病，多由肝、脾二脏及冲、任二脉不调所致，肝藏血，脾统血，多怒易伤肝，多思易伤脾，肝、脾二脏受损，血气得不到正常运行，冲为血海，任主胞胎，崩漏之血，虽与他脏有关，然皆出自胞中。此治崩漏之大法也。今举数案为例。

1. 王某某　女　成年　荣成县崂山屯村

初诊：数月来月经不调，经期不定。经至期小腹部不适，怕冷，身体发育状况一般，其他无异常变化。此次月经来后，血量较多，且漏下不止，已十余日，自觉体无力。舌淡红白苔，脉浮而无力。此属漏下之证，多因子宫虚冷，伤及冲、任，气不摄血，故血不归经。当以调养气血，佐以止血之剂。方可收功。

处方：当归一两　川芎三钱　白芍二钱　生地二钱　阿胶二钱（烊化）　艾叶二钱　三七粉一钱（各包冲服）　炙甘草一钱　水煎温服

复诊：服上方三剂后，经血漏下较少，小腹部亦感舒适，惟仍感全身乏力，舌、脉仍如前状，此身体较弱，漏血已半月有余，气随血耗，血无气摄，当以气血双补，再佐以止血之药为法。

处方：当归五钱　川芎二钱　白芍三钱　生地三钱　党参三钱　炒白术三钱　茯苓二钱　阿胶二钱（烊化）　艾叶二钱　广三七粉一钱（冲服）　炙甘草一钱　水煎温服

复诊：服上方二剂后，出血已较少，血色红，身感有力，舌红，脉浮缓，较前有力，此气血虚象，正在恢复中，可继服前方。

复诊：服上方二剂后，漏血已止，身亦有力。脉亦较前有力，令再服前方，以巩固疗效。

按 本案原因气血较虚，月经先是不调，本次点滴不止，遂成漏下之证，皆由于子宫气冷，冲、任二脉不固所致。先用方取《金匮要略方论》妇人妊娠病方加广三七而成。原云："妇人有漏下者，有半产后因续下血都不绝者，有妊娠下血者……芎归胶艾汤主之。"本方之当归、川芎、生地、白芍，《局方》名曰四物汤；另有阿胶、艾叶二药，明龚建贤《万病回春》则名为胶艾四物汤，此方治漏下或胎动下血，凡身体弱者，而内无瘀血者，自吾先大父、先父及吾均用此方取治；本方再加三七粉者，以该药既可止血，又能活血，故少用之以防其滞也。

二诊复加党参、白术、茯苓三药，与原有之甘草相合，即四君子汤，取其既可以补气，又可摄血，则此方实含八珍汤之组合，以奏气血兼理之功。此亦既补气血，又与阿胶、艾叶、三七等具止血之力。正应于虚而下血之证。

2. 王某某 28岁 荣成下回头村

初诊：停经三月，忽因小产大出血，如崩倒之势。患者精神不振，脉象虚弱，卧床难起。此证急需先治其血，再做其他处理。

处方：血余炭二钱 百草霜二钱 共为细末，黄酒冲服。

服药后，血渐止。约有三时之久，患者出现虚脱现象，自觉气息将竭，呼吸浅急，头昏痛，闭目无神，时将气竭。诊其脉浮而濡，乃出血亡阴，阳气无所依附，已将脱矣。盖有形之血不能速生，必生于无形之气，当速服回阳之剂以固脱壮神。

处方：人参三钱 附子二钱 水煎温服。

服后半小时许，元气渐复，精神稍振。至次日，血未再下，唯觉四肢发热，此阴虚之征也。

处方：当归五钱 川芎二钱 白芍三钱 生地三钱 黄芪五钱 人参一钱 水煎温服。

复诊：服后，发热略减，稍觉恶心，乃血液循行不足、脾气不振之故。当以补血健脾之法治之。

处方：人参一钱 白术二钱 茯苓二钱 当归三钱 川芎二钱 白芍二钱 生地二钱 艾叶二钱 阿胶珠二钱(烊化) 炙甘草一钱半 水煎温服。

复诊：服后，恶心止，唯觉身体无力，患者胃气欠佳，不愿服药。乃嘱其注意调节饮食，卧床休息，后乃痊愈。

按 此病来势很急，故先以百草霜、血余炭二药，以处之方便，用之及时。以此法止血，亦为我家三世行医常用之经验。此证经服上方后，未再大出血，随即出现了一些阴阳虚脱、胃气不振等现象，以常法调理之，病人很快得以康复。

3. 董某某 30岁 荣成下回头村

初诊：患者因产后大出血不止，面色萎黄，气虚无力，脉象微弱，急需先治其血，免致亡阴亡阳之症。

处方：血余炭二钱 百草霜二钱 黄酒冲服。

复诊：服药后，血崩之势有所缓解，但患者衰脱之象仍很明显，需立服益气回阳之剂，以防病势发展。

处方：人参三钱 附子二钱 水煎温服。

复诊:服后病人精神有所好转,脉象仍很虚弱,仍需补气固脱为本。

处方:人参二钱　黄芪五钱　当归五钱　川芎二钱　坤草三钱　荆芥炭一钱半　炙甘草一钱半　水煎温服。

复诊:服后,体力有所恢复,精神有所好转,下血的情况亦趋于正常,但面色仍见萎黄,脉象较弱。再以调理气血为本,促其康复。

处方:党参三钱　白术三钱　茯苓二钱　黄芪三钱　当归三钱　川芎二钱　坤草三钱　艾叶二钱　阿胶珠二钱(烊化)　炙甘草一钱半　水煎温服。

复诊:服上方数剂后,病人精神体力均有所恢复,病情亦稳定。嘱其加强饮食调理,注意休息,后即康复。

按　本病亦属血山崩倒、来势凶猛之例,故与之急服止血之剂,以挽其虚脱之势。血崩减缓后,因其处于产后,不可再用大剂量止血药,以免造成恶露不下、腹满腹痛之症,故以正常调理气血之法,加用坤草,以助其宫缩之力也。后再以饮食调养为主,和于《内经》所谓"谷肉果菜,食养尽之"之意。

4. 陈某某　女　中年　荣成海崖村

初诊:小产后下血不止。导致体力日衰,食欲减退。每虚甚则延医注射葡萄糖,可稍好;经他医诊治,亦不愈。时发寒热,胸胁刺痛,饮食少进,时觉烦闷,恶心、头目眩晕,气短心悸;漏下不止,色暗红,夹带秽物,腹部不适,全身无力。舌色霉暗,苔浅黄色暗,脉沉弦,数而无力,尺脉弱。此乃小产下血,未及时调治,伤及冲、任之脉,复因下血日久,伤于肝、脾、心脏。阴血有亏,肝气不舒,则脾气被害矣。当先疏肝理脾,以正其本。

处方:当归三钱　白芍三钱　炒白术二钱　茯苓二钱　柴胡二钱　薄荷一钱半(后入)　丹皮一钱半　炒山栀一钱半　枳壳二钱　陈皮二钱　制半夏二钱　甘草一钱　水煎温服

复诊:服上方二剂后寒热已退,恶心亦减,食欲有增,患者精血稍振,惟血水仍下,脉象亦弱。是元气大虚,中气下陷,不能载血上行,非止而涩之,应升而补之,血自可止。

处方:炙黄芪三钱　党参三钱　炒白术二钱　当归三钱　陈皮二钱　柴胡二钱　升麻一钱　酒白芍三钱　苍术二钱　苡米五钱　炙甘草一钱　生姜三片　大枣三枚(去核)　水煎温服

复诊:服上方四剂后,病情已大见好转,食欲增加,体力逐渐恢复,精神亦振,血水已减少,脉象浮取时指下有动势,当趁机以气血并调之法,促其气血归经。

处方:炙黄芪三钱　党参三钱　炒白术三钱　当归三钱　陈皮二钱　柴胡二钱　升麻一钱　酒白芍三钱　川芎一钱半　生地三钱　艾叶二钱　阿胶二钱(烊化)　炒芥穗一钱　炙甘草一钱　生姜三片　大枣三枚去核　水煎温服

复诊:服上方数剂后,水血已基本止住。食欲增进,神清气壮,舌红苔白,脉浮缓,惟觉有时口燥心悸,此气阴两伤尚未全健之故,当补其心、脾,滋其化源,以奏全功。

处方:炙黄芪三钱　党参三钱　炒白术三钱　当归三钱　广木香一钱半　远志二钱　炒枣仁二钱　元肉三钱　茯神二钱　麦冬二钱　五味一钱　阿胶二钱(烊化)　炙甘草一钱　生姜三片　大枣三枚(去核)　水煎温服

继服上方数剂后,病已痊愈,体力恢复,嘱加饮食调养,以固其本。

按　此案患病较久,未得善治,遂令体力日减,脏腑日衰,水血失控,坐以待毙。呜呼!秦越人曰:"人之所病病疾多,而医之所病病道少。"诚如是也。凡此等病迁延如是,而徒赖止血，万难奏效。盖崩漏之血，损于冲、任之脉也。冲、任之脉源于经络脏腑，非正经焉，乃奇经也。故李时珍《奇经八脉考》云："奇经八脉，不拘制于十二正经，无表里配合，故谓之奇。盖正经犹夫沟渠，奇经犹夫湖泽，正经之脉隆盛则溢于奇经。故秦越人比之天雨降下，沟渠溢海，霶霈妄行，流于湖泽。此发《灵》、《素》未发之秘旨也。"又详《素问·上古天真论》云：女子二七天癸至，任脉通，太冲脉盛，月事以时下。"又隋巢元方《诸病源候论》卷十八"漏下候"云："漏下者，由劳伤血气，冲、任之脉虚损故也，冲脉、任脉为十二经脉之海，皆起于胞内……此二经主上为乳汁，下为月水。妇人经脉调适，则月水调适，月事以时下，若劳伤者，以冲、任之气虚损不能制其脉经，故血非时而下，淋沥不断，谓之漏下也。"以上所论，为月事之生理、病机，论之甚详。

本案虽为崩漏病，然治疗中不曾用过多止涩药者，以病情日久，不仅冲、任破损，而脏腑经脉亦有相应之损伤，如过多过早的使用止涩药，不仅不能止血，且易使秽恶之水血积留为患，焉有源滥堤决而流能塞者。故始用丹栀逍遥散，清理肝、脾，且清其浮游之热；继用补中益气汤合胶艾四物汤，气血兼理，加苍术，苡米以利其水湿之气，使气血得以归经，不致泛滥妄行；后以归脾汤加麦冬、五味、阿胶，调理心、脾，养血益气也。自始至终，以治本为主，顾及于心、肝、脾三脏，盖心生血，肝藏血，脾统血，乃血之本也、源也；经脉与奇经者，血之流也；本固则源清，源清则流正。此治本之要义也。

5. 王某某　42岁　荣成下回头村

初诊：月事3月未行，骤然血崩，带有血块大下，引起虚脱，脉浮芤，必小产也。当先止其血，以免不虞。

处方：血余炭五钱　百草霜一钱　黄酒冲服。

复诊：服后片刻，血即止。惟虚脱不堪，身热，面色苍白，更以汤剂调治。

处方：当归五钱　川芎二钱　酒芍三钱　熟地二钱　阿胶二钱(烊化)　艾叶二钱　党参二钱　炮姜炭一钱　炙甘草一钱半　水煎温服。

复诊：服本方后，血未大下，无其他变症。遂连服数剂而愈。

按　本案服止血药后，出血情况很快得到控制，患者也未发生其他变症，所以按正常调理气血之法予以治疗，即可康复。

6. 于某某之妻　32岁　荣成茂柞圈村

初诊：患者崩漏已久，淋沥不断，食少无力，面色萎黄，脉弦而无力。此出血已久、脾胃伤损所致，当以理血健脾为主。

处方：人参三钱　白术二钱　茯苓二钱　炙甘草一钱　陈皮一钱半　半夏一钱半　当归三钱　川芎一钱半　荆芥炭二钱　水煎温服

复诊：服后，血仍未止，乃冲任损伤，当补而固之。

处方：人参二钱　白术二钱　茯苓一钱半　炙甘草一钱　当归三钱　川芎二钱　白芍二钱　熟地二钱　炙黄芪二钱　阿胶珠二钱(烊化)　水煎温服。

复诊：服后，病势有好转，乃改服胶艾四物汤。数剂后，血遂止，因身体虚弱，改用八珍丸调理而愈。

按　此证因患病时间较长，虽无虚脱现象，但身体损伤较为明显，主要以调理气血、健补脾胃，兼用止血之药，最后以气血双补之药收功。

【张春兰案】

宋某某　女　47岁　道北刘家

2011年初诊：月经先后不定期。每次经行淋漓多日。血色淡红，有少量血块。少腹胀痛，喜热按。腰痛头晕、四肢倦怠。舌淡红苔薄白，脉弱细。

处方：当归15克　川芎5克　白芍10克　生地10克　柴胡10克　甘草6克　炒艾叶10克　炒芥穗10克　棕炭10克　香附10克　乌药10克　黄芪12克　党参10克　元胡10克　阿胶10克(烊化)　水煎温服　6剂

二诊：服上方6剂后，月经来潮，其余症状亦好转。原方加白术、云苓以健脾。

三诊：服加白术方4剂后痊愈。

5. 经前咯血

【张春兰案】

田某某　女　36岁　斥山

1989年初诊：月经正常。每次行经前咯血。血量少，色淡。

处方：当归10克　白芍10克　生地15克　白茅根15克　藕节10克　枇杷叶10克　坤草10克　香附10克　桔梗6克　黄芩10克　小蓟10克　炒栀子10克　水煎温服　6剂

每于经前服6剂。

二诊：服上方后，咯血少，但未痊愈。原方继服6剂。

二诊后再未复诊，病情不明。

6. 经期乳胀痛

【树乾公案】

1. 慕某某　女　43岁

1964年1月10日初诊：月经不调，经行少腹板痛，血色紫黑，经前乳房胀痛，脉沉兼涩。此肝郁血滞。

处方：坤草五钱　丹参五钱　白芍三钱　生地三钱　乳香三钱　没药三钱　香附三钱　乌药二钱　桃仁三钱　西红花五分　水煎温服　四付

3月30日复诊：服初诊方数付，原方加白术三钱，云苓三钱，甘草一钱半，五付继服。

复诊：服初诊方，经行腹痛少减，继服3月30日方五付，行经少腹不痛，血色红量多，惟乳痛未愈，十付继服。

复诊：服上方后，行经腹已不痛，胸乳痛亦减，血色好转，但血色仍紫，调方。

处方：当归三钱　坤草五钱　丹参五钱　白芍三钱　生地三钱　乳香三钱　没药三钱　香附三钱　乌药二钱　西红花五分　白术四钱　甘草二钱　桃仁三钱　六付水煎温服

2. 苏某某　女　40 岁

1964 年 8 月 23 日初诊：郁怒伤肝，肝郁血虚，经期错乱，木盛乘土，脾胃衰弱，食欲不振，消化不良，寒热往来，头眩痛，口干便燥，经血色黑，乳房胀痛，脉细数。此肝郁脾虚。

处方：当归三钱　白芍四钱　白术四钱　云苓二钱　柴胡三钱　赤芍三钱　甘草二钱　薄荷一钱(后入)　栀子三钱　生地四钱　黄芩二钱　水煎温服　四付

复诊：服初诊方四付，经血好转，乳房痛减，惟腹胀满，食少嗳气吞酸，大便不畅，前方加减调方。

处方：当归五钱　白芍四钱　白术三钱　云苓三钱　柴胡三钱　甘草二钱　黄芩三钱　半夏三钱　生姜二钱　薄荷一钱(后入)　赤芍三钱　栀子三钱　香附三钱　乌药二钱　陈皮二钱　苏梗二钱　水煎温服　四付

复诊：服上方后，月经正常，血色好转，经行乳房已不痛，惟食后消化迟滞，心下痞满，头部少觉眩晕，脉细数。此脾运不健，血不养肝所致，原方加减调方。

处方：当归五钱　白芍四钱　白术三钱　云苓三钱　柴胡三钱　甘草二钱　黄芩三钱　半夏三钱　太子参三钱　生姜二钱　薄荷一钱(后入)　苍术三钱　川朴二钱　陈皮二钱　麦芽五钱　广木香二钱　白蔻一钱　水煎温服　四付

3. 王某某　女　34 岁　马岭洪家村

1964 年 12 月 14 日初诊：经期错乱，经前少腹胀痛，血色紫黑成块，乳房肿痛，消化不良，脉沉弦。此肝郁脾虚。

处方：当归四钱　川芎二钱　炒白芍三钱　生地三钱　柴胡三钱　半夏三钱　明党参三钱　甘草二钱　生姜二钱　大枣三枚　苍术三钱　川朴二钱　陈皮二钱　香附三钱　丹参三钱　泽兰三钱　桃仁二钱　红花三钱　数剂　水煎温服

复诊：服上方数剂后，经行少腹胀痛已减，血色好转，乳房亦不胀痛，饮食增进，诸症接近痊愈，原方加白术、茯苓各三钱，红花、桃仁各减一钱，四付继服。

【张灿玾案】

1. 高某某　女　中年　荣成县小落村

初诊：婚后已经二产，此后，由于多种原因，心情不适，气郁不畅，月经不调，周期不定，经前即感小腹疼痛，乳房亦胀痛较甚，不敢触及，经来不畅，色紫黑，有块，腰部亦不适，三五日后，始缓解，约一周时即止，平日无明显不适，无白带，大小便及饮食均正常。舌红苔白，脉沉弦有力。此肝气不畅，经络受阻，血瘀于经，气阻于络，致冲任不行，子宫被损。治当以疏肝利气，活血通络为主。

处方：当归三钱　白芍三钱　白术三钱　茯苓二钱　柴胡三钱　薄荷一钱(后入)　丹皮二钱　炒栀子二钱　丹参三钱　香附三钱　苏罗子二钱　橘叶三钱　生甘草一钱　水煎温服

经前一周左右服五剂。

复诊：此次经前服上方五剂后，诸证均有所缓解，血块减少，腹痛及乳房胀痛均减轻，脉象亦有所缓和。此肝气舒缓，气血渐通，可以前法继服。

处方：继用前方，仍在经前服用。

复诊：再服前方后，诸证皆大减，惟腹痛及乳房胀痛尚有轻微感觉，血色尚偏紫红。此证渐及恢复，继为调理气血即可。

处方：前方去丹皮、山栀，加红花一钱半，水煎温服。

后服此方即愈。

按 月水为患，除子宫及冲、任二脉受损外，与肝气之关系甚大，盖肝足厥阴之脉，上及于胸胁，下及于前阴，此气血所经之处。肝在志为怒，若情场不遂，气不舒畅，必能导致气血阻滞，经行失常，此方即以逍遥散加减为主，功在疏肝利气，理血调经也。

2. 张某某　女　中年　荣成市石岛镇

初诊：电话告知，近年来，每次经来前，小腹胀痛拒按，乳房胀痛，不能触及，腰部亦板硬不适，痛苦之感，实难忍，经来时，初有紫黑血块，需三五日后，诸证逐渐缓解，平日无他疾，大小便及饮食均正常，惟性情急躁。此亦肝气不舒，气血郁滞所致。当以疏肝理气，活血化瘀为主。

处方：当归15克　川芎6克　白芍9克　丹参15克　香附9克　柴胡9克　橘叶9克　桃仁9克　红花6克　川断9克　杜仲9克　土元6克　王不留行6克　鸡血藤9克　水煎温服

嘱以经前每服五至七剂。

后告知，首次服用即很有效，共用三个月经周期即愈。

按 此证虽未亲见，根据一般患者病情推断，皆气郁血滞为患，故特以利气理血、通经活络为法，即获效矣。

3. 邓某某　女　中年　济南市

初诊：结婚半年后怀妊，一月左右小产，未再受妊。现月经20余日一次。来潮前每易乳房胀痛，腰部疼痛，经量逐步减少；经来时小腹不适。小腹部怕冷，有时有少量白带。曾经医院检查，子宫稍后倾。舌红，苔少，脉弦细。此肝肾两虚，下元虚冷，冲任脉气不足所致。当以补养气血，助阳暖宫为法。

处方：当归15克　川芎6克　白芍10克　熟地15克　吴萸6克　山萸肉10克　太子参15克　肉桂6克　丹皮6克　麦冬10克　小茴10克　川椒6克　仙茅10克　续断10克　山药10克　淫羊藿10克　炙甘草6克　水煎温服

复诊：服上方十余剂，诸证减轻，此次月经来潮时，经量增多，小腹怕冷亦好转，此暖宫之药已奏效，可继续服用，以改善下元之虚冷，舌、脉如前。

复诊：继服前方数剂后，月经来潮时，腰、腹基本不痛，小腹亦无冷感，身体状况亦觉好转，可再以前方，加以调整，继续服用。

处方：当归15克　川芎6克　白芍10克　熟地15克　丹参10克　丹皮6克　小茴6克　川椒6克　淫羊藿10克　蛇床子6克　山萸肉10克　太子参10克　炙甘草6克　水煎温服

后遂以此方服至月经周期及各种反应基本正常，乃停药。

按 女子月经不调之属于素体较弱，肝肾两虚者，多逞气血不足，下元虚冷之证，如是则冲、任两脉，难以旺盛，子脏、胞宫亦难妊育。且患者每多具先天不足，生机不旺之疾。故治之之法，滋补肝、肾，养育气血，固在必行。然尤当注意助其先天，启动元阳，则有望补冲、任脉之不足也。

本方以仲景先生《金匮要略方论》妇人杂病篇温经汤方为主，进行加减，并重在扶阳补肾。如淫羊藿、蛇床子、小茴、川椒等辛温入肾诸药，意在此也。故月经不调诸候，很快得以匡正。后有何变不曾详告。

4. 许某　女　中年　山东电视台

初诊：一年来，月经周期比较正常，但经来时，血行不畅，小腹胀痛，血色红，有瘀块，断续约一星期左右可停，经期中，乳房胀痛，不敢触近，臀腰部有疼痛感，面部起小红疹，舌红苔白薄，脉沉弦，尺脉较弱。此乃肝郁气滞，冲任之脉不畅，久而气郁化火，随经上泛，结而为疹，当疏肝利气，活血散瘀为法。

处方：当归 15 克　川芎 6 克　白芍 10 克　赤芍 10 克　柴胡 10 克　丹皮 10 克　炒山栀子 10 克　丹参 15 克　薄荷 6 克(后入)　连翘 15 克　炒桃仁 6 克　橘叶 10 克　香附 10 克　生甘草 6 克　水煎温服

复诊：经期前按上方服药，服至四剂，月经即来潮，腹不痛，亦无瘀块，乳房亦不胀痛，腰亦无不适，诸证均退，经水按时停，自以为愈，下一周期未再继续服用，此次经来时，诸证复有所见，惟较前为轻。脉象仍为沉弦。

继用前方加桂枝 10 克，以收活络温经之用。

据后来告知，服用三个周期遂愈。

按　凡月水不调而小腹疼痛，血色紫红，或有瘀块，乳房胀痛，甚或有寒热感者，大多系肝郁所致，或暴怒所伤，或气郁日久，心情不快，皆可导致此证。盖肝主藏血，其脉下过阴器，上入胁肋，兼具疏泄之职，调节气血运行之功，如王冰《内经》注云："人卧则血归于肝，动则血运于诸经。"义指此也。肝气内郁，气血运行有碍，病及于胞宫，则连及于冲、任，故月事不调，痛胀等证作矣。又凡此证，因肝郁血滞，易从火化，则证偏于热。故治此证，当以疏肝理气，活血化瘀为主，逍遥散方，当为首选。若热象明显者，则可用丹栀逍遥散。

详逍遥散方，原出宋《和剂局方》，本治血虚劳倦、月水不调引发诸症，后世治妇科诸肝脾不调，肝胆气郁等证，多沿用之。丹栀逍遥散即逍遥散方加丹皮、栀子。明薛已《内科摘要》卷下"各证方药"名"加味逍遥散"，后人复名丹栀逍遥散，亦调肝理脾常用方也。

本案即以此方为基础，外加丹参、香附，一理血，一理气，气血两调，亦调经之良药。加橘叶、青皮，以增疏肝利气之功也。义本于此，然病有多变，医无常方，亦不可拘于此也。

7. 经前身痛

【树乾公案】

孙某某　女　23 岁　刘家村

1964 年 4 月 8 日初诊：月经不调，经行血少，经期身痛，经来前阴坠痛，前后下坠。此肝郁血虚。

处方：当归三钱　丹参五钱　白芍三钱　生地三钱　桂枝三钱　生姜二钱　大枣三枚　甘草二钱　乳香三钱　没药三钱　水煎温服　四付

5 月 16 日复诊：调方。

处方:当归三钱　白芍四钱　白术四钱　云苓三钱　柴胡三钱　甘草二钱　薄荷一钱(后入)　赤芍二钱　栀子三钱　水煎温服　四付

复诊:初诊方,身痛少减,继服,5月16日方四付,经行前阴已不下坠,诸症均好转,原方四付继服。

8. 经期咳喘

【树乾公案】

1. 孙某某　女　35岁　大章村

1966年3月20日初诊:头晕心悸,腰腿痛,有时便溏,脉沉弱细。此心脾营血亏虚。

处方:归脾丸二十丸。

4月2日复诊:调方。

处方:炙黄芪三钱　党参三钱　白术四钱　当归三钱　云苓三钱　远志二钱　枣仁三钱　元肉三钱　陈皮二钱　山药七钱　生姜二钱　大枣三枚　广木香二钱　二付

4月18日复诊:服2日方,诸症均好转,原方继服三付。

5月29日复诊:服上方五付,心悸大减,腰腿痛减轻,原方四付继服。

2. 王某某　女　39岁　上夼村

1966年9月15日初诊:经行咳喘,血色淡黄污浊,心慌短气,每逢经来,喘咳即重,面黄肌瘦,脉弱细。此心脾气虚。

处方:当归四钱　川芎二钱　白芍三钱　生地三钱　党参三钱　白术三钱　云苓三钱　甘草二钱　霜桑皮三钱　半夏三钱　生姜一钱　五味子一钱　桔梗二钱　一付

9月20日复诊:原方服二付,原方加百合三钱,麦冬三钱,三付继服。

9月24日复诊:服初诊方一付,又加百合、麦冬服三付,喘咳大减,身体轻快,原方四付继服。

9. 经期吐泻

【树乾公案】

1. 滕某某　女　45岁　二里周家村

1963年2月22日初诊:每经行时吐泻,月经先期,血色紫黑成块,经前腹痛,脉浮弦弱。此脾虚。

处方:人参一钱　白术四钱　甘草二钱　陈皮二钱　半夏三钱　扁豆五钱　苡米五钱　砂仁二钱　藿香一钱半　生姜二钱　大枣三枚　水煎温服　二付

3月14日复诊:服初诊方六付好转,经行时吐泻大减,原方二付继服。

2. 毕某某　女　21岁　套河村

1963年3月21日初诊:月经先期,行经泄泻,血少紫黑色。此脾虚。

处方:太子参三钱　白术四钱　苡米五钱　甘草二钱　扁豆三钱　莲肉五钱　砂仁二

钱　生姜一钱　大枣三枚　水煎温服　一付

3月27日复诊：服初诊方四付，原方加桔梗一钱半，四付继服。

4月22日复诊：经行泄泻已止，调方。

处方：太子参三钱　白术三钱　云苓三钱　甘草二钱　扁豆三钱　莲肉五钱　苡米五钱　砂仁二钱　大枣三枚　生姜二钱　干姜一钱半　桔梗一钱半　水煎温服　二付

3. 毕某某　女　46岁

1964年7月22日初诊：月经血少，白带时下，心悸短气，四肢倦怠，头眩晕，面色萎白，经行泄泻，脉弱。此脾虚，经行呕吐泄泻。

处方：太子参三钱　白术四钱　云苓三钱　甘草二钱　山药五钱　扁豆五钱　砂仁二钱　桔梗二钱　生姜一钱　大枣三枚　莲肉五钱　枣仁三钱　数付　水煎温服

复诊：服初诊方数付，经行泄泻已痊愈，再以健脾补血法调方。

处方：黄芪三钱　党参三钱　白术四钱　当归三钱　云苓三钱　远志二钱　枣仁三钱　元肉三钱　木香二钱　陈皮二钱　甘草二钱　生姜二钱　砂仁二钱　大枣三枚　水煎温服　二付

4. 王某某　女　27岁　尹格庄村

1965年6月15日初诊：胞宫虚寒，脾阳不振，经前便溏，恶心，前二日食欲不振，四肢倦怠，面色萎白，或经行时吐泻并作，脉虚弱尺细。

处方：党参四钱　炒白术四钱　云苓三钱　甘草二钱　陈皮三钱　半夏三钱　藿香一钱半　砂仁二钱　生姜二钱　大枣三枚　水煎温服　四付

7月25日复诊：服初诊方四付，经行泄泻，恶心均痊愈，惟行经少腹痛，头两侧痛。此血虚肝郁，再以逍遥散方。

处方：当归四钱　白芍四钱　炒白术四钱　云苓三钱　柴胡三钱　甘草二钱　生姜一钱　薄荷一钱半(后入)　枳壳二钱　陈皮二钱　水煎温服　四付

痊愈。

5. 孙某某　女　38岁　小落村

1966年2月25日初诊：经行呕吐，身痛腰腿痛，经前胸部作痛。

处方：当归三钱　白芍三钱　白术三钱　云苓三钱　柴胡三钱　甘草二钱　党参三钱　陈皮三钱　半夏三钱　生姜二钱　大枣三枚　黄芩二钱　川芎二钱　生地三钱　水煎温服　二付

2月28日复诊：服初诊方二付，经行呕吐即止，胸痛亦轻，原方三付继服。

3月9日复诊：服上方，经行呕吐身痛胸痛，均痊愈，惟腿坐骨膝关节以下连踝骨下痛，足麻痛则筋脉痉挛。此肝郁血不养肝，调方。

处方：白芍五钱　甘草五钱　红花三钱　丹参三钱　怀牛膝四钱　当归四钱　水煎温服　二付

6. 郭某某　女　31岁　大铁孙家村

1966年12月1日初诊：月经来时，腹胀，消化不良，食欲不振，恶心，大便溏泻，四肢发烧。

处方：党参三钱　白术四钱　云苓四钱　甘草二钱　陈皮三钱　半夏三钱　柴胡三钱

生姜二钱　大枣三枚　苍术三钱　川朴二钱　水煎温服　二付

12月14日复诊:服初诊方六付,饮食增加,大便亦不溏泻,原方一付继服,后服六君子汤以善其后。

7. 高某某　女　24岁　小落村

1967年7月16日初诊:经行腹泻。

处方:党参三钱　白术四钱　云苓四钱　甘草二钱　扁豆五钱　莲肉五钱　山药五钱　肉蔻三钱　桔梗二钱　生姜二钱　大枣三枚　水煎温服　二付

8月22日复诊:服初诊方经行泄泻已止,原方二付继服。

【张灿玾案】

1. 张某某　女　青年　济南市

初诊:近10余年来月经始终不正常,每于经前腹部不适,开始腹泻。曾用中医药调治一次,数月后,复如故。新婚已三月,于经前数小时,即感胃肠不适,恶心至吐泻尽方可。月经周期尚无大变,经来第一天色黑,稍有血块,胸部及乳房有胀痛。舌红,色暗,少苔,脉弦细。此肝气不舒,木郁犯土,气血不畅,肝脾不和所致,治宜调肝理脾,理气活血。

处方:当归10克　白芍15克　白术15克　茯苓10克　柴胡10克　薄荷3克(后入)　陈皮10克　制半夏15克　广木香6克　青皮6克　橘叶6克　生甘草6克　生姜三片　水煎温服

电话告知,服上方三剂未尽月经即来潮,恶心、呕吐及腹泻等证均大减,仅有轻微恶心,大便少稀,可于下月月经来潮前继用前方加炒扁豆15克。

三个月后复诊:自服药后前证均大减,第三次月经来潮前不曾服药,诸证亦未大发作。本次月经来前,复现腹泻,次数较前少,几次可止。胸胀痛之证已大减,舌、脉无大变化,此脾胃之功能尚未尽复,当继续予以调治。

处方:党参10克　炒白术10克　茯苓10克　陈皮15克　制半夏15克　藿香6克　砂仁6克　广木香6克　柴胡6克　白芍6克　生甘草3克　水煎温服

按　此案经几个月经周期的治疗逐渐恢复。凡月经失调所发诸证,均可随月经周期进行调治,容易掌握药量的加减和治疗原则的调整。

此证早在宋人陈沂《陈素庵妇科补解》中,已有所论证,如卷一"调经门"有"经行泄泻方论"与"经行呕吐方论"二论。云谓脾、胃虚所致,所列脾胃饮与平胃调中散二方皆调理脾胃之药。《医宗金鉴·妇科心法要诀》于"调经门"专列一证"经行呕吐",注云:"经来泄泻,乃脾虚也,宜用参苓白术散。鸭溏清彻冷痛,乃虚寒也,宜用理中汤。肌热渴泻,乃虚热也,宜用七味白术散。呕饮痰水,乃虚湿也,宜用香砂六君子汤。"此特言其一端。

此证皆与月经有关,月事来前始作,月事来后或月事停后即止。其证或吐,或泻,或吐泻兼行,或先吐后泻。此证虽与脾、胃有关,然与素患此病者不尽相同,故此证亦可谓月事反应。凡月事来潮,可引发人体诸多反应,轻者证轻,月事来后即止。重者如害病无异,必待月事过时,方可止之。治之当根据脾、胃之寒、热、虚、实,立法处方。早时亦可以酌情用药,然终是经前发作,可于发作前数日用药尤当也。

2. 王某某　女　青年　荣成滕家村

初诊:自月经来潮后,始于经前三、五日即感胃口不适,时兼呕恶,不思饮食。后则每届经前即有是证出现，需至经来后，逐渐减轻，至经止时，即相安无事。月事周期基本正常，月水亦无大变。往亦不曾介意，后有加重之势，且经来时，亦感头晕乏力。舌红，苔微黄，脉沉缓。此脾胃素虚，运化较弱，每经至之时，经水未能及时下泄，反致冲、任之脉，逆气上冲，犯及脾胃，致令呕恶不下；待经水下泄后，则逆气减缓，则此证亦渐退。治当以理脾和胃，降逆止呕，促其升降之机运转正常则病可愈矣。

处方：陈皮三钱　制半夏三钱　茯苓二钱　竹茹三钱　旋覆花二钱(各包煎)　黄连一钱　苏叶五分　藿香二钱　香附二钱　丹参二钱　川朴二钱　生甘草一钱　生姜三片　水煎温服

复诊：服上方三剂后，月经来潮，呕恶减轻，惟不思饮食，脉、舌亦无大变，嘱以原方继服三剂。

复诊：继服上方三剂，呕恶大减，少思饮食，复经三、五日后经水停，诸证均渐正常，遂嘱停药，待下次月经来时，提前三、五日开始服药。

经连调三、五月后，遂不再发，一切恢复正常。

按　妇女月事，虽与胞宫及冲、任之脉有密切关系，然气血之运行及天癸之至、竭，亦系乎五脏精气盛衰。若脏气盛，经脉通，则经水可定期来潮。否则，易致多种疾病的发生。故月事亦女性整体生理活动的一个局部，其发病，亦必作整体考虑，非仅系胞宫之疾也。详《素问》与《灵枢》所论冲、任二脉，皆起胞中，循腹上行。而冲为血海，任主胞胎，若无病之躯，每当经脉来潮，则冲、任二脉则必下行以泄其血。反之，若逆气而上行，或脾胃之气，本自欠佳，复受逆气之影响，则呕恶之证作矣。

本案以理脾和胃，降逆止呕为之法，取二陈汤与旋覆代赭汤加减而成。二陈汤本系和胃止呕之良方，又加旋覆花之降逆；外加黄连、苏叶，升降兼施，寒热兼用；竹茹、生姜二药，一寒一温，共奏降逆止呕之效；又具藿、朴、夏、苓四药，辛以开之，苦以降之。诸药虽用以降逆止呕，和胃健脾，实则一升一降者，运化之道；一阴一阳者，脏腑之性；一寒一热者，协和之用；一开一阖者，动静之机。病本冲、任气乱，脾胃难和，运化失序，升降失职。故取众药和合用之，以调其气机，药似乌合，而实具法度。

3. 张某某　女　中年　济南市

初诊：10余年来，月经不调，经前每有腹部不适，腹泻，曾经服中药治疗过，病情好转，数月后，复如故，后发展至经前4小时，开始胃肠不适，恶心、呕吐，经至时，即腹泻，泻尽方可，兼有乳房胀痛，第一日血色紫红，有血块，周期尚准，舌色暗红，脉弦细。此肝气郁滞，木气克土，脾气不运，连及胃肠，月经至时，亦为肝气兴盛之时，今因肝气不畅，则逆而为患，加诸所克之脏及经气所达之处，今则当以疏肝理脾为法，令肝气条达，则余脏可安。

处方：当归10克　白芍15克　白术15克　茯苓10克　柴胡6克　薄荷3克(后入)　陈皮10克　制半夏15克　广木香6克　香附6克　橘叶6克　甘草6克　生姜3片　水煎温服

复诊：经前服上方至第三剂时，月经即至，恶心呕吐及腹泻等证，均大减，仅有轻度恶心，大便较稀溏，脉象如前，继用前方，加白扁豆15克，以和中补脾。

复诊：按上方服用，经4个月经周期，病情已大有好转，最后一次来月经时，诸症不曾大发作，仅有轻度便溏，不几次即止。患者之精神，气质，均有明显改变，脉象亦趋缓和，此肝气已舒畅，脾胃之运化亦渐恢复，复以健脾胃为主，兼理肝气，以防木贼之克伐。

处方:党参 10 克　炒白术 10 克　茯苓 10 克　陈皮 15 克　制半夏 15 克　藿香 6 克　砂仁 6 克　广木香 6 克　柴胡 6 克　白芍 6 克　甘草 3 克　水煎温服

后以此方进一步调理,病遂愈。

按　此案虽系月事不调,血气瘀滞,其外证多见于腰腹部,如腰痛、小腹疼痛,或有重坠感。而本案则除有乳房胀痛外,并见呕吐、恶心及腹泻等症,实与胃肠有关。详月事之至,固与肝脾等藏血、统血之脏有关,而另有冲、任二脉,与月事之关系尤为密切。详《素问·上古天真论》云:"(女子)二七而天癸至,任脉通,太冲脉盛,月事以时下。"太冲脉即冲脉也。又详《难经·二十八难》云:"冲脉者,起于气冲,并足阳明之经,夹脐上行,至胸中而散。"又详《灵枢经·经脉篇》言肝足厥阴之脉,夹胃,胃足阳明之脉,亦下乳内廉。是与冲脉与足阳明脉相连接,血气相通,故病在胃肠,原根于冲脉与肝也。故疏肝和胃,调血理气,为治法之大要。调经之根本也。

10. 经期浮肿

【树乾公案】

萧某某　女　42 岁　西初家村

1963 年 4 月 7 日初诊:月经不调(先期),经行面浮肿,四肢麻木,动则心悸,脉沉弱。

处方:坤草五钱　当归三钱　白术四钱　云苓四钱　木香二钱　甘草二钱　五灵脂三钱　大腹皮二钱　阿胶三钱(烊化)　生姜二钱　大枣三枚　水煎温服　二付

5 月 17 日复诊:调方。

处方:当归三钱　云苓五钱　木香二钱　坤草五钱　红小豆二两　连服数剂痊愈。

(二) 带下

1. 白带

【树乾公案】

1. 张某某之妻　女　成年　下回头村

1963 年 11 月 10 日初诊:白带如注,时发眩晕,阴部微肿且痒,腰痛,舌白腻,脉弦数。此肝郁热,脾湿不运,湿热下注。

处方:坤草五钱　丹参五钱　白芍三钱　生地三钱　黄柏三钱　甘草一钱半　车前子三钱(包煎)　苍术三钱　陈皮二钱　水煎温服

复诊:服上方,白带减少,头晕稍减,原方加龙胆汤四付继服,诸症痊愈。

处方:苍术四钱　白术四钱　陈皮二钱　半夏三钱　云苓三钱　甘草二钱　黄柏三钱　木通一钱半　泽泻二钱　车前子三钱(各包煎)　生地三钱　栀子二钱　胆草三钱　当归三钱　水煎温服

2. 董某某　女　30 岁

1964 年 6 月 18 日初诊:子宫受寒,经来黑色,少腹板痛,腰痛腿沉,以手扪按少腹发凉,白带时下。脉沉弦两尺弱细。此胞宫寒虚。

处方:丹参三钱　吴萸二钱　白芍三钱　党参三钱　桂枝三钱　生姜二钱　半夏三钱　甘草二钱　香附三钱　乌药二钱　红花三钱　没药三钱　砂仁二钱　陈皮三钱　水煎温服　二付

复诊:服上方二付,经来血色好转,少腹冷痛亦减轻,原方加当归三钱,四付继服。

3. 王夕连　女　32 岁　东村

1964 年 12 月 30 日初诊:月经过期,血色淡,微黄,白带如注,腹痛胀饱,饮食减少,脉沉弦弱。此脾运不健,湿热下注。

处方:苍术一钱　炒白术四钱　陈皮三钱　半夏三钱　云苓三钱　甘草二钱　生姜二钱　大枣三枚　香附三钱　神曲三钱　水煎温服　二付

复诊:服初诊方二付,腹胀少减,原方甘草换炙甘草,生姜换炮姜一钱半,服后白带大减,饮食增加,原方二付继服。

4. 迟某某　女　23 岁　马草夼村

1965 年 1 月 27 日初诊:白带下,阴道常湿热作痛,有时作痒,脉弦数。此肝经郁热,脾经湿热下注。

处方:胆草三钱　泽泻三钱　栀子二钱　黄芩二钱　柴胡二钱　生地三钱　车前子二钱(包煎)　甘草二钱　当归三钱　水煎温服　三付

复诊:服上方后,白带已减少,惟阴户痒甚,原方继服,加外洗方。

处方:蛇床子二钱　苦参一两　白矾五钱　二付　水煎温洗。

5. 岳某某　女　24 岁　沟陈家村

1967 年 6 月 27 日初诊:阴部湿热作痒,阴肿,白浊带下,脉弦数。

处方一:龙胆草三钱　黄芩二钱　栀子三钱　泽泻三钱　木通二钱　车前子二钱(各包煎)　当归三钱　柴胡二钱　甘草一钱半　生地三钱　水煎温服

处方二:蛇床子五钱　苦参五钱　水煎温洗。

7 月 14 日复诊:服初诊方二付,阴痒好转,白带白浊亦减,原方三付继服,外洗方继用。

【张灿玾案】

张某某　女　中年　荣成县鲍村

初诊:首产已数年,不曾再妊。月事周期尚可,经量大致正常,血色近黑。惟白带较多,平日时自下,汁清稀,每受寒则重,小腹部怕冷,体质尚健,饮食二便均无异常变化。舌红,苔白薄,脉沉缓,尺脉较弱。此系子宫虚冷,感受寒湿,冲、任二脉气化不振,治当以暖宫为主,佐以温化之剂。

处方一:当归三钱　川芎二钱　炒白术三钱　熟地三钱　小茴香二钱　吴萸二钱　炮姜二钱　肉桂二钱　炒山药三钱　芡实三钱　制半夏三钱　茯苓三钱　苡仁三钱　炙甘草一钱　水煎温服

处方二:炮姜三钱　酒炒白芍一两　共为细末,每服二钱,早晚各一次,空腹米饮调服。

复诊:服上汤三剂及散剂后,白带已减少,小腹部亦觉温暖。此冲、任二脉已见温化,子宫之气血,营运得通,可继用前方。

复诊:服上方半月后,适逢月事来潮,血色已见鲜红,小腹部无不适感。月事过后,白带亦较前减少,遂用本方继续服用。经治三个月经周期后,月事均正常,白带已无,体力有增强,遂愈。

按 带下一词,早在《黄帝内经》以下之医籍中,多有记述,然其又不尽同。如《素问·骨空论》云:“任脉为病,男子内结七疝,女子带下瘕聚。”详此“带下”与“瘕聚”并列,乃指病候也无疑。

《史记·扁鹊列传》云:“扁鹊名闻天下,过邯郸闻贵妇人,即为带下医。”此所谓“带下医”,以带下犹妇人之病,故“带下医”犹妇人病医也。

今存汉末张仲景先生遗著《金匮要略方论》妇人杂病篇中有两条经文提及“带下”,一云:“问曰:妇人年五十所病下利,数十日不止,暮即发热,少腹里急,腹满,手掌烦热,唇口干燥,何也?师曰:此病属带下。何以故,曾经半产,瘀血在少腹不去……”一云:“带下经水不利,少腹满痛,经一月再见者,土瓜根散主之。”

又晋人王叔和《脉经》一书,其七、八、九三卷所具内容,大都可见于今存《伤寒论》及《金匮要略方论》中,惟第九卷“平带下绝产无子亡血居经证第四”一篇中,仅有言带下二条,在今存《金匮》妇人杂病篇中,余者,应系仲景先生原著遗文。详《脉经》该篇,不仅题名有“带下”之称,而条文21条,已有7条言及带下,据条文内容分析,此病大都与经水失常有关,又“平郁冒五崩漏下经闭不利腹中诸病证第五”一篇中经文11条,亦有2条言及“带下”,又有一条言及“五崩(白崩、赤崩、黄崩、青崩、黑崩)”,亦即后世所言“五色带下”。另有一条言“下白物”,亦似带下。

据以上二书现有内容可考,至少在汉代后期,已对“带下”一词界定为病名,且对其病因、病机、病候等,已有较深入的论述,对后世在学术方面的发展,具有重大的意义。

至隋、唐时期,承继仲景学说,综括魏晋南北朝时期医著对“带下”之病因、病机、病候,犹有新的论述。如隋人巢元方《诸病源候论》卷三十七“妇人杂病诸候”凡三十二论,而“带下”一病即有九候。特所谓“带下病者,由劳伤气血,损及冲脉、任脉,致令其血与秽液兼带而下也”之论,在理论上很有概括性。又将仲景先生“五崩”说,直言之为“带五色俱下候”,并专列“带下青候”、“带下黄候”、“带下赤候”、“带下白候”、“带下黑候”五条,对后世很有启发。又唐人孙思邈《千金要方·卷三·妇人方》下“赤白带下崩中漏下第三”,有论二首、方六十五首、灸法八首,论述此类病证颇详,所列诸方,亦具重要参考价值。

自唐、宋以后,妇科医籍,大都单列“带下”病名或名“崩中带下”,说明带下为病,亦与经血有关。如宋人陈自明《妇人大全良方·崩中带下方论》云:“论曰:崩中带下者何?答曰:其患有五。……夫此病者,起于风气、寒热之所伤,或产后早起,不避风邪,风邪之气入于胞门;或中经脉,流传脏腑而发下血,名为带下……又问:何以名为带下?复有冷热者何?答曰:脉有数经,名字不同,奇经八脉,有带在腰,如带之状,其病生于带之下。其有冷热者,即随其性也。又号崩中者,二带之下,别名也。”又如清《医宗金鉴·妇科·五色带下总括》云:“带下者,由于劳役伤冲、任,风邪入于胞中,其血受邪,随人脏气湿热、湿寒所化。故色青者属肝,为风湿;色赤属心,为热湿;色黄属脾,为虚湿;色白属肺,为清湿;色黑属肾,为寒湿也。其从补、从泻、从燥、从涩、从寒、从温,则随证治之。更审其带久淋沥之物,或臭或腥秽,乃败血所化,是胞中病也;若似疮脓,则非瘀血所化,是内痈脓也;若为米泔,兼尿窍不利,乃膀胱白浊病也;若尿窍通利,从精窍出,或如胶粘,乃胞中白淫病也。”此论不仅对带下之辨证与治法，提出了重要原则，而且提示了带下发病的多元性及与白浊、白淫的鉴别，有重要意义。

关于带下病的治疗方法，明、清妇科医籍论之甚详，可广为参考，兹不烦述。

本案所举，系子宫虚冷，病从寒化，属寒湿型者，故以温化为法。方取仲景先生《金匮》妇科温经汤方加减而成，具四物汤之养血调经，肉桂、炮姜、小茴之温经通阳，佐以芡实、苡仁、山药、半夏、茯苓等健脾利湿，化其寒湿，健其脾胃，补其营血，以调其经血，止其带下，功在两全。另加酒芍炮姜方，原出明龚云林《寿世保元·妇科门》，该方治寒湿性带下，自先大父用后，先父与我每沿用之，每易奏效，故本案亦加用之。

【张春兰案】

1. 张某某　25 岁　滕家村

2000 年 2 月初诊：经行腹胀，月经量少，白带多，色微黄，有异味，阴部有时湿痒。舌苔微黄，脉沉。

处方：柴胡 10 克　当归 10 克　白芍 10 克　白术 10 克　云苓 10 克　山药 12 克　苍术 10 克　胆草 10 克　车前子 10 克(各包煎)　甘草 5 克　炒芥穗 10 克　泽泻 10 克　黄柏 10 克　香附 10 克　乌药 10 克　煅龙骨 15 克(先煎)　煅牡蛎 15 克(先煎)　茜草 10 克　海螵蛸 10 克　水煎温服　4 剂

二诊：服上方 4 剂后，白带量减少，异味减轻，上方加茵陈 10 克　丹皮 10 克继服 4 剂。

三诊：上方服完后已痊愈。

2. 魏某某　女　25 岁　教师　崖头

2007 年初诊：月经不定期，平日小腹隐隐作痛，腰酸痛，经来时腹痛尤甚，经血色暗红，有血块，白带多，呈黄色黏稠状，恶臭，阴部瘙痒，舌苔微黄，口干苦，脉沉弦，经妇科诊查为慢性盆腔炎。

处方一：当归 10 克　川芎 10 克　赤芍 10 克　生地 10 克　柴胡 10 克　香附 10 克　元胡 10 克　双花 15 克　公英 15 克　坤草 10 克　红花 10 克　败酱 15 克　苍术 12 克　土茯苓 15 克　丹皮 10 克　川楝子 10 克　甘草 6 克　6 剂　水煎温服

处方二：蛇床子 15 克　地肤子 15 克　苦参 15 克　地骨皮 15 克　防风 10 克　荆芥 10 克　双花 15 克　明矾 10 克　煎水洗阴部

二诊：服上方 6 剂后，腹痛减轻，白带量少，恶臭味亦轻，经用煎洗方后，阴部已不再湿痒。内服方加乳香 10 克、没药 10 克、薏米 15 克　继服 6 剂。

三诊：继服二诊方后，月经来潮，腹痛明显好转，月经血色变红，血块减少，上方继服 4 剂，再未复诊。

3. 张某某　女　40 岁　下回头村

2007 年 4 月初诊：经期错乱，平时小腹部经常隐隐作痛，有时拒按，经到时尤甚，经血暗红有血块，白带多，黏稠，有时呈脓状，恶臭，舌质红，苔黄腻，脉弦数。

处方：当归 10 克　川芎 10 克　赤芍 10 克白芍 12 克　生龙牡各 20 克　乳香 10 克　没药 10 克　桃仁 10 克　红花 10 克　三棱 10 克　莪术 10 克　元胡 10 克　薏苡米 15 克　败酱草 15 克　五灵脂 10 克　香附 10 克　木香 10 克　公英 15 克　双花 15 克　桂枝 6 克　丹皮 10 克　甘草 10 克　坤草 10 克　川楝子 10 克　水煎温服　8 剂

二诊:服上方8剂后,腹痛减轻,白带减少,其余症状好转,远方继服8剂。

三诊:服上方8剂后,经期正常,白带消除,其他症状亦痊愈,遂调方以调养气血。

处方:当归15克　川芎6克　赤芍10克　生地10克　香附10克　乌药6克　坤草15克　公英15克　甘草6克　薏米15克　黄芪15克　党参10克　白术10克　云苓10克　水煎温服

四诊:服上方后痊愈。

4. 萧某某　女　38岁　下回头村

2009年初诊:下腹部经常隐隐作痛,有坠胀烧灼感,经期疼痛尤甚,腰痛,白带多,呈黄色,恶臭,经血暗红有血块,经注射消炎药未愈来诊。

处方:当归15克　丹参10克　白芍10克　云苓10克　苍术10克　乳香10克　没药10克　元胡10克　桃仁5克　丹皮10克　败酱草15克　双花15克　薏米15克　香附10克　柴胡10克　海螵蛸15克　煅龙骨15克　黄柏10克　红花5克　茵陈10克　水煎温服　4剂

二诊:服上方4剂后,腹痛好转,白带量少,恶臭味臭,上方加土茯苓,川楝子继服6剂。

三诊:月经来潮,经血色红,其他症状均轻,二诊方继服6剂

四诊:白带已愈,另以养血调经方治之。

处方:当归15克　川芎6克　赤芍10克　生地10克　柴胡10克　香附10克　坤草15克　乌药10克　元胡10克　杜仲10克　川断12克　苍术10克　白术10克　茯苓10克　甘草6克　黄芪10克　党参10克　水煎温服

五诊:服上方后月经来潮,诸症痊愈。

5. 张秋云　女　46岁　小落村

2009年2月初诊:经期错乱,经到时小腹发胀坠痛,阴部热胀肿痒,经血暗红,时有血块,白带多,有腐臭味,舌红暗,苔厚腻,脉沉弦。

处方:当归10克　赤芍10克　白芍10克　川芎6克　香附10克　乌药10克　元胡10克　黄芩10克　败酱草15克　甘草6克　公英15克　连翘15克　双花15克　丹皮10克　川楝子10克　土茯苓15克　柴胡10克　栀子10克　红花10克　山楂10克　水煎温服　8剂

二诊:服上方8剂后,小腹坠痛缓解,白带少,血块减少,气味减轻,其他症状均好转,原方加薏米15克继服。

三诊:前方服数剂后,诸症痊愈。

6. 张某某　40岁　下回头村

2009年11月初诊:月经量少,白带如注,有豆腐渣样块状物,恶臭,阴部湿痒,口干苦,脉沉弦。

处方:胆草10克　车前子10克(各包煎)　生栀子10克　当归10克　川芎6克　生地10克　败酱草15克　泽泻10克　黄芩10克　鱼腥草12克　白术10克　苍术10克　薏米15克　青蒿10克　甘草6克　锻龙牡各15克　双花15克　海螵蛸10克　公英15克　柴胡10克　水煎温服　6剂

三诊:服上方6剂后,白带量减少,恶臭味轻,上方加赤芍10克,土茯苓10克继服。

四诊：服完上方4剂后痊愈。

2. 黄白带

【张灿玾案】

王某某　女　中年　荣成下回头村

初诊：数月来，月经不正常，每易超前。经来前小腹不适，血色紫红；经期及经后，兼有带下，色黄白相间，有异臭，腰痛，腿沉。舌红，苔白，脉寸脉浮，关尺沉缓，尺脉较弱。此湿热滞于子宫，久郁不发，化为带下，日久不愈，热伤冲任，经易先期；湿热伤精，必损肾气，故腰痛、腿沉。治宜清利湿热，以净子宫。

处方：当归三钱　川芎二钱　白芍三钱　生地三钱　黄芩二钱　柴胡二钱　炒栀子二钱　丹皮二钱　苡仁三钱　茯苓三钱　丹参三钱　酒炙香附三钱　生甘草二钱　水煎温服

复诊：服上方四剂后，月经已断。经期见证较前减轻。断经后，仍有带下，舌脉如前。此下焦之湿热未净，胞中之湿气尤存，当继以清利湿热法治之。

处方：白术三钱　苍术五钱　茯苓三钱　苡仁五钱　白芍三钱　车前子二钱(各包煎)　土茯苓五钱　炒山药三钱　柴胡二钱　丹皮二钱　芡实三钱　生甘草二钱　水煎温服

复诊：服上方五剂，带下已明显减少，腰、腿亦较前轻快。此下焦湿热已经减缓，气血营运渐趋正常，可继用此方再服，以净化胞宫。

后以此二方，继续调两个月经周期，月经即恢复正常，带下亦痊愈。

按　此案属于湿热留滞下焦，胞宫从化于湿热所致之带下，故以调经化气，清热利湿为法。

调经以四物汤与《金匮要略方论》妇人病方当归芍药散合用加减，佐以清利湿热之药治之。治带下以《傅青主男女科·带下门》完带汤加减治之，此方以二术助脾气以化湿，以二苓利湿热以净胞宫，以山药、芡实收之，以苡仁、车前子利之，以柴胡、丹皮制相火以解郁热。众药合和，则湿热除矣。

3. 带下恶臭

【张灿玾案】

栾某某　女　中年　荣成县桑梓村

初诊：患月经不调黄带下年余。初仅月经周期不准，或超前、或退后。平日亦有带下，后逐渐加重。每经至时，腹部不适，血色紫红，有小血块，兼有带下，黏稠，有恶臭。小便黄赤，阴部瘙痒，腰部不适，每上火则加重，大便有时微干。舌红，苔微黄，脉沉弦。此肝、肾二经湿热下注，伤及冲任，湿热留滞胞宫，则伤及经血；湿热之毒，日久不除，且损及阴部。此证当以清利下焦湿热为主，佐以凉血解毒。外以解毒杀虫之药熏洗之。

处方一：当归三钱　生地三钱　赤芍三钱　丹皮三钱　木通二钱　车前子二钱(各包煎)　黄芩二钱　生山栀二钱　龙胆草二钱　土茯苓五钱　赤小豆三钱　生甘草二钱　水煎温服

处方二：苦参一两　蛇床子一两　水煎熏洗。

复诊：服上方四剂后，带下减少，阴痒亦轻，此湿热已渐利出，可继服此方。

复诊：继用前方及洗方后，适经期来潮，腹痛已轻，血色亦淡，带下虽有但已减少，恶味亦不及前。可待月事过后，继以前方治之。

复诊：继用前方，诸证均减，遂继用此方治愈。

按 此以湿热较盛，蕴郁为毒，故月事不调。且肝肾湿热下注，亦必及于膀胱，故小水黄赤者，膀胱有热也。今以龙胆泻肝汤方主，佐以凉血、解毒、利湿之药。综合调之，则经水得正，带下及阴痒亦愈。

（三）胎前病

1. 妊娠恶阻

【树乾公案】

1. 张某某　女　成年　桑梓村

1963 年 3 月 2 日初诊：停经三个月，呕吐恶心，食欲不振，嘈杂烦心，食而呕吐，心下痞满，脉浮滑无力。此妊娠恶阻。

处方：陈皮三钱　半夏三钱　云苓三钱　甘草二钱　黄芩二钱　黄连一钱半　枳实一钱半　生姜二钱　大枣三枚　加灶心土　水煎温服　一付

3 月 5 日复诊：好转，呕吐已止，食欲增加，但觉心下微满，原方加枳实再加五分继服。

2. 于某某　女　34 岁　二里周家村

1963 年 3 月 27 日初诊：郁气停痰积热，心胸烦闷胀满，口干，舌苔微黄（停经四个月，可疑怀孕）。此胎气阻逆。

处方：陈皮二钱　半夏三钱　蒌仁三钱　黄连二钱　生姜一钱半　川朴一钱半　苏叶一钱　水煎温服　一付

复诊：服上方一剂，诸证减轻，上方继服二剂。

【张灿玾案】

张某某　女　青年　荣成小落村

初诊：怀胎两月左右，时觉恶心，甚则呕吐涎水，恶闻食气，喜食酸味果品类，大小便正常，口微干，舌红苔微黄，脉浮滑，左寸尤为明显。若脾胃虚弱者，则伴随胎儿的成长，易致胎气上升，或气血偏凑于胞宫，亦易使脾胃之血气不足，而致此病。此病轻者，可不药而愈，故先以降逆和胃方以服之。

处方：鲜竹茹五钱　陈皮三钱　生姜三片　水煎代茶饮，不拘时服用。

服上方后，呕恶一度减轻，后随着胎儿增长，其反应复有所加重，为防止病情进一步加重，影响胎儿成长，特予和胃安胎之药以治之。

处方：陈皮三钱　姜半夏二钱　茯苓二钱　竹茹三钱　砂仁三钱　苏叶二钱　黄连一钱　藿香二钱　生甘草一钱　生姜三片　水煎温服

复诊：服上方二剂后，病情减轻，食欲好转。遂以原方继服二剂，已基本痊愈，遂停药，嘱自行保养。

按 恶阻之病孕妇大多有之,轻者不必服药,过一段时间,自能适应。重者如不予治疗,长时期厌闻食气,不思饮食,必影响健康,且影响胎儿之成长矣。

治恶阻之方,最早见于仲景先生《金匮要略·妇人妊娠病》。文云:"妊娠呕吐不止,干姜人参半夏丸主之。"该方含干姜、人参、半夏三药,是最早见"半夏"之用于治恶阻。

唐孙思邈《千金要方·妇人方上·妊娠恶阻第二》云:"阻病者,心中愦愦,头重眼眩,四肢深重,懈堕不欲执作,恶闻食气,欲啖咸酸果实,多恶少起,世谓恶食。其至三、四月以上。皆大剧吐逆,不能自胜举也。由此经血既闭,水渍于脏,脏气不宣通,故心烦愦闷,气逆而呕吐也。血脉不通,经络否涩,则四肢深重。挟风则头目眩也。觉如此候者,便宜服半夏茯苓汤,数剂后,将茯苓丸淡水消除,便欲食也。既得食力,体强气盛,力足养胎,母便健矣。"该方含半夏、茯苓、干地黄、橘皮、细辛、人参、芍药、旋覆花、川芎、桔梗、甘草、生姜。"茯苓丸"方含茯苓、人参、桂心、干姜、半夏、橘皮、白术、葛根、甘草、枳实。共为细末,炼蜜为丸。又唐王涛《外台秘要》卷三十三"妊娠呕吐及恶食"引诸家方九首,亦有三方中有半夏。

自唐本草(敦煌残本)及宋本草,收录南朝梁陶弘景《名医别录》云半夏"堕胎"后,即将半夏列孕妇禁服药。如宋陈自明《妇人大全良方·妇人恶阻方论》云:"《千金方》有半夏茯苓汤、茯苓圆二方,专治阻病,然此二药,比来少有服者,以半夏有动胎之性。盖胎初结,虑其易散,此不可不谨也。"然明、清诸医籍载治恶阻方,含半夏者,亦不鲜见,故清阎纯玺《胎产心法·恶阻论》复云:"考之古人有用半夏茯苓汤、茯苓丸,专治恶阻。又有用白术散、人参丁香散、人参橘皮汤、醒脾饮,其中不用半夏,恐胎初结,半夏性能动胎,虑其辛燥易散。但恶阻又非半夏不止,须姜汁炒,以制其毒,故仲景用人参、半夏、干姜丸……经云:有故无殒是也。"

详上引诸家所论,均有一定道理,半夏有碍于妊娠,《中华本草》引用近代药理研究,亦证明对胚胎有一定影响。足证古人对半夏堕胎之说,非无道理。但此事古人亦特加注意,如张元素云:"妊妇忌之,用生姜则无害。"《胎产心法》亦云:"但恶阻又非半夏不止,须姜汁炒,以制其毒。"吾家自祖父行医至我继祖业,曾治恶阻多人,对半夏之用,谨守两条原则,一者注意其堕胎之忌,凡恶阻一般轻证,可不用时,尽可能不用。二者,重症用时,量不宜太大,且必用姜制半夏,并再加生姜,以制其毒性。总之,凡诸药性,既能活人,亦能杀人。医者慎之。

2. 胎动不安

【张灿玾案】

1. 孔某某　女　成年　荣成县孔家庄

初诊:怀胎已三月,因劳动不慎,伤及胎气。腹部微痛,腰部亦不适,下部微见有红,其他无不适。舌红苔白,脉滑数。此劳力致胎气被损,当急与和血保胎之法,力保胎气,免致流产。

处方:当归一两　川芎三钱　阿胶四钱(烊化)　艾叶二钱　炒杜仲三钱　川断三钱　炒

白术三钱　黄芩二钱　水煎温服

复诊：服上方后，腹部及腰部不适均有所缓解，下红亦减少，病情已见缓，说明胎气正在恢复之中，有保住的可能，脉舌无明显的变化。治当进一步保护胎气。

处方：当归一两　川芎二钱　阿胶四钱(烊化)　艾叶二钱　炒杜仲三钱　川断三钱　炒白术二钱　砂仁三钱　炒山药三钱　水煎温服

复诊：服上方二剂后，腹痛与腰痛均已减退，下红亦已，患者已无不适，可自行活动，乃胎气已固，体力已复，子宫已固，可保无虞也。遂令再服二剂，以保万全。

按　胎动不安之证，早在隋巢元方《诸病源候论》卷四十一“妊娠胎动候”已云：“胎动不安者，多因劳役气力，或触冒冷热，或饮食不适，或居处失宜。轻者止转动不安，重者便致伤堕……。”又宋陈自明《妇人大全良方》卷十二“胎动不安方论第四”云：“凡妇人妊娠胎动，不以日月多少而常有堕胎者；有虽有胎而月信虽不多，常来而胎不损者。《产宝方》云：妇人妊娠常胎动不安者，由冲、任经虚，胞门、子户受胎不实故也。并有饮酒、房室过度，有所损动不安者。巢氏曰：妇人冲、任二经，挟风寒而有胎，故不以日月多寡，因误有击触而胎动者。有善怒不常，气守不舒，伤于心、肝，触动血脉，冲任经虚，乃致胞门不固；或因登高上厕，风攻阴户，入于子宫，如此皆令胎动不安也。”

以上诸论，将胎动不安之病因病机，已详为论述，并且提示了妊娠期间应注意事项，不可不知。

本案乃系劳役过度伤及胎元引致胎动不安者，此种情况，在农村，或从事体力劳动者，尤为多见。凡治此证，先当和血保胎，巩固冲、任及肾气，以巩固胎元，若伤重或治不时者，每易堕胎，且因堕胎而引发其他疾患。

本方先以《医宗金鉴·妇科心法要诀》胎不安方加味佛手散取治。该方以芎、归调血，以阿胶养血而能止血，以艾叶暖宫，以杜仲、川断补肾保胎，再以白术、黄芩二药相佐，一强脾气，一清胎热，亦保胎之圣药，故一剂而效。后服加砂仁、山药二药，强化保胎之药力也，终致母子均安。

2. 潘某　女　25岁　济南市某印刷厂职工

初诊：怀妊一月后，不知何故，忽小腹不适，继下血水样物，随去医院打10日黄体酮而愈。至两月后，因乘汽车一整天，休息不好，复感腹部及腰部不适，继而再度下血，始浅红色，后变深红色，复去医院就诊，再打黄体酮五日。血虽止，仍感不适，恐胎儿难保，特来求治。时大小便及饮食均正常，自感疲劳。舌红无苔，两边呈紫红色，脉沉而无力，近于数，尺脉弱甚。此乃肾气不足，下元虚怯，致胎元不固，故小有损则动血，屡动血必损胎，需再以养血、补肾以固胎，方保无虞。

处方：当归10克　川芎6克　白芍10克　生地10克　阿胶10克(烊化)　艾叶3克　炒杜仲10克　川续断10克　白术10克　黄芩6克　砂仁6克　炙甘草6克　水煎温服

复诊：服上方十剂，腹部及身体各部均无不适感，亦未再见下物，精神亦佳，舌红苔白，脉沉微数。是胎气已有所固，服药亦无异感，当继用保护胎元药以固之。

处方：炒杜仲250克　山药150克　川续断80克　砂仁50克　共为细末，水泛为丸如梧子大，每次6克，早晚各一次，温水送服。

半年后，电询，服上药，感觉甚好，继用一剂，服未尽剂，自觉身体、精神、腹部及饮食等方面均很正常，遂自行停药。据预产日期提前七日，顺产一男婴，母子均安，举家欢喜。

按 胎妊之事，需胎元健壮，自能使胎儿健康发育，足月而生。若胎元不健，每有外伤则易动胎，甚则造成流产。关于胎妊与肾气的关系，《素问·上古天真论》中论及生育问题时已明确“天癸”与“肾气”的关系，而胎元则是受妊后，先天之肾气与后天之脾气自然形成的促进胎儿成长的一种“气”。故“胎元”的盛衰，直接关系到胎儿的发育。

本方所用四药，杜仲、续断二药皆入肾，山药、砂仁二药皆入脾。补肾以壮先天之气，补脾以壮后天之气，先后天之气盛则胎元必固，故为保胎所必用。当然有些胎不固者，若兼有别证，还需随证。

3. 胎动下血

【张灿玾案】

苏某　女　33岁　济南市

2013年8月19日初诊：怀胎二月，四日前出席友好宴请，因坐久，即少量流血，后渐量大，多为褐色，腰痛，食欲不振，口有咸味感，大便干，二日一次，小便色黄，身困倦无力，腋下有味，舌淡红，苔黄薄，脉右沉滑，左弦细，尺脉较弱，此气血不足，冲任不固，肾气较虚，肝火稍旺，宜养血固胎，补肾健脾以巩固胎元。

处方：当归10克　川芎3克　白芍10克　生地10克　阿胶10克(各包烊化)　黄芩10克　生白术10克　杜仲10克　川续断10克　艾叶3克　砂仁6克　生甘草3克　水煎温服

服上方数剂后血即不流，诸证亦愈。

按 凡胎动见血者，急宜早治，以保胎气，若血出过多，必伤胎元，冲任不固，胎难保矣。

4. 胎漏

【张灿玾案】

陈某某　女　中年　荣成沟陈家村

初诊：妊娠胎漏下血，微感胎动不安，时断时续，色正红，原因不明，亦别无他证，体力尚可，舌红苔白薄，脉沉数。本证既无外伤或内伤，必因血热所致，当以养血为主，虽无腹痛之证，胎气未损也，然当加用安胎之药，方保无虞。

处方：当归三钱　川芎二钱　生地三钱　杜仲三钱　砂仁二钱　阿胶三钱(烊化)　甘草一钱。　水煎温服

复诊：服上方二剂，即不复见红，嘱再服二剂以固之。

按 本案以别无他证，且腹亦不痛，故以胎漏而治。《医宗金鉴·妇科心法要诀》云：“若胎漏下血，多属血热，宜阿胶汤清之。”本案以《金匮要略·妇人妊娠病》胶艾四汤方加减为法。胶艾汤，后世又名胶艾四物汤，今去艾叶者，以血热也。加杜仲、砂仁者，为保胎也。详砂仁虽为辛温之药，然其和胃、行气、化滞、温肾之功，甚有益胎气之生长，故多取以为保胎之药，然性偏于温燥，若阴虚热盛者，则非其所宜也。

5. 堕胎

【树乾公案】

萧某某　女　23岁　大章村

1966年6月11日初诊：曾经流产二次，又怀孕六个月，自安胎后，即腹中疼痛（前流产二次，胎儿皮肤均腐烂）。

处方：当归三钱　白芍五钱　云苓四钱　白术四钱　泽泻四钱　川芎二钱　水煎温服二付

8月4日复诊：上方继服至怀胎足月而生产，婴儿皮肤未有腐烂，安然无恙。

【张灿玾案】

1. 徐某某　女　中年　荣成张家庄村

初诊：患者每怀孕至五六月时，即堕胎，已有二次，并为此而夫妻不和。据云，昔年曾患下疳证，经治愈后，即患此病，现又怀孕六月，自感发育良好，胎动亦正常，此前落下之胎儿，发育亦未见异常，现惟感腰痛，行走乏力，饮食正常，大小便亦无异常，舌红苔白薄，脉浮滑。当系肾气不固，气血不足，难以养胎，故六月之后，遂堕。当以补肾保胎之法固之。

处方：生地五钱　萸肉三钱　山药三钱　丹皮二钱　茯苓二钱　泽泻二钱　杜仲三钱　川断三钱　白术三钱　黄芩二钱　水煎温服

复诊：服上方二剂后，无不良反应，后坚持服用本方两月，自觉各方面均正常，体力亦较前增，后足月而产，母子均安，至胎儿满月后，夫妇同抱婴儿，登门致谢。

按　数堕胎病，古医籍早有论述，隋巢元方《诸病源候论》卷四十一“妊娠候”云：“阳施阴化，故得有胎，荣卫和调，则经养周足，故胎得安，而能成长，若血气虚损者，子脏为风冷所居，则血气不足，故不能养胎，所以致胎数堕，候其妊娠，而恒腰痛者，喜堕胎也。”此案虽非“子脏虚冷”，然“血气虚损”则亦若是。又详《素问·上古天真论》言人之生育，与肾气之盛衰，至关重要，且女子七七，天癸即竭，肾气亦衰，故人当中年，肾气不足，亦属自然，故《病源》所谓“恒腰痛者，喜堕胎也。”腰者，肾之府也。恒腰痛者，肾虚之候也。

本案以六味地黄汤为主方，强肾之本也，加杜仲、川断者，入肝肾以固胎元；加白术、黄芩者，保胎之要药也，白术以培后天之本，黄芩以清胎气之热也。诸药以保先、后天之本而固胎，亦求本而治也。

2. 王某某　女　中年　荣成单家村

初诊：患者素体较虚弱，虽已早婚，然至中年始孕，而又两次皆在三个月左右即堕胎，今再次怀孕已两月矣，无明显妊娠反应，食欲一般，大小便正常。舌淡红苔白薄，脉浮滑，两尺脉弱甚。当以固肾气保胎元为法。

处方：炒杜仲四两　川续断一两　山药三两　共为细末，每服二钱，米饮和服，忌食辛辣等刺激性食物。

复诊：服上药毕，无异常反应，胎儿已三月矣，自我感觉良好，遂继服上方，至八个月，身体状况及胎儿生长均正常，足月而顺产，母子均安。

按 此方有多家古医籍收载，名称亦不一，或名保胎丸，或名保妊丸。今见于明李时珍《本草纲目》卷三十五木部杜仲"附方"云："频惯堕胎：或三四月即堕者，于两月前，以杜仲八两（糯米煎汤浸透，炒去丝），续断三两（酒浸培干），为末，以山药六两，为末作糊，丸梧子大，每服五十丸，空心米饮下。……杨起《简便方》。"按杨起，明人，生卒年不详，著有《简便单方》。清阎纯玺《胎产心法》卷上有杜仲丸方，治胎动不安，附千金保妊丸，与《刚目》引杨起方同。又清沈金鳌《妇科玉尺》卷二"治胎前病方"中有"千金保妊方"一首云："常服固胎。"是方与《纲目》所引方药亦同。今检唐人孙思邈《千金》与《千金翼》二书，并无是方，故"千金"二字，寓义为何，尚待考。然杜仲之用于安胎，宋《证类本草》杜仲下引《胜金方》"治妇人胎动不安，并产后诸疾，宜服杜仲丸……"《胜金方》作者不详，谅亦宋人所著，又清武之望《济阴纲目》卷九"防胎自堕"，亦引杜仲丸方。其眉笺云："胎系于肾，故用杜仲补肾。若云胎动不安，则有脾虚、气虚、血虚，有寒有热之不同。因病而药之，不可执也。"此言诚是。

吾家三世行医，用此方治因肾气不固而堕胎者，屡用皆验。惟另有别因者，则当据证以立方，或于未孕之前，即当治之，方为上策。

3. 鞠某某之妻　女　中年　荣成大落村

初诊：患者堕胎已三次矣，今复怀胎，求为诊治。询其原因，其丈夫曾患淋病，自是起，已数年，难能保胎，每次怀孕均在三个月左右而堕，所堕胎儿体表如沸水汤状，潮红无皮。患者体质尚好，大小便无异常变化，食欲正常。舌红苔白薄，脉弦数。此肾气不固，胞宫有遗毒未尽，当于补肾固胎为主，佐以清热解毒之法。

处方：炒杜仲四两　川断一两　山药三两　金银花一两　土茯苓一两　黄芩五钱　共为细末，每服二钱，每日一次，空腹，米饮调服。

复诊：服上药毕，无任何不良反应，现已四月有余，遂令继服前方一剂。

服后，胎儿发育正常，自感腹内胎动亦正常，遂停药足月而生，母子均安。

按 本案仍以保胎丸为主以固肾，加双花、土茯苓二药以解余毒。详《滇南本草》土茯苓云："健脾胃，强筋骨，去风湿，利关节，杨梅疮，服之最良。"后世本草皆云此药能解毒，故选与金银花同用。别加黄芩以清胎热，终保无虞。

4. 曹某某之妻　女　中年　荣成沟陈家村

初诊：昔曾堕胎二次，每在怀孕三个月左右，胎儿全身无皮，今复怀孕三个月矣，恐难保住。患者虽无明显病候，然体质较弱，又疑胞中蕴郁湿热之毒，遂致胎儿难以成长，舌红苔白薄，脉浮数。凡此等证，本自肾气不固，气血失养，加以湿热为患，损及胎儿。当以补肾之本，兼清利湿热为法。

处方：炒杜仲四两　川断一两　山药三两　金银花一两　土茯苓一两　白术一两　黄芩一两共为细末，每服二钱，空腹，米饮调服，每日一次。

复诊：服上方一剂，自我感觉良好，胎体亦见长，惟脉象较弱，遂以前方加人参五钱，继服一剂。

后，足月而生，胎儿完好，母子均安。

按 本案与前案颇似，惟体质较弱，故特于保胎丸方除加双花、土茯苓之外，又加参、术等，以顾护后天之元气，如是则脾、肾兼顾矣。

6. 子悬

【张灿玾案】

滕某某　女　中年　荣成滕家村

初诊：怀孕已六月有余，忽发心腹胀满疼痛，饮食不化，大便不畅，气逆难下，舌红苔黄，脉滑数有力。此胎气上迫，气不下行，遂致胃肠气机运营不利，乃子悬病也，当予利气降逆，和胃安胎为法。

处方：当归三钱　大腹皮三钱　党参二钱　川芎二钱　陈皮三钱　白芍三钱　苏梗二钱　砂仁二钱　生甘草一钱　生姜三钱　葱白五寸段　水煎温服

复诊：服上方二剂后，腹部胀痛缓解，可进饮食，脉亦稍安，可继服前方。

复诊：继服上方四剂后，胀痛消失，大便亦行，胎气下移，胃肠亦和矣。

按　此案用紫苏饮方加砂仁也。此方原出宋人许叔微《普济本事方》卷十。本云："治妊娠胎气不和，怀胎近上，胀满疼痛，谓之子悬。兼治临产惊恐，气结连日不产。"又云："妇人六七月子悬者，用此数数有验，不十服，胎便近下。"此后陈自明《妇人大全方·妊娠胎上逼心》亦引用此方，云："方出《本事》。"清代妇科诸书，如何涛《女科正宗》、《医宗金鉴·妇科心法要诀》、沈尧村《妇科辑要》、沈金鳌《妇科玉尺》等，皆推重此方。唯《妇科辑要》与《妇科玉尺》称此方为"严氏方"。"严氏"当指宋人严用和，其所著《济生方》早佚，今存辑本中，虽有此方，然未言出典，且严又在许叔微之后。故言"严氏方"，疑引用有误。

本方在配伍方面，甚为得宜，如《女科辑要》引陈来章曰："芎、归、芍药，以和其血；苏、橘、大腹，以顺其气。气顺血和则胎安矣。既利其气，复以人参、甘草养其气者，顺则顺其邪逆之气，养则养其冲和之气也。此解诚是。

吾家治此证，每首选此方，再据患者之不同形证，予以调配，无不愈者。

7. 子烦

【张灿玾案】

王某某　女　中年　荣成下回头村

初诊：孕后初感心烦，后至夜尤甚，微咳，心中烦闷之极，必至村头散步时许，始觉心中清爽，每难入眠，少睡则躁起，大小便正常，舌红苔微黄，脉浮滑。此乃肝气不舒，停痰积饮，郁而化火，上乘于心肺，加之胎热上熏，火气不散，心神浮越所致，当以清心化痰，兼以利气开郁为法。

处方：黄芩二钱　知母二钱　麦冬三钱　茯苓二钱　竹茹二钱　陈皮二钱　制半夏二钱　川贝二钱　炒苏子一钱半　桔梗二钱　生甘草一钱　水煎温服

复诊：初服一剂，诸证如故，继服一剂稍安，再服二剂后，基本痊愈。

复诊：愈后不久，又因怒而复发，诸证同前，惟稍轻。此病尚未尽除，因肝火触发，肝胆之火，兼心肺之痰，相兼为患，需泻火豁痰，始得除烦安神。

处方：陈皮二钱　制半夏二钱　茯苓二钱　枳实一钱半　竹茹三钱　麦冬三钱　知母

二钱　黄芩二钱　黄连一钱半　川贝一钱半　山栀子一钱半　生甘草一钱　水煎温服

复诊：服上方二剂，即安，嘱其生活与精神方面注意调养，适其情志，可免再发。

按　“子烦”一证，早在隋巢元方《诸病源候论·妇人妊娠病诸候》中，已有详述。内称“脏虚而热，气乘于心”及“停痰积饮，在于心胸”，均可致烦，或“既血饮停积，或虚热相搏，故亦烦。”宋陈自明《妇人大全良方·妊娠门》则列治方多首。

本病除上述原因外，亦常因情志不舒而引发，故治法多以甘寒或兼用苦寒类药，如竹茹、麦冬、黄芩、山栀子等，清热除烦，若兼有痰饮内郁者，则以二陈汤方合用，心神不宁，烦躁不安者，则酌加安神之药以稳之。

本案所见诸候，究其所因，火、气、痰三因皆俱，心、肝、肺三脏之证俱有，故清心、祛痰、开胸、安神之药兼用，和合以治，则烦解神安。

8. 子痫

【树乾公案】

张某某　女　成年　下回头村

1966年7月18日初诊：子痫症，妊娠四个月，头晕，肢体麻木，近又忽然晕倒，四肢无力，全身振颤不能言语，头痛，腿痛，脉弦滑。此子痫。

处方：钩藤三钱(后入)　桑寄生二钱　当归三钱　茯苓三钱　桔梗二钱　胡黄连二钱　黄芩三钱　栀子三钱　陈皮二钱　蒌仁三钱　竹茹二钱　水煎温服　一付

7月19日复诊：服上方一付，头已不痛，言语清爽，原方一付继服。

【张灿玾案】

李某某之妻　女　中年　荣成朋上村

初诊：孕妇已近于产期，忽发昏厥抽搐，不省人事，遂以担架抬送去县医院，经两个多小时，行至滕家镇时，离去县医院尚有三十华里，闻知吾在此卫生所工作，遂将病人停放求诊，经查昏厥抽搐已数小时，始稍轻，逐步加重，现四肢与面肌均不停抽搐，患者此前并无此证，孕期亦无明显病痛，惟时有头昏足肿等症，口禁、脉弦数，经中西医及助产士检查，虽无其他异常发现。然孕妇已临产，病势十分危重，若再延误，时有可能发生事故，则母子均难保全，如再转县医院，尚需一个多小时，遂决定留下，及时抢救。此阴血不足，肝风内动，风火相煽，筋脉抽搐，加之风痰内扰，神识不清，是为子痫重证，急当平肝熄风，豁痰开窍，以解危局。

处方：钩藤五钱(后入)　桑寄生三钱　茯苓三钱　陈皮三钱　制半夏三钱　黄芩二钱　白术二钱　蝉蜕二钱　胆南星二钱　僵蚕二钱　羚羊角二钱　龙胆草二钱　生甘草一钱　水煎温服

在助产士的监护下，用汤药慢慢灌下，一小时后，病情少有安定，服二煎，经检，患者心跳、脉搏不见异常，脉搏虽弦数有力，但无结代及其他危象，面色亦见红润，且已进入临产状态。至午夜时，顺产一男婴，母子均安，患者病情亦大有好转。

次日复诊，患者神志已清醒，抽搐亦基本缓解，惟感疲惫无力，恶露色量均正常，舌红苔黄，脉弦数。现风火痰厥之证已大减，又值产后，应以养血熄风法，予以调理。

处方:当归五钱　川芎二钱　桃仁二钱　益母草五钱　钩藤三钱(后入)　炒白芍三钱　红花二钱　僵蚕二钱　炙甘草一钱　水煎温服

服后,病情已大好,精神、舌脉均趋于正常,遂回家调养,并嘱如发现有何病候,务需及时就医。后告知回家后,无别变证,经一段时间养护,母子均安。

按　详子痫之病,早在《诸病源候论》妊娠病诸候,即有论述,题名"妊娠痉候",谓"伤太阳之经,停滞经络,是则口痉背强,名之为痉,一名子痫,一名子冒也。"《外台》卷三十三妊娠子痫方,收《小品方》方二首,然多以外风论治,明王肯堂《女科准绳》妊娠抽搐病,始提肝经风火之说,后以宗之。今以平肝熄风缓痉镇搐为法,得保其母子平安,亦患家与医家之幸也。

9. 子嗽

【树乾公案】

1. 彭某某　女　22岁　马草夼村

1966年11月28日初诊:怀孕期间,因感冒风寒咳嗽。此子嗽

处方:苏叶一钱　桔梗二钱　桑白皮三钱　杏仁二钱　云苓三钱　天冬三钱　百合二钱　川贝二钱　前胡二钱　甘草一钱半　生姜一钱　水煎温服　三付

12月25日复诊;服初诊方三付,咳嗽已止,近因重感风寒,又被烟呛,又发咳嗽,原方一付继服。

12月26日复诊:原方一付继服。

2. 邹某某　女　中年　荣成下回头村

初诊:患者妊娠已达半年以上,忽患咳嗽,初不曾介意,恐服药有伤胎气,后咳嗽加重,干咳少痰,咳声稍嘶哑,舌红苔黄,脉浮数。此病当胎气盛,肺气不畅,郁而为热,当以清热宣肺为主,取泻白散加减。

处方:桑白皮三钱　地骨皮二钱　黄芩二钱　天冬二钱　麦冬二钱　川贝二钱　炒杏仁钱　生甘草一钱　水煎温服

服二剂后,咳少减,然每连咳时,则遗尿。此必脾肺之气不足,不能通调水道,泻白散方,原有粳米,特再煎时加粳米一小撮。

服二剂后,遗尿之证遂减,咳嗽亦轻,后遂以此方治愈,胎气亦无损,足月而生。

珵按　此案为先父经治,详此方原出宋钱乙《小儿药证直诀》卷下,本治小儿肺盛气急,喘嗽。又名泻肺散。今借治于子嗽,方药组合,理法咸宜,然服后,嗽减而遗尿未除者,脾肺气虚也。故再服加粳米,效立见。是知五谷之类,虽系食品,然用之于药则各具性味,有病则病受之。详粳米,自《别录》以下,本草诸书,皆有记载,特《食疗本草》云:"温中益气,补下元。"又《素问·经脉别论》云:"饮入于胃,游溢精气上输于脾,脾气散精,上归于肺,通调水道,下输膀胱。"今用前方,肺热得清,嗽可减,然遗尿不除者,亦膀胱气化失调,后加粳米,以养护脾肺之气,理水道之上源,则下流亦正也。此案足可说明:①治病应标本兼顾。②医者应理法方药均通。③重视食物之药用。

10. 子肿

【树乾公案】

1. 王某某　女　31岁　崂山屯村

1965年1月16日初诊:前曾流产一次,兼有不寐之症,大便稀溏,今又怀孕三月,小便短少,遍身浮肿,面色萎黄,腹微痛。脾气不足,水湿不能运化,肝木乘脾,胃气不和而致以上诸症。此子肿。

处方:当归三钱　炒白芍三钱　云苓四钱　炒白术四钱　泽泻三钱　川芎一钱半　陈皮二钱　甘草一钱　水煎温服　二付

复诊:服上方二付,睡眠好转,原方二付继服。

复诊:睡眠已好转,惟大小便仍如前状,此脾湿不运,气化不利,治以五苓散方加味调方。

处方:炒白术五钱　云苓五钱　猪苓三钱　泽泻三钱　肉桂五分　陈皮二钱　神曲二钱　山楂二钱　水煎温服　二付　痊愈

2. 张某某　女　成年　小落村

1967年5月18日初诊:水肿,产后仍不消,脉沉弱,此脾肺虚弱,子肿。

处方:云苓五钱　白术五钱　泽泻三钱　猪苓三钱　陈皮三钱　木香二钱　大腹皮二钱　桑白皮三钱　生姜二钱　苏梗二钱　水煎温服　二付

5月24日复诊;调方。

处方:当归五钱　云苓五钱　广木香二钱　甘草二钱　坤草五钱　白术五钱　茯苓皮五钱　水煎温服　二付

5月27日复诊:服24日方二付,肿已全消,病已痊愈,原方二付继服。

11. 胎前腹胀痛

【士洲公案】

连某某之妻　女　中年　文登县二里周家村

初诊:患者素日脾胃运化功能欠佳,常有食欲不振,消化不良之证,今又怀孕近半年之时,随着胎儿之增长,胎气上冲,脾胃运化愈益减退,饮食难调,腹部胀满,大便不畅,水谷难化,谷气上逆,湿气留滞,舌红苔白腻,脉浮滑。此脾胃升降之气失调,胎气上逼所致。当健脾行气化滞,以利气机之运行。

处方:陈皮二钱　姜半夏一钱半　茯苓二钱　藿香一钱半　砂仁二钱　炒山楂一钱　白术二钱　枳壳一钱　广木香一钱　生甘草一钱　水煎温服

复诊:服上方后,腹部胀满减轻,遂继服一剂,胃气亦有所好转,气可下行,因恐伤及胎元遂停药。

复诊:自上次服药,已过两个月左右,胎儿再长,气机受阻,胃气尤弱,再为健脾利气。

处方:党参三钱　白术二钱　茯苓二钱　陈皮二钱　姜半夏二钱　神曲二钱　炒山楂

二钱　砂仁二钱　黄芩二钱　莱菔子二钱　生甘草一钱　水煎温服

复诊：月余之内，间服本方四剂，诸证减轻，已近临盆日矣。后足月而产，母子均安，少腹微痛，再服活血行气之药，以行恶露。

处方：当归三钱　川芎二钱　炒桃仁二钱　肉桂一钱　益母草五钱　水煎冲红糖五钱，童便一小盏温服。

服两剂而愈。

12. 妊娠腿痛

【张灿玾案】

王某某之妻　女　中年　荣成二里周家村

初诊：妊娠后，忽发腿痛，不能屈伸，不便行走，日夜呻吟，上肢及腰部无痛处，下肢皮肤温而不寒，腹不痛，二便正常，饮食尚可，舌红苔淡黄，脉浮缓。此乃气血素亏者，孕后，血运于胞宫，以备胞胎之需，而不能供下肢经脉之运行，日久，水湿内郁，蕴而为湿热，阻滞经络，筋脉失养，引发此证，当以活络祛湿，养血舒筋为法。

处方：苍术三钱　黄柏二钱　当归五钱　川芎二钱　白芷二钱　白芍三钱　防风三钱　防己三钱　木瓜二钱　青风藤二钱　海风藤二钱　桑寄生三钱　独活三钱　生甘草二钱。水煎温服

复诊：服上方三剂后，腿痛已大减，可以下地行走矣，遂嘱其继服原方三剂后，告知已愈。

按　本案以有孕在身，故用药多有所忌，既需活血通络，又不能伤胎，既需利湿，又不宜过用滑利，以免滑胎。本方以苍、柏为主祛湿，以归、芎活血养血，以白芍、甘草、木瓜缓筋挛，以二藤活络。病痛基本痊愈，即停药勿服，令其注意调养，以恢复之，免损胎元也。

13. 不妊证

【树乾公案】

于某某　女　34 岁　河南村

1963 年 5 月 16 日初诊：子宫虚寒，少腹冷痛，胀痛，腰痛腿沉，白带时下，经行血色紫黑，10 多年未孕，脉沉涩两尺弱细。此胞宫虚寒。

处方：坤草五钱　生地三钱　白芍三钱　肉桂二钱　生姜二钱　吴萸二钱　太子参三钱　甘草二钱　乌药二钱　乳香二钱　没药二钱　西红花五分　当归四钱

8 月 1 日复诊：服初诊方数剂，少腹胀痛好转，小腹亦温，调方。

处方：坤草五钱　丹参五钱　肉桂三钱　白芍三钱　甘草二钱　故纸三钱　生姜二钱　明党参三钱　乌药二钱　桃仁三钱　红花二钱　没药三钱　乳香三钱

上方服数剂，诸症痊愈，于 1964 年 3 月生一子。

【张灿玾案】

尹某某　女　青年　荣成市崖头镇干部家属

初诊:青年时期,婚后即生一女,按旧时习俗,皆盼生子。然其后几年间,未曾怀孕,身体健康正常,无别病影响。时吾已离家调济。某年暑假回家,彼闻知后,特来求诊,以期再育。经诊察,身无他病,唯初产后,月经再来时,即不正常,周期或提前或延后,亦不太准,经至前,每有小腹部胀痛之感,不敢重按,得温则舒适。腰部亦感不适,经色紫暗,有时初来时有血块,需五七日可止,无白带,饮食及大小便均正常,不影响正常活动,精神状态无异变。脉沉缓有力。此气血运营失序,致冲任受损,月事不调。治当理气活血,使月事归正,冲任功能康复,则可再孕。

处方:桂枝三钱　茯苓三钱　当归三钱　白芍三钱　丹皮二钱　炒桃仁二钱　红花二钱　酒香附三钱　丹参三钱　炒杜仲三钱　水煎温服

此方于每月经前一星期左右,服五至七剂,平日勿服,连用数月后,以观其效。

按　吾年余后再回家时获告,服此方三月后,月经即正常,后复生一子。昔在农村时,因月事失调、冲任失养而不孕或不再孕者,亦常见矣,调理得当,亦非难医者。

【张春兰案】

1. 闫某某　女　25岁　已婚　茂柞村

1980年初诊:素日经常腰及小腹有冷感。月经周期基本正常。经到时少腹隐隐作痛。腹冷,喜热按。经血量少、色淡,一两天即无。舌苔薄白,脉细弱。因婚后两年未孕而来诊。

处方:当归15克　党参10克　黄芪15克　白术10克　云苓10克　熟地10克　炙甘草10克　白芍10克　杜仲10克　枸杞10克　菟丝子15克　巴戟天10克　肉苁蓉10克　何首乌10克　陈皮10克　丹参10克　坤草12克　山萸肉10克　肉桂10克　水煎温服　10剂

二诊:服上方10剂后,腰、腹冷稍有好转。原方继服。

三诊:继服上方10剂后,月经来潮,经血量较前增多,血色红,腰及少腹冷感明显好转。原方继服6剂。

四诊:连服上方10余剂后　两月余怀孕生一女婴。

因准许生二胎,但时隔八年一直未孕,故于1989年复来诊。半年多来,因生气,致经前胸乳胀闷,经来时少腹疼痛,初来血时腹痛尤甚,血下后痛减,经血色暗红,有多量血块。舌质红,苔白,脉沉弦。

处方:当归12克　白术10克　白芍10克　云苓10克　甘草6克　柴胡10克　香附10克　薄荷3克(后入)　乌药3克　全瓜蒌10克　橘叶10克　枳壳6克　川楝子10克　红花5克　桃仁5克　丹参10克　坤草10克　肉桂10克　蒲公英10克　五灵脂10克　水煎温服　8剂

待经来观察病情变化。

二诊:服上方8剂后,月经行,胸乳已不痛。少腹痛亦轻,经血色红,无血块。原方去红花、桃仁、蒲黄、五灵脂。当归量加至15克,继服8剂。

三诊：服二诊方8剂后，月经来潮，诸症痊愈。另以养血调经方治之。

处方：当归20克　川芎5克　白芍10克　熟地15克　白术10克　黄芪15克　党参12克　坤草10克　云苓10克　山药15克　杜仲10克　何首乌10克　水煎温服　10剂

服完上方10剂后，三个月后得知已怀孕。

2. 于某某　女　26岁　台上邹家村

1985年初诊：月经先期，有时月行两次。经前胸乳胀痛，少腹痛。经行时心烦易怒、口干苦，经血量少，暗红有血块。平时白带多，量黄色。舌质红，苔薄白，脉弦。因结婚两年多未孕而来诊。

处方：柴胡10克　当归12克　白芍10克　白术10克　云苓10克　丹皮10克　党参10克　栀子10克　甘草6克　青蒿10克　黄柏10克　橘叶10克　青皮10克　生地10克　枳壳6克　川芎6克　生牡蛎15克(先煎)　海螵蛸10克　薄荷3克(后入)　川楝子10克　水煎温服　8剂

二诊：服上方8剂后，月经来潮，乳房胀痛减轻，少腹微痛。经血变红，血块减少，白带亦少、烦躁轻。原方继服6剂后经来。

三诊：继服原方6剂后，又一次月经来潮，经期正常。乳房已不痛，经血色正。其他症状均愈。因不愿服中药煎剂，遂改服逍遥丸和珍益母丸。连服一个月，以巩固疗效。三个月后特来告知已怀孕。

3. 徐某某　女　27岁　下回头村

1994年初诊：离婚时有一女孩，因再婚后可生二胎，想再育，但婚后久未孕，故来诊。经到前胸乳胀痛，经来时少腹疼痛，喜热按，腰亦痛。经血量较少，色暗红有血块，血块下后腹痛稍轻。舌苔薄白，脉沉细。

处方：当归12克　柴胡10克　川芎5克　生地10克　枳壳6克　白芍10克　元胡10克　炮姜3克　蒲黄10克(包煎)　五灵脂10克　红花10克　桃仁5克　丹参12克　坤草12克　川膝10克　甘草6克　小茴香10克　川楝子10克　橘叶10克　水煎温服　8剂

待下次经来。

二诊：服上方8剂后，月经来潮，乳房疼痛减轻，经血块少，血色转红。原方加杜仲10克，川断10克　连服6剂，待下次月经来潮。

三诊：服二诊方后，月经又来潮，乳房无痛感，经血红，无块，少腹稍痛，腰已不痛。遂改以养血调经方治之。

处方：当归15克　川芎6克　炒白芍10克　生地10克　党参10克　白术10克　云苓10克　甘草6克　坤草10克　丹参10克　山药10克　何首乌10克　陈皮10克　枸杞10克　山萸肉10克　水煎温服

连服10剂后，不久告知已怀孕。

4. 李某　女　20岁　内蒙古

1996年初诊：月经按期而行。经行时少腹怕冷，微胀痛，腹痛。面黄体瘦。经血量少，色淡，白带多、清稀如涕样，无味。舌苔薄白，脉沉细。

处方：山药15克　白术12克　苍术12克　陈皮10克　云苓10克　柴胡10克　白芍10克　车前子10克(各包煎)　党参10克　甘草6克　炒芥穗6克　肉桂10克　杜仲10克

川断 15 克　薏米 15 克　海螵蛸 10 克　艾叶 10 克　水煎温服　10 剂

二诊：服上方 10 剂后，白带明显减少。原方加当归 12 克　继服 10 剂

三诊：服二诊方后，白带已无，经血量增多，色红。腰腹胀痛已愈。另以养血温经方治之。

处方：当归 15 克　川芎 6 克　白芍 10 克　熟地 12 克　山药 15 克　黄芪 15 克　党参 12 克　肉桂 10 克　白术 10 克　云苓 10 克　炙甘草 10 克　艾叶 10 克　丹参 10 克　坤草 10 克　阿胶 10 克(烊化)　杜仲 10 克　水煎温服　6 剂

四诊：服完上方 6 剂，月余后怀孕。

5. 于某某　女　26 岁　东南崂村

2000 年初诊：结婚两年多未育，曾到青岛、烟台等地检查治疗未愈。月经每年行 1～2 次，血色淡红，量少，经来时少腹胀痛，经完后小腹仍隐隐作痛数日，且腰痛、畏寒，喜热按，体弱面白，舌苔薄白，脉细，妇科检查无器质性病变。因不生育夫妻想离婚，巧遇下回头村朋友张某某介绍来我处诊治。经用中药治疗后怀孕。

处方：当归 15 克　川芎 6 克　白芍 10 克　熟地 12 克　肉桂 10 克　甘草 6 克　香附 10 克　木香 6 克　菟丝子 15 克　何首乌 12 克　白术 10 克　云苓 10 克　覆盆子 10 克　鹿角胶 10 克　党参 10 克　山萸肉 10 克　丹参 10 克　元胡 10 克　杜仲 10 克　生姜 3 片　大枣 3 枚　水煎温服

二诊：服上方 10 剂后，腹痛减轻。适逢经血来潮，原方继服十剂。

三诊：继服上方 10 剂后，不久即怀孕生子，倍感欣喜。

6. 张某某　女　30 岁　下回头村

2000 年初诊：月经期正常。经行时少腹疼痛，怕冷，喜热按，经血暗红，有少量血块，舌苔薄白，脉弦细。

处方：当归 15 克　川芎 10 克　白芍 10 克　生地 10 克　柴胡 10 克　香附 10 克　乌药 10 克　肉桂 10 克　红花 10 克　枳壳 6 克　丹参 10 克　杜仲 10 克　小茴香 10 克　艾叶 10 克　元胡 10 克　白术 10 克　甘草 6 克　水煎温服

二诊：服上方 6 剂后，月经来潮，经血色红，无血块，少腹冷痛减轻。原方继服 10 剂。

连服上方 10 剂后，不久即怀孕生子。

7. 李某某　女　25 岁　内蒙古

2001 年初诊：月经一年 1～2 次，近又半年未至。每次经来时少腹疼痛，怕冷，喜热按。经血色暗红，血块多。因不孕，经常思虑，烦闷易怒。近来又感冒不适，大便稀，日 2～3 次。先宜和胃健脾助消化。

处方：党参 10 克　炒白术 10 克　云苓 10 克　甘草 5 克　陈皮 10 克　半夏 10 克　砂仁 10 克　山药 15 克　炒扁豆 15 克　薏米 20 克　肉桂 10 克　生姜 3 片　大枣 3 枚

二诊：服上方 10 剂后，大便次数减少，日 1～2 次。原方继续 3 剂。

三诊：继服原方 3 剂后，大便正常，日 1 次，胃亦不痛。另以调经方治之。

处方：当归 15 克　白芍 10 克　生地 10 克　川芎 10 克　丹参 10 克　红花 10 克　桃仁 10 克　蒲黄 10 克(包煎)　灵脂 10 克　柴胡 10 克　枳壳 6 克　元胡 10 克　川楝子 10 克　香附 10 克　乌药 10 克　杜仲 10 克　甘草 6 克　肉桂 10 克　小茴香 10 克　6 剂

四诊:服上方6剂后,月经来潮,腹痛减轻。经血色转红,无血块,腹冷亦轻。再以养血温经散寒方调治。

处方:当归15克　白芍10克　白术10克　云苓10克　柴胡10克　甘草6克　薄荷3克(后入)　木香6克　香附10克　杜仲10克　肉桂10克　何首乌10克　小茴香10克　生姜3片　大枣3枚　水煎温服　6剂

五诊:服上方6剂后,停药月余告知已怀孕,回内蒙古后生一男婴。

8. 张某某　女　26岁　下回头村

2002年春初诊:结婚两年多未育。月经量多色紫红,有血块。每经行时乳房胀,少腹有冷感。胀痛、腰痛。舌苔薄白。脉沉弦细。

处方:当归15克　川芎6克　白芍10克　生地10克　香附10克　乌药10克　坤草10克　丹参10克　柴胡10克　枳壳6克　甘草6克　元胡10克　青皮10克　肉桂10克　小茴香10克　桃仁5克　红花5克　杜仲10克　橘叶10克　水煎温服　8剂

二诊:服上方8剂后,月经期少腹及乳房胀痛减轻,血块减少,原方去青皮加木香6克艾叶10克　继服。

三诊:服二诊方后,月经来潮已无血块,少腹及乳房胀痛大减,原方去桃仁、红花继服。

四诊:服前方8剂后怀孕。

9. 张某某　女　25岁　下回头村

2003年初诊:结婚两年多未怀孕。月经如期来潮,经来时腰痛,少腹微胀痛,怕冷。经血淡红,量较少,无血块。舌苔薄白,脉细弱。

处方:黄芪15克　党参10克　当归15克　白芍10克　甘草10克　熟地15克　川芎6克　白术10克　云苓10克　丹参15克　坤草15克　杜仲10克　菟丝子15克　香附10克　艾叶10克　元胡10克　小茴香10克　木香6克　水煎温服　兼服鹿胎膏

二诊:服上方6剂后,月经来潮,血量较前次多,腹痛减轻。原方继服6剂,待下次经来。

三诊:继服上方6剂后,月经过期未至。后经化验发现已怀孕。

10. 闫某某　女　27岁　崖头

2004年5月初诊:月经先后不定期。经前胸乳胀痛,体肿。经行时少腹胀痛,喜热按。血色微暗红,有块。舌红、苔薄白。脉沉弦。妇科检查结果为排卵不畅,卵泡弱。多方治疗无效,故来诊。

处方:当归15克　白芍10克　白术10克　云苓10克　柴胡10克　薄荷3克(后入)　甘草6克　枳壳6克　香附10克　乌药10克　红花10克　桃仁10克　橘核10克　全瓜蒌10克　小茴香10克　肉桂6克　元胡10克　生姜3片　水煎温服

二诊:服上方6剂后,月经来潮,少腹及乳房胀痛均减轻。经血色红、块少。原方继服。

三诊:前方服6剂后,以上症状均痊愈,遂转服养血调经方。

处方:党参12克　白术10克　云苓10克　甘草6克　当归15克　川芎6克　白芍10克　熟地15克　鹿角胶10克　菟丝子15克　首乌10克　香附10克　萸肉10克　丹参5克　杜仲10克　水煎温服

四诊:服养血方10余剂已怀孕,顺产一女孩。

11. 张某某　女　24 岁　下回头村

2004 年初诊：月经过期。经行少腹痛，经血量少，色淡，月经过后，少腹仍隐隐作痛数日，喜热按。面黄肌瘦，四肢倦怠、头晕。舌淡红苔薄白，脉弱细。

处方：黄芪 15 克　当归 15 克　白芍 10 克　白术 10 克　云苓 10 克　甘草 6 克　肉桂 10 克　党参 10 克　熟地 12 克　山药 12 克　阿胶 10 克(烊化)　元胡 10 克　小茴香 10 克　艾叶 10 克　生姜 3 片　大枣 3 枚　水煎温服　6 剂

二诊：服上方 6 剂后，月经来潮，量较前多，血色红，腹痛减轻，原方继服。

三诊：前方连服三个经期后怀孕，生一女婴。

12. 王某　女　26 岁　已婚　下回头村

2005 年初诊：因被狗咬受惊吓，致月经错乱，经期不定。经行时少腹疼痛，胸闷，心悸少眠，时有惊恐感。经血量少有块，色红微暗，舌质红，苔薄白，脉弦细。

处方：当归 15 克　白芍 10 克　白术 10 克　云苓 10 克　柴胡 10 克　川楝子 10 克　薄荷 3 克(后入)　丹参 10 克　坤草 12 克　香附 10 克　乌药 10 克　炒枣仁 15 克　远志 10 克　五味子 10 克　生龙骨 20 克　红花 5 克　元胡 10 克　丹皮 10 克　炒栀子 10 克　生姜 3 片　水煎温服

二诊：服上方 6 剂后，月经来潮，经血色红无块，惊恐。烦闷均好转。原方去红花继服 6 剂。

三诊：服完上方 6 剂后，病痊愈。后告知已怀孕。

13. 姚某某　女　38 岁　前苏家村

2006 年初诊：结婚两年多未孕。经期如至，经前乳胀，经血量少，微暗，有血块。腰痛，少腹冷，喜热按，苔薄白，脉弦细。

处方：当归 15 克　川芎 6 克　生地 10 克　白芍 10 克　木香 6 克香附 10 克　乌药 10 克　肉桂 10 克　桃仁 5 克　红花 5 克　柴胡 10 克　枳壳 6 克　甘草 10 克　小茴香 10 克　覆盆子 10 克　元胡 10 克　坤草 10 克　杜仲 10 克　川断 10 克　水煎温服

二诊：服上方 6 剂后，月经来潮，经血色红，无块，血量较前多，腹冷减轻。原方继服 6 剂。

三诊：继服前方 6 剂后，加服鹿胎膏，不久即怀孕生子。

14. 张某某之妻　女　23 岁　下回头村

初诊：月经先后不定期，经期乳房胀痛，经行时腰痛，少腹冷痛，喜热按。经血色暗红，血块多，舌苔薄白，脉沉细。

处方：当归 12 克　炒白芍 10 克　白术 10 克　柴胡 10 克　甘草 6 克　香附 10 克　乌药 10 克　肉桂 10 克　元胡 10 克　红花 10 克　桃仁 10 克　橘叶 10 克　杜仲 10 克　川牛膝 10 克　枳壳 6 克　坤草 15 克　艾叶 10 克　小茴香 10 克　川芎 10 克　生地 10 克　丹参 10 克　水煎温服

二诊：服上方 6 剂后，月经来潮，乳房痛轻，血块减少。原方继服 6 及，待下次月经来时观察病情变化情况。

三诊：服上方 6 剂后，月经来潮，乳痛消失，腹痛大减。经血色红，无血块。原方去桃仁、红花，川膝　继服 6 剂。

四诊:继服上方6剂后,月经未到,已怀孕。

15. 张某某 女 崖头

2010年初诊:婚后两年多未孕,月经先期,经行少腹胀痛,喜热按。经血色暗红,块多。舌红苔薄,脉沉细。

处方:当归12克 川芎6克 赤芍10克 生地10克 香附10克 乌药10克 元胡10克 肉桂10克 坤草15克 红花10克 桃仁10克 炒白芍10克 白术10克 艾叶10克 小茴香10克 丹参12克 蒲黄10克(包煎) 灵脂10克 水煎温服 6剂

二诊:服上方6剂后,月经来潮,腹痛减轻,血块少,色较红,原方去蒲黄、灵脂,当归加至15克,继服6剂。

三诊:服完上方6剂后,月经正常,诸症均愈。另服八珍益母丸,三个月后告知怀孕生一女婴。

珅按 妇女不孕之证,亦不鲜见,先大父、先父及吾当年临证之时,所治而获愈者甚多,惜资料全都散失。忆自先大父始,所见患此证者,大都有经血不调之疾。本案仅存先父与吾各一例,春兰妹之十五例,亦皆属乎此。故女子婚后不孕,亦大都原于此。凡治此证,必据经期之长短,经血之浓淡,经色之明暗,经前之反应,体质之强弱,脉象虚实,情志常变等有关情况,详为诊察,予以辨证施治,多可取效。至于少数终生不孕或因先天不足及形体不完者,则另当别论。

明人楼英《医学纲目·妇人部》论"求子之道"一节,今录于下,以供参考。

"胎前之道,始于求子,求子之法,莫先调经。每见妇人之无子者,其经必或前或后,或多或少,或将行作痛,或经后作痛,或紫或黑或淡,或凝而不调,不调则血气乖争,不能成妊矣。详夫不调之由,其或前或后及行后作痛者,虚也。其少而淡者,血虚也,多者,气虚也。其将行作痛及凝块不散者,滞也。紫黑色者,滞而挟热也。治法,血虚者四物,气虚者四物加参芪,滞者香附、缩砂、木香、槟榔、桃仁、玄胡。郁久而沉痛者,吐之下之。脉证热者四物加芩、连。脉证寒者四物加桂、附及紫石英之类是也。直至滞去积行虚回,然后,血气和平,能妊子也。……"

详楼氏此论,有理有法,言之有据,用之可行,实经验之谈也。

(四) 产后病

1. 儿枕痛

【树乾公案】

迟某某 女 33岁 马草夼村

1965年8月24日初诊:产后少腹痛,痛时拒按,脉沉紧。此寒凝血瘀。

处方:当归四钱 坤草五钱 山楂四钱 蒲黄三钱(包煎) 五灵脂三钱 水煎温服一付

8月25日复诊:服上方一付,腹痛已止,原方一付继服。

【张灿玾案】

1. 张某某　女　青年　荣成县小落村

初诊：产后小腹疼痛，恶露继下，色紫红，小腹部按之痛甚，似有硬块，得温则通。饮食尚可，大小便正常。舌红，苔白，脉芤，重按无力。此恶露不尽，瘀滞于胞宫，当以活血散瘀，温散行气之法以治之。

处方：生蒲黄三钱(包煎)　生五灵脂三钱　共为细末，每服二钱，黄酒温调，加童便一小盏，温服之。

复诊：服上方一剂后，腹痛已减轻，但仍有小包块，当继以活血行气之法以温散之。

处方：元胡二钱　当归三钱　炒白芍三钱　生蒲黄二钱(各包煎)　肉桂二钱　红花二钱　川芎二钱　益母草五钱　水煎温服

复诊：服一剂后，腹痛已大减，包块已不觉，遂继服本方而愈。

按　儿枕痛之名，至迟在宋代已有之。如薛古愚《妇科万金方·产后三十六问答》云："问：产后儿枕痛者何治？答曰：小腹中有一块如盘者是也。宜四物散，醋煎散。"又朱瑞章《卫生家宝产科备要》卷七"产后方"云："秤槌酒，治产后病最多，尤治儿枕不散作痛。"又陈自明《妇人大全良方》卷二十"产后儿枕心腹刺痛方论第七"云："夫儿枕者，由母胎中素有血块，因产时其血破散与儿俱下，则无患也。若产妇脏腑风冷，使血凝滞在于小腹不能流通，则令结聚疼痛，名曰儿枕也。"又明张景岳《景岳全书·妇人规》产后类"产后腹痛"则云："凡新产之后，多有儿枕腹痛者，摸之亦有块，按之亦微拒手，故古方谓之儿枕，皆指为胞中之宿血，此大不然。夫胞胎俱去，血亦岂能独留？盖子宫蓄子既久，忽尔相离，血海陡虚，所以作痛。胞门受伤，必致壅肿，所以亦若有块，而实非真块。肿既未消，所以亦颇拒按。治此者，但宜安养其脏，不久即愈。"按有关儿枕痛之说，张景岳氏独抒己见，颇有见地，然古方所论，亦不可谓尽非。儿枕痛之轻者，若无恶血滞留，故可自愈。故昔在吾乡，产后急服生化汤（当归、炮姜、桃仁、川芎、炙甘草）一剂，或自服益母膏，或偏方如童便、红糖、黄酒冲服等，皆可奏效，促其自愈。若有恶露不净，或恶露滞留，则需服药治之，免致后患。

恶露之名，最早见张仲景先生《金匮要略方论》妇人产后病篇云："产后七八日……，少腹坚痛，此恶露不尽。"后世中医文献，虽大都沿用，如《千金方》卷三"妇人方中·恶露第五"有"恶露不尽"、"余血不尽"、"积血不去"、"恶物不尽"、"恶血不尽"等称。《外台秘要》卷三十四有"产后余血不尽腰脚痛及恶露不下方"与"产后恶露不绝方"两题，其中引用诸家文献有"馀血未尽"、"恶露不多"、"恶露不尽"、"恶血不下"、"血露不绝"等称谓。可知"恶露"、"恶血"、"恶物"、"血露"等称谓，义并同，均指子宫中存留恶血或败血而言。

详"露"字，除其本意外，又有"羸"、"败"等义，如汉扬雄《方言》卷三："露，败也。"王念孙疏证："露之言落也。《方言》：露，败也。昭元年《左传·昭公元年》云：勿使有所壅闭湫底，以露其体。《逸周书·皇门》解云：自露厥家。《管子·四时篇》云：国家乃路。《吕氏春秋·不屈篇》云：士民罢潞。露、路、潞并通。"又王念孙《读书志·荀子·都邑露》："路者，败也。谓都邑败坏也。《方言》曰：露，败也。《庄子·渔父篇》曰：田荒室露。《齐策》曰：百姓罢而城郭露。并与此都邑露同。"是可证医学如《灵枢经·岁露论》之所谓"岁露"与《金匮要略》妇人产后病之所谓"恶露"，均与此"露"义同。

又按　妇人产后之恶露为病，有恶露不尽与恶露不绝之不同，其发病之证，又有虚实之别,临床当详为辨证。

2. 张某某　女　青年　荣成下回头村

初诊:新产三日,小腹疼痛,按之痛甚,恶露下有血块,大小便正常,食欲欠佳,舌红苔白,脉浮弦而数。此新产之后,胞宫尚有瘀血未尽,名儿枕作痛,当以活血祛瘀为法。

处方:生蒲黄二钱(包煎)　生五灵脂二钱　共为细末,黄酒二两,加童便一小酒盅。将药分二次,早晚冲服。

复诊:服上药后,痛已减轻,然所下恶露仍有血块较多,小腹拒按,继以活血化瘀为法。

处方:当归三钱　川芎二钱　生蒲黄二钱(包煎)　生五灵脂二钱　肉桂二钱　炒桃仁二钱　红花一钱　益母草五钱　元胡二钱　水煎温服

复诊:服上方一剂,疼痛已大减,腹部可轻按,脉亦缓和,恶露仅有少量小血块,色亦变红。是瘀血将尽矣,以上方继服一剂。

服后,腹已不痛,恶露亦正常,遂停药,自行调养即愈。

按　产后腹痛,本系正常,轻者无需治疗,或以热黄酒适量,加童便(需无病男童,取小便中段用)一小酒盏兑服,即可愈。稍重者,服失笑散(生蒲黄、生五灵脂各等分为末)一、二剂即可。或服生化汤一、二剂亦可。此方吾乡民间皆知,有时产前即备下,产后立即煎服。

详失笑散方,今存古医籍,最早见宋《备用本草・五灵脂》引《经效方》云:"治妇人心痛,血气刺不可忍。失笑散:五灵脂,净好者,蒲黄,等份为末,每服二钱,用好醋一勺,熬成膏,再入水一盏,同煎至七分,热服立效。"《经效方》一书,今不存,仅《备用本草》有引用,又宋・陈自明《妇人大全良方》亦多次引用。必系宋人或宋以前人撰著。

生化汤,古医籍同名异方者甚多。今常用者,出《景兵全书》卷六十一"妇人规古方"云:"此钱氏世传,治妇人者。当归五钱,川芎二钱,炙甘草五分,焦姜三分,桃仁十粒(去皮尖,双仁),熟地三钱。右㕮咀,水二盅,煎八分,温服。一方无熟地。"今世所用皆无熟地。又本条后有"会稽《钱氏世传》曰"文,论妇人产后病治法一段,甚精。若据此而论,此方或系钱氏家传方,尚待考。

本案用方,前为失笑散,后延胡索散方,中亦含生化汤之主要药。外加肉桂、益母草,对产后去瘀血及宫体恢复颇有裨益,亦系常规用药。

2. 恶露不绝

【树乾公案】

1. 姜某某　女　30岁　四章村

1963年4月26日初诊:流产后,子宫出血淋漓不止已三个月,少腹微痛。此损虚宫胞。

处方:蒲黄六钱(包煎)　五灵脂六钱　二味炒黑共研细末开水冲服

5月2日复诊:服前方,血即止,腹说不痛,再以健脾生血法调方。

处方:太子参三钱　白术四钱　云苓三钱　甘草二钱　陈皮二钱　半夏二钱　生姜二钱　大枣三枚　水煎温服　二付

2. 刘某某　女　29岁　中埠村

1963年9月14日初诊:产后风寒侵入恶露凝滞,行动不利,已20多天,恶露仍未约止。

血色黑紫，污浊，少腹硬痛，拒按，有时寒热往来，兼有食欲不振，恶心。脉沉紧弱涩。此瘀血滞于肝经。

处方：山楂一两　坤草一两　一付　水煎加红糖冲服

9月16日复诊：服上方一付，少腹硬痛，均好转，食增加，恶露亦减少，原方二付继服。

9月20日复诊：服上方少腹硬痛已好转，诸症均减退，但久立或大便时，即觉子宫下坠，再用健脾补气兼去瘀法调方。

处方：太子参三钱　白术三钱　云苓三钱　甘草二钱　陈皮二钱　半夏三钱　坤草五钱　山楂五钱　生姜一钱　大枣三枚　水煎温服　一付

3. 陈某某　女　38岁　刘家村

1963年9月17日初诊：产后恶露继下四十多天，少腹板胀微痛已八个月，白带时下，少腹凉兼出冷汗，脉沉弦弱。此产后恶露不绝。

处方：坤草五钱　山楂五钱　肉桂二钱　吴萸二钱　干姜一钱　细辛一钱　云苓三钱　甘草二钱　太子参三钱　水煎温服　一付

9月30日复诊：服初诊方三付，少腹胀痛好转，冷汗已止，白带已轻，原方二付继服。

4. 张某某之妻　女　成年　下回头村

1964年8月5日初诊：产后恶露不绝，血色红活，腹不痛，此冲任损伤，血不收摄，脉弱。此冲任虚损，血不收摄。

处方：当归四钱　白芍三钱　坤草三钱　生地三钱　党参三钱　白术三钱　云苓二钱　甘草二钱　黄芪四钱　阿胶四钱(烊化)　川断三钱　水煎温服　二付

复诊：服上方二付，恶露已昌，原方继服，以善其后。

5. 张某某之妻　女　成年　下回头村

1966年7月8日初诊：产后下血不止，无血块，色暗，身体瘦弱。舌淡红，脉软弱无力。

处方：当归四钱　白芍三钱　川芎二钱　生地三钱　阿胶四钱(烊化)　艾叶二钱　炙甘草二钱　党参四钱　水煎温服　四付

7月13日复诊：服上方四付，血已止，再以八珍益母丸补之。

【张灿玾案】

1. 于某某之妻　女　中年　荣成海崖村

初诊：小产后，下血较多，且淋漓不止，时恶心厌食，寒热往来，气短心悸，头眩目痛，经注射葡萄糖后，自觉稍壮，心中每有烧灼感，精神与身体疲乏无力，时已一月有余，舌淡红无神，苔白薄，脉沉取弦数，重按无力，尺脉弱甚。据其脉证，当为肝、脾有损，当以和肝理脾为法，取丹栀逍遥散加疏利肝脾气机之药。

处方：当归三钱　白芍三钱　白术二钱　茯苓二钱　柴胡二钱　薄荷一钱半(后入)　丹皮一钱半　炒栀子一钱半　枳壳二钱　陈皮二钱　制半夏二钱　甘草一钱　水煎温服

复诊：服上方二剂后，寒热未再发作，恶心减，食欲增，而血水仍时下不止，是肝、脾之气已有所理顺，然中气虚陷，不能载血上升，加以冲、任损伤，血不归经，当以升提中气为主。

处方：炙黄芪三钱　党参三钱　炒白术三钱　当归三钱　陈皮二钱　柴胡三钱　升麻一钱　苍术三钱　酒白芍三钱　薏苡仁三钱　炙甘草二钱　生姜三片　大枣三枚(去核)　水

煎温服

复诊：服上方四剂，病情已大好转，患者精神及体力均有所改善，血水亦减少，特以理血为主。当升提与温补并用。

处方：炙黄芪三钱　党参三钱　炒白术三钱　当归三钱　陈皮二钱　柴胡三钱　升麻一钱　川芎二钱　炒白芍三钱　生地三钱　艾叶二钱　阿胶三钱(烊化)　炙甘草一钱　生姜三片　大枣三枚(去核)　水煎温服

复诊：服上方四剂后，血水已大减，饮食大增，神清气爽，惟口燥舌干，动则心悸，脉亦显得有一定力度，此因下血时间过长，导致心、脾两虚之故，当以滋补心脾为要。

处方：炙黄芪三钱　党参三钱　炒白术三钱　茯苓二钱　当归三钱　炒枣仁三钱　远志三钱　龙眼肉三钱　广木香一钱半　麦冬三钱　五味子一钱　阿胶三钱(烊化)　炙甘草一钱　生姜三片　大枣三枚(去核)　水煎温服

复诊：服上方四剂后，口燥、心悸等证均减轻，血已基本停止不下，身体亦逐渐康复，脉亦平和，遂以本方继服四剂以巩固之，后遂愈。

按　此案因初起未能及时治疗，迁延日久，一者病家自误，未能急医，二者为医者所误，遂致肝、脾、心三脏俱伤，胞宫与冲、任二脉均损，盖肝既不能行藏血之功，脾亦不能尽统血之责，久则损心，伤及中气，中气下陷，血尤下行，且由胞宫及冲、任受损，则血气妄行，挟水气外出，淋漓不断，身体及精神无血气之养，心衰惫难支。今当据其病情，有步骤，分阶段进行综合调理，以救其已成之患。

首选丹栀逍遥散加陈皮、半夏者，实则合二陈汤也，如此可疏肝理脾，兼和胃气也。所以加丹、栀者，以清其久蕴所化之郁热也。

次选补中益气汤者，气机不升，则血愈下行，冀气血之循行归于正道，以免枉行，加苍术、苡米者，化水湿之余邪也。

待病有转机之际，以补中益气汤与胶艾四物汤合用，既可升提中气，又可补养血气，又可收止血之功，使血气之运行得归正道。

最后以归脾汤加麦冬、五味子，合生脉散也，救心脾两脏之虚，加阿胶以滋补营血，以善其后，以助康复。

2. 葛某某　30岁　南京

初诊：此患者为本家族弟之妻，在南京部队某医院工作。因产后恶露不止，已两月有余，导致身体虚弱，食欲减退，欲改服中药治疗，特来信求治。据信中所言，经医院多方调治，尚未发生大的变故，又不曾言及有重大不适病候，仅言产后下血不止，体质较虚。吾视此病定是脾气虚弱不能摄血、中气下陷，血亦随之下行，当以补中益气结合四物汤等法，益气补血，稍加止血之品予以调治。

处方：人参三钱　白术三钱　炙黄芪三钱　当归三钱　陈皮二钱　升麻一钱　柴胡二钱　川芎二钱　炒白芍二钱　熟地二钱　艾叶二钱　阿胶三钱(烊化)　炙甘草一钱　生姜三片　大枣三枚(去核)　水煎温服。

未及1月，来信告知，此方服后效果十分明显，约服10余剂，即痊愈出院。

按　此患者因产后恶露不止，又长时间下血，导致身体虚弱，虽在医院多方治疗，才使患者没有发生大的症候变化，亦未造成大的损伤，但未能从整体、脏腑关系上进行调理，故致患者长时间不愈。本次处方，没有采用过多的止血药剂，而是从根本上进行调理，所以患者很快得以痊愈。

吾治此证，无论是产后或是经期，引起长时间的下血不止，而导致的虚损证，基本上都是从这一思路出发，每收良效。

上述数案，基本上可以反映吾家三世行医，对治疗本病的思路和方法。总起来说，主要是掌握以下几点：

首先是前文提到的"急则治其标，缓则治其本"，凡来势凶险、下血量大者，必须尽快从标而治，以止血为先，故多采用血余炭、百草霜、荆芥炭等，急服之，条件允许时，最好以黄酒冲服，不方便时亦可以白开水冲服。取黄酒者，以其有活血之功也。凡大失血得到控制以后，首先应该想到的是虚脱亡阳，而非补血。这就是在案中所提到的"有形之血不能速生，必生于无形之气"。阳气一脱，则生命立尽，在此种情况下，护住阳气，即能护得生命。当出血基本得到控制以后，就要着眼于内脏的调理，也不是单纯的止血，这是治病求本的一种思路。

属慢性、长期的漏下不止者，也不是单纯着眼于止血，大多数为内脏功能失调，故当以调理心、肝、脾三脏为主，因心主血、肝藏血、脾统血也。三脏的功能得以恢复，自然可收止血之功。常用处方基本上以下几方为主：逍遥散、归脾汤、补中益气汤、胶艾四物汤。此时兼用一些止血之药，如炒荆芥、阿胶珠等比较缓和者；体质偏于阳虚者，尚可用干姜炭、荆芥炭、地榆炭等；若下血夹有血块、少腹痛而拒按者，则当注意不要过多地用止血药，还应适当用活血药，以防其瘀，如桃红四物汤等，即属选用之例，否则亦易造成闭门逐盗，病亦难愈。

在治血证中，还应注意到，适当地加入理气药，使陷者可以升提之，瘀者可以疏解之，滞者可以通利之。此辨治血证之要义也。

3. 腰腿痛

【树乾公案】

1. 董某某　女　27岁　家庄村

1964年11月12日初诊：产后受寒，恶露凝瘀，少腹板痛，腰腿痛，脉沉弦紧。此受凉瘀血。

处方：当归五钱　川芎二钱　肉桂二钱　独活二钱　川断四钱　灵脂三钱　蒲黄三钱(包煎)　怀牛膝三钱　桑寄生三钱　水煎温服　二付

复诊：服初诊方二付，腰腿已不痛，少腹痛已减大半，遂停药，现仍少腹凉即触痛，大便遇冷即溏，原方加减调方，服后痊愈。

2. 许某某　女　34岁　小落村

1965年3月7日初诊：因产后血虚，风寒侵入，腰脊板痛，足踝骨节痛，脉浮紧。此产后腰痛。

处方：当归四钱　丹参三钱　独活二钱　肉桂二钱　毛姜三钱　川断四钱　桑寄生三钱　核桃肉二钱　水煎温服　一付

复诊：服初诊方三付，痛大减，原方二付继服。

处方：当归三钱　丹参三钱　肉桂二钱　乳香三钱　没药三钱　干姜一钱半　川断三

钱　怀牛膝三钱　炒白术三钱　云苓三钱　灵脂三钱　附子一钱　水煎温服　一付

3. 郭某某　女　23 岁　下回头村

1966 年 5 月 25 日初诊：产后汗出过多，风寒侵袭，腰痛，脉弦紧。

处方：当归四钱　川芎二钱　黄芪五钱　桂枝三钱　川断四钱　独活二钱　怀牛膝三钱　桑寄生三钱　水煎温服　一付

5 月 27 日复诊：服初诊方一付，腰痛减轻，原方一付继服。

5 月 28 日复诊：诸症痊愈，原方一付继服以固疗效。

5 月 30 日复诊：胃痛，消化无力，服山楂丸四丸。

4. 林某某　女　23 岁　东滩村

1966 年 10 月 4 日初诊：产后腿痛，坐骨痛，脉紧涩。此寒侵血滞。

处方：当归四钱　川芎二钱　丹参四钱　乳香二钱　怀牛膝三钱　独活二钱　肉桂二钱　川断三钱　桑寄生三钱　水煎温服　一付

5. 杜某某　女　39 岁　塔后村

1966 年 10 月 11 日初诊：（产后五个月）腰痛，甚则不能俯仰，不能转侧，脉沉细。此寒气袭入肾气痛。

处方：当归四钱　桂枝三钱　酒芍三钱　细辛一钱　甘草二钱　木通一钱半　大枣三枚　水煎温服　一付

10 月 17 日复诊：服初诊方，腰痛好转，已能少少俯仰转动，原方三付继服。

6. 萧某某　女　28 岁　东墉村

1967 年 2 月 14 日初诊：产后腰痛，两侧肉皆痛，脉弦细紧。此产后风冷乘袭，瘀血凝滞。

处方：当归五钱　川芎二钱　独活三钱　肉桂二钱　川断五钱　怀牛膝三钱　防风二钱　桑寄生二钱　水煎温服　二付

2 月 23 日复诊：服初诊方三付，腰痛腿痛均好转，原方三付继服。

7. 萧某某　女　44 岁　西仙村

1967 年 11 月 11 日初诊：腿痛，因产后受风寒，脉浮紧。

处方：当归五钱　川芎二钱　独活三钱　肉桂二钱　川断五钱　毛姜四钱　川膝三钱　防风二钱　桑寄生三钱　白术四钱　黄芪四钱　生姜一钱　水煎温服　一付

11 月 14 日复诊：服初诊方二付，腰痛好转，原方二付继服。

8. 张某某之妻　女　成年　下回头村

1968 年 7 月 15 日初诊：产后，腿痛，脉弦紧涩。此产后风冷寒凝血滞。

处方：当归五钱　川芎二钱　独活二钱　肉桂二钱　川断三钱　川膝三钱　防风二钱　桑寄生三钱　黄芪五钱　白术三钱　甘草二钱　生地三钱　酒芍三钱　水煎温服　一付

7 月 19 日复诊：调方。

处方：当归八钱　川芎三钱　独活三钱　肉桂二钱　川断四钱　川膝三钱　防风二钱　桑寄生三钱　水煎温服　二付

痊愈。

9. 陈某某　女　31岁　于家庄村

1968年7月17日初诊：流产后血虚受风寒腰腿痛，自汗出，恶风，脉弦紧。此产后风冷内侵。

处方：桂枝三钱　白芍三钱　甘草二钱　生姜一钱　大枣三枚　黄芪五钱　当归五钱　川断五钱　川膝三钱　白术四钱　云苓四钱　桑寄生三钱　水煎温服　二付

7月20日复诊：服初诊方二付，诸症好转，原方二付继服。

7月23日复诊：原方继服。

4. 身痛

【树乾公案】

1. 邹某某　女　37岁　乔家村

1963年5月20日初诊：产后受风寒，背部作痛，有时身痛腰痛，脉浮紧兼虚。此血虚风寒，营卫不和。

处方：桂枝四钱　白芍三钱　甘草二钱　生姜二钱　大枣三枚　附子一钱　太子参三钱　水煎温服　二付

6月2日复诊：服上方后，自觉背部疼痛已止，身体亦感舒适，惟腰部尚觉作痛，原方二付继服，痊愈。

2. 孙某　女　成年　吕家疃村

1963年10月6日初诊：产后风寒侵袭，遍身疼痛，腹中痛已五十余天。此血虚营卫不和。

处方：桂枝三钱　白芍三钱　甘草三钱　生姜二钱　大枣三枚　黄芪五钱　当归三钱　丹参三钱　水煎温服　三付

3. 于某某　女　成年　下回头村

1963年12月19日初诊：产后遍身疼痛，腹痛，按之不硬。此血虚风寒，肝胃不和。

处方：坤草四钱　当归四钱　丹参三钱　红花二钱　黄芪三钱　白术三钱　甘草二钱　桂枝二钱　秦艽二钱　没药二钱　水煎温服　二付

12月21日复诊：原方加生姜一钱，大枣三枚，三付继服。

12月28日复诊：调方。

处方：桂枝四钱　炒白芍四钱　甘草三钱　生姜二钱　大枣三枚　当归三钱　黄芪三钱　白术三钱　水煎温服　二付

1964年1月1日复诊：调方。

处方：炒白芍四钱　甘草三钱　生姜二钱　大枣三枚　当归三钱　黄芪三钱　白术三钱　砂仁二钱　广木香二钱　水煎温服　一付

1月3日复诊：服桂枝汤加味方，身痛减退，原方继服数剂，以善其后。

1月9日复诊：调方。

处方：党参三钱　白术三钱　甘草二钱　丹参三钱　炒白芍四钱　黄芪五钱　桂枝三

钱 生地三钱 生姜一钱 大枣三枚 水煎温服 一付

1月12日复诊:调方。

处方:当归三钱 白芍四钱 甘草三钱 生姜二钱 大枣三枚 水煎温服 一付

4. 萧某某 女 29岁 大章村

1964年5月15日初诊:产后血虚复受风寒侵袭,经络壅瘀,四肢麻木,关节微痛,脉弦弱。

处方:桂枝三钱 白芍三钱 甘草二钱 生姜二钱 大枣三枚 黄芪一钱 红花二钱 水煎温服 二付

复诊:服初诊方二付,诸症均好转,原方四付继服,痊愈。

5. 邹某某 女 33岁 仙王家村

1964年10月7日初诊:产后血虚,身痛,关节肿痛,掣痛不得屈伸,近之则痛剧,恶风寒,已近一年之久,动则关节有响声,面黄瘦,舌淡无苔,脉细弱。此血虚风寒湿邪侵入关节。

处方:甘草二钱 附子一钱半 白术三钱 桂枝四钱 苡米一两 水煎温服 二付

复诊:原方白术加重一钱,四付继服。

复诊:服初诊方二付,痛少减,又将原方加重,服后关节响声亦轻,原方四付继服而愈。

6. 于某某 女 24岁 茂柞村

1965年8月29日初诊:产后遍身作痛,头晕不眠,(前曾腹泻三天,服合霉素治愈),舌淡白,脉弱涩。此气血亏虚。

处方:当归五钱 黄芪五钱 白术四钱 怀牛膝三钱 甘草二钱 独活二钱 薤白二钱 桂枝三钱 桑寄生三钱 生姜一钱 大枣三枚 水煎温服 一付

9月1日复诊:服上方三付,身痛已愈,惟眩晕不眠未减,此心脾不足,原方二付继服,即愈。

7. 张某某 女 39岁 北乔头村

1966年9月1日初诊:初因流产后出血过多,复感风寒之气,骨节疼痛已三年之久,食欲不振,头晕体倦,脉弦细。

处方:党参四钱 白术四钱 云苓三钱 甘草二钱 当归三钱 川芎二钱 酒白芍三钱 川乌一钱 桂枝三钱 防风二钱 细辛一钱 生姜二钱 大枣三枚 加蜂蜜一匙 水煎温服 二付

9月21日复诊:服初诊方数付,调方。

处方:桂枝三钱 白芍三钱 甘草二钱 生姜二钱 大枣三枚 当归五钱 黄芪一两 水煎温服 二付

复诊:服初诊方未效,后服9月21日方二付,骨节疼痛大减,原方二付继服而愈。

8. 于某某 女 35岁 东涝村

1967年7月27日初诊:初因产后血虚营亏,卫气不和,风寒侵袭,自汗,恶风身痛,脉浮弦细。治宜先以补血补气调和营卫。

处方:桂枝三钱 白芍三钱 甘草二钱 生姜一钱 大枣三枚 当归五钱 黄芪五钱 水煎温服 一付

7月31日复诊：调方。

处方：当归五钱　川芎二钱　生地三钱　桂枝三钱　甘草二钱　生姜一钱　大枣三枚　黄芪五钱　白芍三钱　水煎温服　二付

8月5日复诊：原方加附子一钱，二付继服。

8月8日复诊：服初诊方一付，自汗、恶风好转，又服31日方，身痛亦减，原方二付继服而愈。

9. 王某某　女　31岁　鲁家村

1967年12月5日初诊：产后风寒，全身骨节痛，脉弦细。

处方：桂枝四钱　白芍四钱　炙甘草三钱　生姜二钱　大枣三枚　黄芪一两　当归五钱　白术五钱　桑寄生三钱　川膝三钱　水煎温服　二付

12月10日复诊：服初诊方二付，骨节响痛均好转，原方三付继服而痊愈。

10. 滕某某　女　25岁　滕家村

1968年3月18日初诊：产后血气虚弱，风寒侵袭，遍身作痛，脉浮紧。

处方：当归五钱　桂枝四钱　白术五钱　独活二钱　川膝三钱　生姜二钱　甘草二钱　桑寄生三钱　秦艽三钱　水煎温服　二付

3月25日复诊：服初诊方六付，痛已大减，原方四付继服而愈。

11. 于某某　女　24岁　孔家庄村

1968年7月6日初诊：产后遍身疼痛，面色萎白，短气心慌，舌质淡无苔，脉浮虚。

处方：黄芪四钱　当归四钱　白术四钱　川膝三钱　甘草二钱　独活二钱　童子参三钱　肉桂一钱半　桑寄生二钱　生姜一钱　酒白芍三钱　大枣三枚　水煎温服　二付

7月11日复诊：服初诊方，身痛减轻，诸症好转，原方三付而愈。

【张灿玾案】

1. 郭某某之妻　女　中年　荣成东滩郭家村

初诊：产后不久，气血亏损，因当风为风寒侵袭肌肤，经络营运不畅，气血难以养筋，一身尽痛，关节不舒，四肢重滞，恶露尚行，二便正常，舌红苔白薄，脉浮紧。乃气血不足，风寒外束，筋脉失养所致。当以补血温经，通络散寒为法。

处方：黄芪三钱　当归三钱　苍术三钱　川牛膝二钱　桂枝二钱　独活二钱　防风二钱　威灵仙二钱　甘草一钱　水煎温服

复诊：服上方六剂后，疼痛已完全消除，肢体活动亦恢复正常，再为调养气血，以善其后。

处方：黄芪四钱　当归五钱　川芎三钱　酒白芍三钱　桂枝三钱　川牛膝二钱　红花二钱　炙甘草一钱　生姜三片　大枣三枚(去核)　水煎温服

按　本案旧无此病，以新感风寒所致。虽系风寒外束，实由气血虚亏为因，故法仍以补血通络为主，佐以辛泄风寒之药，以风药多燥，燥甚则伤血，血伤则筋脉尤损。

本方初以黄芪、当归即大补血汤为主固本，以牛膝、桂枝二药下行上引，以威灵仙通十二经脉之滞，以独活、防风散其外邪，苍术、甘草入脾而守中焦也。

后方是以《金匮》黄芪桂枝五物汤加芎、归二药，以补其气血，调其营卫，佐以红花者，既可活血，又可通络，再加牛膝，既可引药下行，亦可壮腰膝，众药同功，尽合王道之治也。

2. 高某　女　中年　济南市某机关工作人员

2010年10月初诊：曾经某医院检查，有风湿性心脏病，去年因剖宫产后护理未当，患肩痛、腰痛等证，兼及肢体关节，亦感不适，活动尚可，怕凉，身体消瘦，精力不足，血压正常，月经来后亦正常，舌暗红少苔，脉弦细。此乃素体较差，精力不足，加之旧疾难除，破腹产后，气血受损，筋脉失养，故少感外邪，或动作不慎，即可导致此证。当以补养气血温经散寒之法治之。

处方：黄芪15克　当归15克　桂枝10克　川芎6克　炒白芍10克　桃仁6克　红花6克　丹参10克　杜仲10克　续断10克　制附子6克　阿胶10克(烊化)　生姜三片　大枣三枚(去核)　水煎温服

服上方数剂后即见效果，疼痛减轻，后则不详。

按　此证皆源于体质较差，产后护理失当所致就一般情况而论，此证多发于从事体力劳动者，由于体质劳动的现实状况，很难把握劳动的时间，劳动的强度及劳动的条件，常因劳动强度过强，劳动时间过长，环境较差等，导致长时间劳损，或感受外邪如风、寒、湿、热等，造成筋骨劳损。尤其产后，特别是剖宫产，更应注意养护，否则常可造成终身疾患，特告女同志，尤当自加注意，，切勿遗患终身。

【张春兰案】

隋某某　女　27岁　迟家店村

2000年初诊：产后全身疼痛、怕冷、汗多，尤以四肢为重，夜间尤甚。舌薄白，脉弱细。

处方：黄芪15克　当归12克　白术10克　桂枝10克　独活10克　川膝10克　威灵仙10克　薤白10克　甘草5克　川续断12克　防风10克　桑寄生10克　水煎温服

三诊：上方服6剂后，头痛减轻，出汗少，原方继服6剂。

四诊：服完上方后，病即痊愈。

5. 麻木

【树乾公案】

栾某某　女　49岁　毕家屯村

1967年7月5日初诊：偏左手足麻木，疼痛，甚则痛连腰部，行走不便，月经量多，活动甚则全身作痛，脉弦细。此血虚。

处方：当归四钱　川芎三钱　酒白芍三钱　熟地三钱　党参三钱　白术四钱　云苓三钱　甘草二钱　川羌三钱　桂枝三钱　黄芪三钱　生姜二钱　大枣三枚　水煎温服　一付

8月21日复诊：服初诊方数剂，诸症均好转，原方四付继服。

6. 咳喘

【树乾公案】

1. 滕某某　女　31岁　滕家村

1963年7月30日初诊：胎前哮喘，产后仍未愈，喘息不利，胸满不得卧，口干渴，大便初产时溏泻，舌苔白薄，面微肿，脉沉而大兼滑。此痰饮。

处方：苏子三钱　陈皮二钱　杏仁三钱　云苓三钱　旋覆花二钱(各包)　桑白皮三钱　白术三钱　泽泻二钱　水煎温服　一付

8 月 1 日复诊：服上方后，喘息胸满均好转，晚间已少能安卧，肿已见消，原方二付继服，痊愈。

2. 常某某　女　27 岁　大章村

1964 年 1 月 19 日初诊：产后患哮喘，经治疗好转，已三年之久，近又产后复发，喘而胸满烦燥，口干吐痰白泡，食即胸中寒满更甚，脉弦细而数。此产后气血衰弱，复感风寒而得痰饮阻遏肺络，气机被阻。

处方：杏仁三钱　川朴二钱　半夏三钱　麻黄一钱半　五味子一钱半　干姜一钱　细辛一钱　石膏五钱(先煎)　浮小麦一两　水煎温服　三付

服上方三付痊愈。

1966 年 12 月 15 日再诊：前证今又产后复发，又按上方服一剂好转，原方继服。

3. 高某某　女　35 岁　小落村

1964 年 10 月 11 日初诊：产后泄泻一月余，继而哮喘，痰涎壅盛，咳出黏痰则喘息少宽，心下痞胀，此脾虚不运，脾湿生痰，肺气虚弱，清窍失职，以致痰阻气机，脉弦滑。此脾虚痰饮。

处方：太子参三钱　白术四钱　云苓三钱　甘草二钱　陈皮三钱　半夏三钱　前胡二钱　旋覆花二钱(各包)　五味子一钱半　桔梗二钱　款冬花二钱　生姜二钱　水煎温服　一付

10 月 13 日复诊：服上方一剂，哮喘大减，胸膈亦觉清畅，心下痞满亦减，原方继服，痊愈。

4. 朱某某　女　29 岁　罗家庄村

1965 年 6 月 8 日初诊：产后咳嗽，食欲不振，头眩晕，心慌短气，面色萎白，脉虚数无力。此脾虚肺弱，土不生金。

处方：沙参三钱　炒白术三钱　云苓三钱　甘草二钱　陈皮二钱　桔梗二钱　远志二钱　半夏三钱　生姜一钱　大枣三枚　水煎温服　四付

6 月 12 日复诊：原方加枣仁三钱，二付继服。

6 月 18 日复诊：服上方后，诸症均好转，咳嗽大减，食欲增进，原方二付继服。

7 月 1 日复诊：调方以补气血。

处方：党参四钱　炒白术三钱　云苓三钱　甘草二钱　陈皮二钱　半夏二钱　远志二钱　枣仁三钱　生姜一钱　大枣三枚　当归三钱　坤草五钱　水煎温服　二付

原方数付继服，痊愈。

7. 伤食

【张春兰案】

汤某　女　26 岁　下回头村

1966 年初诊：产后 3 日，因吃鸡蛋过多引起腹痛、腹胀、肠鸣、恶食，食谷不化，腹泻日数次。体虚头晕，恶露亦少。舌苔厚微黄，脉弱细。

处方：党参 10 克　白术 10 克　云苓 10 克　甘草 6 克　藿香 10 克　陈皮 10 克　半夏 10 克　山楂 20 克　苍术 10 克　麦芽 15 克　神曲 10 克　葛根 12 克　炒扁豆 10 克　鸡内金 10 克　肉蔻 10 克　五味子 10 克　坤草 10 克　饴糖 1 匙　水煎温服

二诊：服上方 2 剂后，腹泻次数减少，稍有食欲。原方继服 2 剂。

三诊：继服上方后，腹泻已愈。嘱注意饮食，另用下方。

处方：党参 10 克　白术 10 克　云苓 10 克　甘草 6 克　当归 12 克　川芎 10 克　白芍 10 克　生地 10 克　麦芽 10 克　坤草 15 克　山楂 20 克　水煎温服　4 剂

四诊：服三诊方后，诸症痊愈，恶露正常。

8. 泄泻

【树乾公案】

1. 张某某　女　33 岁　滕家村

1963 年 3 月 17 日初诊

症状：产后脾虚泄泻，肠鸣腹胀，食欲不振，脉沉迟弱。此产后泄泻。

处方：太子参三钱　白术四钱　云苓四钱　苡米五钱　川朴二钱　生姜二钱　半夏三钱　甘草二钱　肉蔻三钱　水煎温服　二付

3 月 26 日复诊：好转，食欲增进大便泄泻亦减轻，原方二付继服而愈。

2. 王某某　女　成年

1964 年 6 月 16 日初诊：产后泄泻，发烧肠鸣，脉细弱。此伤食泄泻。

处方：党参三钱　白术三钱　云苓二钱　甘草二钱　陈皮二钱　水煎温服　一付

复诊：服上方一付，泄泻发烧均好转，原方一付继服。

3. 萧某某　女　31 岁　下回头村

1965 年 8 月 7 日初诊：产后水泻，肠鸣腹微胀，食欲不振，脉弱细，舌白滑。此脾胃虚寒，运化无力。

处方：党参三钱　炒白术四钱　云苓三钱　甘草一钱半　扁豆五钱　苡米五钱　山药五钱　泽泻三钱　猪苓三钱　干姜二钱　肉桂二钱　水煎温服　二付

8 月 9 日复诊：服上方二付，诸症均好转，原方一付继服。

4. 邹某某　女　成年　下回头村

1965 年 8 月 28 日初诊：产后泄泻腹痛肠鸣，脉弦迟，舌淡白。此胃肠虚寒。

处方：党参三钱　白术四钱　炮姜一钱　云苓三钱　炒白芍三钱　甘草二钱　肉蔻二钱　肉桂一钱　水煎温服　一付

5. 慕某某　女　25 岁　东慕家村

1968 年 5 月 17 日初诊：初因产后受凉腹泻，腹鸣，嗳气或转矢气，腹胀，脉弦迟。此产后腹泻。

处方：童子参三钱　白术四钱　云苓四钱　甘草二钱　陈皮三钱　半夏三钱　炮姜二

钱　肉蔻三钱　益智仁三钱　生姜二钱　陈曲三钱　麦芽五钱　水煎温服　二付

5月21日复诊:服初诊方,诸症均好转,原方四付继服。

【张灿玾案】

1. 刘某某　女　青年　荣成单家村

初诊:产后因饮食所伤,复感于寒,致令大便溏泻,腹中雷鸣,腹中疼痛,喜热畏寒,食欲不振,舌红苔白薄,脉沉迟。此乃脾胃阳虚,新产之际,复为寒侵,水谷运化功能失调,中焦气化紊乱。当以健补脾胃,温化中阳为法。

处方:党参三钱　炒白术三钱　茯苓二钱　干姜二钱　制附子二钱　肉桂二钱　炒扁豆三钱　炒山药三钱　广木香一钱半　炙甘草一钱　生姜三片　大枣三枚(去核)　水煎温服

复诊:服上方二剂,腹中雷鸣减轻,而腹泻不止,兼合水液,腹部胀痛,此肠胃寒气有所减弱,然脾胃运化功能不足,食物滞留,水谷不分,当助其消导之力,使水谷分消则痛泄可减。

处方:苍术三钱　厚朴二钱　陈皮二钱　炒白术二钱　茯苓二钱　猪苓二钱　泽泻二钱　肉桂二钱　炒白芍三钱　煨肉蔻三钱　广木香一钱　炙甘草一钱　生姜三片　水煎温服

复诊:服上方二剂,痛泄皆大减,食欲亦增,脉象沉缓,是水谷运化功能,已各司其职,水归膀胱,食入大肠矣,继服二剂,以助康复。

按　本案原系脾胃虚弱复感外寒,因致中阳不振,胃肠失司,水谷不能分流,故水谷并下,溏泻水止。

本方先以四君子汤与附子理中汤合用,一者为建补脾胃,一者温补中阳,以理中扶阳散寒为本。

服药后脾阳虽有所振发,气机亦有所转化,然肠胃留滞之物及腐恶之气,尚需出,故不可遽止其泻,故次以胃苓汤方为主方,方中含平胃散方,具平复胃肠之滞气,以正胃气,又含五苓散方,所谓别开支河,以导水自小肠别走膀胱,则水谷自可分流,泄泻可止,脾胃之运化得复,升降之化机亦正矣。

2. 刘某　女　青年　济南某小学教师

2011年2月4日初诊:产后数日,忽恶心呕吐,时发呃逆,腹不胀,此必饮食未当,有伤胃气所致,当和其胃气为是。

处方:陈皮10克　制半夏15克　茯苓10克　砂仁10克　厚朴6克　广藿香10克　莱菔子3克　炙甘草3克　生姜三片　水煎温服

2月5日,服上方一剂,呕吐即止,呃逆亦减,惟肠鸣腹泻不止,腹不疼胀,此胃肠虚弱,运化无力所致,当温补其脾胃,少佐以收涩之药即可。

处方:太子参6克　炒白术10克　陈皮10克　制半夏10克　茯苓10克　藿香10克　砂仁10克　炒扁豆15克　炒鸡内金6克　桂枝10克　苡仁15克　炙甘草3克　水煎温服

服上方二剂,腹泻即止,饮食亦恢复正常。

按　产后腹泻、呃逆等证,多系脾胃虚弱所致,呕吐无臭,腹泻而不胀,内无滞也。是方以香砂六君子为主,加扁豆、苡仁这,补脾气之虚,而无壅塞之患,加鸡内金者,一可助其之功,二有收涩之用。诸药和合,以奏其效。

9. 头痛

【树乾公案】

1. 董某某　女　26岁　马草夼村

1963年12月23日初诊:产后血虚头痛。

处方:丹参三钱　当归三钱　甘菊三钱　白芍三钱　生地三钱　党参三钱　白术三钱　茯苓二钱　甘草二钱　蔓荆子三钱　黄芩二钱　水煎温服　一付

12月28日复诊:服上方头痛已减去大半,原方二付继服。

1964年1月3日复诊:服上方,头痛已止,原方去黄芩,以补血。

2月23日复诊:调方。

处方:丹参三钱　甘菊三钱　甘菊三钱　白芍三钱　生地三钱　蔓荆子二钱　甘草二钱　黄芩二钱　水煎温服　二付

2. 于某某　女　24岁　小落村

1966年7月22日初诊:产后十余日,外出受风寒,头痛,遍身痛,脉弦紧。

处方:当归五钱　白术三钱　怀牛膝三钱　甘草二钱　独活二钱　薤白三钱　桂枝三钱　水煎温服　二付

7月25日复诊:调方。

处方:当归五钱　川芎二钱　酒芍三钱　生地三钱　薄荷一钱半(后入)　蔓荆子二钱　甘菊二钱　川羌一钱半　水煎温服　二付

7月26日复诊:服初诊方未效,又服25日方,头痛已止,原方一付继服。

3. 姜某某　女　38岁　马草夼村

1966年8月18日初诊:(产后九天外出受风)产后受血风,头眩痛,脉浮弦紧。

处方:当归四钱　川芎二钱　酒芍三钱　生地三钱　党参三钱　白术三钱　茯苓三钱　甘草二钱　荆子二钱　水煎温服　一付

8月24日复诊:服上方四付,头痛好转,原方二付继服。

4. 林某某　女　25岁　入夼村

1966年10月10日初诊:产后十五天,患眩晕症,发则呕恶,心中烦闷,脉滑数。此痰浊中阻,升降失常。

处方:半夏三钱　白术三钱　陈皮三钱　云苓三钱　甘草二钱　荆子二钱　生姜一钱　大枣三枚　水煎温服　一付

10月16日复诊:服初诊方一付,眩晕大减,原方二付继服。

10月21日复诊:服上方后,眩晕已止,惟过劳则少发作,原方三付继服。

11月17日复诊:服上方数剂后,眩晕止,原方继服,以固疗效。

5. 邹某某　女　31岁　小落村

1966年10月19日初诊:产后两个多月,遍身疼痛,头晕兼下白带,舌淡白,脉浮虚而细。

此产后气血两虚,风寒乘袭。

处方:当归五钱　黄芪五钱　白术四钱　甘草二钱　大活二钱　薤白二钱　桂枝三钱　桑寄生三钱　生姜一钱　大枣三枚　怀牛膝三钱　水煎温服　一付

10 月 20 日复诊:服初诊方,身痛好转,四肢亦感轻快,但觉头痛,上方加党参四钱,蔓荆子二钱,二付继服。

10 月 23 日复诊:服 20 日方,头痛亦止,惟白带未减,腰痛未愈,再以补中益气汤调方。

处方:炙黄芪五钱　党参四钱　白术四钱　当归四钱　陈皮二钱　柴胡二钱　升麻一钱　甘草二钱　生姜一钱　大枣三枚　水煎温服　二付

诸症均痊愈。

6. 彭某某　女　42 岁　入夼村

1968 年 2 月 29 日初诊:产后血虚汗出,风寒侵袭头痛,畏风,肩臂痛,脉弦虚。

处方:当归四钱　丹参三钱　川芎二钱　白芍三钱　生地三钱　太子参三钱　白术三钱　云苓四钱　甘草二钱　坤草五钱　水煎温服　二付

3 月 8 日复诊:原方继服后痊愈。

【张灿玾案】

宋某某　女　成年　济南市教师

2004 年 7 月 14 日初诊:六七年前受潮体虚,易出汗,复因流产后突发头晕,每受风寒或开空调则头晕,不敢仰视,易恶心呕吐,舌红苔薄白,脉右沉缓,左沉弦。此气血不足,兼为风痰浊气上犯所致,当以升清化浊之法,以散其阴霾。

处方:陈皮 15 克　制半夏 10 克　茯苓 10 克　菊花 10 克　细辛 3 克　泽泻 6 克　薄荷 6 克(后入)　明天麻 10 克　荷叶 6 克　胆南星 6 克　生甘草 6 克　水煎温服

按　此证皆风痰上犯所致,纠起所因,皆系体弱正虚,阴阳失衡,遂致清浊升降失序,则浊气上犯于清空之窍,致令阴霾笼蔽于上,清气滞于中,故治此证利在化浊,以清灵之气,启其窍,则阴霾可散,与肝阳上窜之晕,治当有别。

10. 产后中风

【树乾公案】

邹某某　女　成年　下回头村

1965 年 7 月 10 日初诊:麻木,因产后血虚,劳役过度,上肢麻木较重,脉弦细。此血虚而滞。

处方:党参三钱　炙黄芪五钱　炒白术三钱　当归三钱　升麻六分　柴胡一钱　炒白芍三钱　草蔻一钱半　陈皮三钱　云苓三钱　甘草一钱半　苍术三钱　炒黄柏二钱　泽泻三钱　一付

7 月 11 复诊:调方。

处方:黄芪一两　桂枝三钱　白芍三钱　生姜二钱　鸡血藤三钱　一付

7 月 12 日复诊:服初诊方未效,改服 11 日方,麻木减轻,原方一付继服。

11. 腹痛

【树乾公案】

1. 傅某某　女　26 岁　大落村

1963 年 8 月 22 日初诊：产后二十天外出受风寒，少腹痛腰痛，大便溏泄带白黏液，小便微黄，恶露不见，又下白浊物如脓样。此血虚胃肠虚寒。治以先行瘀活血法。

处方：坤草一两　山楂一两　加红糖和服　水煎温服　一付

8 月 24 日复诊：服上方二付，腰腿痛减轻，所下白浊物减少，原方一付继服。

8 月 26 日复诊：腰腹亦不疼，白浊亦少，再以健脾法调方。

处方：太子参三钱　白术三钱　甘草二钱　陈皮二钱　半夏二钱　山药五钱　坤草五钱　山楂五钱　水煎温服

一剂而愈。

2. 赵某某　女　25 岁　滕家村

1965 年 11 月 26 日初诊：产后血虚受寒，身痛腹痛，痛时少腹按之有硬块，自述因触怒受凉即重，脉沉细。此寒凝血滞。

处方：当归五钱　川芎二钱　炮姜二钱　桂枝三钱　丹参三钱　坤草五钱　云苓三钱　广木香二钱　炙甘草三钱　水煎温服　二付

12 月 2 日复诊：服初诊方二付，诸症均好转，原方二付继服。

12. 肿胀

【树乾公案】

1. 鞠某某　女　34 岁　东仙村

1963 年 10 月 8 日初诊：产后腹胀，身肿，开始大便溏泻，小便不利，口干。舌苔白腻，脉弱细。此产后肿胀。

处方：苍术三钱　川朴一钱半　陈皮二钱　白术三钱　云苓三钱　车前子三钱(各包煎)　猪苓三钱　泽泻三钱　肉桂一钱半　大腹皮二钱　霜桑皮二钱　姜皮一钱　水煎温服　一付

10 月 10 日复诊：服上方后，腹胀、身肿均好转，小便亦觉清长顺利，原方二付继服。

2. 周某某　女　46 岁　宁家村

1967 年 4 月 1 日初诊：产后腿肿面肿。

处方：当归五钱　云苓五钱　茯苓皮五钱　广木香二钱　坤草五钱　水煎温服　二付

4 月 7 日复诊：调方。

处方：当归五钱　川芎二钱　云苓五钱　茯苓皮五钱　广木香二钱　坤草五钱　白芍三钱　白术五钱　水煎温服　三付

4 月 13 日复诊：服初诊方未效，继服 7 日方三付，肿见消，原方四付继服。

3. 丛某某　女　35 岁　岭长村

1967 年 4 月 2 日初诊:初因产后即患浮肿,继而手足麻木,脉细弱兼涩。

处方:当归四钱　川芎二钱　白芍三钱　生地三钱　党参四钱　白术四钱　云苓四钱　甘草二钱　坤草一两　水煎温服　三付

4 月 12 日复诊:调方。

处方:秦艽二钱　川芎二钱　桃仁三钱　红花三钱　当归四钱　丝瓜络三钱　香附二钱　灵脂三钱　川膝三钱　甘草二钱　陈皮二钱　橘络一钱　水煎温服　三付

4 月 18 日复诊:服 12 日方后,病已痊愈,原方三付继服。

4. 张某　女　成年　下回头村

1968 年 6 月 26 日初诊:产后水肿,脉沉。

处方:茯苓皮五钱　猪苓三钱　泽膝三钱　陈皮三钱　白术四钱　大腹皮三钱　桑白皮三钱　苏梗二钱　生姜二钱　姜皮一钱半　当归三钱　五灵脂三钱　水煎温服　二付

6 月 28 日复诊:服上方二付,肿消大半,原方二付继服。

7 月 2 日复诊:服上方六付,肿已全消,继以下方调补,以收全功。

处方:童子参三钱　白术四钱　茯苓皮五钱　甘草一钱半　陈皮三钱　半夏三钱　广木香二钱　生姜二钱　猪苓三钱　泽泻三钱　草蔻二钱　水煎温服　二付

13. 手足心热

【树乾公案】

于某某　女　24 岁　小落村

1966 年 8 月 7 日初诊:产后曾患血虚风寒头痛,已治愈,近来腰腿痛,头晕体倦,手足心发烧。脉弦虚。此阴虚。

处方:当归四钱　川芎二钱　白芍三钱　生地四钱　党参四钱　白术三钱　云苓三钱　甘草二钱　地骨皮三钱　青蒿二钱　水煎温服　二付

8 月 13 日复诊:服初诊方二付,发烧腿痛头晕均好转,原方二付继服。

14. 产后伤神

【张灿玾案】

王某　女　27 岁　德州市

2010 年 12 月 3 日初诊:去年腊月 14 日生男孩,产期屋子冷,睡热炕出汗,渐觉全身关节痛,主要腰、腿部尤甚。后因生气,复感胸闷憋气,眼亦痛,一个月后,乳汁亦减少,现又感头痛,脑子出冷气,有时心慌,眼干涩,口微干,大便有时失调,舌红苔薄白,中心微黄。此由产后先受风寒,后则气怒伤肝,导致肝胃不和,气血不足,心神不安。治当疏肝理脾,镇心安神为主。

处方:柴胡 10 克　黄芩 6 克　制半夏 10 克　生龙骨 10 克(先煎)　生牡蛎 10 克(先煎)　炒

白术15克　茯苓10克　党参10克　陈皮10克　炒白术10克　炒扁豆10克　生甘草3克　生姜三片　大枣三枚(去核)　水煎温服

按　妇女新产之后,身体必经受一次大的损伤,故在精神、饮食、生活方面,均需注意养护,生活环境,亦需加以妥善的安置。方可避免外邪的侵袭及精神的创伤。否则每易导致多种疾病的发生。甚或调理失当,亦可终身为患。所以中医妇科医籍中,胎前、产后,是妇科产育病中的两大类疾患。此类病在中医临床中甚为多见。

本患者,先因环境不适,是邪犯筋骨,是为外伤,复因气恼新犯,伤在神志,是为内伤。内外两伤,拖延近年,是则延误了治疗的时机。是患者自误,非医之过也。故特提醒患者,产后之病,定要抓紧时机,及时治疗。否则养祸伤身,药无能助也。并嘱患者,再莫延误。

15. 产后乳肿

【张灿玾案】

张某　女　青年　济南

2009年7月2日初诊:电告产后乳汁较多,婴儿吸吮不尽,逐渐积滞,乳房胀痛,按之有肿块已数日,别无他病,此积乳所致,若不急予疏导,易郁热成痈,当以通经活络消肿化滞为法。

处方:浙贝母15克　香附15克　王不留10克　通草6克　橘叶10克　青皮10克　炙山甲6克　僵蚕10克　全瓜蒌15克　连翘10克　双花15克　水煎温服

服上方数剂,即痛止肿消,乳汁亦流畅。

按　凡此类病情,极易积乳化热,积热成痈,若此,则婴儿亦不能吸此毒乳,此方以通络下乳为主,复加香、贝二药以散结消肿,加银、翘二药既可消肿,又有清热解毒之性,诸药性皆平和,无碍于婴儿服用。

(五) 乳病

1. 乳汁不行

【张灿玾案】

1. 张某某　女　青年　济南市某大学教师

初诊:产后乳汁较多,婴儿吮吸不尽,逐渐郁积。乳房肿痛,摸之有硬块,多日不散,外部不见红肿,大小便及起居无异变,脉亦正常。此积乳所致,当急予疏导。否则,有内火相炎,或外染热毒,均可郁热成痈。当以利气、散结、通络、解郁之法以疏导之。

处方:浙贝母15克　制香附10克　王不留10克　通草6克　橘叶10克　青皮10克　炙山甲6克　全瓜蒌15克　僵蚕10克　双花15克　连翘10克　水煎温服

服上方三剂后,乳汁即通,硬块即消,身安无事。

按　妇女在哺乳期最应注意对乳房之保护。以乳房内通于足厥阴肝经,乳头则内属于足阳明胃经。若二经有热,亦可上炎于乳部,且乳房又为内气、外气相通之窍,或为外气所伤，或为不洁之物感染，亦导致乳痈之病。另如郁怒所伤，气滞不行，亦可诱发乳汁不畅。凡此等等，均可使乳汁积滞，积久不畅，或郁而化热，或感染为患，乳病生矣。故哺乳期对乳房之保护，尤为重要。

2. 张某某　女　中年　荣成市

2010年9月9日电告，因怀孕时年龄较大，且婴儿体重较大，恐不易顺产，遂行剖宫产，顺便切除子宫囊肿，故产后甚感疲惫，且胃气有损，消化不良，食欲欠佳，复惧乳汁不足，难供婴儿之营养需要。遂服用猪蹄等高营养品，导致乳汁充盈，流通不畅，乳房胀痛难忍，身体别无他疾。此乃营养过度，乳络欠通，乳汁淤滞所致。当以利气通络解郁催乳之法以治之。

处方：王不留10克　炙山甲6克　全瓜蒌10克　漏芦10克　通草3克　青皮6克　丝瓜络15克　水煎温服

数日后电告：服上方一剂后，乳汁即喷涌而出，乳房胀痛当即减轻，后继服一剂，乳汁尽通，乳房亦不胀痛。遂愈。

按　产后乳汁不畅引致乳房胀痛之证，时有所见，古方常用王不留、通草、漏芦等药治之，亦属常法。吾今再加山甲、瓜蒌者，重在散结，以消其胀，加丝瓜络以助通乳络之力，复加青皮者，利气也，以乳汁亦血所化，血气相通，气行则血行，而乳汁之行，亦借气行之力以催之，且乳房与肝气相通，青皮善于疏肝，肝气通则乳络畅，乳易下矣。故此方虽简，然理法寓于中也。

3. 刘某　女　青年　济南市小学教师

2011年2月8日初诊：产后已四日，乳汁仍未下，乳房亦不胀大，此气血未盛，乳络未通，当予活血通络法治之。

处方：当归10克　川芎6克　太子参10克　王不留10克　炒山甲6克　漏芦10克　通草6克　水煎温服

复诊：服上方一剂后，乳汁虽生，然乳房胀硬，乳汁不畅，大便不行，当进一步活络、理气、催乳、消胀。

处方：当归15克　川芎6克　全瓜蒌10克　天花粉10克　炒山甲10克　路路通10克　漏芦10克　通草6克　川朴6克　王不留10克　浙贝母10克　水煎温服

复诊：服上方二剂，乳汁尽涌，大便亦通，乳房亦松软，睡眠好，汗出少，全身皆感舒适，精神亦佳，是经络尽通矣。

处方：前方瓜蒌减6克，继服。

服3剂后，诸证皆愈。

【张春兰案】

张某某之妻　女　25岁　下回头村

2002年初诊：因产后生气致乳汁少、乳房微涨。

处方：当归10克　川芎6克　青皮10克　通草10克　王不留10克　木通6克　甲珠10克　漏芦10克　柴胡10克　水煎温服

二诊：服上方3剂后，乳汁增多，一切正常。

2. 乳房胀痛

【张灿玾案】

萧某某　女　青年　荣成二章村

初诊：产后乳房胀痛，拒按，下乳困难，舌红苔白腻，脉浮数。此乃肝气不舒，经络不通，导致滞留，若不急治，郁而化热，恐酿成乳痈，急当以活血通络法，以导其乳络。

处方：当归五钱　川芎三钱　天花粉二钱　王不留行二钱　僵蚕二钱　漏芦二钱　甲珠二钱　通草二钱　水煎温服

复诊：服上方四剂，乳汁已通，惟乳房尚觉胀痛。此经络尚未尽通，当以利气活血通络散结为法。

处方：当归三钱　川芎二钱　陈皮二钱　青皮二钱　甲珠二钱　浙贝二钱　连翘二钱　蒌仁二钱　天花粉二钱　僵蚕二钱　甘草一钱　水煎温服

复诊：服上方二剂后，胀痛即减，继服二剂而愈。

按　乳居胸部，有足厥阴与足阳明之经脉相通，故得以接受精血与水谷之精华，若经脉之运营有碍，则乳房之小络难通，故乳下不畅，乳房胀痛，急当以活血利气通络下乳之法以治，否则，滞留日久，常易蕴郁化热，变为乳痈也。

【张春兰案】

1. 郭某某　女　26 岁　小落村

2002 年初诊：月经不调。每经行前乳房胀痛。经行时腰痛，少腹胀痛。经行时腰痛，少腹胀痛，喜热按、怕冷。月经量稍多，色紫红有块。舌质红，苔薄白。

处方：当归 10 克　白芍 10 克　川芎 6 克　柴胡 10 克　生地 10 克　枳壳 6 克　香附 10 克　乌药 10 克　木香 10 克　甘草 10 克　红花 10 克　桃仁 10 克　肉桂 6 克　橘叶 10 克　艾叶 10 克　杜仲 10 克　橘核 10 克　水煎温服　8 剂

二诊：服上方 8 剂后，经血来潮。经血色红块少，原方继服 6 剂。

2. 张某某　女　25 岁　下回头村

2002 年初诊：月经先后不定期，经前乳房胀痛。每经行时，少腹冷胀痛，时有寒热感。经血淋漓十余天。色暗，有少量血块。苔薄白，脉沉弦。

处方：当归 12 克　白芍 10 克　白术 10 克　云苓 10 克　甘草 6 克　柴胡 10 克　川芎 6 克　生地 10 克　薄荷 3 克(后入)　橘叶 10 克　枳壳 6 克　艾叶 10 克　杜仲 10 克　香附 10 克　乌药 10 克　坤草 12 克　元胡 10 克　丹参 10 克　生姜 3 片　大枣 3 枚　水煎温服　8 剂

二诊：服上方 8 剂后经行时腰腹及乳房胀痛减轻，经血色红。原方加小茴香 10 继服。

三诊：上方服 8 剂后，诸症进一步好转。惟经血量少，调方。

处方：当归 15 克　川芎 5 克　白芍 10 克　生地 10 克　党参 12 克　炒白术 10 克　阿胶 10 克(烊化)　枸杞 10 克　熟地 10 克　云苓 10 克　甘草 6 克　木香 6　鹿角胶 10 克　山药 10 克　首乌 10 克　生姜 3 片　大枣 3 枚　水煎温服　8 剂

四诊:服上方8剂后,改服当归丸和八珍益母丸,四个月后告知已怀孕。

3. 郭某某　女　23岁　崖头

2009年5月初诊:月经过期,经行时少腹胀痛,乳房微胀、头眩晕、心悸,四肢倦怠,面色白黄。经血色淡红,有少量血块。舌淡红,脉弱细。

处方:当归15克　川芎6克　白芍10克　生地10克　香附10克　首乌10克　柴胡10克　甘草6克　党参12克　白术10克　云苓10克　枳壳6克　元胡10克　黄芪15克　远志10克　陈皮10克　坤草10克　赤芍10克　水煎温服

二诊:服上方12剂后,月经按时来潮,腹胀痛减轻,血块减少,乳房五胀痛感。上方去赤芍,加鹿角胶10克　杜仲10克　丹参10克　8剂继服。

三诊:服加鹿角胶方8剂后,诸症痊愈,月经正常。

4. 贾某某　女　37岁　崖头小区

2010年9月初诊:月经先后不定期,少腹隐隐作痛。经前乳房胀痛,经来时腹痛加重。经血色暗红有血块。时有黄色白带。舌苔薄白,脉沉细。

处方:当归15克　川芎6克　白芍10克　甘草10克　柴胡10克　枳壳6克　赤芍10克　香附10克　乌药10克　生地10克　红花5克　桃仁5克　橘叶10克　橘核10克　苍术10克　薏米15克　败酱草15克　元胡10克　坤草10克　川楝子10克　白术10克　水煎温服　6剂

二诊:服上方6剂后,月经来潮,少腹及乳房胀痛均减轻,白带亦少,原方继服6剂。

三诊:服上方6剂后,乳房无痛感,经血色红块少,经期如常。继服原方。

四诊:诸症痊愈。继以八珍益母丸养血调养之。

3. 乳中结核

【树乾公案】

1. 李某某　女　成年　下回头村

1963年5月初诊:初患乳中结核,一年间曾连发四五次,自觉时消时肿,未经治疗,最后结核逐渐肿大,后虽经治疗,然肿硬日渐见大,坚硬如石,疼痛日甚。此乳中结核。拟用桂姜草枣黄辛附汤。

处方:桂枝三钱　生姜二钱　甘草二钱　大枣三枚　麻黄一钱半　细辛一钱　附子一钱　连服数十剂,肿块完全消散而愈。

复诊:上方连服二剂,痛即大减,结核消散三分之二,乳房已软。仍按原方继服即能全部消散。

2. 田某某　女　成年　下回头村

1963年6月11初诊:乳中结核。

处方:蒌仁三钱　丹参五钱　乳香三钱　没药三钱　甘草二钱　一付黄酒送服

6月13日复诊:服上方二付,乳中结核全部消散,原方一付继服。

3. 邹某某　女　43岁　大落村

1963年6月30日初诊:初患乳中结核,时稍见消,继而又见结肿,坚硬如石,乳中硬块疼痛日增,将成乳痈之势。此乳中结核。

处方:当归三钱　蒌仁三钱　丹参五钱　乳香三钱　没药三钱　甘草二钱　加黄酒合服

7月7日复诊:服上方(瓜蒌散合黄酒服)后,痛虽少减,但效果不显,又改用桂姜草枣黄辛附汤,服一付,痛大减,四剂乳核消去大半,仍用前方继服。

处方:桂枝三钱　生姜二钱　甘草二钱　大枣三枚　麻黄一钱半　细辛一钱　附子一钱　水煎温服

4. 张某某　女　成年　下回头村

1964年1月17日初诊:乳中结核,脉沉弦无力。此由肝脾二经郁气积热而成。

处方:当归三钱　生地三钱　丹参三钱　白芍三钱　陈皮三钱　半夏三钱　川贝三钱　云苓三钱　青皮二钱　远志二钱　桔梗二钱　苏叶一钱半　栀子一钱半　木通一钱半　甘草一钱半　香附三钱　生姜一钱

复诊:服三付,乳中结核完全消失。

5. 滕某某　女　34岁　桑子寺村

1967年3月14日初诊:乳中结核肿大。此乳核。

处方:甘草三钱　当归五钱　全瓜蒌一个　乳香三钱　丹参四钱　水煎温服

3月21日复诊:服初诊方四付,结核已消大半,原方二付继服。

6. 萧某某　女　39岁　南墕村

1967年4月9日初诊:乳中结核肿硬疼痛。此乳核。

处方:全瓜蒌一个　当归三钱　甘草三钱　乳香三钱　丹参五钱　水煎温服　二付

4月12日复诊:原方三付继服。

4月20日复诊:服初诊方五付,乳中结核已消大半,疼痛亦止,原方四付继服。

4月24日复诊:原方三付继服。

7. 萧永花　女　35岁　三章村

1967年6月8日初诊:一年前左大腿根部有一索状条物,上到小腹,有五六寸长,按之发硬,有痛感。在两个月前,左乳房又有肿块如鸡蛋黄大,疼痛日渐加剧,遂来就诊,面色青黄,瘦弱形,脉弦兼滑象无力。

处方:当归四钱　白芍三钱　白术三钱　茯苓三钱　柴胡三钱　香附三钱　桔梗二钱　薄荷一钱(后入)　陈皮三钱　夏枯草三钱　海藻三钱　昆布三钱　水煎温服

复诊:调方。

处方:当归四钱　白芍三钱　柴胡三钱　香附三钱　夏枯草三钱　陈皮三钱　海藻三钱　牡蛎五钱(先煎)　党参五三钱　白术三钱　云苓三钱　石决明五钱　水煎温服

服初诊方,乳痛好转,核少见消,继服上方四付,乳中结核消失,大腿根索状条亦见细小,上方继服。

8. 刘某某　女　37岁　桑梓村

1967年6月28日初诊:乳中结核,时大时小。

处方:全瓜蒌一个　当归五钱　甘草三钱　乳香二钱　丹参五钱　水煎温服　二付

7月16日复诊:服上方数剂后,乳中结核全消,原方五付继服。

9. 闫某某　女　19岁　小落村

1967年6月30日初诊:初发胁肋疼痛,继而乳房结肿作痛,时恶寒发热呕恶,乳中结核。

处方:青皮三钱　当归三钱　白芷二钱　柴胡三钱　川贝二钱　天花粉三钱　双花五钱　甘草二钱　全瓜蒌一个　水煎温服　一付

7月2日复诊:服初诊方一付,乳房肿痛大减,原方二付继服。

7月12日复诊:原方加丹参三钱,乳香二钱,二付继服。

7月15日复诊:服初诊方数剂,乳房肿块见消,又前方加味,结核亦全消失,原方四付继服。

7月20日复诊:调方。

处方:当归三钱　白芍三钱　白术三钱　云苓三钱　柴胡三钱　甘草二钱　全瓜蒌一个　青皮三钱　水煎温服　四付

8月7日复诊:乳已痊愈,原方六付继服,亦固疗效。

10. 于某某　女　35岁　小落村

1968年1月13日初诊:患乳中结核一年多,时肿时消,近又肿硬疼痛,有时发热恶寒,脉沉弦。

处方:当归五钱　丹参五钱　乳香三钱　没药三钱　青皮三钱　桂枝三钱　蒌仁三钱　二付

1月19日复诊:服上方四付,肿已见消大半,原方四付继服。

1月26日复诊:服上方乳核已见消,原方加甘草二钱,去蒌仁加全瓜蒌一个,二付继服。

11. 慕某某　女　38岁　常家庄村

1968年3月1日初诊:乳中肿硬疼痛,初发恶寒,发热身痛,脉滑数。此乳房结核。

处方:青皮三钱　白芷三钱　当归四钱　柴胡三钱　浙贝一钱半　僵蚕三钱　天花粉三钱　双花五钱　甘草二钱　瓜蒌一个　乳香三钱　水煎温服　二付

3月3日复诊:服初诊方二付,乳核已见消原方二付继服。

3月5日复诊:原方加丹参三钱,黄芪三钱,三付继服。

3月8日复诊:原方三付继服。

3月12日复诊:调方。

处方:当归四钱　川芎二钱　白芍三钱　生地三钱　陈皮三钱　半夏三钱　茯苓三钱　青皮二钱　远志二钱　桔梗二钱　苏叶一钱　栀子二钱　香附三钱　甘草一钱半　柴胡二钱　乳香三钱　瓜蒌一个　水煎温服　三付

3月15日复诊:服初诊方肿痛见消,但乳中硬核仍未全消,后改服上方硬核大部消散,原方三付继服。

3月23日复诊:上方去瓜蒌加川贝一钱半,服后结核消大半,亦不硬,原方三付继服。

12. 杨某某　女　39岁　所东于家村

1968年4月7日初诊:乳中肿硬疼痛,大便干燥,月经前乳核见大,月经后即见小。脉沉弱。此乳中结核

处方:当归五钱　川艺二钱　白芍三钱　生地三钱　陈皮二钱　半夏三钱　茯苓三钱

青皮三钱　远志二钱　桔梗二钱　香复三钱　栀子三钱　苏叶一钱　甘草一钱半　柴胡二钱　乳香二钱　川贝二钱　蒌仁五钱　水煎温服　三付

4月13日复诊：服初诊方三付，乳核已消大半，原方四付继服。

【张春兰案】

张某某　女　46岁　崖头民安小区

2010年12月初诊：两乳房有小块硬结、疼痛。每次月经来潮前疼痛尤甚。舌苔薄白，脉沉细。医院检查为乳腺增生症。

处方：当归12克　赤芍10克　川芎10克　柴胡10克　青皮10克　丹参12克　香附10克　三棱10克　甘草5克　全瓜蒌10克　路路通10克　元胡10克　红花10克　乌药10克　橘核10克　枳壳6克　白芍10克　水煎温服

二诊：服上方4剂后，疼痛减轻。硬结较前变小、稍软。原方加乳香10克、没药10克、生牡蛎20克、川楝子10克。继服。

三诊：服完二诊方后，已不疼痛，硬结变软，经前已不疼痛。嘱继服二诊方至痊愈。

4. 妒乳

【张灿玾案】

高某某　女　青年　荣成小落村

初诊：新产后月余，初因乳汁较旺，儿吮有余，每吸不尽，自觉乳房胀满，渐觉胀痛，近几日摸之肿硬，外皮渐见红晕，身感不适，乳部按之有肿块，并有热感。舌红，苔黄，脉弦数。此乳汁未尽排，留滞乳中，发为妒乳。当急与通络散结，清热解毒，以期消肿。否则，郁而发热，复感热毒，易成乳痈也。

处方一：鲜蒲公英捣烂敷于患处。

处方二：以手轻挤乳房，将乳汁挤出，或令成人漱洁口腔，吸出多余乳汁。

处方三：全瓜蒌五钱　橘叶二钱　王不留三钱　炙山甲二钱　牛蒡子三钱　连翘三钱　浙贝母三钱　金银花三钱　蒲公英五钱　青皮三钱　漏芦三钱　生甘草二钱　水煎温服

复诊：按上法治疗二日，服药二剂后，已见好转，肿痛减轻，硬度稍软，热度已减低，舌脉如前，可望消散之势，继用前法治疗。

复诊：继用前法治疗二日后，乳房肿痛已大见好转，脉见浮而有力，遂按前法治愈。

按　妒乳之名，早在晋葛洪《肘后备急方》卷五“治痈疽妬乳诸毒肿方第三十六”已有记载，除题名之外，又有“葛氏妇女乳痈妬肿”及“小品妬方”两条，后有隋巢元方《诸病源候论》卷四十“妇人杂病诸侯”篇，对“妒乳”及“乳痈”之病候，各有详解，如“妒乳候”云：“此由新产后，儿未能饮之，及饮不泄；或断儿乳，捻其乳汁不尽，皆令乳汁蓄积，与血气相搏，即壮热大渴引饮，牢强掣痛，手不得近是也。初觉便以手助捻去其汁，并令旁人助嗍引之。不尔，成疮有脓，其热势盛，则成痈。”又“乳痈候”云：“肿结皮薄以泽是痈也。是阳明之经脉，有从缺盆下于乳者，劳伤血气，其脉虚，腠理虚寒，客于经络，寒搏于血，则血涩不通，其血又归之，气积不散，故结聚成痈……，亦有因乳汁蓄结，与血相搏，蕴积生热，结聚而成乳痈者。”

据上述二候，妒乳者，乳积而成。《释名疏证补》卷八“释疾病”：“乳痈曰妬，妬，褚也。气积褚不通，至肿溃也。”毕沅曰“《说文》有妒无妬，经典多通用无别，褚训畜，见三十年《传》：取我衣冠而褚之。杜注：“乳痈谓妒，今人语犹然。”若但言“乳痈”者，非必尽为积乳；若郁热而血凝肿溃，亦可成痈。故《病源》所论，二候有别也。

又《外台秘要》卷三十四“妬乳疮痛方”引《集验论》：“又疗妇人女子乳头生小浅热疮，搔之黄汁出，侵淫为长，百疗不瘥者，动经年月，名为妬乳病。”此与妒乳之义不合，乃后世所谓“乳头破裂”病也。后世又有乳吹（内吹、外吹），皆因哺乳期，内外所感而成，亦乳疮之别一种也。

详乳房之为病，陈实功《外科正宗·乳痈乳岩论》云：“夫乳病者，乳房为阳明胃经所司，乳头为厥阴肝经所属。乳子之母，不能调养，以致胃汁浊而壅滞为脓，又有忧郁伤肝，肝气滞而结肿……”此论对治乳部疾患，颇有意义，加之外邪之感受，热毒之侵袭，诚为致痈之要因也。

本案所举，为妒乳疮一例，治疗及时，终为消散。本方采用瓜蒌牛蒡汤方加减而成，原方有黄芩、山栀，去而不用者，以苦寒不利于消散也；加金银花、蒲公英以清热解毒，制其热毒而又不致寒凝；加王不留、炙山甲、漏芦以疏利乳道，散其郁积之乳汁也；加浙贝以助散结之药力也。此方随证加减，对乳痈、妬乳、吹乳等证，均可选用。

5. 乳头破裂

【树乾公案】

闫某某 女 33岁

1965年4月1日初诊：乳头破烂，乳房肿痛。此乳头破裂。

处方：当归五钱 公英五钱 双花五钱 蒌仁三钱 甘草二钱 乳香二钱 没药二钱 水煎温服 二付

另用白芷末三钱用鸡蛋黄油调和，搽患处。

复诊：服上方一付即愈。

【张灿玾案】

李某某 女 30岁 烟台

初诊：产后乳头生疮。乳头周围有浅表热疮，浸淫不愈，瘙痒疼痛，影响乳子，大便微干。舌红，苔白薄，脉沉而见弱。此少阳与阳明之热，上结于乳部，加以热毒侵犯，虽未入里，发为痈疽，有碍于乳儿。当急以清泄郁热，佐以解毒之法，加以外用解毒之药以治之。

处方一：连翘五钱 防己三钱 元参三钱 白蔹三钱 柴胡二钱 芒硝二钱(后入溶化) 川军三钱(后入) 射干三钱 升麻一钱 炒白芍二钱 炒杏仁二钱 蒲公英五钱 双花一两 生甘草一钱 水煎温服

处方二：鹿角粉一两 鸡蛋黄油适量。每日用蛋黄油调鹿角粉搽患处。

复诊：服上方三剂，外用鹿角搽后，症状已大为减轻。乳头痒痛减轻，出黄汁减少，大便亦通下，是热毒已轻，火邪渐退。可继服前方。

处方:继用前方,芒硝及大黄各减少一钱。

后继用此方十余剂而痊愈。

按 妒乳疮早在唐以前医籍中已有论述。如唐王焘《外台秘要》卷三十四“妬乳疮痛方”引北周姚僧垣撰《集验方》云:“妇人女子乳头生小浅热疮,搔之黄汁出,浸淫为长,百疗不差者,动经年月,名为妬乳疮病。”又云:“疗妬乳疮病、乳痈,连翘汤方:连翘、升麻、杏仁(去皮尖)、射干、防己、黄芩、大黄、芒硝、柴胡、各三两,芍药、甘草(炙)、各四两,右十一味,切,以水九升,煮取三升分服。忌海藻菘菜。”详上文不仅明示南北朝时期,已知此病与乳痈虽然有别,然治法则有同处。盖乳痈为乳房病,妬乳为乳头病,其治法尽可以清热解毒为主,以祛其热毒。

乳虽在胸部,其乳房则属肝,系于厥阴,乳头属胃,系于阳明。连翘汤方,以连翘为君者,清热散结解毒也;复有升麻、黄芩、射干等以助之,又有杏仁宣其上,防己利其下,宣而泄之也;柴胡散肝之郁,大黄、芒硝泄胃肠之热,故治此证,后世常选用之。

本案亦用此方,遵后世方去黄芩者,以病生于产后,恐黄芩较甚也。复加双花、公英者,加大清热解毒之力,而药性较平和也。

6. 乳疽

【树乾公案】

刘某某 女 26岁

1964年4月24日初诊:乳中结硬,漫肿无头,皮色不变。此乳疽。

处方:黄芪五钱 当归五钱 双花一两 甘草二钱 乳香三钱 没药三钱 丹参四钱 全瓜蒌一个 水煎温服

复诊:原方加皂刺三钱,三付继服。

复诊:服上方三付,已溃破,脓出痛止,但余毒未尽,尚有一点结硬处,再以托里消毒法调方。

处方:党参三钱 丹参三钱 黄芪五钱 白芍三钱 当归五钱 白术三钱 双花一两 白芷二钱 甘草二钱 皂刺二钱 桔梗二钱 水煎温服 四付

7. 乳痈

【树乾公案】

1. 王某某 女 23岁 大落村

1963年5月6日初诊:乳痈。

处方:青皮三钱 白芷二钱 坤草五钱 柴胡三钱 大贝三钱 僵蚕三钱 天花粉三钱 双花五钱 甘草二钱 蒌仁三钱 乳香三钱 没药三钱 水煎温服 一付

5月17日复诊:服初诊方数剂,乳痈仍不能消散,原方去天花粉加皂刺三钱,二付继服。

2. 萧某某 女 38岁

1964年10月1日初诊:乳痈肿痛,恶寒发热,身痛,初起未成脓者,脉弦。此阳明厥阴二经风热壅盛,乳痈初起。

处方:青皮三钱　白芷二钱　当归三钱　柴胡三钱　大贝三钱　僵蚕三钱　天花粉三钱　双花五钱　荆芥二钱　防风二钱　独活二钱　甘草二钱　水煎温服　一付

复诊:服上方一剂,寒热身痛顿减,肿痛亦消,原方减荆芥、防风、独活,继服二付,可望痊愈。

3. 郭某某　女　24岁

1964年10月1日初诊:乳痈初起,发恶寒发热身痛,尚未成脓。

处方:青皮二钱　白芷二钱　当归三钱　柴胡二钱　大贝二钱　僵蚕二钱　天花粉三钱　双花三钱　甘草二钱　荆芥二钱　防风二钱　独活二钱　川羌一钱半　水煎温服　一付

复诊:服上方一付,寒热身痛顿减,乳肿亦见消退,原方减去荆芥、防风、独活、川羌,再服即可痊愈。

4. 徐某某　女　21岁

1964年12月12日初诊:前患乳痈溃破后,脓毒未尽,疮口愈合,乳房内仍有硬块未消,现又怀孕六个月。此乳痈余毒未尽,治宜先以托里消毒法。

处方:当归四钱　川芎一钱半　炒白芍三钱　双花四钱　甘草二钱　炒白术三钱　水煎温服　一付

复诊:服上方一付,乳房硬块见消,原方二付继服。

复诊:原方加云苓三钱,三付继服。

复诊:调方。

处方:当归四钱　炒丹参三钱　白芍三钱　双花五钱　甘草二钱　炒白术三钱　水煎温服　三付

5. 萧某某　女　26岁　单家村

1965年10月1日初诊:初发乳痈,经治消散,并用吸乳器吸出败腐乳汁,后即痊愈,病乳再未喂乳,乳房即回缩小,但一经上火,乳房近前部即结肿,胀痛,屡次复发,近来乳中流出似脓样的血水,乳中少有结块未消。脉沉弦数。此肝经郁热,气滞血凝。

处方:当归四钱　赤芍三钱　白术三钱　茯苓三钱　柴胡三钱　甘草二钱　薄荷一钱半(后入)　栀子三钱　香复三钱　桔梗二钱　双花五钱　青皮三钱　水煎温服　二付

10月3日复诊:服初诊方二付,乳中脓样血水已不出,原方四付继服。

10月7日复诊:乳中脓血已止,肿块亦见消退,原方四付继服。

6. 慕某某　女　36岁　常家庄

1966年7月28日初诊:乳房肿硬,初起恶寒发热,10余日后恶寒已罢,红肿热痛。脉细数。此乳痈

处方:黄芪五钱　当归五钱　双花一两　甘草二钱　皂刺三钱　丹参三钱　乳香三钱　没药三钱　蒲公英五钱　白芷二钱　水煎温服　二付

8月4日复诊:原方加蒌仁三钱,二付继服。

8月15日复诊:服前方八剂,已溃破,脓出,再用托里消毒生肌法治之

处方:党参四钱　丹参三钱　白芍三钱　黄芪五钱　当归四钱　白术三钱　双花五钱

桔梗二钱　甘草二钱　水煎温服　四付

7. 陈某某　女　48岁　小落村

1966年10月26日初诊:乳痈。

处方:青皮三钱　白芷三钱　当归三钱　柴胡二钱　大贝三钱　僵蚕三钱　天花粉四钱　双花五钱　甘草二钱

10月28日复诊:服初诊方二付,肿硬见消,疼痛亦减,原方二付继服。

10月29日复诊:原方加黄芪五钱,二付继服。

8. 慕某某　女　36岁　常家庄

1966年11月4日初诊:乳痈初起,恶寒发热身痛,乳房结肿作痛,脉弦数。

处方:青皮三钱　白芷三钱　当归三钱　柴胡三钱　大贝三钱　僵蚕三钱　天花粉四钱　双花六钱　甘草二钱　荆芥二钱　防风一钱半　水煎温服　二付

11月9日复诊:服初诊方四付,乳肿已消大半,原方三付继服。

9. 张某　女　成年　下回头村

1968年7月4日初诊:乳房肿痛。此乳痈。

处方:当归五钱　甘草三钱　乳香三钱　栝蒌一个　青皮三钱　丹参五钱　水煎温服　一付

7月5日复诊:服初诊方一付,已消大半,原方一付继服。

【张春兰案】

马某某　女　30岁　崖头小区

2009年初诊:哺乳期因生气,致乳房肿胀疼痛,乳汁少,身有恶寒感。舌苔微黄,脉数。

处方:公英30克　陈皮12克　橘核15克　路路通12克　赤芍10克　全瓜蒌15克

二诊:服上方2剂后,乳房肿消,痛大减。乳汁增多。原方继服2剂。

三诊:服上方后,诸证痊愈。

(六)前阴病

1. 前阴肿疡

【树乾公案】

徐某某　女　39岁

1966年7月26日初诊:患者自述阴户上中部起有小红色疮,作痛,痛时发烧,时有白浊黏液下注,脉弦数。此肝经湿热下注。

处方:龙胆草三钱　黄芩三钱　栀子三钱　泽泻三钱　车前子三钱(各包煎)　木通二钱　柴胡三钱　当归三钱　生地三钱　白芍三钱　双花一两　萆薢三钱　水煎温服　二付

复诊:服初诊方二付,效果不显,又将前方去萆薢加苍术、黄柏,服四付,痛烧大减,疙瘩亦见消退,原方二付继服。

【张灿玾案】

陈某某　女　中年　荣成崂山屯村

初诊：产后不久，外阴部红肿疼痛，初未介意，不日，肿痛不减，始延医，产期母子平安，产后恶露下亦正常，惟外阴部肿痛，无寒热等表里证，二便及饮食均正常，患者体质健壮，舌红苔微黄，后部较厚，脉沉数，遂按湿热下注为治。

处方：薏苡仁三钱　茯苓二钱　炒黄芩三钱　木通一钱　炒山栀子二钱　香附三钱　浙贝三钱　赤芍二钱　当归三钱　川芎二钱　甘草一钱　水煎温服

复诊：服上方二剂，肿痛未减，且有加重之势，以患者自述不明，肿在何处，肿势如何，遂为检视，见左侧大阴唇红肿，按之肿硬，局部有热感，乃外阴部肿疡，此必产时或有所损伤，感染毒物，致血瘀于内，郁而化热，发为肿疡。当急为活血散瘀，清热解毒，以期消散，免致化脓。

处方：当归五钱　黄芪五钱　双花一两　桔梗二钱　炒山甲二钱　连翘三钱　浙贝三钱　赤芍三钱　香附三钱　甘草一钱　水煎温服

复诊：服上方二剂后，肿痛减轻。局部开始软化，继服上方，有望消散。

复诊：前方继服四剂后，已基本消散，当调理气血以收功。

处方：当归五钱　黄芪五钱　川芎二钱　双花三钱　连翘三钱　党参三钱　赤芍二钱　甘草二钱　水煎温服

服上药二剂后，已完全恢复。

按　此证初起，因拘于旧礼，不曾检视，故方不对证，后经查为外阴肿疡，惟诸医籍痈疽门，未见此部有生肿疡者，昔年亦仅见此一例，得以消散。若再迁延，必致化脓，此处尤难护理，溃后则易生他变。

详本方中当归、黄芪、双花、甘草四药，原出《太平惠民和剂局方》卷八“宝庆新增方”名“神效托里散”，双花原作忍冬藤，本云：“治痈疽发背，肠痈，奶痈，无名肿毒……不问老、幼、虚人，并皆治之。”清蒋示吉《医宗说约》改名“四妙汤”。方中忍冬藤多改作金银花。实则用治清热解毒及活络时，藤效尤佳，先父常云，本方治肿疡，无论痈、疽，已溃未溃，灵活加减，效颇佳，吾亦常沿用之，诚妙方也。

2. 阴吹

【张灿玾案】

宁某某　女　中年　荣成宁家村

初诊：患者新产数日后，发觉阴道出气，如肛门出谷气样，初不以为病，不欲告人，因即加重。经检，产时一切正常，母子俱安，恶露亦近终止，大便正常，惟不时自阴道出气如放屁声，无屁臭味，自觉气味恶浊，小便黄，舌红苔黄，脉沉数。此证系湿热下注，子宫浊气不尽，自阴道排出也。当以清利湿热，疏利气机为法。

处方：苍术三钱　薏苡仁五钱　车前子二钱(各包煎)　木通一钱半　炒栀子二钱　茯苓二钱　双花五钱　土茯苓三钱　柴胡二钱　升麻一钱　枳壳三钱　甘草一钱　水煎温服

复诊:服上方二剂,病情有好转,阴吹次数减少,继服前方二剂,服后告知,已大见效,现仅偶发一二次,气亦少。即以原方再服二剂,遂愈。

按 此证早在汉张仲景先生遗著《金匮要略方论》卷下第二十二篇妇人亲病篇中,即有记载云:“胃气下泄,阴吹而正喧,此谷气之实也,膏发煎导之。”详此证,后世妇科医著中,亦多有论及者,然不甚详尽者多,临床记述亦非多见,吾在临床时,亦仅治此一例,先父晚年病案中记有一例,遵仲景法治愈。

详清沈尧封辑《女科辑要》杂病篇辑《金匮》本文,后有王士雄按云:“阴吹,亦妇人恒有之事,别无所苦者,亦不为病。况属隐微之候,故医亦不知耳。……惟吹之太喧,,而大便难燥,乃称为病。”王氏之说,或当如是。而对本病之治疗,仍合所现诸证,分析病机,辨证施治,自不拘于仲景一法耳。

3. 淋浊

【树乾公案】

1. 刘某某 女 21岁 家庄村

1964年10月14日初诊:月经不调,经期错乱,行经腰痛,血色紫黑成块,时或小便淋涩,热痛,尿出黄白浊液,脉弦数,此胞宫瘀血,热蒸膀胱,小便淋闭。

处方:猪苓三钱 泽泻三钱 滑石四钱 甘草三钱 车前子三钱(各包煎) 阿胶三钱(烊化) 桃仁二钱 红花二钱 水煎温服 二付

复诊:服初诊方,小便次数减少,热痛亦轻,浊液亦减,原方四付继服。

2. 于某某 女 50岁 宁家村

1965年5月31日初诊:目患昏花,右眼尤甚,视物觉眼前黑花如锅盖大,胸胁热闷作痛,头面部时觉肿胀,有热气上升,时发热汗出,恶寒,开始先病耳聋,小便淋浊黄水,阴部湿痒,后患目病,脉弦数而虚。此为肝经血虚,肝火上升,湿热下注。

处方:生地四钱 元参五钱 白芍四钱 夏枯草四钱 香附二钱 木通二钱 甘草二钱 甘菊二钱 水煎温服 二付

6月13日复诊:调方。

处方一(先服):石决明一两 元参五钱 党参三钱 生地五钱 茺蔚子四钱 车前子三钱(各包煎) 白芍四钱 夏枯草三钱 水煎温服 一付

处方二(后服):胆草三钱 黄芩二钱 栀子二钱 泽泻三钱 车前子三钱(各包煎) 木通一钱半 当归三钱 生地五钱 柴胡一钱半 甘草二钱 水煎温服 一付

9月12日复诊:服初诊方效果不佳,又改用6月13日方亦未效,后单服6月13日处方二龙胆草方,目视清爽,胸胁热闷亦减,诸症均好转,原方继服。

3. 慕某某 女 43岁 小落村

1966年3月10日初诊:肝肾湿热下注,阴部湿痒,有时热痛,小便下白浊黏液,尿道热痛兼有子宫下垂症,脉弦细数。

处方:龙胆草三钱 黄芩二钱 栀子三钱 泽泻三钱 木通二钱 车前子三钱(各包煎) 当归三钱 柴胡二钱 甘草二钱 生地三钱 水煎温服 二付

3月29日复诊：服初诊方六付，阴部热痒痛好转，白浊亦轻，惟时觉微痛，原方加减调方。

处方：龙胆草三钱　黄芩二钱　栀子三钱　泽泻三钱　苍术三钱　木通二钱　车前子三钱(各包煎)　当归三钱　柴胡三钱　甘草二钱　生地三钱　双花四钱　水煎温服　二付

4. 岳某某　女　24岁　沟陈家村

1967年6月27日初诊：阴部湿热作痒，阴肿，白浊带下，脉弦数。

处方一：龙胆草三钱　黄芩二钱　栀子三钱　泽泻三钱　木通二钱　车前子二钱(各包煎)　当归三钱　柴胡二钱　甘草一钱半　生地三钱　水煎温服

处方二：蛇床子五钱　苦参五钱　水煎温洗。

7月14日复诊：服初诊方二付，阴痒好转，白带白浊亦减，原方三付继服，外洗方继用。

4. 子宫下垂

【树乾公案】

1. 陈某某　女　27岁　入夼村

1963年7月6日初诊：产后子宫下垂兼阴吹症，因产后泻痢，后患此二症，曾服猪膏大发煎方，阴吹症见好转，再用此方兼服。

处方：黄芪四钱　明党参四钱　白术四钱　当归四钱　丹参三钱　陈皮二钱　柴胡二钱　升麻一钱半　甘草二钱　生姜二钱　大枣三枚　水煎温服　二付　痊愈

2. 滕世秀　女　24岁　马草夼村

1964年1月8日初诊：产后子宫下垂。

处方：黄芪五钱　党参三钱　白术三钱　当归三钱　丹参三钱　陈皮二钱　柴胡二钱　升麻一钱　甘草二钱　生姜一钱半　大枣三枚　水煎温服　二付

1月14日复诊：服上方已好转，原方继服，即可恢复，原方四付继服。

3. 苗某某　女　21岁　小落村

1964年1月21日初诊：产后脾肺元气不足，食欲不振，咳嗽频频，振动子宫下垂。此产后咳嗽哮喘，子宫下垂。治宜先建脾以增进饮食兼治子宫下垂。

处方：党参三钱　白术三钱　云苓三钱　甘草二钱　陈皮二钱　生姜二钱　大枣三枚　水煎温服　二付

1月27日复诊：服上方二付，咳嗽已愈，食欲增进，原方二付继服，可痊愈。

【张灿玾案】

1. 鞠某某　女　中年　荣成下回头村

初诊：新产后，由于心情不快，肝气不舒，加之下床过早，遂致子宫下垂。体质尚好，别无他病，二便正常，舌红苔白，脉缓。应予补益中气，佐以疏肝，加以外洗之药，促其缩回。

处方：炙黄芪三钱　党参三钱　白术三钱　当归三钱　柴胡二钱　青皮一钱半　陈皮二钱　炙甘草一钱　生姜三片　大枣三枚(去核)　水煎温服

外洗方：蛇床子五钱　乌梅五个　煎汤温洗。

复诊：服上方二剂后，即有显效，连服六剂而愈。

按　此案以补中益气汤取治，乃属常法，凡体质较弱，中气不足者，尤易患此，本方加青皮者，以肝气不舒，有碍于中气之升提，故稍为疏理之。

本病早在《诸病源候论》中称为"阴下脱"且云："产而阴下脱者，由宿有虚冷，因产用力过度，其气下冲则阴下脱也。"此诚是。后在《外台》中亦多有记载，亦称"子脏挺出"、"阴下挺"。明清医籍亦称"阴挺"或"茄病"、"子肠不收"等，义均同。此所谓"阴"、"子脏"、"胞"，皆指"子宫"。《千金方》妇人方中，则已有"子宫"之称，1959年吾等在南京中医学院教研班习业时，曾去农村实习针灸，该地妇女，大都由于产后过早下田劳动而患有此证，若年久不治则难以恢复，故新产之期，务须注意，一旦患此，务需早医。

2. 栾某某　女　青年　荣成桑梓村

患者因产后下床较早，遂致子宫下垂。经检体质较弱，舌红苔白，脉沉而无力。取补中益气法，另加外洗药。

处方：炙黄芪三钱　党参三钱　当归三钱　白术三钱　陈皮二钱　柴胡二钱　升麻一钱　生姜三片　大枣三枚(去核)　水煎温服

外洗方：蛇床子五钱　乌梅五钱　煎汤温洗。

复诊：服用本方二剂后，已有好转，继服四剂。

复诊：服上方后已愈，因急于从事劳动，再度下垂，此前方治愈，但不曾巩固，故复发。

处方：枳壳五钱　水煎顿服。

服四日后，即大效，继以此方连服四日遂愈，不曾再发。

按　枳壳治本病，为现代人经验。叶橘泉先生《现代实用中药》言枳实、枳壳"对子宫下垂及内脏驰缓无力，脱肛等有显效。"1977年上海人民出版社出版之南京新医学院编《中药大辞典》枳壳条选方，亦收《草医草药简便验方汇编》中治此证二方：①枳壳五钱，蓖麻根五钱。水煎兑鸡汤服，日二次。②枳壳五钱，升麻一钱。水煎温服

据现代药理研究，枳实、枳壳，对子宫平滑肌有收缩作用。吾根据中医用药常例，选用枳壳治疗本病，曾有多例，疗效可靠。

又详清阎纯玺《胎产心法》卷下"前阴诸证论"中，有收肠方，治"子肠不收"。用枳壳、诃子、五棓子、白矾。煎汤熏洗。可证清代，已有用枳壳治本证之方也。

3. 鞠某某之妻　女　中年　荣成大落村

患者小产后，子宫下垂，别无他证，惟身体较虚，舌红苔白，脉沉而弱，先以收敛之药，以缩其子宫，再观有无他变。

处方：枳壳一两水煎温服

复诊：服二剂后，即有初效，遂以此方继服四剂而愈。

愈后不久，忽小腹疼痛，恶露复下，量较多，此子宫瘀血未尽也，先当以活血为主，以防血凝，佐以止血，以防山崩之势。

处方：当归五钱　川芎三钱　荆芥穗炭末(各包冲服)　水煎温服

服二剂即止，无他变证，遂饮食调养之。

按　本案先因子宫下垂，凡无别证者，每以枳壳单方服之，即可奏效。然本病后又下血

者，宫血未净也，今以芎归汤加芥穗炭，既可防其瘀血为患，又可免致血崩，此方虽简，亦相反相成也。

（七）杂病

1. 脏躁

【张灿玾案】

邹某某　女　青年　荣成下回头村

初诊：产后数日，因神有所触，而发口眼肌肉搐动，时作时止，每发作之时，心神不安，伴以啼泣之声，泪涕并出，若怨泣之状，四肢头项无不适，恶露尚未净，大小便正常，舌红苔白，脉浮弦。此因产后气血尚虚，心脾有所不足，神为之动，脉失其养。遂致惊搐之候，当以温补心脾、镇惊安神为法。

处方：党参二钱　白术二钱　当归三钱　远志二钱　炒枣仁三钱　龙眼肉二钱　广木香一钱　茯苓二钱　炒白芍三钱　炙甘草一钱　朱砂五分（研细末冲服）　生姜三片　大枣三枚（去核）　水煎温服

复诊：服上方二剂后，诸证均有所减缓，遂以此方继服三剂而愈。

按　此等证，早在《诸病源候论》及《千金方》中，多有所论及，就病因而言，一者为中风，一者为心气虚。如《千金方·妇人方中·中风》载茯神汤、远志汤、茯苓汤、安心汤等，皆治产后因心血不足所致之志意不定诸变证。又如宋人陈自明《妇人大全良方》卷十九第四论曰："夫产后中风恍惚者，由心主血，血气通于营卫、脏腑，遍循经络。产则血气俱伤，腑脏皆虚，心不能统于诸脏，荣卫不足，即为风邪所乘，则令心神恍惚不定也。《千金》疗产后暴苦，心悸不定，言语错乱，恍惚，皆因心虚所致。"

本案所治，与上文所论，亦基本相同，详患者乃因产后心脾两虚，营卫不足，加之神有所动，意有所思，志有所乱。遂令神志错乱。营卫既不足，气血即不能养护经脉，口眼肌肉搐动者，经脉失养也。盖面部在经属足阳明，足阳明与足太阴相为表里，病则互为影响也。

本方以归脾汤为主，可心脾两补，具镇惊安神之功，加炒白芍者，以白芍可以缓痉，其性偏寒，故炒用之；朱砂具镇静安神之功，强化汤剂之功用。是方亦从本而治，不曾加用祛风定搐之药，义在乎此。

2. 癥瘕

【士洲公案】

1. 董某某　女　成年　荣成县古塔村

初诊：产后恶露不尽，又因生气受冷，小腹胀痛，始未介意，月余之后，恶露虽止，但小腹部有一硬块，按之不动，胀痛不适，饮食亦欠佳，大小便尚可，无寒热，舌淡红，脉沉迟。此气血瘀滞于中，冷气郁积于内，胞宫之气血结而为癥瘕之疾。当以利气活血，温经散瘀之法治之。

处方：乌药三钱　莪术二钱　三棱二钱　肉桂二钱　当归三钱　炒桃仁二钱　红花二钱　青皮二钱　酒香附三钱　丹参三钱　广木香一钱半　水煎温服

复诊：服上方二剂，腹痛亦减缓，余证如前。

处方：再用前方继服二剂，以散其瘀。

复诊：腹胀痛大减，色块亦见软化，前阴下恶血一宗，此瘀结之血，已见温化，病情已见缓解，可缓图之，以免伤其血气。

处方：继以前方加川芎二钱，共为细末，每服二钱，早晚各一次，加黄酒一盏冲服。

复诊：服上方散剂半月后，色块已不觉，腹部按之软，下恶物已极少，脉亦缓和，当再调和气血之法以善其后。

处方：当归三钱　川芎二钱　炒白芍二钱　丹参三钱　桂枝二钱　茯苓二钱　黄芪三钱　香附三钱　炙甘草一钱　水煎温服

服上方数剂而愈。

2. 刘某某之妻　女　成年　荣成县滕家村

初诊：产后恶露下流不畅，小腹疼痛，自用益母草膏冲服，亦无大效，后竟停止不行，自以为已尽，但小腹部仍觉胀痛，大小便正常，怕冷拒按，摸之似有肿块，饮食欠佳，脉沉涩。此恶血未尽，凝结不散。当利气活瘀，以散其气血。

处方：乌药三钱　莪术二钱　肉桂二钱　当归三钱　川芎二钱　炒桃仁二钱　红花二钱　香附三钱　丹参三钱　川椒一钱半　水煎温服

复诊：服上方二剂后，告知小腹胀痛减轻，复下恶血一宗，嘱可继服二剂。

复诊：继服二剂后，小腹已基本不痛，恶血亦较少，惟觉全身无力，食欲欠佳，舌淡红苔白，脉沉缓无力。当健补脾胃，以养其血气。

处方：党参三钱　炒白术三钱　茯苓二钱　当归三钱　川芎二钱　炒白芍三钱　熟地三钱　益母草三钱　炙甘草一钱　生姜三片　大枣三枚(去核)　水煎温服

服上方二剂后，病已大好，遂停药，以饮食调养而自愈。

【张灿玾案】

周某　女　30岁　莱芜(原籍湖南长沙)

2014年2月25日初诊：原由数年前产后腰痛未愈，近又加剧，手凉易汗，小指发麻，易疲劳，关节痛，月经基本正常，饮食、大便亦正常。春节时小便稍频，心脏有时有悸动感，有时有痛感，可放射至肩部，医院检查心电图有改变(详情不记)，B超检查，子宫有囊肿，小腹发凉，睡眠较差，易醒。此心肾阳虚，肝血不足，致筋络失养，冲、任脉失营。治易温经活络，温补肝肾。

处方：当归15克　丹参15克　炙乳香6克　炙没药6克　川牛膝9克　桂枝9克　鸡血藤12克　杜仲15克　川断15克　阿胶15克(各包烊化)　蛇床子6克　小茴香6克　远志10克　炒枣仁20克　夜交藤15克　细辛2克　白芥子6克　水煎温服

后至3月，其友告知，服用此方多剂，诸证均大好，子宫囊肿消失。

按　此证由多种原因导致多脏器损伤，然皆伤及气血经脉，血运不畅，经络欠通，故以综合调控以治，病情向愈。

【张春兰案】

郑某某　女　38岁　于革夼村

2004年初诊:左侧卵巢囊肿疼痛,经西药治疗囊肿消失,但长时间仍有条索状物,疼痛拒按,经期尚正常,每次经来时腹痛加重,经血暗红,有少量血块。舌苔微黄,脉沉弦细。

处方:当归10克　生地10克　白芍10克　川芎10克　白术10克　柴胡10克　香附10克　乌药10克　元胡10克　红花10克　桃仁10克　甘草5克　双花15克　木香6克　鸡血藤15克　青皮10克　公英15克　川楝子10克　乳香10克　没药10克　水煎温服　4剂

二诊:服上方4剂后,小腹疼痛大减,条索状物消失,原方桃仁、红花减至5克,加败酱草15克,丹参10克继服6剂。

三诊:服用二诊方后,适逢月经来潮,小腹按时无痛感,经血已转红,无血块,二诊方继服4剂。

四诊:病已痊愈,故服"桂枝茯苓丸"半月,以巩固疗效。

五、外　　科

(一)痈疽

1. 头面部

(1)颊病

【树乾公案】

1. 林某　男　5岁　潭村林家村

1963年12月18日初诊:颊疽,身前结肿坚硬如石,漫肿无头,皮色不变,脉沉涩弱。此颊疽。

处方:当归三钱　丹参三钱　荆子二钱　白芍二钱　防风二钱　独活二钱　川羌二钱　甘草二钱　党参三钱　柴胡三钱　香附三钱　葛根二钱　升麻一钱　僵蚕三钱　生姜一钱　大枣三枚　水煎温服　二付

12月23日复诊:服初诊方,肿硬消去大半,原方三付继服,可望痊愈。

2. 慕某某　男　45岁　西慕家村

1965年12月12日初诊:颊疽,耳前结肿,坚硬如石。

处方:当归三钱　丹参三钱　荆子二钱　白芍二钱　防风三钱　独活二钱　川羌二钱　甘草二钱　党参三钱　柴胡三钱　香附三钱　葛根二钱　升麻一钱　僵蚕三钱　生姜一钱　大枣三枚　水煎温服

12月15日复诊:服初诊方二付,肿硬见消,痛亦减轻,原方继服。

12 月 20 日复诊:周围肿硬已消,由阴转阳,患处顶已高肿化脓,再以托里消毒法调方。

处方:黄芪一两　当归五钱　双花一两　甘草三钱　桔梗二钱　白芷三钱　皂刺三钱　丹参三钱　没药三钱　水煎温服　三付

(2) 耳根毒

【树乾公案】

1. 梁某某　女　36 岁　马草夼村

1964 年 1 月 5 日初诊:耳前结肿坚硬如石,漫肿无头皮色如常,有时微痛已四年之久,逐步长大,曾经解剖一次,继而又长大,痛时涉及头脑按痛。此耳根毒。

处方:当归三钱　蔓荆子二钱　白芍二钱　防风二钱　独活二钱　川羌二钱　甘草二钱　党参三钱　柴胡三钱　香附三钱　葛根二钱　升麻一钱　僵蚕三钱　生姜一钱　大枣三枚　水煎温服　三付

1 月 14 日复诊:原方加苍术三钱,黄芪三钱,牡蛎四钱,二付继服。

1 月 26 日复诊:服初诊方三付,头脑抽痛已止,结硬处亦见消软,因素患湿寒带下甚重,又服 14 日方,白带轻,原方四付继服。

2. 闫某某　男　30 岁　小落村

1964 年 1 月 22 日初诊:耳后结肿坚硬作痛,漫肿无头,皮色不变,不能转动,并伴有恶寒发热身痛,脉浮紧。此耳根毒。

处方:当归三钱　荆子二钱　白芍二钱　防风二钱　升麻一钱　僵蚕三钱　生姜一钱　大枣三枚　柴胡三钱　香附三钱　葛根二钱　独活二钱　川羌二钱　甘草二钱　水煎温服　一付

1 月 24 日复诊:服上方一付,肿消大半,项亦能转动,原方二付继服。

3. 刘某某　男　23 岁

1964 年 11 月 9 日初诊:耳根部结肿作痛,初发微寒热身痛。脉浮数。此耳根毒。

处方:连翘三钱　栀子二钱　赤芍三钱　桔梗二钱　当归三钱　元参三钱　射干二钱　红花二钱　葛根三钱　陈皮二钱　甘草二钱　天花粉三钱　水煎温服　一付

复诊:服初诊方,肿消大半,痛亦减轻,原方二付继服。

2. 颈项部

(1) 脑疽

【树乾公案】

1. 曲某某　女　51 岁　沟陈家村

1966 年 6 月 28 日初诊:脑疽,对口。

处方:当归四钱　丹参四钱　双花一两　连翘四钱　地丁五钱　公英五钱　甘菊三钱

皂刺三钱　甘草二钱　赤芍三钱　水煎温服　二付

7月1日复诊：服初诊方二付，肿消痛止，项破脓溃，原方二付继服。

2. 刘某某　男　71岁　刘家庄村

1968年7月17日初诊：项后生疮数颗，红项　热疼痛。此项后风热毒。

处方：当归三钱　赤芍三钱　双花一两　地丁五钱　公英五钱　甘菊三钱　连翘五钱　黄芩三钱　甘草二钱　桔梗二钱　皂刺二钱　水煎温服　二付

7月25日复诊：服初诊方二付，肿消痛止热退脓熟，原方三储继服。

3. 孔某某　女　72岁　崂山屯村

1968年8月19日初诊：偏脑疽已溃脓，疼痛不堪，毒气尚未透达，脉沉而无力。

处方：黄芪五钱　当归八钱　双花一两　甘草二钱　皂刺三钱　白芷三钱　桔梗二钱　花粉三钱　水煎温服　二付

8月27日复诊：服初诊方四剂，疮已溃破，每日流脓很多，再以托里消毒法调方。

处方：党参三钱　川芎二钱　白芍三钱　当归五钱　白术四钱　双花一两　甘草二钱　桔梗二钱　云苓三钱　皂刺二钱　水煎温服　三付

【张灿玾案】

李某某　女　中年　荣成崂山屯村

初诊：患脑疽证已数日，红肿无头，疼痛难忍，舌红苔黄，脉浮数有力。此亦热毒聚结，发为痈疽，急需大剂量清热解毒，散瘀消肿之药以治，以免疮毒内陷。

处方：黄芪五钱　当归五钱　双花一两　皂刺三钱　白芷二钱　乳香二钱　没药二钱　连翘五钱　赤芍二钱　甘草二钱　水煎温服

复诊：服上方四剂后，疮已溃破，脓血并出，疼痛减轻，此证既亦溃破，当再予托毒外出之法以治。

处方：党参三钱　白术二钱　茯苓二钱　当归三钱　川芎二钱　白芍二钱　黄芪三钱　皂刺一钱　金银花三钱　桔梗二钱　白芷二钱　甘草一钱　水煎温服

复诊：服上方六剂后，疮毒已大都消散，脓毒已基本排尽，但尚未完全收口，后加用外敷膏药，经护理调养遂愈。

按　脑疽一病，本系疡科要害部位，若治疗不当，极易内陷，伤及神明之府，导致险证。本病虽治疗稍晚，但因及时采用大剂量清热解毒之双花、甘草及散瘀排毒之剂，使疮毒及时发出。又有黄芪、当归等补养气血，托毒外出，使疮毒及时外发，未曾导致险证，得以及时痊愈。

（2）上石疽

【树乾公案】

萧某某　男　36岁　刁家村

1967年1月30日初诊：颊项结肿，坚硬如石，皮色不变，脉浮紧。此上石疽。

处方：当归三钱　丹参三钱　川芎二钱　蔓荆子二钱　白芍二钱　防风二钱　独活二

钱　川羌二钱　甘草二钱　党参二钱　大枣三枚　柴胡二钱　香附二钱　葛根二钱　升麻一钱　僵蚕三钱　生姜一钱　水煎温服　一付

2月1日复诊：服初诊方一付，肿已消大半，原方二付继服。

（3）瘰疬

【树乾公案】

1. 邹某某　女　成年　下回头村

1963年3月5日初诊：项部两侧肿大，有时往来寒热，脉弦数。此肝郁而致瘰疬（淋巴结核）。

处方：柴胡三钱　黄芩二钱　半夏三钱　党参二钱　甘草二钱　元参三钱　大贝三钱　牡蛎一两(先煎)　水煎温服　二付

3月7日复诊：调方。

处方：夏枯草五钱　大贝三钱　香附三钱　远志二钱　牡蛎一两(先煎)　水煎温服　二付

3月11日复诊：好转，项部见消，原方二付继服，痊愈。

2. 张某某　女　成年　下回头村

1966年10月26日初诊：头痛眩晕，往来寒热，项部瘰疬连串，心悸或烦躁，脉沉弦弱，此为肝阳内郁，血不养肝。此瘰疬。

处方：当归三钱　白芍三钱　白术三钱　云苓三钱　柴胡三钱　甘草三钱　薄荷　一钱半(后入)　水煎温服　一付

11月5日复诊：服上方数剂，痊愈。

（4）颈疽

【张灿玾案】

王某某　男　中年　荣成脉埠村

患者于颈旁发一疮疡，坚硬如石，皮色不变，疼痛异常，连及耳项，脉浮数有力，此上石疽也。皆气血凝滞，热毒聚结所致。急当清热解毒，活血散瘀，通经活络，以散其结。

处方：柴胡三钱　生地三钱　当归四钱　赤芍三钱　川芎二钱　连翘三钱　牛蒡子三钱　黄芩二钱　生山栀二钱　天花粉二钱　防风二钱　甲珠二钱　双花五钱　浙贝三钱　香附三钱　乳香二钱　没药二钱　生甘草二钱　水煎温服

复诊：服上方二剂后，疼痛减轻，项部已觉舒缓，惟疮体高肿，恐难以消散，当促其外溃，可继服前方。

复诊：服上方二剂后，余肿皆消，惟疮头高大，势将破溃。

处方：前方加乌药三钱　红花三钱　水煎温服

复诊：服前方四剂后，疮毒将溃也，当以溃疡治之。

处方：黄芪五钱　当归五钱　金银花一两　甲珠二钱　皂刺二钱　白芷二钱　乳香二

钱　没药二钱　甘草二钱　水煎温服

复诊:疮已破溃,脓血大出,疼痛减轻,项部已活动自如,遂继服此方,外以膏药护其疮口,以待愈合,后遂愈。

按　本方初起,重用活血散结解毒之药,免其疮毒扩散。虽未能消散,因疮毒已凝聚,后遂破溃,以托里消毒之法以治,终获痊愈。

3. 肩背部

(1) 肩疽

【士洲公案】

1. 赵某某　男　中年　文登县西冓村

初诊:初起于左臂上部红肿疼痛,不以为意,自服偏方,数日后,红肿尤甚,疼痛亦加,臂部热甚。此臂痈也,观其肿势,内以化脓,难以消散。当以清热解毒,活血透发之药,促其早溃,免其扩散。

处方:生黄芪三钱　当归三钱　川芎二钱　山甲珠二钱　皂刺二钱　双花五钱　白芷二钱　连翘三钱　水煎温服

复诊:服上方二剂,疮已破溃,脓血泄出后,肿已见消,已无大患矣。

处方一:继以前方再两剂,托毒外出。

处方二:以忍冬藤煎汤清洗患处。

处方三:以生肌玉红膏贴敷疮口。

后经十余日遂愈。

2. 李某某　男　成年　荣成县宁家村

初诊:背生痈疡,自以为身强,不曾介意,应用偏方外敷,后自溃破出脓血,已十余日竟不收口。此疮毒不曾排尽,且易扩散,当急予托脓外出,扶正解毒,以清除内患。

处方:黄芪三钱　当归三钱　川芎二钱　白芍二钱　党参二钱　白术二钱　茯苓二钱　双花五钱　皂刺二钱　白芷二钱　桔梗二钱　蒲公英五钱　地丁三钱　生甘草二钱　水煎温服

复诊:服上方二剂后,脓毒大量排出,疮周围亦松软。此正气来复,脓毒托出之徵,遂令继服前方二剂。

复诊:服上方二剂后,脓毒已渐少,疮势已逐渐收口,无大患矣。

处方:以前方一剂为散剂,早晚各服二钱,后遂收口而愈。

【树乾公案】

1. 毕某某　女　33岁

1964年8月18日初诊:肩中疽,漫肿无头,皮色不变,初发恶寒身痛,现仍有微恶寒,脉浮数无力。

处方:当归三钱　丹参四钱　乳香三钱　没药三钱　连翘三钱　独活二钱　柴胡二钱

前胡三钱　枳壳二钱　桔梗二钱　甘草二钱　双花五钱　水煎温服　二付

复诊:服上方三付,寒热已退,痛亦减轻,原方连服数剂,可完全消退。

2. 彭某某　女　22 岁　彭家庄村

1965 年 4 月 11 日初诊:过肩疽,漫肿无头,皮色不变,脉弦数。

处方;当归五钱　丹参五钱　乳香三钱　没药三钱　黄芪五钱　双花一两　甘草二钱　水煎温服　二付

复诊:服初诊方二付,肿硬见消,痛亦减轻,可望消散,原方三付继服。

【张灿玾案】

孔某某　男　中年　荣成孔家庄村

初诊:始觉背部疼痛难忍,红肿无头,已二、三日也,其部位适当下搭手处,局部红肿,按之痛甚,舌红苔黄,脉洪数。精神与二便均正常,食欲尚可,乃热毒为患,营卫凝滞,此下搭手也,势将化脓,当急与清热解毒,活血化瘀,托毒外出,促其早溃。

处方:当归三钱　双花五钱　炒山甲二钱　皂刺二钱　赤芍二钱　花粉二钱　防风一钱半　浙贝二钱　白芷二钱　香附二钱　乳香二钱　没药二钱　生甘草一钱　水煎温服

复诊:服上方二剂后,疮面红肿扩大,热痛较甚,大便不畅,周身不适,此疮毒正盛之时,必当促其外发,通其内窍。

处方:当归三钱　红花二钱　炒山甲二钱　皂刺二钱　防风二钱　羌活二钱　白芷二钱　连翘三钱　花粉二钱　双花五钱　蒲公英五钱　乳香二钱　没药二钱　大黄二钱　生甘草二钱　水煎温服

复诊:服上方二剂后,疮势肿面日见高大,热痛较甚,惟昨夜忽觉精神不爽,疼痛减轻,疮面略见塌陷,皮肤亦见皱折,患者有心烦、恶心之感。此疮毒有内陷之势,急当用清心、护心之药以救之。

处方一:护心散(绿豆粉一两　乳香三钱　朱砂一钱　甘草一钱　共为细末)。每服二钱,温开水调服,早晚各一次。

处方二:黄连二钱　黄芩二钱　生山栀子二钱　当归二钱　白芍二钱　薄荷一钱(后入)　桔梗二钱　连翘二钱　莲子芯一钱　双花三钱　槟榔二钱　大黄二钱　生甘草一钱　水煎温服

复诊:服上方一剂后,心烦、恶心之症皆减,局部有灼痛甚,此疮毒内陷之证已减缓,毒气继续外发,是正常现象。按前方继服一剂,以清余毒。

复诊:疮面已破溃,呈多脓头状,遂以溃疡治法,以托毒外出为主,兼扶正气,方用四妙汤与八珍汤合方加减。

处方:黄芪三钱　当归五钱　双花五钱　生白术一钱半　茯苓一钱半　党参一钱半　川芎一钱半　白芍三钱　桔梗二钱　生甘草一钱　水煎温服

复诊:疮口扩大,脓点增多,食少心烦,发热口渴,大便微溏,此证吾祖父常谓,溃而不敛者,脾虚。改用补气血、扶脾胃、托毒外出法。

处方一:党参三钱　黄芪三钱　白术二钱　川芎二钱　白芍二钱　当归三钱　双花五钱　茯苓三钱　皂刺二钱　桔梗二钱　陈皮二钱　天花粉二钱　生甘草一钱　水煎温服

处方二:忍冬藤半斤　水煎汤清洗患处。

复诊:用上法数日后,病家来告,疮面脱下腐肉一块,形成指余深之陷坑,病家惶恐不安,不知能否痊愈,见其疮口,局部红润细软,不显恶象,须用内外两法并治。

处方一:皂刺二钱　金银花五钱　桔梗二钱　白芷二钱　川芎二钱　黄芪三钱　当归三钱　白芍二钱　白术二钱　党参二钱　茯苓二钱　生甘草一钱　水煎温服

处方二:生肌玉红膏(用《外科正宗》方:白芷五钱　甘草一两二钱　当归二两　血竭轻粉各四钱　白蜡二钱　紫草二钱　麻油一斤　先用当归、甘草、紫草、白芷四味入油内浸三日,慢火煎枯,用细绢滤清,将油复入锅内,趁沸时,将血竭投入其中化尽,次下白腊化尽搅匀,倒瓷碗中,放入冷水盆内,待冷却后听用。)敷贴于疮面。

复诊:经用上方调治数日后,可见疮口已无腐肉,逐渐有新的肉芽生成,疮口已有愈合之势,患者饮食精神等,均已大见好转,脉象已趋于平和,继用前方治疗。

复诊:经用前方治疗十余日后,疮口肌肤逐渐丰满,继用前方治疗后,最终愈合,无任何后遗之证与不适之感。

按　此证虽属恶疮之类,治疗过程,已有所反复,并出现过疮毒内陷之现象,但终因医患双方互相配合,治疗无误,得此善果。

本证初起,是以清热解毒,促其外溃为主,故曾用过神授卫生汤与仙方活命饮等方;中期疮毒内陷时,特用护心散与内疏黄连汤,急与清心护心,使毒气外出;破溃之后,以托里消毒散方为主,托毒处出,补养气血,并配合外用诸方,是治疗本证之大法也。

(2) 上搭手

【张灿玾案】

李某某之妻　女　中年　荣成朋上村

初诊:患上搭手已初步破溃,但因治疗未及时,食欲欠佳,时觉恶心,此疮毒未能及时排出,稍有内陷之趋势,患者精神尚可,惟局部疼痛难忍,舌红,脉洪数。说明疮毒甚盛,急需托毒外出,以免内陷,导致险证。

处方:黄芪五钱　当归五钱　金银花一两　甲珠三钱　皂刺三钱　白芷三钱　甘草二钱　水煎温服

复诊:服上方三剂后,疮势肿大,未再发恶心。患者自感心中清爽,惟大便稍干,说明疮毒已向外发展,急当以清热解毒之法取治。并须兼顾补养气血,顾护正气。

处方:黄芪五钱　当归一两　金银花一两　甲珠二钱　皂刺二钱　白芷二钱　乳香一钱　没药一钱　甘草二钱　水煎温服

复诊:服上方三剂后,疮已大溃,出脓血甚多,疼痛减缓,患者食欲已有所增加,脉象已有减缓之势,急当用托里消毒之法取治。

处方:当归五钱　川芎二钱　白芍二钱　党参三钱　白术三钱　茯苓二钱　黄芪五钱　金银花一两　皂刺二钱　桔梗二钱　白芷二钱　甘草二钱　水煎温服

复诊:服上方五剂后,脓血已大都出尽,病情亦已好转,惟气血亏损较甚,下地行走觉足根疼痛,当继续以补养气血,托里消毒为法。

处方:当归五钱　川芎二钱　白芍三钱　党参三钱　白术三钱　茯苓三钱　黄芪五钱

皂刺一钱　白芷一钱　川牛膝二钱　桔梗一钱　金银花五钱　甘草二钱　水煎温服

复诊：服上方三剂后，疮口已长出新芽，开始愈合，足根已不疼痛，惟身体较为虚弱，遂以前方，去牛膝，党参改为人参，继服十剂，疮口愈合，体力已基本恢复。

按　本证亦属痈疽类险恶之证，且开始治疗有所延误，患者体质亦较弱。所以在治疗过程中，始终注意到一下两点：一则使用大剂量之清热解毒药，双花重达两许，在溃脓期间，皂刺、甲珠用量亦较大，以增强其托毒之作用。其次，始终注意到顾护正气，所以黄芪、当归用量均较大，既可补养气血，亦可托毒外出，且黄芪、双花为治痈疽之要药，一者去邪，一者扶正，不可不知。亦治痈疽之要义也。

4. 胸腋部

(1) 腋疮

【树乾公案】

1. 岳某某　男　44岁　单家村

1963年12月12日初诊：腋疽，初发恶寒发热，漫肿无头坚硬，脉弦数。

处方：当归三钱　丹参四钱　赤芍三钱　生地三钱　栀子三钱　花粉三钱　连翘三钱　防风二钱　甘草二钱　牛蒡子二钱　柴胡三钱　乳香三钱　没药三钱　水煎温服　一付

12月13日复诊：服上方一付，恶寒发热已退，肿亦见消，原方继服。

2. 李某某　男　42岁　崂山屯村

1965年6月2日初诊：腋下结肿，红肿作痛，将有化脓之势。此腋疮。

处方：当归五钱　丹参五钱　乳香三钱　没药二钱　连翘三钱　红花三钱　双花五钱　水煎温服　二付

复诊：服上方二付，红肿大部消散，疼痛亦减，原方二付继服。

【张灿玾案】

林某某　女　青年　荣成县常家庄

初诊：患腋下肿核已数月。曾多求治，效不佳。患者始觉腋下有一小型肿核，肿痛连及腋胁部，按之硬度中等，逐渐肿大，现有半个鸡蛋大，皮色不变。体瘦弱乏力，面色苍老，偶有寒热感，口不渴，食少，二便正常，月经量少，周期不准。舌淡红，苔白薄，脉弦细，尺弱。按此证皆因肝气不疏，气血郁滞，湿痰瘀阻于肝胆二经，病发于腋下。而患者体质欠佳，情志多忧，治当虚实兼顾，补养气血以扶其正，散结化瘀以消其肿，庶几可消。可以香贝养荣汤加减。

处方：党参三钱　炒白术二钱　茯苓二钱　当归三钱　川芎二钱　白芍三钱　生地三钱　香附三钱　浙贝母三钱　连翘三钱　白芥子二钱　桔梗二钱　柴胡二钱　陈皮二钱　生甘草一钱　水煎温服

复诊：服上方三剂后，病情见好，精神稍振，肿核按之稍软，痛亦见轻，脉、舌依旧。可见病情已呈消散之转机，可加大散结化瘀之力，以促其消散。

处方：上方香附、浙贝母加至五钱，另加全瓜蒌五钱　白僵蚕三钱　水煎温服复诊：服上方五剂后，病情已大见好转，肿核已变小而软，患者精神与体质亦见好转，脉象较前有力，可继服前方。

后继服上方约20余剂，直至痊愈。

按 患者本已二十余岁，尚且未婚，自多忧思，且体质亦非健壮者可比，患此病后，尤增忧郁。诊时常见其时发长叹，精神不爽。详本病亦多因忧思过度，导致肝气不疏，肝为血海，气失疏泄，其气既郁，则气血难以畅行，湿痰瘀血，阻滞其经，病发于腋下也。因其气血本虚，无力化阳，乃属阴疽结核之类。故当补散兼行，标本兼治。

香贝养荣汤，原出《医宗金鉴·外科心法要诀》，本治石疽、阴肿、结核类疾病。此方以香附、贝母为君，有益气养血散结之功，故名香贝养荣汤。方药具四君子汤益气，具四物汤养血，用以扶正也；外加陈皮、桔梗，以利气化痰。先大父与先父常以本方加减，治此类疾病，每收良效。本案亦用此方，外加连翘、白芥子以强化利气祛痰也。加柴胡者，一则疏利肝气，一则引经之用。后服再加白僵蚕、全瓜蒌，且用量亦大，利在用以专攻也。故初服即见药效，终收全功。凡此类药切忌大剂苦寒类清热解毒药，过用此类药尤易阴凝不散，当以温化之药，促其阳化，则气血易行，结滞可散。义本此也。

5. 胁腹部

(1) 胁疽

【树乾公案】

1. 董某某　男　14岁　崂山村

1966年9月13日初诊：胁疽，漫肿无头，皮色不变。

处方：当归五钱　丹参五钱　双花五钱　茜草三钱　红花三钱　水煎温服　二付

9月20日复诊：服上方数剂后，调方。

处方：当归五钱　丹参五钱　双花五钱　甘草二钱　皂刺三钱　穿山甲二钱　白芷二钱　水煎温服　三付

9月23日复诊：上方加肉桂一钱，黄芪五钱。二付继服。

9月25日复诊：服初诊方已不能消散，改用23日方，服二付，疮已转阳，变红，原方三付继服。

2. 王某某之妻　女　中年　荣成西仙王家村

初诊：患者于胁部起一肿物，坚硬疼痛，皮色不变，无寒热症状，饮食二便亦均正常。此乃瘀血结聚所致，若迁延日久，必成恶疽。当以活血化瘀散结为法。

处方：当归三钱　川芎二钱　白芍二钱　生地二钱　香附三钱　乌药二钱　浙贝二钱　沉香一钱半　苏子二钱　双花三钱　桔梗二钱　枳壳一钱　黄芪二钱　蒌仁三钱　陈皮二钱　广木香一钱半　甘草一钱　水煎温服

复诊：服上方二剂后，肿即散，已无痛处，不再服药。

按 此证纯属瘀血结聚所致，凡此等证，祖父曾多次言及，"若非湿痰，即为死血。"本证所现之证状，局部有硬痛之感觉，所以不似湿痰之软肿，当为瘀血之证。故以本方活血化瘀、利气散结为主，使气血得以流通，瘀血遂即散去。故仅服二剂，病痛即解。

（2）腹疽

【士洲公案】

张某某　女　青年　荣成县下回头村

初诊：腹部生痈，红肿疼痛，不曾就医，直至溃破，自以为脓出即愈，亦不曾进行治疗，迁徙日久，毒气内溃，与大肠相通，形成瘘道，时见有粪液或蛔虫自疮口溢出。时患者体虚已甚，脾胃亦弱，不得已而就医。此乃热毒方成，未能及时促其外溃，致令毒气内陷，连及腹膜，溃后又未能及时托毒外出，遂致气血大虚，脾胃不振，患部脓道，内外相通，难以自愈，幸在毒气尚未漫及全身，伤及五脏。应予大补气血，振其脾气，托毒消毒兼护内膜，或可救此危证。

处方一：黄芪五钱　当归五钱　川芎二钱　党参三钱　白术三钱　茯苓一钱半　白芍二钱　皂刺一钱　双花三钱　桔梗一钱　白芷一钱　山甲珠一钱　生甘草一钱　水煎温服

处方二：白芨、虫白蜡各等分，共研细末，每服二钱，早晚各一次，米饮调服。

连服上方，直至痊愈，无任何后遗症。

珅按　祖父此案，吾尚年幼，至少年时，曾听三祖父讲过此事。后吾习医时，曾亲向祖父，如何治愈此案，本案即根据祖父讲述，记录如上。当年祖父与父亲对恶性痈疽的治疗，积累了丰富的经验，直至我行医时，抗生素已普遍应用。那时我治一般性痈疽，还是以中医为主，尽可能不用抗生素，我认为痈疽重证，仍应坚持用中医中药去探索新的经验。

（3）臀痈

【树乾公案】

滕某某　男　18岁

1964年8月3日初诊：坐骨瘀血成疮，肿痛皮色不变，拒按，将有化脓之势，脉弦数。此臀疽。

处方：当归五钱　丹参五钱　乳香三钱　没药五钱　黄芪五钱　双花一两　怀牛膝三钱　甘草二钱　水煎温服　一付

复诊：服上方一付，肿痛减轻，二付继服。遂愈。

6. 上肢部

（1）手臂肿毒

【张灿珅案】

1. 陈某某之妻　女　老年　荣成常家庄村

初诊：患者于右手腕部生一肿疡，红肿疼痛，局部有烧灼感，此兑疽也。患者体质尚可，精神正常，二便亦正常，惟疼甚，烦躁，食欲稍减，舌红苔黄，脉洪数。此痈毒流于手太阴经，结于脉口。急需重剂清热解毒，兼顾正气，托毒外出，以免内陷。

处方：黄芪三钱　当归三钱　金银花一两　甲珠三钱　皂刺三钱　白芷三钱　蒲公英五钱　地丁五钱　菊花五钱　花粉三钱　甘草二钱　水煎温服

复诊：服二剂后，红肿加深，有溃脓之势，患者烦躁甚，时有恶心感。因年事已高，热毒较甚，须谨防疮毒内陷。

处方一：护心散八钱，每服二钱，温水送服，早晚各一次。

处方二：前方加黄连二钱　水煎温服

复诊：服上方二剂后，烦躁恶心之证皆除，疮面边缘，疼痛减轻。破溃之势已成矣。当继服前黄芪方。

复诊：服前方后，疮已溃矣，脓毒大泻，肿部松软，脉象亦缓和。

处方：每日以忍冬藤煎汤清洗患处。

复诊：经上方治疗后，肿势已消，脓水减少，病人食欲及二便，均已正常，脉象亦趋缓和，当以托里消毒为主。

处方：党参三钱　白术二钱　茯苓二钱　当归三钱　川芎二钱　白芍二钱　黄芪三钱　皂刺一钱　金银花三钱　桔梗二钱　白芷二钱　甘草一钱　水煎温服

复诊：服本方二剂后，疮口脓水已很少，渐趋愈合，遂继服数剂而愈。

按　本证疮疡患处，亦属要害之部，治疗不当，每易疮毒循经内陷，且患者年事已高，犹需注意。本方始以四妙汤与五味疔毒散合组加减而成，方中有黄芪、当归等，补气养血之药，顾护正气，有金银花、蒲公英、地丁、菊花等重剂清热解毒之药以解毒气，复有皂刺、甲珠等，促其外溃，故疮毒得以尽快溃破，脓血外出。后遂以托里消毒散补养正气，排出余毒，并即安全愈合，未生变故。

2. 于某某　女　青年　荣成西仙王家村

初诊：患者臂上生一疽，漫肿无头，坚硬疼痛，患者体格尚好，饮食二便均正常，脉沉数。此热毒聚结，气血凝聚，当急与活血散结，解毒之法，或可消散。

处方：当归三钱　赤芍二钱　乳香二钱　没药二钱　浙贝二钱　白芷一钱半　羌活一钱半　红花二钱　陈皮二钱　双花三钱　桂枝一钱半　甘草一钱　水煎温服

复诊：服上方二剂后，疼痛减轻，疮面已稍见松软，是极有消散之可能，可继用前方。

复诊：服上方三剂后，疮毒已基本消散，患部按之亦松软，无疼痛感，遂嘱其注意调理，自可痊愈。

按　本证虽属热毒聚结，气血凝聚，但尚未至从阳化热，应属阴疽一类，因时间较短，不可过用大苦大寒之药，若此，则凝固之气血，不易消散，疮毒亦不易解除，固当以活血散结解毒为主，促其气血流通，则毒邪自可解除，得以消散。

7. 下肢部

（1）阳痈

【张灿玾案】

1. 单某某　女　青年　荣成县单家村

初诊：突发大腿部红肿疼痛，不能行走。视其肿处在股骨外侧近上端处，漫肿无头，局部色红,灼热,按之痛甚,且痛引臀部深层,已难以下地。身无寒热,素体健壮,别无他疾。家人近期亦无患痈疡者,无外伤史。舌红口干,苔白,中心部略厚色微黄,脉洪数。此必火毒内郁营卫之气,滞而不行,热毒滞于足太阳之脉,阳邪犯阳脉,两阳相合,化热尤甚;然毒处深部,当促其尽快外溃,以免热毒内窜,损及筋骨。当以清热解毒,兼以理气活血为法,必能托毒外出。

处方:黄芪五钱　当归五钱　金银花八钱　炒山甲二钱　皂刺二钱　白芷二钱　川牛膝二钱　菊花五钱　地丁五钱　蒲公英五钱　生乳香二钱　生没药二钱　生甘草二钱　水煎温服

复诊:服上方三剂后,患部红肿高大,灼痛较甚,呈骤敛之势。此疮毒外出之征,非恶象也。精神正常,口渴,饮食如常。舌红,苔黄,脉洪大。无需担忧,可继服前方。

复诊:继服上方三剂后,肿疡已完全聚敛,灼痛亦稍减,痈顶部柔软,势将溃破,精神体力均无异常,脉洪数,此尽为阳化外出之象。依原方皂刺、山甲、桔梗各加一钱,促其早溃。

复诊:服上药期间疮已溃破,肿痛顿解,脓液黏稠兼少量血水,肿部根盘亦松散,肢体活动亦觉自由。嘱按原方再服二剂,以排尽脓毒,免其残留脓根,愈后再发。

复诊:肿部已完全软化平复,脓液亦减,仅少量脓液自疮口外排且血色鲜红,股部已可活动,脉平复,前方不可再复,当以托里消毒之法,养其血气,消出余毒,促其愈合。

处方:党参三钱　炒白术二钱　茯苓二钱　黄芪三钱　当归三钱　川芎二钱　白芍二钱　双花三钱　皂刺二钱　白芷二钱　桔梗二钱　生甘草一钱　水煎温服

复诊:服本方数剂后,脓水已尽,静待收口,患者已可下地活动,无任何异常变化,遂停药,待其自愈。

按　本案始因其发于靠近股骨关节部位,担心其向里发展,易损及关节,故急用四妙汤合五味消毒饮加减取治,一则有归、芪等大补气血之药,进一步促其阳化;二则有双花、菊花、地丁、公英类清热解毒之药,力大而性稳,无伤正之忧,三则有皂刺、山甲、白芷、桔梗等药,促其排毒溃脓,防其内癀,四则有乳香、没药活血止痛类药,以助诸药,可谓万全之计。

阳性痈疡,红肿灼痛,本系正常,无须担心。凡精神正常,脉象洪数,皆阳证之吉兆,可加速溃破。本案溃后即改服托里消毒散,家大父常谓痈疽"肿而不溃者血虚,溃而不敛者脾虚。"本案之法,亦谨遵此训,故治疗过程,甚为顺利,结果亦佳,既无内犯之变,亦无伤寒之遗。

2. 陈某某　男　青年　荣成市沟陈家

初诊:患者于三五日前,始感右膝部微肿痛,皮肤变红,始来就医。经西医检查,系一脓疡,复以注射器抽取液体,似已有脓,宜早用手术切开,免致疮毒在内日久不溃,损伤关节。患者因胆小害怕,坚决拒绝手术,亲人说服,亦哭诉不从,遂转请我医。视患处已红肿隆起,按之硬,成痈之势已成,然化脓与否尚未定,当争取消散之可能,诊其脉象洪数,疮面灼热,阳化之气极盛,此吉兆也。先以活血散结,清热解毒服之,以观其变。

处方:炒山甲二钱　皂刺二钱　当归尾三钱　金银花五钱　赤芍二钱　红花二钱　乳香二钱　没药二钱　天花粉二钱　白芷二钱　防风二钱　浙贝三钱　香附三钱　陈皮二钱　连翘三钱　生甘草一钱　水煎温服

复诊:服上方二剂后,疼痛稍减,疮面亦不见高大,热毒亦减缓之势,遂按原方继服。

复诊:继服上方三剂后,痈肿之处,亦明显减退,按之亦松软,皮肤有皱纹,亦不灼热,脉势亦缓解。虽则痈肿已逞减弱之势，可望消散矣。遂以本方继服，直至痊愈，无任何遗患。

按 《灵枢·痈疽篇》云：“寒邪客于经络之中，则血泣（音涩），血泣则不通，不通则卫气归之不得复反，故痈肿，寒气化为热，热盛则腐肉，肉腐则为脓……”此痈疽病机之大要也。故凡痈疽之形成，皆感于外邪侵犯经络，导致气血凝滞，化热腐肉而为脓。亦或先由气血有凝滞而复感于邪，亦可化热为脓。故治痈疽，清热解毒固为要，然亦需兼理气血也。

本案选方为仙方活命饮加味。详本方原出宋人薛古愚《女科万金方》，名神仙活命饮，本治无名肿毒。后世虽屡更其名，皆为痈疽要方。《名医方论》引罗谦甫云：“此疡门开手攻毒之第一方也。经云：营气不从，逆于肉理。故痈疽之发，未有不从营气之郁滞，因而血结痰滞，蕴崇热毒为患。治之之法，妙在通经之结，行血之滞，佐以豁痰理气解毒。是方穿山甲以攻坚，皂刺以达毒所，白芷、防风、陈皮通经理气而疏其滞，乳香定痛和血，没药破血散结，赤芍、归尾以驱血热而行之，以破其结。佐以贝母、金银花、甘草，一以豁痰解郁，一以散毒和血，其为溃坚止痛宜矣。”此论诚是，故此方痈疽阳性始起，正盛邪实时首选之方也。

本案以原方为本，外加红花助活血之用，加连翘以助散结之力，加香附以助散郁之功。故仅服数剂，即获全功，使血气得通，郁结得破，毒气得散，而脓未成也。故痈疽初起，若治疗得当，亦有消散之机，不可失之也。

（2）阴疽

【树乾公案】

1. 邹某某　男　成年　套河村

1963年5月27日初诊：大腿根部肿硬成疮，漫肿无头，皮色不变。

处方：当归五钱　茜草三钱　乳香三钱　没药三钱　肉桂一钱半　双花五钱　甘草二钱　水煎温服　二付

5月29日复诊：服药二付，已消大半，疼痛已止，原方二付继服。

2. 陈某某　男　成年　马草夼村

1964年12月17日初诊：大腿根部结肿，红色作痛，坚硬，脉数大。此阴疽。

处方：当归五钱　丹参五钱　乳香三钱　没药三钱　怀牛膝三钱　茜草三钱　红花三钱　双花一两　甘草二钱　水煎温服　二付

12月20日复诊：服初诊方，坚肿已消大半，原方二付继服。

3. 单某某　女　11岁　单家村

1965年7月25日初诊：大腿根部（里侧）结肿，膝关节部肿痛。

处方：当归四钱　丹参四钱　乳香三钱　没药三钱　怀牛膝三钱　水煎温服　数付

8月15日复诊：服上方数剂，腿根结核及膝关节肿痛均见消退，原方四付继服。

4. 董学仁　男　10岁　古塔村

1966年8月23日初诊：右大腿生疮，漫肿无头，皮色不变。

处方：当归五钱　丹参五钱　乳香三钱　红花三钱　双花五钱　水煎温服　一付

8月26日复诊：原方加茜草三钱，二付继服，全部消退。

5. 周某某　男　6岁　汤家庄村

1966年8月24日初诊：大腿根部结肿成疮。此瘀血成疮。

处方：当归三钱　丹参三钱　双花五钱　甘草二钱　茜草三钱　水煎温服　二付

8月26日复诊：服上方二付，疮已消，原方二付继服，即可消散。

6. 彭某某　男　12岁　马草夼村

1966年9月23日初诊：腿里侧结肿疼痛，瘀血成疮。

处方：当归五钱　丹参五钱　茜草三钱　红花三钱　双花五钱　怀牛膝三钱　水煎温服　一付

9月24日复诊：服初诊方一付，已见消退，原方一付继服。

9月27日复诊：原方加肉桂二钱，二付继服。

7. 于某某　男　16岁　沟陈家村

1966年11月10日初诊：瘀血成疮，发于肌臀及大腿股里侧，脉数。

处方：当归五钱　丹参五钱　茜草三钱　乳香三钱　双花五钱　怀牛膝三钱　水煎温服　一付

11月16日复诊：服初诊方三付，肿已见消，疮痛亦轻，原方二付继服。

8. 鞠某某　男　14岁　大落村

1967年3月24日初诊：腿肚结硬肿块作痛，筋脉拘挛。

处方：当归五钱　丹参五钱　乳香三钱　茜草三钱　川断三钱　怀牛膝三钱　红花三钱　水煎温服　一付

3月29日复诊：病已接近痊愈，原方二付继服。

9. 高某某　男　大落村

1967年8月初诊：大腿极结肿作痛，半腿部现红线条。

处方：当归五钱　丹参五钱　乳香三钱　茜草三钱　怀牛膝三钱　红花三钱　水煎温服　一付

7月9日复诊：服初诊方一付，肿痛见消，红线亦不见，原方二付继服。

（3）股疽

【张灿玾案】

1. 岳某某　女　青年　荣成单家村

初诊：股部疽发，疼痛不已。局部红肿灼痛如掌大，步履困难，口渴身热。舌红，苔黄，脉象浮洪。疽生于股之阴部，是谓股阴疽也。患家以女尚未婚，恐伤其形，多有疑虑。吾观其证，痈发于肌肉，不在筋骨，若治疗得当，可促其早溃，以泻出其热毒。不至损及筋骨。患者舌红苔黄，脉象浮洪，此热毒外发之象，虽痛无妨。先以大剂清热解毒之剂，促其早溃。

处方：双花一两　当归五钱　黄芪五钱　炒穿山甲三钱　皂刺三钱　白芷二钱　桔梗二钱　蒲公英三钱　地丁三钱　川牛膝二钱　生甘草二钱　水煎温服

复诊：服上方三剂后，疮形高大红肿，按之硬，灼热烫手，疼痛不已，正是阳化作脓之时，

脉洪数，可继用此方，促其溃破。以前方加生乳香二钱　生没药二钱　水煎温服

复诊：服上方三剂后，疮溃破，出脓水近碗。疮立不痛，当以托里消毒之法，一则托毒外出，一则养血生肌。

处方：黄芪五钱　当归五钱　川芎二钱　白芍三钱　双花五钱　桔梗二钱　白芷二钱　皂刺二钱　连翘三钱　蒲公英五钱　地丁五钱　牛膝二钱　生甘草二钱　水煎温服

外以忍冬藤四两煎汤，加食盐少许，清洗疮口。

复诊：服上方三剂后，脓水渐少，肿处尽消，肌肉松软红润，病人精神、食欲完全恢复正常，腿可以自由活动，此为疮毒尽为托出，无有余患，不久即可以收口矣。

处方：党参三钱　白术二钱　茯苓二钱　当归三钱　黄芪三钱　川芎二钱　白芍三钱　双花三钱　皂刺一钱　桔梗一钱　白芷一钱　生甘草一钱　水煎温服

后用方数剂，疮已完全收口，即停药，遂完全恢复，无任何后患，家人尽喜。

按　此证以生于股阴，故名股阴疽，实则痈也。凡痈疽，红肿疼痛，乃阳化之证，不必担心，以大剂量清热解毒之药，促其外出，但必用助气血、促气化之药，助正气也，当归、黄芪在所必用。本案首方为四妙汤（当归、黄芪、双花、甘草）加味，所加清热解毒诸药，既有利于疮毒外溃，又不损正气，亦系治痈疽方中王道之剂也。溃后则以托里消毒散方为主，该方实则十全大补汤去地黄、肉桂，外加桔梗、白芷、皂刺、双花四药，以清解余毒也。本病用药，虽前后移方，然有三药为主，即黄芪、当归、双花，三药既顾其正，亦治其毒，是为疮家之圣药也。至于芩、连等苦寒之药，非火热炽盛、疮毒内陷而犯及内脏，一般不用，以苦寒之性不利于疮毒外出也。

2. 王某某　男　老年　荣成崂山屯村

患者于左股阴部，猝发一肿疡，漫肿无头，红紫疼痛，行走不便，别无它证，身体康健，舌红苔黄，脉沉数。此股阴疽也。皆热毒结聚而成。当重用清热解毒之药，以破阳结。

处方：金银花半斤　蒲公英二两　当归二两　花粉五钱　生甘草五钱　用大锅水煎，随意服用。

复诊：服上方三剂后，肿已大消，痛亦减轻。遂以本方继服三剂，即消散。

按　本案系热毒骤结，虽为老年，体力尚壮，可用重剂攻之，若勇士陷阵，可攻坚破隘，直入敌巢。本方仿《石室秘录》方义，药味少而用量大，取其专攻也。

3. 单某某　男　青年　荣成单家村

患者于股阴部生一肿疡，已周许，尚未治疗，逐渐有加重之势，始时漫肿无头，皮色不变，现已见疮头赤色，有热化之徵，但疼痛不甚剧烈，惟行路不便，患处发热，脉数而有力。具现状而论，仍属阴疽，尚未热化，有消散之可能，当急与活血散瘀，佐以清热解毒，争取消散。

处方：黄芪五钱　当归五钱　双花五钱　乳香一钱半　没药一钱半　牛膝二钱　甘草二钱　双花末二钱（各包冲服）　水煎温服

复诊：服上方二剂后，肿疡未见发展，疼痛亦未加重，有消散之可能。遂嘱继服上方。

复诊：继服上方二剂后，患者欣然回告，肿痛顿失，一切恢复正常。

按　本证纯属阴疽之类，因迁延数日，遂有阳化之趋势，但化热之现象仍未十分明显，所以不曾过用寒凉之药，终得消散。

本方是以四妙汤（黄芪、当归、双花、甘草）为主，以黄芪、当归补养气血，佐以双花、甘草

清热解毒,加乳香、没药者,活血止痛也。另加牛膝者,引药下行也,故外加双花末二钱冲服,一者,加大双花之解毒作用,二者,散者散也,可持续其消散之力也。故病愈神速。

(4) 足疡

【张灿玾案】

1. 郭某某　男　中年　荣成西滩郭家村

初诊:患者青年时期,去东北工作,十余年后,归乡,因患足疾,特求诊治。患者左足大趾木肿有年,不曾疼痛,稍有痒感及阴冷感,色紫暗,行走稍感不便,身体状况尚好,饮食二便均正常,对一般工作亦无大碍,脉沉缓,此亦系阴疽之类,乃足太阴、足厥阴二经,气血阻滞,阴寒凝结,导致此证。急需以通阳活络之法,促其阳化。

处方:熟地一两　麻黄五分　鹿角胶三钱(烊化)　白芥子二钱　肉桂一钱　生甘草一钱　炮姜五钱　水煎温服

复诊:服用上方数剂后,病情大有好转,后连用数剂而愈。

按　本证原系感受阴寒,导致足太阴、足厥阴二经末端,气血阻滞不通,经脉运行受阻,形成此阴疽之患,幸其发展缓慢,未有形成痈疡。今以阳合汤,服用后,阳气恢复,阴寒消散,气血得以通畅,使数年痼疾,得以痊愈。亦幸事矣。

2. 张某某　男　老年　荣成下回头村

初诊:患者年事已高(80余岁),阳气已衰,适值寒冬,保暖条件不足,两下肢厥冷,左大趾端冷尤甚,色紫暗,木肿,尖端破溃,有一小脓头,脓液极少,身体衰老,脉沉迟。此因年老,阳气久衰,又值冬季,寒气凝聚,气血阻滞不行,故化为脓疡。当予温经通阳之法,少佐以解毒之药以治之。

处方:当归五钱　白芍三钱　通草二钱　桂枝三钱　细辛一钱　金银花五钱　炙甘草二钱　生姜三片　大枣三枚(去核)　水煎温服

复诊:服上方二剂后,两腿稍温,大趾肿疡亦见消。可继服前方。

复诊:继服上方三剂后,两腿温暖,脓头亦已收口,嘱以保温护理,遂愈。

按　本案原非感染热毒所致,唯因年老阳衰,寒结阴凝,气血运行不畅,经脉不通,不可用大剂攻毒破瘀之药,故仿仲景先生当归四逆汤方义,温经通阳,外加金银花以解毒。金银花性平和,虽为解毒之药,无碍于温经通阳。

8. 全体部

(1) 疔疮

【树乾公案】

1. 毕某某　男　19岁　马草夼村

1965年1月29日初诊:锁口疔毒。

处方:双花一两　地丁五钱　公英五钱　连翘五钱　甘菊三钱　赤芍三钱　黄芩三钱

甘草二钱　水煎温服　二付

复诊:服上方一付,疔毒消退,原方继服,即当痊愈。

2. 慕某某　男　55岁　大疃姜家村

1966年4月29日初诊:手中指生疔疮,脉沉数。

处方:双花一两　地丁五钱　公英五钱　甘草二钱　甘菊三钱　连翘四钱　赤芍三钱　当归三钱　丹参三钱　皂刺三钱　水煎温服　二付

复诊:服后肿消痛止,溃脓而愈。

【张灿玾案】

1. 梁某某　女　老年　荣成崂山屯村

初诊:手指生一疔疮,自服治疔类成药,虽已破溃,但疼痛不止,脓血不尽,余肿未消,此疔毒未尽也。当急予清热解毒法以治之。

处方:黄芪五钱　当归五钱　金银花一两　白芷三钱　皂刺二钱　甲珠二钱　乳香一钱　没药一钱　甘草三钱　水煎温服

复诊:服上方二剂后,肿痛皆减,继服前方三剂后,渐愈。

按　疔疮之证,服用一般治疔疮药,如飞龙夺命丹、蟾酥丸等,多可治愈。但本证由于疮毒较甚,肿势不消,脓血不尽,故再予托里消毒之法,以排其毒,遂得痊愈。

2. 王某某　男　中年　荣成

初诊:卒发右手中指红肿疼痛,初起仅在指端红肿,有烧灼感,肿胀粗大,若蛇头状,后及全指皆肿,且延及手臂皆感不适。二日后,臂阴与掌后起一红线,渐向上延长。全身不适,小便黄赤,大便尚可,口渴,疼痛难忍。舌红,苔黄,脉洪数。此疔疮也,状如蛇头疔,又如红丝疔,凡此皆内有火热,外感热毒,凝滞于经络,腐蚀肌肉,重者亦可内犯脏腑,导致险证,当急与清热解毒,促其早溃,引毒外出。

处方一:蟾酥丸十五丸　每服三丸,每日一次,黄酒送服。

处方二:双花五钱　菊花五钱　蒲公英五钱　地丁五钱　天葵子三钱　乳香二钱　没药二钱　天花粉三钱　生甘草二钱　水煎温服

复诊:服上方一剂后,疔疮肿势加大,指端有一疔头,似欲破溃,疼痛不减,肿势加大,手臂灼热,舌脉如前。此疔毒正盛之时,当进一步以苦寒之药挫其锐势。

处方一:蟾酥丸继服。

处方二:前方加黄连三钱　白芷二钱　赤芍三钱　水煎温服

复诊:服上方二剂后,疔头脓点开始破溃,手指肿痛稍减,灼热稍轻,红丝渐退,然患者自觉有时心烦,现火毒虽有所减缓,当加服清心内护之药,以防疮毒内陷。

处方一:蟾酥丸继服。

处方二:护心散二钱,温水调服。

处方三:上方继服。

复诊:用上方各服二日后,疔疮已溃破,肿痛已轻,灼热亦退,患者精神食欲均已正常,脉亦平静,是疮毒大部排出,内火亦已清解,当继解其余毒可也。

处方一:蟾酥丸与护心散停服。

处方二：鲜野菊花一两　生甘草二钱　水煎清洗患处。

处方三：生肌玉红膏敷患处。

处方四：继服上方。

复诊：按上方治疗二日后，诸证均减，疔肿处亦渐消退，内证、外证，已趋正常，遂按前方治愈。

按　疔疮之病，早在《素问·生气通天论》中已有"膏粱之变，足生大疔"之说。后在晋人葛洪所著《肘后备急方》中，有关"脉"与"赤络脉"之说，颇似后世所谓"红丝疔"之证。南朝（齐）龚庆宣《刘涓子鬼遗方》卷一有"丁疽"之论，卷五有"治丁肿生芎劳羔方"是现存中医文献中最早记录治疔方者。迨至隋巢元方《诸病源候论》卷三十一"丁疮病候"有论十三条，言丁疮十种。对疔疮之论述，亦可谓详尽。又该书三十三卷"脉病候"云："脉病者，由劳役肢体，热盛自取风冷，而为凉湿所折，入于肌肉筋脉结聚所成也。其状赤脉起如编绳，急痛壮热……。"《集韵·铣韵》："脉，脉隐起如辫绳。"此当与《肘后方》所谓"赤络脉"义同。至唐代《备急千金要方》及《外台秘要》两书中，对疔疮之病，各设专篇。在理论方面，一则本于《病源》，一则另有后人新解。在治疗方面，广收南北朝及隋唐时期之医方有数十首，治法渐趋完备。又宋窦杰《疮疡经验全书》又提及"疔疮走黄"之说，后世多从之。

宋元以后，疔疮多列为外科重证，无论在理论方面或治疗方面，均有较大发展。特如《外科正宗》、《医宗金鉴》二书，所载诸方，由切实用。吾家三世行医，治疗诸方，多以该二书之方法为主，另参他书，加减为用。

疔疮之病，据前人所论，及临床体验，与治痈疽法有同有异。大致言之，疔疮有以下特点：

(1) 疔疮为患，以火毒为主，大都为阳证，故治以清火解毒为主。

(2) 疔疮发病，其发也急，其来也速，每起变端，易生险情。

(3) 疔疮虽发于躯体，其内则系于五脏，需时时观察，放弃有内陷走黄之证，尤为凶险。

(4) 疔之为病，可发于身体各部位，多居其外形及发病部位命名，其发于头面部者如人中、唇部等处，尤为凶险。

(5) 黄者，病候也，亦作"癀"。《广韵·唐韵》："癀，病也。"《正字通·疒部》："癀，俗字，方书本作黄。"详牲畜类亦有疫黄之病，多死。人若吃疫黄之死畜，必死。常听先大父言及此事，故疔疮走黄，亦多死证也。

(6) 按中医传统治法，疔疮脓未成熟，不宜早行切割。否则，无益于愈合。昔曾见有此等患者，后期多生变端。

本案特举疔疮一例，以示治法大略，供参。

3. 梁某某　女　老年　荣成崂山屯村

初诊：手指生一疔疮，自服治疔类成药，虽已破溃，但疼痛不止，脓血不尽，余肿未消，此疔毒未尽也。当急予清热解毒法以治之。

处方：黄芪五钱　当归五钱　金银花一两　白芷三钱　皂刺二钱　甲珠二钱　乳香一钱　没药一钱　甘草三钱　水煎温服

复诊：服上方二剂后，肿痛皆减，继服前方三剂后，渐愈。

按　疔疮之证，服用一般治疔疮药，如飞龙夺命丹、蟾酥丸等，多可治愈。但本证由于疮毒较甚，肿势不消，脓血不尽，故再予托里消毒之法，以排其毒，遂得痊愈。

痈疽是中医外科的主要内容，所以古代称外科亦名“疡科”，外科医生亦称“疡医”。在中医留下的很多古籍中，也常以“疡医”命名，譬如明朝顾世澄的《疡医大全》。中医治疗疮疡，在外科病中，占有很重要的地位。

我家三世业医，亦善治痈疽。祖父士洲公曾治过两例腹部生疮，延误时间已久，形成瘘管，与肠壁粘连，可从瘘管中流出肠道黏液或粪便类秽浊，偶有蛔虫从瘘管中爬出，均由祖父为之治愈。我继承祖业，亦治过许多痈疽之病，有些是用西药无效者，转用中药治愈。

治疗痈疽，首在辨阴阳。阳性者，红肿疼痛，较易破溃；阴性者，漫肿无头，皮色不变，迁延时间较长。其次，要区分肿疡与溃疡，治法亦自不同。再者，要看痈生部位，有些部位容易发生险症与恶症，或久久难愈，譬如“三背（手背、足背、肩背）不生疮”，即属此意。在治疗过程中，还需注意尽快使毒邪向外，以免发生内陷。凡痈疽疼甚或灼痛者，不必担心，这是疮毒向外的表现；若肿疡突然不疼或疼痛骤减，疮面有塌陷之时，需谨防疮毒攻心，造成险症，甚至亦可形成死症。有些痈疽溃后，需内服药与外用药结合，促其早日愈合。诊治过程中，要时常注意病人的神色和脉象，凡精神清爽、脉象洪大者，虽痛苦难忍，不必惊恐，属正常现象；凡脉象变为微弱或沉细、精神不爽者，务需提防。此治痈疽之大法也，临床需要根据病人的实际情况辨证施治。

（2）流火

【张灿玾案】

刘某某　男　荣成滕家新合社

初诊：患者突于两腿起红线状，疼痛难忍，步行困难，搔则红线加重，别无他证，脉象浮数。此热毒滞于经络，气血运行受阻，发为流火之证，当急与清热解毒。

处方：双花末二钱　双花五钱　甘草二钱　以上二药煎汤，冲服双花末。

复诊：患者连服此方四日，遂愈。

按　此证尽属热毒流于经络，造成经络运行受阻，遂化而为火，上下流窜。若不急治，则可能对经络引起严重的病痛。故急需用清热解毒之法以解除之。本证因治疗较早，所以仅用双花等解毒剂，即获得治愈。若病重者，尚当加活血化瘀之药，再加用其他清热解毒之药，即可达到治疗之目的。

（3）脓毒败血证

【树乾公案】

1. 刘某某　男　8岁　刘家村

1962年12月25日初诊：脓毒败血症，经解剖后，脓毒不尽，时发注脓淋漓不止，已二年之久，气血衰弱，脉浮虚。

处方：（托里消毒汤加减）党参三钱　丹参二钱　白芍二钱　白术三钱　双花五钱　云苓三钱　甘草二钱　皂刺二钱　乳香二钱　没药二钱　苡米五钱　水煎温服

1963年3月29日复诊：服上方二付后，去皂刺继服三十余剂，脓水大减，已不见稀水，疮口亦见收敛，调方。

处方：（桂枝加黄芪汤和四君子汤加减）党参三钱　白术三钱　云苓三钱　甘草二钱　双花五钱　黄芪二钱　桂枝三钱　白芍三钱　生姜二钱　大枣三枚　乳香二钱　没药二钱　水煎温服　六付

5月1日复诊：服上方数剂，调方。

处方：太子参三钱　白术三钱　云苓三钱　甘草二钱　双花五钱　白芍三钱　桂枝三钱　生姜二钱　大枣三枚　乳香二钱　没药二钱　水煎温服　六付

5月30日复诊：上方六付继服。

2. 毕某某　男　16岁　马草夼村

1965年1月25日初诊：患败血症后，遍身筋脉疼痛，面黄瘦，脉弦细涩。血滞不行，经络滞涩不通。此温毒发疮，脓毒败血后遗症。

处方：当归五钱　丹参五钱　乳香三钱　没药三钱　水煎温服　二付

复诊：调方。

处方：秦艽二钱　丹参三钱　桃仁三钱　红花三钱　甘草二钱　川羌一钱　乳香三钱　没药三钱　当归三钱　五灵脂二钱　香附二钱　怀牛膝二钱　地龙三钱　苍术四钱　黄柏二钱　黄芪五钱　水煎温服　数付

复诊：服初诊方未效，后调方，服数剂身疼大减，已接近痊愈，原方去黄柏，二付继服。

【张灿玾案】

1. 鞠某某　男　青年　荣成大落村

初诊：患者始发多处痈疡，曾经某医以抗生素治疗，效不明显，别无良策，在腘部与小腹下缘部，硬肿疼痛难忍，不能行走，遂求治于中医。现患部红肿疼痛，时发寒热，乃败血流注之类，若不急治，待溃破之后，则更难医矣。当急与利气散结清热解毒，佐以疏通经络之法以散其郁。

处方一：青皮三钱　陈皮三钱　连翘三钱　甲珠三钱　双花三钱　漏芦二钱　红花二钱　牛膝二钱　广木香一钱半　浙贝三钱　白芷二钱　甘草三钱　水煎温服

处方二：柴胡三钱　生地三钱　当归四钱　赤芍三钱　川芎二钱　连翘四钱　牛蒡子三钱　黄芩二钱　生山栀二钱　花粉二钱　防风二钱　香附三钱　乌药二钱　浙贝三钱　甘草二钱　水煎温服

以上二方各取一剂，先服柴胡方，后服青皮方。

复诊：服上方二剂后，诸证均有所减轻，肿痛缓解，寒热不曾再发，是病势已有所缓解，肿疡有消散之势。遂嘱继服前方各一剂。

复诊：服上方后，病势已大为减轻，肿痛亦见消，遂继按前法，促其尽早消散。

处方：青皮四钱　陈皮四钱　连翘四钱　甲珠三钱　双花三钱　漏芦二钱　红花二钱　牛膝二钱　广木香二钱　白芷二钱　浙贝三钱　香附三钱　水煎温服

复诊：服上方二剂后，肿处已大见消散，行走已不甚妨碍，遂以本方继服。

复诊：按上方继服六剂后，肿痛已全部消散，无任何后遗之症。

按　本证初起，曾经西法治疗，不见效果，是则说明，凡属痈疽之证，有些气血瘀结较甚者，非单以消炎解毒之药所能解除，必须用综合治理之办法，尽可能争取不使化脓，达到消散的目的。本证使用两方轮流服用，药性较杂，药味较多，也可为群队之方。但章法未乱，始终以活血散瘀，清热解毒为主，后见其肿势渐消，处方则以利气散结为主，促其气血流通，经络通畅，故两处肿疡，尽散结也。

2. 张某某　男　中年　荣成下回头村

初诊：初因劳动时不慎，将足关节扭伤，未及时治疗，肿痛增重，经检查，局部疼痛较甚，不敢活动，舌苔、脉象等，均无大变。当以活血散瘀为主。

处方：公丁香一钱半　广木香一钱半　血竭一钱半　儿茶一钱半　川军二钱　红花五钱　当归五钱　赤芍三钱　丹皮二钱　川膝三钱　乳香二钱　没药二钱　甘草一钱　水煎温服

复诊：服上方后，局部痛甚，但肿势减轻，肋部与手背已同时肿起，痛甚时不敢深呼吸。究其原因，原在扭伤前，肘部有一小疮疖未愈，此必血中毒气未尽，酿成热毒败血之证，若不急治，恐为危证。

处方：柴胡三钱　生地三钱　归四钱　赤芍三钱　连翘四钱　牛蒡子三钱　黄芩二钱　生山栀三钱　天花粉二钱　甘草二钱　防风二钱　香附三钱　浙贝三钱　水煎温服

复诊：服上方后，肿痛逞发展之势，特别肋部一处，牵引胁痛，不敢深呼吸，乃毒气干脏，肝气不舒所致，脉见弦数之象。再以清热解毒、疏肝解郁活血为治。

处方：青皮四钱　陈皮四钱　连翘四钱　甲珠三钱　双花三钱　漏芦二钱　红花三钱　川膝二钱　广木香二钱　白芷二钱　浙贝二钱　甘草三钱　水煎温服

复诊：服上方后，肿块渐消，胁部引痛减轻。继用上方一剂，服后肿势已停止发展，惟手背处已化脓，需改服透脓之方。

处方：黄芪五钱　当归五钱　双花一两　甲珠三钱　皂刺三钱　白芷二钱　乳香二钱

此方与前青皮方各一剂煎服，交替服用。

复诊：服后手背已溃破，肋部肿势仍不散，继用前青皮方两剂。

又方：黄芪五钱　当归五钱　双花一两　甘草二钱　甲珠二钱　皂刺二钱　白芷二钱　乳香二钱　没药三钱　桔梗二钱　浙贝三钱　香附三钱　连翘三钱　水煎温服

与前青皮方交替服用。

复诊：服上方四剂后，足部与手部肿势均已消退，热象明显解除，惟肋部肿而不溃，乃因气血不足，阳化无力，有转阴之势。改用阳和汤与小金丹同服。两剂后，肋部肿块溃破，遂改用四妙汤加味，托毒外出。

处方：黄芪五钱　当归五钱　双花一两　皂刺三钱　甲珠二钱　白芷二钱　炮姜一钱　鹿角胶二钱　甘草三钱　水煎温服

复诊：服上方后，诸症俱已减轻，肋部溃疡已逐渐缓解，再以托里消毒散收功。服后已基本痊愈。

按　本病始因扭伤筋脉，有瘀血未散，若无别故，亦当自行消散。然因原疖肿一处，毒气未除，流窜于经络，导致流注之证，多发痈疡，始用活血化瘀、清热解毒、利气散结等法，促其外溃。后惟肋部一处，阴凝不溃，遂用阳和汤等方，促其热化，始得溃破。说明痈疽之症，在治疗过程中，亦应随时观其变，以制其法，则亦有规矩可循矣。

3. 解某某　男　青年　荣成解家

初诊：患者始身发痈肿，后变成多发性痈肿，肋部、股部皆已破溃，因家境贫寒，未能及时治疗。后病情十分危急，正气虚羸，体弱无力，住县某医院。治疗一段时间，未见好转，劝其出院，回家休养。其父邀我为之诊治，经查病人已十分虚弱，骨瘦如柴，食欲不振，各处溃疡，排出清稀脓液，如败浆之状，面黄无神，委靡不振，舌淡少苔，脉微弱无力。此证系因气血衰弱，阳气衰败，疮疡已完全阴化，需急与扶正壮阳，大补气血，方可托毒外出。

处方一：熟地一两　麻黄五分　鹿角胶三钱（烊化）　白芥子二钱　肉桂一钱　生甘草一钱　炮姜五钱　水煎温服

处方二：党参三钱　白术二钱　茯苓二钱　当归三钱　川芎二钱　白芍二钱　黄芪三钱　皂刺一钱　金银花三钱　桔梗二钱　白芷二钱　甘草一钱　水煎温服

以上二方交替服用。

复诊：服上方各二剂后，病情稳定，有好转之趋势，继用上方轮服。

复诊：经服上方后，病情已明显好转，脓液渐稠，体力已有所增强，脉象已较前增大，各方面情况亦均见好转，仍用此方继服。

复诊：继服前方治疗后，排出物已是脓液，体质精神均大有好转。说明气血逐渐旺盛，疮疡已经阳化，终因家境贫寒，难以继续服药，嘱其注意饮食营养的调养，最后终于完全恢复。

按　此证原为多发性肿疡，因患者体质较弱，亦未能得到及时治疗，导致气血衰败，脓毒败血之证。又因未能及时采用扶正祛邪之法，几成危症。后以托里消毒散，扶正祛邪、托毒外出，兼补气血；又以阳和汤，促其化阳，终得转机。病情虽有延缓，但终因正气恢复，得以痊愈。此种二方交替之法，是我在治疗一些复杂病情时，经常使用的一种方法。

本案所用第一方，为阳和汤，为促其阳化也，方出《外科证治全生集》，本云："主治骨槽风、流注、阴疽、脱骨疽、鹤膝风、乳癌、结核、石疽、贴骨疽，及漫肿无头，平塌白陷，一切阴凝等证。麻黄得熟地不发表，熟地得麻黄不凝滞，神用在此。"本方用于阴疽之类疾患，经多年临床使用，效果甚佳。

二方为托里消毒散，为治痈疽溃后常用方。

本案处二方轮服者，因其病迁延日久，治法未当，疮疡完全阴化，不能化阳，气血亦已大衰，难以托毒外出，故用二方轮服，一则促其阳化，一则补养气血，二方合用，相得益彰。故得使此证转阴为阳，转危为安，诚二方之功也。

（4）脱疽

【树乾公案】

赵某某　女　20岁　上庄

1963年4月20日初诊：初患手指厥冷，指甲乌紫色而焦枯，以手扪之冰冷，头发亦焦枯而落，曾服十全大补、八珍桂枝汤等，虽少好转，但效果不显，后改用当归四逆汤，服过数剂，手指甲则见红活，冰冷亦轻。此脱疽（血栓闭塞性脉管炎）

4月22日复诊：继服当归四逆汤方。

处方：当归三钱　桂枝三钱　白芍三钱　细辛一钱　大枣三枚　甘草二钱　木通一钱

水煎温服　八付

（5）冻疮

【树乾公案】

王某某　男　22岁　双石周家村

1963年3月3日初诊：因冻受风症，以致经络血脉循环不畅，手足麻木不仁，筋脉拘挛，肌肉紫黑，手指破出黄水，脉沉细迟。此冻疮。

处方：当归五钱　桂枝四钱　白芍三钱　细辛一钱　大枣三枚　甘草二钱　通草二钱　黄芪三钱　水煎温服　二付

3月29日复诊：服初诊方数剂，手足已温热，颜色亦好转，原方四付继服。

4月8日复诊：原方去通草加木通一钱继服。

4月24日复诊：调方。

处方：当归三钱　桂枝三钱　白芍三钱　大枣三枚　甘草二钱　黄芪五钱　乳香三钱　没药三钱　双花一两　水煎温服　四付

5月6日复诊：手面红肿作痛，调方。

处方：双花一两　甘草三钱　乳香三钱　没药三钱　坤草五钱　甘菊三钱　水煎温服　三付

5月22日复诊：上方去甘菊，此由阴转阳，接近痊愈。

（6）疮疖

【树乾公案】

张某某　成年　下回头村

1966年3月15日初诊：血热成疮，遍身疮疖红肿灼痛。此血热疮疖。

处方：当归四钱　双花一两　地丁五钱　公英七钱　赤芍四钱　甘菊三钱　怀牛膝三钱　甘草二钱　红花三钱　连翘五钱　水煎温服　二付

3月17日复诊：服上方二付，肿消痛止，红热已退，原方二付继服，以固疗效。

【张灿玾案】

张某某　女　青年　荣成县下回头村

初诊：每于夏季暑热盛时，面部易发热疖，今发特甚，面部发数处，红肿热痛，大小不一，按之肿硬热甚，似有化脓之势。此皆暑热毒邪，外中肌肤，结聚而成，当急予清热解毒，消肿散结。

处方：金银花五钱　蒲公英五钱　地丁五钱　野菊花五钱　连翘三钱　黄连二钱　生甘草二钱　水煎温服

外以鲜马齿苋捣烂敷患处，干则换鲜者。

服上方三剂加外敷法，红肿已大消，热毒渐解，继以鲜忍冬藤一把煎汤服之，数日后即全消而愈,不留遗痕。

按 此证在暑热季节并不少见,尤以中青年及幼儿发者较多,亦有一家有三五人发者,发皆红肿热痛,故又称火疖子或热疖子。此证若早与调治,大都可消散,化脓者较少,化脓愈后,亦不留痕迹。此病治亦不难,若无他病,即以五味消毒饮即效,若肿而结硬者,可加连翘、僵蚕以散之,火热甚者,可加芩、连;红赤甚者,可加赤芍、丹皮;暑湿甚者,可加鲜荷叶、藿香、薄荷。一般轻证,可令患者自寻忍冬藤、野菊花、蒲公英,煎汤服之即可,忌食辛辣之物。

(7) 血风疮

【树乾公案】

徐某某　女　16岁　孙家村

1965年4月25日初诊:血热受风,遍身细点作痒,抓破结痂,继而复起。此血风疮症。

处方:当归五钱　丹参三钱　白芍三钱　生地三钱　蝉蜕二钱　防风二钱　蒺藜三钱　荆芥二钱　何首乌三钱　黄芪三钱　甘草二钱　白鲜皮二钱　水煎温服　二付

5月3日复诊:服上方数剂,遍身疮痂脱落,痒亦大减,原方四付继服。

5月6日复诊:调方。

处方:当归三钱　生地三钱　防风二钱　蝉蜕二钱　知母三钱　苦参四钱　大胡麻三钱　荆芥二钱　苍术二钱　年子三钱　石膏三钱(先煎)　甘草二钱　木通一钱半　水煎温服　二付

(8) 脏毒

【张灿玾案】

于某某　男　42岁　荣成市阴凉村

1954年初诊:肛门部突发肿痛,前医以为痔病,治之亦无效。现肛门部连及肠端,红肿疼痛,痛甚时延及臀部,并有烧灼感,排便十分困难,小便黄,口干,舌红苔黄,脉数而有力。此非痔病,为脏毒也。乃大肠热结,复染菌毒,致令肠端及江门部痈肿,现已不可能消散,当急令溃破,以免痈毒扩散,别生变端。

处方:当归三钱　川芎二钱　甲珠二钱　皂刺二钱　白芷二钱　黄芪二钱　槟榔二钱　生乳香二钱　金银花三钱　生甘草一钱　水煎温服

复诊:服上方四剂后,遂溃,惟肿处坚硬仍未散,当继以活血排毒法,以散结消肿。

处方:当归三钱　川芎二钱　白芍二钱　牛膝一钱五分　黄芪三钱　金银花三钱　皂刺一钱　白芷一钱　生甘草一钱　水煎温服

复诊:服上方四剂后,毒势尽去,脓亦极少,肿亦消。当以补养气血,排解余毒则愈。

处方:当归三钱　川芎一钱　白芍二钱　党参三钱　白术二钱　茯苓二钱　皂刺一钱　金银花二钱　桔梗一钱　白芷一钱　生甘草一钱　水煎温服

复诊:服上方后,诸证皆大有好转,遂以此方服至尽愈。

按 此病虽生于肛肠,然其性属痈疽类,故尽按外科痈疽内治法,外治法尽难取用。而痈疽之治，虽系热毒感染，然必兼活血排毒以促其外溃，疮破之后，又当气血兼顾，则脓可排尽，正气自复矣。

六、皮　肤　科

1. 津淫疮

【张灿玾案】

陈某某　男　老年　荣成常家庄村

初诊：患者初起惟皮肤瘙痒，延及全身，继而搔破皮肉，浸淫成片，红肿灼痛，时流黄水，大便干。此风湿热毒，侵染肌肤，且内有蕴热，相互为患。可表里双解，佐以理血，综合调理之。

处方：防风　荆芥　连翘　麻黄　薄荷(后入)　当归　川芎　赤芍　苍术　生山栀子　川军　芒硝各一钱　黄芩　石膏(先煎)　桔梗各二钱　滑石　双花各三钱　生甘草二钱　水煎温服

复诊：病情已大见好转，瘙痒减轻，红肿渐消，黄水渗出甚少，嘱继服前方二剂，亦基本痊愈，遂停药康复。

按　此案为风热挟湿所致之浸淫疮。治当清热散风利湿为法，可以芩、连、栀子等清热，以荆、防、苦参类祛风，滑石、木通等利湿，若肌热者需用石膏，血热者需用赤芍、丹皮、地骨皮等，若内有蕴热大便干者，可酌加硝、黄，以通为限。临证当根据患者病候，酌情加减。

2. 风热痒疹

【士洲公案】

滕某某　男　中年　荣成滕家村

初诊：因感受风热之邪，初于身上部发痒，皮肤有小型痒疹，搔之益甚，后渐及全身，饮食二便均无改变，肌肤有热感，不汗出，无痛感，皮痒多处，连成一片。此风热痒疹，乃外邪侵犯，伤及营卫。当以凉血祛风止痒之法治之。

处方：当归三钱　赤芍三钱　防风二钱　荆芥二钱　牛蒡子二钱　蝉蜕二钱　苦参二钱　地肤子三钱　苍术二钱　知母二钱　赤小豆三钱　生甘草一钱　水煎温服　忌腥物及辣味

复诊：服上方二剂后，瘙痒减轻，皮痒未扩大，热感亦轻，是邪热已弱，可继服前方。

后继服本方数剂而愈，不曾再发。

玾按：此方消风散加减，当年祖父治此类痒疹，凡邪在阳分，多以此方加减，若在阴分多以地黄饮子加减。后吾行医时，亦沿用此法，每收良效。

【树乾公案】

1. 闫某某　男　47 岁　小落村

1964 年 4 月 3 日初诊：面红肿，起水泡，破流脂水，脉浮数。此阳明经风热，面部红肿。

处方：栀子三钱　连翘三钱　黄芩二钱　薄荷一钱半(后入)　甘草二钱　当归三钱　丹参三钱　赤芍三钱　石膏四钱(先煎)　桔梗二钱　双花五钱　生地三钱　水煎温服　一付

复诊：服初诊方三付，红肿已消退，脂水已不流，原方继服，可望痊愈。

2. 董某某　女　62 岁　古塔东庄村

1965 年 9 月 3 日初诊：面部右侧浮肿，呈现水肿样，时觉发热痛痒。脉缓细舌白。此湿热内郁，风寒外束，风湿毒症。

处方：浮萍三钱　双花五钱　连翘三钱　白鲜皮三钱　公英五钱　苡米五钱　车前子三钱(各包煎)　木通二钱　甘草一钱半　麻黄一钱半　赤小豆一两　水煎温服

9 月 4 日复诊：原方一付继服。

9 月 5 日复诊：服上方二付，诸症均感好转，原方一付继服。

3. 董某某　男　18 岁　古塔村

1966 年 6 月 6 日初诊：风火毒，面起红色点点，痛痒相兼。此面部热毒红肿。

处方：连翘四钱　赤芍三钱　公英五钱　地丁五钱　当归三钱　双花五钱　甘草二钱　栀子三钱　水煎温服　一付

6 月 7 日复诊：服上方一剂后，肿消大半，痛痒已轻，原方一付继服。

4. 赵某某　女　成年　下回头村

1968 年 3 月 19 日初诊：血热受风面起红色疙瘩，点点作痒。此面部湿疹。

处方：栀子三钱　连翘四钱　薄荷一钱半(后入)　石膏四钱(先煎)　滑石四钱　甘草二钱　牛蒡子三钱　当归三钱　川芎二钱　赤芍三钱　苍术三钱　双花五钱　防风二钱　荆芥二钱　桔梗二钱　黄芩三钱　水煎温服　一付

3 月 20 日复诊：服初诊方一付，红肿热痒均好转，原方一付继服。

【张灿玾案】

1. 王某　男　青年　荣成单家村

初诊：患者两下肢骤起风疹，瘙痒甚。无此病史，亦不曾吃过海腥等物，此感受风湿热邪，中于肤腠，发为奇痒。当以凉血祛风之法取治。

处方：当归三钱　生地三钱　蝉蜕二钱　知母二钱　苦参二钱　大胡麻二钱　荆芥二钱　苍术二钱　牛蒡子二钱　石膏三钱(先煎)　木通一钱　甘草一钱　水煎温服

复诊：初服二剂，疹发尤多，瘙痒不减，患者不解。此正药力之作用，借诸祛风之宣发，使疹毒全部透出，则无内患。嘱继服此方。再服二剂后，则皮诊均消退，痒亦止。惟腿部有搔破处，以三黄膏涂擦，不久即愈。

按　此案用消风散原方不曾加减，本出明陈实功《外科正宗·疥疮》，原云："治风湿浸淫血脉，致生疮疥，瘙痒不绝，及大人小儿，风热瘾诊，遍身云片斑点，乍有乍无，并效。"徐灵胎批云:“此浮泛之方。”非是。详《医宗金鉴·外科》,亦多处引用本方。吾家自先大父始,即常以本方治此类疾患,疗效可靠。本案所用,即消风散原方也。

2. 张某某　女　中年　新疆

初诊:2006 年夏回故里时,有村邻来访,言其女从新疆来电话告知,患皮肤瘙痒证,经医院检查为过敏性皮炎,然经多家中西医治疗,效均不佳,遂求赐方。根据陈述病情,按一般常规治法,以消风散加减处方。

服后,仍不见效果,来电话求方,拟乘飞机回去求治,吾云路程太远,且我亦欲近日返济,其父云,她非常相信你,幼时,腿上起痒疹,多方医治未愈,后你处一偏方,未花钱即治好,遂同意其回乡,归后经检,全身及面部均有不同程度的痒疹,色暗红,痒甚,臂部尤甚,前臂有抓破处,则连成一片,试其两臂,热如探汤,面部亦觉潮热,体温不高,二便正常,舌红苔黄,脉浮大。按此,风湿热邪在营分而非气分也,当以凉血清热祛风为法。

处方:当归 10 克　赤芍 15 克　丹皮 10 克　薏苡仁 15 克　防风 10 克　荆芥 10 克　蝉蜕 10 克　苦参 10 克　苍术 10 克　茯苓 10 克　龙胆草 3 克　双花 15 克　浮萍草 6 克　生甘草 6 克　水煎温服

服二剂后,病势减缓,诸证好转,遂嘱以原方继服,吾乃回济,后告知,服数剂即愈。

按　此案所以经多医诊治无效,谅必以常法祛风解毒等法取治,吾特注意,疹色暗红,臂热如火而体温不高者,病在营血分,故取赤芍、丹皮为君者,重在清营,别以双花、浮萍草等宣泄提透之,则不治风而风祛,不治痒而痒止,要在辨证,通常达变也。

3. 陈某某　女　中年　济南某附院

2009 年 7 月 3 日初诊:突发风热痒疹,胸前背后红痒成片,大腿内侧有大片瘢疹块,痒甚,此风热外侵,患及营分,当以祛风散热凉血之法治之。

处方:防风 10 克　荆芥 10 克　赤芍 15 克　生地 10 克　丹皮 10 克　蝉蜕 10 克　刺蒺藜 10 克　知母 10 克　金银花 15 克　连翘 10 克　苍术 10 克　苦参 6 克　滑石 10 克　红花 6 克　浮萍草 6 克　生甘草 6 克　水煎温服

7 月 21 日:服上方数剂,大部分瘢疹已基本退去,痒亦轻,惟大便稍稀而粘,可继用此法,以祛余邪。

处方:前方苍术加至 20 克,苦参加至 10 克,另加苡仁 20 克　白鲜皮 15 克　炒黄连 6 克　徐长卿 6 克　水煎温服

服上方数剂,疹退病愈。

按　凡此等风热痒疹,每易侵及营分,故祛风散热之外,每加凉血活血之药以辅之,同时若伴湿邪者,常佐利导之药,或苦燥之药,则效尤佳。

4. 郭某某　女　21 岁　章邱市

2012 年 9 月 29 日初诊:十六岁时曾接触过化肥,可能是对化学物质过敏,身发痒疹,后每犯时,皮肤起红疮,且易肿而下部尤重,舌红无苔,舌面有裂纹,较明显。口干,性急躁,脉弦细。此虽可能与化学物质有关,然根据外证亦可见为风热湿毒,袭于皮肤,遂合疹毒漫发,当以祛风利湿清热解毒为法。

处方:生地 15 克　知母 15 克　当归 10 克　赤芍 15 克　防风 10 克　荆芥 10 克　牛蒡子 6 克　连翘 15 克　赤小豆 3 克　石膏 10 克(先煎)　薄荷 6 克(后入)　浮萍草 10 克　滑石

12 克(各包)　苍术 6 克　苡米 15 克　生甘草 3 克　水煎温服

服上方三剂后,已见好转,继用上方服之。

【张春兰案】

1. 张某某　男　17 岁　学生　下回头村

2008 年 8 月初诊:胸腹及大腿处起风疹疙瘩,作痒,遇冷时加重。舌薄白。

处方:葛根 15 克　麻黄 10 克　桂枝 10 克　赤芍 10 克　甘草 5 克　当归 10 克　蝉蜕 10 克　防己 10 克　赤芥 10 克　紫草 12 克　浮萍 15 克　独活 10 克　生姜 3 片　水煎温服

二诊:服用上方 8 剂痊愈。

2. 张某某　女　26 岁　崖头村

2009 年春来诊全身起风疹疙瘩,时有时无,发病时红肿奇痒。舌淡白,脉浮。

处方:荆芥 10 克　防己 10 克　当归 10 克　生地 10 克　苦参 10 克　苍术 10 克　蝉蜕 10 克　牛蒡子 10 克　大胡麻 10 克　知母 10 克　甘草 6 克　木通 6 克　浮萍 15 克　赤芍 10 克　水煎温服

二诊:服用上方后,症状稍有好转,随调方。

处方:桂枝 10 克　白芍 10 克　甘草 6 克　葛根 15 克　麻黄 10 克　蛇床子 10 克　蝉蜕 10 克　浮萍 15 克　独活 10 克　当归 10 克　赤芍 10 克　生姜 3 片　大枣 3 枚　水煎温服

三诊:服二诊方后,诸症明显减轻。上方继服 4 剂。

四诊:服完上方 4 剂后痊愈,再未复发。

3. 李某某　男　13 岁　邹家村

2009 年初诊:全身起风疹疙瘩,红肿作痒,遇热痒尤甚。

处方:荆芥 6 克　防己 6 克　生地 6 克　当归 10 克　苦参 6 克　苍术 6 克　蝉蜕 6 克　大胡麻 6 克　牛蒡子 6 克　木通 3 克　石膏 10 克(先煎)　知母 10 克　蛇床子 6 克　浮萍 6 克　双花 10 克　紫草 6 克　赤芍 6 克　徐长卿 6 克　水煎温服

二诊:服上方 4 剂后,痒轻红肿退。原方继服。

三诊:继服上方 8 剂后痊愈。

4. 董某某　男　29 岁　南沽村

2009 年 10 月 26 日,全身起红色小丘疹,作痒多日,反复发作,发则红肿痒甚,搔抓无度。曾服用抗过敏药,虽短时不痒,但不能根治,故来诊。舌苔薄白,脉浮数。

处方:荆芥 10 克　防己 10 克　生地 10 克　石膏 20 克(先煎)　苦参 10 克　当归 10 克　牛蒡子 10 克　蝉蜕 10 克　大胡麻 10 克　木通 6 克　知母 10 克　白鲜皮 15 克　双花 15 克　赤芍 10 克　甘草 6 克　浮萍 10 克　紫草 10 克　徐长卿 12 克　水煎温服

二诊:服上方 4 剂后,肿痒均减轻,惟夜间仍痒。原方加丹参 10 克,继服 4 剂。

三诊:服二诊方后,皮疹已退,不痒,原方继服。

四诊:已痊愈。

5. 李某某　男　54 岁　荣成市崖头　财贸中专教师

2010 年秋初诊：全身起风疹疙瘩多年，作痒，时好时犯。曾多处医治未愈。发病时风疹疙瘩融汇成片，红肿瘙痒，天冷时加重，舌淡苔白，脉浮。

处方：当归 10 克　桂枝 10 克　白芍 10 克　甘草 5 克　防己 10 克　荆芥 10 克　浮萍 15 克　红花 10 克　紫草 10 克　香附 10 克　丹皮 10 克　苍耳子 10 克　赤芍 10 克　地肤子 10 克　豨莶草 10 克　白鲜皮 12 克　蒺藜 10 克　水煎温服

二诊：服上方 6 剂后，肿痒大减。原方继服。

三诊：服完前方 6 剂后，病已痊愈。为巩固疗效，原方当归量加至 15 克，继服 4 剂。

3. 湿热痒疹

【树乾公案】

1. 慕某某　男　8 岁　东慕家村

1963 年 7 月 31 日初诊：遍身水肿，风湿痒疮，毒气内陷。三焦不利发为水肿，风湿痒疮，毒气内陷。

处方：麻黄二钱　连翘二钱　生姜一钱半　大枣三枚　甘草二钱　杏仁三钱　浮萍五钱　赤小豆一两　水煎温服　一付

8 月 2 日复诊：肿已见消，仍以原方一付继服。

2. 曹某某　男　25 岁　修配厂

1966 年 6 月 26 日初诊：湿诊，风湿高分子，头面四肢弯屈处起红点，白顶，破流脂水，搔痒，脉浮大。此化脓性湿诊。

处方：赤芍三钱　薏米五钱　猪苓三钱　双花五钱　花粉三钱　当归三钱　萆薢三钱　泽泻三钱　木通二钱　防己二钱　苦参三钱　海同皮二钱　水煎温服　二付

6 月 30 日复诊：服上方四付后，疮已好转，皮肤湿烂好转，瘙痒减轻，原方二付继服。

7 月 10 日复诊：服上方数剂，病已减轻大半，原方继服。另加外搽方。

处方：白芷三钱　白芨三钱　枯矾三钱　黄柏三钱　硫黄三钱

共研级细末涂搽患处，湿则干搽，干则香油调搽，用此方外搽大有好转。

9 月 10 日复诊：皮肤已接近痊愈，再用原方。

3. 崔某某　男　成年　工作队

1966 年 7 月 15 日初诊：血风疮，血热受风毒，遍身起红色点点，搔痒不绝，时发热微恶寒，脉浮数。此湿诊。

处方：当归三钱　生地三钱　防风二钱　蝉蜕二钱　第母二钱　苦参三钱　大胡麻二钱　荆芥三钱　牛蒡子三钱　石膏三钱(先煎)　甘草一钱半　木通一钱半　赤芍三钱　苍术三钱　连翘三钱　水煎温服　一付

7 月 16 日复诊：服初诊方一付，红色点点见消，瘙痒亦轻，原方二付继服。

4. 汤某某　女　25 岁　西滩村

1966 年 10 月 26 日初诊：头面生黄水疮，破烂，复受风毒疮毒内陷，面部浮肿，发烧，脉浮数弦。此疮毒内陷浮肿。

处方：浮萍三钱　双花五钱　连翘四钱　白鲜皮三钱　蒲公英五钱　苡米五钱　车前子三钱(各包煎)　木通二钱　甘草二钱　麻黄一钱半　赤小豆一两　水煎温服　一付

10月26日复诊：服上方一付肿见消退，发热亦减，原方二付继服。

5. 邹某某　男　1岁　古塔村

1966年11月1日初诊：头疮破溃流脂水，搔痒无度。此头部湿诊。

处方：蛇床子五钱　地肤子五钱　地骨皮五钱　苦参五钱　荆芥三钱　双花五钱　白矾五钱　四付　水煎温洗

11月11日复诊：用上方四剂，头疮已好转，原方一付继用。

6. 张某某　女　成年　下回头村

1967年2月19日初诊：风热湿疹。

处方：当归三钱　生地三钱　防风二钱　蝉蜕二钱　知母二钱　苦参三钱　大胡麻二钱　荆芥二钱　苍术三钱　牛蒡子二钱　石膏三钱(先煎)　甘草二钱　木通一钱　水煎温服一付

3月5日复诊：服初诊方六付，病已好转，原方一付继服。

7. 盛某某　男　成年　县五金厂

1968年1月9日初诊：血热受风，下肢大腿部起细疮作痒，有时肿。此湿疹。

处方：当归五钱　丹参三钱　白芍三钱　生地三钱　蝉蜕二钱　荆芥三钱　防风三钱　蒺藜三钱　白鲜皮三钱　何首乌三钱　双花三钱　水煎温服　二付

外洗方：蛇床子五钱　地肤子五钱　地骨皮五钱　双花五钱　明矾五钱　苦参五钱　二付　水煎温洗

1月12日复诊：服初诊方二付兼用洗方，痒轻肿消，原方三付继服。

4. 痞瘰痒疹

【树乾公案】

1. 刘某某　女　45岁　岳泊庄村

1963年8月10日初诊：痞已十多年，发则微恶寒，呼吸不利，遍身发现疮痞作痒，绵连成片。

处方：葛根四钱　麻黄二钱　桂枝二钱　白芍二钱　生姜二钱　甘草二钱　大枣三枚　生地三钱　赤芍三钱　浮萍四钱　丹参四钱　独活二钱　水煎温服　三付

8月18日复诊：服上方(葛根汤)一剂，病轻又服二付，痞即痊愈，诸症均减，惟血虚腿沉，继以补血方以善其后。

处方：坤草五钱　当归五钱　赤芍三钱　生地四钱　白芍三钱　水煎温服　二付

2. 萧某某　女　21岁

1963年12月30日初诊：初发风疹，继而腿痛腰痛，脉弦涩。此为风毒内侵，血滞不行。

处方：当归四钱　川芎二钱　赤芍三钱　生地三钱　防风二钱　蒺藜三钱　荆芥二钱

何首乌二钱　红花二钱　丹参三钱　乳香三钱　没药三钱　怀牛膝三钱　水煎温服　一付

复诊：服上方二付，痛减大半，风疹，瘢痕亦全消，原方加甘草二钱，二付继服。

复诊：诸症均大好转，风疹已不见，腰腿痛减，惟触风寒身体少觉不适，原方二付继服。

【张灿玾案】

1. 栾某某　女　成年　荣成桑梓村

初诊：猝发斑疹，瘙痒无度。患者素无此证，忽为风寒所袭，乍感身痒，痒处尽是瘔瘟，或点状累累，或连缀成片，色红高起，搔之益甚。肌肤潮热，摩之如炙，二便及月事正常，舌、脉无明显变化。此乃风邪入肌肤，化而为热，内犯血分，发为瘔瘟痒疹，治当以凉血散风解毒为法。

处方：当归一两　川芎二钱　赤芍三钱　生地三钱　元参三钱　知母三钱　防风三钱　荆芥三钱　牛蒡子三钱　浮萍草三钱　犀角一钱　生甘草二钱　水煎温服

复诊：服上方二剂后，瘙痒减轻，皮肤热感减低，皮疹发展有减缓之势。可以前方稍作调整继服之。

处方：当归五钱　川芎二钱　赤芍三钱　丹皮三钱　知母三钱　防风三钱　荆芥三钱　牛蒡子三钱　浮萍草三钱　蒲公英五钱　蝉蜕二钱　僵蚕二钱　双花五钱　生甘草二钱　水煎温服

复诊：服上方二剂后，痒已大减，皮肤瘨瘟亦逐渐消退，肌肤亦不感潮热，遂以本方继服三剂而愈。

按　瘔瘟之为病，虽发于肌肤，不可以为无关脏腑，不予重视。不知此病亦可延及内脏。详明王肯堂《证治准绳·疡医》瘔瘟云："夫人阳虚则多汗，汗出当风，风气博于肌肉，与热气并，则生瘨瘟，状如麻豆，甚者渐大，搔之则成疮也。"又明顾世澄《疡医大全》瘔瘟门云："《心法》曰瘔瘟，俗名鬼饭疙瘩，由汗出受风，或露乘凉，风邪多中表虚之人，初起皮肤作痒，次发扁平疙瘩，形如豆瓣，堆垒成片，日间痒甚者，宜秦艽牛蒡汤，夜间痒甚者，宜当归饮子。"

秦艽牛蒡汤，即《证治准绳·疡医》之秦艽汤，方含秦艽、防风、黄芩、麻黄、甘草、玄参、犀角、牛蒡子、枳壳、升麻。

当归饮子，方出《济生方》，方含当归、川芎、白芍、生地、防风、荆芥、何首乌、白蒺藜、黄芪、甘草。

此二方亦治皮肤瘙痒类病常用方，总之本类病治疗，以活血散风为大法，然后结合病情，灵活加减。

本案所用方，以病偏于血分，故以活血凉血，加以散风透表为主，选用解毒、止痒之双花、公英、蝉蜕、僵蚕等，使血气得行，风邪得散，热毒自解。

2. 陈某某　女　成年　济南市某医院职工

初诊：皮肤猝发原因不明之痒疹。前后胸较多，色红痒甚，粟米状，下肢内侧为斑疹块连片，服用西药不效。此风热侵犯营血分，发于肌肤，治之之法当以凉血散风、清热解毒为主。

处方：生地 10 克　赤芍 15 克　丹皮 10 克　红花 6 克　防风 10 克　荆芥 10 克　蝉蜕 10 克　刺蒺藜 10 克　知母 10 克　苍术 10 克　苦参 6 克　浮萍草 6 克　滑石 10 克　生甘草 6 克　水煎温服

复诊：服上方数剂，病情已大有好转，手臂、胸部皮疹已基本消退，身无热感，下肢尚有部分皮疹未消，大便稍稀，黏滞，此内有湿热，尚未消除。

处方：生地 10 克　赤芍 10 克　丹皮 10 克　红花 6 克　防风 10 克　荆芥 10 克　蝉蜕 10 克　刺蒺藜 10 克　知母 10 克　苦参 6 克　薏仁 15 克　白鲜皮 15 克　黄连 6 克　徐长卿 6 克　生甘草 6 克　水煎温服

继服上方数剂，皮疹全部消退。

按　此病多风热毒气或湿热毒气侵犯肌肤而发，发病虽在肌肤，然常易内犯营血分，故常遵前人所谓"治风先治血，血行风自灭"之法，即可除之。然有些患者，常易流连难解，反复发作，应详察病因，谨防处境或气候有变，或食用不洁，均可诱发之。发病之候，亦当辨其在阴在阳，在血在气，随证治之，非只散风一端耳。

本方取明人陈世功《外科正宗》卷四消风散方加减用之，本治风湿浸淫血脉，致生疮疥瘙痒不绝，及大人小儿风热瘾疹，遍身云片斑点，乍有乍无等证。今加重活血、凉血之药以治其内，除风止痒之药以治其标，除湿利尿之药以导其下，如此则可凉其血、散其风、发于外、导其下，病可除矣。

5. 瘢疹疙瘩

【树乾公案】

1. 乔某某　女　57 岁　常家庄村

1966 年 5 月 4 日初诊：败血流注，遍身起紫色疙瘩，肌肉肿痛，脉沉滞。此败血流注经络，瘀血作肿。

处方：当归四钱　川芎二钱　秦艽二钱　红花三钱　桃仁三钱　甘草二钱　川羌二钱　五灵脂二钱　香附二钱　川膝三钱　赤芍三钱　枳壳二钱　陈皮三钱　苏叶一钱　水煎温服　三付

5 月 19 日复诊：服上方七付，原方加丝瓜络三钱，枳壳二钱，四付继服。

5 月 31 日复诊：服初诊方，少好转，继服原方加丝瓜络、枳壳，疙瘩大部消失，原方四付继服。

2. 龙某某　女　32 岁　西龙家村

1966 年 6 月 1 日初诊：败血流注，遍身起紫色疙瘩作痛，肢体倦怠，脉弦。此风寒侵入经络，血脉凝滞，败血流注。

处方：当归四钱　川芎二钱　赤芍三钱　生地三钱　枳壳二钱　苏叶一钱　香附三钱　陈皮三钱　丹皮二钱　红花三钱　川膝三钱　独活三钱　甘草二钱　丹参三钱　水煎温服　三付

5 月 15 日复诊：服初诊方数付，好转，又原方加丝瓜络三钱，服数付，诸症均接近痊愈，再加黄芪八钱，服之补气血，以善其后。

【张灿玾案】

刘某某　女　青年　章邱市

2012年9月19日初诊：16岁时，因接触过化肥，身起痒疹，自此，每犯时先起红疱，破后则出黄水，身易发热，眼皮亦起小疙瘩，眼皮肿易下垂。本次发时，亦如此，舌生时即红无苔，表面不平，有裂痕明显，口干，性急躁，脉弦细。此内蕴肝火，外感热毒所致。治宜疏泄风湿，清利热毒。

处方：生地15克　知母15克　当归10克　赤芍15克　防风10克　荆芥10克　牛蒡子6克　连翘15克　赤小豆30克　石膏10克(先煎)　薄荷6克(后入)　浮萍草10克　滑石粉12克(各包煎)　苍术6克　生甘草3克　水煎温服

9月24日电话告知，服上方三剂，已有好转，嘱继服前方即可。

后至2013年告知，去年服吾方数剂后即愈，至今不曾再犯。

2014年5月26日初诊：本星期先在背部复发湿疹尚未愈，自昨日起，面部及身上均出现红癍连接成片，眼肿，平日体温微高至37℃，易上火，口干喜饮，夏天怕热，但不出汗。10日前曾吃过羊肉，当时并无反应，后经大雨天后，即发红癍，红肿热痒，手臂均有热感。舌红无苔有裂纹(先天性)，脉浮数。本有此病史，乃复感风湿热毒而继发，当以散风利湿，凉血解毒为法。

处方：生地15克　赤芍15克　栀子10克　赤小豆30克　丹参15克　防风10克　荆芥10克　蝉蜕10克　牛蒡子10克　浮萍草10克　石膏15克(先煎)　知母10克　薄荷6克(后入)　薏苡仁30克　滑石6克(各包)　生甘草6克　水煎温服

5月29日电话告知，服上方一剂后，病情稍轻，服二剂后，病情有变。全身均发癍，痒甚，问是否用调方。

电告，前方停服，待另方再服。此风热蕴郁，尽入血分，当以凉血解毒，佐以透泄为法，以散其邪。

处方：当归10克　生地15克　赤芍10克　川芎6克　水牛角30克　刺蒺藜15克　升麻6克　苦参15克　大青叶20克　丹皮15克　地骨皮15克　元参10克　双花30克　连翘15克　紫草6克　牛蒡子9克　薄荷6克(后入)　黄连6克　生甘草6克　水煎温服

6月2日电告，服上方一剂后，身痒即减，热亦轻。服二剂后，红癍尽消，热退痒止。惟大便稀溏，腹中有搅乱疼痛感，尚有一剂，问服否？告知，将第三剂分二日服用，待服后看病情如何发展，再作定夺。

6月4日电告，遵嘱将第三剂服完，大便稀及腹痛证均好，红癍已全消，此热毒已退，胃肠寒所致，遂减去部分寒药，继以活血通络法，以解余邪。

处方：当归10克　生地10克　赤芍6克　川芎6克　水牛角20克　刺蒺藜9克　升麻3克　丹皮9克　地骨皮9克　双花15克　连翘9克　紫草6克　牛蒡子6克　生甘草6克　薏苡仁15克　水煎温服

按　昔年对由于风寒湿热等外邪或夏季湿热毒物等外感邪毒感染引发之痒疹、疮疹、癍疹等皮肤疾病，治疗并不太难。按一般治疗皮肤病的原则，如散风、清热、利湿、凉血、解毒等法，很易治愈，然近代由西法确诊之对化学物及某些对人体有毒性刺激之过敏性皮肤病，则治之较难，根除亦难，且病情变化亦多样化，今举此案为例，可见两次发病，病候不一，虽皆治愈,然病情、治法、用药,皆不相同,且对某些大寒、大热药,亦必适量而止,不可过之,故每方一次不可多取。

6. 风热疙瘩

【树乾公案】

1. 鞠某某　女　60 岁　下回头村

1966 年 3 月 27 日初诊:阳明经风热面肿,红色疙瘩,痒痛相兼。此面部热毒红肿。

处方:栀子三钱　连翘三钱　黄芩二钱　薄荷一钱半(后入)　甘草二钱　当归三钱　丹参三钱　赤芍三钱　桔梗二钱　双花五钱　生地三钱　石膏三钱(先煎)　一付

3 月 29 日复诊:服初诊方一付,肿消痛痒已轻,原方一付继服。

2. 刘某某　男　17 岁　小落村

1966 年 12 月 17 日初诊:风湿侵入皮肤,起红色疙瘩,搔痒无度。此湿诊。

处方:蛇床子五钱　地肤子五钱　地骨皮五钱　苦参五钱　防风三钱　荆芥三钱　双花五钱　明矾五钱　水煎温洗

12 月 18 日复诊:初诊方洗后疙瘩已消,搔痒亦轻,原方一付继用。

3. 滕某某　女　32 岁　沟陈家村

1967 年 7 月 8 日初诊:面部、两手及遍身红肿起水泡,痛痒。此化脓性湿诊。

处方:栀子三钱　连翘三钱　黄芩三钱　薄荷一钱半(后入)　甘草二钱　当归三钱　川芎二钱　赤芍三钱　苍术三钱　石膏四钱(先煎)　滑石五钱　桔梗二钱　防风二钱　荆芥二钱　牛蒡子三钱　木通二钱　水煎温服　二付

外洗方:蛇床子五钱　地肤子五钱　地骨皮五钱　苦参五钱　双花五钱　荆芥三钱　白矾五钱　二付　水煎温洗

7 月 14 日复诊:服初诊方二付,红肿水泡均消退,痛痒亦止,原方二付继服,兼洗方继用。

4. 王某某　女　21 岁　双石董家村

1967 年 7 月 16 日初诊:遍身紫色疙瘩作痒。此湿疹。

处方:当归三钱　川芎二钱　白芍三钱　生地三钱　防风二钱　蒺藜三钱　荆芥二钱　何首乌三钱　甘草二钱　丹参三钱　苍术四钱　泽泻三钱　独活三钱　水煎温服　二付

7 月 20 日复诊:原方加黄芪继服。

10 月 26 日复诊:服上方数剂,现已痊愈,原方四付继服,以固疗效。

【张灿玾案】

郭某某　女　中年　济南

初诊:数日前面部发痒,次日,便出现小红疙瘩,痒甚,遂去医院就诊,服用祛风凉血之药,效不佳,医者介绍请我为之诊治。经检,面部多处小红疙瘩,痒而不痛,面部潮红、壮热口渴甚,舌红苔黄,肢体别部正常,二便正常,脉浮而有力。此风热中于阳明经也,当以辛凉青热为法,取白虎汤加减。

处方:石膏30克(先煎) 知母15克 双花30克 连翘15克 公英15克 菊花10克 生甘草6克 水煎温服

服二剂后,诸证均有所减轻,面部疙瘩有消退之势,口渴,面热等证均轻,痒亦不甚,遂以此方服数剂而愈。

按 本案面痒者风也,面潮红而热者,热也。风热相搏,于理为是。古人云:"治风先治血,血行风自灭。"然前方以凉血祛风之药治之而不效者,何也?定位未当也。面部在经属阳明,肢体别部无病,独发于面者,风热著于阳明也。面壮热,大渴者,白虎证也。今以白虎汤加减,不治风而风自灭,不治肿而种自消者,求其所在以治其本也。

7. 风热肿毒

【树乾公案】

某某 女 46岁 古塔村

1966年4月25日初诊:面部手部肿痛,发烧,手指紫色,血热受风。此手部面部热毒紫肿。

处方:浮萍三钱 白鲜皮三钱 双花五钱 连翘三钱 公英三钱 苡米五钱 车前子三钱(各包煎) 木通二钱 甘草二钱 麻黄一钱 赤小豆一两 丹参三钱 红花三钱 水煎温服 三付

5月1日复诊:服初诊方三付,肿已消退,原方二付继服。

8. 虎口肿毒

【树乾公案】

1. 刘某 男 21岁 刘家村

1963年4月4日初诊:因刺伤虎口,中毒,红肿成痈。此虎口肿毒。

处方:坤草五钱 当归三钱 丹参四钱 乳香三钱 没药三钱 双花一两 红花二钱 甘草三钱 水煎温服

4月6日复诊:原方加连翘三钱,白芷二钱,皂刺二钱,继服。

4月18日复诊:服药后,脓已溃破,肿全消,但余毒仍未尽,虎口上部肌肉尚坚硬,再用托里消毒法调方。

处方:双花一两 甘草三钱 白芷二钱 白术三钱 云苓三钱 桂枝三钱 乳香三钱 没药三钱 丹参三钱 水煎温服 二付

4月20日复诊:服18日方后,坚硬肌肉已化脓消肿,原方二付继服。

4月22日复诊:上方加皂刺,二付继服。

4月26日复诊:服22日方,解毒已尽,肿消,肌肉已软而红活,原方继服即可痊愈。

4月29日复诊:调方。

处方:双花一两 甘草三钱 白芷二钱 桂枝三钱 乳香三钱 没药三钱 白术三钱

云苓二钱　水煎温服　二付

2. 朱某某　女　成年　马草夼村

1966年6月18日初诊：手面部刺伤后，红肿疼痛。此手部刺伤中毒。

处方：连翘三钱　双花五钱　公英五钱　地丁五钱　甘菊三钱　甘草三钱　赤芍三钱　红花二钱　当归二钱　一付

6月19日复诊：服上方一付，红肿疼痛消退，原方一付继服，即当痊愈。

9. 湿热肿痒

【树乾公案】

1. 刘某某　男　44岁

1964年12月25日初诊：肛旁结肿成疮。此肛门痈毒。

处方：当归四钱　赤芍三钱　双花五钱　丹参四钱　乳香三钱　没药三钱　甲珠二钱　皂刺二钱　天花粉三钱　川贝二钱　陈皮二钱　防风一钱半　白芷二钱　甘草二钱　二付

复诊：服初诊方二付，已溃破脓出，原方加减调方。

处方：当归四钱　赤芍三钱　双花五钱　丹参四钱　乳香三钱　没药三钱　天花粉三钱　陈皮二钱　黄芪五钱　甘草二钱　二付

2. 萧某某　男　18岁　二章村

1968年4月15日初诊：两足面及踝骨处结肿，肌肉皮肤紫色疙瘩作痒。此脚面湿热毒紫肿。

处方：苍术五钱　黄柏三钱　苡米五钱　荆芥二钱　蒺藜三钱　赤芍三钱　川牛膝三钱　防风二钱　木通二钱　甘草二钱　丹参五钱　水煎温服　二付

4月25日复诊：服初诊方二付，结肿已消，紫亦退，原方二付继服。

10. 天泡疮

【树乾公案】

1. 某某某　男　19岁

初诊：受风，下腹部及膝部起白顶红底小泡作痒。此天泡疮。

处方：当归三钱　丹参三钱　赤芍三钱　防风二钱　荆芥二钱　生地三钱　蝉蜕二钱　苦参三钱　知母二钱　苍术三钱　牛蒡子三钱　石膏三钱(先煎)　木通二钱　甘草二钱　滑石四钱　水煎温服　二付

复诊：服初诊方二付兼外搽青霉素油，已结痂退落，痒亦止，原方继服即可痊愈。

2. 张某某　男　成年　下回头村

1965年7月12日初诊：遍身疮疖，红肿白顶。此天泡疮。

处方：当归三钱　赤芍三钱　生地三钱　丹参四钱　双花一两　连翘五钱　公英五钱　元参三钱　甘菊三钱　乳香三钱　没药三钱　知母三钱　水煎温服　二付

复诊:服上方后肿消痛止。

11. 赤游风

【树乾公案】

1. 闫某某　男　成年

1964 年 3 月 7 日初诊:血热受风,遍身皮肤红肿,全身通红如赤游丹状,大便四日未行,小便亦不利,微恶寒,舌苔白,脉浮大而数。此赤游丹。

处方:牛蒡子三钱　连翘三钱　杏仁三钱　双花一两　蝉蜕二钱　霜桑皮二钱　猪苓三钱　甘菊三钱　滑石三钱　甘草二钱　丹参五钱　水煎温服　一付

复诊:恶寒少减,原方滑石加二钱,加赤芍三钱,一付继服。

复诊:大便已通,小便亦利,尿黄色,原方一付继服。

复诊:红色全退,以双花一两,甘草三钱,二付继服,以清热解毒。

复诊:因心火上炽,舌赤烦躁,失眠,上方继服,兼服万氏牛黄丸。

复诊:上方加龙骨五钱,牡蛎五钱,枣仁四钱,二付继服。

复诊:上方加元参三钱,二付继服。

复诊:舌赤已退,夜眠少安,惟心悸虚烦,调方。

处方:生地五钱　元参五钱　当归三钱　甘草二钱　赤芍三钱　双花一两　龙骨五钱(先煎)　牡蛎五钱(先煎)　枣仁四钱　水煎温服　二付

复诊:上方加云苓继服,后以此方继服数剂,以收全功。

2. 岳某某　女　29 岁　小落村

1964 年 9 月 29 日初诊:赤游风,血热受风,脉浮数弦。

处方:生地五钱　当归三钱　荆芥二钱　防风二钱　赤芍二钱　川芎二钱　白鲜皮二钱　蝉蜕二钱　薄荷一钱(后入)　独活一钱半　柴胡一钱半　大枣三枚　二付　水煎温服

复诊:服上方逐渐消退,痛痒亦轻,原方二付继服。

3. 徐某某　女　31 岁　涝村徐家村

1966 年 5 月 25 日初诊:此赤游风。

处方:当归四钱　川芎二钱　赤芍三钱　生地三钱　防风二钱　荆芥二钱　白鲜皮二钱　蝉蜕二钱　薄荷一钱(后入)　独活二钱　柴胡二钱　丹参五钱　红花三钱　水煎温服　三付

7 月 11 日复诊:服初诊方数付,痛已好转,原方继服。

12. 皮肤皲裂

【张灿玾案】

张某某　女　成年　济南市某医院

初诊:患者左手大指端皮肤皲裂已有若干年,曾经多方治疗,均无效,冬季尤甚,有痒感,表层皮肤粗糙,有小裂痕,若皮肤过度干燥,则裂纹有时出血,每日需涂以油脂类膏剂加以养护。此证亦风毒伤血,使皮肤失于润养所致,可以养血润燥解毒之油膏外治之。

处方:当归三钱　紫草一钱　黄腊三钱(为屑末)　香油三两

先将当归、紫草置香油中浸二日,然后置炉上以文火将药炸枯,取出药渣,趁热将黄腊入油中溶化,用柳枝搅匀,将油倒入碗中,坐凉水中,以去火气,得冷,每日涂患处。

用本方一剂,涂擦毕即愈。

按　此药名润肌膏,原见《外科正宗》白秃疮,本云:"治秃疮干枯,白斑作痒,发脱,用麻油四两,当归五钱,紫草一钱,同熬药枯滤清,将油再熬,加黄蜡五钱化尽,倾入碗中,顿冷,搽擦自愈。"后《医宗金鉴·外科心法要诀》白屑风亦载此方,作"香油四两,奶酥油二两,当归五钱,紫草一钱。将当归、紫草入油内,浸油内,浸二日,文火煤焦去渣,加黄蜡五钱溶化尽,用布滤倾碗内,不时用柳枝搅冷成膏。每用少许,日擦二次。"二书所载小异。吾用时,一般不用奶酥油,制法仿《医宗金鉴》。常用于手足癣、鹅掌风、皮肤皲裂等证,每奏效。

13. 鱼鳞癣

【张灿玾案】

栾某某　青年　荣成桑梓村

初诊:患者腹部尺许大小,感受风癣病毒,皮肤瘙痒,逐步粗厚甲错如鳞屑状,别部无感觉,亦无他病,身体健壮。此系风邪癣毒感染,留滞肌肤,局部经络滞塞,血行不畅所致,当以养血祛风为治。

处方:当归五钱　川芎三钱　白芍三钱　生地三钱　防风三钱　荆芥三钱　何首乌三钱　白蒺藜三钱　黄芪二钱　双花三钱　白鲜皮三钱　黄连二钱　生甘草二钱　水煎温服

复诊:服一剂后,瘙痒减轻,嘱以此方加减服数剂而愈。

按　此方原出宋严用和《济生方·疥癣门》,名"当归饮子",本云治诸疥癣、浸淫、瘙痒等证。吾家自先大父始,凡此类证,偏于血分而皮肤干燥型者,以方中具四物及首乌、黄芪等,具有养护之用,复有荆、防、白蒺藜等祛风之药,以此方加减,尽合法度,本案特加双花、白鲜皮,黄连等,义在加重清热解毒之力也。

14. 手足癣

【树乾公案】

杨某某　女　46岁　花园村

1968年5月14日初诊:手面手掌风湿,皮肤破裂作痒。此手癣。

处方:当归四钱　川芎二钱　白芍三钱　生地三钱　苍术三钱　白术三钱　独活三钱　甘草二钱　苡米五钱　赤芍三钱　水煎温服　二付

6月1日复诊:服初诊方二付,手部破裂,皮肤已退去,肌肤油润,原方一付继服。

【张春兰案】

栾某某　女　56 岁　茂柞村

2012 年 4 月初诊：手掌及手指起小红疮。作痒。继而裂口，皮肤增厚，疼痛，活动受限。曾用药膏外涂均无效，故来诊。

处方：苍术 12 克　白术 10 克　当归 15 克　生地 10 克　赤芍 10 克　独活 10 克　薏米 15 克　双花 15 克　青蒿 10 克　荆芥 10 克　防风 10 克　土茯苓 15 克　甘草 10 克　黄芪 15 克　首乌 10 克　白鲜皮 15 克　水煎温服　外用苦参熬膏加凡士林涂搽。

二诊：服用上方后，痛痒减轻，皮肤变柔软，裂口缩小。继服原方后痊愈。

15. 肘窝癣

【张灿玾案】

某某某　男　中年　荣成

初诊：患者肘窝部，及腘部皮肤增厚，呈细邹折状，色灰褐，皮肤干燥，轻度瘙痒，已有年余，曾经多医看过，并用多种外用药治疗，均无效，与气候变化无关，亦不影响劳作。此乃风热邪毒，留滞经络，久而化燥，伤及皮肤，可以清热解毒，润燥之法以治。

处方；黄连三钱　黄柏三钱　大黄三钱　共为细末，以凡士林油适量，调成软膏，搽患处。

复诊：用上药涂擦数日，已大见好，皮肤柔软，痒亦减轻，继用此方而愈。

按　此方以三黄之苦寒，既可清热，又能解毒，以凡士林制成膏剂，又可润燥。皮肤润而邪毒解，血气得行，病遂愈。

此方对一般脓疱疮、黄水疮、浸淫疮等均有效，以三黄之性大苦大寒，既可清热，又能杀诸热毒，取外用法，可直达病所，又不伤及内脏。时常配置之以备用。治诸皮肤感染类疾患，亦可用之。

16. 牛皮癣

【张春兰案】

1. 计某某　男　42 岁　荣成橡胶厂

2009 年 7 月初诊：右腿外侧有大片鱼鳞状皮癣，瘙痒起皮屑，多年治疗未愈。近又痒甚，边缘红肿，奇痒难忍，不能安睡（牛皮癣），舌苔薄白，脉沉。

处方：当归 15 克　白鲜皮 15 克　生地 15 克　丹皮 12 克　蝉蜕 12 克　乌梢蛇 15 克　防风 10 克　荆芥 10 克　赤芍 15 克　苍耳子 10 克　甘草 8 克　土茯苓 15 克　苦参 12 克　红花 10 克　水煎温服

二诊：服上方 6 剂后，痒大减，已能安睡。原方继服 6 剂。

三诊：继服上方后，病灶处皮屑大部分已退去，亦不痒。因经济原因而停药。

2. 闫某某　男　50岁　茂柞村

2010年10月初诊：左腿下肢出现巴掌大小块皮癣，起白皮，瘙痒。曾用消炎膏外涂，未愈遂来诊。舌苔淡白，脉浮。

处方：当归10克　生地10克　赤芍10克　苦参10克　蝉蜕10克　荆芥10克　防风10克　白鲜皮12克　紫草10克　苍术10克　丹参10克　黄芩10克　甘草6克　大胡麻10克　牛蒡子10克　双花15克　水煎温服

二诊：服上方6剂后，痒稍减轻，遂调方。

处方：白鲜皮12克　生地10克　赤芍10克　当归15克　防己10克　荆芥10克　丹参10克　苦参10克　黄芩10克　浮萍15克　双花10克　牛蒡子10克　紫草10克　苍术10克　蛇床子10克　丹皮10克　蝉蜕10克　土茯苓10克　蛇蜕6克　甘草10克　水煎温服

三诊：服用调方后，痒大减，癣皮退。原方继服数剂后来诊，病已痊愈。

17. 鹅掌风

【树乾公案】

1. 王某某　女　成年　三章村

1962年3月6日初诊：手心燥裂起皮，有时痒，白色，脉浮虚。此鹅掌风(手足癣)。

处方：(葛根汤加减)桂枝三钱　葛根四钱　白芍三钱　生姜二钱　甘草二钱　川军三钱　浮萍五钱　大枣三枚　水煎温服

外洗方：蛇床子五钱　地肤子五钱　地骨皮五钱　川椒三钱　双花五钱　明矾五钱　水煎熏洗

此方服九剂痊愈

2. 萧某某　女　19岁　大章村

1963年8月30日初诊：脾虚血不养肝，肝脾虚热，四肢发烧，手掌皮肤干燥脱皮，月经不调，经期错乱，脉弦虚。此手足癣。

处方：当归三钱　川芎三钱　丹参五钱　白芍四钱　生地四钱　地骨皮三钱　胡黄连三钱　赤芍三钱　白术四钱　青蒿三钱　甘草三钱　水煎温服　二付

9月30日复诊：服上方六付后，手掌皮肤濡润，颜色好转，已不脱落，惟仍觉少有发烧，原方三付继服。

3. 高某某　男　23岁　神道村

1965年10月20日初诊：手指及手裳脱皮裂缝，痛痒相兼，脉浮弦，(疑似鹅掌风)。此为脾经血虚风湿。

处方：当归三钱　川芎二钱　赤芍三钱　小生地三钱　苍术三钱　白术三钱　青蒿三钱　独活三钱　甘草二钱　苡米五钱　水煎温服　二付

11月5日复诊：服初诊方二付，痛痒均减轻，手皮亦见柔润，原方继服。

又方：当归四钱　川芎二钱　白芍三钱　生地三钱　独活三钱　苍术三钱　白术三钱

甘草二钱　赤芍三钱　苡米五钱

4. 王某某　男　46 岁　石岛镇

1966 年 6 月 26 日初诊:鹅掌风,手掌起小白脓泡,破后,皮肤燥裂作痒。此手足癣。

处方:当归三钱　川芎三钱　丹参三钱　白芍三钱　生地三钱　苍术三钱　白术三钱　青蒿三钱　独活三钱　甘草二钱　苡米五钱　水煎温服　四付

7 月 9 日复诊:原方加双花五钱,四付继服。

7 月 17 日复诊:服初诊方又加双花服数付后,手掌起白泡见少,皮肤亦见润泽,原方苡米加五钱,苍术加一钱,四付继服。

5. 刘某某　女　21 岁　刘家村

1967 年 4 月 26 日初诊:鹅掌风,月经过期,经前腹胀痛,白色紫黑成块,脉弦。此手足癣。

处方:当归四钱　川芎二钱　白芍三钱　生地三钱　防风三钱　蒺藜三钱　荆芥三钱　何首乌三钱　甘草二钱　桃仁三钱　红花三钱　香附三钱　丹参三钱　水煎温服　二付

5 月 28 日复诊:服初诊方四付,手掌皮肤润泽,亦能出汗,原方四付继服。

6. 鞠某某　女　50 岁　西滩村

1968 年 4 月 28 日初诊:此鹅掌风

处方:当归三钱　川芎二钱　白芍三钱　生地三钱　苍术三钱　白术三钱　独活三钱　甘草二钱　苡米五钱　赤芍三钱　水煎温服　三付

5 月 4 日复诊:服初诊方三付,手掌破裂干燥均好转,原方二付继服。

【张灿玾案】

郭某某　男　中年　荣成东滩郭家村

初诊:患者患此病已数年,初起惟两手心瘙痒,逐渐加重,冬季尤重,曾经多方用外治法治疗,效果不佳。现两手掌皮肤增厚,粗糙皲裂,痒甚。此鹅掌风也,多系风湿癣毒,浸淫肌肤,阻滞经络,血行不畅所致。治当养血祛风解毒。

处方:当归五钱　川芎三钱　白芍三钱　生地三钱　防风三钱　荆芥三钱　何首乌三钱　刺蒺藜三钱　黄芪二钱　土茯苓三钱　白鲜皮三钱　黄连二钱　双花三钱　生甘草二钱水煎温服

复诊:服二剂后,瘙痒减轻,继以前方继服二剂。

按　此病以风毒伤血化燥,故治当养血润燥与祛风解毒兼行,轻者可外洗药或膏剂外治,重者必加内服药,外用亦可用润肌膏擦患处。

皮肤病古医籍中,本无是科,有者,少数专病类书,如疠风、花柳等病。故民国前医者,皮肤病均属外科。皮肤病所含甚广,其病大都发于皮肤,或痒、或痛、或肿、或疹、或瘫、或疮、或癣、或局部、或全身,等等不一。病种多类,治法多端。临床亦需辨证用药,方可取效,就常见与多发病而论,简言其治法如下:

(1) 祛风,如防风、荆芥、白鲜皮、苦参等,消风散是也。

(2) 清热,如黄芩、黄连、黄柏、龙胆草、山栀子、石膏等,三黄、白虎等是也。

(3) 祛湿,如苍术、白术、滑石、茯苓等,多结合它药同用。

(4) 解毒,如双花、公英,地丁、紫草等,五味疔毒饮是也。

(5) 凉血,如生地、赤芍、丹皮、地骨皮等,亦多结合多药同用。

(6) 杀虫,如雄黄、硫黄、藤黄、轻粉等,多为外用,不可口服。

(7) 润燥,如当归、生地、大胡麻、元参等,多结合他药用。

(8) 化浊,如白芷、僵蚕、蚕砂、零陵香等,多与它药结合运用。

由于皮肤病病情亦较复杂,上引诸法,大多需结合运用。另外需根据气候、环境、体质、旧病、并发证等因素,灵活运用。

18. 紫癜风

【树乾公案】

刘某某　女　7岁　刘家村

1962年12月3日初诊:紫癜风,遍身紫点作痒起白屑,脉浮数。此癜风(牛皮癣)。

处方:葛根四钱　麻黄二钱　桂枝二钱　白芍二钱　甘草二钱　生姜二钱　浮萍四钱　生地三钱　赤芍三钱　蛇床子三钱　大枣三枚　水煎温服　二付

1963年1月9日复诊:服初诊方十余剂。调方。

处方:丹参四钱　白芍三钱　生地三钱　防风二钱　蒺藜三钱　荆芥二钱　黄芪三钱　甘草二钱　白鲜皮二钱　蝉通二钱　水煎温服　四付

3月17日复诊:服上方十数剂,好转,白屑脱落大半,皮肤色变好,原方继服。

4月17日复诊:服上方十数剂,痂屑已完全脱落,痒亦消失,皮肤内尚见癍点,前方血药加重调方。

处方:葛根四钱　麻黄二钱　桂枝二钱　白芍三钱　甘草二钱　生姜二钱　大枣三枚　浮萍五钱　生地三钱　赤芍三钱　独活二钱　蛇床子三钱　红花一钱　十水煎温服　二付

5月12日复诊:皮肤白斑已接近正常颜色,原方继服。

19. 白癜风

【树乾公案】

夏某某,女65岁　邢格庄村

1967年5月20日初诊:白癜风。

处方:当归四钱　川芎二钱　白芍三钱　生地三钱　防风三钱　蒺藜三钱　荆芥三钱　何首乌三钱　黄芪三钱　甘草二钱　双花五钱　蝉蜕二钱　白鲜皮三钱　水煎温服　三付

6月10日复诊:服初诊方数剂,调方。

处方:黄柏二钱　海桐皮二钱　萆薢三钱　栀子二钱　苦参三钱　双花五钱　稀莶草三钱　苡米五钱　赤芍二钱　木通一钱半　猪苓三钱　滑石三钱　甘菊三钱　水煎温服　二付

7月24日复诊:服初诊方好转,继服6月10日方数剂,大有好转,原方四付继服。

8月18日复诊:服6月10日方病已痊愈,继服以固疗效,原方四付继服。

20. 白疕风

【树乾公案】

刘某某　女　63岁　滩郭家村

1965年3月22日初诊:白庀风症,皮肤起白屑皮,搔痒无度,血虚风邪袭入皮肤络脉,脉浮虚。

处方:当归四钱　川芎二钱　白芍三钱　生地三钱　防风二钱　蒺藜三钱　荆芥二钱　何首乌三钱　黄芪三钱　甘草二钱　独活二钱　水煎温服　二付

复诊:服上方后,瘙痒减轻,皮起白屑亦少,皮肤颜色好转,原方加丹参三钱,四付继服。

21. 丹毒

【树乾公案】

1. 董某某　女　41岁

1965年4月6日初诊:肘部里侧红肿焮痛,脉弦数。此丹毒。

处方:当归三钱　丹参三钱　赤芍三钱　双花一两　公英五钱　连翘四钱　元参三钱　甘草二钱　水煎温服　二付

复诊:服初诊方二付,肿消痛止,原方二付继服,即当痊愈。

2. 鞠某某　男　15岁　小落村

1965年7月2日初诊:丹毒,腿结肿发热。此丹毒。

处方:双花一两　甘草三钱　公英三钱　赤芍三钱　生地三钱　元参四钱　连翘三钱　水煎温服　一付

7月3日复诊:服初诊方一付,红肿已消退,发热亦减,原方二付继服。

3. 于某某　女　61岁　套河村

1966年5月6日初诊:赤游丹毒,两腿发现红紫色斑点,连连如云片,焮热肿痛。此丹毒。

处方:当归三钱　生地三钱　元参三钱　连翘五钱　赤芍三钱　丹参三钱　双花一两　公英五钱　甘草二钱　木通二钱　水煎温服　二付

5月10日复诊:服初诊方,肿消痛减热退,红色亦见消散,原方加红花三钱,二付继服。

【张灿玾案】

1. 张某　男　成年　济南

2012年7月初诊:近来天气炎热,工作繁忙,猝发胸胁部发小型疱疹,分布成片成串,疼痛异常,热如火灼,自腋部及背部发展,疱疹如簇,疹如脓疱,大小不一,此所谓火丹疮也。以其痛如火灼,色红如丹,皆因热毒外发,多发于前身及胸背,此处肝胆之皮部也,治宜清热解毒,清泻肝胆,以防破溃蔓延。

处方：龙胆草6克　黄芩10克　黄连6克　生山栀10克　金银花30克　连翘15克　大青叶30克　柴胡10克　赤芍10克　生地15克　木通6克　生甘草6克　水煎温服

此方连服数剂，病势减退，疼痛减轻，后因不慎，疱疹有磨破之处，遂以外药包护，逐渐痊愈。

2. 张某某　女　51岁　济南市退休人员

2013年10月9日初诊：初感右胁部不适，旋即发现胁背部起小水泡样赤色皮疹，连结成片，灼痛难忍，全身无其他不适感，不发热，饮食二便均无改变，惟赤色泡痒有增多之势，皮肤微痒，脉、舌均无明显变化，此丹毒也。以其发于胁背部，亦名缠腰火丹，多因肝胆火盛，外感热毒。治以清泄肝胆，清热解毒为主。

处方一：龙胆草6克　黄芩6克　生山栀10克　木通6克　泽泻6克　柴胡10克　车前子6克(各包煎)　赤芍10克　大青叶15克　蒲公英10克　金银花15克　生甘草6克　水煎温服

处方二：黄连30克　黄柏30克　大黄30克　苦参30克

共为细末以凡士林调成软膏，涂患处，外以纱布包护

以上方服用，初服痛即缓，疱疹也未再发，连用数日后，疱疹渐结痂而愈，亦未留痕迹。

按　丹毒之为病，古已有之，如《素问·至真要大论》所云："少阳司天，客胜则丹胗外发及为丹熛疮疡……"所谓"丹胗"，即丹疹，胗与疹通。丹熛疮疡，即赤色之疮疡，熛亦赤也。实为丹毒类疮。

自晋至唐，医籍具此病之治方良多，如葛仙翁《肘后方》、唐王焘《外台秘要》卷三十"丹毒方"及"丹疹方"等所载古文献，有《肘后》、《小品》、《千金》、《千金翼》、《病源》、《集验》、《崔氏》、《延年》、《古今录验》等书，皆具治丹毒方，大抵以清热解毒为主。

隋巢元方《诸病源候论》丹候云："丹者，人身体忽然焮赤，如丹涂之状，故谓之丹。或发于手足，或发腹上如手掌大，皆风热恶毒，所以重者，亦有疽之类，不急治则痛不可堪，久乃坏烂，去脓血数升。若发于节间，便流之四支，毒入肠则杀人，小儿得之最忌。"又因发病部位不同，有多种丹候，如"赤丹候：赤丹者，初发轸起，大者如连钱，小者如蔴豆，肉上粟如鸡冠，肌理由风毒之重，故使赤也。"此书对丹毒发病之病因、病机及各种病形，言之甚详。特指此病入肠则杀人，颇有见地。

唐人孙思邈《千金要方》卷二十二有专篇，论曰："丹毒一名天火，肉中匆有赤如丹涂之色，大者如手掌。甚者徧身有痒有肿，无有定色……"此后列有复方三首及单、验方多首，大都以清热解毒为主。

唐、宋以后医籍，外科部分，皆有专篇论治。如明陈实功《外科正宗》"火丹第七十九"云："火丹者，心火妄动，三焦风热乘之"，属心肝二经之火，治以凉心、泻肝；湿者色多黄白，属脾、肺二经湿热，治宜清肺、泻脾、除湿；腰胁生之，名曰缠腰丹，治当清肝。凡此诸法，皆可宗之。

此病名目繁多，其形不一，然其病因、病机，大致相同。故清《医宗金鉴·外科》"丹毒"歌曰："丹毒名多云片形，风火湿寒肉分凝。胸腹四肢分顺逆，清火消风砭敷灵。"言之甚是。

此病病形虽多，然不外风、火、湿、热所致，治法以清热解毒为主，再结合病因及脏腑辨证为法。总之，此病发于外者多顺，发于内者或婴幼儿者多凶。

【张春兰案】

崔某某　女　74岁　崖头

2009年8月初诊:素有高血压。近几日腰腹部起红色小疮疹,有烧灼感,刺痛难忍,烦心,大便干燥,口苦,舌苔薄黄,脉弦数。

处方:柴胡10克　胆草10克　赤芍10克　生地10克　丹参10克　生栀子10克　木通6克　连翘12克　黄芩10克　当归10克　泽泻10　双花10克　公英15克　板蓝根12克　红花10克　元胡10克　丹皮10克　甘草6克　水煎温服

二诊:服上方4剂后,痛痒减轻。疮疹颜色变淡。原方加乳香10克　没药10克　继服4剂。

三诊:服二诊方后,疼痛大有好转。原方继服,加服维生素B12片。

四诊:疮疹已退,其他症状痊愈。嘱继服维生素B12片,以营养神经。

22. 臁疮

【树乾公案】

1. 毕某某　男　25岁　毕家屯村

1964年2月21日初诊:血虚受风湿,臁疮。

处方:黄芪五钱　当归三钱　丹参四钱　双花五钱　甘草二钱　蝉蜕二钱　僵蚕三钱　赤芍二钱　生地三钱　怀牛膝二钱　蒺藜三钱　防风二钱　水煎温服　二付

3月2日复诊:服上方五付,臁疮已脱痂,但仍觉微痒,原方三付继服。

2. 滕某某　男　72岁　东墻村

1966年9月18日初诊:腿生疮(多年臁疮),出水淋漓作痒。

处方:苍术四钱　泽夕三钱　甘草三钱　双花一两　苡米五钱　连翘三钱　滑石三钱　水煎温服　一付

9月20日复诊:原方三付继服。

9月30日复诊:服上方四付,腿已不肿,臁疮已收敛不烂,痒已止,原方二付继服。

【张灿玾案】

高某某　女　少年　荣成东仙王家村

初诊:患臁疮腿有二三年不愈。亦未曾认真治疗,用一般外用药亦无效。现疮面已延及小腿阴面,长年脓血津淫,腐烂不愈,不甚痛痒,亦不影响一般活动。此湿热之毒邪,发于小腿外侧足三阳脉部。此部肌肉浅薄,若不及时治疗,气血之运行受损,最为缠绵难愈,先以解毒去腐之法外治之。

处方:黄土适量,取地面深层者,放锅中烘干,为细末。豆腐渣即豆腐已过滤后剩下之新鲜豆渣。

将二物混合成软膏状,先将疮面,以金银花藤煎水适量温清洗后,将豆渣黄土膏,敷患处,外以油纸护好,再以布包好,干则换。

复诊:用上方外敷数日后,腐物渐去,脓血渐少,露出新生肌肉,遂以此方连续敷贴,直至痊愈。

按 臁疮病,在明、清医著中,已有专论,如明陈实功《外科正宗》云:"臁疮者,风热、湿毒,相聚而成,有新、久之别,内、外之殊。"又清《医宗金鉴·外科心法要诀》胫部臁疮云:"此证生在两胫内、外臁骨,外臁属足三阳经,湿热结聚,早治易于见效。内臁属三阴,有湿兼血分虚热而成。更兼臁骨皮肉浅薄,难得见效,极其缠绵。"

本案原系日久未愈者,今用此偏方,反而治愈。详黄土本可解,豆腐乃黄豆之残渣,黄豆有解毒之性,用以敷贴痈肿,医方早有记载,故以黄土、豆渣相合,更具解清热燥湿之功,其性又平和,既无损于筋骨,亦不伤其气血,且贴之外,又有防护作用,取之较易,可不费分毫,甚符合"简、便、验、廉"之义,故用之不长,久病反愈。谚云:"单方一味,气死名医。"又云:"偏方治大病。"正指此也。故业医者,不可自恃技高,熟读名著,对验方杂著等浅陋之集,亦当寻检,或藏良方,不可不知。昔吾在农村行医之日,亦如祖父与父之垂训,常以此简便之单验偏方,常可不药而愈。特如祖父当年,远近皆传有此病,请兴先生传个偏方即可。义犹此也。

又详豆腐渣一物,在清赵学敏《本草拾遗》卷八,已云:"治一切恶疮,无名肿毒,神效。"又云:"治臁疮,裙边疮,烂臭起沿。"可见此物治疮疡,在民间沿用已久矣。

23. 坐板疮

【张灿玾案】

张某某　男　中年　荣成下回头村

时处夏季,左右臀部皮肤患粟疮津淫。痒痛红肿,粟疮漫涣,不能落坐,疮面有少量脓水,并向四周漫延,此坐板疮也。皆因其体胖而重,又值夏暑季节,每坐久时暑热之气积于臀下,不能及时散发,蕴郁为毒,发为粟疮,破溃漫延,痒痛不已,故名坐板疮。当以清热解毒之药外治可也。

处方一:忍冬藤四两　苦参二两(二药鲜者尤佳)　水煎。以棉絮蘸药液清洗患处。

处方二:黄连　黄柏　大黄各五钱　共为细末搽患处。用此方后二日,痒痛即减轻,逐日脓水减少,约10日即痊愈。

按 此案系一体肥身重之人,又值夏令炎暑之日,坐久时,则汗液津淫,暑热之气,难以散解,积久则蕴郁为毒火之气,遂发此证。加之破溃感染余毒,又令津漫涣不愈,故以苦寒解毒之剂清洗疮面后,复以散剂搽其患处,直杀其毒,则痒痛自止矣。

24. 纽扣风

【树乾公案】

闫某某　女　46岁　涝村徐家村

1966年5月25日初诊:胸前瘙痒如癣,日久未愈,延及项部,是为纽扣风。此纽扣风。

处方:当归四钱　川芎二钱　白芍三钱　生地三钱　防风二钱　蒺藜三钱　荆芥二钱　何首乌三钱　黄芪三钱　甘草二钱　蝉蜕二钱　双花五钱　水煎温服　三付

8月24日复诊;原方加生地一钱,服数剂接近痊愈。

25. 肾囊风

【树乾公案】

1. 萧某某 男 29岁 三章村

1963年4月22日初诊：素患肾囊风，后又臀肌生疮毒，小疖红肿，此湿热毒下注。

处方：龙胆草三钱 连翘三钱 生地三钱 泽泻三钱 木通二钱 黄芩二钱 坤草四钱 甘草二钱 车前子三钱(各包煎) 双花一两 水煎温服 二付

5月6日复诊：服上方及注射青霉素后，臀肌疮疖已痊愈，惟肾囊风症作痒，原方继服，再加外洗药。

处方：威灵仙五钱 蛇床子五钱 地肤子五钱 地骨皮五钱 苦参五钱 川椒三钱 白矾五钱 水煎熏洗。

2. 于某某 男 59岁

1964年10月12日初诊：大腿根部及阴茎起红色小泡，破烂湿痒，小便黄色，此湿热下注，肾囊风。

处方：荆芥五钱 双花五钱 苦参五钱 蛇床子五钱 地骨皮五钱 地肤子五钱 白矾三钱 水煎温洗 口服消治龙片

10月23日复诊：用上方洗后，湿烂已退，痒亦轻，惟阴头尚有腐烂，原方继用。

【张灿玾案】

张某某 男 中年 荣成下回头村

初诊：阴囊瘙痒已久。初起不曾介意，后逐步加重，时起皮疹，色红，搔破则出水，浸淫不愈，并向四周扩展。清洗后稍轻，暑热天尤甚。大便正常，小便时黄。此肾囊风也。乃肝肾湿热下注，外受湿热之邪，浸淫肤腠，经久难愈。当以清热散风药外治，内以清泄肝肾之热，以断其根。

处方一(外洗方)：蛇床子五钱 当归尾五钱 威灵仙五钱 鲜苦参一两 水煎温洗，早晚各一次。

处方二(搽膏方)：黄连三钱 黄柏三钱 大黄三钱 苦参三钱 硫黄一钱 枯矾二钱 共为细末，香油调搽，每日换一次。

处方三(内服方)：龙胆草二钱 金银花五钱 连翘三钱 生地三钱 赤芍三钱 车前子二钱(各包煎) 黄芩二钱 黄柏二钱 山栀三钱 滑石三钱 赤苓二钱 生甘草二钱 水煎温服

复诊：按上方治疗三日后，病情大为减轻，瘙痒很轻，皮疹减少，热感亦轻，可继服上方治疗。

复诊：继用上方治疗三日后，病情已大有好转，遂停用口服方，继用外洗方与药膏外搽而愈。

按 此证早有医籍记载，唯名称不一。亦因发病部位不同，治法亦不尽同，大致皆属湿热浸淫疮一类。关于肾囊风之病，早在明陈实功《外科正宗》及清《医宗金鉴·外科心法要诀》言之较详。如《医宗金鉴·外科心法要诀》卷九“肾囊风”云：“此证一名绣球风，系肾囊作痒,由肝经湿热,风邪外袭皮里而成。初起干燥痒极,喜浴热汤,甚起疙瘩,形如赤粟,麻痒搔破,浸淫脂水,皮热痛如火燎者,此属里热。”

盖阴囊,有足厥阴之经,直达其处,阴囊又为肾气所司,故凡此等疾病,内系肝、肾之湿热下注,外则风湿热毒相侵。若不急治,亦可迁延不愈。初起轻证,用外治汤洗或膏搽即可。若重者,需兼用内服汤剂为是。

本案治法,内治以清泄肝肾湿热,兼以祛风、利湿、解毒之法;外治则以清热、燥湿、解毒止痒为法。

本案汤洗及内服方,具遵《外科正宗》方加减;膏药方则为自拟方,常用于湿热疮疹效亦佳。

26. 吃野物中毒

【树乾公案】

1. 张某某　男　成年　下回头村

1965年5月29日初诊:因前几日吃灰菜,又经日光曝晒,面部、手既外露处,肿起,呈水肿样,脉缓细。根据脉症,湿胜于热。此湿毒内蕴,风寒外束而成风湿毒症,食野菜中毒(植物日光过敏性皮炎)。治宜利湿散风为主。

处方:浮萍三钱　白鲜皮三钱　双花五钱　连翘三钱　公英五钱　苡米五钱　车前子三钱(各包煎)　木通二钱　甘草一钱半　麻黄二钱　赤豆一两　水煎温服　一付

复诊:服上方一付后,面部及手部肿消大半,原方一付继服。

2. 孙某某　成年　荣成小落村

1967年5月31日初诊:始因早晨带露拔草中毒,手指起小泡肿痒,湿烂,当时未治疗,继而每年按时复发,指甲溃烂,痛痒相兼。此野菜肿毒。

处方:苍术四钱　泽泻三钱　甘草二钱　双花一两　连翘五钱　苡米五钱　滑石五钱　水煎温服　二付

6月4日复诊:服初诊方二付,手指甲溃烂已大好转,原方三付继服。

七、五　官　科

(一) 目病

1. 外障

(1) 迎风泪出

【树乾公案】

1. 栾某　女　7岁　桑梓村

1963年3月7日初诊:冲风泪出,眼睑红点作痒,脉浮数。此热风,目冲风泪出。

处方:荆芥二钱　薄荷二钱(后入)　甘草二钱　木贼二钱　防风二钱　石决明三钱　甘菊二钱　石膏三钱(先煎)　蒺藜三钱　一付

4月11日复诊:服药后病愈大半,仍按原方一付继服。

2. 于某某　女　7岁　王官庄村

1963年12月24日初诊:肝脏火邪冲风泪出,目赤泪热,脉弦数。此热风,目冲风泪出。

处方:甘菊三钱　荆芥二钱　薄荷二钱(后入)　甘草二钱　木贼二钱　防风二钱　石决明四钱　石膏五钱(先煎)　水煎温服　二付

12月28日复诊:服上方诸症均好转,原方二付。

(2) 天行赤眼

【树乾公案】

康某某　男　17岁　康家村

1967年5月17日初诊:天行赤眼(传染性结膜炎),泪涩难开,红肿。

处方:栀子三钱　黄芩三钱　双花五钱　蔓荆子二钱　木通二钱　花粉三钱　生地三钱　桑白皮三钱　川军三钱　甘草二钱　水煎温服　二付

5月19日复诊:服初诊方二付,眼红已退,肿痛已减,原方二付继服。

(3) 目睛云翳

【张灿玾案】

1. 刘某某　女　老年　荣成下回头村

初诊:目生云翳,已有数年。初起白睛红肿疼痛,视物不清,仅用治眼病之一般外用药,如眼药棍、拨云散等未能治愈,反延及黑睛,均被翳膜所遮,视力尤为下降,每上火后则加重,易泪出,眵多,大便易干。此肝、肺火盛,复感风热火毒,迁延未愈,结聚目睛,属外障为患,当清泄肝、肺之热,佐以清热解毒退翳之法。

处方:葳蕤三钱　青葙子三钱　黄连二钱　黄芩二钱　赤芍三钱　地肤子二钱　茺蔚子二钱　菊花三钱　刺蒺藜二钱　大青叶二钱　金银花三钱　川芎二钱　龙胆草一钱　生甘草一钱　水煎温服

复诊:服上方三剂后,两目眵泪减少,自觉目部清爽,无其他不良反应,遂继服上方。

复诊:继服上方五剂后,视力自觉较前清晰,眼之分泌物亦减少,火气亦大减,头目均感清明,此肝、肺之火势,有所减缓,当坚持服用,有望云翳消减。

处方:上方加蝉蜕二钱　草决明三钱　石决明二钱　谷精草二钱　水煎温服

复诊:坚持服用本方月余,翳膜退去大半,视物亦觉清楚,视力恢复较为理想。

按　凡风火外障,若不及时治疗,由于外因风火热毒,内挟心肺或肝肺之火,火热相煽,络脉被灼,精血不润,极易生翳。初起易退,久则难消。

本案亦系多年失治,致令翳膜遮睛,由于经济条件所限,难以坚持服药。时因军、工、烈属,曾由县财政拨款,药费予以报销,方在限期内抓紧治疗,得此效果,比预期的理想好得多。

此亦可证有些疾病，虽系顽证，若治法得当，坚持治疗，未必无逆转之机。

本方乃以蒇蕤丸为基础，加减组合而成，该方出《圣济总录》卷第一百一十一“目生丁翳”门，原云：“治顽翳丁翳眼，蒇蕤丸方：蒇蕤、青葙子、黄连（去须）、防风（去叉）、赤芍药各一两半，车前子二两，地肤子、干蓝、独活（去卢头）川芎、黄芩（去黑心）、甘草（炙剉）各一两。右一十二味，捣罗为末，炼蜜和丸，如梧桐子大，食后温熟水下四十丸，日再。”

本次采用本方，以病非初发，故去防风、独活等，以大青叶代干蓝，另加茺蔚子、龙胆草等，泄肝胆之火，加金银花、菊花等清热解毒，加刺蒺藜、蝉蜕、草决明、石决明、谷精草等拨翳退膜。终使数年障物，得以减退，精血得以营润，恢复光明。

2. 王树荣　男　成年　荣成县单家村

初诊：患眼病近月。初起白睛有血丝，红而微痛，自以为上火，不曾介意，后逐渐加重，渐生云翳，视物不清，大便微干，小便微黄。舌红，苔微黄，脉沉而有力。此乃肝肺之热，上行于目，日久不退，结而为翳，急当清泻肝肺之火，以免翳膜攀结则难治矣。

处方：茺蔚子三钱　石决明三钱　草决明三钱　双花三钱　蒲公英五钱　菊花三钱　大黄二钱　木贼草三钱　黄芩三钱　生栀子三钱　赤芍二钱　犀角片五分　水煎温服

复诊：服上方一剂后，眼痛稍轻，稍感清爽，余无他变，遂以前方继服。

复诊：继服前方四剂，眼痛减轻，红丝减，云翳减退，大便尚微干，此肝肺之热邪已减，云翳可消退矣。然内热尚未尽除，可再重加大黄，为釜底抽薪之用。

处方：黄芩三钱　生地三钱　龙胆草二钱　桑白皮三钱　双花五钱　蒲公英五钱　赤芍二钱　蔓荆子二钱　大黄三钱　薄荷一钱(后人)　犀角片五分　生甘草一钱　水煎温服

复诊：服上方二剂后，大便已通畅，诸证俱减，云翳已基本消除，是肝肺之热已清，肠胃之道亦畅，病已近愈。

处方：前方大黄减至一钱。水煎温服。

继服上方三剂遂愈。

按　关于眼睛的生理结构，早在《灵枢·大惑论》中已云：“五脏六腑之精气，皆上注于目，而为之精，精之窠之为眼，骨之精为瞳子，筋之精为黑睛，血之精为络，其窠气之精为白眼，肌肉之精为约束……”已明确指出眼与五脏之关系，即骨、筋、血、气、肉五体（实代指五脏）所主部位。而论眼病则始于《诸病源候论》，共列出38候。唐、宋时期，论治目病者，多在诸方书中。自宋、元以后，始有专著，特在托名孙思邈之《银海精微》中，更出“五轮八廓”之谈。再后又有内、外障之分，则目病书，日臻完善。

此案属外障眼病，因肝及心、肺之火，循经上行，结于目中，郁热伤络，精液不通，凝而不散，必成翳膜。若不及时清退，久则难医，影响视力。本方先以黄芩、栀子、双花、公英、菊花以清上焦之火，以大黄清泄下焦之热，以赤芍、犀角等凉血通窍，另加草决明、石决明、茺蔚子、木贼草等清热退翳；后服又加龙胆草、薄荷、桑白皮等加大清肺、肝之力，加重大黄，为釜底抽薪之用，终使热清而翳退，短期即愈。

(4) 胬肉攀睛

【树乾公案】

1. 彭某某　女　21 岁　雨夼村

1966 年 9 月 26 日初诊:眼角赤膜遮黑睛一线,继肿出泪。此胬肉攀睛(风热型)。

处方:生地三钱　白芍二钱　赤芍二钱　双花一两　公英一两　枳壳二钱　胆草二钱　花粉四钱　霜桑皮二钱　甘菊二钱　黄芩二钱　知母二钱　木通一钱半　甘草一钱半　川军二钱　水煎温服　一付

9 月 29 日复诊:原方二付继服。

9 月 2 日复诊:服上方后,红膜已见消退,原方二付继服。

2. 鞠某某　女　48 岁　大章村

1968 年 3 月 5 日初诊:胬肉攀睛,头痛目痛,痛甚则呕恶,脉沉弦数。肝火亢盛,肝胆之火上升,胃气不降。此肝火眼珠痛,胬肉攀睛。

处方:夏枯草五钱　香附三钱　草决明五钱　石决明五钱　甘菊二钱　茺蔚子四钱　橘络二钱　栀子三钱　陈皮二钱　水煎温服　二付

4 月 2 日复诊:调方。

夏枯草五钱　香附三钱　草决明五钱　甘草一钱半　甘菊二钱　茺蔚子四钱　陈皮二钱　栀子三钱　元参四钱　生地四钱　白芍三钱　水煎温服　四付

4 月 16 日复诊:服初诊方,痛少减,继服 2 日方四付,头痛目痛已止,目红及胬翳亦见消退,原方四付继服。

(5) 肝火上炎

【树乾公案】

1. 滕某某　女　46 岁　套河村

1964 年 1 月 26 日初诊:因产后怒火,两目红肿昏涩,时发时歇,干涩昏花。

处方:香附三钱　甘菊三钱　夏枯草三钱　生地四钱　白芍三钱　甘草二钱　丹参三钱　水煎温服　一付

1 月 28 日复诊:服上方二付,两目干涩昏花均好转,原方二付继服。

2 月 1 日复诊:原方二付继服。

2. 张某某　男　成年　下回头村

1966 年 5 月 14 日初诊:目昏花,有时晕眩如雾,目视不见,夜间尤甚,脉弦大数。此肾虚、肝火上升,水不涵木。

处方:生地五钱　车前子五钱(各包煎)　白芍五钱　石决明五钱　党参五钱　桔梗三钱　茺蔚子五钱　细辛一钱　川军一钱半　水煎温服　一付

5 月 24 日复诊:服上方四剂后,即觉视物清楚,眼前之云雾亦少,原方一付继服。

5 月 29 日复诊:调方。

处方:生地五钱　山药五钱　云苓四钱　川芎三钱　荆子三钱　甘菊三钱　防风三钱　数付　水煎温服

6月22日复诊:调方。

处方:生地五钱　元参五钱　夏枯草五钱　香附三钱　茺蔚子四钱　水煎温服　一付

7月6日复诊:服初诊方未痊愈,改服29日方服数剂,目清爽,又原方加甘菊二钱,枸杞五钱,眩晕亦减,诸症均好转,原方继服。

3. 董某某　女　34岁　马草夼村

1967年4月13日初诊:目睛作痛,痛甚则头面发热,脉数。此肝火眼珠痛。

处方:夏枯草五钱　香附三钱　草决明五钱　水煎温服　二付

4月17日复诊:服初方二付眼珠已不痛,原方四付继服。

4. 张某　男　13岁　下回头村

1967年5月29日初诊:头痛,发热鼻衄,脉眩数。此肝火上升。

处方:黄芩三钱　白芍四钱　甘草三钱　生地四钱　栀子五钱(炒黑)　小蓟根一两　水煎温服　一付

5月30日复诊:服初诊方一剂,鼻衄,发热即止,原方二付继服。

5. 张某某　男　成年　下回头村

1967年7月3日初诊:目红色,膜内出血,时眩晕,脉弦大。此肝火上升。

处方:夏枯草五钱　香附三钱　甘菊一钱　当归三钱　丹参三钱　红花三钱　草决明一两　黄连一钱半　水煎温服　三付

7月4日复诊:服初诊方三付,红色大部退去,原方一付继服。

7月6日复诊:红色大部消失,头亦不觉发热,原方去黄连,一付继服。

7月7日复诊:原方加茺蔚子三钱继服数剂。

6. 宁某某　女　63岁　古塔村

1967年7月7日初诊:头顶痛,目红痛,舌苔黄,脉弦数。此肝火上升。

处方:石决明五钱　草决明一两　茺蔚子五钱　夏枯草五钱　香附二钱　甘菊一钱　元参五钱　麦冬四钱　水煎温服　一付

7月9日复诊:服初诊方一付,头痛大减,原方二付继服。

7. 闫某某　男　成年　茂柞村

1967年9月23日初诊:肝火而致右目昏花。此肝火上升。

处方:草决明一两　茺蔚子五钱　甘菊三钱　黄芩二钱　栀子三钱　水煎温服　一付

9月26日复诊:原方加生地三钱,元参三钱,一付继服。

10月28日复诊:服初诊方一,继服26日方已痊愈,今又触怒,左目又患昏花,原方二付继服。

8. 郭某某　女　25岁　下回头村

1968年3月23日初诊:血虚肝火,目干涩昏花,眼睑微痒,脉细弦数。

处方:当归三钱　川芎二钱　白芍三钱　生地四钱　地肤子三钱　车前子三钱(各包煎)　茺蔚子三钱　浮盆子二钱　甘菊三钱　决明子五钱　水煎温服　一付

3 月 25 日复诊:服初诊方一付,病情好转,原方继服。

2. 内障

(1) 乌花如雾

【树乾公案】

1. 刘某某 女 61 岁 沟陈家村

1963 年 8 月 7 日初诊:刺伤生翳,白珠红肿。

处方:茺蔚子钱 白芍二钱 生地三钱 前胡二钱 防风一钱半 黄芩三钱 黄连一钱 胆草二钱 木通二钱 川军二钱 枳壳一钱半 甘菊三钱 水煎温服 二付

8 月 18 日复诊:红肿已退,目亦不痛,原方二付继服。

2. 张某某 男 20 岁 下回头村

1965 年 4 月 2 日初诊:目患内障,视物不明,眼前有乌花如雾,脉弦细。

处方:石决明五钱 党参五钱 生地五钱 桔梗三钱 茺蔚子五钱 车前子五钱 白芍五钱 细辛一钱 川军一钱半 水煎温服 二付

复诊:服初诊方二,目视清明,眼前乌花亦少见,原方继服,即当痊愈。

(2) 视物不明

【树乾公案】

1. 姜某某 男 61 岁 下谭村

1965 年 6 月 24 日初诊:腹胀,食后立即大便,粪粗糙,近来又患夜盲症,脉弦细,尺脉弱。元阳不足,脾气不运,因而腹胀便溏,土不升木,血不养肝,发生夜盲。此肝血虚,脾弱兼脾泄,夜盲。宜先治脾胃。

处方:党参三钱 炒白术 云苓三钱 甘草一钱半 扁豆五钱 山药五钱 桔梗二钱 砂仁二钱 芡实五钱 陈皮二钱 水煎温服 二付

6 月 27 日复诊:服初诊方二付,腹胀减,夜盲好转,夜间亦能看物,原方四付继服。

2. 于某某 男 60 岁 小落村

1965 年 7 月 3 日初诊:夜盲症。

处方:夜明砂五钱 当归五钱 蝉蜕三钱 木贼三钱 加羊肝 水煎温服二付

9 月 19 日复诊:服上方二付,夜已能视物,遂停药,现又如前状,原方继服二付。

【张灿玾案】

张某某 男 青年 荣成下回头村

初诊:初觉视力不佳,现已感逐步加重,视力模糊。原在部队,转业地方工作为汽车驾驶员。经某医院检查,为中心性视网膜炎,服用西药效不佳,适我回故里探亲,求治于吾。观其外眼,无甚改变,乃属内障眼病。患者近期亦无情志与外因方面的原因,只感视物模糊。视力已降至0.2,舌、脉亦无特殊变化。本证由于肝、肾阴虚,热盛于上,致令火灼精血,治以滋阴降火为主。

处方:生地三钱　犀牛角一钱半　丹皮一钱　赤芍一钱　扁蓄一钱　瞿麦一钱　金银花四钱　木通一钱半　生山栀三钱　枳壳一钱　龙胆草一钱　大黄三钱　花粉三钱　知母一钱半　生甘草五分　水煎温服

复诊:服上方二剂后,即觉视力稍有好转,遂嘱其按原方继服。

后吾归济,复经年余,再见时,方知当日服用此方效果甚佳,共服数剂,即愈。视力恢复至1.5,甚表感谢。此事至今已四十年左右,不曾再犯,言及此事每致赞赏。

按　凡此内障之病,早在《诸病源候论》中,已有所论述。如卷二十八"目暗不明候"云:"夫目者,五脏六腑,阴阳精气,皆上注于目,若为气血充实,则视物分明,血气虚竭,则风邪所侵,令目暗不明。"又"目茫茫候"云:"夫目是五脏六腑之精华,宗脉之所聚,肝气之外候也,腑脏虚损,为风邪痰热所乘,其传于肝,上冲于目,故令视瞻不分明,谓之茫茫也。"后世眼科诸书,则皆指出,内障之病多与肝肾有关,或虚或实,皆应着眼于肝、肾为要。

本案已经医院确诊,现代医学认为,本病有反复发作的倾向,但也可自愈。若频频发作,视力下降,则难以恢复,至其病因亦尚不十分明确。

本病处方,系采用河北省眼科专家庞赞襄先生所拟方(方载杨医亚先生编著《临床各科综合治疗学》后编第五章眼科疾病),方以犀角地黄汤为主,以清泄血分之热,另加清热泻火解毒,以利肝、胆之热,颇有卓见。特加金银花一味,量亦大,在治内障眼中,更有新义。特此介绍。

患者服药仅数剂,视力即恢复至1.5,且至今不曾再发。

3. 外伤

【树乾公案】

1. 刘某某　女　61岁　沟陈家村

1963年8月7日初诊:刺伤生翳,白珠红肿。

处方:茺蔚子钱　白芍二钱　生地三钱　前胡二钱　防风一钱半　黄芩三钱　黄连一钱　胆草二钱　木通二钱　川军二钱　枳壳一钱半　甘菊三钱　水煎温服　二付

8月18日复诊:红肿已退,目亦不痛,原方二付继服。

2. 毕某某　男　8岁　马草夼村

1963年12月16日初诊:眼被木刺刺伤,目赤肿痛,生翳膜。

处方:茺蔚子三钱　黄芩二钱　青葙子二钱　赤芍三钱　甘菊三钱　防风二钱　荆芥二钱　蝉蜕二钱　车前子三钱(各包煎)　木贼二钱　生地三钱　草决明五钱　水煎温服　二付

复诊:服一剂,痕即止,红肿消,翳膜消退。

4. 目生云翳

【树乾公案】

1. 赵某某　女　19 岁　上庄村

1963 年 1 月 14 日初诊:目红肿痛,黑睛生云翳,脉浮数。此外障翳膜。

处方:薄荷一钱(后入)　白芍三钱　半夏一钱　橘红一钱　木通一钱半　双花五钱　蔓荆子一钱　黄芩二钱　生地三钱　胆草二钱　胡黄连一钱半　甘草一钱　水煎温服　七付

3 月 24 日复诊:病情好转,红肿、云翳俱退,今因肝火上升,目觉微红,继服前方四付。

4 月 2 日复诊:将 3 月 24 日方加减。

处方:薄荷一钱(后入)　赤芍三钱　白芍三钱　半夏一钱　橘红一钱　木通一钱半　双花五钱　蔓荆子二钱　柴胡一钱　黄芩二钱　生地三钱　胆草二钱　胡黄连二钱　甘草一钱　全蝉蜕二钱　木贼一钱半　水煎温服　四付

2. 滕某某　女　34 岁　桑梓寺村

1963 年 3 月 24 日初诊:目生云翳。此外障云翳。

处方:栀子三钱　黄芩三钱　双花五钱　胡黄连二钱　蔓荆子二钱　木通一钱半　天花粉三钱　生地三钱　霜桑皮二钱　川军二钱　甘草一钱　胆草二钱　水煎温服　一付

3 月 27 日复诊:病情好转,原方继服。

3. 萧某某　男　9 岁　大章村

1963 年 11 月 18 日初诊:目生星翳。此风火外障翳膜。

处方:薄荷一钱(后入)　白芍三钱　半夏一钱　陈皮一钱　木通一钱　双花五钱　蔓荆子二钱　柴胡一钱　黄芩二钱　生地三钱　胆草二钱　黄连须一钱　甘草一钱　水煎温服　一付

11 月 22 日复诊:调方。

处方:防风二钱　荆芥二钱　蝉蜕二钱　木贼二钱　柴胡一钱半　黄芩二钱　青葙子二钱　赤芍二钱　草决明五钱　甘草一钱半　车前子三钱(各包煎)　生地三钱　水煎温服　二付

12 月 4 日复诊:服 22 日方,目中云翳已退大半,原方继服二付,即可痊愈。

4. 王某某　女　60 岁　小落村

1966 年 1 月 10 日初诊:几年前,曾患过头偏左额部抽痛,治愈,近来左目精红赤,黑睛生翳膜,心中烦闷,脉弦数。此肝火肝风,角膜云翳。

处方:生地五钱　元参五钱　牡蛎五钱(先煎)　女贞子四钱　赤芍四钱　甘菊三钱　连翘三钱　石决明五钱　甘草二钱　茺蔚子五钱　红花三钱　栀子三钱　当归三钱　水煎温服　二付

1 月 16 日复诊:服初诊方数剂,眼球红色已退,云翳亦见薄,原方三付继服。

1 月 22 日复诊:原方二付继服。

5. 郭某某　女　20 岁　东滩村

1967 年 7 月 28 日初诊:目睛生云翳。

处方:栀子三钱　黄芩二钱　双花五钱　蔓荆子二钱　公英五钱　木通一钱半　天花粉三钱　生地三钱　桑白皮　二钱　川军三钱　甘草一钱　全蝉蜕二钱　甘菊二钱　水煎温服　二付

7 月 31 日复诊:服初诊方二付,云翳见薄,原方三付继服。

5. 眼睑病

【树乾公案】

邹某某　女　21 岁　滕家村

1965 年 2 月 3 日初诊:眼睑红肿。此肝胃火旺,眼睑红肿。

处方:双花一两　公英一两　连翘五钱　赤芍三钱　生地三钱　花粉五钱　枳壳一钱　胆草三钱　黄芩三钱　甘草二钱　水煎温服　二付

6. 杂病

【树乾公案】

1. 高某某　女　31 岁　小落村

1966 年 10 月 4 日初诊:目珠满红,睛珠云翳满蔽,有溃烂之势,痛连头脑,疼痛难忍,脉弦数。此角膜溃疡。

处方:霜桑皮二钱　花粉三钱　蔓荆子二钱　木通一钱半　黄芩三钱　生地三钱　知母二钱　双花一两　公英一两　枳壳一钱半　胆草三钱　川军三钱　甘草二钱　芒硝三钱　水煎温服　一付

10 月 5 日复诊:服初诊方一付,疼痛已止,原方继服一付。

2. 陈某某　女　21 岁

初诊:头痛,痛连眉骨,已五年之久,时发归歇,每发作前,必先眩晕,目昏花,继而眉棱骨痛,近来痛无休止,脉弦细,舌边尖略红,苔薄白。

处方:当归三钱　川芎三钱　白芍三钱　生地三钱　黄芩三钱　甘菊三钱　甘草二钱　蔓荆子三钱　防风三钱　川羌三钱水煎温服　二付

复诊:痛止,原方继服数剂,痊愈。

【张灿玾案】

萧某某　男　青年　荣成西初家村

初诊:患者于两眼睑上生有赘疣多个,状毒菌疣,根粗大,表皮粗糙,色黑,不痛不痒,对眼睑活动无影响,惟有碍美观,曾就医治过,无效。经检,身体健壮,别无他病,未婚,脉、舌均正常。此证当系湿热之毒凝结于肌腠,赘生于皮上,当以清热解毒,佐以凉血之法治之。

处方:双花五钱　蒲公英五钱　连翘三钱　赤芍一钱半　生地三钱　天花粉三钱　枳壳五分　龙胆草一钱　黄芩二钱　黄连三钱　生甘草五分　水煎温服

复诊：服三剂，菌疣已全部脱落，继服三剂，以断其根。

按 本病古医籍少有记载，明陈实功《外科正宗》卷十一，眼胞菌毒条云："其患眼胞内生出如菌，头大蒂小，渐长垂出……。"《医宗金鉴·外科》则云："其证生于上下眼胞睫边，初如菌形，头大蒂小，黄亮水泡，或有头小蒂大者，渐长垂出，坚凝不痛……盖眼胞属脾，其经素有湿热，思郁气结而生也。"本证之外形及部位，虽与上引二书不尽相同，然其性质则皆系湿热之毒，凝结如菌，赘生于皮肤。故当以清热解毒之法，以清除其毒，则菌自败落。

7. 辘轳转关

【树乾公案】

汤某某　女　5岁　湾头村

1967年7月21日初诊：辘轳转关。

处方：钩藤二钱(后人)　全虫一钱　川芎一钱　党参一钱　防风一钱　麻黄五钱　天麻一钱　僵蚕二钱　甘草一钱　水煎温服　一付

7月31日复诊：服初诊方数剂，目睛已转正，原方四服继服。

（二）鼻病

鼻渊

【树乾公案】

王某某　女　18岁　北乔头村

1966年10月16日初诊：鼻窍时流白浊液，头晕。此鼻渊。

处方：辛荑三钱　苍耳子三钱　白芷二钱　薄荷二钱(后人)　甘草二钱　丝瓜蔓二两　水煎温服　二付

11月1日复诊：服初诊方二付，鼻流浊涕已止，原方三付继服。

【张灿玾案】

1. 孙氏　女　中年　荣成县下回头村

初诊：此系家母病案。家母中年时期，即患有鼻渊病。每发作时，鼻流浊涕，偶带脓液，且每月复发，不曾断根。头痛头晕，不思饮食，必卧床休息，数日方起。每发作时，家父每与我共研处方，如辛夷散、苍耳子散、川芎茶调散等方加减，均曾用过；又如藿香为末，猪胆汁调丸方，亦曾用过一个时期。每用皆临时有效，过一段时间，复又发作。五十年代中期，吾亦用青霉素注射剂治疗约月余，当时效果较满意，一度数年未犯。后于六十年代中期，旧病复发，时吾已来济，家父仍以前方加减治之，每犯时所发如前状，需卧床数日方起。某年夏，学校放暑假，我归家日，正值母病，家父遂嘱我处方一试。时，母正卧床，自觉头晕甚，精神不振，心中烦满，不思茶饭，鼻塞不闻香臭，时有浊涕亦不多，口干涩。舌红，苔微黄，脉沉缓。当属浊气上蒙于清窍，肺气不宣，肝胆气盛，遂以化痰清热，通窍化浊为法。

处方：陈皮三钱　制半夏三钱　茯苓二钱　枳实二钱　竹茹三钱　黄连二钱　藿香三钱　细辛五分　薄荷二钱(后入)　生甘草一钱　水煎温服

服上方二剂后，即感头晕减轻，心中亦觉爽快，遂以此方继服至三五剂即起。后继以此方间断服用，遂愈，不曾再犯，后至九十三岁寿终。此间近40年，未曾再患鼻病，是可谓已断病根矣。

按　鼻渊之病，早在《黄帝内经》中，已有记载，如《素问·气厥论》云："胆移热于脑，则辛頞鼻渊。鼻渊者，浊涕下不止也。"王冰注："脑液下渗则为浊涕，涕下不止如彼水泉，故曰鼻渊也。頞谓鼻頞也……今脑热则足太阳逆，与阳明之脉俱盛，薄于頞中，故鼻頞辛也。辛为酸痛"。上引该条经、注，已将鼻渊之主证及病机详明。又《素问·至真要大论》云："少阴之复，燠热内作……甚则入肺，咳而鼻渊。"此文则说明感受非时之热，蕴燠成疾，内犯于肺，亦可引发是病，盖肺开窍于鼻也。

自唐、宋以降，历代名家，代有论证，根据病情，辨证处方。若肝胆火旺者，宜清泄肝胆；肺火上行者，宜宣肺清热；痰浊壅闭者，宜化浊开窍；壅热为痈者，宜清热解毒。要之，本病初发时，利在早治，以求根除；若迁延日久，频发不断者，易为慢性，则成顽证，尚需辨寒热虚实。

家母此证，原用西药青霉素治后，多年不曾发作。本以为已经根除，不意进入老年期，再次发作。根据病情，乃属湿热郁蒸，痰浊闭滞，遂取黄连温胆汤加减以治。陈皮、半夏、茯苓三味，原系二陈汤之主药，复加藿香以助芳香化浊痰之功；枳实与薄荷同用，一者下行利阳明之气，一者上行清肝胆之热；细辛与黄连同用，一者辛香上行开闭塞之窍，一者苦寒沉降下行，以清炎上之热，辛开苦降，上下皆通；竹茹甘寒，有和胃祛痰之功，使脾胃之气和，则清浊自分，升降有序。特取综合调控之法，终获成功。中医之妙用，义尽于此也。

2. 洪某某　女　17岁　济南市

2011年9月10日初诊：半月前开始打喷嚏，吸冷风或冷气则加重，曾去医院就诊，为过敏性鼻炎，用药无效，晨起流黄涕，日间变清涕，伴有眼微肿，多泪，饮食睡眠均可，二便正常，舌淡，苔薄白，脉浮而无力，中取沉取有力，两尺脉较小，此风寒外犯，肺窍失灵，浊气化热，易化为脓。当予辛以通之，轻清化之，即可通也。

处方：麻黄3克　炒杏仁6克　辛夷12克　细辛2克　苍耳子6克　藿香6克　苍术10克　金银花15克　公英15克　葛根6克　白芷6克　丝瓜络10克　生甘草6克　水煎温服

9月15日电话告知，服上方三剂，即不打喷嚏，偶打一个就不再打，惟服药时，舌惟麻，复问此药为何如此神，告曰，用中药要姓中，用药要在巧不在重，可用原方，将细辛改为1.5克，原方照服，以愈为度。

按　治此病，以辛通为主，量其寒热，酌情加减，且当兼肺、胃二经可也。

3. 刘某　女　青年　济南

2013年2月1日初诊：感受风寒感冒，发低烧，惟头痛较重，鼻流清涕，日易流泪，此邪气外犯，上窍闭塞不通，宜辛以散之。

处方：麻黄3克　细辛2克　羌活10克　白芷10克　藿香10克　苏叶6克　辛夷6克　生甘草6克　生姜三片　水煎温服

2月2日复诊:服上方一剂,诸证均减轻,尚未尽通,电话问调方否?既减轻,可稍大其量,以求速解。

处方:麻黄6克　细辛2克　羌活10克　白芷10克　荆芥穗6克　藿香10克　苏叶6克　辛夷9克　薄荷6克(后入)　金银花15克　生甘草6克　生姜三片　葱白2寸段　水煎温服

电话告知,二剂即愈。

按　此等证,以风寒上闭关窍为主,当以辛通为要,不可过用辛凉或辛寒等药。

【张春兰案】

1. 赵某某　女　45岁　黑龙江

2009年初诊:慢性鼻窦炎。经常头痛,流黄白色黏鼻涕。口干,易感冒,嗅觉失灵。晨起头痛尤甚,舌薄白,脉沉细。

处方:苍耳10克　辛夷10克　白芷10克　薄荷6克(后入)　桔梗10克　甘草10克　夏枯草10克　黄芩10克　枇杷叶10克　双花15克　川芎10克　菊花10克　草决明15克　水煎温服

二诊:服上方后,头痛缓解,嗅觉好转,流涕少。原方加鱼腥草15克继服。

三诊:服加鱼腥草方后,头亦不痛,其余症状明显好转,继服上方。

四诊:继服上方后痊愈。

2. 周某　男　25岁　荣成市公安局

2010年11月初诊:慢性鼻炎。鼻流清黄涕,有时不闻香臭。口干,易感冒。舌苔薄白,脉沉。

处方:苍耳子12克　辛夷12克　白芷10克　薄荷10克(后入)　桔梗6克　双花10克　公英10克　大贝10克　鱼腥草12克　桑叶10克　甘草6克　黄芩10克　夏枯草10克　花粉10克　防风10克　菊花10克　蝉蜕10克　水煎温服

二诊:服上方4剂后,鼻流涕少,已可闻味。原方继服4剂。

三诊:继服上方后,诸症痊愈。

(三) 耳病

1. 耳聋

【树乾公案】

1. 于某某　男　13岁　茂柞村

1963年7月19日初诊:因血虚肝火上升而发耳聋,面青黄,脉虚弦。此肝火耳聋。

处方:柴胡三钱　黄芩三钱　半夏三钱　甘草二钱　胆草三钱　赤芍三钱　菖蒲三钱　香附三钱　水煎温服　一付

7月31日复诊:服上方四剂后,耳已稍聋,原方加党参三钱,二付继服。

2. 彭某某　女　17岁　马草夼村

1965年4月14日初诊:因怒火上升,耳聋不闻,脉弦数。此耳聋。

处方：柴胡三钱　香附三钱　川芎一钱半　水煎温服　二付

复诊：服上方二付，耳聋减轻，原方二付继服。

3. 原某某　女　14岁　吕家疃村

1966年3月16日初诊：肝经风火，耳鸣，耳聋，头眩，脉弦滑。此血虚耳聋耳鸣。

处方：当归三钱　甘菊三钱　川芎三钱　白芍三钱　云苓二钱　白术三钱　泽泻三钱　水煎温服　六付

3月31日复诊：服初诊方六付，耳聋已好大半，原方四付继服。

2. 脓耳

【张春兰案】

徐某某　男　58岁　新庄村

2009年初诊：经常口干口臭，近又患中耳炎，局部肿痛，大便干燥，舌苔薄黄，脉沉。

处方：生地12克　当归10克　黄连10克　丹皮10克　升麻6克　双花15克　公英15克　地丁15克　龙胆草10克　黄芩10克　苍术10克　生栀子10克　生甘草6克　板蓝根15克　竹叶15克　紫草10克　水煎温服

二诊：服上方3剂后，耳部肿消，口中臭味减轻。原方继服3剂。

三诊：继服上方3剂后，病痊愈。

3. 耳环肿痛

【树乾公案】

葛某某　女　成年　马草夼村

1968年3月13日初诊：素患崩漏，此次耳环红肿作痛。

处方：栀子二钱　连翘三钱　黄芩二钱　薄荷一钱(后入)　甘草一钱半　甘菊二钱　当归三钱　川芎二钱　白芍三钱　石膏三钱(先煎)　滑石三钱　防风二钱　荆芥二钱　白术三钱　桔梗二钱　水煎温服　一付

3月16日复诊：服初诊方二付，红肿消退，原方二付继服。

（四）口齿病

1. 实火牙痛

【树乾公案】

1. 汤某某　女　55岁　沟陈家村

1963年4月29日初诊：牙痛，大便干燥，发烧，口干或有往来寒热。此实火牙痛。

处方：生地三钱　知母二钱　地骨皮三钱　麻子仁五钱　枳实二钱　川军三钱(后入)

川朴二钱　杏仁三钱　水煎温服　一付

5月2日复诊：大便少好转，头目清爽，牙痛亦减轻，仍以原方将生地知母各加一钱，二付继服。

2. 王某某　女　37岁　脉埠村

1967年9月12日初诊：阳明经热，始发牙痛，口疮，经常便秘，不寐，自觉有气上冲从鼻而出，嗳气，嗳气几口则气冲上逆少减，脉沉。

3. 张某某之妻　女　成年　下回头村

初疹：牙痛，继而头面全部肿起，皮肤内如有水状。此风火牙痛。

处方：当归三钱　赤芍三钱　丹参三钱　防风二钱　荆芥二钱　双花一两　升麻一钱半　桔梗二钱　连翘五钱　黄芩三钱　僵蚕三钱　数付　水煎温服

复诊：服此方后，已渐消退。

【张灿玾案】

1. 某某某　男　中年　莱芜县某山村

初诊：患牙痛已一二月不愈。痛甚则买些止痛药片临时止痛，痛甚时咀嚼有困难，右下臼齿痛甚，牙龈亦肿胀，有时满口牙均感疼痛，口腔有恶臭，大便干，小便黄，口渴。舌红，苔黄，脉沉而有力。此阳明之热盛，上炎于口，遂令口齿为热邪所伤。当以平泻阳明之热为主，佐以釜底抽薪之法，则上炎之火可以平矣。

处方一：合谷　下关　颊车　针刺

处方二：生地五钱　当归三钱　升麻二钱　丹皮三钱　黄连二钱　生山栀二钱　连翘三钱　双花五钱　黄芩二钱　生石膏五钱(先煎)　薄荷二钱(各包后入)　大黄三钱(各包后入)　水煎温服

复诊：当日针刺后，牙痛即轻，服上方二剂后，牙痛已大减，大便亦通。遂按前方大黄减至二钱，进一步清泄阳明之热，再为之针刺一次。

复诊：继服上方二剂后，牙已基本不痛，齿龈亦不肿痛，此阳明之火已渐息矣，遂以前方继服二剂，以灭其余热可也。

按　此案系"文革"期间去农村巡回医疗时所治，当时农村缺医少药的情况，仍较明显，患者身处贫困山村，家景亦较困难，一般疾患，恒多迁延不治，待其自愈，故致如此。

此实火牙痛也。详牙口之部，在脏属肠胃之系，在经属手足阳明二脉。如《灵枢·经脉篇》云"大肠手阳明之脉……，其支者，从缺盆上颈贯颊，入下齿中……"又"胃足阳明之脉，起于鼻之交頞中，旁纳(一本作约字)太阳之脉，下循鼻外，入上齿中……。"故胃肠之热上炎时，每循而上至头面口目。

本方取清胃散与凉膈散二方合用，一则清利肠胃之火焰，一则荡涤肠胃之积垢。特有芩、连之苦寒直折，石膏之辛寒清泄，栀子以清其浮游，大黄以泻其下窍，双花、连翘清热解毒以散其凝结，生地、当归以固其阴津。合和以治，利在治本，非仅止痛而已。

2. 张某某　男　成年　济南

2005年8月11日初诊：因牙齿不固，初患齿病多年，近又猝发牙痛不已，牙龈肿胀，不敢嚼食，舌红苔黄，系阳明胃火上攻，当先折其火势，再图根治。

处方:生地15克　丹皮10克　石膏20克(先煎)　黄连10克　升麻6克　知母10克　麦冬10克　怀牛膝10克　双花20克　生山栀10克　水煎温服

8月18日复诊:服上方后,痛已减轻,但火势尚未退,再加助清热解毒之力。

处方:前方加黄柏6克　白芷20克　菊花15克　水煎温服

8月27日复诊:服上方后,痛已大减,火势不退,可继用此方,以息其余烬。

按　凡久病火热上犯者,必伤其阴,故欲熄其火者,当兼顾其阴,故用"三黄"石膏类药时,兼用生地、知母、麦冬等,义在于此。

2. 虚火牙痛

【树乾公案】

1. 萧某某　男　29岁

1964年7月21日初诊:虚火牙痛,不肿,脉浮洪。此虚火牙痛。

处方:大生地五钱　石膏七钱(先煎)　知母三钱　怀牛膝三钱　地骨皮三钱　天冬三钱　水煎温服　二付

复诊:服初诊方二付,痛已大减,原方二付继服。

2. 王某某　女　37岁　脉埠村

1967年5月12日初诊:牙痛甚剧,夜不能寐,脉弦大。此阴虚火旺牙痛。

处方:赭石五钱(先煎)　怀牛膝五钱　滑石五钱　甘草一钱　水煎温服　一付

5月15日复诊:服初诊方,牙痛好转,又干咳,咽喉干燥,此胃火上冲。前方加生地五钱、知母三钱、麦冬四钱一付而愈。

处方:川军三钱　芒硝三钱　甘草二钱　水煎温服　一付

11月3日复诊:服上方数剂,诸症均好转,原方八付继服。

【张灿玾案】

张某某　男　中年　荣成下回头村

初诊:患牙痛有两月之余。时重时轻,牙龈不红肿,后臼齿疼痛较明显,咀嚼困难,痛轻时尚可,服诸止痛消炎药效果不明显。牙齿完好,无虫蚀痕迹,大小便正常。舌红,苔白薄,脉弦细,尺脉弱甚,此虚火上炎所致。齿乃骨之余,肾阴不足,水不能潜阳则虚火上炎,不可以大苦大寒之药,当以养阴清热之法,以伏其上炎之火。

处方:生地五钱　生石膏一两(先煎)　知母五钱　麦冬三钱　怀牛膝二钱　元参三钱　地骨皮三钱　水煎温服

复诊:服上方一剂,痛即减轻,无其他反应,舌脉如前。

复诊:继服上方三剂后,已基本不痛,惟嚼硬东西时,尚有感觉,继用前方加骨碎补五钱。

继服上方三剂后,牙已恢复正常,遂停服。

按　牙痛之疾,勿视为小病。或实火,或虚火,或虫蚀,日久不愈,必损伤牙质。本案初起以实火治之不效,方求治于吾。证之脉舌,知其虚也,故选玉女煎方加味为法。本方原用熟地,取其甘寒之性与知母、麦冬等,附加元参以助,其养阴作用尤强。石膏本为辛寒之药,今得诸甘寒之药,故可伏其炎上之火,而无苦燥伤阴之害,再加牛膝为使,引而下行,再加地骨皮之凉血,则火难上炎矣。

详玉女煎方,本出明张景岳先生《景岳全书》卷之十一“新方八阵·寒阵”,原云:“治水亏火盛,六脉浮洪滑大,少阴不足,阳明有余,烦热干渴,头痛牙痛,失血等证,如神。若大便溏泄者,乃非所宜。”及至清代,有杨栗山《寒温条辨》、徐镛《医学举要》、叶天士《临证指南医案》等书中,均曾引用其方。证之临床,对阴虚火旺之证,亦确有疗效。然陈修园却在其《景岳新方砭》中,枉加非议,如云:“命名曰玉女煎,自夸中露出不祥之兆。闽南风俗,人死,戚友具奠烛者,俱书于烛上曰:金童去引,玉女来迎。余目击服此煎者,无一不应此兆也。戚之,戚之。”陈氏此论,涉于迷信,断不可信。修园难免千虑之一失,而又未能守“讷于言”之戒,固有此失。

3. 齿槽风

【士洲公案】

滕某某　男　成年　荣成县滕家村

初诊:因肝胃火气上升,下齿疼痛,数日不解,骨槽连及颊部,红肿痛甚,小便黄甚,大便微干,痛甚时连及半右侧面部亦痛,舌红苔黄,脉浮而有力,看来已难以消散。当以泻火解毒,以解其邪热。

处方一:生地五钱　当归三钱　黄连三钱　黄芩二钱　生石膏五钱(先煎)　丹皮三钱　升麻一钱　水煎温服

处方二:凉膈散　每服二钱,加蜂蜜一匙,水冲服。

复诊:服上方各两剂,牙痛缓,但齿龈红肿不解,口中恶臭较甚,将溃脓矣,再为清热解毒,促其早溃。

处方:当归三钱　赤芍二钱　丹皮二钱　升麻一钱　白芷二钱　黄连三钱　连翘三钱　双花五钱　生石膏五钱(先煎)　桔梗二钱　皂刺二钱　生甘草一钱　水煎温服

复诊:服上二剂后,齿龈部内溃,脓血并出,齿痛大减,面颊部红肿亦见消退,此火势已减,热毒溃破。

处方:继用前方,再服二剂,以散其余毒,后遂愈。

【树乾公案】

1. 于某某　女　60岁　单家村

1963年6月18日初诊:阳明络热上冲,牙痛齿根腐烂。此胃热齿根炎。

处方:生地四钱　木通二钱　甘草三钱　胡黄连二钱　元参五钱　地骨皮三钱　知母二钱　石膏三钱(先煎)　水煎温服　二付

6月21日复诊:服上方,牙痛已大减轻,原方二付继服。

2. 慕某某　男　41岁　东慕家村

1963年8月8日初诊:口内腐烂,齿根亦腐烂,胃热上冲,脉数。此齿根炎。

处方:连翘三钱　栀子三钱　黄芩三钱　薄荷一钱(后入)　甘草二钱　生地五钱　木通

二钱　水煎温服　二付　兼注射青霉素抗坏血酸

8月12日复诊:服用上方兼注射后,牙根腐烂已愈,惟觉牙尚作痛,原方加元参四钱,地骨皮三钱,三付继服。

3. 朱某某　女　32岁　茂柞村

1963年11月23日初诊:骨槽风。

处方:升麻一钱半　白芷二钱　牛蒡子三钱　黄芩二钱　连翘三钱　防风二钱　当归三钱　荆芥二钱　蒺藜二钱　双花一两　甘草二钱　皂刺二钱　水煎温服　二付

11月25日复诊:调方。

处方:黄芪五钱　当归五钱　双花五钱　甘草二钱　乳香三钱　没药三钱　桔梗二钱　水煎温服　二付

11月30日复诊:腐烂已溃,调方。

处方:党参三钱　黄芪五钱　双花五钱　甘草二钱　桔梗二钱　白术三钱　白芷二钱　丹参三钱　白芍三钱　肉桂一钱　天冬一钱　藿香一钱　水煎温服　二付

12月11日复诊:服上方脓溃肿消痛止,再以方补托调方。

处方:党参三钱　黄芪五钱　双花五钱　甘草二钱　桔梗二钱　白术三钱　白芷二钱　当归三钱　白芍三钱　肉桂一钱　麦冬一钱半　藿香一钱　水煎温服　三付

4. 张某某　男　24岁　下回头村

1965年5月5日初诊:颊车骨处及牙床结肿作痛,牙根腐烂,脉浮数。此齿根炎。

处方:双花一两　赤芍三钱　公英五钱　甘菊三钱　甘草二钱　连翘四钱　黄芩二钱　薄荷一钱半(后入)　栀子二钱　桔梗三钱　水煎温服　一付

复诊:服上方一付,肿消大半,痛减轻,原方一付继服。

复诊:原方加石膏五钱,元参五钱,生地五钱,一付继服。

5. 陈某某　男　26岁　沟陈家村

1965年5月27日初诊:始发牙痛,继而牙床及颊车骨结肿,硬痛,将成肌槽风症。

处方:当归三钱　荆芥二钱　升麻一钱半　白芷二钱　牛蒡子三钱　连翘三钱　蒺藜二钱　甘草一钱半　黄芩二钱　防风二钱　丹参三钱　水煎温服　二付

复诊:服上方二付,疼痛减轻,牙根将有化脓之势,调方。

处方:当归三钱　红花三钱　荆芥二钱　赤芍三钱　防风二钱　川羌二钱　独活二钱　甘草二钱　柴胡二钱　香附三钱　葛根三钱　升麻一钱半　僵蚕三钱　水煎温服　二付

复诊:服上方后,牙根穿破出脓,痛肿均减,继用托里消毒法调方。

处方:党参三钱　丹参三钱　炒白芍三钱　黄芪五钱　当归四钱　炒白术三钱　双花五钱　云苓二钱　白芷二钱　甘草二钱　皂刺二钱　桔梗二钱　水煎温服　二付

6. 王某某　男　成年　尹格庄

1965年10月21日初诊:骨槽风症,已化脓红肿硬痛。

处方:当归三钱　川芎二钱　红花三钱　荆芥二钱　赤芍三钱　防风二钱　川羌二钱　独活二钱　甘草二钱　柴胡二钱　香附三钱　葛根三钱　升麻一钱半　僵蚕三钱　水煎温服　二付

10月24日复诊:服初诊方未效,因已有化脓之势,调方。

处方:黄芪五钱　当归五钱　双花二两　甘草三钱　甲珠三钱　皂刺三钱　没药三钱　桔梗二钱　白芷三钱　水煎温服　三付

10月29日复诊:服24日方后,溃脓痛止,尚有硬结未散,前方双花减一两,党参三钱,三付继服。

7. 邹某某　女　33岁　东滩村

1966年9月22日初诊:牙痛后,面部红肿疼痛,有化脓之势,脉数。

处方:双花一两　地丁五钱　公英五钱　连翘五钱　甘菊三钱　赤芍四钱　甘草二钱　水煎温服　一付

9月23日复诊:服上方肿消痛止,原方二付继服。

(五) 咽喉病

1. 急性乳蛾

【树乾公案】

1. 迟某某　女　32岁　滕家村

1964年1月26日初诊:咽喉肿痛溃烂多年,每上火则严重,(停经二月,疑怀孕)此咽炎。

处方:连翘三钱　黄芩二钱　薄荷一钱(后入)　甘草二钱　栀子二钱　桔梗二钱　水煎加蜜一匙冲服

1月28日复诊:服上方好转,原方二付继服。

2. 郭某某　男　32岁　东滩村

1964年8月5日初诊:咽喉肿痛,项部高肿硬结,将有化脓之势,小便黄,大便干,病已二十余天,舌苔黄,脉数。初发身热无汗,此乃肺胃蕴热兼外感风热之邪郁闭而成。

处方:小生地四钱　元参五钱　天花粉五钱　牛蒡子三钱　桔梗二钱　双花一两　甘草二钱　水煎温服　一付

复诊:服初诊方二付,咽喉及项部均见消退,原方一付继服。

3. 姜某某　男　31岁　马草夼村

1964年10月12日初诊:咽喉肿,吞咽困难,口唇干燥,小便黄,大便不利,舌苔干微黄,舌尖赤,脉数大。此胃经热盛,心火上炎。

处方:连翘四钱　黄芩三钱　薄荷一钱半(后入)　栀子三钱　桔梗二钱　川军三钱(后入)　芒硝三钱　淡竹叶五钱　药煎好后将蜜调入温服。

复诊:服上方,大便已行,咽喉肿痛亦见消退,已能吞咽,原方减川军、芒硝,加石膏四钱,一付继服。

4. 郭某某　男　成年　西滩村

1965年4月30日初诊:咽喉肿痛,大便不利,舌苔黄,脉数。此胃热上冲。

处方:连翘五钱　双花五钱　黄芩三钱　栀子三钱　桔梗二钱　薄荷一钱半(后入)　石

膏五钱(先煎)　水煎温服　一付

复诊:服上方一付,肿痛好转,原方加元参五钱,因诊脉转细数,故知阴虚,加元参,二付继服。

【张灿玾案】

王某某　男　青年　文登县西仙王家

初诊:近日患咽喉肿痛,吞咽困难,以至饮食困难,困卧不起,由其兄用小车推来求诊。见病容明显,呼吸声粗,张口流涎不止,痛苦不已,身热头晕,大便已三日未行,小便短赤,两乳蛾红肿,充满喉腔。舌红苔黄,脉浮数洪大。此风热温毒自口鼻而入,结于喉蛾,未及时治疗,脓将成矣,当急用苦寒清上,苦泻通下,以遏其势而解其毒,可用河间凉膈散以清上导下。

处方:生山栀三钱　连翘三钱　黄芩三钱　薄荷二钱(后入)　大黄三钱(后入)　芒硝二钱　生甘草一钱　共为细末,每服二钱加蜂蜜一匙,温水冲服,日二次。

当时即喂服一次,以匙灌入,勉强咽下,经时许病情稍缓,可以咽水,流涎亦少,遂带药回家。

复诊:二日后,步行亲至,告知痛苦已大减,可进饮食,大便已通,诸证皆缓,喉肿已大消,脉已缓和。

处方一:凉膈散,每日一次。

处方二:双花五钱　蒲公英五钱　地丁五钱　黄连三钱　黄芩二钱　生山栀三钱　桔梗三钱　生甘草一钱　水煎温服

继服此方三剂即可。

按　此证乃上感温热时毒,未与及时治疗,故邪热凝结于喉,险致化脓。若再延误,必致险候。今以苦寒直折上炎之火,釜底抽薪以导下焦之热,故得以化险为夷。

2. 慢性乳蛾

【树乾公案】

1. 郭某某　男　51岁　东滩村

1964年8月17日初诊:咽喉肿痛,吞咽难,大便干燥,小便红,舌苔黄,脉数。此肺胃热上冲。

处方:连翘四钱　甘草二钱　黄芩二钱　薄荷一钱(后入)　栀子三钱　桔梗二钱　石膏五钱(先煎)　水煎温服　二付

8月20日复诊:服初诊方二付,咽喉肿痛,吞咽无碍,大便亦通利,但舌苔仍黏腻,脉弦细数,调方。

处方:生地三钱　薄荷一钱(后入)　天冬二钱　白芍二钱　元参四钱　川贝三钱　甘草一钱半　连翘三钱　双花五钱　水煎温服　二付

复诊:服20日方咽喉已痊愈,舌苔黏腻亦退,惟口干,继服二剂即当痊愈,前方加重剂量调方。

处方:生地四钱　元参五钱　天冬三钱　薄荷一钱(后入)　白芍三钱　川贝三钱　甘草

二钱　连翘三钱　双花五钱　水煎温服　二付

2. 孔某某　男　17岁　孔家庄

1966年12月27日初诊：咳嗽咽喉痛，多日不愈，脉洪数。此肺阴虚。

处方：生地三钱　麦冬三钱　白芍二钱　薄荷一钱(后入)　元参二钱　丹皮二钱　川贝二钱　甘草一钱　双花五钱　连翘三钱　桔梗二钱　前胡三钱　水煎温服　一付

67年1月1日复诊：服初诊方，咳嗽咽痛均好转，原方三付继服。

【张灿玾案】

1. 闵某某　男　少年　章丘市

初诊：喉蛾肿痛，反复不愈。患儿每次感冒后，即易扁桃体肿痛，去医院诊疗，打针服药，效果不明显，近又患此证，喉痛较重，发热恶寒等证较轻，遂服中药治疗。

处方：双花15克　连翘15克　薄荷6克(后入)　牛蒡子6克　马勃10克　蚤休10克　桑叶10克　荆芥10克　桔梗10克　蝉蜕10克　僵蚕10克　生甘草6克　水煎温服

服后即愈。

按　此案乃吾友之子，春节前来访时，云及其子每患感冒，即发喉肿痛之证，打针服药，效均不显。问中药有良方否？吾遂为书此方，嘱其再发此证时，及时服此药，切无延缓。数月后，复来造访。谈间，特告知，其子在节日时又患此证，即服此药，效甚佳。详此证今年治疗较多，尤以儿童为甚。初期多用抗生素类或服中成药。使用中药者，时医亦多喜用大青叶、板蓝根等苦寒药，常难奏效。此证虽系喉肿痛，多因外感引起，非实火上炎之证，故不宜过用苦寒。如此则邪不易解，故当以轻清宣泄之法，邪热去则肿痛消矣。

2. 赵某某　男　少年　济南市

初诊：喉蛾肿大不愈。患儿体质较弱，频发感冒。近复先发感冒，喉蛾肿大长时不愈，干咳无痰，小便黄，身不热而甚怕冷，食欲不振，易恶心，腹胀，舌暗红，苔白微腻，脉沉数。此外感风寒，内挟湿热，上干肺系，中滞气机，宜轻宣淡利，以散其外邪，调其气机。

处方：金银花30克　连翘20克　川贝10克　陈皮10克　清半夏10克　薄荷6克(后入)　牛蒡子10克　沙参10克　麦冬10克　竹叶10克　桑叶10克　桔梗10克　滑石10克　生甘草6克　水煎温服

复诊：服上方三剂即愈。数日后，悬雍垂复起一小白泡不愈。舌红，苔厚，脉浮缓。此外感及内挟之邪气虽退，但余热上熏于喉，当再与清解之。

处方：生地15克　元参15克　麦冬15克　川贝10克　薄荷6克(后入)　陈皮10克　清半夏10克　僵蚕6克　蝉蜕6克　桑叶6克　桔梗6克　牛蒡子6克　生甘草6克　水煎温服

服上方三剂即愈。

按　此案患者，本系体弱之质，故每易外感。此则又挟湿热内患，其外感之侵入，亦犹叶天士先生《临证指南医案》中所谓"温邪上受，首先犯肺"之候，且外邪化热，又可伤津，而内挟之湿热则多因脾胃素虚，运化无力，湿热内生，故外感日久，清泄之法，轻灵为上，兼用甘寒而不可过腻。内挟之湿热，治宜用清化淡利，不可用燥烈。如此兼顾，可无大碍。后起之证，余邪不尽也。利在甘寒清泄，不可过用寒凉。此亦因人而异也。

3. 咽喉肿痛

【张灿玾案】

何某某　男　38岁　莱芜市(福建省人)

2012年12月10日初诊：十余年前，初感咽干咳嗽，经医院检查为咽炎，打针服药，效果不明显，感冒即加重。喉亦肿，平日咳声较差，觉喉部有痰，吐不出，舌红无苔，喉部色红，脉左沉而有力，右沉弦。凡此始皆因外感于上，久未散解，或辛辣等物，伤及于内，损伤咽喉，连及肺胃，治当清泄上热，润养上窍，有望减缓。

处方：生山栀10克　连翘15克　黄芩10克　薄荷6克(后入)　牛蒡子6克　蚤休6克　元参15克　蝉蜕6克　僵蚕6克　麦冬10克　胖大海6克　桔梗10克　生甘草6克　水煎温服

12月26日复诊：服上方五剂，效不明显，冬至(21日)前回福建时仍如故，近日回来，气温低甚，干咳加重，频咳不已，舌红，中后部苔厚腻，色淡黄，大小便正常，脉如前，此湿热浊气，弥漫于上焦，导致肺气不能肃降，咽喉被损，当以芳香化浊利气通窍为法，且劝其戒烟。

处方：制半夏10克　茯苓10克　厚朴6克　白芥子6克　藿香10克　菖蒲15克　郁金6克　蝉蜕6克　桔梗6克　薄荷3克(后入)　细辛2克　橘红10克　生甘草3克　水煎温服

2013年1月16日复诊：服上方十余剂，咳减轻，咳时亦短，很少连续发作，其他无大变，舌淡红，中、后部浊苔仍未退，脉仍如前，继以宣化肺气，镇咳降腻为法。

处方：姜半夏10克　厚朴6克　茯苓6克　橘红10克　白芥子6克　藿香10克　菖蒲15克　桔梗6克　细辛2克　百部6克　冬花6克　炙杷叶6克　炒杏仁6克　紫菀6克　生甘草3克　水煎温服

3月17日复诊：服上方十余剂后，咳嗽大减，咳亦有痰，咽喉亦觉清爽，连续咳嗽者极少。惟季节变化或上火时，尚较平日明显，舌红苔白微干。脉沉缓。此湿热大减，浊气亦化，肺气宣畅之象已现矣，继以此法，以清除余患。

处方：麻黄3克　炒杏仁6克　桔梗10克　橘红10克　清半夏10克　茯苓10克　细辛2克　百部15克　紫菀10克　冬花10克　前胡10克　白前10克　炙杷叶6克　元参6克　瓜蒌皮10克　厚朴6克　川贝6克　生甘草3克　水煎温服

后即以此方坚持服用至病愈。

按　吾初诊此患者，咳嗽连续不断，多次治疗，每无果而终，此次服药不久，即见有效，后能坚持治疗，吾又劝其戒烟酒，十余年之顽疾，终得解除，亦一幸事也。后见时，甚感轻松愉快。

八、跌 打 损 伤

1. 跌挫伤腰

【树乾公案】

岳某某　男　64岁　单家村

1963年11月23日初诊：跌伤，大便不通已四天，腹部按之不舒适，但不太硬，不能起立，坐则腹腰疼痛难忍,脉弦大。此跌伤腰腹痛,大便不通。

处方:当归五钱　桃仁四钱　川军三钱(后入)　枳壳三钱　水煎温服　一付

11月24日复诊:服初诊方一付,大便转下,腹部即觉舒适,全身亦舒适,已能起坐,前方去川军,加丹参五钱继服。

11月25日复诊:调方。

处方:当归三钱　桃仁四钱　枳壳三钱　丹参五钱　广木香二钱　青皮二钱　陈皮三钱　川贝三钱　苏子三钱　甘草一钱半　水煎温服　二付

11月27日复诊:原方二付继服,痊愈。

2. 闪挫伤筋

【树乾公案】

1. 刘某某　女　39岁

1965年2月7日初诊:因闪挫腿膝作痛,筋脉拘挛,脉沉弦。此血脉凝滞,经络壅瘀不能濡养筋脉所致腿痛。

处方:当归五钱　丹参五钱　乳香三钱　没药三钱　茜草三钱　红花三钱　川断三钱　淮膝三钱　桂枝三钱　水煎温服　四付

复诊:服上方四付,腿已不痛,行步自如,惟筋骨不灵,原方二付继服。

复诊:服上方后,腿痛已痊愈,再加补血药以固疗效,上方加黄芪五钱,苡米五钱继服。

2. 滕某某　男　53岁　东埠村

1965年12月13日初诊:闪挫肩臂麻木作痛,脉沉弦涩。

处方:当归五钱　丹参五钱　乳香三钱　没药四钱　红花三钱　桂枝三钱　茜草三钱　连翘三钱　水煎温服　二付

12月16日复诊:服初诊方好转,原方加黄芪五钱,鸡血藤三钱,二付继服。

12月18日复诊:服初诊方肩臂痛减轻,麻木亦好转,继服16日加黄芪方,服后麻木亦减,原方继服二付。

12月20日复诊:原方加黄芪五钱,二付继服。

【张灿玾案】

宋某某　男　47岁　烟台市

初诊:因扭伤腰痛已四个月左右,多方诊治未愈。现不仅腰痛,而且牵引腿部亦作痛,同时两腿有麻木感,大小便无异常。舌红,苔黄,脉沉涩。此扭伤及于督脉与足太阳之经脉,当以活血通经佐以壮筋骨之法治之。

处方:当归五钱　丹参五钱　乳香三钱　没药三钱　炒桃仁三钱　红花三钱　土元三钱、川牛膝三钱　独活三钱　川续断五钱　鸡血藤一两　桑寄生五钱　水煎温服

复诊:服上方三剂后,腰、腿痛及腿麻木感已减轻,此瘀结初通,经脉渐畅,可以前方继服。

复诊:继服前方三剂后,腰痛减轻许多,腿已不痛,尚有郁滞未尽通,效不更方,可继

服之。

复诊:继服前方,腰已不痛,惟腿部尚有轻微麻木感,应再加通经活络之药。

处方:当归五钱　丹参五钱　乳香三钱　没药三钱　炒桃仁三钱　红花三钱　地鳖虫三钱　川续断五钱　桑寄生五钱　鸡血藤五钱　细辛一钱　白芥子二钱　川牛膝五钱　胡桃仁三钱　水煎温服

复诊:服上方三剂后,腿部麻木亦大减,遂以本方服至痊愈。

按　闪挫扭伤之病,大都伤其筋骨肌肤及其经脉,进而损其气血,非关脏腑也。详《灵枢·经脉篇》云:"膀胱足太阳之脉,起于目内眦,上额,交巅……络肾,属膀胱。其支者:从腰中,下挟脊,贯臀,入腘中。其支者:从髆内左右别下贯胛,挟脊内,过髀枢,循髀外后廉下合腘中,以下贯腨内,出外髁之后,循京骨,至小指之外侧。"又:"足太阳之筋,起于足小指,上结于踝,斜上结于膝……其别者,结于腨外,上腘中内廉,与腘中并上结于臀,上挟脊,上项……"据此可知是病因扭伤而及于足太阳经之脉及筋,故伤在腰而痛、麻及于腿部以筋脉相连,伤则气血难行矣。

又《医宗金鉴·正骨心法要诀》卷四"内治杂证法"云:"凡打仆闪错,或恼怒气滞,血凝作痛,及元气素弱,或因叫号,血气损伤,过服尅伐之药,或外敷寒凉之药,俱宜用活血顺气之剂。"又"腰痛"条云:"伤损腰痛脊痛之证,或因坠堕,或因打扑,瘀血留于太阳经中所致,宜地龙散(地龙、官桂、苏木、麻黄、黄柏、当归尾、桃仁、甘草)治之。"

本案用药,亦遵上述病机与治法也,方中有归、丹、桃、红、地鳖虫等,活血化瘀也;川断、寄生,壮肾气也;鸡血藤特以大剂量者,专其力以通络也;牛膝下行引经。后加细辛、白芥子之强辛,借其走窜之性以导其滞;复加胡桃仁,助桑寄生以强其本。复其闪挫,四月未愈之腰痛今得愈者,综合之力也。

3. 打击伤气

【士洲公案】

滕某　男　中年　荣成县滕家村

初诊:患者少年习武,曾易教师,至青年时期,一般拳法及武技,均已掌握,且自以为精熟,后复请一名师张某某,为一方名家,始教诸弟子仍为一般拳法,数日后,仍坚持习此拳,滕忽云:老师,此拳无用,师曰:怎说无用?滕云:打不着人,岂不是无用。师复云:既打不着人,我和你比试一番如何,滕亦不服,于是师徒二人相互对打,师步步退让,滕则紧上,师退至墙脚下,已无路可退,忽飞起一脚,将滕踢出一丈余远,跌落于地,不能起身,师过来说:怎么样,这拳能打人吗?遂在小腹部施点穴法,滕乃起,至次日,小腹部仍肿痛不已,大小便无大碍,饮食尚可,惟腹痛难挨,经检查内脏尚无损伤,乃是外伤筋肉,幸你师傅足下留情,不然,或致残废,查无他疾,乃气血凝滞,当以活血化瘀利气法治之。

处方:当归三钱　川芎二钱　山甲珠二钱　桃仁二钱　红花二钱　广木香二钱　香附二钱　大贝二钱　元胡三钱　血竭一钱　小茴香二钱　生甘草一钱　共为细末,每服二钱,黄酒冲服,早晚各一次。

复诊:服上方一剂后,腹部已基本不痛,肿已大消。此气血已通,可继服前方一剂即愈。

珅按 此安为祖父亲述，至吾行医时，滕尚健在，不曾有疾，据云，此人在该村诸习武者中上手。另有诸多年龄较轻者，亦在该时从师学艺。此方所用活血化瘀利气药，皆一般常用药，妙在香、贝二药以消肿，加小茴香以温下焦之阳，以温通气血，此所谓"巧"也。

4. 跌打血肿

【树乾公案】

1. 萧某某　男　20岁　大章村

1963年6月25日初诊：大腿部撞伤，瘀血疮，微肿硬痛。此撞伤瘀血结肿。

处方：丹参五钱　乳香三钱　没药三钱　肉桂二钱　红花三钱　茜草二钱　水煎温服　二付

复诊：服上方二剂，肿硬消散，痊愈。

2. 刘某某　男　20岁

1964年11月16日初诊：初因闪挫，以致血脉瘀滞，大腿后面结肿作痛，如不急治将有化脓之势，脉沉弦。此闪伤腿部瘀血结肿。

处方：当归五钱　丹参五钱　乳香三钱　没药三钱　怀牛膝三钱　茜草三钱　红花三钱　肉桂二钱　水煎温服　四付

复诊：服初诊方，疼痛已止，肿消大半，已有消散之可能，原方二付继服。

3. 刘某某　女　19岁　刘家庄村

1965年12月20日初诊：因闪挫左季肋下软腔处结肿，紧硬疼痛，脉弦。此气滞血凝。

处方：当归五钱　丹参五钱　乳香三钱　没药三钱　茜草三钱　红花三钱　香附三钱　水煎温服　二付

复诊：服初诊方二付，肿硬见消，疼痛亦减轻，原方三付继服。

复诊：肿硬已消大半，原方继服。

5. 闪挫伤肩

【树乾公案】

1. 萧某某　女　31岁　小落村

1964年12月29日初诊：因打伤，肘臂痛，筋脉拘挛，屈伸不能，脉沉弦。此血行滞涩，筋脉失养致肘臂痛。

处方：当归五钱　丹参五钱　乳香三钱　没药三钱　桂枝三钱　红花三钱　炒白芍三钱　甘草二钱　苡米一两　木瓜三钱　川断三钱　生姜二钱　大枣三枚　水煎温服　二付

复诊：服初诊方二付，肘臂已能伸开，疼痛已止，原方一付继服。

2. 张某某　女　32岁　古塔村

1965年5月31日初诊：因压伤，背脊骨上至大椎骨及肩部均痛，脉沉弦有力。此血滞经络。

处方:当归五钱　丹参五钱　乳香三钱　没药三钱　茜草三钱　桂枝三钱　连翘三钱　水煎温服　二付

6 月 15 日复诊:服上方二付后,痛已减轻,原方继服。

6 月 19 日复诊:调方。

处方:当归五钱　丹参五钱　乳香三钱　没药三钱　白芍三钱　生地四钱　川羌三钱　桂枝三钱　红花三钱　水煎温服　二付

6. 外伤胸胁

【树乾公案】

林某某　男　25 岁　朋上村

1964 年 1 月 20 日初诊:本为聋哑人,撞伤日久,腰偏右腔软肉处作痛,按之痛甚,气血壅滞,脉沉弦。此磕伤腰腹腔痛。

处方:当归五钱　丹参五钱　乳香三钱　没药三钱　木香二钱　茜草三钱　肉桂二钱　西红花四分　水煎温服　三付

1 月 29 日复诊:服上方三付,腰部软腔处痛已减,但偏右腹腔仍痛,原方加乌药二钱,陈皮二钱,四付继服。

复诊:腹痛已减退,按之亦不痛,原方加党参,四付继服。

2 月 20 日复诊:调方。

处方:当归五钱　丹参五钱　乳香三钱　没药三钱　广木香二钱　茜草三钱　边桂二钱　乌药三钱　陈皮二钱　青皮二钱　党参三钱　水煎温服　四付

7. 坠跌伤神

【士洲公案】

滕某某　男　成年　荣成县滕家村

初诊:患者骑骡外出,因骡被惊吓,突然奋蹄奔跑,将其摔落地下,当即昏迷不醒,家人将其抬回家中,仍不醒人事,遂急求治,经检,身体无明显外伤,肢体亦无骨折,诸脉亦无危象。此必血滞于内,损及神明,急以简易方法,活血化瘀,以醒其神。

处方一:童便一盏约半两,黄酒二两,将黄酒炸热,冲入童便,灌服,服后不久,渐醒。

处方二:黎洞丸二丸,早晚各服一丸,黄酒化服。

处方三:当归三钱　柴胡一钱　甲珠一钱　红花二钱　桃仁二钱　苏木二钱　川芎二钱　广郁金二钱　赤芍二钱　广木香一钱半　生甘草一钱　水煎温服

复诊:通过昨日治疗,并服药后,病人已完全苏醒,惟身体少有不适,头有些昏。继服黎洞丸二丸及汤药二剂,遂愈,无后证。

珅按　童便、黄酒活血化瘀甚效,取材亦便,后吾行医时,亦常用于产后恶露不行者,当然,重证尚需配以他药。

8. 跌挫伤血气

【张灿玾案】

1. 滕某某　男　少年　荣成滕家南㙦村

初诊：因跌扑后，臀部损伤，内有瘀血未散，初于左臀部环跳穴处，肿痛而坚硬，二日后，右臀部亦肿，行走不便，身热不食，疼痛不安，脉沉数有力。此筋脉损伤，有成痈之势。当先活血散结，利气活络，宣发热邪，以期消散。

处方：葛根二钱　川芎二钱　制半夏二钱　桔梗二钱　防风二钱　羌活二钱　升麻一钱　细辛一钱　香附三钱　红花一钱半　苏子一钱半　白芷一钱　甘草一钱水煎温服

服二剂后，热退，疼痛缓解，肿部松软，继以此方连服五剂而愈。

按　此证虽因外伤，损伤筋脉，但无大量瘀血滞留，臀部虽有肿痛处，但非红肿热痛，若不及时治疗，必然导致经络滞塞，气血凝聚，常可形成痈肿。本方不曾用大量活血化瘀之药，而重在活血散结，利气通络，若诸风药者，具宣散之力，半夏、苏子，有散结之用，香附、桔梗有行气之功，取气血兼顾，宣通并行，故使痛止肿消，免致痈肿之患。

2. 陈某某　男　青年　荣成常家庄村

初诊：患者在高小读书，因与同学玩板凳，不曾跳过，绊倒在地，被同学扶起后，两腿行走疼痛，逐步至股，膝关节屈伸不利，遂请骨伤医生调治，用过按摩诸手法，并服用过诸多舒筋活血类药，并用外伤药治疗后，左腿恢复，而右腿之膝关节与髂关节，完全拘急，不能伸展，强拉则痛甚，拘急部位亦间不容指，不强拉则无痛感，已有二月之久，体质与脉象无异常。此病久治不愈，多服跌打损伤药而不灵者，在气不在血，在筋不在骨。当以利气为主，佐以缓痉活血为法。

处方：广木香　小茴香　青皮　炒山甲　陈皮　白芷　漏芦　浙贝母　当归各等份　共为细末，每服二钱，温黄酒调服，日二服。

复诊：服用上方二日后，已见好转，拘急之部位，已见松缓。继服此方十余日，完全恢复，无任何后遗症。

按　详跌打损伤之病，急时进行整复，按摩及服用活血化瘀之药，固然是必要的，但是必须注意有无内伤或伤及无形之气，则非上述诸法所能治。故《医宗金鉴·正骨心法要旨》特列“损伤内证”一条，此中有云：“凡打扑损伤或恼怒气滞，及元气素弱，或因叫号，血气损伤，过服克剂，或外敷寒凉之药，致气血凝结者，俱宜用活血顺气之剂。”此病与此说颇合，故选用复元通气散加当归以治，方中有木香、陈皮等以利气，加当归以理血，有茴香、白芷、漏芦等以温通，有山甲、浙贝等以散郁。如此则气血畅，经脉通，温化作，而拘急缓，数治未愈者而一方即解，理明法正也。

3. 张某　女　幼年　荣成下回头村

初诊：因跌朴而一侧足踝关节脱臼，经骨伤医生整复后，肿消痛止，局部无遗患，惟腿不能站立行走，问之亦无痛感，另一腿亦软弱无力，身体及两下肢均无异常发现。此病必非由筋骨损伤所致，必系筋骨失养，筋脉之气无力负荷，遂腿软无力，不能步履。详肾主骨，肝主筋，当以补养肝肾，强筋壮骨之法，以壮其气力。

处方：当归三钱　白芍二钱　熟地二钱　红花一钱　乳香一钱　没药一钱　骨碎补二钱　陈皮一钱　丁香一钱　川牛膝一钱　菟丝子一钱　肉苁蓉一钱　五加皮一钱　水煎温服

复诊：服上方五剂，已渐好转，可以站立行走，因年幼不肯服药，遂停药，逐步痊愈。

按　本方原出《医宗金鉴·正骨心法要旨》，本治肩骨伤。方名“加减补筋散”，今去茯苓，加牛膝、菟丝子、肉苁蓉、五加皮者，更增补养肝肾之功及强筋壮骨之力，故骨伤之病，务须注意因骨伤而导致之内伤，或因骨伤而诱发之别病，则治不在伤，而另当别法。

9. 劳损筋骨

【树乾公案】

1. 原某某　女　30岁　吕家疃村

1965年7月17日初诊：经来血多，四肢沉困麻木，毛发脱落，面色黄瘦，脉弦弱。

处方：黄芪一两　当归五钱　桂枝三钱　白芍四钱　生姜二钱　大枣三枚　鸡血藤三钱　阿胶四钱(烊化)　水煎温服　四付

7月27日复诊：原方加首乌三钱，四付继服。

8月8日复诊：调方。

处方：黄芪一两　当归五钱　桂枝三钱　白芍四钱　生姜二钱　大枣三枚　鸡血藤三钱　阿胶四钱(烊化)　首乌四钱　党参三钱　炒白术三钱　甘草一钱半　云苓三钱　丹参三钱　红花二钱　水煎温服　四付

8月28日复诊：调方。

处方：黄芪五钱　党参三钱　白术三钱　当归四钱　云苓三钱　远志二钱　枣仁三钱　元肉三钱　广木香二钱　首乌四钱　甘草二钱　生姜一钱　大枣三枚　水煎温服　四付

9月27日复诊：服初诊方，效果不显，后改用归脾汤加首乌服四付，月经来血量正常，身体轻快，毛发重生，原方四付继服。

2. 于某某　男　54岁

1965年9月16日初诊：始觉两足发烧，四肢痛麻，肌肉消瘦，形容憔悴，身体沉困，有时失眠或有时多睡，脉弱细。此气血亏耗，肾水不足，津液亏虚，营卫之气涩滞不流通。

处方：桂枝三钱　白芍四钱　甘草二钱　当归四钱　黄芪五钱　生姜二钱　大枣三枚　枣仁四钱　太子参三钱　白术三钱　水煎温服　二付

复诊：调方。

处方：当归四钱　白芍四钱　黄芪五钱　甘草三钱　山药五钱　太子参三钱　白术三钱　远志二钱　枣仁四钱　水煎温服　二付

复诊：服初诊方，效果不显，又改用当归方服二剂，全身轻快，精神增加，睡眠如常原方二付继服。

复诊：服上方数剂，诸症均好转，原方二付继服。

修业必读

启蒙颂经　习医必读(小引)

我少年时期,生逢乱世,学仅识丁而已。1937 年,方十岁之秋,“七七事变”爆发。1941 年初,日本侵略者的铁蹄,踏上了我的家乡荣成。翊年,在中国共产党和抗日民主政府的领导下,家乡除少数几个靠近海边的小城镇外,余者均获解放。自此,复读了二年多的完小后,便下学跟祖父与父亲习医,农忙时还要下田干活,复因国难当头,并教过半年的小学(后因病辍教),又担任过多年的农村剧团导演和司乐。至 1948 年,我 20 岁时,开始在父亲的指导下,正式临证,一直至今。在中医这条战线上,承担着多科临床和教学科研工作,并在实践工作中,培养了多方面传统文化和艺术方面的爱好。从而增加了知识、扩大了视野,增进了科学的、辩证的思想理论,促进了医文并茂,理用皆行的人生目标,应该说是终生受益,永无休止。

习医之初,父亲教我背诵的中医启蒙性读物,如《医学三字经》、《药性歌》、《濒湖脉学》、《汤头歌》等,主要是为了掌握一些中医药的基本知识和简略的医史概况。为下一步的学习打下基础。

此后,继读《医宗金鉴》中内科、外科、妇科、儿科诸“心法要诀”。这一部分内容,外、妇、儿三科病种较全,选方亦较优,基本上能反映清以前的医学水平,内科杂病病种及选方略少些,但亦够初习医者之备用,故吾乡和全国各地,有诸多医学世家及儒医,均以此书为基础读物,其影响面较广。

吾背诵此书时,日间陪祖父与父亲侍诊兼司药、制药,经老人的耳提面命和亲身参与有关活动,故领悟较快,效果较好,此间也参读过《医宗金鉴》其他方面的内容,如诊法、温热、运气、方剂等部分。同时,对《黄帝内经》、《伤寒论》、《金匮要略》等经典著作的重要篇章和内容,进行了初步习读。并参阅过一些别家著作,如龚云林《寿世保元》、李士材《医宗必读》、及清人陈修园《南雅堂医书》、吴仪络《本草从新》、陈士铎《石室秘录》、鲍相璈《验方新编》等,为临床打下了一定的基础。

经过三年的学习,在祖父与父亲的指导下,开始应诊。自此,真正开始了我的医学生涯。

此后,我主要从事了以下几方面的继续学习和研求。

一、继续对中医名著的广泛阅览,以扩展和深化中医理论和临证方面的知识,进一步强化中医学术体系的构建。

二、由于中医学古典著作的形成与发展的历史渊源、传统文化背景及学术特色,决定了中医学与传统文化的关系是密不可分的,故而我必须对中国传统文化的多方面(包括文、史、哲)进一步学习和理解。

三、处于工作、学习和爱好的需要,并在文艺方面的某些知识(包括音乐、戏剧等)进行学习和背诵。

四、临床医学,在运用中认真总结经验教训,以利提高。

历经10年之久,已能对临床各科的常见病、多发病及某些危重症进行临床处理。

自1958年2月至1959年7月,吾先在山东省中医进修学校学习,至5月与同学八人选送去江苏省中医学校(冬改为南京中医学院),受卫生部委托举办的全国性教学研究班学习。对中医学四大经典著作的认识和理解更加深化了。结业后归省,调山东中医学院任教,就职于“伤寒温病教研组”,甚感任重而道远,学浅而术深。窃思,欲担此重任,仅凭原先所知,是远远不够的。因此,特在中医经典上下功夫,在理论上求深造,才有可能得到应有的水平。

为了达此目标,先将《内经》一书之全部内容(包括“运气”诸篇)进行全面的学习和理解,其中的某些重要章节,并能背诵默读,这为后来参与和承担《素问》、《灵枢》及《甲乙经》的古籍整理任务,打下了良好的基础。

对《伤寒论》与《金匮要略》二书的重要内容,如《伤寒论》中六经病398条经文,《金匮要略》前32篇经文,基本上均能背读下来,其中尤以《伤寒论》六经病脉证治的398条,当年在任教期间,可以在一小时内全文背出。

然而,在我的人生道路和习医的历程中,为了培养和提高自己,背诵之书,尚不止此,在文化方面,如音乐方面的各种乐曲(琴、笙、笛、箫等),戏曲方面的各种乐曲(唱腔、过门、曲牌等),诗词方面的名人、名作,文学方面的名家杰作等,都是需要尽可能地多读多记。凡此等等,均对学习和理解中医学术和深化对中医学术的研究,是大有裨益的。自古所谓儒医,犹此也。

以下仅将吾家三世习医时,诵读之部分医书及我后来增加之经典医著有关内容之白文,引录于下,以备欲修习中医者参考。

八十六叟五龙山人张灿玾于山左历下琴石书屋谨识

2014年4月15日

《医学三字经》简介

《医学三字经》,陈修园著。陈氏名念祖,字修园,又字良有,号慎修。清福建长乐人。生于清乾隆十八年,卒于道光十三年。祖父陈居廊,博学通医,父早亡。家贫,习儒兼习医,补诸生后,从名医蔡宗正学医,得师传。中举人后寓居京师,试为医,名大震,晚归乡,治医兼课徒。一生著述甚多,尤宗仲景。《医学三字经》系一也,当系早年著作。

详该书嘉庆九年书前自撰“小引”云:“童子入学,塾师先授以《三字经》,欲其便颂也。学医之始,未定先授何书,如大海茫茫,错认半字辨经,便入牛鬼蛇神之域。余所以有《三字经》之刻也。前曾托名叶天士,取时俗所推崇者,以投时好。然书中之奥旨,悉本圣经……今付梓而从其说,而仍名经而不以为僭者,采集经文还之先圣,海内诸君子,可因此一字而共知其遵。且可因一字而不病余之作。”

全书共四卷。卷一卷二两卷,除首卷首篇为“源流”外,余乃内、妇、儿科、杂病33种;卷三为“药方”,卷四为“医说”11篇。无歌诀。

书中所云,除个人有偏执之见外,大致可从。今选取一、二两卷原歌括,供初习业者背诵。

医学三字经

清·陈修园

医学源流第一:医之始,本岐黄;灵枢作,素问详。难经出,更洋洋!越汉季,有南阳。六经辨,圣道彰。伤寒著,金匮藏。垂方法,立津梁。李唐后,有千金;外台继,重医林。后作者,渐浸淫;红紫色,郑卫音。迨东垣,重脾胃;温燥行,升清气;虽未醇,亦足贵。若河间,专主火;遵之经,断自我;一二方,奇而妥。丹溪出,罕与俦;阴宜补,阳勿浮;杂病法,四字求。若子和,主攻破;中病良,勿太过。四大家,声名噪;必读书,错名号。明以后,须酌量;详而备,王肯堂。薛氏按,说骑墙;士材说,守其常;景岳出,著新方;石顽续,温补乡;献可论,合二张;诊脉法,濒湖昂。数子者,各一长;揆诸古,亦荒唐。长沙室,尚彷徨。惟韵伯,能宪章;徐尤著,本喻昌;大作者,推钱唐。取法上,得慈航。

中风第二:人百病,首中风;骤然倒,八方通。闭与脱,大不同;开邪闭,续命雄;回气脱,参附功。顾其名,思其义,若舍风,非其治。火气痰,三子备;不为中,名为类;合而言,小家技。瘖㖞邪,昏仆地;急救先,柔润次;填窍方,宗金匮。

虚痨第三:虚痨病,从何起;七情伤,上损是;归脾汤,二阳旨。下损由,房帏迩;伤元阳,亏肾水,肾水亏,六味拟;元阳伤,八味使。各医书,技止此。甘药调,回生理;建中汤,金匮轨。薯蓣丸,风气弭;䗪虫丸,干血已。二神方,能起死。

咳嗽第四:气上呛,咳嗽生;肺最重,胃非轻。肺如钟,撞则鸣。风寒入,外撞鸣;痨损积,内撞鸣。谁治外,六安行;谁治内,虚痨程。挟水气,小龙平;兼郁火,小柴清。姜细味,一齐烹;长沙法,细而精。

疟疾第五:疟为病,属少阳;寒与热,若回翔;日一发,亦无伤;三日作,势猖狂。治之法,小柴方;热偏盛,加清凉;寒偏重,加桂姜;邪气盛,去参良;常山入,力倍强。大虚者,独参汤;单寒牝,理中匡;单热瘅,白虎详。法外法,辨微茫;消阴翳,制阳光。太仆注,慎勿忘。

痢疾第六:湿热伤,赤白痢。热胜湿,赤痢渍;湿胜热,白痢坠。调行箴,须切记!芍药汤,热盛饵;平胃加,寒湿试。热不休,死不治。痢门方,皆所忌。桂葛投,鼓邪出;外疏通,内畅遂。嘉言书,独得秘;寓意存,补金匮。

心腹痛胸痹第七:心胃疼,有九种;辨虚实,明轻重。痛不通,气血壅;通不痛,调和奉。一虫痛,乌梅圆;二注痛,苏合研。三气痛,香苏专;四血痛,失笑先。五悸痛,妙香诠;六食痛,平胃煎。七饮痛,二陈咽;八冷痛,理中全;九热痛,金铃痊。腹中痛,照诸篇;金匮法,可回天。诸方论,要拳拳。又胸痹,非偶然;薤白酒,妙转旋。虚寒者,建中填。

隔食反胃第八:隔食病,津液干;胃脘闭,谷食难。时贤法,左归餐;胃阴展,贲门宽。启膈饮,理一般。推至理,冲脉干;大半夏,加蜜安。金匮秘,仔细看!若反胃,实可叹。朝暮吐,分别看。乏火化,属虚寒;吴萸饮,独附丸,六君类,俱神丹。

气喘第九:喘促症,治分门,卤莽辈,只贞元;阴霾盛,龙雷奔。实喘者,痰饮援;葶苈饮,十枣汤;青龙辈,撤其藩。虚喘者,补而温;桂苓类,肾气论;平冲逆,泄奔豚;真武剂,治其源。金水母,主诸坤;六君子,妙难言。他标剂,忘本根。

血症第十：血之道，化中焦；本冲任，中溉浇；温肌腠，外逍遥。六淫逼，经道摇；宜表散，麻芍条。七情病，溢如潮。引导法，草姜调；温摄法，理中超；凉泻法，令瘀销。赤豆散，下血标；若黄土，实翘翘。一切血，此方饶。

水肿第十一：水肿病，有阴阳；便清利，阴水殃；便短缩，阳水伤。五皮饮，元化方。阳水盛，加通防；阴水盛，加桂姜。知实肿，萝枳商；知虚肿，参朮良；兼喘促，真武汤。从俗好，别低昂。五水辨，金匮详。补天手，十二方。肩斯道，物炎凉。

胀满蛊胀第十二：胀为病，辨实虚；气骤滞，七气疏；满拒按，七物祛；胀闭痛，三物锄。若虚胀，且踌躇。中央健，四旁如。参竺典，大地舆。单腹胀，实难除。山风卦，指南车。易中旨，费居诸。

暑症第十三：伤暑病，动静商。动而得，热为殃；六一散，白虎汤。静而得，起贪凉；恶寒象，热逾常；心烦辨，切莫忘！香薷饮，有专长，大顺散，从症方。生脉散，久服康。东垣法，防气伤。杂说起，道弗彰。若精蕴，祖仲师；太阳病，旨在兹；经脉辨，标本歧；临证辨，法外思；方两出，大神奇。

泄泻第十四：湿气胜，五泻成；胃苓散，厥功宏。湿而热，连芩程；湿而冷，萸附行。湿挟积，曲楂迎；虚兼湿，参附苓。脾肾泻，近天明；四神服，勿纷更。恒法外，内经精。肠脏说，得其精。泻心类，特丁宁。

眩晕第十五：眩晕症，皆属肝。肝风木，相火干；风火动，两相搏；头旋转，眼纷繁。虚痰火，各分观；究其指，总一般。痰火亢，大黄安；上虚甚，鹿茸餐；欲下取，求其端。左归饮，正元丹。

呕哕吐第十六：呕吐哕，皆属胃；二陈加，时医贵。玉函经，难彷佛。小柴胡，少阳谓。吴茱萸，平酸味。食已吐，胃热沸；黄草汤，下其气。食不入，火堪畏；黄连汤，为经纬。若呃逆，代赭汇。

癫狂病第十七：重阳狂，重阴癫。静阴象，动阳宣。狂多实，痰宜蠲；癫虚发，石补天。忽搐搦，痫病然；五畜状，吐痰涎；有生病，历岁年。火气亢，芦荟平；痰积痼，丹矾穿。三证本，厥阴愆。体用变，标本迁。伏所主，所因先；收散互，逆从连；和中气，妙转旋。悟到此，治立痊。

五淋癃闭赤白浊遗精第十八：五淋病，皆热结。膏石劳，气与血。五淋汤，是秘诀；败精淋，加味啜；外冷淋，肾气咽。点滴无，名癃闭。气道调，江河决，上窍通，下窍泄，外窍开，水源凿。分利多，医便错。浊又殊，窍道别。前饮投，精愈涸。肾套谈，理脾恪。分清饮，佐黄蘖；心肾方，随补缀。若遗精，另有说。有梦遗，龙胆折；无梦遗，十全设；坎离交，亦不切。

疝气第十九：疝任病，归厥阴。寒筋水，气血寻；狐出入，癞顽麻。专治气，景岳箴。五苓散，加减斟。茴香料，著医林。痛不已，须洗淋。

痰饮第二十：痰饮源，水气作；燥湿分，治痰略。四饮名，宜斟酌。参五脏，细量度。补和攻，视强弱。十六方，各凿凿。温药和，博返约。阴霾除，阳光灼。滋润流，时医错。真武汤，水归壑。白散方，窥秘钥。

消渴第二十一：消渴症，津液干。七味饮，一服安。金匮法，别三般。二阳病，治多端。少阴病，肾气寒；厥阴病，乌梅丸。变通妙，燥热餐。

伤寒瘟疫第二十二：伤寒病，极变迁。六经法，有真传。头项痛，太阳编。胃家实，阳明编。眩苦呕，少阳编。吐利痛，太阴编。但欲寐，少阴编。吐蛔渴，厥阴编。长沙论，叹高坚。

存津液，是真诠。汗吐下，温清悬；补贵当，方而圆。规矩废，甚于今。二陈尚，九味寻；香苏外，平胃临；汗源涸，耗真阴；邪传变，病日深。目击者，实痛心！医医法，脑后针。若瘟疫，治相侔。通圣散，两解求。六法备，汗为尤，达原饮，味其由。司命者，勿逐流。

妇人经产杂病第二十三：妇人病，四物良。月信准，体自康。渐早至，药宜凉；渐迟至，重桂姜；错杂至，气血伤。归脾法，主二阳；兼郁结，逍遥长。种子者，即此详。经闭塞，禁地黄。孕三月，六君尝。安胎法，寒热商。难产者，保生方。开交骨，归芎乡；血大下，补血汤。脚小趾，艾火炀；胎衣阻，失笑匡；产后病，生化将。合诸说，俱平常。资顾问，亦勿忘。精而密，长沙室。妊娠篇，丸散七。桂枝汤，列第一。附半姜，功超轶。内十方，皆法律。产后篇，有神术。小柴胡，首特笔。竹叶汤，风痉疾；阳旦汤，功与匹。腹痛条，须详悉。羊肉汤，疞痛谧。痛满烦，求枳实；著脐痛，下瘀吉；痛而烦，里热窒；攻凉施，毋固必。杂病门，还熟读。二十方，效俱速。随证详，难悉录。惟温经，带下服；甘麦汤，脏燥服。药到咽，效可卜。道中人，须造福。

小儿第二十四：小儿病，多伤寒。稚阳体，邪易干。凡发热，太阳观。热未已，变多端。太阳外，仔细看。遵法治，危而安。若吐泻，求太阴；吐泻甚，变风淫；慢脾说，即此寻。阴阳证，二太擒；千古秘，理蕴深；即痘疹，此传心。惟同志，度金针？

《药性歌括四百味》简介

《药性歌括》为明龚云林编，龚氏字子才，号云林，又号悟真子，明代江西金溪县下澌里人，太医院医官龚信之子，生卒年代不详，或云卒年九十三。幼承庭训，终生为医，著述甚丰，其《寿世保元》一书署云："太医院吏目金溪云林龚廷贤子才编。"卷端有朝臣自刑部、工部、礼部巡抚等十余人为之题诗，或云为明万历四十四年事。该书十二卷，以十二支命名。甲卷有医学杂说20余篇。"药性歌括"1篇，即收此卷中。其余11卷，收内、妇、儿、外等常见病与多发病医方甚多，其中不乏经验之方与经验之谈，根据吾家三世行医之经验，此书为临床必备之作。

《药性歌括》一篇，共收本草常用药四百种，每种为四句四言歌诀，便于背诵。如人参一药云："人参味甘，大补元气，止渴生津，调营养卫。"吾家初习医时，皆以此为启蒙读物，背熟后，再读其他本草，如《本草备要》或《本草从新》。

今特选《药性歌括》（四百味）为初习医者必读之书也。

药　性　歌

明·龚云林

诸药之性，各有奇功，温凉寒热，补泻宣通。君臣佐使，运用于衷，相反畏恶，立见吉凶。
人参味甘，大补元气，止渴生津，调荣养卫。黄芪性温，收汗固表，托疮生肌，气虚莫少。
白术甘温，健脾强胃，止泻除湿，兼祛痰痞。茯苓味淡，渗湿利窍，白化痰涎，赤通水道。
甘草甘温，调和诸药，炙则温中，生则泻火。当归甘温，生血补心，扶虚益损，逐瘀生新。
白芍酸寒，能收能补，泻痢腹痛，虚寒勿与。赤芍酸寒，能泻能散，破血通经，产后勿犯。
生地微寒，能消湿热，骨蒸烦劳，兼消破血。熟地微温，滋肾补血，益髓填精，乌须黑发。

麦门甘寒，解渴祛烦，补心清肺，虚热自安。天门甘寒，能治肺痈，消痰止嗽，喘热有功。
黄连味苦，泻心除痞，清热明眸，厚肠止痢。黄芩苦寒，枯泻肺火，子清大肠，湿热皆可。
黄柏苦寒，降火滋阴，骨蒸湿热，下血堪任。栀子性寒，解郁除烦，吐衄胃痛，火降小便。
连翘苦寒，能消痈毒，气聚血凝，湿热堪逐。石膏大寒，能泻胃火，发渴头疼，解肌立妥。
滑石沉寒，滑能利窍，解渴除烦，湿热可疗。贝母微寒，止嗽化痰，肺痈肺痿，开郁除烦。
大黄苦寒，实热积聚，蠲痰润燥，疏通便闭。柴胡味苦，能泻肝火，寒热往来，疟疾均可。
前胡微寒，宁嗽化痰，寒热头痛，痞闷能安。升麻性寒，清胃解毒，升提下陷，牙痛可逐。
桔梗味苦，疗咽肿痛，载药上升，开胸利壅。紫苏叶辛，风寒发表，梗下诸气，消除胀满。
麻黄味辛，解表出汗，身热头痛，风寒发散。葛根味苦，祛风发散，温疟往来，止渴解酒。
薄荷味辛，最清头目，祛风化痰，骨蒸宜服。防风甘温，能除头晕，骨节痹疼，诸风口噤。
荆芥味辛，能清头目，表汗祛风，治疮消瘀。细辛辛温，少阴头痛，利窍通关，风湿皆用。
羌活微温，祛风除湿，身痛头疼，舒筋活血。独活甘苦，颈项难舒，两足湿痹，诸风能除。
知母味苦，热渴能除，骨蒸有汗，痰咳皆舒。白芷辛温，阳明头痛，风热瘙痒，排脓通用。
藁本气温，除头巅顶，寒湿可去，风邪可屏。香附味甘，快气开郁，止痛调经，更消宿食。
乌药辛温，心腹胀痛，小便滑数，顺气通用。枳实味苦，消食除痞，破积化痰，冲墙倒壁。
枳壳微温，快气宽肠，胸中气结，胀满堪尝。白蔻辛温，能去瘴翳，益气调元，止呕和胃。
青皮苦寒，能攻气滞，削坚平肝，安胃下食。陈皮甘温，顺气宽膈，留白和胃，消痰去白。
苍术甘温，健脾燥湿，发汗宽中，更去瘴疫。厚朴苦温，消胀泄满，痰气下痢，其功不缓。
南星性热，能治风痰，破伤强直，风搐自安。半夏味辛，健脾燥湿，痰厥头疼，嗽呕堪入。
藿香辛温，能止呕吐，发散风寒，霍乱为主。槟榔味辛，破气杀虫，祛痰逐水，专除后重。
腹皮微温，能下膈气，安胃健脾，浮肿消去。香薷味辛，伤暑便涩，霍乱水肿，除烦解热。
扁豆微凉，转筋吐泻，下气和中，酒毒能化。猪苓味淡，利水通淋，消肿除湿，多服损肾。
泽泻苦寒，消肿止渴，除湿通淋，阴汗自遏。木通性寒，小肠热闭，利窍通经，最能导滞。
车前子寒，溺涩眼赤，小便能通，大便能实。地骨皮寒，解肌退热，有汗骨蒸，强阴凉血。
木瓜味酸，湿肿脚气，霍乱转筋，足膝无力。威灵苦温，腰膝冷痛，消痰痃癖，风湿皆用。
牡丹苦寒，破血通经，血分有热，无汗骨蒸。玄参苦寒，清无根火，消肿骨蒸，补肾亦可。
沙参味苦，消肿排脓，补肝益肺，退热除风。丹参味苦，破积调经，生新去恶，祛除带崩。
苦参味苦，痈肿疮疥，下血肠风，眉脱赤癞。龙胆苦寒，疗眼赤疼，下焦湿肿，肝经热烦。
五加皮寒，祛痛风痹，健步坚筋，益精止沥。防己气寒，风湿脚痛，热积膀胱，消痈散肿。
地榆沉寒，血热堪用，血痢带崩，金疮止痛。茯神补心，善镇惊悸，恍惚健忘，兼除怒恚。
远志气温，能驱惊悸，安神镇心，令人多记。酸枣味酸，敛汗驱烦，多眠用生，不眠用炒。
菖蒲性温，开心利窍，去痹除风，出声至妙。柏子味甘，补心益气，敛汗扶阳，更疗惊悸。
益智辛温，安神益气，遗溺遗精，呕逆皆治。甘松味香，善除恶气，治体香肌，心腹痛已。
小茴性温，能除疝气，腹痛腰疼，调中暖胃。大茴味辛，疝气脚气，肿痛膀胱，止呕开胃。
干姜味辛，表解风寒，炮苦逐冷，虚热尤堪。附子辛热，性走不守，四肢厥冷，回阳功有。
川乌大热，搜风入骨，湿痹寒疼，破积之物。木香微温，散滞和胃，诸风能调，行肝泻肺。
沉香降气，暖胃追邪，通天彻地，卫气为佳。丁香辛热，能除寒呕，心腹疼痛，温胃可晓。
砂仁性温，养胃进食，止痛安胎，通经破滞。荜澄茄辛，除胀化食，消痰止哕，能逐邪气。
肉桂辛热，善通血脉，腹痛虚寒，温补可得。桂枝小便，横行手臂，止汗舒筋，治手足痹。

吴萸辛热，能调疝气，心腹寒疼，酸水能治。延胡气温，心腹卒痛，通经活血，跌扑血崩。
薏苡味甘，专除湿痹，筋节拘挛，肺痈肺痿。肉蔻辛温，脾胃虚冷，泻痢不休，功可立等。
草蔻辛温，治寒犯胃，作痛吐呕，不食能食。诃子味苦，涩肠止痢，痰嗽喘急，降火敛肺。
草果味辛，消食除胀，截疟逐痰，解瘟辟瘴。常山苦寒，截疟除痰，解伤寒热，水胀能宽。
良姜性热，下气温中，转筋霍乱，酒食能攻。山楂味甘，磨消肉食，疗疝催疮，消膨健胃。
神曲味甘，开胃进食，破积逐痰，调中下气。麦芽甘温，能消宿食，心腹膨胀，行血散滞。
苏子味辛，驱痰降气，止咳定喘，更润心肺。白芥子辛，专化胁痰，疟蒸痞块，服之能安。
甘遂苦寒，破癥消痰，面浮蛊胀，利水能安。大戟甘寒，消水利便，腹胀癥坚，其功瞑眩。
芫花寒苦，能消胀蛊，利水泻湿，止咳痰吐。商陆辛甘，赤白各异，赤者消风，白利水气。
海藻咸寒，消瘿散疬，除胀破癥，利水通闭。牵牛苦寒，利水消肿，蛊胀痃癖，散滞除壅。
葶苈辛苦，利水消肿，痰咳癥瘕，治喘肺痈。瞿麦辛寒，专治淋病，且能堕胎，通经立应。
三棱味苦，利血消癖，气滞作痛，虚者当忌。五灵味甘，血痢腹痛，止血用炒，行血用生。
莪术温苦，善破痃癖，止渴消瘀，通经最宜。干漆辛温，通经破瘕，追积杀虫，效如奔马，
蒲黄味甘。逐瘀止崩，补血须炒，破血用生。苏木甘咸，能行积血，产后月经，兼治扑跌。
桃仁甘寒，能润大肠，通经破瘀，血瘕堪尝。姜黄味辛，消痈破血，心腹结痛，下气最捷。
郁金味苦，破血生肌，血淋溺血，郁结能舒。金银花甘，疗痈无对，未成则散，已成则溃。
漏芦性温，去恶疮毒，补血排脓，生肌长肉。蒺藜味苦，疗疮瘙痒，白癜头疮，翳除目朗。
白及味苦，功专收敛，肿毒疮疡，外科最善。蛇床辛苦，下气温中，恶疮疥癞，逐瘀祛风。
天麻味辛，能驱头眩，小儿惊痫，拘挛瘫痪。白附辛温，治面百病，血痹风疮，中风痰症。
全蝎味辛，却风痰毒，口眼喎斜，风痫发搐。蝉蜕甘平，消风定惊，杀疳除热，退翳侵睛。
僵蚕味咸，诸风惊痫，湿痰喉痹，疮毒瘢痕。蜈蚣味辛，蛇虺恶毒，止痉除邪，堕胎逐瘀。
木鳖甘寒，能追疮毒，乳痈腰疼，消肿最速。蜂房咸苦，惊痫瘛疭，牙疼肿毒，瘰疬肺痈。
花蛇温毒，瘫痪喎斜，大风疥癞，诸毒称佳。蛇蜕辟恶，能除翳膜，肠痔蛊毒，惊痫搐搦。
槐花味苦，痔漏肠风，大肠热痢，更杀蛔虫。鼠粘子辛，能除疮毒，瘾疹风热，咽疼可逐。
茵陈味苦，退疸除黄，泻湿利水，清热为凉。药花辛温，最消瘀热，多则通经，少则养血。
蔓荆子苦，头疼能治，拘挛湿痹，泪眼可除。兜铃苦寒，能熏痔漏，定喘消痰，肺热久嗽。
百合味甘，安心定胆，止嗽消浮，痈疽可啖。秦艽微寒，除湿荣筋，肢节风痛，下血骨蒸。
紫菀苦辛，痰喘咳逆，肺痈吐脓，寒热并济。款花甘温，理肺消痰，肺痈喘咳，补劳除烦。
金沸草寒，消痰止嗽，明目祛风，逐水尤妙。桑皮甘辛，止嗽定喘，泻肺火邪，其功不少。
杏仁温苦，风寒喘嗽，大肠气闭，便难切要。乌梅酸温，收敛肺气，止渴生津，能安泻痢。
天花粉寒，止渴祛烦，排脓消毒，善除热痢。栝蒌仁寒，宁嗽化痰，伤寒结胸。解渴止烦，
密蒙花甘，主能明目，虚翳青盲，服之效速。菊花味甘，除热祛风，头晕目赤，收泪殊功。
木贼味甘，益肝退翳，能止月经，更消积聚。决明子甘，能祛肝热，目疼收泪，仍止鼻血。
犀角酸寒，化毒辟邪，解热止血，消肿毒蛇。羚羊角寒，明目清肝，却惊解毒，神智能安。
龟甲味甘，滋阴补肾，逐瘀续筋，更医颅囟。鳖甲酸平，劳嗽骨蒸，散瘀消肿，去痞除崩。
海蛤味咸，清热化痰，胸痛水肿，坚软结散。桑上寄生，风湿腰痛，安胎止崩，疮疡亦用。
火麻味甘，下乳催生，润肠通结，小水能行。山豆根苦，疗咽肿痛，敷蛇虫伤，可救急用。
益母草甘，女科为主，产后胎前，生新去瘀。紫草苦寒，能通九窍，利水消膨，痘疹最要。
紫葳味酸，调经止痛，崩中带下，癥瘕通用。地肤子寒，去膀胱热，皮肤瘙痒，除湿甚捷。

楝根性寒，能追诸虫，疼痛立止，积聚立通。樗根味苦，泻痢带崩，肠风痔漏，燥湿涩精。
泽兰甘苦，痈肿能消，打扑伤损，肢体虚浮。牙皂味辛，通关利窍，敷肿痛消，吐风痰妙。
芜荑味辛，驱邪杀虫，痔瘘癣疥，化食除风。雷丸味苦，善杀诸虫，癫痫蛊毒，治儿有功。
胡麻仁甘，疗肿恶疮，熟补虚损，筋壮力强。苍耳子苦，疥癣细疮，驱风湿痹，瘙痒堪尝。
蕤仁味甘，风肿烂弦，热胀胬肉，眼泪立痊。青葙子苦，肝脏热毒，暴发赤瘴，青盲可服。
谷精草辛，牙齿风痛，口疮咽痹，眼翳通用。白薇大寒，疗风治疟，人事不知，鬼邪堪却。
白蔹微寒，儿疟惊痫，女阴肿痛，痈疔可啖。青蒿气寒，童便熬膏，虚寒盗汗，除骨蒸劳。
茅根味甘，通关逐瘀，止吐衄血，客热可去。大小蓟苦，消肿破血，吐衄咯唾，崩漏可啜。
枇杷叶苦，偏理肺脏，吐哕不已，解酒清上。木律大寒，口齿圣药，瘰疬能治，心烦可却。
射干味苦，逐瘀通经，喉痹口臭，痈毒堪凭。鬼箭羽苦，通经堕胎，杀虫祛结，止痛驱邪。
夏枯草苦，瘰疬瘿瘤，破癥散结，湿痹能瘳。卷柏味苦。癥瘕血闭。风眩痿躄。更驱鬼疰。
马鞭味甘，破血通经，癥瘕痞块，服之最灵。鹤虱味苦，杀虫追毒，心腹卒痛，蛔虫堪逐。
白头翁温，散癥逐血，瘿疬疮疝，止痛百节。旱莲草甘，生须黑发，赤痢可止，血流可截。
慈菇辛苦，疔肿痈疽，恶疮瘾疹，蛇虺并施。榆皮味甘，通水除淋，能利关节，敷肿痛定。
钩藤微寒，疗儿惊痫，手足瘛疭，抽搐口眼。莶草味甘，追风除湿，聪耳明目，乌须黑发。
葵花味甘，带痢两功，赤治赤者，白治白同。辛夷味辛，鼻塞流涕，香臭不闻，通窍之剂。
续随子辛，恶疮蛊毒，通经消积，不可过服。海桐皮苦，霍乱久痢，疳䘌疥癣，牙疼亦治。
石楠藤辛，肾衰脚弱，风淫湿痹，堪为妙药。鬼臼有毒，辟瘟除恶，虫毒鬼疰，风邪可却。
大青气寒，伤寒热毒，黄汗黄胆，时疫宜服。侧柏叶苦，吐衄崩痢，能生须眉，除湿之剂。
槐实味苦，阴疮湿痒，五痔肿疼，止涎极莽。瓦楞子咸，妇人血块，男子痰癖，癥瘕可瘥。
棕榈子苦，禁泄涩痢，带下崩中，肠风可治。冬葵子寒，滑胎易产，癃利小便，善通乳难。
淫羊藿辛，阴起阳兴，坚筋益骨，志强力增。松脂味甘，滋阴补阳，驱风安脏，膏可贴疮。
覆盆子甘，肾损精竭，黑须明眸，补虚续绝。合欢味甘，利人心智，安脏明目，快乐无虑。
金樱子甘，梦遗精滑，禁止遗尿，寸白虫杀。楮实味甘，壮筋明目，益气补虚，阴痿当服。
郁李仁酸，破血润燥，消肿利便，关格通导。没食子苦，益血生精，染须最妙，禁痢极灵。
空青气寒，治眼通灵，青盲赤肿，去暗回明。密陀僧咸，止痢医痔，能除白癜，诸疮可治。
伏龙肝温，治疫安胎，吐气咳逆，心烦妙哉。锻石味辛，性烈有毒，辟虫立死，堕胎极速。
穿山甲毒，痔癖恶疮，吹奶肿痛，通经排脓。蚯蚓气寒，伤寒瘟病，大热狂言，投之立应。
蜘蛛气寒，狐疝偏痛，蛇虺咬涂，疔肿敷用。蟾蜍气凉，杀疳蚀癖，瘟疫能治，疮毒可祛。
刺猬皮苦，主医五痔，阴肿疝痛，能开胃气。蛤蚧味咸，肺痿血咯，传尸劳疰，邪气可却。
蝼蛄味咸，治十水肿，上下左右，效不旋踵。蜗牛味咸，口眼㖞斜，惊痫拘挛，脱肛咸治。
桑螵蛸咸，淋浊精泄，除疝腰疼，虚损莫缺。田螺性冷，利大小便，消肿除热，醒酒立见。
象牙气平，杂物刺喉，能通小便，诸疮可瘳。水蛭味咸，除积瘀坚，通经堕胎，折伤可痊。
贝子味咸，解肌散结，利水消肿，目翳清洁。蛤蜊肉冷，能止消渴，酒毒堪除。开胃顿豁，
海粉味咸，大治顽痰。妇人白带，咸能软坚。石蟹味咸，点睛肿翳，解蛊胀毒，催生落地。
海螵蛸咸，漏下赤白，癥瘕惊气，阴肿可得。无名异甘，金疮折损，去瘀止痛，生肌有准。
青礞石寒，硝煅金色，坠痰消食，神妙莫测。磁石味咸，专杀铁毒，若误吞针，系线即出。
花蕊石寒，善止诸血，金疮血流，产后血涌。代赭石寒，下胎崩带，儿疳下痢，镇逆定痫。
黑铅味甘，止呕反胃，鬼疰瘿瘤，安神定志。银屑味辛，谵语恍惚，定志养神，镇心明目。

金屑味甘，善安魂魄，癫狂惊痫，调和血脉。狗脊味甘，酒蒸入剂，腰背膝痛，风寒湿痹。
骨碎补温，折伤骨节，风血积疼，最能破血。茜草味苦，蛊毒吐血，经带崩漏，损伤虚热。
预知子贵，缀衣领中，遇毒声作，诛蛊杀虫。王不留行，调经催产，除风痹痉，乳痈当啖。
狼毒味辛，破积瘕癥，恶疮鼠瘘，毒杀痛定。藜芦味辛，最能发吐，肠澼泻痢，杀虫消蛊。
蓖麻子辛，吸出滞物，涂顶肠收，涂足胎出。荜茇味辛，温中下气，痃癖阴疝，霍乱泻痢。
百部味甘，骨蒸劳瘵，杀疳蛔虫，久嗽功大。京墨味辛，吐衄下血，产后崩中，止血甚捷。
黄荆子苦，善治咳逆，骨节寒热，能下肺气。女贞实苦，黑发乌须，强筋壮力，去风补虚。
瓜蒂苦寒，善能吐痰，消身肿胀，并治黄胆。粟壳性涩，泄痢嗽怯，劫病如神，杀人如剑。
巴豆辛热，除胃寒积，破癥消痰，大能通痢。夜明砂粪，能下死胎，小儿无辜，瘰疬堪裁。
斑蝥有毒，破血通经，诸疮瘰疬，水道能行。蚕砂性温，湿痹瘾疹，瘫风肠鸣，消渴可饮。
胡黄连苦，治劳骨蒸，小儿疳痢，盗汗虚惊。使君甘温，消疳消浊，泻痢诸虫，总能除却。
赤石脂温，保固肠胃，溃疡生肌，涩精泻痢。青黛咸寒，能平肝木，惊痫疳痢，兼除热毒。
阿胶甘温，止咳脓血，吐血胎崩，虚羸可啜。白矾味酸，化痰解毒，治症多能，难以尽述。
五倍苦酸，疗齿疳䘌，痔痈疮脓，兼除风热。玄明粉辛，能蠲宿垢，化积消痰，诸热可疗。
通草味甘，善治膀胱，消痈散肿，能治乳房。枸杞甘温，添精补髓，明目祛风，阴兴阳起。
黄精味甘，能安脏腑，五劳七伤，此药大补。何首乌甘，种子添精，黑发悦颜，补血养阴。
五味酸温，生津止渴，久嗽虚劳，金水枯竭。山茱性温，涩精益髓，肾虚耳鸣，腰膝痛止。
石斛味甘，却惊定志，壮骨补虚，善驱冷痹。破故纸温，腰膝酸痛，兴阳固精，盐酒炒用。
薯蓣甘温，理脾止泻，益肾补中，诸虚可治。苁蓉味甘，峻补精血，若骤用之，更动便滑。
菟丝甘平，梦遗滑精，腰痛膝冷，添髓壮筋。牛膝味苦，除湿痹痿，腰膝酸疼，小便淋沥。
巴戟辛甘，大补虚损，精滑梦遗，强筋固本。仙茅味辛，腰足挛痹，虚损劳伤，阳道兴起。
牡蛎微寒，涩精止汗，带崩胁痛，老痰祛散。楝子苦寒，膀胱疝气，中湿伤寒，利水之剂。
萆薢甘苦，风寒湿痹，腰背冷痛，添精益气。寄生甘苦，腰痛顽麻，续筋坚骨，风湿尤佳。
续断味辛，接骨续筋，跌扑折损，且固遗精。龙骨味甘，梦遗精泄，崩带肠痈，惊痫风热。
人之头发，补阴甚捷，吐衄血晕，风惊痫热。天灵盖咸，传尸劳瘵，温疟血崩，投之立瘥。
雀卵气温，善扶阳痿，可致坚强，当能固闭。鹿茸甘温，益气滋阴，泄精尿血，崩带堪任。
鹿角胶温，吐衄虚羸，跌扑伤损，崩带安胎。腽肭脐热，补益元阳，驱邪辟毒，痃癖劳伤。
紫河车甘，疗诸虚损，劳瘵骨蒸，滋培根本。枫香味辛，外科要药，瘙疮瘾疹，齿痛亦可。
檀香味辛，升胃进食，霍乱腹痛，中恶邪气。安息香辛，辟邪驱恶，逐鬼消蛊，鬼胎能落。
苏合香甘，诛恶杀鬼，蛊毒痫痓，梦魇能起。熊胆味苦，热蒸黄胆，恶疮虫痔，五疳惊痫。
硇砂有毒，溃痈烂肉，除翳生肌，破癥消毒。硼砂味辛，疗喉肿痛，膈上热痰，噙化立中。
朱砂味甘，镇心养神，祛邪治痫，定魄安魂。硫黄性热，扫除疥疮，壮阳逐冷，寒邪敢当。
龙脑味辛，目痛头痹，狂躁妄语，真为良剂。芦荟气寒，杀虫消疳，癫痫惊搐，服之即安。
天竺黄甘，急慢惊风，镇心解热，驱邪有功。麝香辛温，善通关窍，活血安惊，解毒极妙。
乳香辛苦，疗诸恶疮，生肌止痛，心腹尤良。没药温平，治疮止痛，跌打损伤，破血通用。
阿魏性温，除癥破结，却邪杀虫，传尸可灭。水银性寒，治疥杀虫，断绝胎孕，催生立通。
轻粉性燥，外科要药，杨梅诸毒，杀虫可托。灵砂性温，能通血脉，杀鬼辟邪，安魂定魄。
砒霜大毒，风痰可吐，截疟除哮，能消沉痼。雄黄甘辛，辟邪解毒，更治蛇虺，喉风息肉。
珍珠气寒，镇惊除痫，开聋磨翳，止渴坠痰。牛黄味苦，大治风痰，定魄安魂，惊痫灵丹。

琥珀味甘，安魂定魄，破瘀消癥，利水通涩。血竭味咸，跌扑伤损，恶毒疮痈，破血有准。
石钟乳甘，气乃剽悍，益气固精，明目延寿。阳起石甘，肾气之绝，阴痿不起，其效甚捷。
桑椹子甘，解金石燥，清除热渴，染发须皓。蒲公英苦，溃坚消肿，结核能除，食毒可用。
石韦味苦，通利膀胱，遗尿或淋，发背疮疡。扁蓄味苦，疥瘙疽痔，小儿蛔虫，女人阴蚀。
赤箭味苦，原号定风，杀蛊解毒，除疝疗痈。鸡内金寒，溺遗精泄，禁痢漏崩，更除烦热。
鳗鲡鱼甘，劳瘵杀虫，痔漏疮疹，崩疾有功。螃蟹味咸，散血解结，益气养筋，除胸烦热。
马肉味辛，堪强腰脊，自死老死，并弃勿食。白鸽肉平，解诸药毒，能除疥疮，味胜猪肉。
兔肉味辛，补中益气，止渴健脾，孕妇勿食。牛肉属土，补脾胃弱，乳养虚羸，善滋血涸。
猪肉味甘，量食补虚，动风痰物，多食虚肥。羊肉味甘，专补虚羸，开胃补肾，不致阳痿。
雄鸡味甘，动风助火，补虚温中，血漏亦可。鸭肉散寒，补虚劳怯，消水肿胀，退惊痫热。
鲤鱼味甘，消水肿满，下气安胎，其功不缓。鲫鱼味甘，和中补虚，理胃进食，肠澼泻利。
驴肉微寒，安心解烦，能发痼疾，以动风淫。鳝鱼味甘，益智补中，能去狐臭，善散湿风。
白鹅肉甘，大补脏腑，最发疮毒，痼疾勿与。犬肉性温，益气壮阳，炙食作渴，阴虚禁尝。
鳖肉性冷，凉血补阴，癥瘕勿食，孕妇勿侵。芡实味甘，能益精气，腰膝酸疼，皆主湿痹。
石莲子苦，疗噤口痢，白浊遗精，清心良剂。藕味甘甜，解酒清热，消烦逐瘀，止吐衄血。
龙眼味甘，归脾益智，健忘怔忡，聪明广记。莲须味甘，益肾乌须，涩精固髓，悦颜补虚。
柿子气寒，能润心肺，止渴化痰，涩肠止痢。石榴皮酸，能禁精漏，止痢涩肠，染须尤妙。
陈仓谷米，调和脾胃，解渴除烦，能止泻痢。莱菔子辛，喘咳下气，倒壁冲墙，胀满消去。
芥菜味辛，除邪通鼻，能利九窍，多食通气。浆水味酸，酷热当茶，除烦消食，泻痢堪夸。
砂糖味甘，润肺和中，多食损齿，湿热生虫。饴糖味甘，和脾润肺，止渴消痰，中满休食。
麻油性冷，善解诸毒，百病能除，功难悉述。白果甘苦，喘嗽白浊，点茶压酒，不可多嚼。
胡桃肉甘，补肾黑发，多食生痰，动气之物。梨味甘酸，解酒除渴，止嗽消痰，善驱烦热。
榧实味甘，主疗五痔，蛊毒三虫，不可多食。竹茹止呕，能除寒热，胃热咳哕，不寐安歇。
竹叶味甘，退热安眠，化痰定喘，止渴消烦。竹沥味甘，阴虚痰火，汗热渴烦，效如开锁。
莱菔根甘，下气消谷，痰癖咳嗽，兼解面毒。灯草味甘，能利小水，癃闭成淋，湿肿为最。
艾叶温平，除湿散寒，漏血安胎，心痛即愈。绿豆气寒，能解百毒，止渴除烦，诸热可服。
川椒辛热，祛邪逐寒，明目杀虫，温而不猛。胡椒味辛，心腹冷痛，下气温中，跌扑堪用。
石蜜甘平，入药炼熟，益气补中，润燥解毒。马齿苋寒，青盲白翳，利便杀虫，癥痈咸治。
葱白辛温，发表出汗，伤寒头疼，肿痛皆散。胡荽味辛，上止头疼，内消谷食，痘疹发生。
韭味辛温，祛除胃热，汁清血瘀，子医梦泄。大蒜辛温，化肉消谷，解毒散痈，多用伤目。
食盐味咸，能吐中痰，心腹卒痛，过多损颜。茶茗性苦，热渴能济，上清头目，下消食气。
酒通血脉，消愁遣兴，少饮壮神，过多损命。醋消肿毒，积瘕可去，产后金疮，血晕皆治。
乌梅味酸，除烦解渴，霍疟下痢，止嗽劳热。淡豆豉寒，能除懊侬，伤寒头痛，兼理瘴气。
莲子味甘，健脾理胃，止泻涩精，清心养气。大枣味甘，调和百药，益气养脾，中满休嚼。
人乳味甘，补阴益阳，悦颜明目，羸劣仙方。童便味凉，打扑瘀血，虚劳骨蒸，热嗽尤捷。
生姜性温，通畅神明，痰嗽呕吐，开胃极灵。药共四百，精制不同，生熟新久，炮煅炙烘。
汤丸膏散，各起疲癃，合宜而用，乃是良工。云林歌括，可以训蒙，略陈梗概，以俟明公。
再加斤削，济世无穷。

《本经便读》简介

《本经便读》,黄钰著。黄钰,字鼎臣,堂号芸经堂。清四川璧山县,现归成都市,生卒年不详。约为清末人。著有医书四种。即《伤寒辨证集解》、《本经便读》、《脉法歌括》、《经方歌括》。

《本经便读》用《陈修园医书》翻印本。据同治八年"自序"云:"国朝徐灵胎、张隐菴、叶天士、陈修园辈注解《本经》,阐发精蕴,不啻启聩振聋,厥功伟矣。而修园《本草便读》一书,尤多期望后学之意。但经文辞旨简奥,语句参差。读者每以艰于记颂为恨。余不揣固陋,取《本经》而编辑之。补短截长,协以韵语,名曰《本经便读》。极知僭妄,无所逃罪,然在初学之艰于记诵者,未必无小补也。……

又"凡例"诸条复云:

"《本经》药味,分上、中、下三品,药编仍之。其前后次序,不尽拘也。"

"《本经》药有三百六十五品,兹则照常用者录之,其有后人所不识,及识而不常用者阙焉。至如大戟、芫花、甘遂、水蛭、虻虫、蛴螬、云母、鼠妇、蜣螂、白鱼等,虽非常用,而仲景《伤寒》、《金匮》方中用之,不妨编入,以见古人用药悉遵《本经》之意。"

"药有经方用之,及时方所常用,而《本经》所无者,因采《别录》诸本附于后。"

"《本经》药品,经方尚用之不尽,而必附《别录》以下药味,且录之多者,以时方所常用……其药之气味主治,俱见《本草纲目》……。"

此下尽录《神农本草经》上、中、下三品之歌括:

附《名医别录》诸书药品歌括

一、《名医别录》(梁陶弘景)

(录原文)65 味

二、《唐本草》(唐苏恭)

(录原文)17 味

三、《本草拾遗》(唐陈藏器)

(录原文)8 味

四、《药性本草》(唐甄权)

(录原文)2 味

五、《蜀本草》(蜀韩保升)

(录原文)1 味

六、《开宝本草》(宋马志)

(录原文)31 味

七、《图经本草》(宋苏颂)

(录原文)2 味

八、《嘉祐本草》(宋掌禹锡)

(录原文)4 味

九、《日华本草》(宋大明)

(录原文)2 味

十、《本草补遗》(元朱震亨)

(录原文)1 味

十一、《本草纲目》(明李时珍)

(录原文)12 味

本经便读

壁山,钰宝臣编,男道阶,道久真校字。

神农本草经上品

人参甘寒,开心益智,补五脏而安精神,定魂魄而止惊悸,久服则轻身延年,兼明目而除邪气。

黄芪甘温,败疮痈疽,既可排脓而止痛,并五痔鼠瘘而能医,又主大风与癞疾,小儿百病兼补虚。

白术气味,甘温入脾,风寒湿痹,痉疸死肌,止汗除热,煎饵消食,久服轻身,延年不饥。

甘草甘平,功擅解毒,主治五脏与六腑,倍气力而坚筋骨,除寒热之邪气,解疮尰而长肌肉。

薯蓣甘平,入肺归脾,除寒热邪气,主伤中虚羸,补中益力,强阴长肌,久服则耳目聪明,轻身延年而不饥。

肉苁蓉甘,微温无毒,劳伤补中,茎中痛除,养五脏而强阴,益精气以多育,兼主妇人之症瘕。

地黄甘寒,绝筋折跌,填髓长肌,伤中逐血,生者作汤而除痹,兼除积聚之寒热,不老轻身,久服始益。

天冬气味苦平,主治诸暴风湿,疗偏痹而强骨髓,杀三虫而去伏尸,久服轻身益气,故延年而不饥。

麦门甘平,心腹气结,伤中伤饱,胃络脉绝,又主羸瘦短气,久服轻身可得。

细辛辛温,欬逆上气,头痛脑动,风湿痛痹,百节拘挛,死肌可治,久服则明目轻身,九窍亦利。

柴胡苦平,脏腑结气,推陈致新,饮食积聚,久服明目益精,兼主寒热邪气。

黄连苦寒,主治热气,目痛眦伤而泪出,肠澼腹痛而下痢,妇人阴中肿痛,久服不忘善记。

防风甘温,大风头眩,恶风风邪,目盲无见,骨节痛疼,久服身健。

续断气味,苦温无毒,金疮痈疡,折跌筋骨,通妇人之乳难,主伤寒而补不足,欲益气力,须当久服。

牛膝苦酸,气平无毒,痿痹肢挛,不可伸屈,伤热火烂,血气能逐,又主堕胎,孕妇忌服。

巴戟甘温,补中益气,安五脏而强筋骨,起阳痿而增肾志,专主大风,能除邪气。

石解甘平,伤中除痹,虚劳羸瘦,补脏下气,强阴益精,兼厚肠胃。

泽泻甘寒,风寒湿痹,养五脏而益气力,肥健人而消水气,兼主妇人之乳难,久服则耳目聪慧。

五味无毒，气味酸温，主治欬逆，益气强阴，劳伤羸瘦，益男子精。

苡仁甘寒，久服湿痹，筋急拘挛，轻身益气。

菟丝辛平，主补不足，益气健人，绝伤可续，汁去面䵟，久服明目。

葳蕤甘平，中风暴热，不能动摇，筋跌肉结，是诸不足，久服润泽。

沙参苦寒，主除寒热，补中益肺，惊气血结。

远志苦温，伤中欬逆，聪耳明目，强志倍力，除邪气而补不足，利九窍而智慧益。

菖蒲辛温，风寒湿痹，开心通窍，欬逆上气，明目出声，耳聋便利，兼主痈疮，亦温肠胃。

赤箭辛温，杀鬼精物，长阴肥健，恶风蛊毒，善益气力，须当久服。

车前子甘寒，通便利水，湿痹能除，气癃痛止。

羌活气味，苦甘而平，风寒所击，金疮止疼，女子疝瘕，痫痉奔豚，倘能久服，耐老身轻。

升麻甘平，苦寒无毒，头痛寒热，时气疠疫，喉气口疮，风肿诸毒，中恶腹痛，蛊毒吐出，辟瘟瘴之邪气，杀鬼精与老物，轻身延年，是在久服。

茵陈气味，苦平微寒，热结黄疸，湿热风寒，久服益气耐老，白兔食之亦仙。

甘菊气味，苦平无毒，诸风头眩，目痛泪出，去死肌而除湿痹，利血气而宜久服，耐老轻身，延年可卜。

龙胆气味，苦濇大寒，定五脏而杀蛊毒，主寒热之在骨间，筋骨之绝伤可续，惊痫之邪气能安。

紫苏辛温，下气杀谷，除饮食而辟口臭，辟恶气而去邪毒，轻身通神，贵在久服，梗宽胀而止心痛，枝通经而达脉络，若用其子，下气尤速。

莲藕实茎，气味甘平，益气除疾，补中养神，久服不饥，耐老身轻。

芡实甘平，强志益精，主治湿痹，腰脊膝疼，补中除暴，耳目聪明，久服不饥，耐老身轻。

脂麻甘平，伤中虚羸，补五内而益气，填骨髓而长肌，轻身不老，久服效奇。

益母花子，辛甘微温，主除水气，明目益精，叶作浴汤，能治瘾疹。

茜草苦寒，风寒湿痹，黄疸补中，血枯经闭。

茯苓甘平，胸胁逆气，心下结痛，则寒热烦满而欬逆，肝气上逆，则忧恚惊邪而恐悸，因之口焦舌干，惟期小便得利，若欲安魂养神，是非久服不至。

猪苓甘平，通利水道，蛊疰不祥，痎疟亦效。

牡桂辛温，上气欬逆，结气喉痹，兼治吐吸，利关节而补中，通神明而益气，久服始益。

菌桂辛温，主治百病，养精神而和颜色，为诸药通使之先聘，不老轻身，久服乃应。

橘皮气味，苦辛而温，瘕热逆气，水谷通行，久服去臭，下气通神。

枸杞苦寒，五内邪气，热中消渴，风湿周痹，久服则坚筋骨而耐寒暑，洵为服食之上剂。

木香辛温，主辟邪气，毒疫温鬼，淋露强志，久服则阴阳气和，不致梦寤而魇寐。

杜仲气味辛平，补中而益精气，主腰膝之痛疼，坚筋骨而强志，阴下之湿痒可除，小便之余沥亦治。

桑根白皮，甘寒气味，主治伤中羸瘦，五劳六极可治，又主崩中绝脉，兼能补虚益气。

桑上寄生，甘寒苦平，长须眉而坚发齿，充肌肤而主腰疼，兼治小儿之背强痈肿，女子之胎气安宁。

槐实苦寒，五内邪热，治五痔而疗火疮，止涎唾而补阳绝，兼主妇人乳难，子脏痛剧。

柏实甘平，主治惊悸，除风湿之痹痛，安五脏而益气，久服则耳目聪明，润泽美丽。

大枣甘平，心腹邪气，补气则通窍助经，安中则养脾平胃，滋津液而补不足，和百药而四肢亦利。

朴硝苦寒，百病可治，去固结留瘕，除寒热邪气，能化七十二种石，善逐脏腑之积聚。

丹砂味甘，微寒无毒，主身体五脏之百病，杀精魅邪恶之鬼物，安魂魄而养精神，益中气而明双目。

滑石甘寒，寒热积聚，身热泄澼，小便癃闭，女子乳难，兼益精气。

紫石英甘，气温无毒，主心腹欬逆之邪，补肝脾二经之不足，女子风寒在子宫，绝孕十年而不育。

石脂甘平，黄疸泄痢，肠澼脓血，赤白下利，恶疮头疡，痈肿疽痔，阴蚀疥瘙，补髓益气，肥健不饥。

余粮甘寒，欬逆寒热，大热烦满，下利走白，血闭症瘕，能消湿热，炼饵服之，不忧粮绝。

发髲苦温，主治五癃，利小便水，关格不通，又能疗小儿惊大人痉，而有自还神化之功。

龙骨甘平，鬼精物绝，又主欬逆，泄痢脓湿，女子漏下，症瘕坚结，小儿惊痫，由气之热，治痰如神，水归其宅。

白胶甘平，补中益气，腰痛羸瘦，劳伤可治，止痛安胎，无子血闭。

牛黄苦平，惊痫寒热，热盛狂痓，逐鬼除邪。

麝香辛温，主辟恶气，杀鬼精物，三虫可去，温疟惊痫，除邪魇寐，兼疗蛊毒，孕妇当忌。

石蜜甘平，补中益气，止痛解毒，诸惊痫痓，安五脏之不足，主心腹之邪气，和百药而除众病，久服则轻身强志。

龟板之气味甘平，破症瘕而攻痎疟，疗五痔与阴蚀，去湿痹而健肢弱，又主漏下赤白，小儿顖骨不合。

牡蛎咸平，伤寒寒热，惊恚怒气，带下赤白，祛温疟而除拘缓鼠瘘，杀邪鬼而能坚强骨节。

桑螵咸平，利水通淋，伤中疝瘕，阳痿遗精，女子血闭，兼治腰疼。

空青甘酸，寒而无毒，主治青盲，聪耳明目，利九窍而通血脉，养精神而益肝木，轻身延年，是在久服。

矾石气味，酸无毒寒，寒热泄痢，恶疮痛目，白沃阴蚀，坚强齿骨，轻身增年，须炼饵服。

胆矾酸辛，气寒有毒，主诸痫痉，金疮明目，女子阴蚀，崩中血出，石淋寒热，诸邪气毒。

蛇床之气味苦平，除痹气而利关节，男子阳痿湿痒，妇人阴肿痛剧，又主癫痫与恶疮，久服轻身好颜色。

蒺藜之气味苦温，主治恶血而破症，疗喉痹与乳难，并积聚而能平，久服则长肌肉，明目而轻身。

苋实气味，甘寒无毒，主治青盲，除邪明目，利大小便，寒热可除，欲益气力，端在久服。

麻仁甘平，补中益气，久服肥健，神仙可至。

瓜蒂气味，苦寒有毒，主身面四肢之浮肿，下水气而杀蛊毒，又主欬逆上气，及诸病之在胸腹。

松脂气温，味苦而甘，痈疽恶疮可治，白秃头疡能痊，又疥瘙之风气，热除而五脏亦安，久服轻身，不老延年。

辛夷无毒，气味辛温，主五脏身体之寒热，去面䵟而风动，脑痛久服则明目增年，耐老轻身。

枣仁酸平，邪结气聚，心腹寒热，酸痛湿痹，久服则五脏亦安，延年身利。

蕤仁甘温，主治明目眦烂，肿痛赤伤泪出，又主邪热气结胸腹，益气轻身，尤在久服。

女贞气味苦平，安五脏而养精神，补中虚而除百病，久服则肥健轻身。

五加辛温，益气疗躄，心腹疝痛，疽疮阴蚀。

蔓荆气味，苦而微寒，主筋骨间之寒热，祛湿痹而治拘挛，去白虫而轻身耐老，利九窍而目明齿坚。

地肤苦寒，补中益筋，治膀胱热，利小便淋，久服耐老，耳目聪明。

龙齿涩凉，主杀精物，痉痓癫痼可除，心下结气，喘息能续。

瓜子甘平，令人悦泽，益气不饥，并好颜色。

云母甘平，身皮死肌，中风寒热，如在船车，益子精而轻身明目，安五脏而邪气可除。

蓬虆无毒，气味酸平，主安五脏，益精长阴，强志倍力，久服身轻。

苍术苦温，风寒湿痹，痉疸可除，死肌能治，若欲轻身延年而不饥，是在久服作煎饵。

白英甘寒，补中益气，寒气入疸，消渴亦治，轻身延年，久服之利。

冬葵子甘，寒滑无毒，主脏腑寒热之羸瘦，利小便而五癃可除，久服轻身延年，坚骨而长肌肉。

草决咸平，主治青盲，赤白翳膜，目中肤淫，眼赤泪出，冬服益精。

蒲黄之气味甘平，主心腹膀胱之寒热，兼利小便，消瘀止血。

干漆气味，辛温无毒，主治绝伤，能续筋骨，填髓脑而安五脏，并风寒湿痹以消除，生者功能去长虫。

文蛤无毒，气味寒平，主治恶疮，兼蚀五痔。

鲤鱼胆苦，气寒无毒，目热赤痛，青盲明目，益气强悍，是在久服。

雄鸡肉甘，气温无毒，主辟不祥，通神杀毒，女人崩漏，下赤白沃。

蜜蜡甘温，下痢脓血，主治金疮，补中续绝，益气不饥，耐老可得。

夜明砂辛，禀寒水气，治面痈肿，主除惊悸，皮肤时痛，腹中血气，兼破积聚，寒热后入，用治目翳。

漏芦咸寒，皮肤热毒，恶疮疽痔，湿痹乳出，益气轻身，聪耳明目，不老延年，是在久服。

神农本草经中品

干姜辛温，欬逆上气，止血出汗，逐风湿痹，兼治胸满，肠澼下痢，生者尤良，温中之剂。

生姜气味，辛而微温，久服去臭气，可以通神明。

葱白气味，辛平无毒，治伤寒之发热恶寒，中风之浮肿面目，并能出汗，可作汤服。

当归苦温，上气欬苦，又主但热不寒之温疟，及寒热洗洗之在肤皮，妇人漏中绝子，疮疡金疮能治。

川芎味辛，禀春温气，主中风入脑之头痛，拘挛缓急而寒痹，又主金疮妇人血闭。

淫羊藿辛，禀寒水气，主阴痿与绝伤，益气力而强志，茎中痛除，小便能利。

荆芥辛温，气胜于味，主阴寒热，破积聚气，鼠瘘瘰疬，并生疮除湿痘，而下血瘀。

麻黄苦温，发汗之剂，风寒头痛，欬逆上气，去邪热而已温疟，破症坚而消积聚。

葛根气平，具甘辛味，主消渴而解大热，止呕吐而愈诸痹，兼解诸毒，亦起阴气。

黄芩苦寒，肠澼泄痢，主诸热与黄疸，逐水而下血闭，恶疮疽蚀，火疡亦治。

玄参气寒，具有苦味，女子产乳余疾，腹中寒热积聚，令人目明，能补肾气。

丹参苦寒，心腹邪气，肠鸣幽幽，寒热积聚，破症坚而除瘕，止烦满而益气。

丹皮辛寒，主治寒热中风则瘛疭，及惊痫邪气留肠胃为舍宅，疗痈疮而安五脏，除症坚而消瘀血。

防己辛平，热气诸痫，风寒温疟，除邪利便。

狗脊苦平，颇利老人，主腰背强而关机缓急，治周痹痛而寒湿膝疼。

秦艽苦平，寒热邪气，肢节痛疼，寒湿风痹，又主下水，小便能利。

紫菀苦温，上气欬逆，又主胸中，寒热气结，安脏去蛊，兼疗痿躄。

知母气味，苦寒无毒，主治消渴热中，下水而补不足，兼治肢体浮肿，益气而邪可除。

贝母气平，具有辛味，伤寒烦热，淋沥邪气，乳难金疮，疝痛喉痹，性主阳明，风痓亦治。

花粉苦寒，消渴身热，补虚安中，烦满大热，阴络有伤，能续其绝。蒌仁用治胸痹结胸，以其能开胸前之结。

芍药苦平，腹痛邪气，破坚积疝瘕，除寒热血痹，益气止痛，小便能利。

木通气味辛平，主除脾胃寒热，通利九窍血脉关节，令人不忘，恶蛊可灭。

白芷辛温，漏下赤白，血闭阴肿，头风寒热，止目泪而长肌肤，作面脂而能润泽。

苦参苦寒，心腹结气，黄疸痈疽，症瘕积聚，逐水补中，明目止泪。

水萍气寒，味具辛辣，下水气而胜酒，除身痒而长须发，又主暴热与消渴，久服得轻身大法。

款冬气温，中含辛味，主治欬逆，善喘喉痹，疗诸惊痫，寒热邪气。

厚朴苦温，木气火味，风寒头痛，寒热惊悸，行气血而治痹痛死肌，散寒湿而三蛊可去，能得言外之旨，用以宽胀下气。

卮子苦寒，五内邪热，酒疱皶鼻，癞疾赤白，又主疮疡面赤胃热。

枳实之气味苦寒，主大风之在皮肤，如麻豆兮苦痒，寒热结兮可除，益气而利五脏，止痢而长肌肉。

黄柏苦寒，肠胃结热，疗黄疸与肠痔，主五脏而止痢泄，兼治女子阴伤，蚀疮漏下赤白。

山茱萸酸，气平无毒，主治心下邪气，寒湿之痹可逐，祛寒热而去三蛊，温中轻身宜久服。

吴茱萸辛，气温小毒，温中下气而止痛，并血痹湿气而能除，兼主欬逆寒热，开腠理而风邪可逐。

杏仁之性质，冷利有小毒，其气味则甘苦而带温，主欬逆上气喉痹而雷鸣，通产乳兮而功专下气，疗金疮兮并寒心奔豚。

乌梅酸涩，气禀温平，下气除热，烦满安心，止肢体痛，偏枯不仁，能蚀恶肉，去痣黑青。

犀角苦酸，咸寒无毒，主蛊疰邪鬼瘴气，解钩吻鸩羽蛇毒，除邪则不迷惑魇寐，轻身则贵在于久服。

羚羊角咸寒，主明目益气，辟蛊毒而止注下，去恶血而起阴器，兼辟恶鬼不祥，常不梦寤魇寐。

鹿茸甘温，漏下恶血，益气强志，惊痫寒热，生齿不老，大补肾脉。

鳖甲咸平，能去痞疾，心腹寒热，症瘕坚积，痔核恶肉，蚀肉阴蚀。

僵蚕气味，咸辛而平，主治小儿夜啼痫惊，灭黑皯而令人面色光好，去三虫而疗男子之痒在阴。

蚱蝉咸寒，得金气全，主小儿惊痫夜啼，寒热病癫。

石膏气寒，辛味白质，中风寒热，心下气逆，兼主口干舌焦，惊喘不能息，除邪鬼而疗腹中坚痛。

寒水石辛，气寒无毒，主邪气身热之中皮肤，除烦满积聚之在胸腹。

食盐甘咸，气寒无毒，肠胃结热，喘逆可服，病在胸中，令人吐出。

阳起石咸，微温无毒，主治崩漏，子脏血郁，破症瘕而疗腹痛，起阳痿而补不足。

水银气味，辛寒有毒，主治疹瘘痂疡白秃，杀皮肤虱及五金毒，除热堕胎，未可轻服。

雄黄味苦，平寒有毒，主治寒热，杀鬼精物，鼠瘘恶疮，疽痔虫毒，兼疗死肌，轻身炼服。

硫黄气味，酸温有毒，主治妇人阴蚀疽痔，能化金银铜铁奇物，兼除白秃头疮，去恶血而坚筋骨。

磁石无毒，气寒味辛，风湿周痹，肢节痛疼，消除烦满，以及耳聋无闻。

紫参苦寒，心腹积聚，邪气寒热，通气便利。

地榆气味，苦寒无毒，主妇人乳产痓痛，并七伤五漏而兼除，治带下而止汗痛，疗金疮而除恶肉。

紫草气寒，具有苦味，治五疳而心腹邪除，利九窍而补中益气。

白鲜苦寒，欬逆淋漓，头风黄疸，湿痹死肌，兼主女子之阴中肿痛，并治不可屈伸之在四肢。

泽兰苦温，品列于中，主治金疮，痈肿疮脓。

木耳小毒，气味甘平，益气不饥，强志轻身。

茅根甘寒，补中益气，劳伤虚羸，瘀血血闭，兼除寒热，小便可利。

白微气味，苦咸而平，主暴中风而身热肢满，心忽忽而不知人，并治狂惑邪气，寒热酸疼，温疟洗洗，有时而兴。

藁本辛温，头风痛除，阴寒肿痛，腹中急促，兼主妇人之疝瘕，悦颜色而长肌肉。

海藻气味，苦咸而寒，主治瘿瘤结气，散项下硬核痛坚，下水肿而消症瘕痈肿，腹中上下雷鸣而亦安。

败酱苦平，疥瘙疽痔，兼主暴热，火疮赤气。

瞿麦苦寒，主治关格，明目去翳，便闭癃结，出刺决痈，堕胎下血。

蓼实辛温，温中明目，耐风寒而下水气，消浮肿而解痈毒。

紫葳气味酸寒，主血崩中症瘕血闭寒热，补羸瘦而养胎，祛产乳之余疾。

黑大豆甘，气平无毒，生研则涂痈肿而止痛，煮汁则杀鬼精而解毒，卷主湿痹，膝痛挛缩。

赤小豆平，味甘而酸，主下水肿，痈脓排焉。

百合甘平，主治邪气，腹胀心痛，大小便利。

土瓜根苦，禀寒水气，寒热酸疼，血瘀月闭，益气愈聋，消渴肉痹。

石韦苦平，劳热邪气，癃闭不通，水道可利。

蜀椒有毒，气味辛温，除风邪气，去寒痹疼，坚齿明目，久服身轻。

秦皮苦寒，风寒湿痹，除身中之洗洗寒热，祛目中之白膜青翳。

皂角辛咸温，有小毒，主治风痹头泪出，利九窍而去死肌，逐邪气而杀精物。

竹叶苦平，上气欬逆，主杀小虫，恶疡筋急，根竹汤服，渴止气益，又能补虚，下气可必。

露蜂房毒，甘平气味，惊痫瘛疭，寒热邪气癫疾，鬼精蛊毒肠痔，火熬之良，用克有济。

䗪虫有毒，咸寒气味，主心腹洗洗寒热，破症瘕而下血闭。

蝱虫苦寒而有毒，破坚积而逐瘀血，通血脉而利九窍，消症瘕而除寒热。

蛴螬味咸有毒，禀春温之木气，主胁下坚满血痛，破血痹而通月闭，又主目中青翳白膜，消恶血而逐血瘀。

气味温咸，厥有乌贼，主治血闭，漏下赤白，阴蚀肿痛，症瘕寒热。

蟹咸小毒寒，主热疾邪气结痛，面肿㖞僻，烧之致鼠，大能败漆。

石灰气味，辛温有毒，主治疽疡，疥癞疮毒，死肌堕胎，热气可逐，杀五种痔虫，去黑子息肉。

蠡实甘平，风寒湿痹，皮肤寒热，胃中热气，久服身轻，筋骨坚致，花实茎叶，白虫可去。

铁落辛平，得金气强，主治风热，诸恶疮疡，气在皮肤，善怒发狂。

芜荑辛平，化食去虫，兼治五内邪气，温毒在皮骨中。

刺猬苦平，阴肿阴蚀，痛引腰背，下血白赤，又主五痔，五色血汁，煮酒服之，诸症以息。

神农本草经下品

葶苈辛寒，主治结气，饮食寒热，症瘕积聚，破坚逐邪，水道通利。

连翘苦平，主治寒热，鼠瘘瘰疬，痈肿疮疖，兼疗瘿瘤，蛊毒热结。

夏枯草寒，味苦而辛，寒热瘰疬，破症散瘿，疗鼠瘘头疮与结气，治脚肿湿痹而轻身。

代赭石苦，寒气无毒，主鬼疰贼风，杀恶鬼精物，女子赤沃漏下，腹中邪气蛊毒。

戎盐咸寒，主治明目，可去毒蛊，能坚肌肤。

铅丹辛寒，反胃吐逆，除热下气，惊痫癫疾。

胡粉辛寒，主治伏尸，能杀三虫，兼治毒螫。

贯众味苦，微寒有毒，主腹中邪热之气，杀三虫而解诸毒。

白头翁苦温，温疟可折，症瘕积聚，狂阳寒热，止腹痛而疗金疮，败瘿气而逐瘀血。

白及气平，味苦有余，主治痈肿，恶疮败疽，胃中邪气，伤阴死肌，并贼风鬼击而可治，痱缓不收亦能医。

青葙茎叶，苦寒无毒，主治邪气风瘙痒，除皮肤中热，杀三虫毒子，疗唇口之青，后人用以明目。

泽漆味苦，微寒无毒，主皮肤热，水气大腹，四肢面目浮肿，丈夫阴气不足。

商陆气味，辛平有毒，主治水肿，疝瘕痹熨，兼除痈肿，杀鬼精物。

藜芦气味，辛寒有毒，主治毒蛊欬逆，泄痢肠澼可除，疗头疡疥瘙之恶疮，去死肌而杀诸虫之毒。

天雄大毒，气味辛温，主治大风寒湿痹疼，历节痛而拘挛缓急，强筋骨而轻身健行，破积聚邪气，金疮得暖而生。

乌头气味，辛温大毒，中风恶风，洗洗汗出，主寒热与欬逆上气，破积聚而寒湿痹除。

狼牙苦寒而有毒，主治邪气与热气，兼主疥瘙及恶疡，去白虫而疗疮痔。

大戟气味，苦寒小毒，主治蛊毒十二水积，聚急痛满在腹，中风皮肤之痛疼，呕吐气逆皆可除。

甘遂气味，苦寒有毒，大肿疝瘕，浮肿面目，破症坚积聚而消腹满，去留饮宿食而利水谷。

常山气味，苦寒有毒，伤寒寒热，温疟鬼毒，痰结胸中，吐逆可服。

蜀漆有毒，辛平气味，治疟寒热，欬逆上气，腹中症瘕，坚痞积聚，兼治蛊毒，鬼疰邪气。

南星大毒，气味苦温，寒热结气，伏梁伤筋，疗拘缓而利水道，去积聚而治心疼。

射干苦平有毒，主治上气欬逆，喉痹咽痛，不得消息，散饮食之大热，腹中气结邪逆。

芫花小毒，气味辛温，主治欬逆，咽肿喉鸣，杀虫鱼而痈肿可去，祛鬼疟而疝瘕亦平。

楝实小毒，气味苦寒，主治温疾，大热狂烦，杀三虫而疗疡疥，利小便而治伤寒。

巴豆辛温有毒，主治温疟寒热，去留饮痰澼，破症瘕坚结，去恶肉而除邪杀虫，利水谷而开通闭塞。

梓白皮苦，气寒无毒，能治三虫，主治热毒。

斑蝥辛寒有毒，主治鼠瘘疮疽，去寒热而除蛊疰，破石癃而蚀死肌。

水蛭气平，咸苦有毒，主利水道，恶瘀能逐，善破血瘕，月闭可服。

蝼蛄咸寒，主治产难，除恶疮而溃痈肿，出肉刺而哽噎以安。

鼠妇酸温，气癃月闭，利水堕胎，血瘕痫痓。

蜣螂寒咸而有毒，主治寒热之腹胀，小儿惊痫瘛疭，大人癫疾狂阳。

白鱼无毒，温气咸味，摩小儿中风，背起项强，治妇人疝瘕，小便不利。

白敛苦平，主散气结目赤，痈疽止痛除热，小儿惊痫温疟，女子阴蚀赤白。

雷丸苦寒，杀虫无比，逐毒气而除胃热，利丈夫不利女子。

羊蹄苦寒，主除热疾，头秃疥瘙，女子阴蚀。

苦瓠有毒，气寒味苦，主治水肿，能令人吐。

蔓椒苦温，风寒湿痹，历节膝痛，四肢厥气，煎作浴汤，取汗大利。

白垩味苦，禀雷温气，寒热症瘕，月闭积聚。

石南气味，辛苦而平，主养肾气，内伤衰阴，疗风痹积聚，利皮毛骨筋。

蛇蜕咸甘，气平味劣，主治小儿，惊痫寒热，癫疾瘛疭，摇头弄舌，肠痔蛊毒，取效甚捷。

茶叶气味，苦甘微寒，止渴少睡，利便去痰。

附：

1. 名医别录 晋陶弘景

藿香气味，辛甘而温，去恶气而主风水毒肿，止霍乱而治心腹疼痛。

前胡苦寒，推陈致新，胸中痞满，气结腹心，伤寒寒热，风头痛疼，去痰下气，明目益精。

香附微寒，具有甘味，充皮毛而除胸中热，长须眉而令人益气。

茯神甘平，益智开心，疗虚劳风眩，止恚怒悸惊，辟不祥而善记忆，安魂魄而养精神。

竹茹甘寒，主治吐血，呕啘温气，崩中寒热。

竹沥味甘，大寒无毒，疗中风风痹胸热，止烦闷消渴劳復。

木瓜酸温，主治湿痹，吐下转筋，霍乱脚气。

枇杷叶苦，气平无毒，卒啘不止，下气最速。

龙眼甘平，久服强魂安志，厌食不老轻身，去三虫而除蛊，安五脏而通神明。

小麦甘寒，主除客热，利小便而上咽燥烦渴，养肝气而止漏血吐血。

扁豆气味，甘温无毒，主治和中，下气可卜。

谷芽苦温，消谷下气，又主寒中，除热导滞。麦芽咸温，主治略同。

豆豉苦寒，头痛寒热，烦躁满闷，瘴气毒烈，两脚痛冷，虚劳喘吸。

饴糖甘温，止渴去血，主补虚乏，建中可得。

香薷辛温，主治霍乱，腹痛吐下，水肿能散。

白芥子辛，气温无毒，胸膈痰冷，黄赤面目，发汗下气，敷射工毒。

虎骨辛热，主邪恶气，疗鼠瘘而治恶疮，杀鬼疰而止惊悸。

槟榔苦辛，气温而涩，消谷逐水，除痰癖结，主杀三虫，兼疗寸白。

牵牛子苦，寒而有毒，主下气而疗水胀，利小便而除风毒。

忍冬无毒，气味甘温，主治寒热身肿，久服长年轻身。

钩藤无毒，气味微寒，主治小儿，寒热惊痫。

人乳甘咸，气平补脏，令人肥白，悦泽有象。

小便气寒，具有咸味，主疗寒热，头痛温气。

萆薢苦平，主治气热，风寒湿痹及恶疮不瘳，腰脊痛疼而坚强骨节，又主伤中恚怒，阴痿失溺，老人五缓，关节老血。

白前甘温，主治欬逆上气，呼吸欲绝。

侧柏苦温，治吐衄血，益气轻身，崩中赤白，去湿痹而耐暑寒，生肌肉而止痢血。

艾叶苦温，吐血下利，辟风长肌，下部疮匶，妇人漏血，阴气亦利，作炷灸疾，百病可治。

牛蒡子辛，气平无毒，主除风伤，补中明目。

王不留行，气味苦平，金疮止血，出刺逐疼，止心烦鼻衄，除风痹疮侵，兼主妇人产难，久服耐老身轻。

蒴藋无毒，气味苦寒，主骨间痹，四肢拘挛，阳痿短气，疼酸膝寒。

陈仓米温，味酸而咸，调胃止泄，下气除烦。

秫米甘寒，主利大肠，兼治寒热，可疗漆疮。

米醋气温，酸苦无毒，主散水气，消痈杀毒。

米酒有毒，主行药势，气味苦甘而辛热，杀百邪与恶毒气。

韭味辛酸，气禀温涩，归心安脏，除胃中热，大利病人，久食可得。

薤白辛苦而温滑，主归骨而除寒热，疗诸疮风寒水肿，去水气而温中散结，兼利病人，可作羹食。

大蒜有毒，辛温气味，主归五脏，散痈肿匶，兼除风邪，亦杀毒气。

甘蔗平涩，寔有甘味，下气而利大肠，和中而助脾气。

乳香无毒，气味辛温，主风水毒肿，去恶气隐疹。

李根白皮，气味大寒，奔豚消渴，气逆心烦。

楮寔甘寒，益气充肌，阴痿水肿，明目不饥。

良姜无毒，气味辛温，胃中冷逆，霍乱腹疼。

草果味辛，性涩气温，止呕吐而去口臭，主温中而治腹疼。

蝉脱甘咸，气寒无毒，小儿惊痫，妇人艰育，又治久痢，烧灰水服。

穿山甲咸，微寒有毒，主治五邪，惊啼悲哭，用方寸七，烧灰水服，疗蚁瘘疮癞，及诸疰疾毒。

石决咸平，主治青盲，目障翳痛，久服益精。

鸡子黄甘，禀春温气，醋煮治小儿发热，产后虚利，煎食则烦热可除，炼过则呕逆亦治。

味甘气寒，惟鸡子白，主目热赤痛，除心下伏热，止烦满欬逆，治小儿下泄，生吞治产难胞衣不出，醋浸疗黄疸破大烦热。

鸡矢白寒，主破石淋，伤寒寒热，消渴转筋，利便止遗，兼减瘢痕。

乱发气味，苦而微温，止血鼻衄，咳嗽五淋，二便不通，小儿惊痫。

羊肉大热，味苦而甘，主暖中及字乳余疾，头风汗虚劳冷寒，补中益气，惊止心安。

白马通温，止渴无毒，主治吐血，下血鼻衄，妇人崩中，金疮血出。

獭肝气味，甘温有毒，主除鱼鲠，鬼疰蛊毒，兼止久嗽，烧灰酒服。

灶心土辛，微温无毒，吐血崩中，欬逆血出，痈肿毒气，用醋调涂。

蜘蛛微寒，而有小毒，治大人小儿㿗疝，及小儿丁奚大腹，三年而不能行，吸蜈蚣蜂蝎螫毒。

粳米气平，味苦而甘，益气止洩，止渴止烦。

黄精甘平，主除风湿，五脏可安，补气益血，延年轻身，贵在久食。

大蓟甘温，安胎止血，又主女子，带下赤白，小蓟性同，养精保血。

苎根甘寒，主贴热丹，行滞破瘀，胎气可安，沤麻之汁，可消渴烦。

襄荷气味，辛温小毒，中蛊及疟，捣汁与服。

蔓菁根叶，气味苦温，主利五脏，益气轻身。子苦辛平，常服目明。

沉香辛温，主去恶气，风水毒肿，并皆能治。

覆盆无毒，气味甘平，令发不白，益气轻身。

银屑辛平，安脏定神，除邪止悸，久服轻身。

2. 唐本草 唐苏恭

郁金苦温，止血生肌，下气破血，金疮可医。

山楂酸冷，主止水痢，沐头洗身，疮痒能治。

薄荷辛温，伤寒发汗，恶气贼风，胀满霍乱，下气消食，生熟随便。

蒲公英甘，气平无毒，乳痈水肿，外封内服。

椒目无毒，苦味寒气，除腹胀满，治水便利。

胡椒味辛，大温无毒，下气温中而去痰，脏腑风冷皆可除。

片脑辛苦，微禀寒气，主心腹邪，风湿积聚，耳聋明目，去目赤翳。

诃黎勒苦，无毒而温，主下食而治冷气，并胀满之在心腹。

苏木甘寒，气平无毒，产后血胀，取浓汁服。

胡黄连苦，气平无毒，骨蒸劳热，补肝胆明目，疗洩痢与五痔，并五心烦热而可除。

陀僧辛平，主治久痢，面上瘢皯，金疮五痔。

姜黄辛苦，下气破血，治心腹结积疰忤，消痈肿而除风热。

菟葵气味甘寒，下诸石淋，蛇虎诸疮，解毒止疼。

三白草寒，味辛而甘，利大小便，破癖消痰，积聚水肿，脚气亦安。

酢浆酸寒，主解热渴，杀诸小虫，瘑瘘疮恶。

芸台辛温，主治乳痈，风遊丹肿，捣傅效隆。

血竭气平，甘咸无毒，心腹卒痛，金疮血出，破积去邪，止痛生肉。

3. 本草拾遗 唐陈藏器

乌药气味，辛温无毒，中恶腹痛，鬼气虫毒，宿食不消，天行瘴疫，膀胱肾间，冷气冲突，兼治妇人血气，小儿诸蛊在腹。

小茴辛温，消胀下食，气结而两胁痞满，腹冷而霍乱呕逆。

益智辛温，益气安神，小便余沥，虚漏遗精，利三焦而补不足，调诸气而固肾根。

马齿苋酸，气寒无毒，止消渴而行痃癖，主肿瘘而治疣目。

猪胆甘寒，伤寒热中，敷小儿头疮，治大便不通。

山慈姑甘，微辛小毒，痈肿疮瘘，磨醋可涂，兼治瘰疬，面鼾能除。

轻粉辛温有毒，主杀疮疥癣蛊，瘰疬痞痹，大肠可通。

毕茇辛温，下气消食，温中补肾，疗阴疝癖。

4. 药性本草 唐甄权

神曲味辛，甘温无毒，主消宿食，善化水谷，癥结积聚能除，煖胃健脾可服。

独活苦辛，诸中风湿，劳损风毒，奔喘气逆，皮肤苦痒，手足挛急。

5. 蜀本草 蜀韩保升

金樱酸涩，主涩精气，止小便多，脾泄下痢，耐寒轻身，久厥有济。

6. 开宝本草 宋马志

何首乌苦，气温无毒，主治瘰疬，消痈肿毒，兼疗五痔风疮，带下诸疾可除，止心痛而黑髭发，益精髓而长筋骨，久疟久痢，是惟可服。

延胡辛温，主治破血，崩中淋露，月闭块积，产后血症，因损下血，和酒煮服，酒磨亦得。

肉蔻辛温，止泄滑脱，心腹胀痛，霍乱中恶，鬼气冷疰，精冷呕沫，温中消食，小儿乳霍。

故纸辛温，劳伤可瘳，骨髓伤败，肾冷积流，妇人堕胎，服之无忧。

白蔻辛温，消谷下气，又主积冷，吐逆反胃。

砂仁辛温，虚劳冷痢，腹中虚痛，消食下气。

红花气温而味辛，主产后血晕口噤，腹中绞痛，恶血不尽，能下死胎，疗蛊毒病。

丁香辛温，主温脾胃，止霍乱壅胀风毒，治诸种齿牙疳䘌。

绿豆甘寒，主治丹毒，烦热风疹，奔豚气突，下气压热，消肿解毒。

五灵脂甘温，主心腹冷气，小儿五疳，女子月闭，治肠风而辟疫，并血脉而通利。

马兜铃苦，气寒无毒，肺热咳嗽，痰结喘促，兼疗血痔瘘疮，凡属虚嗽勿服。

没药苦平，止痛破血，金疮杖疮，痔漏疮疖，目翳晕痛，卒暴下血。

使君甘温，杀虫之剂，小儿五疳，白浊泻痢。

五倍酸平，主肺风气，风湿癣疥，齿宣疳䘌，小儿面鼻疳疮，大人下血五痔。

胡桃味甘兼平，温气润肌，黑发强健肥腻，烧研可和松脂而傅瘰疬，多食则利小便而去五痔。

灯芯甘寒，主治五淋，生煮服之，败席尤珍。

木鳖甘温，主治折伤，除粉刺鼾黯，消结肿恶疮，妇人乳痈肛肿，生肌止痛尤良。

元精石咸，禀春温气，主除风冷，邪气湿痹，妇人漏下，心腹结聚，头痛解肌，兼益精气。

仙茅有毒，气味辛温，主治腰脚，风冷挛痹，而不能行，疗虚劳而益阳道，助筋骨而长精神。

釜脐墨辛，气温无毒，吐血血运，酒水温服，主中恶蛊，金疮可涂。

甘松甘温，主治恶气，心腹卒痛，泄满下气。

三棱甘平，癥瘕积聚，通经堕胎，止痛利气。
莪术气味，苦辛而温，中恶鬼疰，心腹痛疼，霍乱冷气，消食通经，妇人血气，丈夫奔豚。
青黛咸寒，主治诸热，天行头痛，热毒肿疖，小儿惊癎，金疮下血。
威灵仙苦温，主诸风痰癖气块，膀胱宿脓，腰膝冷痛，五脏宣通，兼疗折伤，祛疫疟功。
蜜蒙花寒，甘平无毒，主治青盲，赤肿泪出，小儿麸豆，疳气攻目。
积谷苦酸，禀寒水气，劳气咳嗽，胸膈痰滞，逐水消胀，散结安胃，诸风痹痛，关节通利。
然铜辛平，主治伤折，能破积聚，止痛散血。
砒石大毒，气味辛酸，主治疟疾，疗诸风痰。
骨碎补根，气味温苦，破血止血，伤折能补。

7. 图经本草 宋苏颂

青皮气温，苦辛无毒，破积下食，气滞可除。
佛指甲甘，气寒微毒，汤火灼伤，细研可涂。

8. 喜祐本草 宋掌禹锡

花蕊石平，味酸而涩，妇人血运，金疮出血。
胡庐巴苦，无毒大温，元臟虚冷，膀胱气疼，腹胁胀满，面色黑青。
木贼甘苦，主治目疾，益肝胆而退翳膜，疗肠风而消块积，又主血痢崩中赤白。
铜青气味，酸平无毒，能合金疮，止血明目，妇人血气，心痛弦风，澜眼泪出，兼治恶疮疖疮，亦去赤肤息肉。

9. 日华本草 宋大明

硼砂苦辛，兼禀暖气，消痰止嗽，瘕结喉痹。
古钱气味，辛平有毒，疗风赤眼，翳障明目，横产五淋，烧以醋淬。

10. 本覃补遗 元朱震亨

山茶花红，气味全缺，主治吐衄，肠风下血。

11. 本草纲目 明李时珍

土茯苓甘，温平无毒，调中止洩，进食消谷，兼疗疮肿，拘挛筋骨。
三七味甘，苦温无毒，调中止洩，进食消谷，兼疗疮肿，拘挛筋骨。
鸡冠甘凉，痔漏下血，带下崩痢，用分赤白。
山柰辛温，辟瘴暖中，寒湿霍乱，牙痛风虫，心腹冷痛，恶气能攻。
谷精草辛，气温无毒，主头风痛，目盲翳膜。
刀豆甘平，温中下气，能止咳逆，兼利肠胃。
萝卜子平，示辛而甘，下气定喘，消食治痰，下痢后重，疮疹发焉。
芙蓉辛平，清肺凉血，排脓止痛，解毒散热，痈肿恶疮，大小一切，主治有效，不分花叶。
樟脑辛热，通关利滞，霍乱心疼，寒温肢气，龋齿疥瘙，杀蛊最利。
孩儿茶平，味苦而涩，化痰生津，清上膈热，生肌定痛，收湿止血，用治金疮，诸疮一切。
炉甘石甘，气温无毒，止血消肿，生肌明目，收湿除烂，能去翳膜。
猪膏甘寒，主破冷结，利肠胃而通小便，除五疸而散宿血。

中药歌诀

十八反歌

本草明言十八反，半蒌贝蔹芨攻乌，藻戟遂芫俱战草，诸参辛芍叛藜芦。

十九畏歌

硫黄原是火中精，朴硝一见便相争，水银莫与砒霜见，狼毒最怕密陀僧，巴豆性烈最为上，偏与牵牛不顺情，丁香莫与郁金见，牙硝难合荆三棱，川乌草乌不顺犀，人参最怕五灵脂，官桂善能调冷气，若逢石脂便相欺，大凡修合看顺逆，制药配方莫相依。

妊娠服药禁忌歌

斑蝥水蛭及虻虫，乌头附子配天雄，野葛水银并巴豆，牛膝薏苡与蜈蚣，三棱芫花代赭麝，大戟蝉蜕黄雌雄，牙硝芒硝牡丹桂，槐花牵牛皂角同，半夏南星及通草，瞿麦干姜桃仁通，硇砂干漆蟹爪甲，地胆茅根都失中。

《汤头歌诀》简介

《汤头歌诀》清汪昂撰著。

汪昂，字讱庵，明、清间安徽休宁县人，寄籍丽水。生于明万历四十年，约卒于清康熙中后期。初业儒，为明代诸生。明亡，弃举子业，自逸以老。汪氏于经史百家之外，又嗜医学，至康熙三十三年，以八十高龄，著成《医方集解》、《本草备要》、《汤头歌诀》等书，该书自问世之后，屡刊不衰，颇受医人之赏识。

《汤头歌诀·原序》云："古人治病，药有君臣，方有奇偶，剂有大小，此汤头所由来也……，旧本有汤头歌诀，辞多鄙率，义弗该明，难称善本，不揣愚瞽，重为编辑，并以所主病证，括以歌中，间及古人用药制方之意，某病某方，门分义悉，理法兼备，体用其全……。"

全书内容，含补益之剂、发表之剂、攻里之剂、涌吐之剂、和解之剂、表里之剂、消补之剂、理气之剂、理血之剂、祛风之剂、祛寒之剂、祛暑之剂、利湿之剂、润燥之剂、泻火之剂、除痰之剂、收清之剂、杀虫之剂、痈疡之剂、经产之剂等二十门。其方二百首，加以附方计有三百首左右。

每方均以方药与证治相合，医理与文韵相结合，以七字为句，以平仄声相对应，读之朗朗上口，易读易记。

本书所收方剂，皆清以前名方，具有一定代表性，若能熟记，再参见各科常用方剂，可收良效，唯清代中后期形成之温热病方，尚不具备，可参读温病学名著，自可补其缺如。

汤头歌诀

清· 汪昂

一、补益之剂

1. 四君子汤:四君子汤中和义,参术茯苓甘草比,益以夏陈名六君,祛痰补气阳虚饵,除祛半夏名异功,或加香砂胃寒使。

2. 升阳益胃汤:升阳益胃参术芪,黄连半夏草陈皮,苓泻防风羌独活,柴胡白芍枣姜随。

3. 黄芪鳖甲散:黄芪鳖甲地骨皮,艽菀参苓柴半知,地黄芍药天冬桂,甘桔桑皮劳热宜。

4. 秦艽鳖甲散:秦艽鳖甲治风劳,地骨柴胡及青蒿,当归知母乌梅合,止嗽除蒸敛汗高。

5. 秦艽扶羸汤:秦艽扶羸鳖甲柴,地骨当归紫菀偕,半夏人参兼炙草,肺劳蒸嗽服之谐。

6. 紫菀汤:紫菀汤中知贝母,参苓五味阿胶偶,再加甘桔治肺伤,咳血吐痰劳热久。

7. 百合固金汤:百合固金二地黄,玄参贝母桔甘藏,麦冬芍药当归配,喘咳痰血肺家伤。

8. 补肺阿胶散:补肺阿胶马兜铃,鼠粘甘草杏糯停,肺虚火盛人当服,顺气生津嗽哽宁。

9. 小建中汤:小建中汤芍药多,桂姜甘草大枣和,更加饴糖补中脏,虚劳腹冷服之瘥。增入黄芪名亦尔,表虚身痛效无过,又有建中十四味,阴斑劳损起沉疴,十全大补加附子,麦夏苁蓉仔细哦。

10. 益气聪明汤:益气聪明汤蔓荆,升葛参芪黄柏并,更加芍药炙甘草,耳聋目障服之清。

二、发表之剂

1. 麻黄汤:麻黄汤中用桂枝,杏仁甘草四般施,发热恶寒头项痛,伤寒服此汗淋漓。

2. 桂枝汤:桂枝汤治太阳风,芍药甘草姜枣同,桂麻相合名各半,太阳如疟此为功。

3. 大青龙汤:大青龙汤桂麻黄,杏草石膏姜枣藏,太阳无汗兼烦躁,风寒两解此为良。

4. 小青龙汤:小青龙汤治水气,喘咳呕哕渴利慰,姜桂麻黄芍药甘,细辛半夏兼五味。

5. 葛根汤:葛根汤内麻黄襄,二味加入桂枝汤,轻可去实因无汗,有汗加葛无麻黄。

6. 升麻葛根汤:升麻葛根汤钱氏,再加芍药甘草是,阳明发热与头疼,无汗恶寒均堪倚,亦治时疫与阳斑,痘疹已出慎勿使。

7. 九味羌活汤:九味羌活用防风,细辛苍芷与川芎,黄芩生地同甘草,三阳解表益姜葱,阴虚气弱人禁用,加减临时在变通。

8. 十神汤:十神汤里葛升麻,陈草芎苏白芷加,麻黄赤芍兼香附,时行感冒效堪夸。

9. 神术散:神术散用甘草苍,细辛藁本芎芷羌,各走一经祛风湿,风寒泄泻总堪尝,太无神术即平胃,加入菖蒲与藿香,海藏神术苍防草,太阳无汗代麻黄,若以白术易苍术,太阳有汗此汤良。

10. 麻黄附子细辛汤:麻黄附子细辛汤,发表温经两法彰,若非表里相兼治,少阴反热曷能康。

11. 人参败毒散:人参败毒茯苓草,枳桔柴前羌独芎,薄荷少许姜三片,时行感冒有奇功,去参名为败毒散,加入消风治亦同。

12. 再造散:再造散用参芪甘,桂附羌防芎芍参,细辛加枣煨姜煎,阳虚无汗法当谙。

13. 麻黄人参芍药汤：麻黄人参芍药汤，桂枝五味麦冬襄，归芪甘草汗兼补，虚人外感服之康。

14. 神白散：神白散用白芷甘，姜葱淡豉与相参，一切风寒皆可服，妇人鸡犬忌窥探。肘后单煎葱白豉，用代麻黄功不惭。

三、攻里之剂

1. 大承气汤：大承气汤用芒硝，枳实大黄厚朴饶，救阴泻热功偏擅，急下阳明有数条。

2. 小承气汤：小承气汤朴实黄，谵狂痞硬上焦强，益以羌活名三化，中风闭实可消详。

3. 调胃承气汤：调胃承气硝黄草，甘缓微和将胃保，不用朴实伤上焦，中焦燥实服之好。

4. 木香槟榔丸：木香槟榔青陈皮，枳壳柏连棱莪随，大黄黑丑兼香附，芒硝水丸量服之，一切实积能推荡，泻痢食疟用咸宜。

5. 枳实导滞丸：枳实导滞首大黄，芩连壳术茯苓襄，泽泻蒸饼糊丸服，湿热积滞力能攘，若还后重兼气滞，木香导滞加槟榔。

6. 温脾汤：温脾参附与干姜，甘草当归硝大黄，寒热并行治寒积，脐腹绞结痛非常。

7. 蜜煎导法：蜜煎导法通大便，或将胆汁灌肛中，不欲苦寒伤胃府，阳明无热勿轻攻。

四、涌吐之剂

1. 瓜蒂散：瓜蒂散中赤小豆，或入藜芦郁金凑，此吐实热与风痰，虚者参芦一味勾，若吐虚烦栀豉汤，剧痰乌附尖方透，古人尚有烧盐方，一切积滞功能奏。

2. 稀涎散：稀涎皂角白矾班，或益藜芦微吐间，风中痰升人眩仆，当先服此通其关，通关散用细辛皂，吹鼻得嚏保生还。

五、和解之剂

1. 小柴胡汤：小柴胡汤和解供，半夏人参甘草从，更用黄芩加姜枣，少阳百病此为宗。

2. 四逆散：四逆散里用柴胡，芍药枳实甘草须，此是阳邪成厥逆，敛阴泄热平剂扶。

3. 黄连汤：黄连汤内用干姜，半夏人参甘草藏，更用桂枝兼大枣，寒热平调呕痛忘。

4. 黄芩汤：黄芩汤用甘芍并，二阳合利枣加烹，此方遂为治痢祖，后人加味或更名，再加生姜与半夏，前证兼呕此能平，单用芍药与甘草，散逆止痛能和营。

5. 逍遥散：逍遥散用当归芍，柴苓术草加姜薄，散郁除蒸功最奇，调经八味丹栀着。

6. 藿香正气散：藿香正气大腹苏，甘桔陈苓术朴俱，夏曲白芷加姜枣，感伤岚瘴并能驱。

7. 六和汤：六和藿朴杏砂呈，半夏木瓜赤茯苓，术参扁豆同甘草，姜枣煎之六气平，或益香薷或苏叶，伤寒伤暑用须明。

8. 清脾饮：清脾饮用青朴柴，苓夏甘芩白术偕，更加草果姜煎服，热多阳疟此方佳。

9. 痛泻要方：痛泻要方陈皮芍，防风白术煎丸酌，补土泻木理肝脾，若作食伤医便错。

六、表里之剂

1. 大柴胡汤：大柴胡汤用大黄，枳实苓夏白芍将，煎加姜枣表兼里，妙法内攻并外攘，柴胡芒硝义亦尔，仍有桂枝大黄汤：

2. 防风通圣散：防风通圣大黄硝，荆芥麻黄栀芍翘，甘桔芎归膏滑石，薄荷芩术力偏饶，表里交攻阳热盛，外科疡毒总能消。

3. 五积散：五积散治五般积，麻黄苍芷芍归芎，枳桔桂姜甘茯朴，陈皮半夏加姜葱，除陈桂枳陈余略炒，熟料尤增温散功，温中解表祛寒湿，散痞调经用各充。

4. 三黄石膏汤：三黄石膏芩柏连，栀子麻黄豆豉全，姜枣细茶煎热服，表里三焦热盛宣。

5. 葛根黄芩黄连汤：葛根黄芩黄连汤，甘草四般治二阳，解表清里兼和胃，喘汗自利保平康。

6. 参苏饮：参苏饮内用陈皮，枳壳前胡半夏宜，干葛木香甘桔茯，内伤外感此方推，参前若去芎柴入，饮号芎苏治不差，香苏饮仅陈皮草，感伤内外亦堪施。

7. 茵陈丸：茵陈丸用大黄硝，鳖甲常山巴豆邀，杏仁栀豉蜜丸服，汗吐下兼三法超。时气毒疠及疟痢，一丸两服量病调。

8. 大羌活汤：大羌活汤即九味，已独知连白术暨，散热培阴表里和，伤寒两感差堪慰。

七、消补之剂

1. 平胃散：平胃散是苍术朴，陈皮甘草四般药，除湿散满驱瘴岚，调胃诸方从此扩，或合二陈或五苓，硝黄麦曲均堪着，若合小柴名柴平，煎加姜枣能除疟，又不换金正气散，即是此方加夏藿。

2. 保和丸：保和神曲与山楂，苓夏陈翘菔子加，曲糊为丸麦汤下，亦可方中用麦芽，大安丸内加白术，消中兼补效堪夸。

3. 健脾丸：健脾参术与陈皮，枳实山楂麦蘖随，曲糊作丸米饮下，消补兼行胃弱宜，枳术丸亦消兼补，荷叶烧饭上升奇。

4. 参苓白术散：参苓白术扁豆陈，山药甘莲砂薏仁，桔梗上浮兼保肺，枣汤调服益脾神。

5. 枳实消痞丸：枳实消痞四君全，麦芽夏曲朴姜连，蒸饼糊丸消积满，清热破结补虚痊。

6. 鳖甲饮子：鳖甲饮子治疟母，甘草芪术芍芎偶，草果槟榔厚朴增，乌梅姜枣同煎服。

7. 葛花解醒汤：葛花解醒香砂仁，二苓参术蔻青陈，神曲干姜兼泽泻，温中利湿酒伤珍。

八、理气之剂

1. 补中益气汤：补中益气芪术陈，升柴参草当归身，虚劳内伤功独擅，亦治阳虚外感因，木香苍术易归术，调中益气畅脾神。

2. 乌药顺气汤：乌药顺气芎芷姜，橘红枳桔及麻黄，僵蚕炙草姜煎服，中气厥逆此方详。

3. 越鞠丸：越鞠丸治六般郁，气血痰火湿食因，芎苍香附兼栀曲，气畅郁舒痛闷伸，又六郁汤苍芎附，甘苓橘半栀砂仁。

4. 苏子降气汤：苏子降气橘半归，前胡桂朴草姜依，下虚上盛痰嗽喘，亦有加参贵合机。

5. 四七汤：四七汤理七情气，半夏厚朴茯苓苏，姜枣煎之舒郁结，痰涎呕痛尽能纾，又有局方名四七，参桂夏草妙更殊。

6. 四磨汤：四磨亦治七情侵，人参乌药及槟沉，浓磨煎服调逆气，实者枳壳易人参，去参加入木香枳，五磨饮子白酒斟。

7. 代赭旋覆汤：代赭旋覆用人参，半夏甘姜大枣临，重以镇逆咸软痞，痞硬噫气力能禁。

8. 绀珠正气天香散：绀珠正气天香散，香附干姜苏叶陈，乌药舒郁兼除痛，气行血活自经匀。

9. 橘皮竹茹汤：橘皮竹茹治呕呃，参甘半夏陈皮麦，赤茯再加姜枣煎，方由金匮此加辟。

10. 丁香柿蒂汤：丁香柿蒂人参姜，呃逆因寒中气戕，济生香蒂仅二味，或加竹橘用皆良。

11. 定喘汤：定喘白果与麻黄，款冬半夏白皮汤，苏杏黄芩兼甘草，肺寒膈热喘哮尝。

九、理血之剂

1. 四物汤：四物地芍与归芎，血家百病此方通，八珍合入四君子，气血双疗功独崇，再加黄芪与肉桂,十全大补补方雄,十全除却芪地草,加粟煎之名胃风。

2. 人参养荣汤:人参养荣即十全,除却川芎五味联,陈皮远志加姜枣,脾肺气血补方先。

3. 归脾汤:归脾汤用参术芪,归草茯神远志随,酸枣木香龙眼肉,煎加姜枣益心脾,怔忡健忘俱可却,肠风崩漏总能医。

4. 养心汤:养心汤用草芪参,二茯芎归柏子寻,夏曲远志兼桂味,再加酸枣总宁心。

5. 当归四逆汤:当归四逆桂枝芍,细辛甘草木通着,再加大枣治阴厥,脉细阳虚由血弱,内有久寒加姜茱,发表温中通脉络,不用附子及干姜,助阳过剂阴反灼。

6. 桃仁承气汤:桃仁承气五般奇,甘草硝黄并桂枝,热结膀胱小腹胀,如狂蓄血最相宜。

7. 犀角地黄汤:犀角地黄芍药丹,血升胃热火邪干,斑黄阳毒皆堪治,或益柴芩总伐肝。

8. 咳血方:咳血方中诃子收,栝蒌海石山栀投,青黛蜜丸口噙化,咳嗽痰血服之瘳。

9. 秦艽白术丸:东垣秦艽白术丸,归尾桃仁枳实攒,地榆泽泻皂角子,糊丸血痔便艰难,仍有苍术防风剂,润血疏风燥湿安。

10. 槐花散:槐花散用治肠风,侧柏黑荆枳壳充,为末等分米饮下,宽肠凉血逐风功。

11. 小蓟饮子:小蓟饮子藕蒲黄,木通滑石生地襄,归草栀子淡竹叶,血淋热结服之良。

12. 四生丸:四生丸用三般叶,侧柏艾荷生地协,等分生捣如泥煎,血热妄行止衄惬。

13. 复元活血汤:复元活血汤柴胡,花粉当归山甲俱,桃仁红花大黄草,损伤瘀血酒煎祛。

十、祛风之剂

1. 小续命汤:小续命汤桂附芎,麻黄参芍杏防风,黄芩防己兼甘草,六经风中此方通。

2. 大秦艽汤:大秦艽汤羌活防,芎芷辛芩二地黄,石膏归芍苓甘术,风邪散见可通尝。

3. 三生饮:三生馀用乌附星,三皆生用木香听,加参对半扶元气,卒中痰迷服此灵,星香散亦治卒中,体肥不渴邪在经。

4. 地黄饮子:地黄饮子山茱斛,麦味菖蒲远志茯,苁蓉桂附巴戟天,少入薄荷姜枣服,瘖厥风痱能治之,火归水中水生木。

5. 独活汤:独活汤中羌独防,芎归辛桂参夏菖,茯神远志白薇草,瘛疭昏愦力能匡。

6. 顺风匀气散:顺风匀气术乌沉,白芷天麻苏叶参,木瓜甘草青皮合,㖞僻偏枯口舌瘖。

7. 上中下通用痛风方:黄柏苍术天南星,桂枝防己及威灵,桃仁红花龙胆草,羌芷川芎神曲停,痛风湿热与痰血,上中下通用之听。

8. 独活寄生汤:独活寄生艽防辛,芎归地芍桂苓均,杜仲牛膝人参草,冷风顽痹屈能伸,若去寄生加芪续,汤名三痹古方珍。

9. 消风散:消风散内羌防荆,芎朴参苓陈草并,僵蚕蝉蜕藿香入,为末茶调或酒行,头痛目昏项背急,顽麻瘾疹服之清。

10. 川芎茶调散:川芎茶调散荆防,辛芷薄荷甘草羌,目昏鼻塞风攻上,正偏头痛悉平康,方内若加僵蚕菊,菊花茶调用亦臧。

11. 青空膏:青空芎草柴芩连,羌防升之入顶巅,为末茶调如膏服,正偏头痛一时蠲。

12. 人参荆芥散:人参荆芥散熟地,防风柴枳芎归比,酸枣鳖羚桂术甘,血风劳作风虚治。

十一、祛寒之剂

1. 理中汤:理中汤主理中乡,甘草人参术黑姜,呕利腹痛阴寒盛,或加附子总扶阳。

2. 真武汤:真武汤壮肾中阳,茯苓术芍附生姜,少阴腹痛有水气,悸眩瞤惕保安康。

3. 四逆汤:四逆汤中姜附草,三阴厥逆太阳沉,或益姜葱参芍桔,通阳复脉力能任。

4. 白通人尿猪胆汤:白通加尿猪胆汁,干姜附子兼葱白,热因寒用妙义深,阴盛格阳厥无脉。

5. 吴茱萸汤:吴茱萸汤人参枣,重用生姜温胃好,阳明寒呕少阴利,厥阴头痛皆能保。

6. 益元汤:益元艾附与干姜,麦味知连参草将,姜枣葱煎入童便,内寒外热名戴阳。

7. 回阳急救汤:回阳急救用六君,桂附干姜五味群,加麝三厘或胆汁,三阴寒厥见奇功。

8. 四神丸:四神故纸吴茱萸,肉蔻五味四般须,大枣百枚姜八两,五更肾泻火衰扶。

9. 厚朴温中汤:厚朴温中陈草苓,干姜草蔻木香停,煎服加姜治腹痛,虚寒胀满用皆灵。

10. 导气汤:寒疝痛用导气汤,川楝茴香与木香,吴茱煎以长流水,散寒通气和小肠。

11. 疝气方:疝气方用荔枝核,栀子山楂枳壳益,再入吴茱暖厥阴,长流水煎疝痛释。

12. 橘核丸:橘核丸中川楝桂,朴实延胡藻带昆,桃仁二木酒糊合,㿉疝痛顽盐酒吞,

十二、祛暑之剂

1. 三物香薷饮:三物香薷豆朴先,若云热盛加黄连,或加苓草名五物,利湿祛暑木瓜宣。再加参芪与陈术,兼治中伤十味全,二香合入香苏饮,仍有藿薷香葛传。

2. 清暑益气汤:清暑益气参草芪,当归麦味青陈皮,曲柏葛根苍白术,升麻泽泻枣姜随。

3. 缩脾饮:缩脾饮用清暑气,砂仁草果乌梅暨,甘草葛根扁豆加,吐泻烦渴温脾胃,古人治暑多用温,暑为阴证此所谓,大顺杏仁姜桂甘,散寒燥湿斯为贵。

4. 生脉散:生脉麦味与人参,保肺清心治暑淫,气少汗多兼口渴,病危脉绝急煎斟。

5. 六一散:六一滑石同甘草,解肌行水兼清燥,统治表里及三焦,热渴暑烦泻痢保。益元碧玉与鸡苏,砂黛薄荷加之好。

十三、利湿之剂

1. 五苓散:五苓散治太阳府,白术泽泻猪茯苓,膀胱化气添官桂,利便消暑烦渴清,除桂名为四苓散,无寒但渴服之灵,猪苓汤除桂与术,加入阿胶滑石停,此方和湿兼泻热,疸黄便闭渴呕宁。

2. 小半夏加茯苓汤:小半夏加茯苓汤,行水散痞有生姜,加桂除夏治悸厥,茯苓甘草汤名彰。

3. 肾着汤:肾着汤内用干姜,茯苓甘草白术襄,伤湿身痛与腰冷,亦名干姜苓术汤:黄芪防己除姜茯,术甘姜枣共煎尝,此治风水与诸湿,身重汗出服之良。

4. 舟车丸:舟车牵牛及大黄,遂戟芫花又木香,青皮橘皮加轻粉,燥实阳水却相当。

5. 疏凿饮子。疏凿槟榔及商陆,苓皮大腹同椒目,赤豆艽羌泻木通,煎益姜皮阳水服。

6. 实脾饮:实脾苓术与木瓜,甘草木香大腹加,草蔻附姜兼厚朴,虚寒阴水效堪夸。

7. 五皮饮:五皮饮用五般皮,陈茯姜桑大腹奇,或用五加易桑白,脾虚肤胀此方司。

8. 羌活胜湿汤:羌活胜湿羌独芎,甘蔓藁木与防风,湿气在表头腰重,发汗升阳有异功,风能胜湿升能降,不与行水渗湿同,若除独活芎蔓草,除湿升麻苍术充。

9. 大橘皮汤:大橘皮汤治湿热,五苓六一二方缀,陈皮木香槟榔增,能消水肿及泄泻。

10. 茵陈蒿汤:茵陈蒿汤治疸黄,阴阳寒热细推详,阳黄大黄栀子入,阴黄附子与干姜,亦有不用茵陈者,仲景柏皮栀子汤。

11. 八正散:八正木通与车前子,扁蓄大黄滑石研,草梢瞿麦兼栀子,煎加灯草痛淋蠲。

12. 萆解分清饮：萆解分清石菖蒲，草梢乌药益智俱，或益茯苓盐煎服，通心固肾浊精驱，缩泉益智同乌药，山药糊丸便数需。

13. 当归拈痛汤：当归拈痛羌防升，猪泽茵陈芩葛朋，二术苦参知母草，疮疡湿热服皆应。

十四、润燥之剂

1. 炙甘草汤：炙甘草汤参姜桂，麦冬生地大麻仁，大枣阿胶加酒服，虚劳肺痿效如神。

2. 滋燥养荣汤：滋燥养荣两地黄，芩甘归芍及艽防，爪枯肤燥兼风秘，火烁金伤血液亡。

3. 活血润燥生津饮：活血润燥生津饮，二冬熟地兼栝楼，桃仁红花及归芍，利便通幽善泽枯。

4. 韭汁牛乳饮：韭汁牛乳反胃滋，养荣散瘀润肠奇，五汁安中姜梨藕，三般加入用随宜。

5. 润肠丸：润肠丸用归尾羌，桃仁麻仁及大黄，或加艽防皂角子，风秘血秘善通肠。

6. 通幽汤：通幽汤中二地俱，桃仁红花归草濡，升麻升清以降浊，噎塞便秘此方需，有加麻仁大黄者，当归润肠汤名殊。

7. 搜风顺气丸：搜风顺气大黄蒸，郁李麻仁山药增，防独车前子及槟枳，菟丝牛膝山茱仍，中风风秘及气秘，肠风下血总堪凭。

8. 消渴方：消渴方中花粉连，藕汁地汁牛乳研，或加姜蜜为膏服，泻火生津益血痊。

9. 白茯苓丸：白茯苓丸治肾消，花粉黄连草解调，二参熟地覆盆子，石斛蛇床膍胵要。

10. 猪肾荠尼汤：猪肾荠尼参茯神，知芩葛草石膏因，磁石天花同黑豆，强中消渴此方珍。

11. 地黄饮子：地黄饮子参芪草，二地二冬枇斛参，泽泻枳实疏二府，躁烦消渴血枯含。

12. 酥蜜膏酒：酥蜜膏酒用饴糖，二汁百部及生姜，杏枣补脾兼润肺，声嘶气惫酒温尝。

13. 清燥汤：清燥二术与黄芪，参苓连柏草陈皮，猪泽升柴五味曲，麦冬归地痿方推。

十五、泻火之剂

1. 黄连解毒汤：黄连解毒汤四味，黄柏黄芩栀子备，躁狂大热呕不眠，吐衄斑黄均可使，若云三黄石膏汤，再加麻黄及淡豉，此为伤寒温毒盛，三焦表里相兼治，栀子金花加大黄，润肠泻热真堪倚。

2. 附子泻心汤：附子泻心用三黄，寒加热药以维阳，痞乃热邪寒药治，恶寒加附始相当，大黄附子汤同意，温药下之妙异常。

3. 半夏泻心汤：半夏泻心黄连芩，干姜甘草与人参，大枣和之治虚痞，法在降阳而和阴。

4. 白虎汤：白虎汤用石膏偎，知母甘草粳米陪，亦有加入人参者，躁烦热渴舌生苔。

5. 竹叶石膏汤：竹叶石膏汤人参，麦冬半夏与同林，甘草生姜兼粳米，暑烦热渴脉虚寻。

6. 升阳散火汤：升阳散火葛升麻，羌独防风参芍侪，生炙二草加姜枣，阳经火郁发之佳。

7. 凉膈散：凉膈硝黄栀子翘，黄芩甘草薄荷饶，竹叶蜜煎疗膈上，中焦燥实服之消。

8. 清心莲子饮：清心莲子石莲参，地骨柴胡赤茯苓，芪草麦冬车前子，躁烦消渴及崩淋。

9. 甘露饮：甘露两地与茵陈，芩枳枇杷石斛伦，甘草二冬平胃热，桂苓犀角可加均。

10. 清胃散：清胃散用升麻连，当归生地牡丹全，或益石膏平胃热，口疮吐衄及牙宣。

11. 泻黄散：泻黄甘草与防风，石膏栀子藿香充，炒香蜜酒调和服，胃热口疮并见功。

12. 钱乙泻黄散：钱乙泻黄升防芷，芩夏石斛同甘枳，亦治胃热及口疮，火郁发之斯为美。

13. 泻白散:泻白桑皮地骨皮,甘草粳米四般宜,参茯知芩皆可入,肺炎喘嗽此方施。

14. 泻青丸:泻青丸用龙胆栀,下行泻火大黄资,羌防升上芎归润,火郁肝经用此宜。

15. 龙胆泻肝汤:龙胆泻肝栀芩柴,生地车前子泽泻偕,木通甘草当归合,肝经湿热力能排。

16. 当归龙荟丸,当归龙荟用四黄,龙胆芦荟木麝香,黑栀青黛姜汤下,一切肝火尽能攘。

17. 左金丸:左金茱连六一丸,肝经火郁吐吞酸,再加芍药名戊己,热泻热痢服之安,连附六一治胃痛,寒因热用理一般。

18. 导赤散:导赤生地与木通,草梢竹叶四般攻,口糜淋痛小肠火,引热同归小便中。

19. 清骨散:清骨散用银柴胡,胡连秦艽鳖甲符,地骨青蒿知母草,骨蒸劳热保无虞。

20. 普济消毒饮:普济消毒芩连鼠,玄参甘桔蓝根侣,升柴马勃连翘陈,僵蚕薄荷为末咀,或加人参及大黄,大头天行力能御。

21. 清震汤:清震汤治雷头风,升麻苍术两般充,荷叶一枚升胃气,邪从上散不传中。

22. 桔梗汤:桔梗汤中用防己,桑皮贝母栝楼子,甘枳当归薏杏仁,黄芪百合姜煎此,肺痈吐脓或咽干,便秘大黄可加使。

23. 清咽太平丸:清咽太平薄荷芎,柿霜甘桔及防风,犀角蜜丸治膈热,早间咯血颊常红。

24. 消斑青黛饮:消斑青黛栀连犀,知母玄参生地齐,石膏柴胡人参草,便实参去大黄跻,姜枣煎加一匙醋,阳邪里实此方稽。

25. 辛夷散:辛夷散里藁防风,白芷升麻与木通,芎细甘草茶调服,鼻生息肉此方攻。

26. 苍耳散:苍耳散中用薄荷,辛荑白芷四般和,葱茶调服疏肝肺,清升浊降鼻渊瘥。

27. 妙香散:妙散山药与参芪,甘桔二茯远志随,少佐辰砂木香麝,惊悸郁结梦中遗。

十六、除痰之剂

1. 二陈汤:二陈汤用半夏陈,益以茯苓甘草臣,利气调中兼去湿,一切痰饮此为珍,导痰汤内加星枳,顽痰胶固力能驯,若加竹茹与枳实,汤名温胆可宁神,润下丸仅陈皮草,利气祛痰妙绝伦。

2. 涤痰汤:涤痰汤用半夏星,甘草橘红参茯苓,竹茹菖蒲兼枳实,痰迷舌强服之醒。

3. 青州白丸子:青州白丸星夏并,白附川乌俱用生,晒露糊丸姜薄引,风痰瘫痪小儿惊。

4. 清气化痰丸:清气化痰星夏橘,杏仁枳实栝楼实,芩苓姜汁为糊丸,气顺火消痰自失。

5. 顺气消食化痰丸:顺气消食化痰丸,青陈星夏菔苏攒,曲麦山楂葛杏附,蒸饼为糊姜汁抟。

6. 滚痰丸:滚痰丸用青礞石,大黄黄芩沉木香,百病多因痰作祟,顽痰怪症力能匡。

7. 金沸草散:金沸草散前胡辛,半夏荆甘赤茯因,煎加姜枣除痰嗽,肺感风寒头目颦,局方不用细辛茯,加入麻黄赤芍均。

8. 半夏天麻白术汤:半夏天麻白术汤,参芪橘柏及干姜,苓泻麦芽苍术曲,太阴痰厥头痛良。

9. 常山饮:常山饮中知贝取,乌梅草果槟榔聚,姜枣酒水煎露之,劫痰截疟功堪诩。

10. 截疟七宝饮:截疟七宝常山果,槟榔朴草青陈伙,水酒合煎露一宵,阳经实疟服之妥。

十七、收涩之剂

1. 金锁固精丸：金锁固精芡莲须，龙骨蒺藜牡蛎需，莲粉糊丸盐酒下，涩精秘气滑遗无。

2. 茯菟丸：茯菟丸疗精滑脱，菟苓五味石莲末，酒煮山药为糊丸，亦治强中及消渴。

3. 治浊固本丸：治浊固本莲蕊须，砂仁连柏二苓俱，益智半夏同甘草，清热利湿固兼驱。

4. 诃子散：诃子散用治寒泻，炮姜粟壳橘红也，河间木香诃草连，仍用术芍煎汤下，二方药异治略同，亦主脱肛便血者。

5. 桑螵蛸散：桑螵蛸散治便数，参苓龙骨同龟壳，菖蒲远志及当归，补肾宁心健忘觉。

6. 真人养脏汤：真人养脏诃粟壳，肉蔻当归桂木香，术芍参甘为涩剂，脱肛久痢早煎尝。

7. 当归六黄汤：当归六黄治汗出，芪柏芩连生熟地，泻火固表复滋阴，再加麻黄功更异，或云此药太苦寒，胃弱气虚在所忌。

8. 柏子仁丸：柏子仁丸人参术，麦麸牡蛎麻黄根，再加半夏五味子，阴虚盗汗枣丸吞。

9. 牡蛎散：阳虚自汗牡蛎散，黄芪浮麦麻黄根，扑法芎藁牡蛎粉，或将龙骨牡蛎扪。

十八、杀虫之剂

1. 乌梅丸：乌梅丸用细辛桂，人参附子椒姜继，黄连黄柏及当归，温藏安蛔寒厥剂。

2. 化虫丸：化虫鹤虱及使君，槟榔芜荑苦楝群，白矾胡粉糊丸服，肠胃诸虫永绝氛。

十九、痈疡之剂

1. 真人活命饮：真人活命金银花，防芷归陈草节加，贝母天花兼乳没，穿山角刺酒煎嘉，一切痈疽能溃散，溃后忌服用毋差，大黄便实可加使，铁器酸物勿沾牙。

2. 金银花酒：金银花酒加甘草，奇疡恶毒皆能保，护膜须用蜡矾丸，二方均是疡科宝。

3. 托里十补散：托里十补参芪芎，归桂白芷及防风，甘桔厚朴酒调服，痈疡脉弱赖之充。

4. 托里温中汤：托里温中姜附羌，茴木丁沉共四香，陈皮益智兼甘草，寒疡内陷呕泻良。

5. 托里定痛汤：托里定痛四物兼，乳香没药桂心添，再加蜜炒罂粟壳，溃疡虚痛去如拈。

6. 散肿溃坚汤：散肿溃坚知柏连，花粉黄芩龙胆宣，升柴翘葛兼甘桔，归芍棱莪昆布全。

二十、经产之剂

1. 妊娠六合汤：海藏妊娠六合汤，四物为君妙义长，伤寒表虚地骨桂，表实细辛兼麻黄，少阳柴胡黄芩入，阳明石膏知母藏，小便不利加苓泻，不眠黄芩栀子良，风湿防风与苍术，发斑蕴毒升翘将，胎动血漏名胶艾，虚痞朴实颇相当，脉沉寒厥亦桂附，便秘蓄血桃仁黄，安胎养血先为主，余因各证细参详，后人法此治经水，过多过少别温凉，温六合汤加芩术，色黑后期连附商，热六合汤栀连益，寒六合汤加附姜，气六合汤加陈朴，风六合汤加艽羌，此皆经产通用剂，说与时师好审量。

2. 胶艾汤：胶艾汤中四物先，阿胶艾叶甘草全，妇人良方单胶艾，胎动血漏腹痛全，胶艾四物加香附，方名妇宝调经专。

3. 当归散：当归散益妇人妊，术芍芎归及子芩，安胎养血宜常服，产后胎前功效深。

4. 黑神散：黑神散中熟地黄，归芍甘草桂炮姜，蒲黄黑豆童便酒，消瘀下胎痛逆忘。

5. 清魂散：清魂散用泽兰叶，人参甘草川芎协，荆芥理血兼祛风，产中昏晕神魂贴。

6. 羚羊角散：羚羊角散杏薏仁，防独芎归又茯神，酸枣木香和甘草，子痫风中可回春。

7. 当归生姜羊肉汤：当归生姜羊肉汤，产中腹痛蓐劳匡，亦有加入参芪者，千金四物甘桂姜。

8. 达生散：达生紫苏大腹皮，参术甘陈归芍随，再加葱叶黄杨脑，孕妇临盆先服之，若将川芎易白术，紫苏饮子悬宜。

9. 参术饮：妊娠转胞参术饮，芎芍当归熟地黄，炙草陈皮兼半夏，气升胎举自如常。

10. 牡丹皮散：牡丹皮散延胡索，归尾桂心赤芍药，牛膝棱莪酒水煎，气行瘀散血瘕削。

11. 固经丸：固经丸用龟板君，黄柏樗皮香附群，黄芩芍药酒丸服，漏下崩中色黑殷。

12. 柏子仁丸：柏子仁丸熟地黄，牛膝续断泽兰芳，卷柏加之通血脉，经枯血少肾肝匡。

《濒湖脉学》简介

《濒湖脉学》明人李时珍撰，时珍生于明正德十三年，卒于明万历二十一年，名医李言闻次子，名时珍，字东璧，晚号濒湖。湖北蕲州人。幼习儒，十四岁补诸生，后三试于乡，皆不售，遂从父业医，尝读书十年，于经史百家、医卜星相，无所不览。特重于本草之学，著《本草纲目》数十卷，广收搏采，名闻于海内外。复著《濒湖脉学》一书行世。

该书自序云："宋有俗子，杜撰脉诀，鄙陋纰谬，医学习诵，以为权舆，逮臻颁白，脉理竟昧。戴同父常刊其误，先考月池翁，著《四诊发明》八卷，皆精诣奥室，浅学未能窥造，诊因撮粹撷华，僭撰此书以习读，为脉指南。世之医、病两家，咸以脉为首务。不知脉乃四诊之末，谓之巧者尔。上士欲会其全，非备四诊不可。

明嘉靖甲子上元日，谨书于濒湖薖所。"

该书全一卷，其内容含两部分：

第一部分：二十七脉歌诀：浮、沉、迟、数、滑、涩、虚、实、长、短、洪、微、紧、缓、芤、弦、革、牢、濡、弱、散、细、伏、动、促、结、代。每一脉起始为散文释脉，后为"体状诗"，述该脉形象，"相类诗"，述该脉之类似者（有的脉无此项）；"主病诗"，述该脉所主之病证。每项均以七言诗句为歌诀，以便于背诵。

第二部分云："宋南康紫虚隐君崔嘉彦希范著，明蕲州月池子李言闻子郁删补。"说明此文，系时珍父李言闻在宋人崔嘉彦原著的基础上删补而成。此文尽为四字歌诀，表述脉之形成与生理，继则表述诸病及病脉之正反、逆顺、吉凶等脉象，所论多经验之谈。四字歌诀，亦便于背诵，习医者，不可不读。

《濒湖脉学》歌诀

明·李时珍

浮脉，举之有余，按之不足。如微风吹鸟背上毛，厌厌聂聂，如循榆荚，如水漂木，如捻葱叶。

【体状诗】 浮脉惟从肉上行，如循榆荚似毛轻。三秋得令知无恙，久病逢之却可惊。

【相类诗】 浮如木在水中浮，浮大中空乃是芤。拍拍而浮是洪脉，来时虽盛去悠悠。浮脉轻平似捻葱。虚来迟大豁然空。浮而柔细方为濡，散似杨花无定踪。

【主病诗】 浮脉为阳表病居，迟风数热紧寒拘。浮而有力多风热，无力而浮是血虚。

【分部诗】 寸浮头痛眩生风，或有风痰聚在胸。关上土衰兼木旺，尺中溲便不流通。

沉脉，重手按至筋骨乃得。如绵裹砂，内刚外柔。如石投水，必极其底。

【体状诗】 水行润下脉来沉，筋骨之间软滑匀。女子寸兮男子尺，四时如此号为平。
【相类诗】 沉帮筋骨自调匀，伏则推筋着骨寻。沉细如绵真弱脉，弦长实大是牢形。
【主病诗】 沉潜水蓄阴经病，数热迟寒滑有痰。无力而沉虚与气，沉而有气积并寒。
【分部诗】 寸沉痰郁水停胸，关主中寒痛不通。尺部浊遗并泄痢，肾虚腰及下元痌。
迟脉，一息三至，去来极慢。
【体状诗】 迟来一息至惟三，阳不胜阴气血寒。但把浮沉分表里，消阴须益火之原。
【相类诗】 脉来三至号为迟，小快于迟作缓持。迟细而难知是涩，浮而迟大以虚推。
【主病诗】 迟司脏病或多痰，沉痼癥瘕仔细看。有力而迟为冷痛，迟而无力定虚寒。
【分部诗】 寸迟必是上焦寒，关主中寒痛不堪。尺是肾虚腰脚重，溲便不禁疝牵丸。
数脉，一息六至。脉流薄疾。
【体状诗】 数脉息间常六至，阴微阳盛必狂烦。浮沉表里分虚实，惟有儿童作吉看。
【相类诗】 数比平人多一至，紧来如数似弹绳。数而时止名为促，数见关中动脉形。
【主病诗】 数脉为阳热可知，只将君相火来医。实宜凉泻虚温补，肺病秋深却畏之。
【分部诗】 寸数咽喉口舌疮，吐红咳嗽肺生疡。当关胃火并肝火，尺属滋阴降火汤。
滑脉，往来前却，流利辗转，替替然如珠之应指。漉漉如欲脱。
【体状相类诗】 滑脉如珠替替然，往来流利却还前。莫将滑数为同类，数脉惟看至数间。
【主病诗】 滑脉为阳元气衰，痰生百病食生灾。上为吐逆下蓄血，女脉调时定有胎。
【分部诗】 寸滑膈痰生呕吐，吞酸舌强或咳嗽。当关宿食肝脾热，渴痢癫淋看尺部。
涩脉，细而迟，往来难，短且散，或一止复来，参伍不调，如轻刀刮竹，如雨沾沙，如病蚕食叶。
【体状诗】 细迟短涩往来难，散止依稀应指间。如雨沾沙容易散，病蚕食叶慢而艰。
【相类诗】 参伍不调名曰涩，轻刀刮竹短而难。微似秒芒微软甚，浮沉不别有无间。
【主病诗】 涩缘血少或伤精，反胃亡阳汗雨淋。寒湿入营为血痹，女人非孕即无经。
【分部诗】 寸涩心虚痛对胸，胃虚胁胀察关中。尺为精血俱伤候，肠结溲淋或下红。
虚脉，迟大而软，按之无力，隐指豁豁然空。
【体状相类诗】 举之迟大按之松，脉状无涯类谷空。莫把芤虚为一例，芤来浮大似慈葱。
【主病诗】 脉虚身热为伤暑，自汗怔忡惊悸多。发热阴虚须早治，养营益气莫蹉跎。
【分部诗】 血不荣心寸口虚，关中腹胀食难舒。骨蒸痿痹伤精血，却在神门两部居。
实脉，浮沉皆得，脉大而长，微弦，应指愊愊然。
【体状诗】 浮沉皆得大而长，应指无虚愊愊强。热蕴三焦成壮火，通肠发汗始安康。
【相类诗】 实脉浮沉有力强，紧如弹索转无常。须知牢脉帮筋骨，实大微弦更带长。
【主病诗】 实脉为阳火郁成，发狂谵语吐频频。或为阳毒或伤食，大便不通或气疼。
【分部诗】 寸实应知面热风，咽疼舌强气填胸。当关脾热中宫满，尺实腰肠痛不通。
长脉，不小不大，迢迢自若。如循长竿末梢为平；如引绳，如循长竿，为病。
【体状相类诗】 过于本位脉名长，弦则非然但满张，弦脉与长争较远，良工尺度自能量。
【主病诗】 长脉迢迢大小匀，反常为病似牵绳。若非阳毒癫痫病，即是阳明热势深。

短脉，不及本位。应指而回，不能满部。

【体状相类诗】 两头缩缩名为短，涩短迟迟细且难。短涩而浮秋喜见，三春为贼有邪干。

【主病诗】 短脉惟于尺寸寻，短而滑数酒伤神。浮为血涩沉为痞，寸主头疼尺腹疼。

洪脉，指下极大，来盛去衰，来大去长。

【体状诗】 脉来洪盛去还衰，满指滔滔应夏时。若在春秋冬月分，升阳散火莫狐疑。

【相类诗】 洪脉来时拍拍然，去衰来盛似波澜。欲知实脉参差处，举按弦长愊愊坚。

【主病诗】 脉洪阳盛血应虚，相火炎炎热病居。胀满胃翻须早治，阴虚泄痢可踌躇。

【分部诗】 寸洪心火上焦炎，肺脉洪时金不堪。肝火胃虚肝内察，肾虚阴火尺中看。

微脉，极细而软，按之如欲绝，若有若无。细而稍长。

【体状相类诗】 微脉轻微潎潎乎，按之欲绝有如无。微为阳弱细阴弱。细比于微略较粗。

【主病诗】 气血微兮脉亦微，恶寒发热汗淋漓。男为劳极诸虚候，女作崩中带下医。

【分部诗】 寸微气促或心惊；关脉微时胀满形。尺部见之精血弱，恶寒消瘅痛呻吟。

紧脉，来往有力，左右弹人手。如转索无常，数如切绳，如纫箄线。

【体状诗】 举如转索切如绳，脉象因之得紧名。总是寒邪来作寇，内为腹痛外身疼。

【相类诗】 见弦、实。

【主病诗】 紧为诸痛主于寒，喘咳风痫吐冷痰。浮紧表寒须发越，紧沉温散自然安。

【分部诗】 寸紧人迎气口分，当关心腹痛沉沉。尺中有紧为阴冷，定是奔豚与疝疼。

缓脉，去来小快于迟，一息四至，如丝在经，不卷其轴，应指和缓，往来甚匀，如初春杨柳舞风之象，如微风轻飐柳梢。

【体状诗】 缓脉阿阿四至通，柳梢袅袅飐轻风。欲从脉里求神气，只在从容和缓中。

【相类诗】 见迟脉。

【主病诗】 缓脉营衰卫有余，或风或湿或脾虚。上为项强下痿痹，分别浮沉大小区。

【分部诗】 寸缓风邪项背拘，关为风眩胃家虚。神门濡泄或风秘，或是蹒跚足力迂。

芤脉，浮大而软，按之中央空，两边实。中空外实，状如慈葱。

【体状诗】 芤形浮大软如葱，边实须知内已空。火犯阳经血上溢，热侵阴络下流红。

【相类诗】 中空旁实乃为芤，浮大而迟虚脉呼。芤更带弦名曰革，芤为失血革血虚。

【主病诗】 寸芤积血在于胸，关内逢芤肠胃痈。尺部见之多下血，赤淋红痢漏崩中。

弦脉，端直以长，如张弓弦，按之不移，绰绰如按琴瑟弦，状若筝弦，从中直过，挺然指下。

【体状诗】 弦脉迢迢端直长，肝经木旺土应伤。怒气满胸常欲叫，翳蒙瞳子泪淋浪。

【相类诗】 弦来端直似丝弦，紧则如绳左右弹。紧言其力弦言象，牢脉弦长沉伏间。

【主病诗】 弦应东方肝胆经，饮痰寒热疟缠身。浮沉迟数须分别，大小单双有重轻。

【分部诗】 寸弦头痛膈多痰，寒热癥瘕察左关。关右胃寒胸腹痛，尺中阴疝脚拘挛。

革脉，弦而芤，如按鼓皮。

【体状主病诗】 革脉形如按鼓皮，芤弦相合脉寒虚。女人半产并崩漏，男子营虚或梦遗。

【相类诗】 见芤、牢。

牢脉，似沉似伏，实大而长，微弦。

【体状相类诗】 弦长实大脉牢坚,牢位常居沉伏间。革脉芤弦自浮起,革虚牢实要详看。

【主病诗】 寒则牢坚里有余,腹心寒痛木乘脾。疝㿗癥瘕何愁也,失血阴虚却忌之。

濡脉,极软而浮细,如帛在水中,轻手相得,按之无有,如水上浮沤。

【体状诗】 濡形浮细按须轻,水面浮绵力不禁。病后产中犹有药,平人若见是无根。

【相类诗】 浮而柔细知为濡,沉细诸柔作弱持。微则浮微如欲绝,细来沉细近于微。

【主病诗】 濡为亡血阴虚病,髓海丹田暗已亏。汗雨夜来蒸入骨,血山崩倒湿侵脾。

【分部诗】 寸濡阳微自汗多,关中其奈气虚何。尺伤精血虚寒甚,温补真阴可起疴。

弱脉,极软而沉细,按之乃得,举手无有。

【体状诗】 弱来无力按之柔,柔细而沉不见浮。阳陷入阴精血弱,白头犹可少年愁。

【相类诗】 见濡脉。

【主病诗】 弱脉阴虚阳气衰,恶寒发热骨筋痿。多惊多汗精神减,益气调营急早医。

【分部诗】 寸弱阳虚病可知,关为胃弱与脾衰。欲求阳陷阴虚病,须把神门两部推。

散脉,大而散。有表无里,涣漫不收,无统纪,无拘束,至数不齐,或来多去少,或去多来少。涣散不收,如杨花散漫之象。

【体状诗】 散似杨花散漫飞,去来无定至难齐。产为生兆胎为堕,久病逢之不必医。

【相类诗】 散脉无拘散漫然,濡来浮细水中绵。浮而迟大为虚脉,芤脉中空有两边。

【主病诗】 左寸怔忡右寸汗,溢饮左关应软散。右关软散胻胕肿,散居两尺魂应断。

细脉,小于微,而常,有细直而软,若丝线之应指。

【体状诗】 细来累累细如丝,应指沉沉无绝期。春夏少年俱不利,秋冬老弱却相宜。

【相类诗】 见微、濡。

【主病诗】 细脉萦萦血气衰,诸虚劳损七情乖。若非湿气侵腰肾,即是伤精汗泄来。

【分部诗】 寸细应知呕吐频,入关腹胀胃虚形。尺逢定是丹田冷,泄痢遗精号脱阴。

伏脉,重按着骨,指下裁动。脉行筋下。

【体状诗】 伏脉推筋着骨寻,指间裁动隐然深。伤寒欲汗阳将解,厥逆脐疼证属阴。

【相类诗】 见沉脉。

【主病诗】 伏为霍乱吐频频,腹痛多缘宿食停。蓄饮老痰成积聚,散寒温里莫因循。

【分部诗】 食郁胸中双寸伏,欲吐不吐常兀兀。当关腹痛困沉沉,关后疝疼还破腹。

动脉,动乃数脉,见于关上下,无头尾,如豆大,厥厥动摇。

【体状诗】 动脉摇摇数在关,无头无尾豆形团。其原本是阴阳搏,虚者摇兮胜者安。

【主病诗】 动脉专司痛与惊,汗因阳动热因阴。或为泄痢拘挛病,男子亡精女子崩。

促脉,来去数,时一止复来。如蹶之趣,徐疾不常。

【体状诗】 促脉数而时一止,此为阳极欲亡阴。三焦郁火炎炎盛,进必无生退可生。

【相类诗】 见代脉。

【主病诗】 促脉惟将火病医,其因有五细推之。时时喘咳皆痰积,或发狂斑与毒疽。

结脉,往来缓,时一止复来。

【体状诗】 结脉缓而时一止,独阴偏盛欲亡阳。浮为气滞沉为积,汗下分明在主张。

【相类诗】 见代脉。

【主病诗】 结脉皆因气血凝,老痰结滞苦沉吟。内生积聚外痈肿,疝瘕为殃病属阴。

代脉,动而中止,不能自还,因而复动。

【体状诗】 动而中止不能还,复动因而作代看。病者得之犹可疗,平人却与寿相关。

【相类诗】 数而时至名为促,缓止须将结脉呼。止不能回方是代,结生代死自殊涂。

【主病诗】 代脉元因脏气衰,腹痛泄痢下元亏。或为吐泻中宫病,女子怀胎三月兮。

四言举要

脉乃血派　气血之先　血之隧道　气息应焉　其象法地　血之府也　心之合也　皮之部也
资始于肾　资生于胃　阳中之阴　本乎营卫　营者阴血　卫者阳气　营行脉中　卫行脉外
脉不自行　随气而至　气动脉应　阴阳之义　气如橐籥　血如波澜　血脉气息　上下循环
十二经中　皆有动脉　惟手太阴　寸口取决　此经属肺　上系吭嗌　脉之大会　息之出入
一呼一吸　四至为息　日夜一万　三千五百　一呼一吸　脉行六寸　日夜八百　十丈为准
初持脉时　令仰其掌　掌后高骨　是谓关上　关前为阳　关后为阴　阳寸阴尺　先后推寻
心肝居左　肺脾居右　肾与命门　居两尺部　魂魄谷神　皆见寸口　左主司官　右主司府
左大顺男　右大顺女　本命扶命　男左女右　关前一分　人命之主　左为人迎　右为气口
神门决断　两在关后　人无二脉　病死不愈　男女脉同　惟尺则异　阳弱阴盛　反此病至
脉有七诊　曰浮中沉　上下左右　消息求寻　又有九候　举按轻重　三部浮沉　各候五动
寸候胸上　关候膈下　尺候于脐　下至跟踝　左脉候左　右脉候右　病随所在　不病者否
浮为心肺　沉为肾肝　脾胃中州　浮沉之间　心脉之浮　浮大而散　肺脉之浮　浮涩而短
肝脉之沉　沉而弦长　肾脉之沉　沉实而濡　脾胃属土　脉宜和缓　命为相火　左寸同断
春弦夏洪　秋毛冬石　四季和缓　是谓平脉　太过实强　病生于外　不及虚微　病生于内
春得秋脉　死在金日　五脏准此　推之不失　四时百病　胃气为本　脉贵有神　不可不审
调停自气　呼吸定息　四至五至　平和之则　三至为迟　迟则为冷　六至为数　数即热证
转迟转冷　转数转热　迟数既明　浮沉当别　浮沉迟数　辨内外因　外因于天　内因于人
天有阴阳　风雨晦冥　人喜怒忧　思悲恐惊　外因之浮　则为表证　沉里迟阴　数则阳盛
内因之浮　虚风所为　沉气迟冷　数热何疑　浮数表热　沉数里热　浮迟表虚　沉迟冷结
表里阴阳　风气冷热　辨内外因　脉证参别　脉理浩繁　总括于四　既得提纲　引申触类
浮脉法天　轻手可得　泛泛在上　如水漂木　有力洪大　来盛去悠　无力虚大　迟而且柔
虚甚则散　涣漫不收　有边无中　其名曰芤　浮小为濡　绵浮水面　濡甚则微　不任寻按
沉脉法地　近于筋骨　深深在下　沉极为伏　有力为牢　实大弦长　牢甚则实　愊愊而强
无力为弱　柔小如绵　弱甚则细　如蛛丝然　迟脉属阴　一息三至　小快于迟　缓不及四
二损一败　病不可治　两息夺精　脉已无气　浮大虚散　或见芤革　浮小濡微　沉小细弱
迟细为涩　往来极难　易散一止　止而复还　结则来缓　止而复来　代则来缓　止不能回
数脉属阳　六至一息　七疾八极　九至为脱　浮大者洪　沉大牢实　往来流利　是谓之滑
有力为紧　弹如转索　数见寸口　有止为促　数见关中　动脉可候　厥厥动摇　状如小豆
长则气治　过于本位　长而端直　弦脉应指　短则气病　不能满部　不见于关　惟尺寸候
一脉一形　各有主病　数脉相兼　则见诸证　浮脉主表　里必不足　有力风热　无力血弱
浮迟风虚　浮数风热　浮紧风寒　浮缓风湿　浮虚伤暑　浮芤失血　浮洪虚火　浮微劳极
浮濡阴虚　浮散虚剧　浮弦痰饮　浮滑痰热　沉脉主里　主寒主积　有力痰食　无力气郁

沉迟虚寒 沉数热伏 沉紧冷痛 沉缓水蓄 沉牢痼冷 沉实热极 沉弱阴虚 沉细痹湿

沉弦饮痛 沉滑宿食 沉伏吐利 阴毒聚积 迟脉主脏 阳气伏潜 有力为痛 无力虚寒

数脉主腑 主吐主狂 有力为热 无力为疮 滑脉主痰 或伤于食 下为蓄血 上为吐逆

涩脉少血 或中寒湿 反胃结肠 自汗厥逆 弦脉主饮 病属胆肝 弦数多热 弦迟多寒

浮弦支饮 沉弦悬痛 阳弦头痛 阴弦腹痛 紧脉主寒 又主诸痛 浮紧表寒 沉紧里痛

长脉气平 短脉气病 细则气少 大则病进 浮长风痫 沉短宿食 血虚脉虚 气实脉实

洪脉为热 其阴则虚 细脉为湿 其血则虚 缓大者风 缓细者湿 缓涩血少 缓滑内热

濡小阴虚 弱小阳竭 阳竭恶寒 阴虚发热 阳微恶寒 阴微发热 男微虚损 女微泻血

阳动汗出 阴动发热 为痛与惊 崩中失血 虚寒相搏 其名为革 男子失精 女子失血

阳盛则促 肺痈阳毒 阴盛则结 疝瘕积郁 代则气衰 或泄脓血 伤寒心悸 女胎三月

脉之主病 有宜不宜 阴阳顺逆 凶吉可推 中风浮缓 急实则忌 浮滑中痰 沉迟中气

尸厥沉滑 卒不知人 入脏身冷 入腑身温 风伤于卫 浮缓有汗 寒伤于营 浮紧无汗

暑伤于气 脉虚身热 湿伤于血 脉缓细涩 伤寒热病 脉喜浮洪 沉微涩小 证反必凶

汗后脉静 身凉则安 汗后脉躁 热甚必难 阳病见阴 病必危殆 阴病见阳 虽困无害

上不至关 阴气已绝 下不至关 阳气已竭 代脉止歇 脏绝倾危 散脉无根 形损难医

饮食内伤 气口急滑 劳倦内伤 脾脉大弱 欲知是气 下手脉沉 沉极则伏 涩弱久深

火郁多沉 滑痰紧食 气涩血芤 数火细湿 滑主多痰 弦主留饮 热则滑数 寒则弦紧

浮滑兼风 沉滑兼气 食伤短疾 湿留濡细 疟脉自弦 弦数者热 弦迟者寒 代散者折

泄泻下痢 沉小滑弱 实大浮洪 发热则恶 呕吐反胃 浮滑者昌 弦数紧涩 结肠者亡

霍乱之候 脉代勿讶 厥逆迟微 是则可怕 咳嗽多浮 聚肺关胃 沉紧小危 浮濡易治

喘急息肩 浮滑者顺 沉涩肢寒 散脉逆证 病热有火 洪数可医 沉微无火 无根者危

骨蒸发热 脉数而虚 热而涩小 必殒其躯 劳极诸虚 浮软微弱 土败双弦 火炎急数

诸病失血 脉必见芤 缓小可喜 数大可忧 瘀血内蓄 却宜牢大 沉小涩微 反成其害

遗精白浊 微涩而弱 火盛阴虚 芤濡洪数 三消之脉 浮大者生 细小微涩 形脱可惊

小便淋沥 鼻头色黄 涩小无血 数大何妨 大便燥结 须分气血 阳数而实 阴迟而涩

癫乃重阴 狂乃重阳 浮洪吉兆 沉急凶殃 痫脉宜虚 实急者恶 浮阳沉阴 滑痰数热

喉痹之脉 数热迟寒 缠喉走马 微伏则难 诸风眩晕 有火有痰 左涩死血 右大虚看

头痛多弦 浮风紧寒 热洪湿细 缓滑厥痰 气虚弦软 血虚微涩 肾厥弦坚 真痛短涩

心腹之痛 其类有九 细迟从吉 浮大延久 疝气弦急 积聚在里 牢急者生 弱急者死

腰痛之脉 多沉而弦 兼浮者风 兼紧者寒 弦滑痰饮 濡细肾着 大乃肾虚 沉实闪肭

脚气有四 迟寒数热 浮滑者风 濡细者湿 痿病肺虚 脉多微缓 或涩或紧 或细或濡

风寒湿气 合而为痹 浮涩而紧 三脉乃备 五疸实热 脉必洪数 涩微属虚 切忌发渴

脉得诸沉 责其有水 浮气与风 沉石或里 沉数为阳 沉迟为阴 浮大出厄 虚小可惊

胀满脉弦 土制于木 湿热数洪 阴寒迟热 浮为虚满 紧则中实 浮大可治 虚小危极

五脏为积 六腑为聚 实强者生 沉细者死 中恶腹胀 紧细者生 脉若浮大 邪气已深

痈疽浮散 恶寒发热 若有痛处 痈疽所发 脉数发热 而痛者阳 不数不热 不疼阴疮

未溃痈疽 不怕洪大 已溃痈疽 洪大可怕 肺痈已成 寸数而实 肺痿之形 数而无力

肺痈色白 脉宜短涩 不宜浮大 唾糊呕血 肠痈实热 滑数可知 数而不热 关脉芤虚

微涩而紧 未脓当下 紧数脓成 切不可下 妇人之脉 以血为本 血旺易胎 气旺难孕

少阴动甚　谓之有子　尺脉滑利　妊娠可喜　滑疾不散　胎必三月　但疾不散　五月可别
左疾为男　右疾为女　女腹如箕　男腹如釜　欲产之脉　其至离经　水下乃产　未下勿惊
新产之脉　缓滑为吉　实大弦牢　有证则逆　小儿之脉　七至为平　更察色证　与虎口纹
奇经八脉　其诊又别　直上直下　浮则为督　牢则为冲　紧则任脉　寸左右弹　阳蹻可决
尺左右弹　阴蹻可别　关左右弹　带脉当诀　尺外斜上　至寸阴维　尺内斜上　至寸阳维
督脉为病　脊强癫痫　任脉为病　七疝瘕坚　冲脉为病　逆气里急　带主带下　脐痛精失
阳维寒热　目眩僵仆　阴维心痛　胸胁刺筑　阳蹻为病　阳缓阴急　阴蹻为病　阴缓阳急
癫痫瘛疭　寒热恍惚　八脉脉证　各有所属　平人无脉　移于外络　兄位弟乘　阳溪列缺
病脉既明　吉凶当别　经脉之外　又有真脉　肝绝之脉　循刀责责　心绝之脉　转豆躁疾
脾则雀啄　如屋之漏　如水之流　如杯之覆　肺绝如毛　无根萧索　麻子动摇　浮波之合
肾脉将绝　至如省客　来如弹石　去如解索　命脉将绝　虾游鱼翔　至如涌泉　绝在膀胱
真脉既形　胃已无气　参察色证　断之以臆

《医宗金鉴》简介

《医宗金鉴》为清乾隆年间太医院吴谦等奉御旨编纂。详今存清本该书太医院加光禄寺卿衔臣钱斗保等"谨奏为钦奉上谕事：尔等衙门该修医书，以正医学。……"足证该书为奉乾隆御旨无疑。

又该书首卷载"乾隆七年十二月十五日照管医书馆事务和硕和亲王臣弘昼等奉勅纂修医书今已告成"，由乾隆皇帝钦定嘉名《医宗金鉴》。

《医宗金鉴》全书九十卷，内容含订正伤寒论注、订正金匮要略注、删补名医方论、四诊要诀、运气要诀、伤寒心法要诀、杂病心法要诀、妇科心法要诀、幼科心法要诀、痘疹心法要诀、种痘心法要诀、外科心法要诀、眼科心法要诀、刺灸心法要诀、正骨心法要诀等十五部分。

从上述内容可见，该书除未收《黄帝内经素问》、《灵枢经》及《神农本草经》等外，在医学科别方面，亦可谓比较齐全。

其编纂体裁大致为《伤寒论》、《金匮要略》二书，据云乃出自吴谦之手，其内容除对原文有所厘定外，以集注的方式，取多家注文，相为发明，计《伤寒论》采用近40家，《金匮》近20家。对学习与理解仲景著作大有裨益。

"删补名医方论"，有鉴于自仲景之后，虽有方而无论，乃"博集《金匮》、《千金》、《外台》诸书，及王好古、李杲、刘完素、朱震亨、张从正、薛己诸方之佳者，采录成编。然方论始于成无己，近代则有吴琨、李中梓、柯琴、汪昂诸家，于医方虽各有发明，但其间或有择焉未精，语焉未详者，复推其立方之意，综其简要，删繁补阙，归于明显，名之曰《删补名医方论》，以昭示来兹云。"本篇内容，除编者自注外，利用"集注"的方式，采辑了诸多名家方解之说。计有柯琴、张璐、吴琨、喻昌、罗谦甫、汪昂、朱震亨、叶仲坚、赵献可、陆丽京、程应旄、李杲、李中梓、张介宾、赵羽坚、赵良、胡天锡、陶华、程知、王又原、季楚重、吴于宣、成无己等二十余家。对学习和理解组方理义及方剂主治等理论与应用方面，大有裨益。

"四诊心法要诀"云："医家造精微，通幽显，未有不先望而得之者。近世惟事切巧，不事望神，大失古贤之者。今采医经论色诊之文，确然可法者，编为四言，合崔嘉彦《四言脉诀》，名曰《四诊要诀》，实该望闻问切之道，使后之为医师者，由是而学，熟读习玩，揣摩日久，自能洞悉其妙，则造精微通幽显也无难矣。”是则说明，该篇内容，对初习中医望、闻、问、切，实有助焉。

“运气要诀”云：“《经》曰：夫五运阴阳者，天之道也，万物之纲纪，变化之父母，生杀之本始，神明之府也。可不道乎！又曰：治不法天之纪，地之理，则灾害至矣。又曰：不知年之所加，气之盛衰，虚实之所起，不可以为工矣。由是观之，不知运气而为医，欲其无失者鲜矣。兹将《内经》运气要语，编成歌诀，并列图列于前，使学者一览即明其大纲旨要之所在，然后徧求全经精义，庶乎有得云。”本篇乃据《内经·素问》运气七篇大论之基本知识及有关概念，编为歌诀，以供初学者习读，待掌握再研习《素问》原文。

“伤寒心法要诀”云：“伤寒一证，仲景立三百九十七法，一百一十三方，神明变化，可谓既详且尽矣。其治杂证也，则有《金匮要略》，分门别类，包举该括，无非示人以规矩准绳，欲其触类旁通，以应变于无穷也。但其辞旨古奥，义蕴幽深，条目繁多，未易领会，人多苦之。兹特撮其要旨，编为歌诀，俾学者便于熟读默记，融会贯通。然后再玩味全书，则易读易解，有会心之乐，而无望洋之叹矣。如此登堂入室，将见两千年来大法微言，昭如日月，不致尘封，庶几于斯道，不无小补云尔。”本篇内容主要是对《伤寒论》398 条原文有关三阴三阳本病与伤寒杂病及‘类伤寒’停痰、伤食、脚气、虚烦、内痈五证与‘同伤寒’冬温、寒疫、温疫、温毒、热病、风温、温疟、湿温、中暍、温毒、风湿、痉病等十二证，易愈生证及难治死证的脉证治法，编为歌诀，便于背诵，有补于初学。惟‘类伤寒’与‘同伤寒’等证，内容过简，难以启蒙。

“杂病心法要诀”，其内容包括：真中风、类中风、伤风、痓（按当作“痉”）病，痹证、痿证、脚气、内伤、虚劳、劳瘵、自汗盗汗、失血、消渴、神病、癫狂痫、诸气、遗精、赤白浊带、痰饮、咳嗽、喘急哮吼、胀满水肿，疟疾、霍乱、呕吐哕、翻胃噎嗝，泄泻、痢疾、黄疸、积聚、疝、头痛眩晕、眼目、牙齿口舌、咽喉、肩背痛、心腹诸痛、胸胁痛、腰痛、小便闭癃、遗尿不禁、大便燥结等四十余种杂病中之常见病与多发病的脉因证治。熟读此中歌诀，即可为诊治内科杂病，打下良好的基础。惟不分门类，显得有些杂乱，病种与选方，亦嫌少些，是其不足之处。

“妇科心法要诀”，其内容包括调经、经闭、崩漏、带下、癥瘕积痞痃癖疝、嗣育、胎前诸证、产后诸证、乳证、前阴诸证、杂证等 11 类各种常见病与多发病之脉因证治。读此歌诀，对妇科诸病之诊治，已具坚实基础，行诊后，再参阅其他妇科著作，自可得心应手。

“幼科心法要诀”，其内容包括初生门、惊风、痫证、疳证、吐证、泻证、感冒、瘟疫、暑证、霍乱、痢疾、疟疾、咳嗽、喘证、痰证、疝证、淋证、头痛、腹痛、水肿、腹胀、发热、积滞、癖疾、汗证、失血、杂证等十七种小儿常见病与多发病的脉因证治。其中除急性传染性疾病外，余者仍为小儿科多发病，读此歌诀后，亦可为诊疗儿科病打下基础。

“痘诊心法要诀”与“种痘心法要诀”，痘、疹类，近代已有防治新法，故无发者，不必习读。

“外科心法要诀”，其内容包括“人身经络图歌”起至“药筒按原拔法歌”止，肿疡主治类方、肿疡敷贴类方、溃疡主治类方、洗涤类方、膏药类方、麻药类方、去腐类方、生肌类方、头部、面部、项部、背部、腰部、眼部、鼻部、耳部、口部、唇部、齿部、舌部、喉部、胸乳部、腹部、腋部、胫部、足部、发无定处、杂证部、婴儿部等多门类痈疽、外伤、皮肤等多发病与常见病，可谓门类较多，治法较全，选方较精的一部中医外科医籍，临床时，再参以顾世澄《疡医大全》、陈世功《外科正宗》、王洪绪《外科全生集》等要籍，用亦足矣。

“眼科心法要诀”、“刺灸心法要诀”、“正骨心法要诀”，此三科内容专业性较强，初学者，可择要选读,欲专习此业者,可据专业类书攻读之。

《医宗金鉴》一书,自清乾隆以来至民国年间,具有较高文化水平之正规习医者,必背之书,确有类似医学教科书性质之官修医著。我家三代习医及吾乡名医无不读者,今特选其中临床方面之"杂病"、"妇科"之全部"心法要诀"及"幼科"、"外科"部分"心法要诀",供初习医者之读物。

《医宗金鉴·杂病、妇科、外科心法要诀》方歌

清·吴谦

杂病心法要诀

中　风

【通关散、开关散、熏鼻法、解溶法】 通关星皂细荷半,开关乌梅冰片南,巴油纸皂烟熏鼻,龟尿舌下点难言。

【三圣散、瓜蒂散、全蝎散、五元散】 无汗吐宜防藜蒂,有汗瓜蒂入蝎全,重剂藜豆矾皂胆,痰壅吐以巴矾丸。

【乌药顺气散】 乌药顺气实中络,㖞斜顽麻风注疼,麻黄枳桔乌蚕共,白芷干姜陈草芎。

【大秦艽汤】 大秦艽汤虚中络,㖞斜偏废减参珍,秦艽生地石膏共,羌独防芷细辛芩。

【换骨丹】 中经气实宜换骨,㖞斜瘫痪芷芎防,冰麝朱香槐苦味,仙人麻首蔓苍桑。

【小续命汤】 小续命汤虚经络,八风五痹总能全,麻杏桂芍通营卫,参草归芎气血宣,风淫防风湿淫己,黄芩热淫附子寒,春夏石膏知母入,秋冬桂附倍加添。

【黄芪五物汤】 黄芪五物虚经络,偏废虚风无力瘫,心清语蹇因舌软,舌强神浊是火痰,补卫黄芪起不用,益营芍桂枣姜煎,左加当归下牛膝,筋瓜骨虎附经添。

【三化汤、搜风顺气丸】 三化气实风中腑,昏冒闭满小承羌。形气俱虚及风燥,搜风顺气自然康。

【牛黄清心丸】 牛黄清心实中脏,痰壅神昏不语言,口眼㖞斜形气盛,两手握固紧牙关。

【参附汤】 参附汤治虚中脏,唇缓涎出不语言,昏不知人身偏废,五脱证见倍参煎。

【千金还魂汤】 中经络闭证卒中恶,气促神昏不识人,无汗拘急身偏痛,肉桂麻草杏还魂。

【夺命散】 脏腑闭证腹满闭,昏噤痰结在喉间,危急汤药不能下,夺命巴芷半葶南。

【三生饮】 三生饮治中风寒,厥逆沉伏涌气痰,星香乌附俱生用,气虚加参脱倍添。

【祛风至宝汤】 祛风至宝中风热,浮数面赤热而烦,通圣加蝎天麻细,白附羌独连柏蚕。

【青州白丸子】 青州白丸中风痰,㖞斜瘫痪涌痰涎,小儿惊痰为妙药,白附乌星半夏丸。

【羌活愈风汤】 羌活愈风治外中,手足无力语出难,肌肉微掣不仁用,大秦艽汤参再添,官桂黄芪杜防己,知枳柴荷蔓菊前,苍麻半朴杞地骨,调理诸风症可安。

【清热化痰汤】 清热化痰治内发,神短忽忽语失常,头眩脚软六君麦,芩连菖枳竹星香。

【地黄饮子】 四肢不收无痛痱,偏枯身偏不用疼,其言不变志不乱,邪在分腠五物能。甚不能言为瘖痱,夺厥入脏病多凶,地黄桂附蓉巴远,萸斛冬味薄菖苓。

【涤痰汤】 涤痰内发迷心窍,舌强难言参蒲星,温胆热盛芩连入,神昏便闭滚痰攻。

类 中 风

【独参汤、参附汤、星香汤、三物备急丹、夺命散】 尸厥无气而脉动,或脉微细有无间。缘于病后气血竭,人参参附星香痰,气闭腹满二便闭,或腹急痛备急丹,服后转鸣吐下验,喉间痰结夺命先。

【补中益气汤、生脉补精汤】 补中益气疗虚中,烦劳过度气不升,虚冒有痰加苓半,欲冒生麦地归茸。

【木香调气饮】 木香调气实气中,暴怒气逆噤昏痰,风浮肢温气沉冷,木藿砂蔻草丁檀。

【八味顺气散】 八味顺气虚气中,标本兼施邪正安,参苓术草扶元气,乌芷青陈利气痰。

【瓜蒂散、姜盐汤】 食中过饱感寒风,或因怒恼塞胸中,忽然昏厥肢不举,瓜蒂姜盐探吐平。

【附子理中汤】 附子理中疗寒中,腹痛拘急噤牙关,有汗身寒或吐泻,附子参术草姜干,无汗身寒加麻细,阴毒川乌用生煎,呕吐丁香吴萸入,脉微欲绝倍参添。

【凉膈散】 凉膈火中神昏冒,栀翘芩薄草硝黄,兼治一切胸膈热,便燥谵妄与斑狂。

【香薷饮、藿香正气散、辰砂益元散、熨脐法、苍术白虎汤、人参白虎汤】 暑中须分阴与阳,阴邪无汗似寒伤,壮热心烦或呕泻,香薷扁朴二香汤,更兼昏愦蒸蒸汗,面垢喘渴证为阳,不省熨脐灌蒜水,益元苍参白虎汤。

【渗湿汤】 渗湿湿中内昏冒,震亨湿热热生痰,厚味醇酒生冷水,胃苓香附抚砂连。

【除湿汤】 除湿阴雨湿蒸雾,卧湿涉水瘴山岚,头身重痛便溏肿,羌藁升柴防术煎。

【调气平胃散】 调气平胃疗恶中,庙冢忤恶卒然昏,面黑错忘苏合主,次以木香平胃匀。

伤 风

【川芎茶调散】 参苏饮治虚伤风,实者茶调及头疼,芎芷薄草羌茶细,荆防痰半热膏清。

【苍耳散】 苍耳散治鼻渊病,风热入脑瞑头疼,涕流不止鼻塞热,苍耳辛夷芷薄葱。

【黄连防风通圣散】 鼻渊初病施苍耳,黄连防风久病方,孔痛胆调冰硼散,鼻血犀角地黄汤。

痉 病

【葛根汤、桂枝加葛根汤、小续命汤、桂枝加附子汤、当归补血汤、大承气汤、桃仁承气汤】 刚痉葛根汤发汗,柔痉桂枝加葛良,苦兼杂因小续命,过汗桂枝加附汤,伤血桂枝合补血，里实瘀血承气方，溃疡十全加风药，破伤狗咬另参详。

破伤风

【防风通圣散加蝎尾方、全蝎散、左龙丸、斑蝥大黄方】 火盛通圣加蝎尾，风盛全蝎左龙丸，外因烧酒火罐法，犬风斑大酒同煎。

痹病

【小续命汤、增味五痹汤】 痹虚加减小续命，痹实增味五痹汤，麻桂红花芷葛附，虎羊芪草二防羌。

【木通汤、附子五苓散、苍术五苓散】 三痹木通长流水，湿加防己风羌防，寒痹附麻分汗入，胞肠五苓附子苍。

【三痹汤、独活寄生汤】 三痹十全无白术，牛秦续杜细独防，独活加桑除芪续，入脏乘虚久痹方。

【黄芪益气汤】 黄芪益气虚皮痹，皮麻不知痒与疼，补中益气加红柏，味秋芩夏桂加冬。

【蠲痹汤、加味升阳散火汤】 蠲瘟冷痹身寒厥，附归芪草桂羌防，肌热如火名热痹，羚犀升阳散火汤。

痿病

【加味二妙汤】 加味二妙湿热痿，两足痿软热难当，防己当归川萆薢，黄柏龟板膝秦苍。

【清燥汤、虎潜丸、十全大补汤、加味金刚丸】 时令湿热清燥效，阴虚湿热虎潜灵，久虚痿软全金主，萆瓜牛菟杜苁蓉。

脚气

【攒风散、羌活导滞汤、胜湿饼子、五积散、独活寄生汤】 脚气表解攒风散，麻桂杏草萆乌良，里解导滞羌独活，防己当归枳大黄，湿盛重肿胜湿饼，二丑荞面遂成方，寒湿五积加附子，寒虚独活寄生汤。

【当归拈痛汤】 当归拈痛虚湿热，茵陈四苓与羌防，人参当归升芩草，苦参知母葛根苍。

【加味苍柏散】 加味苍柏实湿热，二活二术生地黄，知柏芍归牛膝草，木通防己木瓜榔。

【大防风汤】 两膝肿大而疼痛，髀胫枯细鹤膝风，大防风附羌牛杜，十全大补减茯苓。

内伤

【补中益气汤】 补中益气升阳清，热伤气陷大虚洪，头痛表热自汗出，心烦口渴畏寒风，困倦懒言无气动，动则气高喘促声，保元甘温除大热，血归气术补脾经，佐橘降浊散滞气，升柴从胃引阳升，阴火肾躁加地柏，阳热心烦安神宁。

【调中益气汤】 调中弦洪缓沉涩，湿热体倦骨酸疼，气少心烦忽肥瘦，口沫食出耳鸣聋，胸膈不快食无味，二便失调飧血脓，保元升柴苍橘柏，去柏加木亦同名。

【升阳益胃汤】 内伤升阳益胃汤，湿多热少抑清阳，倦怠懒食身重痛，口苦舌干便不常，洒洒恶寒属肺病，惨惨不乐乃阳伤，六君白芍连泽泻，羌独黄芪柴与防。

【补脾胃泻阴火升阳汤】 补中升阳泻阴火，火多湿少困脾阳，虽同升阳益胃证，然无泻数肺阳伤。补脾胃气参芪草，升阳柴胡升与羌，石膏芩连泻阴火，长夏湿令故加苍。

【内伤补中、调中、益胃等汤加减法】 冬加姜桂草蔻益，秋芍白蔻缩槟榔，夏月气冲芩连柏，春加风药鼓清阳，长夏沉困精神少，人参麦味泽苓苍。肺热咳嗽减参去，春加金沸款冬芳，夏加麦冬五味子，秋冬连根节麻黄。头痛蔓荆甚芎入，巅脑藁本苦细尝。沉重懒倦或呕逆，痰厥头疼半夏姜。口干嗌干或表热，加葛生津清胃阳。大便燥涩元明粉，血燥归桃熟大黄，痞胀香砂连枳朴，寒减黄连加炒姜。胃痛草蔻寒益智，气滞青皮白蔻香。腹痛芍草芩桂审，脐下痛桂熟地黄。内外烦疼归和血，胁下痛急草柴良。身重脚软己苍柏，身疼发热藁防羌。

【清暑益气汤、清燥汤】 长夏湿暑交相病，暑多清暑益气功，汗热烦渴倦少气，恶食尿涩便溏行，补中去柴加柏泽，麦味苍曲甘葛青，湿多痿厥清燥地，猪茯柴连减葛青。

【升阳散火汤、火郁汤】 血虚胃弱过食凉，阳郁于脾散火汤，肌肤筋骨肢困热，扪之烙手热非常，羌独芍防升柴葛，人参二草枣生姜，火郁加葱减参独，恶寒沉数发之方。

【白术附子汤、加味理中汤】 内伤水来侮土病，寒湿白术附子汤，涎涕腹胀时多溺，足软无力痛为殃，腰背胛眼脊背痛，丸冷阴阴痛不常，苍附五苓陈半朴，虚宜理中附苓苍。

【人参资生丸】 资生脾胃俱虚病，不寒不热平补方，食少难消倒饱胀，面黄肌瘦倦难当。

【清胃理脾汤】 清胃理脾治湿热，伤食平胃酌三黄，大便粘秽小便赤，饮食爱冷口舌疮。

【理中汤】 理中治虚寒湿伤，食少喜热面青黄，腹痛肠鸣吐冷沫，大便腥秽似鸭溏。

【消食健脾丸】 胃强脾弱脾胃病，能食不化用消食，平胃炒盐胡椒共，麦蘖楂曲白蒺藜。

【开胃进食汤】 开胃进食治不食，少食难化胃脾虚，丁木藿香莲子朴，六君砂麦与神曲。

【平胃散】 一切伤食脾胃病，痞胀哕呕不能食，吞酸恶心并噫气，平胃苍朴草陈皮，快膈枳术痰苓半，伤谷二芽缩神曲，肉滞山楂面莱菔，滞热芩连柏大宜。

【葛花解酲汤】 葛花解酲发酒汗，懒食热倦呕头疼，参葛四苓白蔻缩，神曲干姜陈木青。

【秘方化滞丸】 秘方化滞寒热滞，一切气积痛攻方，巴豆醋制棱莪术，青陈连半木丁香。

虚　劳

【拯阴理劳汤】 阴虚火动用拯阴，皮寒骨蒸咳嗽侵，食少痰多烦少气，生脉归芍地板贞。薏苡橘丹连合草，汗多不寐加枣仁，燥痰桑贝湿苓半，阿胶咳血骨热深。

【拯阳理劳汤】 阳虚气弱用拯阳，倦怠恶烦劳则张，表热自汗身痠痛，减去升柴补中方，更添桂味寒加附，泻入升柴诃蔻香，夏咳减桂加麦味，冬咳不减味干姜。

【六味地黄汤、都气汤、七味地黄汤、生脉地黄汤、桂附地黄汤、知柏地黄汤、金匮肾气丸】 肾虚午热形消瘦,水泛为痰津液伤,咳嗽盗汗失精血,消汤淋浊口咽疮,熟地药萸丹苓泽,加味劳嗽都气汤,引火归元加肉桂,火妄刑金生脉良。桂附益火消阴翳,知柏壮水制阳光,车牛桂附名肾气,阳虚水肿淋浊方。

【大补阴丸、滋阴降火汤】 大补阴丸制壮火,滋阴降火救伤金,龟板知柏地髓剂,二冬归芍草砂仁,咳加百味汗地骨,血痰金贝虚芪参,虚热无汗宜散火,有汗骨蒸亦补阴。

【保元汤】 一切气虚保元汤,芪外参内草中央,加桂能生命门气,痘疮灰陷与清浆。

【四君子汤、五味异功汤、六君子汤、七味白术散、四兽饮】 脾胃气虚四君子,脉软形衰面白黄,倦怠懒言食少气,参苓术草枣姜强。气滞加陈异功散,有痰橘半六君汤,肌热泻渴藿木葛,虚疟六君果梅姜。

【芎归汤、开骨散】 一切血病芎归汤,产后胎前必用方,气虚难产参倍入,交骨难开龟发良。

【四物汤、圣愈汤、六物汤、加味四物汤、地骨皮饮】 一切血病芎归汤,产后胎前必用方,气虚难产参倍入,交骨难开龟发良。调肝养血宜四物,归芎芍地酌相应,气虚血少参芪补,气燥血热知柏清。寒热柴丹炒栀子,但热无寒丹骨平,热甚芩连寒桂附,止血茅蒲破桃红。

【八珍汤、十全大补汤、人参养荣汤】 一切气血两虚证,八珍四物与四君,气乏色枯毛发落,自汗盗汗悸忘臻,发热咳嗽吐衄血,食少肌瘦泄泻频,十全大补加芪桂,荣去芎加远味陈。

【小建中汤、黄芪建中汤、当归建中汤、双和饮】 虚劳腹痛小建中,悸衄之血梦失精,手足频热肢酸痛,芍草饴桂枣姜同,卫虚加芪黄芪建,荣虚当归建中名,温养气血双和饮,三方减饴加地芎。

【补肝汤】 补肝汤治肝虚损,筋缓不能自收持,目暗䀮䀮无所见,四物酸枣草瓜宜。

【加味救肺饮】 加味救肺治肺损,嗽血金家被火刑,归芍麦味参芪草,百花紫菀马兜铃。

【天王补心丹】 天王补心心虚损,健忘神虚烦不眠,柏子味苓归地桔,三参天麦远朱酸。

【归脾汤】 归脾思虑伤心脾,热烦盗汗悸惊俱,健忘怔忡时恍惚,四君酸远木归芪。

【人参固参汤、保元生脉固本汤】 固本肺肾两虚病,肺痿咳血欲成劳,二冬二地人参共,保元生脉脾同调。

【逍遥散】 逍遥理脾而清肝,血虚骨蒸烦嗽痰,寒热颊赤胁不快,妇人经痛脉虚弦,术苓归芍柴薄草,加味栀丹肝热添,肝气滞郁陈抚附,热加吴萸炒黄连。

痨　瘵

【大黄䗪虫丸、大黄青蒿煎、传尸将军丸】 干血大黄䗪虫治,积热蒿黄胆便煎,癸亥腰眼灸七壮,后服传尸将军丸。

【柴胡清骨散】 清骨骨蒸久不痊,热甚秦知草胡连,鳖甲青蒿柴地骨,韭白髓胆童便煎。

【黄芪鳖甲散】 黄芪鳖甲虚劳热,骨蒸晡热渴而烦,肌肉消瘦食减少,盗汗咳嗽出血痰,生地赤芍柴秦草,知芪菀骨半苓煎,人参桂桔俱减半,鳖甲天冬桑倍添。

【黄芪六一汤、玉屏风散、黄芪建中汤】 自汗表虚黄芪草,玉屏风散术芪防,气虚加参阳虚附,血虚黄芪建中汤。

【当归六黄汤、酸枣仁汤】 盗汗心火下伤阴,归芪二地柏连芩,心虚酸枣芍归地,知柏苓芪五味参。

失　血

【犀角地黄汤】 热伤一切失血病,犀角地黄芍牡丹,胸膈满痛加桃大,热甚吐衄入芩连,因怒呕血柴栀炒,唾血元参知柏煎,咯加二冬嗽二母,涎壅促嗽郁金丸。

【加味救肺饮加郁金汤】 劳伤吐血救肺饮,嗽血加调郁金汤。形衰无热气血弱,人参养荣加麦良。

【芎归饮】 饱食用力或持重,努破脉络血归芎,呕血漉漉声上逆,跌扑堕打有瘀行。

【参地煎】 参地衄吐血不已,热随血减气随亡,气虚人参为君主,血热为君生地黄。

【泻肺丸】 嗽血壅逆虚苏子,积热痰黄泻肺丸,蒌仁半贝金葶杏,三黄惟大有除添。

【保肺汤】 保肺肺痈吐脓血,白芨薏苡贝金陈,苦梗苦葶甘草节,初加防风溃芪参。

【牛膝四物汤】 尿血同出痛淋血,尿血分出溺血名,溺血精窍牛四物,淋血八正地金通。

【珀珠散】 溺血诸药而不效,块血窍滞茎急疼,珀珠六一朱砂共,引煎一两整木通。

【槐花散】 便血内热伤阴络,风合肠风湿脏疡,槐花侧枳连炒穗,风加秦防湿楝苍。

【升阳去湿和血汤】 便血日久凉不应,升补升芪苍桂秦,归芍丹陈二地草,热加萸连虚人参。

消　渴

【竹叶黄芪汤】 便硬能食脉大强,调胃金花斟酌当,不食渴泻白术散,竹叶黄芪不泻方,黄芪黄芩合四物,竹叶石膏减粳姜,气虚胃热参白虎,饮一溲二肾气汤。

神病治法

【朱砂安神丸】 内生不恐心跳悸,悸更惊惕是怔忡,善忘前言曰健忘,如昏似慧恍惚名,失志伤神心胆弱,痰饮九气火相乘,清热朱连归地草,余病他门治法精。

【仁熟散】 恐畏不能独自卧,胆虚气怯用仁熟,柏仁地枸味萸桂,参神菊壳酒调服。

癫　病

【三圣散、青州白丸子、滚痰丸、遂心丹、矾郁丸、控涎丸、抱胆丸、镇心丹】 癫狂痫疾三圣吐,风痰白丸热滚痰,痰实遂心气矾郁,痰惊须用控涎丹,无痰抱胆镇心治,发灸百会自然安,初发皂角灌鼻内,涎多欲止点汤盐。

诸气治法

【木香流气饮】 木香流气调诸气,快利三焦荣卫行,达表通里开胸膈,肿胀喘嗽气为疼,六君丁皮沉木桂,白芷香附果苏青,大黄枳朴槟蓬术,麦冬大腹木瓜通。

【分心气饮】 分心气饮治七情，气滞胸腹不流行，正减芷朴通木附，麦桂青桑槟壳蓬。

【苏子降气汤、越鞠汤】 苏子降气气上攻，下虚上盛气痰壅，喘咳涎嗽胸膈满，气秘气逆呕鲜红，橘半肉桂南苏子，前朴沉归甘草同。郁食气血痰湿热，越鞠苍栀曲附芎。

【四七汤】 四七七气郁生痰，梅核吐咯结喉间，调和诸气平和剂，半苓厚朴紫苏煎，快气橘草香附入，妇人气病效如仙，恶阻更加芎归芍，气痰浊带送白丸。

【镇心丹、妙香散】 惊实镇心朱齿血，惊虚妙香木麝香，山药茯神参芪草，朱砂桔梗远苓菖。

遗 精

【龙骨远志丸、坎离既济汤、封髓丹】 心肾虚弱朱远志，龙骨神苓菖蒲参，久旷火旺地知柏，胃虚柏草缩砂仁。

【补精丸】 精出不止阳不痿，强中过补过淫成，久出血痛形羸死，或发消渴或发痈，阳盛坎离加龙骨，实热解毒大黄攻，调补骨脂韭山药，磁石苁蓉参鹿茸。

浊 带

【清心莲子饮、萆薢分清饮、珍珠粉丸】 浊热清心莲子饮，寒萆菖乌益草苓，湿热珍珠炒姜柏，滑黛神曲椿蛤同。

【黑锡丹】 黑锡上盛下虚冷，精竭阳虚火上攻，上壅头痛痰气逆，下漏浊带白淫精，骨脂茴香葫芦巴，肉蔻桂附木金樱，沉香阳起巴戟肉，硫铅法结要研明。

痰 饮

【二陈汤、燥痰汤】 诸痰橘半茯苓草，惟有燥者不相当，风加南星白附子，热加芩连寒桂姜，气合四七郁香附，虚入参术湿入苍；燥芩旋海天冬橘，风消枳桔贝蒌霜。

【茯苓指迷丸】 茯苓风消枳壳半，痰饮平剂指迷丸，寒实瓜蒂透罗治，热实大陷小胃丹。

咳 嗽

【半夏茯苓汤加丁香汤、越婢加术汤】 流饮控涎苓桂治，伏饮神佑半苓丁，支饮葶苈悬十枣，溢饮越术小青龙。

【参苏饮、芎苏饮、香苏饮、茯苓补心汤】 参苏感冒邪伤肺，热寒咳嗽嚏痰涎，气虚用参实减去，二陈枳桔葛苏前，头痛加芎喘加杏，芩因热入麻干寒，虚劳胎产有是证，补心四物量抽添。

【泻心散、葶苈泻白散】 泻白肺火郁气分，喘咳面肿热无痰，桑骨甘草寒麻杏，血分加芩热甚连，咳急呕逆青橘半，郁甚失音诃桔添，停饮喘嗽不得卧，加苦葶苈效通仙。

【清肺汤】 清肺肺燥热咳嗽，二冬母草橘芩桑，痰加蒌半喘加杏，快气枳桔敛味良。

【清燥救肺汤】 喻氏清燥救肺汤，肺气虚燥郁咳方，参草麦膏生气液，杏枇降逆效功长，胡麻桑叶阿润燥，血枯须加生地黄，热甚牛黄羚犀角，痰多贝母与蒌霜。

【透罗丹、泻肺丸】 寒实痰清透罗丹，咳时涎壅气出难，巴杏大牵皂半饼，热实痰稠泻肺丸。

【人参泻肺汤】 积热伤肺宜泻肺，喘嗽痰多粘色黄，胸膈满热大便涩，凉膈枳桔杏参桑。

【锺乳补肺汤】 补肺虚寒喘嗽血，皮毛焦枯有多年，生脉菀款桑皮桂，钟英糯米枣姜煎。

【人参养肺汤】 养肺平剂肺气虚，劳久喘嗽血腥宜，参草杏阿知母枣，乌梅罂粟骨桑皮。

【清宁膏、太平丸】 咳嗽痰血清宁治，甘桔麦地橘龙圆，薏米川贝薄荷末，血过于痰太平丸。

【琼玉膏、杏酥膏】 琼玉膏治肺虚劳，肺痿干嗽咳涎滔，生地膏蜜参苓末，不虚燥蜜杏酥膏。

喘 吼

【华盖汤、千金定喘汤、葶苈大枣汤】 外寒喘吼华盖汤，麻杏苏草橘苓桑，减苓加芩款半果，饮喘难卧枣葶方。

【萝皂丸、苏子降气汤】 火郁喘急泻白散，痰盛作喘萝皂丸，蒌仁海石星萝皂，气喘苏子降气痊。

【五味子汤、黑锡丹、肾气汤、人参理肺汤】 气虚味麦参陈杏，虚寒黑锡肾气汤，日久敛喘参桔味，麻杏罂粟归木香。

肿 胀

【木香流气饮】 肤胀脉胀通身胀，单腹鼓胀四肢平，肤胀木香流气饮，脉胀加姜黄抚芎。

【厚朴散、下瘀血汤】 单腹鼓胀分气血，气实肠覃厚朴榔，木枳青陈遂大戟，血实石瘕下瘀汤。

【寒胀中满分消汤、热胀中满分消汤】 气虚胀病分寒热，中满分消有二方，寒胀参芪归苓朴，半夏吴萸连二姜，升柴乌麻青柏泽，荜澄草蔻益木香，热缩六君知猪泽，枳朴芩连干姜黄。

【疏凿饮子、茯苓导水汤】 水肿两解疏凿饮，和剂茯苓导水汤，疏凿椒目赤小豆，槟榔商陆木通羌，秦艽大腹苓皮泽，茯苓导水泽苓桑，木香木瓜砂陈术，苏叶大腹麦槟榔。

【实脾饮】 里实自然寻浚祐，里虚实脾四君香，木瓜附子大腹子，厚朴草果炒干姜，投诸温补俱无验，欲诸攻下又难当，须行九补一攻法，缓求淡食命多昌。

疟 疾

【桂麻各半汤】 疟初寒热两平者，桂麻各半汗方疗，汗少寒多麻倍入，汗多倍桂热加膏。

【麻黄羌活汤、桂枝羌活汤、麻黄羌活加半夏汤、白虎汤、白虎桂枝汤、柴胡白虎汤、柴胡桂枝汤】 寒多寒疟而无汗，麻黄羌活草防寻。热多有汗为风疟，减麻添桂呕半均。先热后寒名温疟，白虎汗多合桂君。瘅疟但热柴白虎，牝疟惟寒柴桂亲。

【草果柴平汤、大柴胡汤】 食疟痞闷噫恶食，草果小柴平胃宜，疟里便硬大柴下，硝槟果朴量加之。

【清脾饮】 疟疾已经汗吐下，清解未尽寒热方，清脾白术青朴果，小柴参去入苓姜，气虚加参痰橘半，饮多宜逐倍姜榔，渴热知膏天花粉，食滞麦曲湿泽苍。

【柴胡截疟饮、蜜佗僧散】 诸疟发过三五次，表里皆清截法先，未清截早发不已，已清不截正衰难，截虚柴胡截疟饮，小柴梅桃槟常山，截实不二佗僧散，烧酒冷调服面南。

【桂枝麻黄柴胡四物去杏仁加桃仁汤】 疟在夜发三阴疟，桂麻柴物杏易桃，鬼疟尸注多恶梦，恐怖苏合效功高。

霍乱

【藿香正气散、二香汤、甘露饮】 霍乱风寒暑食水，杂邪为病正气方，藿苏陈半茯苓草，芷桔腹皮厚朴当，转筋木瓜吴萸入，暑合香藿湿入苍，暑热六一甘露饮，寒极乌附理中汤。

噎膈翻胃

【人参利膈丸、汞硫散】 五汁大黄清燥热，丁沉君子理虚寒，便秘壅遏应利膈，吐逆不止汞硫先，利膈小承参草木，归藿槟桃麻蜜丸，汞一硫二研如墨，老酒姜汁服即安。

【四君子汤、四物汤、二陈汤、二十四味流气饮】 气少血枯四君物，痰多气滞二陈流，余者亦同呕吐法，竭思区昼待天休。

呕吐哕

【小半夏汤、橘皮半夏汤、大半夏汤、黄连半夏汤、丁萸六均汤】 呕吐半姜为圣药，气盛加橘虚蜜参，热盛姜连便闭下，寒盛丁萸姜六君。

【五汁饮、硫汞散、化滞丸】 润燥止吐五汁饮，芦茅甘蔗竹沥姜，呕吐不下硫汞坠，积痛作吐化滞良。

诸泻

【参苓白术散】 湿泻胃苓分清浊，寒泻理中附子添，飧泻升阳益胃治，倍加芍药减黄连，脾泻参苓白术散，扁豆四君莲肉攒，薏苡山药缩砂桔，肾泻二神四神丸。

【青六散、芍药芩连葛根汤、八柱散】 食泻实下虚消导，饮泻实者神佑斟，虚者春泽甘露饮，痰泻实攻虚六君，火泻草芍芩连葛，暑泻红曲六一匀，滑泻八柱理中附，粟壳乌梅诃蔻寻。

【泻心导赤散、茯苓车前子饮、苓桂理中汤】 口糜泄泻虽云热，上下相移亦必虚，心脾开窍于舌口，小肠胃病化职失，糜发生地通连草，泻下参苓白术宜，尿少茯苓车前子饮，火虚苓桂理中医。

痢疾

【仓廪汤、大黄黄连汤】 初痢表热宜仓廪，里热冲心大黄连，寒痢理中诃蔻缩，附白桂赤不须言。

【芍药汤】 初痢内外无大热，芩连枳木芍归榔，桂草尿涩滑石倍，痢数窘痛入大黄。

【香连和胃汤、参连开噤汤、贴脐法】 痢疾下后调气血，宜用香连和胃汤，黄芩芍药香连草，陈皮白术缩砂当，赤虚更加椿榆炒，白虚参苓共炒姜，噤口参连石莲子，贴脐王瓜藤散良。

疸　证

【真人养藏汤】 久痢寒热乌梅治，寒虚滑痢养脏汤，参术肉蔻归诃桂，芍药罂粟草木香。

【水谷平胃散、胃风汤】 水谷调中益气治，湿痢香连平胃方，虚湿风痢胃风治，桂粟八珍减地黄。

【麻黄茵陈醇酒汤、茵陈蒿汤、栀子柏皮汤、茵陈五苓散】 表实麻黄茵陈酒，里实茵陈栀大黄，无证茵陈栀子柏，尿少茵陈五苓汤。

【胃疸汤】 谷疸热实宜乎下，不实宜用胃疸汤，茵陈胃苓减草朴，连栀防己葛秦方。

【茵陈解醒汤、栀子大黄汤、蔓菁散、加味玉屏风散】 酒疸虚茵解醒汤，实用栀豉枳大黄，黄汗一味蔓菁散，石膏茵陈芪术防。

积　聚

【石膏散、肾疸汤】 女劳实者膏滑麦，女劳虚者肾疸医，升阳散火减去芍，加苓柏曲四苓俱。

诸疝治法

【当归温疝汤、乌桂汤】 中寒冷疝归芍附，桂索茴楝泽萸苓，外寒入腹川乌蜜，肉桂芍草枣姜同。

【乌头栀子汤】 外寒内热乌栀炒，水酒加盐疝痛安，癞疝不问新与久，三层茴香自可痊。

【十味苍柏散】 醇酒厚味湿热疝，不谨房劳受外寒，苍柏香附青益草，茴索楂桃附子煎。

【茴楝五苓散、大黄皂刺汤】 膀胱水疝尿不利，五苓茴楝与葱盐，瘕硬血疝宜乎下，大黄皂刺酒来煎。

【羊肉汤】 血分寒疝女产后，脐腹连阴胀痛疼，羊肉一斤姜五两，当归三两水八升。

【夺命汤】 冲疝厥疝痛上攻，脐悸奔豚气上行，吴茱一味为君主，肉桂泽泻白茯苓。

【青木香丸】 气疝诸疝走注痛，青木香附吴萸良，巴豆拌炒川楝肉，乌药荜澄小茴香。

【茴香楝实丸】 楝实狐疝一切疝，楝肉茴香马蔺芫，三萸二皮各一两，仍宜急灸大敦安。

头痛眩晕

【荜拨散、芎芷石膏汤】 头风嗃鼻热荜茇，湿盛瓜蒂入茶茗，风盛日久三圣散，内服芎芷石膏灵。芎芷石膏菊羌藁，苦加细辛风防荆，热加栀翘芩薄草，便秘尿红硝黄攻。

【茶调散、清震汤、滚痰丸、人参芎附汤】 风热便利茶调散，雷头荷叶苍与升，痰热滚痰芎作引，虚寒真痛附参芎。

【芎犀丸】 偏正头风芎犀丸，血虚四物薄羌天，气虚补中加芎细，气逆降气黑锡丹。

【芎麻汤、半夏白术天麻汤】 欲吐晕重风痰痛，芎麻汤下白丸宁，虚者六君芪干柏，天麻曲蘖泽苍同。

【荆穗四物汤】 头晕头痛同一治，血虚物穗气补中，气血两虚十全补，上盛下虚黑锡灵。

眼目(内障病证)

【菊花通圣散、洗刀散】 暴发火眼通圣菊，外障等证减加方，风盛羌加防麻倍，热盛加连倍消黄，痛生翳膜多伤目，洗刀更入细独羌，元参木贼白蒺藜，草决蝉蜕蔓青葙。

牙齿口舌

【清胃散】 清胃血分火牙痛，生地归连升牡饶，气分宜加荆防细，积热凉膈入升膏。

【温风散】 温风风牙归芎细，荜茇藁芷露蜂房，寒牙痛加羌麻附，半服含漱吐涎良。

【一笑丸、玉池散、熏药】 诸牙椒巴饭丸咬，玉池藁芷骨槐辛，归芎大豆升防草，虫牙葱韭子烟熏。

【芜荑消疳汤】 牙疳虽有专科治，然皆未晓累攻神，能食便软犹当下，雄荑黄荟二连芩。

咽喉病证

【如意胜金锭、雄黄解毒丸】 咽痛消毒凉膈散，单双乳蛾刺血痊，喉痹缠喉胜金锭，急攻痰热解毒丸，昏噤牙关汤不下，从鼻吹灌度喉关，吐下之后随证治，溃烂珍珠散上安。

【吹喉七宝散】 咽喉诸证七宝散，消皂蝎雄硼二矾，细研如尘取一字，吹中患处效如神。

肩背病证

【通气防风汤】 通气太阳肩背痛，羌独藁草蔓防芎，气滞加木陈香附，气虚升柴参芪同，血虚当归白芍药，血瘀姜黄五灵红，风加灵仙湿二术，研送白丸治痰凝。

心腹诸痛

【化滞丸、清中汤】 攻湿积热求化滞，攻寒积水备急丹，火痛二陈栀连蔻，虫用乌梅饮控涎。

【木香流气饮】 七情郁结流气饮，思虑悸痛归脾汤，内寒理中外五积，疰痛备急血抵当。

【小建中汤】 木来乘土腹急痛，缓肝和脾小建中，血虚寒痛羊肉治，气虚理中加陈青。

【乌头栀子汤】 劫诸郁痛乌栀子，劫而复痛入元明，已经吐下或虚久，急痛欲死求鸦鸣。

【栝蒌薤白白酒汤、栝蒌薤白半夏汤】 栝蒌薤白白酒汤，胸痹胸背痛难当，喘息短气时咳唾，难卧仍加半夏良。

胸胁病症

【颠倒木金散】 胸痛气血热饮痰，颠倒木金血气安，饮热大陷小陷治，顽痰须用控涎丹。

【枳芎散、枳橘散、柴胡疏肝汤、加味逍遥散、左金丸、当归龙荟丸】 胁痛左属瘀留血，轻金芎枳草重攻，右属痰气重逐饮，片姜橘枳草医轻，肝实太息难转侧，肝虚作痛引肩胸，实用疏肝柴芍草，香附枳陈与川芎，肝虚逍遥加芎细，陈皮生姜缓其中，肝虚左金实龙荟，一条扛起积食攻。

腰痛

【安肾丸】 腰痛悠悠虚不举，寄生青蛾安肾丸，胡芦骨脂川拣续，桃杏茴苓川药盐。

【羌活胜湿汤、通经丸】 腰痛属寒得热减，五积吴萸桃杜安，寒湿重着胜湿附，内实通经硫面牵，风痛无常掣引足，经虚当用寄生痓，经实非汗不能解，续命汤加牛杜穿。

【通气散、活络丹】 气滞闪挫通气散，木陈穿索草茴牵，血瘀不移如锥刺，日轻夜重活络丹。

【苍柏散、煨肾散】 湿热热注足苍柏，二妙牛杜己瓜，腰如物复湿痰畜，煨肾椒盐遂有功。

【通关丸】 热实不化大便硬，癃闭八正木香痓，阳虚不化多厥冷，恶寒金匮肾气丸。阴虚不化发午热，不渴知柏桂通关，气虚不化不急满，倦怠懒言春泽煎。

小便闭癃遗尿不禁

【八正散】 石淋犹如硷结铛，是因湿热炼膀胱，一切热淋八正扁，通滑栀瞿草车黄。

【小蓟饮子】 血淋心遗热小肠，实热仍宜下之良，清热小蓟栀滑淡，归藕通蒲草地黄。

【海金沙散、鹿角霜丸】 膏淋尿浊或如涕，精溺俱出海草滑，热盛八正加苍术，虚用秋苓鹿角佳。

【加味八正散】 气淋肺热难清肃，八正石韦木葵沉，内伤气虚不能化，五苓益气自通神。

【补中益气汤合五苓散、清心莲子饮】 劳淋内伤补中苓，肾气知柏过淫成，劳心清心莲地骨，芪芩车麦草参苓。

【琥珀散】 痰淋七气白丸子，热燥清热用滋阴，诸淋平剂琥珀木，葵蓄通滑归郁金。

【桂附地黄丸、补中益气汤加白果方、坎离既济汤加山萸肉五味子方】 遗尿不禁淋尿白，桂附补中白果煎，补之不应或尿赤，生地知柏萸味攒。

大便燥结

【温脾汤、握药法】 热实脾约三承气，寒实备急共温脾，大黄姜附桂草朴，寒虚硫半握药医，虚燥益气硝黄入，血燥润肠与更衣，气燥四磨参利膈，风燥搜风顺气宜。

妇科心法要诀

调经门

【四君子汤、异功散、六君子汤、香砂六君子汤、七味白术散、参苓白术散、归脾汤、逍遥

散、八珍汤、十全大补汤、双和饮、养荣汤、理中汤】 补养元气四君子，参苓术草枣生姜，异功加陈兼理气，虚痰橘半六君汤。呕吐香砂六君子，渴泻七味藿葛香。脾泻参苓白术散，薏桔山莲砂扁方。思虑伤脾损心血，归脾归芪枣远香，减参加柴归芍薄，逍遥调肝理脾方。合物八珍兼补血，芪桂十全大补汤，去参苓术双和饮，去芎加陈养荣汤。脾胃虚寒吐且泻，理中减苓加干姜。

【四物汤、桂枝四物汤、麻黄四物汤、柴胡四物汤、玉烛散】 妇人血病主四物，归芎白芍熟地黄，血瘀改以赤芍药，血热易用生地黄，表热有汗合桂草，表热无汗合麻黄，少阳寒热小柴并，阳明热合调胃汤。

【芩连四物汤、地骨皮饮、胶艾四物汤、芩术四物汤、桃红四物汤、当归补血汤、圣愈汤、姜芩四物汤、佛手散、芎归汤】 先期实热物芩连，虚热地骨皮饮丹，血多胶艾热芩术，逐瘀桃红紫块粘，血少浅淡虚不摄，当归补血归芪先。虚甚参芪圣愈补，血滞姜芩丹附延，逐瘀芎归佛手散，又名芎归效若仙。

【过期饮】 过期血滞物桃红，附莪桂草木香通，血虚期过无胀热，双和圣愈及养荣。

【加味地骨皮饮、六神汤】 经来身热有表发，内热地骨加胡连，经后六神加芪骨，逍遥理脾而清肝。

【羌桂四物汤、黄芪建中汤】 经来身痛有表发，无表四物羌桂枝，经后血多黄芪建，芪桂芍草枣姜饴。

【当归建中汤、加味乌药散、琥珀散】 经后腹痛当归建，经前胀痛气为殃，加味乌药汤乌缩，延草木香香附榔。血凝碍气疼过胀，本事琥珀散最良，棱莪丹桂延乌药，寄奴当归芍地黄。

【大温经汤、吴茱萸汤】 胞虚寒病大温经，来多期过小腹疼，归芎芍草人参桂，吴丹胶半麦门冬。不虚胞受风寒病，吴茱萸汤更加风，藁细干姜茯苓木，减去阿胶参芍芎。

【三黄四物汤、犀角地黄汤】 经前吐衄为热壅，三黄四物大芩连，经后吐衄仍有热，犀角地黄芍牡丹。

经闭门

【三和汤】 石瘕带表吴茱萸，攻理琥珀散最宜，胞闭三和汤四物，硝黄连薄草芩栀。

【六味地黄汤】 胃热烁血玉烛散，失血血枯养荣汤。地黄汤治房劳损，萸药苓丹泽地良。乳众血枯经若闭，须用十全大补方。

【劫劳散】 月水不行蒸潮汗，食减咳嗽血风劳，劫劳散用参苓芍，归地甘芪半味胶。

【芩心丸、益阴煎】 经断复来血热甚，芩心醋丸温酒吞，益阴知柏龟生地，缩砂炙草枣姜寻。血多热去伤冲任，十全大补与八珍。暴怒忧思肝脾损，逍遥归脾二药斟。

【大黄䗪虫丸、泽兰叶汤、柏子仁丸】 室女经闭多血结，大黄䗪虫桃杏仁，虻蛭蛴螬甘草芍，干漆生地及黄芩。不足泽兰归草芍，柏子仁丸用柏仁，熟地泽兰牛卷续，相兼久服自然行。师尼寡妇逍遥散，附兰丹地郁栀芩。

崩漏门

【荆芩四物汤】 崩漏血多物胶艾，热多知柏少芩荆，漏涩香附桃红破，崩初胀痛琥珀灵，日久气血冲任损，八珍大补养荣宁，思虑伤脾归脾治，伤肝逍遥香附青。

【补中益气汤、益胃升阳汤】 气陷补中益气举，保元升柴归术陈，益胃升阳加芩曲，腹痛加芍嗽减参。

【调经升阳除湿汤】 夹水水泻不甚弱，调经升阳除湿汤，芪草升柴归苍术，羌独藁本蔓荆防。

【失笑散、地榆苦酒煎】 杀血心统失笑散，蒲黄五灵脂定疼，崩血不已防滑脱，地榆苦酒煎止崩。

带下门

【加味四物汤】 胞中冷痛乃寒湿，四物附子桂姜宜，臭腥兼合知柏用，久滑升柴龙牡脂。

【清白散】 带下湿热清白散，四物姜炭草柏椿，赤榆荆芩湿二术，滑加龙牡久合君。

【导水丸、万安丸】 带下有余皆湿化，少腹胀疼污水绵，导水牵滑芩军热，万安牵椒茴木寒。

【威喜丸、固精丸】 瘀化疮脓浊淫病，虚实寒热酌其宜，威喜蜡苓固精菟，韭味桑苓龙牡脂。

癥瘕积痞痃癖诸证门

【大七气汤】 妇人一切症瘕病，上下攻疼七气汤，藿香益智棱莪术，甘桔青陈肉桂香。

【乌药散】 经行产后食生冷，脏气相搏结块形，牢固不移日渐长，开滞消积温散行。乌药散乌桃莪术，木香当归青桂心。

【血竭散】 乘脏虚兮风冷干，饮食内与血相搏，因成血症坚牢固，胁腹胀痛热而烦，少食多忘头汗出，血竭归芍蒲桂延。

【助气丸】 三焦痞满胸膈闷，气不宣通助气清，白术三棱蓬莪术，枳壳槟榔香与陈。

【开郁正气散】 积聚通用正元散，苓术青陈曲麦延，香砂海粉楂甘桔，痰饮食积血气搏。

【桃奴散】 腹中瘀血未成形，面黄发热腹胀疼，产后经来风冷客，血室之内有瘀停。产后恶露失笑散，经闭瘀凝玉烛攻，血蛊桃奴猳鼠粪，延桂砂香附五灵。

【葱白散】 妇人痃癖腹肋痛，风冷血气结而成，葱白四物参苓枳，桂朴姜香青莪棱，茴香曲麦苦楝子，葱盐煎服诃黄斟。

【当归散】 妇人疝病气攻冲，胁腹刺痛当归芎，鳖甲吴萸桃仁芍，桂榔青木大黄蓬。

胎前诸证门

【保生汤】 胎气阻逆惟呕吐，无他兼证保生汤，砂术香附乌陈草，量加参枳引生姜。

【加味六君汤】 痰饮恶阻吐痰水，烦眩加味六君汤，枇杷藿香旋缩枳，热秘芩军寒桂姜。

【加味温胆汤】 热阻恶食喜凉浆，心烦愦闷温胆汤，橘半茯甘与枳竹，更加芩连芦麦姜。

【加味平胃散、延胡四物汤】 心胃痛多伤食滞，苍朴陈甘果枳曲，便秘加军倍甘草，胎动延胡四物宜。

【加味胶艾四物汤、蜜硝汤】 腹腰痛甚防胎堕，胶艾四物杜酒葱，外邪宜加羌独活，内热便秘蜜硝攻。

【加味芎归饮、导赤散、五苓散】 胞血受寒少腹疼，参吴胶艾草归芎。尿涩热甚导赤散，木通生地甘草灵。水盛阳虚五苓效，术泽肉桂茯猪苓。

【茯苓导水汤】 妊娠肿满与子气，水气湿邪脾肺间，水气浸胎喘难卧，湿气伤胎胀难堪。均宜茯苓导水治，香瓜槟腹四苓攒，桑砂苏陈胀加枳，腿脚防已喘葶添。

【知母饮】 孕妇时烦名子烦，胎热乘心知母痊，子芩知麦苓芪草，犀热参虚膏渴煎。

【紫苏饮】 胸膈胀满子悬名，喘甚由胎上逼心，紫苏饮用归芎芍，陈腹苏甘虚入参。

【羚羊角散、钩藤汤】 暴仆抽搐不识人，须臾自醒子痫名。羚羊角散防独杏，五加枣草薏苡仁，茯苓木香羚羊角，抽搐钩藤汤寄生，人参茯神归桔梗，口喎肢废中风成。

【枳桔二陈汤、桔梗汤】 妊娠咳嗽名子嗽，阴虚痰饮感风寒，痰饮二陈加枳桔，风寒桔梗汤可安。紫苏桔梗麻桑杏，赤苓天冬合贝前，久嗽阴虚宜清润，麦味地黄汤自痊。

【举胎四物汤、阿胶五苓散】 饮食如常烦不卧，不得小便转胞称，举胎救急丹溪法，四物升麻参术陈。服后探吐吐再服，不应阿胶入五苓。

【加味五淋散】 子淋频浊窘涩疼，五淋栀苓归芍芩，甘草再加生地泽，车前子滑石木通寻。

【阿胶汤、黄芪汤、银苧酒、加味四物汤】 激经无病不须治，子大能食经自停，胎漏下血多因热，四物阿胶栀侧芩。或下黄汁豆汁样，黄芪糯米苎根银，若是尿血膀胱热，四物血余共茅根。

【加味圣愈汤、加味佛手散、十圣散、加味川芎汤、益母丸】 胎伤腹痛血未下，圣愈汤加杜续砂，下血腹痛佛手散，胶艾杜续术芩加。十全续缩减苓桂，因病伤胎十圣夸，跌扑川芎调益母，怒劳逍遥地黄佳。

【独参汤、回生丹】 堕胎暴下血不止，面黄唇白独参汤，恶血不出凝胀痛，回生益母酌相当。

【佛手散、平胃散加芒硝方】 下胎缓剂佛手散，峻剂平胃加芒硝，宜热宜寒须细审，产妇虚实莫溷淆。

【八珍汤、六君子汤】 胎萎不长失滋养，气血不足宜八珍，脾虚胃弱六君子，谷化精微气血生。

【黄连煎】 腹内钟鸣与儿哭，子啼之证出偶然，空房鼠穴土能治，黄连煎汤亦可捐。

【甘麦大枣汤】 脏燥无故自悲伤，象若神灵大枣汤，甘草小麦与大枣，方出金匮效非常。

【香棱丸】 肠覃石瘕气血分，寒客肠外客子门，二证俱如怀子状，辨在经行经不行。石瘕吴萸汤最效，肠覃香棱丸若神，丁木茴香川楝子，青皮广茂与三棱。

产后门

【清魂散】 产后血晕恶露少，面唇色赤是停瘀，恶露去多唇面白，乃属血脱不须疑。虚用清魂荆芥穗，人参芎草泽兰随，腹痛停瘀佛手散，醋漆熏法总相宜。

【大岩蜜汤】 心痛厥逆爪青白，寒凝大岩蜜温行，四物去芎加独活，姜桂茱萸草远辛。因食恶食多呕吐，曲麦香砂入二陈，大便燥结小便赤，兼热饮冷玉烛冷攻。

【香桂散】 去血过多血虚痛，去少壅瘀有余疼，伤食恶食多胀闷，寒入胞中见冷形。血虚当归建中治，瘀壅失笑有奇功，伤食异功加楂曲，胞寒香桂桂归芎。

【延胡索散】 少腹痛微名儿枕，硬痛尿利血瘀疼，尿涩淋痛蓄水证，红肿须防痨疝癃。儿枕瘀血延胡散，归芍蒲桂琥珀红，蓄水须用五苓散，痨疝吴萸温散行。

【趁痛散】 产后身疼荣不足，若因客感表先形，趁痛散用归芪术，牛膝甘独薤桂心，血瘀面唇多紫胀，四物秦艽桃没红。

【丁香豆蔻散、茹橘饮】 产后呃逆胃虚寒，丁香白蔻伏龙肝，桃仁吴萸汤冲服，不应急将参附添，热渴面红小便赤，竹茹干柿橘红煎。

【二味参苏饮】 产后气喘为危候，血脱气散参附煎，败血上攻面紫黑，二味参苏夺命痊。

【枳术汤、高调中汤】 产后肿分气水血，轻浮胀满气之形，水肿喘嗽小便涩，皮如熟李血之情。气肿枳术汤最效，水肿茯苓导水灵，血肿调中归芍术，茯陈煎冲小调经。归芍珀麝辛桂没，理气调荣瘀血行。

【加味四物汤、加味异功散、生化汤】 产后发热多血伤，大法四物加炮姜，头疼恶寒外感热，四物柴胡葱白良。呕吐胀闷伤食气，异功楂曲厚朴姜，脾不化食六君子，瘀血腹痛生化汤，当归川芎丹参共，桃仁红花炮干姜。

【十全大补汤、八珍汤、当归补血汤、参附煎】 劳力发热用十全，气血两虚八珍痊，血脱躁热补血效，虚阳外越参附煎。

【当归六黄汤、黄芪汤】 虚热上蒸头汗出，治用当归六黄汤，黄芩连柏炒黑用，归芪生熟二地黄。自汗黄芪汤牡蛎，芪术苓甘麦地防，大汗不止阳外脱，大剂参附可回阳。

【加味八味汤】 新产血虚多汗出，易中风邪痉病成，口噤项强身反折，八珍芪附桂防风，摇头气促寒不止，两手撮空莫望生。

【加味八珍汤】 阴血去多阳气炽，筋无所养致抽搐，发热恶寒烦又渴，八珍丹地钩藤钩，抽搐无力戴眼折，大汗不止命将休。

【加味八珍汤、星连二陈汤、七珍散】 产后不语分虚实，痰热乘心败血冲，气血两虚神郁冒，实少虚多要辨明。虚用八珍藤菖志，痰热星连入二陈，败血冲心七珍散，芎地辛防朱蒲参。

【茯神散、加味归脾汤】 产后血虚心气弱，惊悸恍惚不安宁，养心须用茯神散，参芪地芍桂茯神，琥珀龙齿归牛膝，忧思归脾砂齿灵。

【妙香散】 产后谵狂见鬼神，败血冲心小调经，心虚闷乱妙香散，二茯参芪远志辰，甘桔木麝山药末，归地煎调效若神。

【人参当归汤】 产后血虚烦短气，人参当归汤最良，参麦归芍熟地桂，瘀血冲心失笑方，去血过多烦躁甚，须用当归补血汤。

【参麦饮、加味四物汤、竹叶归芪汤】 气虚津短参麦饮，血虚四物粉麦煎，渴甚竹叶归芪效，参术归芪竹叶甘。

【旋覆花汤、麦味地黄汤、加味佛手散】 产后咳嗽感风寒，旋覆花汤荆穗前，麻杏半苓赤芍药，五味甘草枣姜煎。虚火上炎冲肺嗽，麦味六黄滋化源，瘀血入肺佛手散，加入桃红杏贝延。

【人参泽兰叶汤】 产后口鼻黑而衄，胃绝肺败药难医，参兰丹膝生熟地，童便多冲冀万一。

【槐连四物汤、芍药汤、真人养藏汤】 热痢槐连四物效，冷热有余芍药汤，芍药芩连归木草,枳桂坠槟痛大黄。虚寒滑脱参术桂,芍药诃寇广木香,甘草粟壳名养脏,日久十全大补汤。

【人参败毒散、香连丸、加味四物汤】 有表痢用败毒散,羌独枳梗共柴前,参苓芎草姜葱引;暑湿成痢用香连,血渗大肠成血痢,四物胶榆余鲗添。

【加味生化汤、加味二陈汤、藿香正气汤】 产后疟多因瘀血,荣卫不和热寒兼,生化汤中加柴甲,痰食二陈楂朴添。外感不正正气散,陈半苓术苏朴甘,腹皮桔梗藿香芷,引加姜枣一同煎。

【三合散】 扶脾益胃六君子,谷化精微气血强,能食渐觉精神爽,调卫和荣三合良。八珍去术小柴共,随证加减效非常,病退虚羸补气血,八珍十补养荣方。

【加味十全大补汤、加味散】 产后亡血更血崩,血脱气陷并非轻,十全大补胶升续,枣仁山萸姜炭寻。若因暴怒伤肝气,逍遥栀地白茅根,瘀停少腹多胀痛,佛手失笑效如神。

【加味四物汤】 产后淋闭腹胀痛,热邪挟血渗胞中,四物蒲瞿桃仁膝,滑石甘草木香通。

【黄芪当归散、加味地黄汤】 产后小便数且白,肾虚不固自遗尿。因产伤胞多淋沥,频数补中益气宜。胞伤黄芪当归治,参芪术芍草当归,不禁六味加桂附,益智螵蛸补骨脂。

【加味芩连四物汤】 产后便血大肠热,四物芩连酒炒黑,地榆阿胶荆穗炒,蜜制升麻棕榈灰。脾虚不摄归脾效,气虚下陷补中宜。

【加味生化汤】 荣气不从逆肉理,败血留内发痈疽,只用生化加连翘,银花甘草乳没宜。切勿败毒施过剂,致令溃腐必难医。

乳证门

【加味四物汤】 产后血虚乳汁少,四物花粉不留行,木通猪蹄汤熬服,葱白煎汤乳房淋。

【涌泉散】 气脉壅塞乳胀痛,涌泉散用白丁香,王不留行天花粉,漏芦僵蚕猪蹄汤。

【免怀散、麦芽煎】 产后乳汁暴涌出,十全大补倍参芪,食少乳多欲回乳,免怀红花归芎膝,无儿食乳乳欲断,炒麦芽汤频服宜。

【消毒饮】 乳痈初起消毒饮,青芷归柴浙贝蚕,花粉银花甘草节,寒热荆防羌独添,脓成皂刺穿山甲,溃后益气养荣煎。

【栝蒌散、外敷法】 吹乳结核栝蒌散,乳没归甘用酒熬,更加皂刺名立效,已成脓溃未成消,外敷星夏蚕芷刺,草乌为末蜜葱调。

【十六味流气饮、青皮甘草散】 乳岩郁怒损肝脾,流气饮归芍参芪,芎防苏芷枳桔草,槟榔乌朴桂通随。外熨木香生地饼,青皮甘草服无时,溃后不愈须培补,十全八珍或归脾。

【鹿角散、连翘散】 妒乳甘草鹿角散,鸡子黄调炙敷之,连翘散防升元芍,敛射消黄甘杏宜。瘀血上攻乳悬证,芎归汤饮更熏鼻,不应草麻贴顶上,乳收即去莫迟迟。

前阴诸证门

【龙胆泻肝汤、熏洗法、腾熨法】 妇人疣痃两拗痛,玉门肿胀坠而疼,湿热龙胆泻肝治,导赤车前子泽泻芩。当归栀子龙胆草,气虚下陷补中升,艾防大戟熬汤洗,枳实陈皮炒热腾。

【加味逍遥散、乳香四物敷法】 阴中痛名小户嫁,痛极手足不能舒,内服加味逍遥散,四物乳香捣饼敷。

【桃仁雄黄膏】 湿热生虫阴户痒,内服逍遥龙胆方,桃仁膏合雄黄末,鸡肝切片纳中央。

【蛇床洗法、藜芦敷法】 阴挺下脱即癞疝,突物如蛇或如菌,湿热肿痛溺赤数,气虚重坠便长清。气虚补中青栀入,湿热龙胆泻肝寻,外熬蛇床乌梅洗,猪油藜芦敷自升。

【加味四物汤】 䘌蚀成疮浓水淋,时疼时痒若虫行,少腹胀闷溺赤涩,食少体倦晡热蒸,四物柴栀龙胆草,溃腐逍遥坠补中。

【乌头熏法】 阴中突肉名阴痔,或名茄子疾俗称。黄水易治白难治,乌头存性醋熬熏。内服逍遥与龙胆,补中归脾酌量行。

【温中坐药】 阴冷风寒客子脏,桂附地黄丸最宜,远志干姜蛇床子,吴萸为末裹纳之。

【膏发煎】 胃气下泄阴吹喧,《金匮》方用膏发煎,猪膏乱发同煎服,导从溺去法通元,气虚下陷大补治,升提下陷升柴添。交接出血伤心脾,伏龙肝末入归脾,《千金》桂心釜底墨,酒服方寸匕相宜。

【加味归脾汤、桂心釜墨散】 交接出血伤心脾,伏龙肝末入归脾,《千金》桂心釜底墨,酒服方寸匕相宜。

杂 证 门

【加味小柴胡汤】 热入血室经适断,邪热乘虚血室潜,寒热有时如疟状,小柴胡加归地丹。

【小柴胡汤】 热入血室经适来,昼日明了夜谵妄,无犯胃气上二焦,热随血去自无恙。

【刺期门法、清热行血汤】 热入血室成结胸,下血谵语头汗出,二者皆当刺期门,随其实取泄而去,清热行血桃红丹,灵脂地草穿山赤。

【加味小调经散】 血分血壅不能行,四肢浮肿病非轻,但使经通肿自散,红丹膝入小调经。

【加味归脾汤】 独笑独悲畏见人,神虚夜梦鬼邪侵,归脾汤调辰砂珀,定志清心魂魄宁。

【半夏厚朴汤】 妇人咽中如炙脔,或如梅核结咽间,半夏厚朴汤最效,半朴苏茯姜引煎。

【加味逍遥散】 遍身瘖瘟如丹毒,痒痛无时搔作疮,血风风湿兼血燥,加味逍遥连地方。愈后白屑肌肤强,血虚不润养荣汤。

【桂附地黄丸】 忧思郁怒肝脾损,湿热生疮长两臁,外属三阳为易治,内属三阴治每难。初起红肿败毒散,浓水淋漓补中煎,晡热阴虚宜六味,食少畏寒桂附丸。

外科心法要诀

肿疡主治类方:

【仙方活命饮】 仙方活命饮平剂,疮毒痈疽俱可医,未成即消疼肿去,已成脓化立生肌。穿山皂刺当归尾,草节金银赤芍宜,乳没天花防贝芷,陈皮好酒共煎之。

【神授卫生汤】 神授卫生表里剂,痈疽诸疮恶毒良,行瘀活血兼消肿,表里疏通实剂方。皂刺防风羌芷甲,连翘归尾乳沉香,金银石决天花粉,甘草红花共大黄。

【清热消风散】 清热消风无表里，痈疽诸毒和解方，皂刺防风陈翘粉，柴芩芎芍草芪当，银花苍术红花入，妇女还加香附良。

【乳香黄芪散】 乳香黄芪治气弱，痈疽诸毒痛难当，未成即消已成溃，归芍参芪芎地黄，乳没粟陈甘草节，更医打扑筋骨伤。

【内疏黄连汤】 内疏黄连泻里热，痈疮毒火阳盛狂，肿硬发热二便秘，烦躁干呕渴饮凉，栀翘薄草芩连桔，大黄归芍木槟榔。

【回阳三建汤】 回阳三建治阴疽，体倦身凉脉细迟，不肿不疼不红热，坚如顽石硬如皮，根平软陷无脓腐，参附归芎草茯芪，枸杞红花与紫草，独活苍朴木山萸。

【竹叶黄芪汤】 竹叶黄芪口干渴，清热补正助生津，参芪膏夏麦冬地，芍草芎归竹叶芩。

【内消散】 内消散用化诸毒，毒化从尿色变行，知贝天花乳夏芨，穿山角刺共金银。药渣捣和芙蓉叶，白蜜调敷毒即平。

【内固清心散】 内固清心防毒攻，内弱毒气入心中，焮痛热甚兼饮冷，豆粉人参冰片雄，辰砂白蔻元明粉，茯苓甘草乳香同。

【珀琥蜡矾丸】 珀琥蜡矾治痈毒，未出脓时平剂佳，预服护膜能解毒，蜡矾雄珀蜜朱砂。

【护心散】 护心散治毒内攻，烦躁口干呕逆冲，豆粉乳香朱共草，二钱调下有神功。

【透脓散】 透脓散治脓已成，不能溃破剂之平，用此可代针泻毒，角刺归芪山甲芎。

【托里消毒散】 托里消毒助气血，补正脱腐肌易生，皂角银花甘桔芷，芎芪归芍术参苓。

【神功内托散】 神功内托阴毒证，不肿不高不溃疼，参附芎归芪术芍，木香山甲草陈苓。

【复元通气散】 复元通气乳腹痈，便毒兼治耳痛聋，青陈蒌甲银翘草，一服能教毒气通。

【双解贵金丸】 双解贵金治诸毒，肿疡初起木硬坚，大黄白芷为丸服，葱酒煎送汗下痊。

【黍米寸金丹】 黍米寸金奇效方，痈疽发背服之良。乳香没药狗鲤胆，蟾硇宝麝白丁香，蜈蚣黄蜡乌金石，男乳轻雄共粉霜。

【麦灵丹】 麦灵丹治疔毒疽，鲜蟾酥与活蜘蛛，定心草共飞罗面，黄菊熬膏相合宜。

【保安万灵丹】 万灵丹治诸痹病，此药犹能治肿疡，发表毒邪从汗解，通行经络效非常，麻黄羌活荆防细，川草乌芎石斛苍，全蝎当归甘草等，天麻何首共雄黄。

肿疡敷贴类方：

【如意金黄散】 如意金黄敷阳毒，止痛消肿实良方，南陈苍柏姜黄草，白芷天花朴大黄。

【五龙膏】 五龙膏用拔脓毒，平剂五龙草银花，苤草车前子俱捣烂，小粉飞盐搅糊搽。

【四虎散】 四虎散敷阴疽痈，顽肿不痛治之平，厚似牛皮难溃腐，草乌狼毒夏南星。

【真君妙贴散】 真君妙贴硫二面，水调顽硬不痛脓，油调湿烂流血痛，靛汁泡丹酒刺风。

【二青散】 二青散用敷阳毒，肿痛红热用之消，黛药蔹薇青露芨，芷龙鲜粉大黄硝。

【坎宫锭子】 坎宫锭子最清凉，热肿诸疮并痔疮，京墨胡连熊胆麝，儿茶冰片共牛黄。

【离宫锭子】 离宫锭治诸疔毒，漫肿无头凉水涂，血竭朱砂为细末，胆矾京墨麝蟾酥。

【白锭子】 白锭专敷初起毒，痈疽疔肿与痰包，降丹银黝人中白，寒水白及醋研消。

【蝌蚪拔毒散】 拔毒散治无名毒，火毒瘟毒俱可施，寒水硝黄蝌蚪水，浸干药末水调之。

【二味拔毒散】 二味拔毒消红肿，风湿诸疮痛痒宁，一切肌肤疥痱疾，雄矾为末用茶清。

【回阳玉龙膏】 回阳玉龙阴毒证，不热不疼不肿高，军姜桂芍星乌芷，研末须将热酒调。

【冲和膏】 冲和发背痈疽毒，冷热相凝此药敷，行气疏风能活血，紫荆独芷芍菖蒲。

【铁桶膏】 铁桶膏收毒散大，周围敷上束疮根，胆矾铜绿及轻粉，五倍明矾麝郁金。

【乌龙膏】 乌龙膏用治诸毒，赤晕能收治肿疡，木鳖草乌小粉夏，凉水调敷功效良。

【神效千槌膏】 千槌膏贴诸疔毒，瘰疬臁疮蟺拱头，木鳖松香铜乳没，蓖麻巴豆杏仁投。

【马齿苋膏】 马齿苋膏只一味，杨梅发背服敷之，顽疮面肿捣汁用，妇女阴疮共黛施，湿癣白秃如灰末，丹毒蓝根相和宜。

溃疡主治类方：

【四君子汤、四物汤、八珍汤、十全大补汤、内补黄芪汤】 四君参苓白术草，四物芎归芍地黄，二方双补八珍是，更加芪桂十补汤。荣去芎加陈远味，内去术加远冬良，痛甚乳没硬穿皂，溃后诸虚斟酌方。

【异功散、六君子汤、香砂六君子汤】 四君加陈异功散，理中减苓加干姜，有痰陈半六君子，呕吐砂仁木藿香，逆加丁沈寒桂附，泻加诃蔻粟滑肠，咳桔冬味渴加葛，伤食楂曲谷麦良。

【托里定痛汤、圣俞汤、柴胡四物汤、地骨皮饮、知柏四物汤、三黄四物汤】 四物加桂乳没粟，托里定痛功效奇，圣愈四物参芪入，血虚血热最相宜。血虚寒热小柴合，惟热加丹地骨皮，阳火烦热三黄合，阴火骨蒸加柏知。

【补中益气汤、人参黄芪汤】 补中益气加麦味，溃后见证同内伤，参芪归术升柴草，麦味陈皮引枣姜，人参黄芪寒湿热，加曲苍柏减柴方。

【独参汤】 脓水过多元气馁，不生他恙独参宜，徐徐代饮无穷妙，枣莲元肉共煎之。

【温胃饮】 温胃饮治寒呃逆，内伤外感胃寒生，理中加丁沈柿蒂，寒盛吴萸附子宁。

【橘皮竹茹汤】 橘皮竹茹热呃逆，胃火气逆上冲行，橘红竹茹姜柿蒂，虚加参补热连清。

【爱胃丸】 不思饮食宜胃爱，开胃扶脾效若仙，异功山药苏梗叶，建莲白蔻米糊丸。

【清震汤】 清震汤治肾家寒，人参益智半夏攒，泽泻香附陈茯苓，附子甘草柿蒂煎。

【二神丸】 二神丸治脾肾弱，饮食不化泻黎明，肉果补脾骨脂肾，生姜煮枣肉丸成。

【加味地黄丸】 加味地黄劳伤肾，水衰津少渴良方，山萸山药丹苓泽，肉桂五味熟地黄。

【参术膏】 参术膏治大脓后，血气双补此方宗，人参白术同熟地，熬成膏服有奇功。

【八仙糕】 八仙糕用健脾胃，食少呕泄服之灵，山药人参粳糯米，蜜糖莲芡白雪苓。

洗涤类方：

【葱归溻肿汤】 葱归溻肿洗诸毒，初起将溃用之宜，洗至热痒斯为度，独芷葱归甘草俱。

【艾茸敷法】 艾茸敷法治阴疮，黑陷不痛用之良，石硫黄雄同艾煮，捣成膏敷定能康。

【猪蹄汤】 猪蹄汤治痈疽毒，已溃流脓用此方，消肿散风能止痛，芩甘归芍芷蜂羌。

膏药类方：

【万应膏】 万应膏用贴诸毒，发背痈疽对口腐化堕落，川草乌同地蔹芨，象皮桂芷芍归羌，苦参木鳖穿乌药，甘独元参定粉黄。

【绀珠膏、魏香散】 绀珠膏贴痈疽毒，流注顽臁湿痹名，瘰疬乳痈痰核块，血风头痛及牙疼。松香化入麻油内，乳没雄黄竭麝轻，随证更加魏香散，麝香魏竭乳没并。

【陀僧膏】 陀僧膏贴诸恶疮，流注瘰疬跌扑伤，陀僧赤芍归乳没，赤脂苦参百草霜，银黝桐油香油共，血竭儿茶川大黄。

【巴膏方】 痈疽发背用巴膏，象甲栀茶发竭硇，枝用桑槐桃柳杏，黄丹搅和共油熬。

【亚圣膏】 亚圣膏治破烂疮，杨梅结毒贴之良，象驴鸡鳖蛇蝉蜕，血甲槐榆艾柳桑，丹蜡麻油匀化后，竭茶乳没蛎灵襄。

【绛珠膏】 绛珠化腐主生肌，麻肉鸡黄油血余，丹蜡竭砂轻乳没，儿茶冰麝共珍珠，研细和匀随证用，乳岩须要入银朱。

【绛红膏】 绛红膏治毒已成，肿痛难消用最灵，一味银朱为细末，桐油调和贴之平。

【加味太乙膏】 太乙膏治诸般毒，一切疮伤俱贴之，白芷当归赤芍药，元麦桂没柳槐枝，大黄木鳖轻生地，阿魏黄丹乳血余。

【白膏药】 白膏专贴诸疮毒，巴豆蓖麻浸入油，活鲫虾蟇同煠后，再将官粉乳香投。

【化腐紫霞膏】 化腐紫霞膏穿毒，透脓化腐效如神，金砒潮脑螺蛳肉，粉竭麻仁巴豆仁。

【贝叶膏】 贝叶膏治溃烂疮，去腐生肌功效强，血余麻油煎渣去，下火入蜡化贴良。

【碧螺膏】 碧螺膏治疥湿疮，猪脂麻油嫩松香，再入糠青胆矾末，绿纸薄摊效非常。

麻药类方：

【琼酥散】 琼酥散是麻人药，开针不痛用蟾酥，荜拨闹羊生半夏，胡椒川椒与川乌。

【整骨麻药】 整骨麻药取箭头，不伤筋骨可无忧，麻黄姜黄胡茄子，川草乌与闹羊投。

【外敷麻药】 外敷麻药调烧酒，刀割不痛效最神，川草乌蟾椒星夏，一加荜拨一加辛。

去腐类方：

【白降丹、红升丹】 白降丹为夺命丹，拔脓化腐立时安，朱雄汞与硼砂入，还有硝盐白皂矾，若去硼盐红升是，长肉生肌自不难。

【元珠膏】 呼脓化腐用元珠，木鳖蟹螯共柳枝，驴甲草乌油内浸，煠枯巴豆麝香施。

生肌类方：

【生肌定痛散】 生肌定痛治溃烂，肿疼红热实相宜，石膏飞过辰砂用，共入冰硼细撒之。

【轻乳生肌散】 轻乳生肌治腐脱，石膏血竭乳轻冰，若然有水加龙芷，收口须添鸡内金。

【姜矾散】 姜矾最治诸疮痒,先用盐茶煎洗之,若是冷疮不收口,干姜一味撒生肌。

【腐尽生肌散】 腐尽生肌疮不敛,儿茶乳没冰麝香,血竭三七水加骨,收口珍珠共蟹黄。或用猪油溶黄蜡,调前七味贴之良,一用火煨鹿腿骨,为散生肌效甚长。

【月白珍珠散】 月白珍珠皮不长,并医汤火下疳疮。青缸轻粉珍珠共,猪髓调搽真妙方,一用鸡清倾瓦上,晒干为末撒之良。

【五色灵药】 五色灵药白用盐,黑铅硝汞皂枯矾,欲成紫色硫黄入,黄者雄黄加五钱,红去皂盐铅重用,朱砂飞尽必须添。

【生肌玉红膏】 生肌玉红膏最善,溃烂诸疮搽即收,归芷蜡轻甘紫草,瓜儿血竭共麻油。

【莹珠膏】 莹珠膏用治溃疮,定痛生肌力效强,白蜡猪脂樟冰粉,杨顽乳杖并臁疮。

【吕祖一枝梅】 吕祖一枝梅验病,定人生死印堂中,红斑肿起斯为吉,无肿无红命必终。药用五灵蓖麻子,砂银巴豆麝香雄。

头　部

【黄连消毒饮】 黄连消毒清毒火,诸般火证服最良,苏木甘草陈皮桔,芩柏人参藁二防,知母羌活独活等,连翘黄连生地黄,黄芪泽泻当归尾,服后最忌饮寒凉。

【托里透脓汤】 托里透脓治痈疽,已成未溃服之宜,参术甲芷升麻草,当归黄芪刺青皮。

【柴胡清肝汤】 柴胡清肝治怒证,宣血疏通解毒良,四物生用柴翘蒡,黄芩栀粉草节防。

【神应养真丹】 神应养真治油风,养血消风发复生,羌归木瓜天麻芍,菟丝熟地与川芎。

【海艾汤】 海艾汤治油风痒,先薰后洗善消风,菊藁蔓荆风薄穗,藿香海艾与甘松。

【祛风换肌丸】 换肌丸治白屑风,燥痒日增若虫行,风燥血分失润养,叠起白屑落复生。归芎胡麻苔术膝,菖蒲花粉草葳灵,苦参何首乌为末,煮酒跌丸绿豆形。

【润肌膏】 润肌膏擦白屑风,肌肤燥痒用更灵,酥香二油归紫草,炸焦加蜡滤搅凝。

【防风通圣散】 防风通圣治秃疮,胃经积热致风伤。连翘栀子麻黄桔,白术归芎滑石防,黄芩甘草石膏芍,薄荷荆芥并硝黄。共末酒拌晒干碾,白汤调服发汗良。

【肥油膏】 肥油膏能治肥疮,散风杀虫长发强,黄柏苦参白附子,番鳖狼毒杏仁良,藜芦当归鲤鱼胆,炸焦入蜡实奇方。

【踯躅花油方】 踯躅花油疗秃疮,驱虫止痒擦之良,踯躅花根研极烂,菜油炸枯入蜡强。

【神奇三品一条枪】 神奇三品一条枪,能医坚硬衣膜疮,雄乳白砒矾生用,研末煅炼搓条良。

【败铜散】 败铜散治溃风伤,瘙痒破津脂水疮,化铜旧罐研细末,香油调敷渗湿良。

【琥珀膏】 琥珀膏能治诸疮,活瘀解毒化腐良,定血轻朱椒蜡珀,麻油熬膏亦疗疡。

【羌活冲和汤】 冲和头风风伤目,风火寒痰四因生,日久眉棱酸痛跳,遮睛损目此能清。防风白芷细辛草,生地苍芩羌活芎,详在随加引经药,葱姜红枣水煎成。

【碧云散】 碧云散去头风证，眉棱酸痛更堪医，鹅不食草辛荑黛，芎细同研不时吸。

面　　部

【凉膈散】 凉膈散医肺胃热，口渴唇焦便燥结，芩薄栀翘石膏草，芒硝大黄苦竹叶。

【清凉消毒散】 清凉消毒去风热，芨乳雄黄花粉麝，乌药慈菇黄柏研，鸡清蜜调毒即灭。

【摩风膏】 摩风膏抹游风证，麻黄羌活白檀升，芨防归身香油泡，炸黄去渣加蜡凝。

【柴胡葛根汤】 柴胡葛根发表证，痄腮肿痛或平形，石膏花粉黄芩草，牛蒡连翘桔梗升。

【四顺清凉饮】 四顺清凉攻里强，口干便秘痄腮疮，防风栀子连翘草，归芍灯芯羌大黄。

【犀角升麻汤】 犀角升麻医颊疡，色红初起服之良，黄芩白附生甘草，白芷川芎羌活防。

【升阳散火汤】 升阳散火过敷寒，牙叉拘急木痛坚，抚蔓芍防羌独草，参柴香附葛升蚕。

【清胃散】 清胃散擦牙肿疼，姜黄白芷细辛芎，同研先以盐汤漱，后擦此药有奇功。

【中和汤】 中和汤法骨槽风，日久不消欲溃脓，芷桔参煮藿桂草，术芎归芍麦门冬。

【芩连平胃】 芩连平胃燕窝疮，除湿清热服更良，姜炒厚朴苍术草，陈皮同煎引生姜。

【碧玉散】 碧玉散搽燕窝疮，色红疙瘩津水黄，枣炭柏末香油拌，消疼止痒渗湿方。

【犀角升麻丸】 犀角升麻治雀斑，皯黵靥子亦能痊，犀升羌防白附芷，生地芎红芩草丸。

【时珍正容散】 正容散洗雀斑容，猪牙皂角紫浮萍，白梅樱桃枝鹰粪，研末早晚水洗灵。

【六味地黄丸】 六味地黄善补阴，能滋肾水并生津，萸苓山药丹皮泻，研末蜜丸服最神。

【水晶膏】 水晶膏能点黑痣，碱水浸灰入糯米，一日一夜米泡红，取出捣膏效无比。

【玉容散】 玉容散退黧皯黵，牵牛团粉蔹细辛，甘松鸽粪及莲蕊，芷术僵蚕白茯苓，荆芥独羌白附子，鹰条白扁豆防风，白丁香共研为末，早晚洗面去斑容。

项　　部

【荆防败毒散】 荆防败毒治初疮，憎寒壮热汗出良，羌独前柴荆防桔，芎枳参苓甘草强。

【托里排脓汤】 托里排脓治溃疮，排脓消肿实称强，归芍四君翘桂芷，银芪贝桔膝陈良。

【防风羌活汤】 防风羌活驱瘰方，风毒发热最为良，芎芩昆布翘蒡草，夏枯海藻薄升僵。

【海菜丸】 海菜丸治风痰疬，海藻菜与白僵蚕，梅汤为丸如桐子，米汤送下病可痊。

【升阳调经汤丸】 升阳调经医毒热，项颊瘰疬坚如铁，升葛甘芩知柏棱，黄连胆草翘术桔。

【柴胡连翘汤】 柴胡连翘医瘰疬，马刀血滞与经闭，黄芩牛蒡归柏知，瞿麦肉桂甘生地。

【鸡鸣散】 鸡鸣散治瘰疬疼，结核烦闷热相乘，粉牵硝黄为细末，井水调服便利通。

【李杲连翘散坚汤】 李杲连翘散坚汤，气毒瘰疬马刀疮，归芍柴芩棱莪草，土瓜龙胆黄连苍。

【舒肝溃坚汤】 舒肝溃坚汤开郁，筋疬石疽柴决当，夏枯陈蚕香附抚，红花芍草甲姜黄。

【散肿溃坚汤】 散肿溃坚气毒滞，马刀瘰疬耳肩交，遍颏或至颊车骨，结硬如石用之消。知藻三棱归芍草，升芩花粉柴胡梢，葛根黄连莪术桔，昆布龙胆柏连翘。

【杨氏家藏治瘰疬方】 杨氏家藏治瘰方，误食诸毒成疬疮，牵牛斑蝥僵荆芥，为末酒服量弱强。

【法制灵鸡蛋】 制灵鸡蛋治马刀，鸡子一个入斑蝥，纸封蒸熟去壳药，同饭嚼服疬可消。

【琥珀散】 琥珀散能利二便，泻毒消热最称奇，苓苓乌药车瞿麦，茵苇紫草茅翘宜。

【内消连翘丸】 内消连翘解瘰疬，妙灵与此两兼服，核桃芨射夏枯草，土瓜泽兰沙漏芦。

【附子败毒汤】 附子败毒太阳经，湿毒瘰疬漫肿疼，陈苓前草芪羌活，银花僵蔓翘防风。

【消核散】 消核散治诸瘰疬，男妇小儿用之愈，红娘糯米炒胡黄，甘草元参藻牡蛎。

【犀角丸】 犀角丸能除心火，诸般瘰疬兼目红，牵牛半生半炒用，陈薄皂角连翘青。

【夏枯草膏】 夏枯草膏医诸疬，化硬消坚理肝虚，血燥忧思肝木旺，烈药伤脾服此宜。归芍贝僵香附桔，昆红参草抚陈皮，乌药同熬加红蜜，滚水冲服戒怒急。

瘰疬未溃敷贴：

【金倍散】 金倍散敷坚瘰疬，蜈蚣末入文蛤中，纸糊晒干同麸炒，加麝研之醋调灵。

【神功散】 神功散敷湿瘰疬，嫩黄柏与川乌头，等分为末加米醋，调涂肿处即能瘳。

【李杲龙泉散】 李杲龙泉敷诸疬，瓦粉龙泉莪术棱，昆布共研为细末，滚水调涂速又灵。

【震亨贴瘰疬饼】 震亨贴瘰疬可移，蓖麻山药共研泥，不问日久并肿硬，作饼贴之效更奇。

【神效瘰疬方】 神效瘰疬实良方，疏滞消肿止痛强，未破已前用之效，白胶海螵降真香。

【龙珠膏】 龙珠膏敷疬毒疮，溃迟未溃敷之良，海藻苏木龙牙草，再加枣根共煎汤，桑石苍耳灰淋水，同煎成膏添麝香，石膏白丁轻巴豆，研入膏内涂瘰强。

瘰疬溃后方：

【蟾酥拈子】 蟾酥拈子化坚方，瘰疬将溃纳入疮，寒水石共巴豆肉，寒食面与白丁香。

【五云膏】 五云膏贴鼠疮证，瘰疬溃后共马刀，银黝油熬渣滤净，黄丹五枝搅成膏。

【绿云膏】 绿云疬破贴最神，军柏连鳖元参芩，油炸滤渣加松脂，胆汁铜绿入搅匀。

【蛇蜕膏】 蛇蜕亮贴溃后疬，专消余毒功效极，蜈蚣蜜蜂炸去渣，定粉油熬出火气。

【香贝养荣汤】 香贝养荣用四君，四物贝桔香附陈，气血两虚宜多服，筋瘰石疽效如神。

【和荣散坚丸】 和荣散坚丸消郁，开结益虚理肝脾，八珍贝桔陈香附，昆海升红枯草宜。

【阿魏化坚丸】 阿魏化坚消结聚，蟾酥丸料研末细，蜈蚣炙黄太乙膏，炖化搅匀功速极。

【独胜散】 独胜散治纽扣风，已破未破用俱灵，内只芥菜花一味，止痒消肿有奇功。

【冰硫散】 冰硫散内首硫黄，潮脑椒矾用最良，萝卜掏空药填满，油调专搽纽扣疮。

【消风散】 消风止痒散风湿，木通苍术苦参知，荆防归蒡蝉膏草，胡麻生地水煎之。

背　部

【逍遥散】 逍遥散能和气血，开郁行滞又消结，归芍苓术香柴芩，陈薄甘草清毒热。

【六郁汤】 六郁汤能开六郁，取其消痰又行气，芎缩二陈苍山栀，香附生姜兼化滞。

【一粒金丹】 一粒金丹疗恶疮，寒实不渴便燥良，木乳沉香巴豆肉，枣肉为丸服即康。

【内托黄芪散】 内托黄芪治疡虚，托里诸疮用最宜，归芍芎术陈皮桂，山甲槟榔皂刺芪。

【夺命丹】 夺命丹中粉麝香，砒矾砂竭共雄黄，蟾酥乳没兼寒水，铜绿蜗牛用最良。

【连翘消毒饮】 连翘消毒疗诸疮，能解酒毒葛大黄，红花栀桔元参草，芍芩花粉射陈当。

【国老膏】 国老膏解丹石毒，诸疮用此肿即消，甘草二斤河水泡，取汁熬膏温酒调。

【疮科流气饮】 流气饮舒痰涎壅，人参朴桔芷防风，苏芪壳桂木香草，乌药槟榔归芍芎。

【金凤化痰膏】 金凤化痰消硬坚，湿痰串注贴更痊，凤仙中白广胶醋，葱汁同熬用纸摊。

腰　部

【没药丸】 没药丸治中石疽，乳没桃芎归芍宜，川椒自然铜黄蜡，用酒服之行血瘀。

【龙胆泻肝汤】 龙胆泻肝火丹生，形如云片粟多红，芩连栀胆车归尾，生地军翘泻木通。

【除湿胃苓汤】 除湿胃苓火丹疮，脾肺湿热匏白黄，胃苓汤用通栀子，滑石防风共作汤。

【柏叶散】 柏叶散搽火丹方，大黄赤豆柏雄黄，柏叶轻粉蚯蚓粪，研末香油调更良。

眼　部

【清凉圆】 清凉圆内用川连，归尾菖蒲芍胆矾，羌活杏仁地肤子，菌毒初起洗之痊。

【翠云锭子】 翠云锭子能止血，铜绿轻杭黄连强，共为细末和成锭，菌毒切后涂之良。

【凉膈清脾饮】 凉膈清脾生地黄，连翘栀子薄荆防，石膏芩芍兼甘草，医治菌毒服即康。

【芎皮散】 芎皮散内用川芎，青皮减半用最灵，为末菊花汤调服，医治针眼自成功。

【化坚二陈丸】 化坚二陈丸消痰，周身结核服更痊，陈皮半夏茯苓草，僵蚕荷叶川黄连。

【清脾凉血汤】 清脾凉血椒粟疮，厚朴陈皮翘芍苍，蝉蜕黑参荆防草，白鲜皮与生大黄。

【泻黄散】 泻黄散治皮翻证，石膏栀子草防风，豨莶草同研细末，滚水调下有奇功。

【疏风清肝汤】 疏风清肝漏睛疮，又除肝热散风强，归芍银花芎菊草，柴翘栀子薄荆防。

【黑参汤】 黑参汤治大眥疼，内生努肉实火成，苦参栀菊黄连壳，草决车防大黄升。

【决明散】 决明努肉虚火攻，玉竹黄连枳壳芎，车前子青葙羚羊草，研末水调最有功。

鼻　部

【千金漏芦汤】 千金漏芦湿疽发，色紫坚疼效更嘉，漏芦枳壳硝黄草，麻芩白蔹翘升麻。

【奇授藿香丸】 奇授藿香鼻渊流，浊涕淋漓久不休，猪胆汁合藿香末，苍耳汤下患可瘳。

【天罗散】 天罗虫蚀脑髓中，头痛鼻流血水腥，丝瓜根烧研细末，黄酒调服惯杀虫。

【泽泻散】 泽泻散治鼻䘌患，脓汁浸淫肺火毒，泽泻郁金栀草末，甘草煎汤调送服。

【青蛤散】 青蛤散涂鼻䘌消，蛤粉青黛煅石膏，轻粉黄柏研极细，香油拌块凉水调。

【黄芩汤】 黄芩汤医肺火盛，鼻内生疮赤肿疼，芩草麦冬桑栀翘，赤芍桔梗薄荷荆。

【辰砂定痛散】 辰砂定痛鼻疮干，冰片胡连膏煅研，油纸捻药入鼻孔，消疼散热效通仙。

【黄连膏】 黄连膏润诸燥疮，归尾生地柏姜黄，油炸去渣加黄蜡，布滤搅凝涂抹强。

【辛夷清肺饮】 鼻痔辛夷清肺饮，辛草膏知栀子芩，枇杷升麻百合麦，或加羌活翘薄斟。

【枇杷清肺饮】 枇杷清肺枇杷叶，参草黄连桑白皮，黄柏同煎食远服，肺风粉刺尽皆宜。

【颠倒散】 颠倒散敷功效极，大黄硫黄各研细，等分再匀凉水调，专医酒皻肺风刺。

【麻黄宣肺酒】 麻黄宣肺酒皻鼻，血热上注外寒瘀，麻黄并根入酒泡，重汤煮饮效不虚。

【凉血四物汤】 凉血四物皻鼻红，散瘀化滞又调荣，芩苓四物陈红草，姜煎加酒入五灵。

【栀子仁丸】 栀子仁丸皻鼻赤，紫黑缠绵皆可施，栀子为末黄蜡化，丸如弹子茶清食。

耳　部

【黄连解毒汤】 黄连解毒焮痛疮，诸般疔毒烦躁狂，黄连芩柏生栀子，四味煎服保安康。

【滴耳油】 滴耳油治耳疳证，脓净滴之效更深，核桃拧油消肿痛，冰片发散热通神。

【生地麦冬饮】 生地麦冬耳衄鲜，上焦血热是其原，各用五钱煎食后，清肺降火保平安。

【神塞丸】 神塞麝香生白矾，沈糯同研面糊丸，大如梧子薄绵裹，塞入耳鼻衄血痊。

【栀子清肝汤】 栀子清肝蕈痔挺，肾肝胃火忿怒成，芎归柴芍丹皮草，膏蒡芩连用有功。

【硇砂散】 硇砂散实有奇功，痔蕈挺在耳内生，轻片硇雄研为末，水调点痔消缩形。

【穿粉散】 穿粉散敷旋耳疮，清热渗湿油调良，轻粉研细隔纸炒，穿山甲共铅粉黄。

口 部

【柳花散】 柳花散治白口疮，黄柏青黛龙脑香，肉桂共研搽患处，虚火上炎自平康。

【赴筵散】 赴筵散医实火攻，口疮斑烂色多红，芩连栀子干姜柏，细辛同研有神功。

【冰硼散】 冰硼散治咽肿痛，口疮白点满口生，冰硼朱砂元明粉，研末搽之立见功。

【导赤汤】 导赤汤医口糜证，脾湿化热薰胃成，木通生地生甘草，竹叶煎服热自平。

【加味连理汤】 连理胃热脾虚湿，口糜臭气泻泄俱，参苓白术炙甘草，干姜黄连脾胃宜。

【少阴甘桔汤】 少阴甘桔治口糜，芎芩羌活桔陈皮，元参柴草升麻共，葱白水煎神效奇。

【姜柏散】 姜柏散搽口糜烂，黄柏干姜各细研，等分兑匀搽患处，温水漱口效如仙。

唇 部

【清凉甘露饮】 清凉甘露医茧唇，润燥止渴又生津，麦冬知草芩斛壳，枇杷银胡属地茵。

【双解通圣散】 双解通圣胃火风，疏表清里膏防荆，归芍连翘芩术桔，麻黄栀草薄滑芎。

齿 部

【清胃汤】 清胃阳明实火结，口臭相兼齿衄血，芩连生地升麻膏，丹皮同煎功效捷。

【调胃承气汤】 调胃承气实火攻，齿衄口臭用之灵，酒浸大黄芒硝草，胃热煎服立刻清。

【二参汤】 二参汤医虚火泛，龈腐渗流血水淡，人参元参各等分，水煎服下有神验。

【芦荟丸】 芦荟丸医积气盛，木麝青皮胡黄连，芜荑雷丸鹤虱草，川连同末蒸饼丸。

【小蓟散】 小蓟散搽牙衄方，蒲黄微炒百草霜，香附同研为细末，揩牙止血功效强。

【独活散】 独活风毒注牙根，龈肿嫌凉痛莫禁，羌活防风共生地，薄荷荆芥合芎辛。

【三因安肾丸】 三因安肾虚火烁，牙龈腐臭齿根摇，山药杏茴苓骨脂，胡卢巴续川楝桃。

【胡桐泪散】 胡桐泪散牙龈肿，津血宣露或出脓，细辛寒水石生地，青盐白芷共川芎。

【李杲牢牙散】 李杲牢牙擦齿病，牙龈摇动或兼疼，胆草升麻羌地骨，研末漱口搽有功。

【固齿白玉膏】 固齿白玉贴牙效，一切牙痛及动摇，官粉珍珠阳起麝，龙骨象牙黄蜡熬。

【芦荟消疳饮】 芦荟消疳清胃肝，羚膏栀子蒡胡连，银胡桔梗大黄薄，甘草元参竹叶煎。

【拔疔散】 拔疔散治诸疔毒，硇砂白矾食盐朱，等分研末搽患处，化硬搜根功效殊。

【人参茯苓粥】 人参茯苓善扶脾，饮食短少服之宜，二味研末加粳米，熬粥食之理胃虚。

【清疳解毒汤】 清疳解毒牙疳证，疹痘余毒化热成，中黄知连柴翘蒡，犀角参膏荆芥风。

【溺白散】 溺白散搽走马疳，溺垢白霜梅白矾，韭根茶叶煎汤涤，蘸洗腐肉敷药痊。

【芦荟散】 芦荟散搽牙疳烂，色紫牙摇腮硬穿，枣裹人言烧存性，再加黄柏末同研。

【勒马听徽丝】 勒马听徽疳渐蚀，牙缝腐黑急速施，油调砒麝青绵黛，泔水漱口后塞之。

【青莲膏】 青莲膏贴腐疽宜，化腐消坚效更奇，乳麝白砒轻粉黛，研末油调纸摊之。

【玉池散】 玉池疏风疗虫牙，津脓根烂漱服佳，归芷升防甘地骨，芎辛姜藁豆槐花。

舌 部

【加味二陈汤】 加味二陈疗痰包，结肿舌下形如匏，二陈汤加芩连薄，姜煎服下自然消。

【升麻汤】 升麻舌衄心火炎，小蓟茜根各两半，艾叶七钱五分加，寒水三两同研烂。

【必胜散】 必胜心热血妄行，舌生小孔涌血红，螺青研末蒲黄炒，同匀搽之自归经。

【紫雪散】 紫雪散医积热效，沈木犀羚元参草，寒水升膏朴硝加，朱冰箔研入内搅。

【清溪秘传北庭丹】 北庭丹点舌菌生，瓦松溏鸡矢人中，瓦上青苔番硇末，罐封火煅入麝冰。

【归芍异功汤】 归芍异功扶脾气，健胃又能止泻利，四君归芍广陈皮，引加灯芯是良剂。

【水澄膏】 水澄膏贴溃核验，水飞朱砂末二钱，芨蔹郁金雄黄乳，五倍同研用醋摊。

喉 部

【桐油饯】 桐油饯法导痰壅，一切喉风用最灵，半碗温水桐油入，鸡翎蘸探吐喉通。

【雄黄解毒丸】 雄黄解毒紧喉风，开关通闭火能平，巴豆去油郁金末，醋糊为丸黍粒形。

【白降雪散】 白降雪散喉风证，肿痛声难风火凝，煅煅石膏与胆矾末，焰硝硼片共元明。

【清咽利膈汤】 清咽利膈喉痛消，疏风清热蒡连翘，荆防栀桔参连草，银花芩薄大黄硝。

【甘露饮】 甘露饮清内热侵，面赤咽干生液津，天麦冬芩生熟地，枇杷斛草枳茵陈。

【鼠粘解毒汤】 鼠粘解毒酒毒闭，桔梗青皮能降气，升芩花粉草元参，栀连翘葛术防地。

【金锁匙】 金锁匙吹弄舌风，心脾火郁外寒乘，消痰逐热除疼痛，冰片僵蚕雄焰硼。

【万氏润燥膏】 万氏润燥膏神验，降火清金滋便干，猪脂炼油加白蜜，挑服失音也能痊。

【八宝珍珠膏】 八宝珍珠喉疳腐，冰麝儿茶连贝母，红褐官粉黛牛黄，脑石中白柏硼琥。

【广笔鼠粘汤】 广笔鼠粘喉癣干，初痒生苔裂痛添，生地元参花粉贝，连翘射草白僵蚕。

【清溪秘传矾精散】 矾精散用火烧砖，水湿布矾上复盘，扫霜再兑雄梅甲，研末吹喉癣自痊。

【清凉散】 清凉散吹天白蚁，胃火薰金成此疾，薄黛冰硼中白连，腐裂疼痛皆可去。

【烧盐散】 烧盐散治上腭痈，悬似葡萄色紫形，枯矾烧盐等分末，箸头蘸点消热壅。

【射干丸】 射干丸疗悬痈患，热聚成形口开难，大黄升草木鳖杏，蜜丸弹状口中含。

【牛黄清心丸】 牛黄清心锁喉毒，茯轻冰麝参雄竺，珍倍荆防桔胆星，犀角归连热退速。

【益气清金汤】 益气清金肺热攻，注喉成瘤元眼形，陈蒡芩苏苦桔贝，麦冬栀薄草参苓。

【消瘤碧玉散】 消瘤碧玉点喉瘤，开结通喉热可搜，君以硼砂冰片兑，胆矾末入患皆瘳。

胸乳部

【太乙紫金锭】 太乙紫金诸疮毒，疔肿痈疽皆可除，雄朱倍麝千金子，红芽大戟山慈菇。

【六一散】 六一散医小水癃，能除燥湿热有功，滑石甘草研成末，灯芯汤调服立通。

【内补十宣散】 内补十宣诸肿毒，已成令溃未成消，参芪桔朴芎归草，芷桂防风热酒调。

【荆防牛蒡汤】 荆防牛蒡乳外吹，寒热肿疼俱可推，银花陈草柴香附，花粉芩蒲翘刺随。

【橘叶栝蒌汤】 橘叶栝蒌吹乳证，凉袭热乳凝结成，芎芩栀草连翘等，石膏柴与陈皮青。

【栝蒌牛蒡汤】 栝蒌牛蒡胃火郁，憎寒壮热乳痈疽，青柴花粉芩翘刺，银花栀子草陈皮。

【清肝解郁汤】 清肝解郁贝茯神，四物青皮远夏陈，栀桔通苏香附草，能消乳核气郁伸。

【归脾汤】 归脾汤治脾胃怯，食少怔忡夜不安，枣远龙眼参归草，茯神芪术木香煎。

【木香饼】 木香饼消乳核方，舒通结滞功倍强，生地研烂木香末，和饼贴患熨之良。

【蒌贝散】 蒌贝散治乳结核，渐大失调变乳劳，初肿气实须服此，南星甘草共连翘。

【神效栝蒌散】 神效栝蒌没乳香，甘草当归研末良，乳劳初肿酒煎服，消坚和血是神方。

【季芝鲫鱼膏】 鲫鱼膏贴乳岩疾，肿如覆碗似堆栗，山药同研加麝香，涂于患处七日易。

【冰螺撚】 冰螺捻消诸核疬，硇砂螺肉煨白砒，再加冰片米糊捻，乳岩坚硬用之宜。

腹部

【托里散】 托里散医诸疮毒，肿甚焮疼煎服消，皂刺银花芩牡蛎，归芍硝黄花粉翘。

【山甲内消散】 山甲内消火毒结，色紫坚疼中脘疽，归尾大黄僵草节，木鳖牵牛加酒宜。

【黄连平胃散】 黄连平胃散陈甘，厚朴苍术共细研，专除湿热兼消积，能令脐水立时干。

【三妙散】 三妙散用槟榔苍，黄柏同研渗湿疮，苏合油调治湿癣，收干止痒效称强。

肋　部

【护膜散】 护膜散内二味药，白蜡白芨为细末，或酒或以米汤调，将脓预服不透膜。

【化斑解毒汤】 化斑解毒热生风，致发丹毒云片红，升膏翘蒡中黄等，黄连知母黑参同。

内 痈 部

【射干麻黄汤】 射干麻黄欬上气，肺痈喉中水鸡声，射麻生姜辛菀夏五味大枣并款冬。

【葶苈大枣汤】 葶苈大枣治肺壅，欬不得卧有痈脓，葶苈苦寒泻实热，佐枣之甘和胃经。

【千金苇茎汤】 千金苇茎肺痈欬，微热烦满吐败浊，皮肤甲错宜苇茎，薏以桃仁瓜辨合。

【桔梗汤】 桔梗汤用排余脓，肺痈吐脓米粥形，清热解毒须甘草，开浞肺气桔梗功。

【外台桔梗白散】 外台桔梗白散方，肺痈便秘服之良，桔梗贝母与巴豆，药微方大功速强。

【金鲤汤】 金鲤汤中效罕稀，法同贝母活鲤鱼，童便浸鱼重汤炖，肺痈烦热善能医。

【宁肺桔梗汤】 宁肺桔梗肺痈芪，归蒌贝壳甘桑皮，防己百合葶五味，杏知苡仁地骨宜。

【紫菀茸汤】 紫菀茸汤参犀角，款冬桑叶杏百合，阿胶甘夏贝蒲黄，专医肺痈不久卧。

【清金宁肺丸】 清金宁肺丸肺痈，陈苓桔贝参二冬，柴芩归芍黄连草，术味生熟地骨芎。

【大黄汤】 大黄汤善治肠痈，少腹坚痛脓未成，牡丹皮与大黄妙，芥子桃仁硝石灵。

【薏苡附子散】 薏苡附子散甲错，肠痈腹胀痛脉数，附子败酱薏苡仁，为末水煎空心服。

【薏苡汤】 薏苡汤治腹水声，肠痈便淋刺痛疼，牡丹皮共栝蒌子，还有桃仁薏苡仁。

【丹皮汤】 丹皮汤疗肠痈证，腹濡而痛时下脓，硝黄丹蒌桃仁共，水煎服之有奇功。

【清胃射干汤】 清胃射干汤射干，升麻犀角麦冬全，参芩大黄芒硝等，竹叶山栀胃痈痊。

【赤豆薏苡仁汤】 赤豆薏苡汤最神，甘已赤豆薏苡仁，胃痈脓成脉洪数，二钟水煎服八分。

【凉血饮】 凉血饮善治心痈，瞿荆荷芷草翘通，赤芍山栀干生地，车前子花粉麦门冬。

【升麻葛根汤】 升麻葛根汤山栀，酒毒心痈黄连宜，柴芍通芩升葛草，水煎温服不拘时。

【五积散】 五积散苍壳陈苓，麻黄半桔归芍芎，芷朴桂心干姜草，肾痈寒邪服成功。

肩　部

【蠲痛无忧散汤】 蠲痛无忧肩风毒，风袭骨缝与湿凝，番鳖归草麻黄甲，川芎乌苍半威灵。

臑　部

【菊花清燥汤】 菊花清燥石榴疽，肿硬焮红痛可医，四物柴芩知贝草，升麻地骨麦冬犀。

【白芷升麻汤】 白芷升麻医肿痛，解热除烦托肘痈，芩翘桔梗红花草，黄芪酒水各一钟。

手　部

【羌活散】 羌活散医手发背，除湿发汗把风追，升麻前独荆归草，乌药威灵桔桂随。

【雄黄散】 雄黄散治蛇头疔，紫痛根坚火毒攻，冰片蟾酥轻粉末，汲水调涂用纸封。

【雄黄牡蛎散】 雄黄牡蛎天蛇毒，指头焮红闷肿疼，二味细研加蜜水，调敷止痛效又灵。

【藜芦膏】 藜芦膏用苦参良，脂油炸滤入松香，再加枯矾雄黄搅，杀虫止痒抹瘑疮。

【祛风地黄丸】 祛风地黄除血热，鹅掌风生服即瘥，知柏蒺藜牛膝菟，独杞同研炼蜜和。

【二矾散】 二矾掌起紫白斑，矾与儿茶柏叶煎，先以桐油搽患处，油捻燃薰后洗痊。

【三油膏】 三油膏润鹅掌风，初斑渐裂燥痒攻，牛柏香油朱粉麝，蜡熬擦患火上烘。

下　部

【九龙丹】 九龙丹医悬痈毒，初起气实脓未成，木香乳没儿茶竭，巴豆蜜丸酒服灵。

【滋阴八物汤】 滋阴八物过膏粱，悬痈已溃服此方，四物丹皮花粉泻，草节便秘加大黄。

【红花散瘀汤】 红花散瘀消坚硬，便毒初起肿痛添，归刺军翘苏木甲，石决僵蚕乳贝牵。

【黄芪内托散】 黄芪内托医便毒，肿盛不消托溃良，白术归芎银皂刺，天花泻草刀同勛。

【八正散】 八正散清积火盛，小水作淋结肿疼，扁蓄军滑瞿麦草，车前子栀子木通灵。

【清肝导滞汤】 清肝导滞清肝热，玉茎肿疼小水涩，扁蓄滑石草大黄，灯芯瞿麦服通彻。

【二子消毒散】 二子消毒梅毒疳，上苓猪脂杏僵蚕，蝉膝荆防皂角子，银花肥皂猪牙煎。

【大豆甘草汤】 大豆甘草汤神方，诸般疳证洗之良，止痒消疼能解毒，赤葱槐条共熬汤。

【凤衣散】 凤衣散能敷溃疳，轻粉冰片共黄丹，化腐生肌兼止痒，鸭蛋清调痛即安。

【旱螺散】 旱螺散用易生肌，溃疳痒痛俱可医，煅螺壳与轻冰麝，香油调敷去腐宜。

【珍珠散】 珍珠散治下疳疮，清热除瘀脱腐强，连柏儿茶轻定粉，五倍象牙没乳香。

【银粉散】 银粉散医疳腐蚀，茎损梅毒烂皆施，锡炒朱砂水银入，定轻二粉对研之。

【回春脱疳散】 回春散先化黑铅，次下水银要细研，寒水硼砂轻粉入，下疳蚀烂撒之痊。

【五宝散】 五宝散朱钟乳珍，冰珀飞罗面细匀，杨梅疳疮结毒证，土苓汤调服最神。

【银杏无忧散】 银杏无忧散止痒，热滞毛际阴虱疮，铅制水银轻粉杏，芦荟雄黄狼麝香。

【清肝渗湿汤】 清肝渗湿消囊痈，小水淋漓肿痛攻，芩栀四物柴花粉，胆草灯甘泻木通。

【滋阴内托散】 滋阴内托将溃剂，囊痈欲脓托最宜，四物穿山泻皂刺，食前煎服入黄芪。

【蛇床子汤】 蛇床子汤洗囊风，止痒消风除湿灵，威灵归尾缩砂壳，土大黄与苦参葱。

【狼毒膏】 狼毒膏擦绣球风，湿痒浸淫火燎疼，椒硫槟蛤床风子，枯矾猪胆油调成。

【秦艽汤】 秦艽汤治蚌疽生，肿痛能除效可征，石菖蒲与当归片，食前葱白水煎成。

【溻痒汤】 溻痒杀虫疗阴蚀，熬汤熏洗不宜迟，苦参狼毒床归尾，猪胆威灵鹤虱施。

【银杏散】 银杏散医热下侵，轻粉雄黄制水银，杏仁枣肉绵包裹，阴痒生疮用有神。

臀　部

【滋阴除湿汤】 滋阴除湿鹳口疽，退热消痰初起宜，四物陈柴知母草，泽泻黄芩地骨皮。

【和气养荣汤】 和气养荣托锐疽，将脓煎服溃更宜，四君丹皮陈熟地，当归沉香共黄芪。

【滋肾保元汤】 滋肾保元溃后虚，敛迟脓清水淋漓，十全大补除芎芍，山萸附子牡丹皮。

【先天大造丸】 先天大造补气血，专治痈疽溃后虚，脓水清稀难收敛，参术归苓地首乌。补骨青盐骨碎补，枸杞黄精远菟丝，巴戟仙茅丁木枣，河车牛膝苁蓉俱。

【内托羌活汤】 内托羌活宜坚硬，燥湿能托臀下痈，归黄陈柏同甘草，藁本连翘苍桂风。

【一煎散】 一煎散消脏毒方，归甲甘连桃枳榔，天花皂刺红乌药，芍地元明芷大黄。

【菩提露】 菩提露消积热痛，脏毒坚疼焮肿增，水调熊胆加冰片，搽于患处毒渐轻。

【五灰散】 五灰散用鹅管毛，血余蜈甲鹿角烧，脏毒肿痛肛门内，每服五钱黄酒调。

【止痛如神汤】 止痛如神诸痔疮，风湿燥热总能防，归柏桃榔皂角子，苍术艽风泽大黄。

【田螺水】 田螺水点痔疮效，冰片装入田螺窍，少时化水取点疮，止痛消肿有奇妙。

【五倍子散】 五倍子散痔痛坠，坚硬肿疼立刻挥，轻粉冰片各研细，荔枝草入蛤中煨。

【药线】 药线芫花共壁钱，再加白扣线同煎，诸痔瘿瘤系根处，生似蕈形用此捐。

【枯痔散】 枯痔天灵盖煅淬，砒矾轻粉共蟾酥，入锅碗盖泥固煅，痔疮新久搽皆除。

【唤痔散】 唤痔散把内痔呼，刺猬皮盐麝草乌，冰片枯矾同研细，津调填入片时出。

【生熟三黄汤】 生熟三黄连柏参，苍苓厚术共归陈，榆风泽泻乌梅草，专医血箭痔如神。

【防风秦艽汤】 防风秦艽治肠风，坠肿津血最止疼，四物栀苍槐角芷，地榆枳草翘槟苓。

【苦参地黄丸】 苦参地黄粪后红，皆因酒毒热来攻，二味酒蒸蜂蜜炼，为丸水送最有功。

【脏连丸】 脏连丸用川黄连，研入猪肠煮酒煎，捣烂为丸温酒服，便血肛门坠肿痊。

【胡连追毒丸】 胡连追毒丸医痔，成漏通肠服最宜，连麝猬皮饭丸服，排尽瘀脓换好肌。

【黄连闭管丸】 黄连闭管丸穿山，石决槐花共细研，能除漏管米汤送，蜜丸麻子大一般。

【却毒汤】 却毒汤洗痔漏效，瓦松甘草蛤川椒，齿苋苍风葱枳壳，柏叶同熬加焰硝。

股　　部

【雷火神针】 雷火神针攻寒湿，附骨疽痛针之宜，丁麝二香共蕲艾，燃针痛处功效奇。

【内托黄芪汤】 内托黄芪归木瓜，羌柴翘桂地柏加，疽生膝股肝脾位，酒水煎之服最佳。

【内托酒煎汤】 内托酒煎寒湿凝，腿外少阳附骨生，归芪大力柴翘桂，升柏甘加酒水灵。

【茯苓佐经汤】 茯苓佐经足阳明，腿而焮疼烦热乘，平胃木瓜柴术半，藿泻加姜葛引经。

【附子六物汤】 附子六物风寒湿，流注脾经须服之，四肢拘急骨节痛，防己术甘苓桂枝。

【麻黄佐经汤】 麻黄佐经足太阳，风寒湿注本经伤，苍术二防羌活桂，苓甘细葛枣生姜。

【大防风汤】 大防风疗寒邪伤，附骨疽肿色如常，参术黄芪牛膝仲，四物羌甘附子姜。

【黄狗下颏方】 黄狗下颏连舌皮，入罐泥封火煅宜，豌豆粉研加白蔹，酒调臀腿疽尽医。

【槟苏散】 槟苏腹胀气不舒，股内箕门痈可除，香附木瓜陈大腹，木香羌活槟榔苏。

【当归拈痛汤】 当归拈痛腿游风，羌活人参二术升，茵蔯葛草芩知柏，苦参风泻共猪苓。

【活络流气饮】 活络流气去风强，青肿牙疳初服良，除湿清胃通经络，加减临时莫执方。苍术木瓜羌附子，山楂独膝柏麻黄，乌药干姜榔枳草，引加黑豆与生姜。

【加味二妙汤】 加味二妙行步难，青腿牙疳龈肿宣，柏苍牛膝归榔泻，木瓜乌药豆姜煎。

【搽牙牛黄青黛散】 牛黄青黛散硼砂，冰片朱砂中白加，龙骨共研为细末，牙疳肿腐此药搽。

膝　　部

【独活寄生汤】 独活寄生肝肾虚，寒湿注膝肿痛居，参苓四物防风桂，杜膝秦艽甘细宜。

【换骨丹】 换骨丹归膝枸苍,龟板风艽独萆羌,蚕沙松节茄根虎,鹤膝风生服最良。

【蜉蝣丸】 蜉蝣丸治鹤膝风,芷桂安息魏威灵,白附归羌桃乳没,膝漏骨皮芍蜜成。

【活血散瘀汤】 活血散瘀委中毒,皆因积热肿其处,归芍丹皮桃枳榔,栝蒌大黄芎苏木。

【大苦参丸】 大苦参丸人面疮,蔓苓山药芷荆防,白附芎栀何蒺皂,川草乌芪芍独羌。

胫　部

【五香流气饮】 五香流气治黄鳅,流注结核也能瘳,丁木茴沈僵藿草,银花羌独翘栝蒌。

【轻粉散】 轻粉黄丹柏陀僧,末茶乳麝共研成,湿毒流注臁疮证,化腐除湿又止疼。

【紫苏流气饮】 紫苏流气柏瓜榔,香附陈芎厚芷苍,乌药荆防甘独枳,肾气游风服最昌。

【槟榔丸】 槟榔枳壳木瓜痛,木香大黄炼蜜丸,肾气游风红肿痛,空心水送自然痊。

【三香膏】 三香轻粉乳松香,研末油调纸内藏,葱汤洗患方贴药,初起臁疮用此良。

【夹纸膏】 夹纸膏贴臁疮破,黄丹轻粉身茶没,雄黄竭倍银朱矾,油纸夹贴腐可脱。

【解毒紫金膏】 解毒紫金臁疮烂,明净松香皂矾煅,二味研末香油调,葱艾草汤先洗患。

【蜈蚣饯】 蜈蚣饯治久臁疮,皮黑下陷臭难当,桐油煎草独活芷,白面圈疮油烫强。

【黄蜡膏】 黄蜡血余竭白胶,石脂龙骨竹油调,蜈蚣饯后此膏盖,肌肉能生痛自消。

【黄芪丸】 黄芪丸治臁疮起,川乌赤豆共蒺藜,地龙川楝茴香炒,防风乌药酒糊宜。

【四生丸】 四生臁疮久缠绵,骨节多疼举动难,地龙白附僵蚕炒,草乌灵脂米糊丸。

【虎潜丸】 虎潜丸疗筋骨痿,下元虚冷精血亏,龟板琐阳膝虎胫,知柏芍陈熟地归。

【防风汤】 防风汤疗风热搏,留于血脉津汁破,附子麻黄芷木通,柴胡归桔甘羌活。

【青竹大豆油】 青竹筒截三尺长,径要寸半黑豆装,谷糠马粪烧炙筒,风疽搔痒油涂良。

足　部

【解毒济生汤】 解毒济生归远芎,花粉柴芩犀麦冬,知柏茯银红膝草,脱疽初起烦热攻。

【如圣金刀散】 如圣金刀散刃伤,血流不止撒之良,白矾枯矾松香等,共研为末罐收藏。

【阴阳二气丹】 阴阳二气丹脱疽,肾水枯干燥热欺,天麦元参甘泻味,中白冰矾柏黛宜。

【清神散】 清神散治脱疽发,闷乱心烦调服佳,豆粉牛黄甘草节,研加冰片共朱砂。

【金液戊土丹】 金液戊土茯牛黄,朱雄硝远片石菖,胡连梅肉中黄味,专治脱疽发背疮。

【雌雄霹雳火】 霹雳火治阴疽方,脱疽不疼灸更强,雌黄丁麝雄黄末,蕲艾茸搓药末良。

【华佗累效散】 华佗累效敷嵌甲,黄丹轻粉乳硇砂,橄榄核烧同碾细,香油调浓患处搽。

【牛角散】 牛角散治牛程蹇,久破脓水流不痊,松香轻粉水龙骨,牛角烧灰须用尖。

【五香汤】 五香汤善治土粟,行路劳伤血脉积,乳藿丁沈青木香,煎服舒壅功效极。

【铁粉散】 铁粉散医足冷疔,能蚀黑腐肌肉生,黄丹轻粉松香麝,香油调搽纸盖灵。

【犀角散】 犀角散医脚气疮,天麻芪枳白藓榔,乌蛇芩草风羌活,蒺藜粗末引加姜。

【漏芦汤】 漏芦汤甘槐白皮,五加白蔹白蒺藜,脚气疮疼痒津水,熬汤洗患散湿急。

【龙骨散】 龙骨散能去湿腐,脚气疮敷自然无,轻榔猪粪香油入,久远恶疮用亦除。

【解毒泻脾汤】 解毒泻脾芩蒡子,风膏苔术草通栀,田螺疱起宜煎服,清热疏风又去湿。

发无定处

【蟾酥丸】 蟾酥丸治诸疔毒,初起恶疮皆可逐,外用化腐又消坚,内服驱毒发汗速。朱砂轻粉麝雄黄,铜绿枯矾寒水入,胆矾乳没共蜗牛,丸如绿豆葱酒服。

【五味消毒饮】 五味消毒疗诸疔,银花野菊蒲公英,紫花地丁天葵子,煎加酒服发汗灵。

【化疔内消散】 化疔内消知贝甲,蚤休芨乳草天花,皂刺银花归芍酒,疔证毒轻服更嘉。

【疔毒复生汤】 疔毒复生欲走黄,头面肿浮毒内伤,银栀骨蒡翘通蛎,军刺天花没乳香。

【七星剑】 七星剑呕热兼寒,疔毒走黄昏愦添,麻黄苍耳菊豨莶,地丁香蚤半枝连。

【木香流气饮】 木香流气宣气滞,归芍芎苏桔枳实,乌药二陈芪大腹,风榔青枳泻煎之。

【解毒大青汤】 解毒大青过麦门,中黄栀子桔元参,知升竹叶石膏煅,疔疮误灸毒内侵。

【人参清神汤】 人参清神疔毒溃,陈苓地骨麦冬归,术芪柴远黄连草,益气除烦热可推。

【内托安神散】 内托安神多惊悸,疔疮针后元气虚,参麦茯菖芪术草,元参枣远味陈皮。

【立马回疔丹】 立马回疔轻蟾酥,白丁香乳麝雄朱,硇蜈金顶砒研末,疔疮用此根自除。

【九一丹】 九一丹医疔破后,根除用此把脓搜,煅石膏对黄灵药,清热生肌患自瘳。

【通经导滞汤】 通经导滞产后疾,败血流瘀肿痛积,四物枳苏香附陈,丹皮独草红花膝。

【散瘀葛根汤】 散瘀葛根瘀血凝,皆因跌扑流注成,芎半桔风羌细草,香附红花苏芷升。

【附子八物汤】 附子八物医流注,房欲伤阴外寒入,木香肉桂八珍汤,姜枣水煎食远服。

【调中大成汤】 调中大成四君芪,山药丹皮归芍宜,远藿缩砂陈桂附,能医流注溃脓稀。

【清肝芦荟丸】 清肝芦荟怒伤肝，筋结瘿瘤血燥原，四物黄连青海粉，牙皂甘昆曲糊丸。

【芩连二母丸】 芩连二母血瘤瘿，血沸寒凝微紫红，归芍羚羊生熟地，蒲黄地骨草川芎。

【加味归脾丸】 加味归脾香附参，枣远归芪乌药陈，茯神术草木香贝，消瘿除瘤脾郁伸。

【通气散坚丸】 通气散坚气瘿瘤，麦桔芎归花粉投，芩枳二陈星贝藻，香附石菖患渐瘳。

【海藻玉壶汤】 海藻玉壶汤石瘿，陈贝连翘昆半青，独活芎归甘海带，化硬消坚最有灵。

【调元肾气丸】 调元肾气缩砂石，六味地黄知麦参，归柏木香龙地骨，骨瘤服此又滋阴。

【千金指迷丸】 千金指迷丸半夏，茯苓枳壳硝同研，河水煮糊作成丸，消坚去核结痰化。

【猬皮丸】 猬皮肤黑成乌癞，心惊视物若垂毫，痒似虫行手足痹，红娘魁蛤汞矾螬，蚺桂硝黄虻蛭甲，黄连龙骨麝蜘膏，川椒滑附蜈巴豆，雷丸甘遂共斑蝥。

【大黑神膏】 大黑神膏乌癞涂，发芎连柏已川乌，雌雄巴豆矾松脂，铅粉升麻杏藜芦。

【白花蛇散】 白花蛇散体多热，刺痛声嘶白癞疴，槐子天麻蔓枳蔓，风羌威草晚蚕蛾。

【斑蝥膏】 斑蝥膏搽白癞风，蝮蛇黄酒入磁瓶，糠火煨酒取涂患，以毒攻恶癞自平。

【苦参酒】 苦参酒治乌白癞，露蜂房与刺猬皮，煎汤浸曲炊黍米，酿酒饮之恶疾离。

【神应消风散】 神应消风散疠风，身麻白屑起斑红，蝎芷人参各一两，空心酒服麻木平。

【追风散】 追风散用川郁金，皂刺大黄研末匀，初服消风次用此，风油消酒调服神。

【磨风丸】 磨风丸荙蒡麻黄，苍细芎归荆蔓防，车威天麻何羌独，追风服后用此方。

【类聚祛风散】 类聚祛风散硫黄，寒水枯矾硝蛇床，贯众细研猪脂捣，专搽遍体疠风疮。

【醉仙散】 醉仙上部疠风重，牛蒡胡麻枸蔓荆，苦参蒺藜防花粉，服加轻粉用茶清。

【通天再造散】 通天再造治疠风，败证先从下部攻，郁金大黄牵牛刺，晨服酒调面向东。

【换肌散】 换肌散治大风疮，毒攻眉脱坏鼻梁，乌梢白花蛇蚓细，鳖芷天麻芍蔓当，威灵荆菊不灰木，紫苦沙参何首菖，木贼天冬芎蒺草，胡麻苍术草乌强。

【补气泻荣汤】 补气泻荣疠虚宜，芩连参桔蚓归芪，苏地升蝎翘蔻草，桐泪蛭虻麝桃泥。

【何首乌酒】 何首乌酒大风疾，归甲松针生熟地，侧蟆五加川草乌，酒煮滋荣毒自息。

【透骨搜风散】 透骨搜风散梅毒，筋骨微疼痒皮肤，脂麻羌独豆葡萄，槐子糖茶核桃肉。

【杨梅一剂散】 杨梅一剂元气壮，上部生毒气化疮，麻黄羌芷威灵刺，银花风甲蝉大黄。

【升麻解毒汤】 升麻解毒筋骨疼，梅毒缠绵壮服灵，土苓皂刺香油服，按部须加药引经。

【归灵内托散】 归灵内托参木瓜，术银四物已天花，土苓鲜薏威灵草，梅疮体弱服堪夸。

【护面散】 护面散医梅疮现，豫服毒不攻头面，香油调药黄酒冲，只用雄黄头发煅。

【翠云散】 翠云散去疮后斑，轻粉石膏共胆矾，铜绿共研湿干撒，猪胆汁调能润干。

【鹅黄散】 鹅黄散治梅疮烂，脓秽多疼浸成片，轻粉石膏黄柏研，干撒止疼解毒验。

【护从丸】 护从丸避梅疮患，雄黄川椒各五钱，杏仁百粒酒糊入，从人服之毒不传。

【搜风解毒汤】 搜风解毒汤倒发，初肿拘急骨痛加，土苓白藓银花薏，皂角防风通木瓜。

【化毒散】 化毒散医结毒盛，破秽气实筋骨疼，大黄山甲僵归尾，蜈蚣研末酒调成。

【猪胰子汤】 猪胰汤治结毒虚，归芍天花蒌贝芪，胡麻银甲鲜藤芷，木瓜已刺草苓宜。

【西圣复煎丸】 西圣复煎丸结毒，肿块经年服自无，乳没儿茶丁血竭，阿魏白蛇面炒和。

【结毒紫金丹】 结毒紫金丹龟板，石决朱砂米饭丸，年久毒攻鼻损破，土苓汤服臭烂痊。

【天麻饼子】 天麻饼子薄甘松，雄黄白附芷苍芎，川草乌蝎防细草，结毒攻巅头痛平。

【通鼻散】 通鼻散吹结毒证，毒塞鼻中息不通，石钟乳与壶卢壳，胆矾冰片等分同。

【硫黄不二散】 硫黄不二毒攻喉，腐臭烂蚀痛不休，凉水调服疼立止，靛花少兑不须忧。

【结毒灵药】 结毒灵药化腐方，水银研砂硫雄黄，共研入罐用泥固，兜紧火升三炷香。

【铅回散】 铅回散疗筋骨痛，寒触结毒夜间重，铅化成灰兑硫黄，每服五钱酒调送。

【四物消风饮】 四物消风饮调荣，血滋风减赤色平，荆防藓蝉兼独活，柴薄红枣水煎浓。

【胡麻丸】 胡麻丸治紫白癜，除去风湿不致延，苦参白附防风草，菖蒲独活威灵仙。

【蜜陀僧散】 蜜陀僧散风湿患，入腠成癜紫白斑，雄硫轻粉蛇床子，石黄共末醋搽痊。

【浮萍丸】 浮萍丸治白驳应，晒干紫背大浮萍，蜜丸弹状豆酒服，专能发表散邪风。

【苍耳膏】 苍耳风邪侵皮肤，气血失和白驳生，连根带叶鲜苍耳，洗净熬膏酒服灵。

【乌蛇散】 乌蛇疬疡风热淫，羌活防风芎五参，栀桂秦艽通犀角，蒺藜升枳白藓芩。

【蓝叶散】 蓝叶散却赤游丹，皆因血热风邪缠，芎芍知膏生地芷，升麻柴葛杏栀甘。

【防己散】 防己丹毒始白斑，渐黄亮痛湿热原，朴硝犀角芎芩共，芪与升麻竹叶煎。

【乌药顺气散】 乌药顺气枳橘红，芷桔风僵独草芎，冷瘼游行无热痛，因毒未发受寒风。

【皂角苦参散】 皂角苦参粟疮痒，久似蛇皮肤难当，芎归何首胡麻芷，大风枸杞草乌苍，翘蒡威灵蝎白附，蒺藜天麻独蔓羌，白蛇风藤甘杜仲，人参牛膝缩荆防。

【苍术膏】 苍术膏医湿疥疮，切片入锅煮成汤，熬膏加蜜空心服，湿除热散胜群方。

【犀角饮子】 犀角饮子砂疥生，痒疼色赤出心经，芍菊元参通赤豆，菖蒲姜草水煎成。

【秦艽丸】 秦艽丸服脓疥愈，清热痒除疮自去，若参大黄风漏芦，乌蛇黄连芪蜜聚。

【当归饮子】 当归饮子脓疥久，痒添血燥不能除，四物黄芪何首草，荆防蒺入风自疏。

【绣球丸】 绣球丸用椒轻粉，樟脑雄黄矾水银，大风子研柏油兑，干疥搓擦效如神。

【臭灵丹】 臭灵丹擦脓湿疥，硫黄末共油核桃，生猪脂油各一两，水银一钱同捣膏。

【羊蹄根散】 羊蹄根散敷诸癣，羊蹄根共枯白矾，二味研末加米醋，搽患渗湿痒可痊。

【必效散】 必效大黄百药煎，川槿海桐巴豆斑，雄黄轻粉阴阳水，调搽诸癣久年顽。

【散风苦参丸】 散风苦参风湿盛，癣疮多痒肿痛兼，大黄芩独防风枳，元参栀子菊黄连。

【疏风清热饮】 疏风清热风癣患，时作痛痒极缠绵，苦参蝎刺猪牙皂，防风荆芥银花蝉。

【消风玉容散】 消风玉容绿豆面，菊花白附芷食盐，研加冰片代肥皂，风除癣去最为先。

【升麻消毒饮】 升麻消毒却风湿，归芍银花蒡翘栀，羌芷红花防草桔，黄水浸淫服渐失。

【金不换正气散】 正气散因山瘴感，伏久生疸身战寒，平胃散加半夏曲，藿香姜枣服平安。

【生化汤】 生化汤宜产后疸，通滞和荣又补虚，归芎姜炭炙甘草，桃仁酒服善消瘀。

【清魂散】 清魂产后风邪侵，荆芥川芎与人参，炙甘泽兰同作剂，能疏表证效通神。

【回生丹】 回生产后存恶露，致发痈疽服可逐，除热活瘀荣卫和，红花大黄豆苏木，八珍羌萸棱延胡，乌药青陈榆香附，乳没蒲黄良膝瓜，木香灵脂桃苍术。

【雄黄解毒散】 雄黄解毒寒水石，白矾四两共研之，血风疮生粟米痒，滚水调敷渗毒湿。

【地黄饮】 地黄饮治血风疮，痒盛不眠血燥伤，首乌丹皮生熟地，黑参归蒺草红僵。

【秦艽牛蒡汤】 秦艽牛蒡风留肤，痦瘤生如麻豆形，枳壳麻黄犀角镑，黄芩风草黑参升。

【解毒泻心汤】 解毒泻心汤火赤，芩连牛蒡木通知，石膏栀子防风草，元参荆芥与滑石。

【清脾除湿饮】 清脾除湿天疱疾，赤苓二术芩生地，麦冬栀子草连翘，茵陈元明同作剂。

【石珍散】 石珍散去火邪害，天疱破撒自康泰，一两轻粉煅石膏，三钱黄柏加青黛。

【清肌渗湿汤】 清肌渗湿疮猫眼，脾湿热郁外寒缠，平胃柴胡通泻芷，升麻白术栀黄连。

【如圣膏】 如圣膏用归巴豆，二味一同入香油，煠枯加蜡添轻粉，凝搽风疳功即收。

【搜风顺气丸】 搜风顺气车前子，萸药大黄膝菟丝，羌独火麻榔枳郁，服去风邪血燥滋。

【三白散】 三白散敷漆疮消，轻粉铅粉煅石膏，去热解毒功效速，研匀须用韭汁调。

【凉血地黄汤】 凉血地黄心火盛，毛孔血溢不归经，黄连归草芩栀子，元参煎服效通灵。

【桃花散】 桃花止血最为良，一两五钱生大黄，半升石灰相并炒去军研筛水调强。

【花蕊石散】 花蕊石散止血强，草乌星芷厚苏羌，没轻龙骨细檀麝，苏木乳归含降香。

【金蝉散】 金蝉溃疮受毒水，肿痛或因木刺伤，虾蟆胡椒皂角子，火煅烟尽研撒良。

【蝉花散】 蝉花散疗诸疮秽，夏月生蛆蝇近围，蛇蜕细辛蝉蜕黛，酒调蛆化蝇畏飞。

《温证论治》简介

《温证论治》清人叶桂著，叶氏清江苏吴县人，生于清康熙六年，卒于乾隆十一年。字天士，号香岩。其祖父叶时、父叶朝采，皆以儿科知名，桂十二岁从父学医，父殁后，遍访名医，遂名噪一时，特对于"温病"一科，贡献于后人者尤大。一生忙于诊务，著述不多，今所存者，大都为医案及医论，据传皆乃门人弟子及后人采辑而成，唯《温证论治》一书，为温病理法方药结合性著作，首刊于清乾隆五十七年唐笠山（大烈）创刊之《吴医汇讲》卷一中。

详该书卷一第二篇题前云："叶天士，名桂，号香岩。世居阊门外下塘。所著《温证论治》二十则，乃先生游于洞庭山，门人顾景文，随之舟中，以当时所语，信笔录记，一时未加修饰，是以辞多佶屈，语亦稍乱，读者不免晦目。烈不揣冒昧，窃以语句少为条达，前后少为移掇，惟使晦者明之。至先生立论之要旨，未敢稍更一字也。"

此书问世后，复有清代道光年章虚谷之《医门棒喝》、咸丰年王孟英《温热经纬》、道光年宋兆淇《南病别鉴》等书中，皆收有此文，并加以注释，惟文字少有差异。后有《续选临证指南》一名《种福堂续选临证指南》，亦将此文附入，但均不曾言及顾景文游洞庭事。

此文所论温病诸说，实为经验之谈，为历来医家所注目。

今据《吴医汇讲》文选录于下，以便诵读。

温 证 论 治

清・叶桂

温邪上受，首先犯肺，逆传心包。肺主气属卫；心主血属营。辨营卫气血，虽与伤寒同；若论治法，则与伤寒大异。盖伤寒之邪，留恋在表，然后化热入里；温邪则化热最速。未传心包，邪尚在肺。肺合皮毛而主气，故云在表。初用辛凉轻剂。挟风加薄荷、牛蒡之属；挟湿加芦根、滑石之流。或透风于热外；或渗湿于热下。不与热相搏，势必孤矣。不尔，风挟温热而燥生，清窍必干，谓水主之气，不能上荣，两阳相劫也；湿与温合，蒸郁而蒙蔽于上，清窍为之壅塞，浊邪害清也。其病有类伤寒，验之之法，伤寒多有变症；温热虽久，总在一经为辨。

前言辛凉散风，甘淡驱湿，若病仍不解，是渐欲入营也。营分受热，则血液受劫，心神不安，夜甚无寐，或斑点隐隐，即撤去气药。如从风热陷入者，用犀角、竹叶之属；如从湿热陷入者，用犀角、花露之品。参入凉血清热方中。若加烦躁、大便不通，金汁亦可加入。老年及平素有寒者，以人中黄代之，急速透斑为要。若斑出热不解者，胃津亡也，主以甘寒，重则如玉女煎；轻则梨皮、蔗浆之类。或其人肾水素亏，病虽未及下焦，每多先自徬徨，此必验之于舌，如甘寒之中加入咸寒，务在先安未受邪之地，恐其陷入耳。若其邪始终在气分流连者，可冀其战汗透邪，法宜益胃，令邪与汗并，热达腠开，邪从汗出。解后，胃气空虚，当肤冷一昼夜，待气还自温暖如常矣。盖战汗而解，邪退正虚，阳从汗泄，故渐肤冷，未必即成脱症。此时宜安舒静卧，以养阳气来复。旁人切勿惊惶，频频呼唤，扰其元气。但诊其脉若虚软和缓，虽倦卧不语，汗出肤冷，却非脱症；若脉急疾，躁扰不卧，肤冷汗出，便为气脱之症矣。更有邪盛正虚，不能一战而解，停一二日再战汗而愈者，不可不知。

再论气病有不传血分，而邪留三焦，犹之伤寒中，少阳病也。彼则和解表里之半；此则分消上下之势。随证变法，如近时杏、朴、苓等类；或如温胆汤之走泄。因其仍在气分，犹有战汗之门户，转疟之机括也。大凡看法，卫之后，方言气，营之后，方言血。在卫，汗之可也。到气，才宜清气，乍入营分，犹可透热，仍转气分而解。如犀角、元参、羚羊等物是也。至入于血，则恐耗血动血，直须凉血、散血。如生地、丹皮、阿胶、赤芍等物是也。若不循缓急之法，虑其动手便错耳。且吾吴湿邪害人最多，如面色白者，须要顾其阳气，湿胜则阳微也。如法应清凉，用到十分之六七，即不可过凉。盖恐湿热一去，阳亦衰微也。面色苍者，须要顾其津液。清凉至十分之六七，往往热减身寒者，不可便云虚寒，而投补剂，恐炉烟虽熄，灰中有火也，须细察精详，方少少与之。慎不可漫然而进也。又有酒客，里湿素盛，外邪入里与之相搏。在阳旺之躯，胃湿恒多，在阴盛之体，脾湿亦不少，然其化热则一。热病救阴易，通阳最难。救阴不在补血，而在养津与测汗。通阳不在温，而在利小便，较之杂症有不同也。

再论三焦不从外解，必致里结。里结于何？在阳明胃与肠也。亦须用下法，不可以气血之分，谓其不可下也。惟伤寒热邪在里，劫烁津液，下之宜猛；此多湿热内搏，下之宜轻。伤寒大便溏，为邪已尽，不可再下；湿温病大便溏为邪未尽，必大便硬，乃为无湿，始不可再攻也。再人之体，脘在腹上，其位居中，按之痛；或自痛；或痞胀；当用苦泄，以其入腹近也。必验之于舌，或黄或浊，可与小陷胸汤或泻心汤，随证治之。若白不燥；或黄白相兼；或灰白不渴；慎不可乱投苦泄。其中有外邪未解里先结者；或邪郁未伸；或素属中冷者；虽有脘中痞痛，宜从开泄，宣通气滞以达归于肺，如近世之杏、蔻、橘、桔等，轻苦微辛，具流动之品可耳。又有舌上白苔黏腻，吐出浊厚涎沫者，其口必甜，此为脾瘅，乃湿热气聚，与谷气相搏，土有余也，盈满则上泛，当用佩兰叶，芳香辛散以逐之。若舌上苔如碱者，胃中宿滞，挟浊秽郁伏。当急急开泄，否则闭结中焦。不能从募原达出矣。

再舌苔白厚而干燥者，此胃燥气伤也。滋润药中加甘草，令甘守津还之意。舌白而薄者，外感风寒也，当疏散之。若薄白而干者，肺液伤也，加麦冬、花露、芦根汁等轻清之品。为上者上之也。若苔白而底绛者，湿热伏也，当先泄湿透热，防其即干也。此可勿忧，再从里而透于外，则变润矣。初病舌即干，神不昏者，宜急养正，微加透邪之药。若神已昏，此内匮，不可救药矣。

前云舌黄或浊，当用陷胸、泻心，须要有地之黄，若光滑者，乃无形湿热，已有中虚之象，大忌前法。其脐以上为大腹，或满或胀或痛，此必邪已入里，表症必无，或存十之一二。亦须验之于舌，或黄甚，或如沉香色，或如灰黄色，或老黄色，或中有断纹。皆当下之，如小承气汤，用槟榔、青皮、枳实、元明粉、生首乌等皆可。若未现此等舌，不宜用此等药。恐其中有湿聚太阴为满；或寒湿错杂为痛；或气壅为胀，又当以别法治之矣。

再黄胎不甚厚而滑者，热未伤津，犹可清热透表。若虽薄而干者，邪虽去而津受伤也。苦重之药当禁，宜甘寒轻剂养之。

再论其热传营，舌色必绛。绛，深红色也。初传，绛色中兼黄白色，此气分之邪未尽也，泄卫透营，两和可也；纯绛鲜泽者，包络受邪也，宜犀角、鲜生地、连翘、郁金、石菖蒲等清泄之。延之数日，或平素心虚有痰，外热一陷，里络即闭，非菖蒲、郁金等所能开，须用牛黄丸、至宝丹之类以开其闭，恐其昏厥为痉也。

再论舌绛而干燥者，火邪劫营，凉血清血为要。色绛而舌心干者，乃心胃火燔，劫烁津液，即黄连、石膏亦可加入。其有舌心独绛而干者，亦胃热而心营受灼也，当于清胃方中加入清心之品，否则延及于尖，为津干火盛之候矣。舌尖独绛而干，此心火上炎，用导赤散泻其腑。若烦渴烦热，舌心干，四边色红，中心或黄或白者，此非血分也，乃上焦气热烁津，急用凉膈散，散其无形之热，再看其后转变可也。慎勿用血药，反致滋腻留邪。至舌绛望之若干，手扪之原有津液，此津亏湿热熏蒸，将成浊痰，蒙闭心包也；舌色绛而上有黏腻似苔非苔者，中挟秽浊之气，急加芳香逐之；舌绛而抵齿，难伸出口者，痰阻舌根，有内风也；舌绛而光亮者，胃阴亡也，急用甘凉濡润之品；舌绛而有碎点黄白者，将生疳也；大红点者，热毒乘心也，用黄连、金汁；其有虽绛而不鲜，干枯而痿者，此肾阴涸也，急以阿胶、鸡子黄、地黄、天冬等救之，缓则恐涸极而无救也。

再有热传营血，其人素有瘀伤宿血在胸膈中，舌色必紫而暗，扪之潮湿，当加散血之品，如琥珀、丹参、桃仁、丹皮等，否则瘀血与热相搏，阻遏正气，遂变如狂发狂之症。若紫而肿大者，乃酒毒冲心；紫而干晦者，肾肝色泛也，难治。

舌若淡红无色，或干而色不荣者，乃是胃津伤而气无化液也。当用炙甘草汤，不可用寒凉药。

再有不拘何色舌生芒刺者，皆是上焦热极也，当用青布拭冷薄荷水揩之，即去者轻，旋即生者险矣。

舌苔不燥，自觉闷极者，属脾湿盛也；或有伤痕血迹者，必问曾经搔挖否？不可以有血，而便为枯症，仍从湿治可也。再有神情清爽，舌胀大不能出口者，此脾湿胃热，郁极化风，而毒延于口也，用大黄磨入当用剂内，则舌胀自消矣。

舌无苔而有如烟煤隐隐者，慎不可忽视。如口渴烦热而燥者，平时胃燥也，不可攻之，宜甘寒益胃；若不渴，肢寒而润者，乃挟阴病，宜甘温扶中。此何以故？外露而里无也。

舌黑而滑者，水来克火，为阴症，当温之；若见短缩，此肾气竭也，为难治。惟加人参、五味子，或救万一。舌黑而干者，津枯火炽，急急泻南补北；若黑燥而中心厚者，土燥水竭，急以咸苦下之。

若舌白如粉而滑，四边色紫绛者，温疫病初入募原，未归胃腑，急急透解，莫待传入而为险恶之症。且见此舌者，病必见凶，须要小心。凡斑疹初见，须用纸燃照看胸背两胁，点大而在皮肤之上者为斑；或云头隐隐，或琐碎小粒者为疹。又宜见而不宜多见。按方书谓斑色红者属胃热，紫者热极，黑者胃烂，然亦必看外症所合，方可断之。春夏之间，湿病俱发，斑疹为甚，如淡红色，四肢清，口不甚渴，脉不洪数，此非虚斑，即属阴斑，或胸前微见数点，面赤足冷，或下利清谷，此阴盛格阳于上，当温之。若斑色紫而点小者，心包热也；点大而紫，胃中热也。斑黑而光亮者，热毒极炽，虽属不治，然其人气血充者，根据法治之，或有可救；若黑而晦者必死。黑而隐隐四旁赤色者，乃火郁内伏，大用清凉透发，间有转红而可救者。又有夹斑带疹，皆是邪之不一，各随其部而泄。然斑属血者恒多，疹属气者不少。斑疹皆是邪气外露之象，发出之时，宜神情清爽，方为外解里和。视如斑疹出而昏者，此正不胜邪而内陷，或胃津内涸之候矣。

再有一种白痦，小粒如水晶色者，此湿热伤肺，邪虽出而气液枯也，必得甘药补之。若未至久延，气液尚在未伤，乃为湿郁卫分，汗出不彻之故，当理气分之邪。枯白如骨者多凶，气液竭也。

再温热之病，看舌之后，亦须验齿。齿为肾之余，龈为胃之络，热邪不燥胃津，必耗肾液，且二经之血，走于此处。病深动血，结瓣于上，阳血色紫，紫如干漆；阴血色黄，黄如酱瓣。阳血若见，安胃为主；阴血若见，救肾为要。然豆瓣色者多险，惟症尚不逆者犹可治，否则难治矣。此何故耶？盖阴下竭、阳上厥也。

齿若光燥如石者，胃热甚也，证见无汗恶寒，卫偏胜也，辛凉泄卫透汗为要。若如枯骨色者，肾液枯也，为难治。若上半截润，水不上承而心火上炎也，急急清心救水，俟枯处转润为妥。若咬牙啮齿者，湿热化风，痉病；但咬牙者，胃热气走其络也；咬牙而脉证皆衰者，胃虚无谷以内荣也。此何以故？虚则喜实也。舌本不缩而硬，牙关咬定难开者，此非风痰阻络，即欲作痉症。用酸物擦之即开，酸走筋，木来泄土故也。

若齿垢如灰糕样者，胃气无权，津亡而湿浊用事，多死。初病齿缝流清血，痛者为胃火冲激；不痛者为龙火内燔。齿焦无垢者死；齿焦有垢者，肾热胃劫也，当微下之，或玉女煎清胃救肾可也。

再妇人病温与男子同，但多胎前产后，以及经水适来适断。大凡胎前病，古人皆以四物加减用之，谓恐邪来害妊也。如热极者，有用井底泥及蓝布浸冷覆盖腹上等，皆是护胎之意。然亦须看其邪之可解而用之。如血腻之药不灵，又当审察，不可固执，仍宜步步保护胎元，恐正损邪陷也。至于产后，方书谓慎用苦寒，恐伤已亡之阴也。然亦要辨其邪能从上中解者，稍从症用之，亦无妨也。不过勿犯下焦，且属虚体，当如虚怯人病邪而治。况产后当血气沸腾之际，最多空窦，邪必乘虚内陷，虚处受邪，为难治也。如经水适来适断，邪将陷于血室，少阳伤寒，言之详悉，不必多赘。但数动与正伤寒不同。仲景立小柴胡汤提出所陷热邪，参、枣以扶胃气，因冲脉隶属阳明也。此惟虚者为合治。若热邪陷入，与血相结者，当宗陶氏小柴胡汤去参、枣加生地、桃仁、楂肉、丹皮或犀角等。若本经血结自甚，必少腹满痛，轻者刺期门，重者小柴胡汤去甘药加延胡、归尾、桃仁；挟寒加肉桂心；气滞加香附、陈皮、枳壳等。然热陷血室之症，多有谵语如狂之象，与阳明胃热相似。此种病机，最须辨别。血结者身体必重，非若阳明之轻便者。何以故耶？阴主重浊，络脉被阻，身之侧旁气痹连及胸背，皆为阻窒。故去邪通络，正合其病。往往延久，上逆心包，胸中痹痛，即陶氏所谓血结胸也。王海藏出一桂枝红花汤加海蛤、桃仁，原欲表里上下一齐尽解之理，此方大有巧妙焉。

《温病条辨》简介

《温病条辨》，清吴瑭著。瑭，生于清乾隆二十三年，卒于清道光十六年。清代江苏淮阴人。早年习儒，十九岁丧父，痛不知医，乃弃举子业，专攻方术。乾隆四十八年秋，赴京师，值"四库馆"开，得读秘阁藏书，医术大进，后至乾隆五十八年，京师温疫大行，获救良多，名声大噪，有鉴于医家，墨守治伤寒之法以治温病，而不知变通，乃著《温病条辨》传于世，后遂为习温病必读之作。

读书凡例有云："晋、唐以来诸名家，其识见学问工夫，未易窥测，瑭岂敢轻率毁谤乎？奈温病一证，诸贤悉未能透过此关，多所弥缝补救，皆未能得其本真，心虽疑虑，未敢直断明确。其故皆不能脱却《伤寒论》蓝本。其心以为推戴仲景，不知反晦仲景之法。至王安道始能脱却伤寒，辨证温病，惜其论之未详，立法未备。吴又可力为卸却伤寒，单论温病，惜其立论不精，立法不纯，又不可从。惟叶天士持论平和，立法精细。然叶氏吴人，所治多南方证，又立论甚简，但有医案，散见于杂证之中，人多忽之而不深究。瑭故历取诸贤精妙，考之《内经》，参以心得，为是编之作……。"

本书自问世之后，对后世影响很大，曾有多种刊本，又有王孟英、叶子雨、郑雪堂、朱武曹、曹赤电等多家评注本，习温病者不可不读。

今选该书原文卷一至卷三上焦、中焦有关风温、温热、温疫、温毒、毒温、秋燥等条文录于后，以供习者背诵，欲深造者，当选原书细读深究。

《温病条辨》之《外感温病篇》及《湿热病篇》

清·吴鞠通

卷一 上焦篇

风温、温热、温疫、温毒、冬温

一、温病者：有风温、有温热、有温疫、有温毒、有暑温、有湿温、有秋燥、有冬温、有温疟。

二、凡病温者，始于上焦，在手太阴。

三、太阴之为病，脉不缓不紧而动数，或两寸独大，尺肤热、头痛、微恶风寒、身热，自汗、口渴或不渴，而咳，午后热甚者，名曰温病。

四、太阴风温、温热、温疫、冬温，初起恶风寒者，桂枝汤主之；但热不恶寒而渴者，辛凉平剂银翘散主之。温毒、暑温、湿温、温疟，不在此例。

桂枝汤方：桂枝六钱　芍药炒三钱　炙甘草二钱　生姜三片　大枣二枚去核

煎法、服法，必如《伤寒论》原文而后可，不然，不惟失桂枝汤之妙，反生他变，病必不除。

辛凉平剂银翘散方：连翘一两　银花一两　苦桔梗六钱　薄荷六钱　竹叶四钱　生甘草五钱　芥穗四钱　淡豆豉五钱　牛蒡子六钱

杵为散，每服六钱，鲜苇根汤煎，香气大出，即取服，勿过煎。

五、太阴温病，恶风寒，服桂枝汤已，恶寒解，余病不解者，银翘散主之；余证悉减者，减其制。

六、太阴风温，但咳，身不甚热，微渴者，辛凉轻剂，桑菊饮主之。

辛凉轻剂桑菊饮方：杏仁二钱　连翘一钱五分　薄荷八分　桑叶二钱五分　菊花一钱　苦梗二钱　甘草八分　苇根二钱

水二杯，煮取一杯，日二服。二三日不解，气粗似喘，燥在气分者，加石膏、知母；舌绛，暮热，甚燥，邪初入营，加元参二钱，犀角一钱；在血分者，去薄荷、苇根，加细生地、麦冬、玉竹、丹皮各二钱；肺热甚加黄芩；渴者加花粉。

七、太阴温病，脉浮洪，舌黄，渴甚，大汗，面赤，恶热者，辛凉重剂白虎汤主之。

辛凉重剂白虎汤方：生石膏一两(研)　知母五钱　生甘草三钱　白粳米一合

水八杯，煎取三杯，分温三服，病退，减后服，不知，再作服。

八、太阴温病，脉浮大而芤，汗大出，微喘，甚至鼻孔扇者，白虎加人参汤主之；脉若散大者，急用之，倍人参。

白虎加人参汤方：即于前方内，加人参三钱。

九、白虎本为达热出表，若其人脉浮弦而细者，不可与也；脉沉者不可与也；不渴者不可与也；汗不出者，不可与也；常须识此，勿令误也。

十、太阴温病，气血两燔者，玉女煎去牛膝加元参主之。

玉女煎去牛膝熟地加细生地元参方：生石膏一两　知母四钱　元参四钱　细生地六钱

麦冬六钱

水八杯，煮取三杯，分二次服，渣再煮一锺服。

十一、太阴温病，血从上溢者，犀角地黄汤合银翘散主之。有中焦病者，以中焦法治之。若吐粉红血水者死不治；血从上溢，脉七八至以上，面反黑者死不治；可用清络育阴法。

犀角地黄汤方(见下焦篇)：银翘散(方见前)已用过表药者，去豆豉、芥穗、薄荷。

十二、太阴温病，口渴甚者，雪梨浆沃之；吐白沫黏滞不快者，五汁饮沃之。

雪梨浆方(甘冷法)：以甜水梨，大者一枚，薄切，新汲凉水内浸半日，时时频饮。

五汁饮方(甘寒法)：梨汁　荸荠汁　鲜苇根汁　麦冬汁　藕汁(或用蔗浆)

临时斟酌多少，和匀凉服，不甚喜凉者，重汤炖温服。

十三、太阴病，得之二三日，舌微黄，寸脉盛，心烦懊侬，起卧不安，欲呕不得呕，无中焦证，栀子豉汤主之。

栀子豉汤方(酸苦法)：栀子五枚(捣碎)　香豆豉六钱

水四杯。先煮栀子数沸，后纳香豉，煮取二杯，先温服一杯，得吐止后服。

十四、太阴病，得之二三日，心烦不安，痰涎壅盛，胸中痞塞，欲呕者，无中焦证，瓜蒂散主之，虚者加参芦。

瓜蒂散方(酸苦法)：甜瓜蒂二钱　赤小豆二钱(研)　山栀子二钱

水二杯，煎取一杯，先服半杯，得吐，止后服，不吐再服。虚者加入参芦一钱五分。

十五、太阴温病，寸脉大，舌绛而干，法当渴，今反不渴者，热在营中也，清营汤，去黄连主之。

渴乃温之本病，今乃不渴，滋人疑惑，而舌绛且干，两寸脉大的系温病。盖邪热入营蒸腾，荣气上升，故不渴，不可疑不渴非温病也。故以清营汤清营分之热。去黄连者，不欲其深入也。

清营汤(见暑湿门中)

十六、太阴温病，不可发汗，发汗而汗不出者，必发斑疹，汗出过多者，必神昏谵语。发斑者，化斑汤主之；发疹者，银翘散去豆豉，加细生地、丹皮、大青叶，倍元参主之。禁升麻、柴胡、当归、防风、羌活、白芷、葛根、三春柳；神昏谵语者，清宫汤主之，牛黄丸、紫雪丹、局方至宝丹主之。

化斑汤方：石膏一两　知母四钱　生甘草三钱　元参三钱　犀角二钱　白粳米一合

水八杯，煮取三杯，日三服，渣再煮一锺，夜一服。

银翘散去豆豉加细生地丹皮大青叶倍元参方：即于前银翘散内去豆豉，加细生地四钱　大青叶三钱　丹皮三钱　元参加至一两

清宫汤方：元参心三钱　莲子心五分　竹叶卷心二钱　连翘心二钱　犀角尖二钱(磨冲)　连心麦冬三钱。

加减方，热痰盛，加竹沥、梨汁，各五匙。咳痰不清，加栝蒌皮一钱五分；热毒盛，加金汁、人中黄；渐欲神昏，加银花三钱、荷叶二钱、石菖蒲一钱。

安宫牛黄丸方：牛黄一两　郁金一两　犀角一两　黄连一两　朱砂一两　梅片二钱五分　麝香二钱五分　真珠五钱　山栀一两　雄黄一两　金箔衣　黄芩一两。

上为极细末，炼老蜜为丸，每丸一钱，金箔为衣，蜡护。脉虚者，人参汤下。脉实者，银花薄荷汤下，每服一丸。兼治飞尸卒厥，五痫中恶，大人小儿痉厥之因于热者，大人病重体实

者，日再服，甚者日三服，小儿服半丸，不知，再服半丸。

紫雪丹方：滑石一斤　石膏一斤　寒水石一斤　磁石(水煮)二斤　捣煎去渣，入后药；

羚羊角五两　木香五两　犀角五两　沉香五两　丁香一两　升麻一斤　元参一斤　炙甘草半斤。

以上八味，并捣锉，入前药汁中煎。去渣，入后药；

朴硝、硝石各二斤，提净，入前药汁中，微火煎，不住手将柳木搅，候汁欲凝，再加入后二味：

辰砂三两(研细)、麝香一两二钱，研细入前药拌匀，合成。退火气，冷水调，一二钱。

局方至宝丹方：犀角一两镑　朱砂一两飞　琥珀一两研　玳瑁一两镑　牛黄五钱　麝香五钱

以安息重汤炖化，和诸药为丸，一百丸，蜡护。

十七、邪入心包，舌蹇肢厥，牛黄丸主之，紫雪丹亦主之。

十八、温毒咽痛喉肿，耳前耳后肿，颊肿、面正赤，或喉不痛，但外肿，甚则耳聋，俗名大头温，虾蟆温者，普济消毒饮去柴胡、升麻主之。初起一、二日、再去芩、连，三四日加之佳。

普济消毒饮去升麻柴胡黄芩黄连方：连翘一两　薄荷三钱　马勃四钱　牛蒡子六钱　芥穗三钱　僵蚕五钱　元参一两　板蓝根五钱　苦梗一两　甘草五钱

共为粗末，每服六钱，重者八钱，鲜苇根汤煎，去渣服，约二时一服，重者一时许一服。

十九、温毒外肿，水仙膏主之，并主一切痈疮。

水仙膏方：水仙花根，不拘多少，剥去老赤皮，与根须入石臼捣如膏敷肿处，中留一孔出热气，干则易之，以肌肤上生黍米大小黄疮为度。

二十、温毒敷水仙膏后，皮间有小黄疮如黍米者，不可再敷水仙膏，过敷则痛甚而烂，三黄二香散主之。

三黄二香散方(苦辛芳香法)：黄连一两　黄柏一两　生大黄一两　乳香五钱　没药五钱

为极细末，初用细茶汁调敷，干则易之，继则用香油调敷。

二十一、温毒神昏谵语者，先与安宫牛黄丸、紫雪丹之属，继以清宫汤。

安宫中黄丸、紫血丹、清宫汤(方法并见前)

暑　温

二十二、形似伤寒，但右脉洪大而数，左脉反小于右，口渴甚，面赤，汗大出者，名曰暑温，在手太阴，白虎汤主之；脉芤甚者，白虎加人参汤主之。

二十三、《金匮》谓太阳中暍，发热恶寒，身重而疼痛，其脉弦细芤迟，小便已，洒然毛耸，手足逆冷，小有劳，身即热，口开，前板齿燥。若发其汗，则恶寒甚。加温针，则发热甚。数下，则淋甚。可与东垣清暑益气汤。

清暑益气汤方(辛甘化阳酸甘化阴复法)：黄芪一钱　黄柏一钱　麦冬二钱　青皮一钱　白术一钱五分　升麻三分　当归七分　炙草一钱　神僸一钱　人参一钱　泽泻一钱　五味子八分　陈皮一钱　苍术一钱五分　葛根三分　生姜二片　大枣二枚

水五杯，取二杯，再煮一杯，分温三服。虚者得宜，实者禁用，汗不出而但热者禁用。

二十四、手太阴暑温，如上条证，但汗不出者，新加香薷饮主之。

新加香薷饮方(辛温复辛凉法)：香薷二钱　银花三钱　鲜扁豆花三钱　厚朴二钱　连翘二钱

水五杯，煮取二杯，先服一杯，得汗，止后服，不汗再服，服尽不汗，再作服。

二十五、手太阴暑温，服香薷饮，微得汗，不可再服香薷饮重伤其表，暑必伤气，最令表虚。虽有余证，知在何经，以法治之。

二十六、手太阴暑温，或已经发汗，或未发汗，而汗不止，烦渴而喘，脉洪大而有力者，白虎汤主之；脉洪大而芤者，白虎加人参汤主之；身重者，湿也，白虎加苍术汤主之；汗多脉散大，喘喝欲脱者，生脉散主之。

白虎加苍术汤方：即于白虎汤内，加苍术三钱。

生脉散方(酸甘化阴法)：人参三钱　麦冬(不去心)二钱　五味子一钱

水三杯，煎取八分二杯，分二次服，渣再煎服，脉不敛，再作服，以脉敛为度。

二十七、手太阴暑温，发汗后暑证悉减，但头微胀，目不了了，余邪不解者，清络饮主之，邪不解而入中下焦者，以中下法治之。

清络饮法(辛凉芳香法)：鲜荷叶边二钱　鲜银花二钱　西瓜翠衣二钱　鲜扁豆花一钱　丝瓜皮二钱　鲜竹叶心二钱

水二杯，煎取一杯，日二服。凡暑伤肺经气分之轻证，皆可用之。

二十八、手太阴暑温，但咳无痰，咳声清高者，清络饮加甘草、桔梗、甜杏仁、麦冬、知母主之。

清络饮加甘桔甜杏仁麦冬汤方：即于清络饮内，加甘草一钱、桔梗二钱、甜杏仁二钱、麦冬三钱。

二十九、两太阴暑温，咳而且嗽，咳声重浊，痰多，不甚渴，渴不多饮者，小半夏加茯苓汤再加厚朴、杏仁主之。

小半夏加茯苓汤再加厚朴杏仁方(辛温淡法)：半夏八钱　茯苓块六钱　厚朴三钱　生姜五钱　杏仁三钱

甘澜水八杯，煎取三杯，温服，日三服。

三十、脉虚，夜寐不安，烦渴舌赤，时有谵语，目常开不闭，或喜闭不开，暑入手厥阴也。手厥阴暑温，清营汤主之，舌白滑者，不可与也。

清营汤方(咸寒苦甘法)：犀角三钱　生地五钱　元参三钱　竹叶心一钱　麦冬三钱　丹砂二钱　黄连二钱五分　银花三钱　连翘二钱(连心用)

水八杯，煮取三杯，日三服。

三十一、手厥阴暑温，身热，不恶寒，精神不了了，时时谵语者，安宫牛黄丸主之，紫雪丹亦主之。

安宫中黄丸、紫血丹(方义并见前)

三十二、暑温寒热，舌白不渴，吐血者，名曰暑瘵，为难治，清络饮加杏仁、薏仁，滑石汤主之。

清络饮加杏仁薏仁滑石汤方：即于清络饮内加杏仁二钱、滑石末三钱、薏仁三钱，服法如前。

三十三、小儿暑温，身热，卒然痉厥，名曰暑痫，清营汤主之，亦可少与紫雪丹。

三十四、大人暑痫，亦同上法。热初入营，肝风内动，手足瘛纵，可于清营汤中加钩滕、丹皮、羚羊角。

清营汤、紫雪丹(方法并见前)

伏 暑

三十五、暑兼湿热，偏于暑之热者为暑温，多手太阴证而宜清；偏于暑之湿者为湿温，多足太阴证而宜温；湿热平等者两解之；各宜分晓，不可混也。

三十六、长夏受暑，过夏而发者，名曰伏暑。霜未降而发者少轻，霜既降而发者则重，冬日发者尤重，子、午、丑、未之年，为多也。

三十七、头痛微恶寒，面赤烦渴、舌白，脉濡而数者，虽在冬月，犹为太阴伏暑也。

三十八、太阴伏暑，舌白口渴、无汗者，银翘散去牛蒡、元参，加杏仁、滑石主之。此邪在气分，而表实之证也。

三十九、太阴伏暑，舌赤口渴、无汗者，银翘散加生地、丹皮、赤芍、麦冬主之。此邪在血分，而表实之证也。

四十、太阴伏暑，舌白口渴，有汗，或大汗不止者，银翘散去牛蒡子、元参、芥穗，加杏仁、石膏、黄芩主之。脉洪大，渴甚，汗多者，仍用白虎法；脉虚大而芤者，仍用人参白虎法。此邪在气分而表虚之证也。

四十一、太阴伏暑，舌赤，口渴，汗多，加减生脉散主之。此邪在血分，而表虚之证也。

银翘散去牛蒡子元参加杏仁滑石方：即于银翘散内，去牛蒡子、元参，加杏仁六钱，飞滑石一两，服如银翘散法。胸闷加郁金四钱，香豉四钱。呕而痰多，加半夏六钱，茯苓六钱。小便短，加薏仁八钱，白通草四钱。

银翘散加生地丹皮赤芍麦冬方：即于银翘散内加生地六钱，丹皮四钱，赤芍四钱，麦冬六钱，服法如前。

银翘散去牛蒡子元参芥穗加杏仁石膏黄芩方：即于银翘散内，去牛蒡子、元参、芥穗，加杏仁六钱，生石膏一两，黄芩五钱，服法如前。

加减生脉散方（酸甘化阴法）：沙参三钱　麦冬三钱　五味子一钱　丹皮二钱　细生地三钱

水五杯，煮二杯，分温再服。

四十二、伏暑、暑温、湿温，证本一源，前后互参，不可偏执。

湿温　寒湿

四十三、头痛，恶寒，身重疼痛，舌白不渴，脉弦细而濡，面色淡黄，胸闷不饥，午后身热，状若阴虚，病难速已，名曰湿温。汗之则神昏耳聋，甚则目瞑不欲言。下之则洞泄，润之则病深不解。长夏深秋冬日同法，三仁汤主之。

三仁汤方：杏仁五钱　飞滑石六钱　白通草二钱　白蔻仁二钱　竹叶二钱　厚朴二钱　生薏仁六钱　半夏五钱

甘澜水八碗，煮取三碗，每服一碗，日三服。

四十四、湿温邪入心包，神昏肢逆，清宫汤去莲心、麦冬，加银花、赤小豆皮，煎送至宝丹，或紫雪丹亦可。

清宫汤去莲心麦冬加银花赤小豆皮方：犀角一钱　连翘心三钱　元参心二钱　竹叶心二钱　银花二钱　赤小豆皮三钱

四十五、湿温喉阻咽痛，银翘马勃散主之。

银翘马勃散方（辛凉微苦法）：连翘一两　牛蒡子六钱　银花五钱　射干三钱　马勃二钱

杵为散，服如银翘散法。不痛但阻甚者，加滑石六钱，桔梗五钱，苇根五钱。

四十六、太阴湿温，气分痹郁而哕者（俗名为呃），宣痹汤主之。

宣痹汤（苦辛通法）：枇杷叶二钱　郁金一钱五分　射干一钱　白通草一钱　香豆豉一钱

水五杯，煮取二杯，分二次服。

四十七、太阴湿温喘促者，千金苇茎汤加杏仁、滑石主之。

千金苇茎汤加滑石杏仁汤（辛淡法）：苇茎五钱　薏苡仁五钱　桃仁二钱　冬瓜仁二钱　滑石三钱　杏仁三钱

水八杯，煮取三杯，分三次服。

四十八、《金匮》谓太阳暍，身热疼痛而脉微弱，此以夏月伤冷水，水行皮中所致也，一物瓜蒂汤主之。

一物瓜蒂汤方：瓜蒂二十个

捣碎，以逆流水八杯，煮取三杯，先服一杯，不吐，再服，吐，停后服，虚者加参芦三钱。

四十九、寒湿伤阳，形寒脉缓，舌淡，或白滑，不渴，经络拘束，桂枝姜附汤主之。

桂枝姜附汤（苦辛热法）：桂枝六钱　干姜三钱　白术三钱生　熟附子三钱

水五杯，煮取二杯，渣再煮一杯服。

温　疟

五十、骨节疼烦，时呕，其脉如平，但热不寒，名曰温疟，白虎加桂枝汤主之。

白虎加桂枝汤方（辛凉苦甘复辛温法）：知母六钱　生石膏一两六钱　粳米一合　桂枝木三钱　炙甘草二钱

水八碗，煮取三碗，先服一碗，得汗为度，不知再服，知后仍服一剂，中病即已。

五十一、但热不寒，或微寒多热，舌干口渴，此乃阴气先伤，阳气独发，名曰瘅疟，五汁饮主之。

五汁饮（方见前）**加减法**：此甘寒救胃阴之方也。欲清表热，则加竹叶、连翘。欲泻阳明独胜之热，而保肺之化源，则加知母。欲救阴血，则加生地、元参。欲宣肺气，则加杏仁。欲行三焦，开邪出路，则加滑石。

五十二、舌白渴饮，咳嗽频仍，寒从背起，伏暑所致，名曰肺疟，杏仁汤主之。

杏仁汤方（苦辛寒法）：杏仁三钱　黄芩一钱五分　连翘一钱五分　滑石三钱　桑叶一钱五分　茯苓块三钱　白蔻皮八分　梨皮二钱

水三杯，煮取二杯，日再服。

五十三、热多昏狂，谵语烦渴，舌赤中黄，脉弱而数，名曰心疟，加减银翘散主之，兼秽，舌浊口气重者，安宫牛黄丸主之。

加减银翘散方（辛凉兼芳香法）：连翘十分　银花八分　元参五分　麦冬五分（不去心）　犀角五分　竹叶三分

共为粗末，每服五钱，煎成去滓，点荷叶汁一二茶匙，日三服。

秋　燥

五十四、秋感燥气，右脉数大，伤手太阴气分者，桑杏汤主之。

桑杏汤方（辛凉法）：桑叶一钱　杏仁一钱五分　沙参二钱　象贝一钱　香豉一钱　栀皮一

钱　梨皮一钱

水二杯，煮取一杯，顿服之，重者再作服。

五十五、感燥而咳者，桑菊饮主之。亦救肺卫之轻剂也。

桑菊饮方(方见前)。

五十六、燥伤肺胃阴分，或热或咳者，沙参麦冬汤主之。

沙参麦冬汤方(甘寒法)：沙参三钱　玉竹二钱　生甘草一钱　冬桑叶一钱五分　麦冬三钱　生扁豆一钱五分　花纷一钱五分

水五杯，煮取二杯，日再服，久热久咳者，加地骨皮三钱。

五十七、燥气化火，清窍不利者，翘荷汤主之。

翘荷汤(辛凉法)：薄荷一钱五分　连翘一钱五分　生甘草一钱　黑栀皮一钱五分　桔梗二钱　绿豆皮二钱

水二杯，煮取一杯，顿服之，日服二剂，甚者日三。

加减法：耳鸣者加羚羊角，苦丁茶；目赤者加鲜菊叶，苦丁茶，夏枯草；咽痛者加牛蒡子，黄芩。

五十八、诸气膹郁，诸痿喘呕之因于燥者，喻氏清燥救肺汤主之。

清燥救肺汤方(辛凉甘润法)：石膏二钱五分　甘草一钱　霜桑叶三钱　人参七分　杏仁泥七分　胡麻仁一钱(炒研)　阿胶八分　麦冬二钱(不去心)　枇杷叶六分(去净毛，炙)

水一碗，煮六分，频频二三次温服。痰多加贝母、瓜蒌。血枯加生地黄。热甚加犀角、羚羊角，或加牛黄。

卷二　中焦篇

风温、温热、温疫、温毒、冬温

一、面目俱赤，语声重浊，呼吸俱粗，大便闭，小便涩，舌苔老黄，甚则黑有芒刺，但恶热，不恶寒，日晡益甚者，传至中焦，阳明温病也。脉浮洪躁甚者，白虎汤主之；脉沉数有力，甚则脉体反小而实者，大承气汤主之。暑温、湿温、温疟、不在此例。

白虎汤方见上焦篇。

大承气汤方：大黄六钱　芒硝三钱　厚朴三钱　枳实三钱

水八杯，先煮枳、朴，后纳大黄芒硝，煮取三杯。先服一杯，约二时许，得利，止后服，不知，再服一杯，再不知，再服。

二、阳明温病，脉浮而促者，减味竹叶石膏汤主之。

减味竹叶石膏汤方(辛凉合甘寒法)：竹叶五钱　石膏八钱　麦冬六钱　甘草三钱

水八杯，煮取三杯，一时服一杯，约三时令尽。

三、阳明温病，诸证悉有而微，脉不浮者，小承气汤微和之。

四、阳明温病，汗多，谵语，舌苔老黄而干者，宜小承气汤。

五、阳明温病，无汗，小便不利，谵语者，先与牛黄丸；不大便，再与调胃承气汤。

六、阳明温病，面目俱赤，肢厥，甚则通体皆厥，不瘛疭，但神昏，不大便七八日以外，小便赤，脉沉伏，或并脉亦厥，胸腹满坚，甚则拒按，喜凉饮者，大承气汤主之。

七、阳明温病，纯利稀水无粪者，谓之热结旁流，调胃承气汤主之。

八、阳明温病，实热壅塞为哕者，下之。连声哕者，中焦；声断续，时微时甚者，属下焦。

九、阳明温病，下利谵语，阳明脉实，或滑疾者，小承气汤主之；脉不实者，牛黄丸主之，紫雪丹亦主之。

小承气汤方(苦辛通法重剂)：大黄五钱　厚朴二钱　枳实一钱

水八杯，煮取三杯，先服一杯，得宿粪，止后服，不知，再服。

调胃承气汤方(热淫于内，治以咸寒，佐以甘苦法。)：大黄三钱　芒硝五钱　生甘草二钱

牛黄丸(方论并见上焦篇)

紫血丹(方论并见上焦篇)

十、温病三焦俱急，大热大渴，舌燥，脉不浮而躁甚，舌色金黄，痰涎壅甚，不可单行承气者，承气合小陷胸汤主之。

承气合小陷胸汤方(苦辛寒法)：生大黄五钱　厚朴二钱　枳实二钱　半夏三钱　栝蒌三钱　黄连二钱

水八杯，煮取三杯，先服一杯，不下，再服一杯，得快利，止后服，不便，再服。

十一、阳明温病，无上焦证，数日不大便，当下之。若其人阴素虚，不可行承气者，增液汤主之。服增液汤已，周十二时观之，若大便不下者，合调胃承气汤微和之。

增液汤方(咸寒苦甘法)：元参一两　麦冬八钱(连心)　细生地八钱

水八杯，煮取三杯，口干则与饮令尽，不便，再作服。

十二、阳明温病，下后汗出，当复其阴，益胃汤主之。

益胃汤方(甘凉法)：沙参三钱　麦冬五钱　冰糖一钱　细生地五钱　玉竹一钱五分(炒香)

水五杯，煮取二杯，分两次服，渣再煮一杯服。

十三、下后无汗脉浮者，银翘汤主之。脉浮洪者，白虎汤主之。脉洪而芤者，白虎加人参汤主之。

银翘汤方(辛凉合甘寒法)：银花五钱　连翘三钱　竹叶二钱　生甘草一钱　麦冬四钱　细生地四钱

十四、下后无汗，脉不浮而数，清燥汤主之。

清燥汤方(甘凉法)：麦冬五钱　知母二钱　人中黄一钱五分　细生地五钱　元参三钱

水八杯，煮取三杯，分三次服。

加减法：咳嗽胶痰，加沙参三钱、桑叶一钱五分，梨汁半酒杯，牡蛎三钱，牛蒡子三钱。

十五、下后数日，热不退，或退不尽，口燥咽干，舌苔干黑，或金黄色。脉沉而有力者，护胃承气汤微和之；脉沉而弱者，增液汤主之。

护胃承气汤方(苦甘法)：生大黄三钱　元参三钱　细生地三钱　丹皮二钱　知母二钱　麦冬三钱(连心)

水五杯，煮取二杯，先服一杯，得结粪，止后服，不便，再服。

十六、阳明温病，下后二三日，下证复现，脉下甚沉，或沉而无力，止可与增液，不可与承气。

十七、阳明温病，下之不通，其证有五：应下失下，正虚不能运药，不运药者死，新加黄龙汤主之。喘促不宁，痰涎壅滞，右寸实大，肺气不降者，宣白承气汤主之。左尺牢坚，小便赤

痛，时烦渴甚，导赤承气汤主之。邪闭心包，神昏舌短，内窍不通，饮不解渴者，牛黄承气汤主之。津液不足，无水舟停者，间服增液，再不下者，增液承气汤主之。

新加黄龙汤方(苦甘咸法)：细生地五钱　生甘草二钱　人参一钱五分(另煎)　生大黄三钱　芒硝一钱　元参五钱　麦冬五钱(连心)　当归一钱五分　海参二条(洗)　姜汁六匙

水八杯，煮取三杯，先用一杯，冲参汁五分，姜汁二匙，顿服之。如腹中有响声，或转失气者，为欲便也。候一二时不便，再如前法服一杯，候二十四刻不便，再服第三杯，如服一杯即得便，止后服，酌服益胃汤一剂，余参或可加入。

宣白承气汤方(苦辛淡法)：生石膏五钱　生大黄三钱　杏仁粉二钱　栝蒌皮一钱五分

水五杯煮取二杯，先服一杯，不知，再服。

导赤承气汤方：赤芍三钱　细生地五钱　生大黄三钱　黄连二钱　黄柏二钱　芒硝一钱

水五杯，煮取二杯，先服一杯，不下，再服。

牛黄承气汤方：即用前安宫牛黄丸二丸，化开，调生大黄末三钱；先服一半，不知，再服。

增液承气汤方：即于增液汤内，加大黄三钱，芒硝一钱五分。

水八杯，煮取三杯，先服一杯，不知，再服。

十八、下后虚烦不眠，心中懊憹，甚至反复颠倒，栀子豉汤主之；若少气者，加甘草；若呕者，加姜汁。

栀子鼓汤方见上焦篇

栀子豉加甘草汤方：即于栀子豉汤内，加甘草二钱，煎法如前。

栀子豉加姜汁法方：即于栀子豉汤内姜汁五匙。

十九、阳明温病，干呕口苦而渴，尚未可下者，黄连黄芩汤主之。不渴而舌滑者属湿温。

黄连黄芩汤方(苦寒微辛法)：黄连二钱　黄芩二钱　郁金一钱五分　香豆豉二钱

水五杯，煮取二杯，分二次服。

二十、阳明温病，舌黄燥，肉色绛，不渴者，邪在血分，清营汤主之。若滑者，不可与也，当于湿温中求之。

二十一、阳明斑者，化斑汤主之。

二十二、阳明温病，下后疹续出者，银翘散去豆豉加细生地大青叶元参丹皮汤主之。

二十三、斑疹，用升提则衄，或厥，或呛咳，或昏痉，用壅补则瞀乱。

二十四、斑疹阳明证悉具，外出不快，内壅特甚者，调胃承气汤微和之，得通则已，不可令大泄，大泄则内陷。

二十五、阳明温毒发痘者，如斑疹法，随其所在而攻之。

二十六、阳明温毒杨梅疮者，以上法随其所偏而调之，重加败毒，兼与利湿。

二十七、阳明温病，不甚渴，腹不满，无汗，小便不利，心中懊憹者，必发黄。黄者，栀子柏皮汤主之。

栀子柏皮汤方：栀子五钱　生甘草三钱　黄柏五钱

水五杯，煮取二杯，分二次服。

二十八、阳明温病，无汗，或但头汗出，身无汗，渴欲饮水，腹满，舌燥黄，小便不利者，必发黄，茵陈蒿汤主之。

茵陈蒿汤方：茵陈蒿六钱　栀子三钱　生大黄三钱

水八杯,先煎茵,减水之半,再入二味煮成三杯,分三次服,以小便利为度。

二十九、阳明温病,无汗,实证未剧,不可下,小便不利者,甘苦合化,冬地三黄汤主之。

冬地三黄汤方(甘苦合化阴气法):麦冬八钱　黄连一钱　苇根汁半酒杯(冲)　元参四钱　黄柏一钱　银花露半杯酒(冲)　细生地四钱　黄芩一钱　生甘草三钱

水八杯,煮取三杯,分三次服,以小便得利为度。

三十、温病小便不利者,淡渗不可与也,忌五苓、八正辈。

三十一、温病燥热,欲解燥者,先滋其干,不可纯用苦寒也,服之反燥甚。

三十二、阳明温病,下后热退,不可即食,食者必复;周十二时后,缓缓与食,先取清者,勿令饱,饱则必复,复必重也。

三十三、阳明温病,下后脉静,身不热,舌上津回,十数日不大便,可与益胃增液辈,断不可再与承气也。下后舌苔未尽退,口微渴,面微赤,脉微数,身微热;日浅者,亦与增液辈;日深,舌微干者,属下焦复脉法也。勿轻与承气,轻与者,肺燥而咳,脾滑而泄,热反不除,渴反甚也,百日死。

三十四、阳明温病,渴甚者,雪梨浆沃之。

雪梨浆(方法见前)

三十五、阳明温病,下后微热,舌苔不退者,薄荷末拭之。

三十六、阳明温病,斑疹、温痘、温疮、温毒、发黄,神昏谵语者,安宫牛黄丸主之。

安宫牛黄凡(方见上焦篇)

三十七、风温、温热、温疫、温毒、冬温之在中焦,阳明病居多;湿温之在中焦,太阴病居多;暑温则各半也。

暑温、伏暑

三十八、脉洪滑,面赤,身热,头晕,不恶寒,但恶热,舌上黄滑苔,渴欲凉饮,饮不解渴,得水则呕,按之胸下痛,小便短,大便闭者,阳明暑温,水结在胸也,小陷胸汤加枳实主之。

小陷胸加枳实汤方(苦辛寒法):黄连二钱　栝蒌三钱　枳实二钱　半夏五钱

急流水五杯,煮取二杯,分二次服。

三十九、阳明暑温,脉滑数,不食,不饥,不便,浊痰凝聚,心下痞者,半夏泻心汤去人参、干姜、大枣、甘草加枳实、杏仁主之。

半夏泻心汤去甘草干姜加枳实杏仁汤(苦辛寒法):半夏一两　黄连二两　黄芩三钱　枳实二钱　杏仁三钱

水八杯,煮取三杯,分三次服。虚者复纳人参二钱,大枣三枚。

四十、阳明暑温,湿气已化,热结独存,口燥咽干,渴欲饮水,面目俱赤,舌燥黄,脉沉实者,小承气汤各等分下之。

小承气汤(方见前)

四十一、暑温蔓延三焦,舌滑微黄,邪在气分者,三石汤主之;邪气久留,舌绛苔少,热搏血分者,加味清宫汤主之;神识不清,热闭内窍者,先与紫雪丹,再与清宫汤。

三石汤方:飞滑石三钱　生石膏五钱　寒水石三钱　杏仁三钱　竹茹二钱炒　银花二钱(花露更妙)　金汁一酒杯(冲)　白通草三钱

水五杯,煮取二杯,分二次温服。

加味清宫汤方：即于前清宫汤内加知母三钱，银花二钱，竹沥五茶匙冲入。

四十二、暑温、伏暑，三焦均受，舌灰白，胸痞闷，潮热，呕恶，烦渴自利，汗出溺短者，杏仁滑石汤主之。

杏仁滑石汤方（苦辛寒法）：杏仁三钱 滑石三钱 黄芩二钱 橘红一钱五分 黄连一钱 郁金二钱 通草一钱 厚朴二钱 半夏三钱

水八杯，煮取三杯，分三次服。

寒 湿

四十三、湿之入中焦：有寒湿，有热湿。有自表传来，有水谷内蕴，有内外相合。其中伤也，有伤脾阳，有伤脾阴；有伤胃阳，有伤胃阴；有两伤脾胃。伤脾胃之阳者十常八九，伤脾胃之阴者十居一二。彼此混淆，治不中窍，遗患无穷，临证细推，不可泛论。

四十四、足太阴寒湿，痞结胸满，不饥不食，半苓汤主之。

半苓汤方（此苦辛淡渗法也）：半夏五钱 茯苓块五钱 川连一钱 厚朴三钱 通草八钱（煎汤煮前药）

水十二杯，煮通草成八杯，再入余药，煮成三杯，分三次服。

四十五、足太阴寒湿，腹胀，小便不利，大便溏而不爽，若欲滞下者，四苓加厚朴秦皮汤主之，五苓散亦主之。

四苓加厚朴秦皮汤方（苦温淡法）：茅术三钱 厚朴三钱 茯苓块五钱 猪苓四钱 秦皮二钱 泽泻四钱

水八杯，煮成八分，三杯，分三次服。

五苓散方（甘温淡法）：猪苓一两 赤术一两 茯苓一两 泽泻一两六钱 桂枝五钱

共为细末，沸汤和服三钱，日三服。

四十六、足太阴寒湿，四肢乍冷，自利，目黄，舌白滑，甚则灰，神倦不语，邪阻脾窍，舌蹇语重，四苓加木瓜草果厚朴汤主之。

四苓加木瓜厚朴草果汤方（苦热兼酸淡法）：生于白术三钱 猪苓一钱五分 泽泻一钱五分 赤苓块五钱 木瓜一钱 厚朴一钱 草果八分 半夏三钱

水八杯，煮取八分三杯，分三次服。阳素虚者，加附子二钱。

四十七、足太阴寒湿，舌灰滑，中焦滞痞，草果茵陈汤主之；面目俱黄，四肢常厥者，茵陈四逆汤主之。

草果茵陈汤方（苦辛温法）：草果一钱 茵陈三钱 茯苓皮三钱 厚朴二钱 广皮一钱五分 猪苓二钱 大腹皮二钱 泽泻一钱五分

水五杯，煮取一杯，分二次服。

茵陈四逆汤方（苦辛甘热复微寒法）：附子三钱（炮） 干姜五钱 炙甘草二钱 茵陈六钱

水五杯，煮取二杯，温服一杯，厥回，止后服，仍厥，再服尽剂，厥不回，再作服。

四十八、足太阴寒湿，舌白滑，甚则灰，脉迟，不食，不寐，大便窒塞，浊阴凝聚，阳伤腹痛，痛甚则肢逆，椒附白通汤主之。

椒附白通汤方：生附子三钱（炒黑） 川椒二钱（炒黑） 淡干姜二钱 葱白三茎 猪胆汁半烧酒杯（去渣后调入）

水五杯，煮成二杯，分二次凉服。

四十九、阳明寒湿，舌白腐，肛坠痛，便不爽，不喜食，附子理中汤去甘草加广皮厚朴汤主之。

附子理中汤去甘草加厚朴广皮汤方(辛甘兼苦法)：生茅术三钱　人参一钱五分　炮干姜一钱五分　厚朴二钱　广皮一钱五分　生附子一钱五分(炮黑)

水五杯，煮取八分二杯，分二次服。

五十、寒湿伤脾胃两阳，寒热，不饥，吞酸，形寒，或脘中痞闷，或酒客湿聚，苓姜术桂汤主之。

苓姜术桂汤方(苦辛温法)：茯苓块五钱　生姜三钱　炒白术三钱　桂枝三钱

水五杯，煮取八分二杯，分温再服。

五十一、湿伤脾胃两阳，既吐且利，寒热身痛，或不寒热，但腹中痛，名曰霍乱。寒多，不欲饮水者，理中汤主之。热多，欲饮水者，五苓散主之。吐利汗出，发热恶寒，四肢拘急，手足厥冷，四逆汤主之。吐利止而身痛不休者，宜桂枝汤小和之。

理中汤方(甘热微苦法)：此方分量以及后加减法，悉照《金匮》原文，用者临时斟酌。人参、甘草、白术、干姜各三两。

五苓散方(见前)五苓散加减法：腹满者加厚朴，广皮各一两。

四逆汤方(辛甘热法，分量临时斟酌)：炙甘草二两　干姜一两半　生附子一枚(去皮)　加人参一两

水五茶碗，煮取二碗，分二次服。

五十二、霍乱兼转筋者，五苓散加防己桂枝薏仁主之；寒甚，脉紧者，再加附子。

五苓散加防己桂枝薏仁方：即于前五苓散内加防己一两，桂枝一两半，足煎成二两，薏仁二两。寒甚者，加附子大者一枚。杵为细末，每服五钱，百沸汤和，日三，剧者，日三夜一，得卧则勿令服。

五十三、卒中寒湿，内挟秽浊，眩冒欲绝，腹中绞痛，脉沉紧而迟，甚则伏，欲吐不得吐，欲利不得利，甚则转筋，四肢欲厥，俗名发沙。又名干霍乱。转筋者，俗名转筋火。古方书不载。蜀椒救中汤主之。九痛丸亦可服；语乱者，先服至宝丹，再与汤药。

救中汤方(苦辛通法)：蜀椒(炒出汗)三钱　淡干姜四钱　厚朴三钱　槟榔二钱　广皮二钱

水五杯，煮取二杯，分二次服。兼转筋者，加桂枝三钱，防己五钱，薏仁三钱，厥者，加附子二钱。

九痛丸方(治九种心痛苦辛甘热法)：附子三两　生狼牙一两　人参一两　干姜一两　吴茱萸一两　巴豆一两(去皮心，熬碾如膏)

蜜丸梧子大。酒下，强人初服三丸，日三服，弱者二丸。

兼治卒中恶，腹胀痛，口不能言。又治连年积冷流注，心胸痛，并冷冲上气，落马坠车，血病等证皆主之。忌口如常法。

湿　温(疟、痢、疸、痹，附)

五十四、湿热上焦未清，里虚内陷，神识如蒙，舌滑脉缓，人参泻心汤加白芍主之。

人参泻心汤(苦辛寒兼甘法)：人参二钱　干姜二钱　黄连一钱五分　黄芩一钱五分　枳实一钱　生白芍二钱

水五杯，煮取二杯，分二次服，渣再煮一杯服。

五十五、湿热受自口鼻，由募原直走中道，不饥不食，机窍不灵，三香汤主之。

三香汤方(微苦微辛微寒兼芳香法):栝蒌皮二钱　桔梗三钱　黑山栀二钱　枳壳二钱　郁金二钱　香豉一钱　降香末三钱

水五杯,煮取二杯,分二次温服。

五十六、吸受秽湿,三焦分布,热蒸头胀,身痛呕逆,小便不通,神识昏迷,舌白,渴不多饮,先宜芳香通神利窍,安宫牛黄丸;继用淡渗分消浊湿,茯苓皮汤。

茯苓皮汤(淡渗兼微辛微凉法):茯苓皮五钱　生薏仁五钱　猪苓三钱　大腹皮三钱　白通草三钱　淡竹叶二钱

水八杯,煮取二杯,分三次服。

五十七、阳明湿温,气壅为哕者,新制橘皮竹茹汤主之。

新制橘皮竹茹汤方(苦辛通降法):橘皮三钱　竹茹三钱　柿蒂七枚　姜汁三茶匙(冲)

水五杯,煮取二杯,分二次温服,不知,再作服。有痰火者,加竹沥、瓜蒌霜。有瘀血者,加桃仁。

五十八、三焦湿郁,升降失司,脘连腹胀,大便不爽,一加减正气散主之。

一加减正气散方:藿香梗二钱　厚朴二钱　杏仁二钱　茯苓皮二钱　广皮一钱　神曲一钱五分　麦芽一钱五分　绵茵陈二钱　大腹皮一钱

水五杯,煮取二杯,再服。

五十九、湿郁三焦,脘闷,便溏,身痛,舌白,脉象模糊,二加减正气散主之。

二加减正气散方(苦辛淡法):藿香梗三钱　广皮二钱　厚朴二钱　茯苓皮三钱　木防己三钱　大豆黄卷二钱　川通草一钱五分　薏苡仁三钱

水八杯,煮三杯,三次服。

六十、秽湿着里,舌黄脘闷,气机不宣,久则酿热,三加减正气散主之。

三加减正气散方(苦辛寒法):藿香三钱(连梗叶)　茯苓皮三钱　厚朴二钱　广皮一钱五分　杏仁三钱　滑石五钱

水五杯,煮二杯,再服。

六十一、秽湿着里,邪阻气分,舌白滑,脉右缓,四加减正气散主之。

四加减正气散方(苦辛温法):藿香梗三钱　厚朴二钱　茯苓三钱　广皮一钱五分　草果一钱　楂肉五钱炒　神曲二钱

水五杯,煮二杯,渣再煮一杯,三次服。

六十二、秽湿着里,脘闷便泄,五加减正气散主之。

五加减正气散方(苦辛温法):藿香梗二钱　广皮一钱五分　茯苓块三钱　厚朴二钱　大腹皮一钱五分　谷芽二钱　苍术一钱

水五杯,煮二杯,日再服。

六十三、脉缓身痛,舌淡黄而滑,渴不多饮,或竟不渴,汗出热解,继而复热,内不能运水谷之湿,外复感时令之湿,发表攻里,两不可施,误认伤寒,必转坏证,徒清热则湿不退,徒祛湿则热愈炽,黄芩滑石汤主之。

黄芩滑石汤方(苦辛寒法):黄芩三钱　滑石三钱　茯苓皮三钱　大腹皮二钱　白蔻仁二钱　通草一钱　猪苓三钱

水六杯,煮取二杯,渣再煮一杯,分温三服。

六十四、阳明湿温,呕而不渴者,小半夏加茯苓汤主之。呕甚而痞者,半夏泻汤去人参干姜大枣甘草，加枳实生姜主之。

小半夏加茯苓汤方：半夏六钱　茯苓六钱　生姜四钱

水五杯，煮取二杯分二次服。

半夏泻心汤去人参干姜甘草大枣加枳实生姜方：半夏六钱　黄连二钱　黄芩三钱　枳实三钱　生姜三钱

水八杯，煮取三杯，分三次服，虚者复纳人参、大枣。

六十五、湿聚热蒸，蕴于经络，寒战热炽，骨骱烦疼，舌色灰滞，面目萎黄，病名湿痹，宣痹汤主之。

宣痹汤方（苦辛通法）：防已五钱　杏仁五钱　滑石五钱　连翘三钱　山栀三钱　薏苡五钱　半夏三钱（醋炒）　晚蚕沙三钱　赤小豆皮三钱

水八杯，煮取三杯，分温三服。痛甚，加片子姜黄二钱，海桐皮三钱。

六十六、湿郁经脉、身热身痛，汗多自利，胸腹白疹，内外合邪，纯辛走表，纯苦清热，皆在所忌，辛凉淡法，薏苡竹叶散主之。

薏苡竹叶散方（辛凉淡法亦轻以去实法）：薏苡五钱　竹叶三钱　飞滑石五钱　白蔻仁一钱五分　连翘三钱　茯苓块五钱　白通草一钱五分

共为细末，每服五钱，日三服。

六十七、风暑寒湿，杂感混淆，气不主宣，咳嗽头胀，不饥，舌白，肢体若废，杏仁薏苡汤主之。

杏仁薏苡汤方（苦辛温法）：杏仁三钱　薏苡三钱　桂枝五分　生姜七分　厚朴一钱　半夏一钱五分　防已一钱五分　白蒺藜二钱

水五杯，煮三杯，渣再煮一杯，分温三服。

六十八、暑湿痹者，加减木防已汤主之。

加减木防己汤方（苦温辛凉复法）：防已六钱　桂枝三钱　石六钱　杏仁四钱　滑石四钱　白通草二钱　薏苡三钱

水八杯，煮取三杯，分温三服，见小效不即退者，加重服，日三夜一。

六十九、湿热不解，久酿成疸，古有成法，不及备载，聊列数则，以备规桀。。

七十、夏秋疸病，湿热气蒸，外干时令，内蕴水谷，必以宣通气分为要，失治则为肿胀，由黄疸而肿胀者，苦辛淡法，二金汤主之。

二金汤方（苦辛淡法）：鸡内金五钱　海金沙五钱　厚朴三钱　大腹皮三钱　猪苓三钱　白通草二钱

水八杯，煮取三杯，分三次温服。

七十一、诸黄疸小便短者，茵陈五苓散主之。

茵陈五苓散（五苓散方见前）：茵陈末一钱　五苓散五分

共为细末，和匀，每服三钱，日三服。

七十二、黄疸脉沉，中痞恶心，便结溺赤，病属三焦里证，杏仁石膏汤主之。

杏仁石膏汤方（苦辛寒法）：杏仁五钱　石膏八钱　半夏五钱　山栀三钱　黄柏三钱　枳实汁每次三茶匙（冲）　姜汁每次三茶匙（冲）

七十三、素积劳倦，再感湿温，误用发表，身面俱黄，不饥溺赤，连翘赤豆饮，煎送保和丸。

连翘赤豆饮方（苦辛温平法）：连翘二钱　山栀一钱　通草一钱　赤豆二钱　花粉一钱　香

豆豉一钱

煎送保和丸三钱。

保和丸方(苦辛温平法):山楂　神曲　茯苓　陈皮　卜子　连翘　半夏

七十四、湿甚为热,疟邪痞结心下,舌白口渴,烦躁自利,初身痛,继则心下亦痛,泻心汤主之。

七十五、疮家湿疟,忌用发散,苍术白虎汤加草果主之。

苍术白虎汤加草果方(辛凉复苦温法):白虎汤方见上焦篇,即前白虎汤内加苍术、草果。

七十六、背寒,胸中痞结,疟来日晏,邪渐入阴,草果知母汤主之。

草果知母汤方(苦辛寒兼酸法):草果一钱五分　知母二钱　半夏三钱　厚朴二钱　黄芩一钱五分　乌梅一钱五分　花纷一钱五分　姜汁五匙(冲)

水五杯,煮取二杯,分二次温服。

七十七、疟伤胃阳,气逆不降,热劫胃液,不饥不饱,不食不便,渴不欲饮,味变酸浊,加减人参泻心汤主之。

加减人参泻心汤(苦辛温复咸寒法):人参二钱　黄连一钱五分　枳实一钱　干姜一钱五分　生姜二钱　牡蛎二钱

水五杯,煮取二杯,分二次温服。

七十八、疟伤胃阴,不饥不饱,不便,潮热,得食则烦热愈加,津液不复者,麦冬麻仁汤主之。

麦冬麻仁汤方(酸甘化阴法):麦冬五钱(连心)　火麻仁四钱　生白芍四钱　何首乌三钱　乌梅肉二钱　知母二钱

水八杯,煮取三杯,分三次温服。

七十九、太阴脾疟,寒起四末,不渴多呕,热聚心胸,黄连白芍汤主之,烦躁甚者,可另服牛黄丸一丸。

黄连白芍汤方(苦辛寒法):黄连二钱　黄芩二钱　半夏三钱　枳实一钱五分　白芍三钱　姜汁五匙(冲)

水八杯,煮取三杯,分三次温服。

八十、太阴脾疟,脉濡,寒热,疟来日迟,腹微满,四肢不暖,露姜饮主之。

露姜饮方(甘温复甘凉法):人参一钱　生姜一钱。

水二杯半,煮成一杯,露一宿,重汤温服。

八十一、太阴脾疟,脉弦而缓,寒战,甚则呕吐、噫气,腹鸣溏泄,苦辛寒法,不中与也;苦辛温法,加味露姜饮主之。

加味露姜饮方(苦辛温法):人参一钱　半夏二钱　草果一钱　生姜二钱　广皮一钱　青皮一钱(醋炒)

水二杯半,煮成一杯,滴荷叶露三匙温服,渣再煮一杯服。

八十二、中焦疟,寒热久不止,气虚留邪,补中益气汤主之。

补中益气汤方:炙黄芪一钱五分　人参一钱　炙甘草一钱　白术一钱(炒)　广皮五分　当归五分　升麻三分(炙)　柴胡三分(炙)　生姜三片　大枣二枚(去核)

水五杯,煮取二杯,渣再煮一杯,分温三服。

八十三、脉左弦,暮热早凉,汗解渴饮,少阳疟偏于热重者,青蒿鳖甲汤主之。

青蒿鳖甲汤方(苦辛咸寒法)：青蒿三钱　知母二钱　桑叶二钱　鳖甲五钱　丹皮二钱　花粉二钱

水五杯，煮取二杯。疟来前，分二次温服。

八十四、少阳疟如伤寒证者，小柴胡汤主之。渴甚者，去半夏，加栝蒌根；脉弦迟者，小柴胡加干姜陈皮主之。

小柴胡汤方(苦辛甘温法)：柴胡三钱　黄芩一钱五分　半夏二钱　人参一钱　炙甘草一钱五分　生姜三片　大枣二枚(去核)

水五杯，煮取二杯，分二次温服。

小柴胡加干姜陈皮汤方(苦辛温法)：即于小柴胡汤内加干姜二钱，陈皮二钱。

水八杯，煮取三杯，分三次服。

八十五、舌白脘闷，寒起四末，渴喜热饮，湿蕴之故，名曰湿疟，厚朴草果汤主之。

厚朴草果汤方(苦辛温法)：厚朴一钱五分　杏仁一钱五分　草果一钱　半夏二钱　茯苓块三钱　广皮一钱

水五杯，煮取二杯，分二次温服。

八十六、湿温内蕴，夹杂饮食停滞，气不得运，血不得行，遂成滞下，俗名痢疾。古称重证，以其深入脏腑也。初起腹痛胀者易治；日久不痛并不胀者难治。脉小弱者易治，脉实大数者难治；老年久衰，实大、小弱并难治；脉调和者易治。日数十行者易治。一二行，或有或无者，难治。面色、便色、鲜明者易治；秽暗者难治。噤口痢属实者尚可治，属虚者难治。先滞后利者易治；先利后滞者难治。先滞后疟者易治；先疟后滞者难治。本年新受者易治；上年伏暑，酒客积热，老年肠虚积湿者难治。季胁少腹无动气疝瘕者易治，有者难治。

八十七、自利不爽，欲作滞下，腹中拘急，小便短者，四苓合芩芍汤主之。

四苓合芩芍汤方(苦辛寒法)：苍术二钱　猪苓二钱　茯苓二钱　泽泻二钱　白芍二钱　黄芩二钱　广皮一钱五分　厚朴二钱　木香二钱

水五杯，煮取二杯，分二次温服，久痢不在用之。

八十八、暑温风寒杂感，寒热迭作，表证正盛，里证复急，腹不和而滞下者，活人败毒散主之。

活人败毒散(辛甘温法)：羌活　独活　茯苓　川芎　枳壳　柴胡　人参　前胡　桔梗(以上各一两)　甘草(五钱)

共为细末，每服二钱，水一杯，生姜三片，煎至七分，顿服之。热毒冲胃，噤口者本方加陈仓米各等分，名仓廪散。服法如前，加一倍，噤口属虚者勿用之。

八十九、滞下已成，腹胀痛，加减芩芍汤主之。

加减芩芍汤方(苦辛寒法)：白芍三钱　黄芩二钱　黄连一钱五分　厚朴二钱　木香一钱(煨)　广皮二钱

水八杯，煮取三杯，分三次温服，忌油腻生冷。

加减法：肛坠者，加槟榔二钱。腹痛甚欲便，便后痛减，再痛再便者，白滞，加附子一钱五分，酒炒大黄三钱。红滞，加肉桂一钱五分，酒炒大黄三钱，通爽后即止，不可频下。如积未净，当减其制，红积加归尾一钱五分，红花一钱，桃仁二钱。舌浊脉实有食积者，加楂肉一钱五分，神曲二钱，枳壳一钱五分。湿重者，目黄舌白不渴，加茵陈三钱，白通草一钱，滑石一钱。

九十、滞下，湿热内蕴，中焦痞结，神识昏乱，泻心汤主之。

九十一、滞下红白，舌色灰黄，渴不多饮，小溲不利，滑石藿香汤主之。

滑石藿香汤(辛淡合芳香法)：飞滑石三钱　白通草一钱　猪苓二钱　茯苓皮三钱　藿香梗二钱　厚朴二钱　白蔻仁一钱　广皮一钱

水五杯，煮取二杯，分二次服。

九十二、湿温下利，脱肛，五苓散加寒水石主之。

五苓散加寒水石方(辛温淡复寒法)：即于五苓散内加寒水石三钱，如服五苓散法，久痢不在用之。

九十三、久痢阳明不阖，人参石脂汤主之。

人参石脂汤方(甘辛温合涩法)：即桃花汤之变法也。人参三钱　赤石脂三钱(细末)　炮姜二钱　白粳米一合(炒)

水五杯，先煮人参、白米、炮姜令浓，得二杯，后调石脂细末和匀，分二次服。

九十四、自利腹满，小便清长，脉濡而小，病在太阴，法当温脏，勿事通腑，加减附子理中汤主之。

加减附子理中汤(苦辛温法)：白术三钱　附子二钱　干姜二钱　茯苓二钱　厚朴二钱

水五杯，煮取二杯，分二次温服。

九十五、自利不渴者属太阴，甚则哕，冲气逆，急救土败，附子粳米汤主之。

附子粳米汤方(苦辛热法)：人参三钱　附子二钱　炙甘草二钱　粳米一合　干姜二钱

水五杯，煎取二杯，渣再煮一杯，分三次温服。

九十六、疟邪热气，内陷变痢，久延时日，脾胃气衰，面浮腹膨，里急肛坠，中虚伏邪，加减小柴胡汤主之。

加减小柴胡汤方(苦辛温法)：柴胡三钱　黄芩二钱　人参一钱　丹皮一钱　白芍二钱(炒)　当归一钱五分土炒　谷芽一钱五分　山楂一钱五分(炒)

水八杯，煮取三杯，分三次温服。

九十七、春温内陷下痢，最易厥脱，加减黄连阿胶汤主之。

加减黄连阿胶汤(甘寒苦寒合化阴气法)：黄连三钱　阿胶三钱　黄芩二钱　炒生地四钱　生白芍五钱　炙甘草一钱五分

水八杯，煮取三杯，分三次温服。

九十八、气虚下陷，门户不藏，加减补中益气汤主之。

加减补中益气汤(甘温法)：人参二钱　黄芪二钱　广皮一钱　炙甘草一钱　归身二钱　炒白芍三钱　防风五分　升麻三分

水八杯，煮取三杯，分三次温服。

九十九、内虚下陷，热利下重，腹痛，脉左小右大，加味白头翁汤主之。

加味白头翁汤方(苦寒法)：白头翁三钱　秦皮二钱　黄连二钱　黄柏二钱　白芍二钱　黄芩三钱

水八杯，煮取三杯，分三次服。

秋　燥

一百　燥伤胃阴，五汁饮主之，玉竹麦门冬汤亦主之。

玉竹麦门冬汤(甘寒法):玉竹三钱　麦冬三钱　沙参二钱　生甘草一钱

水五杯,煮取二杯,分二次服。土气者加生扁豆。气虚者加人参。

一百零一、胃液干燥,外感已净者,牛乳饮主之。

牛乳饮(甘寒法):牛乳一杯

重汤炖热,顿服之,甚者日再服。

一百零二、燥证气血两燔者,玉女煎主之。

卷三　下　焦　篇

风温、温热、温疫、温毒、冬温

一、风温、温热、温疫、温毒、冬温,邪在阳明久羁,或已下,或未下,身热面赤,口干舌燥,甚则齿黑唇裂;脉沉实者,仍可下之;脉虚大,手足心热甚于手足背者,加减复脉汤主之。

二、温病误表,津液被劫,心中震震,舌强神昏,宜复脉法,复其津液,舌上津回则生;汗自出,中无所主者,救逆汤主之。

三、温病耳聋,病系少阴,与柴胡汤者必死;六七日以后,宜复脉辈复其精。

四、劳倦内伤,复感温病,六七日以外不解者,宜复脉法。

五、温病已汗而不得汗,已下而热不退,六七日以外,脉尚躁盛者,重与复脉汤。

六、温病误用升散,脉结代,甚则脉两至者,重与复脉,虽有他证,后治之。

七、汗下后,口燥咽干,神倦欲眠,舌赤苔老,与复脉汤。

八、热邪深入,或在少阴,或在厥阴,均宜复脉。

加减复脉汤方(甘润存津法):炙甘草六钱　干地黄六钱　生白芍六钱　麦冬五钱(不去心)　阿胶三钱　麻仁三钱

水八杯,煮取八分三杯,分三次服。剧者,加甘草至一两,地黄、白芍八钱,麦冬七钱,日三夜一服。

救逆汤方(镇摄法):即于加减复脉汤内,去麻仁,加生龙骨四钱,生牡蛎八钱,煎如复脉法。脉虚大欲散者,加人参二钱。

九、下后大便溏甚,周十二时三四行,脉仍数者,未可与复脉汤,一甲煎主之。服一二日,大便不溏者,可与一甲复脉汤。

一甲煎方(咸寒兼涩法):生牡蛎二两碾细。水八杯,煮取三杯,分温三服。

一甲复脉汤方:即于加减复脉汤内,去麻仁,加牡蛎一两。

十、下焦温病,但大便溏者,即与一甲复脉汤。

十一、少阴温病,真阴欲竭,壮火复炽,心中烦,不得卧者,黄连阿胶汤主之。

黄连阿胶汤方(苦甘咸寒法):黄连四钱　黄芩一钱　阿胶三钱　白芍一钱　鸡子黄二枚

水八杯,先煮三物,取三杯,去滓,纳胶烊尽,再纳鸡子黄,搅令相得日三服。

十二、夜热早凉,热退无汗,热自阴来者,青蒿鳖甲汤主之。

青蒿鳖甲汤方(辛凉合甘寒法):青蒿二钱　鳖甲五钱　细生地四钱　知母二钱　丹皮三钱

水五杯,煮取二杯,日再服。

十三、热邪深入下焦，脉沉数，舌干齿黑，手指但觉蠕动，急防痉厥，二甲复脉汤主之。

二甲复脉汤方(咸寒甘润法)：即于加减复脉汤内，加生牡蛎五钱，生鳖甲八钱。

十四、下焦温病，热深厥甚，脉细促，心中憺憺大动，甚则心中痛者，三甲复脉汤主之。

三甲复脉汤方(同二甲汤法)：即于二甲复脉汤内，加生龟板一两。

十五、既厥且哕(俗名呃忒)脉细而劲，小定风珠主之。

小定风珠方(甘寒咸法)：鸡子黄一枚(生用)　真阿胶二　生龟板六钱　童便一杯　淡菜三钱

水五杯，先煮龟板、淡菜得二杯，去滓，入阿胶上火烊化，纳鸡子黄，搅令相得，再冲童便，顿服之。

十六、热邪久羁，吸烁真阴，或因误表，或因妄攻，神倦瘛疭，脉气虚弱，舌绛苔少，时时欲脱者，大定风珠主之。

大定风珠方(酸甘咸法)：生白芍六钱　阿胶三钱　生龟板四钱　干地黄六钱　麻仁二钱　五味子二钱　生牡蛎四钱　麦冬六钱(连心)　炙甘草四钱　鸡子黄二枚(生)　鳖甲四钱(生)

水八杯，煮取三杯，去滓，再入鸡子黄，搅令相得，分三次服。喘加人参。自汗者加龙骨、人参、小麦。悸者加茯神、人参、小麦。

十七、壮火尚盛者，不得用定风珠、复脉。邪少虚多者，不得用黄连阿胶汤。阴虚欲痉者，不得用青蒿鳖甲汤。

十八、痉厥神昏，舌短，烦躁，手少阴证未罢者，先与牛黄、紫雪辈，开窍搜邪，再与复脉汤存阴，三甲潜阳，临证细参勿致倒乱。

十九、邪气久羁，肌肤甲错，或因下后邪欲溃，或因存阴得液蒸汗，正气已虚，不能即出，阴阳互争而战者，欲作战汗也，复脉汤热饮之；虚盛者，加人参；肌肉尚盛者，但令静，勿妄动也。

二十、时欲漱口不欲咽，大便黑而易者，有瘀血也，犀角地黄汤主之。

犀角地黄汤方(甘咸微苦法)：干地黄一两　生白芍三钱　丹皮三钱　犀角三钱。

水五杯，煮取二杯，分二次服，渣再煮一杯服。

二十一、少腹坚满，小便自利，夜热昼凉，大便闭，脉沉实者，蓄血也，桃仁承气汤主之；甚则抵当汤。

桃仁承气汤方(苦辛咸寒法)：大黄五钱　芒硝二钱　桃仁三钱　当归三钱　芍药三钱　丹皮三钱

水八杯，煮取三杯，先服一杯，得下，止后服，不知，再服。

抵当汤方(飞走攻络苦咸法)：大黄五钱　虻虫二十枚(炙干为末)　桃仁五钱、水蛭五分(炙干为末)

水八杯，煮取三杯，先服一杯，得下，止后服，不知，再服。

二十二、温病脉，法当数，今反不数而濡小者，热撤里虚也；里虚下痢稀水，或便脓者血者，桃花汤主之。

桃花汤方(甘温兼涩法)：赤石脂一两(半整用煎，半为细末调)　炮姜五钱　白粳米二合

水八杯，煮取三杯，去渣，入石脂末一钱五分，分三次服，若一服愈，余勿服。虚甚者加人参。

二十三、温病七八日以后，脉虚数，舌绛苔少，下痢日数十行，完谷不化，身虽热者，桃花

粥主之。

桃花粥方(甘温兼涩法):人参三钱　炙甘草三钱　赤石脂六钱(细末)　白粳米二合

水十杯,先煮参、草,得六杯,去渣,再入粳米煮,得三杯,纳石脂末三钱,顿服之,痢不止,再服第二杯,如上法,痢止停后服。或先因过用寒凉,脉不数,身不热者,加干姜三钱。

二十四、温病少阴下利,咽痛胸满心烦者,猪肤汤主之。

猪肤汤方(甘润法):猪肤一斤,用白皮,从内刮去肥,令如纸薄一味,以水一斗,煮取五升,去渣,加白蜜一升,白米粉五合,熬香,和令相得。

二十五、温病少阴咽痛者,可与甘草汤;不差者,与桔梗汤。

甘草汤方(甘缓法):甘草二两,一味,以水三升,煮取一升半,去渣,分温再服。

桔梗汤(苦辛甘开提法):甘草二两　桔梗二两　法同前。

二十六、温病入少阴,呕而咽中伤,生疮不能语,声不出者,苦酒汤主之。

苦酒汤方(酸甘微辛法):半夏二钱(制)　鸡子一枚(去黄,纳上苦酒中鸡子壳中)

二味,纳半夏着苦酒中,以鸡子壳置刀环中,安火上,令三沸,去渣,少少含咽之,不差,更作三剂。

二十七、妇女温病,经水适来,脉数耳聋,干呕烦渴,辛凉退热,兼清血分,甚至十数日不解,邪陷发痉者,竹叶玉女煎主之。

竹叶玉女煎方(辛凉合甘寒微苦法):生石膏六钱　干地黄四钱　麦冬四钱　知母二钱　牛膝二钱　竹叶三钱

水八杯,先煮石膏地黄得五杯,再入余四味,煮成二杯,先服一杯,候六时覆之,病解,停后服,不解,再服。

二十八、热入血室,医与两清气血,邪去其半,脉数,余邪不解者,护阳和阴汤主之。

护阳和阴汤方(甘凉甘温复法):白芍五钱　炙甘草二钱　人参二钱　麦冬二钱(连心,炒)　干地黄三钱(炒)

水五杯,煮取二杯,分二次温服。

二十九、热入血室,邪去八、九,右脉虚数,暮微寒热者,加减复脉汤仍用参主之。

加减复脉汤仍用参方:即于前复脉汤内,加人参三钱。

三十、热病经水适至,十余日不解,舌萎饮冷,心烦热,神智忽清忽乱,脉右长左沉。瘀热在里也,加减桃仁承气汤主之。

加减桃仁承气汤方(苦辛走络法):大黄三钱(制)　桃仁三钱(炒)　细生地六钱　丹皮四钱　泽兰二钱　人中白二钱

水八杯,煮取三杯,先服一杯,候六时,得下黑血,下后神清渴减,止后服,不知,渐进。

三十一、温病愈后,嗽稀痰而不咳,彻夜不寐者,半夏汤主之。

半夏汤方(辛甘淡法):半夏八钱(制)　稷米二两

水八杯,煮取三杯,分三次温服。

三十二、饮退得寐,舌滑,食不进者,半夏桂枝汤主之。

半夏桂枝汤方(辛温甘淡法):半夏六钱　秫米一两　白芍六钱　桂枝四钱　炙甘草一钱　生姜三钱　大枣二枚(去核)

水八杯,煮取三杯,分温三服。

三十三、温病解后,脉迟,身冷如水,冷汗自出者,桂枝汤主之。

三十四、温病愈后,面色萎黄;舌淡,不欲饮水,脉迟而弦,不食者,小建中汤主之。

小建中汤方(甘温法):白芍六钱(酒炒) 桂枝四钱 甘草三钱(炙) 生姜二钱 大枣二枚(去核) 胶饴五钱

水八杯,煮取三杯,去渣,入胶饴,上火烊化,分温三服。

三十五、温病愈后,或一月,至一年,面微赤,脉数,暮热,常思饮,不欲食者,五汁饮主之,牛乳饮亦主之。病后肌肤枯燥,小便溺管痛,或微燥咳,或不思食,皆胃阴虚也,与益胃、五汁辈。

暑温、伏暑

三十六、暑邪深入少阴消渴者,连梅汤主之;入厥阴麻痹者,连梅汤主之;心热烦躁神迷甚者,先与紫雪丹,再与连梅汤。

连梅汤方(酸甘化阴酸苦泄热法):云连二钱 乌梅三钱去核 麦冬三钱(连心) 生地三钱 阿胶二钱

水五杯,煮去二杯,分二次服。脉虚大而芤者,加人参。

三十七、暑邪深入厥阴,舌灰,消渴,心下板实,呕恶吐蛔,寒热,下利血水,甚者声音不出,上下格拒者,椒梅汤主之。

椒梅汤方(酸苦复辛甘法):黄连二钱 黄芩二钱 干姜二钱 白芍三钱(生) 川椒三钱(炒黑) 乌梅三钱去核 人参二钱 枳实一钱五分 半夏二钱

水八杯,煮取三杯,分三次服。

三十八、暑邪误治,胃口伤残,延及中下,气塞填胸,燥乱口渴,邪结内踞,清浊交混者,来复丹主之。

来复丹汤方(酸温法):太阴元精石一两 舶上硫黄一两 硝石一两(同硫黄为末,微火炒结砂子大) 橘红二钱 青皮二钱(去白) 五灵脂二钱(澄去砂,炒令烟尽)

三十九、暑邪久热,寝不安,食不甘,神识不清,阴液元气两伤者,三才汤主之。

三才汤方(甘凉法):人参三钱 天冬二钱 地黄五钱

水五杯,浓煎两杯,分二次温服。欲复阴者,加麦冬、五味子。欲复阳者,加茯苓、炙甘草。

四十、蓄血,热入血室,与温热同法。

四十一、伏暑、湿温胁痛,或咳,或不咳,无寒,但潮热,或竟寒热如疟状,不可误认柴胡证,香附旋覆花汤主之;久不解者,间用控涎丹。

香附旋覆花汤方(苦辛淡合芳香开络法):生香附三钱 旋覆花三钱(绵包) 苏子霜三钱 广皮二钱 半夏五钱 茯苓块三钱 薏仁五钱

水八杯,煮取三杯,分三次温服。腹满者加厚朴,甚痛者加降香末。

控涎丹方(苦寒从治法):甘遂(制,去心)、大戟(去皮,制)、白芥子,等分为细末,神曲糊为丸,梧子大,每服九丸,姜汤下,壮者加之,羸者减之,以知为度。

寒　湿

四十二、湿之为物也,在天之阳时为雨露,阴时为霜雪,在山为泉,在川为水,包含于土中者为湿。其在人身也：上焦与肺合，中焦与脾合，其流于下焦也，与少阴癸水合。

四十三、湿久不治，伏足少阴，舌白身痛，足跗浮肿，鹿附汤主之。

鹿附汤方（苦辛咸法）：鹿茸五钱　附子三钱　草果一钱　菟丝子三钱　茯苓五钱

水五杯，煮取二杯，日再服，渣再煮一杯服。

四十四、湿久，脾阳消乏，肾阳亦惫者，安肾汤主之。

安肾汤方（辛甘温法）：鹿茸三钱　胡芦巴三钱　补骨脂三钱　韭子一钱　大茴香二钱　附子二钱　茅术二钱　茯苓三钱　菟丝子三钱

水八杯，煮取三杯，分三次服。大便溏者加赤石脂，久病恶汤者，可用二十份作丸。

四十五、湿久伤阳，痿弱不振，肢体麻痹，痔疮下血，术附姜苓汤主之。

术附姜苓汤方（辛温苦淡法）：生白术五钱　附子三钱　干姜三钱　茯苓五钱

水五杯，煮取二杯，日再服。

四十六、先便后血，小肠寒湿，黄土汤主之。

黄土汤方（甘苦合用刚柔互济法）：甘草三两　干地黄三两　白术三两　附子三两（炮）　阿胶三两　黄芩三两　灶中黄土半斤

水八升，煮取二升，分温二服。

四十七、秋湿内伏，冬寒外加，脉紧无汗，恶寒身痛，喘咳稀痰，胸满，舌白滑，恶水，不欲饮，甚则倚息不得卧，腹中微胀，小青龙汤主之；脉数有汗，小青龙，去麻、辛主之；大汗出者，倍桂枝，减干姜，加麻黄根。

小青龙汤方（辛甘复酸法）：麻黄三钱（去节）　甘草三钱（炙）　桂枝五钱（去皮）　芍药三钱　五味二钱　干姜三钱　半夏五钱　细辛二钱

水八碗，先煮麻黄，减一碗许，去上沫，内诸药，煮取三碗，去滓，温服一碗。得效，缓后服，不知，再服。

四十八、喘咳息促，吐稀涎，脉洪数，右大于左，喉哑，是为热饮，麻杏石甘汤主之。

麻杏石甘汤方（辛凉甘淡法）：麻黄三钱（去节）　杏仁三钱（去皮尖，碾细）　石膏三钱（碾）　甘草二钱（炙）

水八杯，先煮麻黄，减二杯，去沫，内诸药，煮取三杯，先服一杯，以喉亮为度。

四十九、支饮不得息，葶苈大枣泻肺汤主之。

葶苈大枣泻肺汤（苦辛甘法）：苦葶苈三钱（炒香，碾细）　大枣五枚（去核）

水五杯，煮成二杯，分二次服，得效，减其制，不效，再作服，衰其大半而止。

五十、饮家反渴，必重用辛，上焦加干姜、桂枝；中焦加枳实、橘皮；下焦加附子、生姜。

五十一、饮家阴吹，脉弦而迟，不得固执《金匮》法，当反用之，橘半桂苓枳姜汤主之。

橘半桂苓枳姜汤方（苦辛淡法）：半夏二两　小枳实一两　橘皮六钱　桂枝一两　茯苓块六钱

甘澜水十碗，煮成四碗，分四次，日三夜一服，以愈为度。愈后以温中补脾，使饮不聚为要，其下焦虚寒者，温下焦，肥人用温燥法，瘦人用温平法。

五十二、暴感寒湿成疝，寒热往来，脉弦及数，舌白滑，或无苔，不渴，当脐痛，或胁下痛，椒桂汤主之。

椒桂汤方（苦辛通法）：川椒六钱（炒黑）　桂枝六钱　良姜三钱　柴胡六钱　小茴香四钱　广皮三钱　吴茱萸四钱　青皮三钱

急流水八碗，煮成三碗，温服一碗，覆被令微汗佳。不汗，服第二碗，接饮生姜汤促之，得汗，次早服第三碗，不必覆被再令汗。

五十三、寒疝，脉弦紧，胁下偏痛，发热，大黄附子汤主之。

大黄附子汤方(苦辛温下法)：大黄五钱　熟附子五钱　细辛三钱

水五杯，煮取两杯，分温二服。

五十四、寒疝，少腹或脐旁，下引睾丸，或掣胁，下掣腰，痛不能忍者，天台乌药散主之。

天台乌药散方(苦辛热急通法)：乌药五钱　木香五钱　小茴香五钱(炒黑)　良姜五钱(炒)　青皮五钱　川楝子十枚　巴豆七十粒　槟榔五钱

先以巴豆微打破，加麸数合，炒川楝子，以巴豆黑透为度，去巴豆，麸子不用，但以川楝同前药为极细末，黄酒和服一钱，不能饮者，姜汤代之，重者日再服，痛不可忍者三服。

湿　温

五十五、湿温久羁，三焦弥漫，神昏窍阻，少腹硬满，大便不下，宣清导浊汤主之。

宣清导浊汤方(苦辛淡法)：猪苓五钱　茯苓五钱　寒水石六钱　晚蚕砂四钱　皂荚子三钱(去皮)

水五杯，煮成两杯，分二次服，以大便通快为度。

五十六、湿凝气阻，三焦俱闭，二便不通，半硫丸主之。

半硫丸(酸辛温法)：石硫黄、制半夏，二味各等分，为细末，蒸饼为丸，梧子大，每服一、二钱，白开水送下。

五十七、浊湿久留，下注于肛，气闭肛门坠痛，胃不喜食，舌苔腐白，术附汤主之。

术附汤方(苦辛温法)：生茅术五钱　人参二钱　厚朴三钱　生附子三钱　炮姜三钱　广皮三钱

水五杯，煮成两杯，先服一杯，约三时，再服一杯，以肛痛愈为度。

五十八、疟邪久羁，因疟成劳，谓之劳疟；络虚而痛，阳虚而胀，胁有疟母，胁留正伤，加味异功汤主之。

加味异功汤方(辛甘温阳法)：人参三钱　当归一钱五分　肉桂一钱五分　炙甘草二钱　茯苓三钱　于术三钱(炒焦)　生姜三钱　大枣二枚(去核)　广皮二钱

水五杯，煮成两杯，渣再煮一杯，分三次服。

五十九、疟久不解，胁下成块，谓之疟母，鳖甲煎丸主之。

鳖甲煎丸方：鳖甲十二分(炙)　乌扇三分(烧)　黄芩三分　柴胡六分　鼠妇三分(熬)　干姜三分　大黄三分　芍药五分　桂枝三分　葶苈一分(熬)　石韦三分(去毛)　厚朴三分　牡丹皮五分　瞿麦二分　紫葳三分，半夏一分　人参一分　虻虫五分(熬)　蜂窝四分(炙)　赤硝十二分　蜣螂(熬)六分　桃仁二分

二十三味，为细末，取煅灶下灰一斗，清酒一斛五斗，浸灰，俟酒尽一半，煮鳖甲于中，煮令泛烂如胶漆，绞取汁，纳诸药煎为丸，如梧子大，空心服七丸，日三服。

六十、太阴三疟，腹胀不渴，呕水，温脾汤主之。

温脾汤方(苦辛温法)：草果二钱　桂枝三钱　生姜五钱　茯苓五钱　蜀漆三钱(炒)　厚朴三钱

水五杯，煮取两杯，分二次温服。

六十一、少阴三疟，久而不愈，形寒嗜卧，舌淡脉微，发时不渴，气血两虚，扶阳汤主之。

扶阳汤方（辛甘温阳法）：鹿茸五钱（生锉末，先用黄酒煎得） 熟附子三钱 人参二钱 桂枝三钱 当归二钱 蜀漆三钱（炒黑）

水八杯，加入鹿茸酒，煎成三小杯，日三服。

六十二、厥阴三疟，日久不已，劳则发热，或有痞结，气逆欲呕，减味乌梅圆法主之。

减味乌梅丸法（酸苦为阴，辛甘为阳复法）（以下方中多无分量，以分量本难预定，用者临时斟酌可也）：半夏 黄连 干姜 吴萸 茯苓 桂枝 白芍 川椒（炒黑） 乌梅

六十三、酒客久痢，饮食不减，茵陈白芷汤主之。

茵陈白芷汤方（苦辛淡法）：绵茵陈 白芷 北秦皮 茯苓皮 黄柏 藿香

六十四、老年久痢，脾阳受伤，食滑便溏，肾阳亦衰，双补汤主之。

双补汤方：人参 山药 茯苓 莲子 芡实 补骨脂 苁蓉 萸肉 五味子 巴戟天 菟丝子 覆盆子

六十五、久痢小便不通，厌食欲呕，加减理阴煎主之。

加减理阴煎方（辛淡为阳，酸甘化阴复法。凡复法皆久病，未可以一法了事者。）：熟地 白芍 附子 五味 炮姜 茯苓

六十六、久痢带瘀血，肛中气坠，腹中不痛，断下渗湿汤主之。

断下渗湿汤方（苦辛淡法）：樗皮根一两（炒黑） 生茅术一钱 生黄柏一钱 地榆二钱五分（炒黑） 楂肉三钱（炒黑） 银花一钱五分（炒黑） 赤苓三钱 猪苓一钱五分

水八杯，煮成三杯，分三次服。

六十七、下痢无度，脉微细，肢厥，不进食，桃花汤主之。

六十八、久痢，阴伤气陷，肛坠尻酸，地黄余粮汤主之。

地黄余粮汤方（酸甘兼涩法）：熟地黄 禹余粮 五味子

六十九、久痢伤肾，下焦不固，肠腻滑下，纳谷运迟，三神丸主之。

三神丸方（酸甘辛温兼涩法）：五味子 补骨脂 肉果（去净油）

七十、久痢伤阴，口渴舌干，微热微咳，人参乌梅汤主之。

人参乌梅汤方（酸甘化阴法）：人参 莲子（炒） 炙甘草 乌梅 木瓜 山药

七十一、痢久阴阳两伤，少腹肛坠，腰胯脊髀酸痛，由脏腑伤及奇经，参茸汤主之。

参茸汤方（辛甘温法）：人参 鹿茸 附子 当归（炒） 茴香（炒） 菟丝子 杜仲

七十二、久痢伤及厥阴，上犯阳明，气上撞心，饥不欲食，干呕腹痛，乌梅圆主之。

乌梅圆方（酸甘辛苦，复法酸甘化阴；辛苦通降，又辛甘为阳酸苦为阴。）：乌梅 细辛 干姜 黄连 当归 附子 蜀椒（炒焦去汗） 桂枝 人参 黄柏

七十三、休息痢经年不愈，下焦阴阳皆虚，不能收摄，少腹气结，有似癥瘕，参芍汤主之。

参芍汤方（辛甘为阳酸甘化阴复法）：人参 白芍 附子 茯苓 炙甘草 五味子

七十四、噤口痢，热气上冲，肠中逆阻似闭，腹痛在下尤甚者，白头翁汤主之。

七十五、噤口痢，左脉细数，右手脉弦，干呕腹痛，里急后重，积下不爽，加减泻心汤主之。

加减泻心汤方（苦辛寒法）：川连 黄芩 干姜 银花 楂炭 白芍 木香汁

七十六、噤口痢，呕恶不饥，积少痛缓，形衰脉弦，舌白不渴，加味参苓白术散主之。

加味参苓白术散方（本方甘淡微苦法，加则辛甘化阳，芳香悦脾。微辛以通，微苦以降也。）：人参二钱 白术一钱五

分(炒焦)　茯苓一钱五分　扁豆二钱(炒)　薏仁一钱五分　桔梗一钱　砂仁七分(炒)　炮姜一钱　肉豆蔻一钱　炙甘草五分

共为极细末，每服一钱五分，香粳米汤调服，日二次。

七十七、噤口痢，胃关不开，由于肾关不开者，肉苁蓉汤主之。

肉苁蓉汤方(辛甘法)：肉苁蓉一两(泡淡)　附子二钱　人参二钱　干姜炭二钱　当归二钱　白芍三钱(肉桂汤浸，炒)

水八杯，煮取三杯，分三次缓缓服，胃稍开，再作服。

秋　燥

七十八、燥久伤及肝肾之阴，上盛下虚，昼凉夜热，或干咳，或不咳，甚者痉厥者，三甲复脉汤主之，定风珠亦主之，专翕大生膏亦主之。

三甲复脉汤　定风珠(并见前)

专翕大生膏方(酸甘咸法)：人参二斤(无力者，以制洋参代之)　茯苓二斤　龟板一斤(另熬胶)　乌骨鸡一对　鳖甲一斤(另熬胶)　牡蛎一斤　鲍鱼二斤　海参二斤　白芍二斤　五味子半斤　麦冬二斤(不去心)　羊腰子八对　猪脊髓一斤　鸡子黄二十圆　阿胶二斤　莲子二斤　芡实三斤　熟地黄三斤　沙苑蒺藜一斤　白蜜一斤　枸杞子一斤(炒黑)

《温热经纬》简介

《温热经纬》，清咸丰二年，王士雄著。

王士雄，字梦英，生于清嘉庆十三年，卒于同治七年，清浙江省盐官县(今海宁县)人。生于医学世家，少丧父，家贫，充盐行会计，酷爱医学，故又精于家学，后徙居上海。一生致力于温热等病的研究，著述甚丰。《温热经纬》，其中之一也，后被誉为清代温热病四大家(叶天士、薛雪、吴瑭、王士雄)之一。

《温热经纬》著成于同治二年。书中收《内经》、《伤寒论》、叶香岩、陈平伯、薛生白、余师愚等有关温热著作，加以诠释，进一步发皇原书，颇能宣发诸家学说，体现王氏之学术思想。

今取其中所收陈平伯《外感温病篇》十二条白文，薛雪《温热病篇》四十六条白文，以供初习医者之诵读。

陈平伯，字祖恭，号寄飘子。清江苏人，生平里居未祥，所著此书正文称“风温，所论该病演变较详，用药每趋于轻灵。文中用方，无方名，当系自设用者，然皆宗治温之大法。熟读后，对温病之临证，颇有启迪，寓义详见自注。

薛雪，字生白，号一瓢，清江苏吴县人，生于顺治十八年，卒于乾隆十五年，生白多才多艺，著述较多，本文亦名《湿温条辨》，将湿温病之演变过程及方治药味，条分缕析，纲举目张，对湿温病之治疗，价值很大，对别由湿热一类病之治疗，亦颇可参考，方药之组合，亦出于己手。熟读此文后，再参阅王士雄注，收效犹高。

今采二书白文于下。

温热经纬(节选)

清·王士雄

陈平伯外感温病篇

风温为病,春月与冬季居多。或恶风,或不恶风,必身热,咳嗽,烦渴,此风温证之提纲也。

风温证,身热畏风,头痛咳嗽,口渴,脉浮数,舌苔白者,邪在表也。当用薄荷、前胡、杏仁、桔梗、桑叶、川贝之属,凉解表邪。

风温证,身热,咳嗽,自汗,口渴,烦闷,脉数,舌苔微黄者,热在肺胃也。当用川贝、牛蒡、桑皮、连翘、橘皮、竹叶之属,凉泄里热。

风温证,身灼热,口大渴,咳嗽烦闷,谵语如梦语,脉弦数,干呕者,此热灼肺胃,风火内旋。当用羚羊角、川贝、连翘、麦冬、石斛、青蒿、知母、花粉之属,以泄热和阴。

风温证,身热,咳嗽,口渴,下利,苔黄,谵语,胸痞,脉数,此温邪由肺胃下注大肠。当用黄芩、桔梗、煨葛、豆卷、甘草、橘皮之属,以升泄温邪。

风温证,热久不愈,咳嗽,唇肿,口渴,胸闷,不知饥,身发白疹如寒粟状,自汗脉数者,此风邪挟太阴脾湿,发为风疹。

风温证,身热,咳嗽,口渴,胸痞,头目胀大,面发泡疮者,风毒上壅阳络。当用荆芥、薄荷、连翘、元参、牛蒡、马勃、青黛、银花之属,以清热散邪。

风温证,身大热,口大渴,目赤唇肿,气粗烦躁,舌绛齿板,痰咳,甚至神昏谵语,下利黄水者,风温热毒,深入阳明营分,最为危候。用犀角、连翘、葛根、元参、赤芍、丹皮、麦冬、紫草、川贝、人中黄,解毒提斑,间有生者。

风温毒邪,始得之,便身热口渴,目赤咽痛,卧起不安,手足厥冷,泄泻,脉伏者,热毒内壅,络气阻遏。当用升麻。

风温证,身热自汗,面赤神迷,身重难转侧,多眠睡,鼻鼾,语难出,脉数者,温邪内逼阳明,精液劫夺,神机不运。用石膏、知母、麦冬、半夏、竹叶、甘草之属,泄热救津。

风温证,身热痰咳,口渴神迷,手足瘛疭,状若惊痫,脉弦数者,此热劫津液,金囚木旺。当用羚羊、川贝、青蒿、连翘、知母、麦冬、钩藤之属,以息风清热。

风温证,热渴烦闷,昏愦不知人,不语如尸厥,脉数者,此热邪内蕴,走窜心包络。当用犀角、连翘、焦远志、鲜石菖蒲、麦冬、川贝、牛黄、至宝之属,泄热通络。

薛生白湿热病篇

一、湿热证。始恶寒,后但热不寒,汗出,胸痞,舌白,口渴不引饮。

二、湿热证,恶寒无汗,身重头痛。湿在表分。宜藿香、香薷、羌活、苍术皮、薄荷、牛蒡子等味。头不痛者,去羌活。

三、湿热证,恶寒发热,身重,关节痛,湿在肌肉,不为汗解,宜滑石、大豆黄卷、茯苓皮、苍术皮、藿香叶、鲜荷叶、白通草、桔梗等味。不恶寒者,去苍术皮。

四、湿热证,三四日即口噤,四肢牵引拘急,甚则角弓反张,此湿热侵入经络脉隧中。宜鲜地龙、秦艽、威灵仙、滑石、苍耳子、丝瓜藤、海风藤、酒炒黄连等味。

五、湿热证,壮热口渴,舌黄或焦红,发痉神昏,谵语或笑,邪灼心包,营血已耗。宜犀角、羚羊角、连翘、生地、元参、钩藤、银花露、鲜菖蒲、至宝丹等味。

六、湿热证，发痉，神昏笑妄，脉洪数有力，开泄不效者，湿热蕴结胸膈，宜仿凉膈散。若大便数日不通者，热邪闭结肠胃，宜仿承气微下之例。

七、湿热证，壮热烦渴，舌焦红或缩，斑疹，胸痞自利，神昏痉厥，热邪充斥表里三焦。宜大剂犀角、羚羊角、生地、元参、银花露、紫草、方诸水、金汁、鲜菖蒲等味。

八、湿热证，寒热如疟。湿热阻遏膜原。宜柴胡、厚朴、槟榔、草果、藿香、苍术、半夏、干菖蒲、六一散等味。

九、湿热证，数日后，脘中微闷，知饥不食，湿邪蒙绕三。宜藿香叶、薄荷叶、鲜荷叶、枇杷叶、佩兰叶、冬瓜仁等味。

十、湿热证，初起发热，汗出，胸痞，口渴，舌白，湿伏中焦。宜藿梗、蔻仁、杏仁、枳壳、桔梗、郁金、苍术、厚朴、草果、半夏、干菖蒲、佩兰叶、六一散。

十一、湿热证，数日后，自利溺赤，湿流下焦。宜滑石、猪苓、茯苓、泽泻、萆薢、通草等味。

十二、湿热证，舌遍体白，口渴，湿滞阳明。宜用辛开，如厚朴、草果、半夏、干菖蒲等味。

十三、湿热证，舌根白，舌尖红，湿渐化热，余湿犹滞。宜辛泄佐清热。如蔻仁、半夏、干菖蒲、大豆黄卷、连翘、绿豆衣、六一散等味。

十四、湿热证，初起，即胸闷、不知人、瞀乱大叫痛，湿热阻闭中上二焦。宜草果、槟榔、鲜菖蒲、芫荽、六一散，各重用。或加皂角，地浆水煎。

十五、湿热证，四五日，口大渴，胸闷欲绝，干呕不止，脉细数，舌光如镜，胃液受劫，胆火上冲。宜西瓜汁、金汁、鲜生地汁、甘蔗汁、磨服郁金、木香、香附、乌药等味。

十六、湿热证，呕吐清水，或痰多，湿热内留，木火上逆。宜温胆汤加栝蒌、碧玉散等味。

十七、湿热证，呕恶不止，昼夜不瘥，欲死者，肺胃不和，胃热移肺，肺不受邪也。宜用川连三四分、苏叶二三分，两味煎汤，呷下即止。

十八、湿热证，咳嗽，昼夜不安，甚至喘不得眠者，暑邪入于肺络。宜葶苈、枇杷叶、六一散等味。

十九、湿热证，十余日，大势已退，惟口渴汗出，骨节痛，余邪留滞经络。宜元米(即糯米)汤泡于术，隔一宿，去术煎饮。

二十、湿热证，数日后，汗出热不除，或痉，忽头痛不止者，营液大亏，厥阴风火上升。宜羚羊角、蔓荆子、钩藤、元参、生地、女贞子等味。

二十一、湿热证，胸痞发热、肌肉微疼、始终无汗者，腠理暑邪内闭。宜六一散一两、薄荷叶三四分，泡汤调下，即汗解。

二十二、湿热证，按法治之，数日后，或吐下一时并至者，中气亏损，升降悖逆。宜生谷芽、莲心、扁豆、米仁、半夏、甘草、茯苓等味，甚者用理中法。

二十三、湿热证，十余日后，左关弦数，腹时痛，时圊血，肛门热痛，血液内燥，热邪传入厥阴之证。宜仿白头翁法。

二十四、湿热证，十余日后，尺脉数，下利或咽痛，口渴心烦，下泉不足，热邪直犯少阴之证。宜仿猪肤汤凉润法。

二十五、湿热证，身冷脉细，汗泄胸痞，口渴，舌白，湿中少阴之阳。宜人参、白术、附子、茯苓、益智等味。

二十六、暑月病，初起，但恶寒，面黄，口不渴，神倦，四肢懒，脉沉弱，腹痛下利，湿困太阴之阳。宜仿缩脾饮，甚则大顺散、来复丹等法。

二十七、湿热证，按法治之，诸证皆退。惟目瞑则惊悸、梦惕，余邪内留，胆气未舒。宜酒浸郁李仁、姜汁炒枣仁、猪胆皮等味。

二十八、湿热证，曾开泄下夺，恶候皆平，独神思不清，倦语不思食，溺数，唇齿干，胃气不输，肺气不布，元神大亏。宜人参、麦冬、石斛、木瓜、生甘草、生谷芽、鲜莲子等味。

二十九、湿热证，四五日，忽大汗出，手足冷，脉细如丝或绝，口渴，茎痛，而起坐自如，神清语亮，乃汗出过多，卫外之阳暂亡，湿热之邪仍结，一时表里不通，脉故伏，非真阳外脱也。宜五苓散去术，加滑石、酒炒川连、生地、芪皮等味。

三十、湿热证，发痉神昏，独足冷，阴缩，下体外受客寒，仍宜从湿热治，只用辛温之品，煎汤熏洗。

三十一、湿热证，初起壮热，口渴，脘闷懊侬，眼欲闭，时谵语，浊邪蒙闭上焦，宜涌泄。用枳壳、桔梗、淡豆豉、生山栀。无汗者加葛根。

三十二、湿热证，经水适来，壮热口渴，谵语神昏，胸腹痛，或舌无苔，脉滑数，邪陷营分。宜大剂犀角、紫草、茜根、贯众、连翘、鲜菖蒲、银花露等味。

三十三、热证，上下失血，或汗血，毒邪深入营分，走窜欲泄。宜大剂犀角、生地、赤芍、丹皮、连翘、紫草、茜根、银花等味。

三十四、湿热证，七八日，口不渴，声不出，与饮食亦不却，神识昏迷，进辛香凉泄、芳香逐秽，俱不效，此邪入厥阴，主客浑受。宜仿吴又可三甲散，醉地鳖虫、醋炒鳖甲、土炒穿山甲、生僵蚕、柴胡、桃仁泥等味。

三十五、湿热证，口渴，苔黄起刺，脉弦缓，囊缩，舌硬，谵语，昏不知人，两手搐搦，津枯邪滞。宜鲜生地、芦根、生首乌、鲜稻根等味。若脉有力，大便不通，大黄亦可加入。

三十六、湿热证，发痉撮空，神昏笑妄，舌苔干黄起刺，或转黑色，大便不通者，热邪闭结胃腑。宜用承气汤下之。

三十七、湿热证，壮热口渴，自汗，身重，胸痞，脉洪大而长者，此太阴之湿与阳明之热相合。宜白虎加苍术汤。

三十八、湿热证，湿热伤气，四肢困倦，精神减少，身热气高，心烦溺黄，口渴自汗，脉虚者。东垣用清暑益气汤主治。

三十九、暑月热伤元气，气短倦怠，口渴多汗，肺虚而咳者。宜人参、麦冬、五味子等味。

四十、暑月乘凉饮冷，阳气为阴寒所遏，皮肤蒸热，凛凛畏寒，头痛头重，自汗烦渴，或腹痛吐泻者。宜香薷、厚朴、扁豆等味。

四十一、湿热内滞太阴，郁久而为滞下，其证胸痞腹痛，下坠窘迫，脓血稠黏，里结后重，脉软数者。宜厚朴、黄芩、神曲、广皮、木香、槟榔、柴胡、煨葛根、银花炭、荆芥炭等味。

四十二、痢久伤阳，脉虚滑脱者，真人养脏汤加甘草、当归、白芍。

四十三、痢久伤阴，虚坐努责者。宜用熟地炭、炒当归、炒白芍、炙甘草、广皮之属。

四十四、暑湿内袭，腹痛吐利，胸痞脉缓者，湿浊内阻太阴。宜缩脾饮。

四十五、暑月饮冷过多，寒湿内留，水谷不分，上吐下泻，肢冷脉伏者，宜大顺散。

四十六、肠痛下利，胸痞，烦躁，口渴，脉数大、按之豁然空者，宜冷香饮子。

《内经知要》简介

《内经知要》,明李中梓著。中梓,江苏省上海县人。生于明万历十六年,卒于清顺治十二年。早年习举子业,为诸生,后因病而专攻医学。一生著述甚富,《内经知要》其一也。

该书今存本无自序。有清乾隆二十九年薛雪书文云:"……要知此道(按此指医道)之源,出自轩皇君臣,以羲皇一划之旨,终日详论世人疾病之所以然。垂教天下后世以治法之所当然。……一日偶然忆及云间李念莪先生所辑诸书,唯《内经知要》比余向日所辑《医经原旨》尤觉近人。以其仅得上、下两卷,至简至要,方便时师之,不及用功于鸡声灯影者,亦可以稍有准则于其胸中也……"

薛氏所言极是,详《黄帝内经》一书,含《素问》与《灵枢》二种,每种皆八十一篇,约十万字左右,其卷帙洪大繁多,内容深奥玄妙,是中医重要典籍之一,它基本体现出"中医学"学术体系的诸多方面,已基本形成,欲窥其全貌,非一日之功,亦非初学所能及。故初入此道者,尝苦于无门,每选重要篇章中之部分章节,进行学习背诵,做为中医学基本理论之读本。

自李氏《内经知要》一书问世后,初习《内经》者,每选此书习之。若欲深造者,需待有一定学识后,再行深入研读《内经》及有关著作,则对中医学术之发展提高,尤多裨益。

本书内容,是从《素问》、《灵枢》中,选取重要篇中部分内容,打乱原书篇序,进行分部类编注释而成。

全有上卷与下卷两部分,上卷含"道生"、"阴阳"、"色诊"、"脉诊"、"脏象"五部分,下卷含"经络"、"治则"、"病能"、三部分。

"道生":摄生、养生类内容数则。

"阴阳":阴阳学说之基本要义数则。

"色诊":脏腑疾病五色外现诸候之望而知之者。

"脉诊":脉诊之要义、诊法、脉之常变及脉病之吉凶。

"脏象":五脏、六腑之生理功能与病理变化。

"经络":阴阳十二经脉及奇经八脉之重要内容。

"治则":治疗原则、方制要义及治疗大法等有关内容。

"病能":"病能",病態、病形也,包括病机要义及杂病病形等有关内容。

以上内容,可谓简而要者,对初习医者,亦可为入门之向导,若参考别家简要本读之,则收效尤多。

内经知要

卷　上

一、道　生

《上古天真论》曰:夫上古圣人之教下也,皆谓之虚邪贼风,避之有时。恬憺虚无,真气从之,精神内守,病安从来。

有真人者，提挈天地，把握阴阳，呼吸精气，独立守神，肌肉若一，故能寿敝天地，无有终时，此其道生。

有至人者，淳德全道，和于阴阳，调于四时，去世离俗，积精全神，游行天地之间，视听八远之外。此盖益其寿命而强者也，亦归于真人。

有圣人者，处天地之和，从八风之理，适嗜欲于世俗之间，无恚嗔之心，被服章，举不欲观于俗，外不劳形于事，内无思想之患，以恬愉为务，以自得为功，形体不敝，精神不散，亦可以百数。

有贤人者，法则天地，象似日月，辨列星辰，逆从阴阳，分别四时，将从上古，合同于道，亦可使益寿而有极时。

《四气调神大论》曰：春三月，此谓发陈。天地俱生，万物以荣；夜卧早起，广步于庭；被发缓形，以使志生；生而勿杀，予而勿夺，赏而勿罚。此春气之应，养生之道也。逆之则伤肝，夏为寒变，奉长者少。

夏三月，此谓蕃秀。天地气交，万物华实；夜卧早起，毋厌于日；使志无怒，使华英成秀，使气得泄，若所爱在外。此夏气之应，养长之道也。逆之则伤心，秋为痎疟，奉收者少，冬至重病。

秋三月，此谓容平。天气以急，地气以明；早卧早起，与鸡俱兴；使志安宁，以缓秋刑，收敛神气，使秋气平；无外其志，使肺气清。此秋气之应，养收之道也。逆之则伤肺，冬为飧泄，奉藏者少。

冬三月，此谓闭藏。水冰地坼，无扰乎阳；早卧晚起，必待日光；使志若伏若匿，若有私意，若已有得；去寒就温，无泄皮肤，使气亟夺。此冬气之应，养藏之道也。逆之则伤肾，春为痿厥，奉生者少。

天气，清静光明者也。藏德不止，故不下也。天明则日月不明，邪害空窍。阳气者闭塞，地气者冒明。云雾不精，则上应白露不下。交通不表，万物命故不施，不施则名木多死。恶气不发，风雨不节，白露不下，则菀藁不荣。贼风数至，暴雨数起，天地四时不相保，与道相失，则未央绝灭。惟圣人从之，故身无奇病，万物不失，生气不竭。

《阴阳应象大论》曰：能知七损八益，则二者可调，不知用此，则早衰之节也。年四十，而阴气自半也，起居衰矣。年五十，体重，耳目不聪明矣。年六十，阴痿，气大衰，九窍不利，下虚上实，涕泣俱出矣。故曰：知之则强，不知则老。故同出而名异耳。智者察同，愚者察异。愚者不足，智者有余。有余则耳目聪明，身体轻强，老者复壮，壮者益治。是以圣人为无为之事，乐恬憺之能。从欲快志于虚无之守，故寿命无穷，与天地终。

遗篇《刺法论》曰：肾有久病者，可以寅时面向南，净神不乱思，闭气不息七遍，以引颈咽气顺之，如咽甚硬物，如此七遍后，饵舌下津令无数。

二、阴　　阳

《阴阳应象大论》曰：阴阳者，天地之道也，万物之纲纪，变化之父母，生杀之本始，神明之府也。治病必求于本。

故积阳为天，积阴为地。阴静阳躁，阳生阴长，阳杀阴藏，阳化气，阴成形。寒极生热，热极生寒。寒气生浊，热气生清，清气在下，则生飧泄，浊气在上，则生䐜胀。清阳为天，浊阴为地，地气上为云，天气下为雨。故清阳出上窍，浊阴出下窍，清阳发腠理，浊阴走五脏；清阳实四肢,浊阴归六腑。

水为阴,火为阳,阳为气,阴为味;味归形,形归气;气归精,精归化;精食气,形食味;化生精,气生形;味伤形,气伤精;精化为气,气伤于味。阴味出下窍,阳气出上窍,味厚者为阴,薄为阴之阳;气厚者为阳,薄为阳之阴。味厚则泄,薄则通;气薄则发泄,厚则发热。壮火之气衰,少火之气壮;壮火食气,气食少火;壮火散气,少火生气。

阴胜则阳病,阳胜则阴病;阳胜则热,阴胜则寒,重寒则热,重热则寒;寒伤形,热伤气,气伤痛,形伤肿。故先痛而后肿者,气伤形也;先肿而后痛者,形伤气也。

喜怒伤气,寒暑伤形。

天不足西北,故西北方阴也,而人右耳目不如左明也。地不满东南,故东南方阳也,而人左手足不如右强也。

阳之汗,以天地之雨名之。

《金匮真言论》曰:平旦至日中,天之阳,阳中之阳也;日中至黄昏,天之阳,阳中之阴也;合夜至鸡鸣,天之阴,阴中之阴也;鸡鸣至平旦,天之阴,阴中之阳也。

夫言人之阴阳,则外为阳,内为阴;言人身之阴阳,则背为阳,腹为阴;言人身之脏腑中阴阳,则脏者为阴,腑者为阳,肝、心、脾、肺、肾五脏皆为阴,胆、胃、大肠、小肠、膀胱、三焦,六腑皆为阳。

故背为阳,阳中之阳,心也;背为阳,阳中之阴,肺也;腹为阴,阴中之阴,肾也;腹为阴,阴中之阳,肝也;腹为阴,阴中之至阴,脾也。

《生气通天论》曰:阳气者,若天与日,失其所,则折寿而不彰。故天运当以日光明。

凡阴阳之要,阳密乃固。两者不和,若春无秋,若冬无夏,因而和之,是谓圣度。故阳强不能密,阴气乃绝,阴平阳秘,精神乃治。

《五常政大论》曰:阴精所奉其人寿,阳精所降其人夭。

三、色　诊

《脉要精微论》曰:夫精明五色者,气之华也,赤欲如白裹朱,不欲如赭;白欲如鹅羽,不欲如盐;青欲如苍璧之泽,不欲如蓝;黄欲如罗裹雄黄,不欲如黄土;黑欲如重漆色,不欲如地苍。五色精微象见矣,其寿不久也。夫精明者,所以视万物,别白黑,审长短,以长为短,以白为黑,如是则精衰矣。

《灵枢·五色篇》曰:明堂者鼻也,阙者眉间也,庭者颜也,蕃者颊侧也,蔽者耳门也。其间欲方大,去之十步,皆见于外,如是者寿必中百岁。

明堂骨高以起,平以直,五脏次于中央,六腑挟其两侧,首面上于阙庭,王宫在于下极,五脏安于胸中,真色以致,病色不见,明堂润泽以清。

五色之见也,各出其色部。部骨陷者,必不免于病矣。其色部乘袭者,虽病甚不死矣。

其色粗以明,沉夭者为甚,其色上行者病益甚,其色下行如云彻散者病方已。五色各有藏部,有外部,有内部也。色从外部走内部者,其病从外走内;其色从内走外者,其病从内走外。病生于内者,先治其阴,后治其阳,反者益甚;其病生于阳者,先治其外,后治其内,反者益甚。

常候阙中,薄泽为风,冲浊为痹,在地为厥,此其常也,各以其色言其病。

大气入于脏腑者,不病而卒死。

赤色出两颧，大如拇指者，病虽小愈，必卒死。黑色出于庭，大如拇指，必不病而卒死。

庭者，首面也。阙上者，咽喉也。阙中者，肺也。下极者，心也。直下者，肝也。肝左者，胆也。下者，脾也。方上者，胃也。中央者，大肠也。挟大肠者，肾也。当肾者，脐也。面王以上者，小肠也。面王以下者，膀胱子处也。颧者，肩也。颧后者，臂也。臂下者，手也。目内眦上者，膺乳也。挟绳而上者，背也。循牙车以下者，股也。中央者，膝也，膝以下者，胫也。当胫以下者，足也。巨分者，股里也。巨阙者，膝膑也。

各有部分，有部分，用阴和阳，用阳和阴，当明部分，万举万当，能别左右，是谓大道；男女异位，故曰阴阳，审察泽夭，谓之良工。沉浊为内，浮泽为外；黄赤为风，青黑为痛，白为寒，黄而膏润为脓，赤甚者为血；痛甚为挛，寒甚为皮不仁，五色各见其部，察其浮沉，以知浅深；察其泽夭，以观成败；察其散抟，以知远近；视色上下，以知病处。

色明不粗，沉夭为甚；不明不泽，其病不甚。其色散，驹驹然未有聚，其病散而气痛，聚未成也。肾乘心，心先病，肾为应，色皆如是。男子色在于面王，为小腹痛，下为卵痛，其圜直为茎痛，高为本，下为首，狐疝㿗阴之属也。女子在于面王，为膀胱子处之病，散为痛，抟为聚，方圆左右，各如其色形。其随而下至胝为淫，有润如膏状，为暴食不洁。

色者，青黑赤白黄，皆端满有别乡。别乡赤者，其色亦大如榆荚，在面王为不日。其色上锐，首空上向，下锐下同，在左右如法。

《五脏生成论》曰：面黄目青，面黄目赤，面黄目白，面黄目黑者，皆不死。面青目赤，面赤目白，面青目黑，面黑目白，面赤目青，皆死也。

四、脉　　诊

《脉要精微论》曰：诊法常以平旦，阴气未动，阳气未散，饮食未进，经脉未盛，络脉调匀，气血未乱，故乃可诊有过之脉。切脉动静而视精明，察五色，观五脏有余不足、六腑强弱，形之盛衰，以此参伍，决死生之分。

尺内两傍，则季胁也；尺外以候肾，尺里以候腹。中附上，左外以候肝，内以候膈；右外以候胃，内以候脾。上附上，右外以候肺，内以候胸中；左外以候心，内以候膻中。

《平人气象论》曰：人一呼脉再动，一吸脉亦再动，呼吸定息脉五动，闰以太息，命曰平人。平人者，不病也。

人一呼脉一动，一吸脉一动，曰少气。人一呼脉三动，一吸脉三动而躁，尺热曰病温，尺不热、脉滑曰病风，脉涩曰痹。人一呼脉四动以上曰死，脉绝不至曰死，乍疏乍数曰死。

《灵枢・根结》篇曰：一日一夜五十营，以营五脏之精，不应数者，名曰狂生。所谓五十营者，五脏皆受气。持其脉口，数其至也。

五十动而不一代者，以为常也，以知五脏之期。予之短期者，乍数乍疏也。

《三部九候论》曰：独小者病，独大者病，独疾者病，独迟者病，独热者病，独寒者病，独陷下者病。

《方盛衰论》曰：形气有余，脉气不足，死；脉气有余，形气不足，生。

《脉要精微论》曰：持脉有道，虚静为保。春日浮，如鱼之游在波；夏日在肤，泛泛乎万物有余；秋日下肤，蛰虫将去；冬日在骨，蛰虫周密，君子居室。故曰：知内者按而纪之，知外者终而始之。此六者，持脉之大法。

《玉机真藏论》曰：春脉者，肝也，东方木也，万物之所以始生也。故其气来，软弱轻虚而滑，端直以长，故曰弦，反此者病。其气来实而强，此谓太过，病在外；其气来不实而微，此谓不及，病在中。太过则令人善忘，忽忽眩冒而巅疾；其不及则令人胸痛引背，下则两胁满。

夏脉者，心也，南方火也，万物之所以盛长也，故其气来盛去衰，故曰钩，反此者病。其气来盛去亦盛，此谓太过，病在外；其气来不盛去反盛，此谓不及，病在中。太过则令人身热而肤痛，为浸淫；其不及则令人烦心，上见咳唾，下为气泄。

秋脉者，肺也，西方金也，万物之所以收成也，故其气来轻虚以浮，来急去散，故曰浮，反此者病。其气来毛而中央坚，两旁虚，此谓太过，病在外；其气来毛而微，此谓不及，病在中。太过则令人逆气而背痛，愠愠然；其不及则令人喘，呼吸少气而咳，上气见血，下闻病音。

冬脉者，肾也，北方水也，万物之所以合藏也，故其气来沉以搏，故曰营，反此者病。其气来如弹石者，此谓太过，病在外；其去如数者，此谓不及，病在中。太过则令人解㑊，脊脉痛而少气不欲言，其不及则令人心悬如病饥，胁中清，脊中痛，少腹满，小便变。

脾脉者，土也，孤脏以灌四旁者也。善者不可得见，恶者可见。其来如水之流者，此谓太过，病在外；如鸟之喙者，此谓不及，病在中。

《平人气象论》曰：夫平心脉来，累累如连珠，如循琅玕，曰心平，夏以胃气为本。病心脉来，喘喘连属，其中微曲，曰心病。死心脉来，前曲后居，如操带钩，曰心死。

平肺脉来，厌厌聂聂，如落榆荚，曰肺平，秋以胃气为本。病肺脉来，不上不下，如循鸡羽，曰肺病。死肺脉来，如物之浮，如风吹毛，曰肺死。

平肝脉来，软弱招招，如揭长竿末梢，曰肝平，春以胃气为本。病肝脉来，盈实而滑，如循长竿，曰肝病。死肝脉来，急益劲，如新张弓弦，曰肝死。

平脾脉来，和柔相离，如鸡践地，曰脾平，长夏以胃气为本。病脾脉来，实而盈数，如鸡举足，曰脾病。死脾脉来，锐坚如鸟之喙，如鸟之距，如屋之漏，如水之流，曰脾死。

平肾脉来，喘喘累累如钩，按之而坚，曰肾平，冬以胃气为本。病肾脉来，如引葛，按之益坚，曰肾病。死肾脉来，发如夺索，辟辟如弹石，曰肾死。

《脉要精微论》曰：夫脉者，血之府也。长则气治，短则气病，数则烦心，大则病进，上盛则气高，下盛则气胀，代则气衰，细则气少，涩则心痛，浑浑革至如涌泉，病进而色弊；绵绵其去如弦绝，死。

《大奇论》曰：脉至浮合，浮合如数，一息十至以上，是经气予不足也，微见九十日死。脉至如火薪然，是心精之予夺也，草干而死。脉至如散叶，是肝气予虚也，木叶落而死。脉至如省客，省客者，脉塞而鼓，是肾气予不足也，悬去枣华而死。脉至如泥丸，是胃精予不足也，榆荚落而死。脉至如横格，是胆予不足也，禾熟而死。脉至如弦缕，是胞精予不足也。病善言，下霜而死，不言，可治。脉至如交漆，交漆者，左右傍至也，微见三十日死。脉至如涌泉，浮鼓肌中，太阳气予不足也，少气，味韭英而死。脉至如颓土之状，按之不得，是肌气予不足也。五色先见黑，白垒发死。脉至如悬雍，悬雍者，浮揣切之益大，是十二俞之予不足也，水凝而死。脉至如偃刀，偃刀者，浮之小急，按之坚大急，五脏菀热，寒热独并于肾也。如此其人不得坐，立春而死。脉至如丸滑不直手，不直手者，按之不可得也，是大肠气予不足也。枣叶生而死。脉至如华者，令人善恐，不欲坐卧，行立常听，是小肠气予不足也，季秋而死。

《三部九候论》曰：形盛脉细，少气不足以息者死。形瘦脉大，胸中多气者死，形气相得者生，参伍不调者病，三部九候皆相失者死。

形肉已脱，九候虽调犹死。七诊虽见，九候皆从者不死。

《阴阳别论》曰：凡持真脏之脉者，肝至悬绝，十八日死。心至悬绝，九日死。肺至悬绝，十二日死。肾至悬绝，七日死。脾至悬绝，四日死。

《平人气象论》曰：妇人手少阴脉动甚者，妊子也。

《阴阳别论》曰：阴搏阳别，谓之有子。

《征四失论》曰：诊病不问其始，忧患饮食之失节，起居之过度，或伤于毒，不先言此，卒持寸口，何病能中，妄言作名，为粗所穷。

五、藏　　象

《灵兰秘典论》曰：心者，君主之官，神明出焉。肺者，相傅之官，治节出焉。肝者，将军之官，谋虑出焉。胆者，中正之官，决断出焉。膻中者，臣使之官，喜乐出焉。脾胃者，仓廪之官，五味出焉。大肠者，传道之官，变化出焉。小肠者，受盛之官，化物出焉。肾者，作强之官，伎巧出焉。三焦者，决渎之官，水道出焉。膀胱者，州都之官，津液藏焉，气化则能出矣。凡此十二官者，不得相失也。故主明则下安，以此养生则寿，殁世不殆，以为天下则大昌。主不明则十二官危，使道闭塞而不通，形乃大伤，以此养生则殃，以为天下者，其宗大危，戒之戒之。

《六节藏象论》曰：心者，生之本，神之处也；其华在面，其充在血脉，为阳中之太阳，通于夏气。肺者，气之本，魄之处也；其华在毛，其充在皮，为阳中之太阴，通于秋气。肾者，主蛰，封藏之本，精之处也；其华在发，其充在骨，为阴中之少阴，通于冬气。肝者，罢极之本，魂之居也；其华在爪，其充在筋，以生血气，其味酸，其色苍，此为阳中之少阳，通于春气。脾、胃、大肠、小肠、三焦、膀胱者，仓廪之本，营之居也，名曰器，能化糟粕，转味而入出者也；其华在唇四白，其充在肌，其味甘，其色黄，此至阴之类，通于土气。凡十一脏取决于胆也。

《灵枢·本输》篇曰：肺合大肠，大肠者，传道之府。心合小肠，小肠者，受盛之府。肝合胆，胆者，中清之府。脾合胃，胃者，五谷之府。肾合膀胱，膀胱者，津液之府也。少阳属肾，肾上连肺，故将两藏。三焦者，中渎之府也，水道出焉，属膀胱，是孤之府也。

《金匮真言论》曰：东方青色，入通于肝，开窍于目，藏精于肝，其病发惊骇，其味酸，其类草木，其畜鸡，其应四时，上为岁星，是以春气在头也，其音角，其数八，是以知病之在筋也，其臭臊。

南方赤色，入通于心，开窍于耳，藏精于心，故病在五脏，其味苦，其类火，其畜羊，其谷黍，其应四时，上为荧惑星，是以知病之在脉也，其音徵，其数七，其臭焦。

中央黄色，入通于脾，开窍于口，藏精于脾，故病在舌本，其味甘，其类土，其畜牛，其谷稷，其应四时，上为镇星，是以知病之在肉也，其音宫，其数五，其臭香。

西方白色，入通于肺，开窍于鼻，藏精于肺，故病在背，其味辛，其类金，其畜马，其谷稻，其应四时，上为太白星，是以知病之在皮毛也，其音商，其数九，其臭腥。

北方黑色，入通于肾，开窍于二阴，藏精于肾，故病在溪，其味咸，其类水，其畜彘，其谷豆，其应四时，上为辰星，是以知病之在骨也，其音羽，其数六，其臭腐。

《素问·阴阳应象大论》曰：东方生风，风生木，木生酸，酸生肝，肝生筋，筋生心，肝主目。其在天为玄,在人为道,在地为化。化生五味,道生智,玄生神,神在天为风,在地为木,在体为筋,在脏为肝,在色为苍,在变动为握,在窍为目,在味为酸,在志为怒。怒伤肝,悲胜怒;风伤筋,燥胜风;酸伤筋,辛胜酸。

南方生热,热生火,火生苦,苦生心,心生血,血生脾,心主舌。其在天为热,在地为火,在体为脉,在脏为心,在色为赤,在音为徵,在声为笑,在变动为忧,在窍为舌,在味为苦,在志为喜。喜伤心,恐胜喜;热伤气,寒胜热;苦伤气,咸胜苦。

中央生湿,湿生土,土生甘,甘生脾,脾生肉,肉生肺。脾主口,其在天为湿,在地为土,在体为肉,在脏为脾,在色为黄,在音为宫,在声为歌,在变动为哕,在窍为口,在味为甘,在志为思。思伤脾,怒胜思;湿伤肉,风胜湿;甘伤肉,酸胜甘。

西方生燥,燥生金,金生辛,辛生肺,肺生皮毛,皮毛生肾。肺主鼻,其在天为燥,在地为金,在体为皮毛,在脏为肺,在色为白,在音为商,在声为哭,在变动为咳,在窍为鼻,在味为辛,在志为忧。忧伤肺,喜胜忧;热伤皮毛,寒胜热;辛伤皮毛,苦胜辛。

北方生寒,寒生水,水生咸,咸生肾,肾生骨髓,髓生肝。肾主耳,其在天为寒,在地为水,在体为骨,在脏为肾,在色为黑,在音为羽,在声为呻,在变动为栗,在窍为耳,在味为咸,在志为恐。恐伤肾,思胜恐。寒伤血,燥胜寒,咸伤血,甘胜咸。

《灵枢·本神篇》曰:天之在我者德也,地之在我者气也,德流气薄而生者也。故生之来谓之精,两精相搏谓之神,随神往来者谓之魂,并精而出入者谓之魄,所以任物者谓之心,心有所忆谓之意,意之所存谓之志,因志而存变谓之思。因思而远慕谓之虑,因虑而处物谓之智。

心怵惕思虑则伤神,神伤则恐惧自失,破䐃脱肉,毛悴色夭,死于冬。

脾愁忧而不解则伤意,意伤则悗乱,四肢不举,毛悴色夭,死于春。

肝悲哀动中则伤魂,魂伤则狂忘不精,不精则不正,当人阴缩而挛筋,两胁骨不举,毛悴色夭,死于秋。

肺喜乐无极则伤魄,魄伤则狂,狂者意不存人,皮革焦,毛悴色夭,死于夏。

肾盛怒而不止则伤志,志伤则喜忘其前言,腰脊不可以俯仰屈伸,毛悴色夭,死于季夏;恐惧而不解则伤精,精伤则骨痠痿厥,精时自下。

《经脉别论》曰:食气入胃,散精于肝,淫气于筋。食气入胃,浊气归心,淫精于脉,脉气流经,经气归于肺,肺朝百脉,输精于皮毛。毛脉合精,行气于府,府精神明,留于四脏,气归于权衡,权衡以平,气口成寸,以决死生。

饮入于胃,游溢精气,上输于脾,脾气散精,上归于肺,通调水道,下输膀胱。水精四布,五经并行,合于四时五脏阴阳,揆度以为常也。

《五营运大论》:帝曰:病之生变何如?岐伯曰:气相得则微,不相得则甚。帝曰:主岁何如?岐伯曰:气有余,则制己所胜而侮所不胜;其不及,则己所不胜侮而乘之,己所胜轻而侮之。侮反受邪,侮而受邪,寡于畏也。

《灵枢·决气》篇曰:两神相搏,合而成形,常先身生,是谓精。上焦开发,宣五谷味,熏肤,充身泽毛,若雾露之溉,是谓气。腠理发泄,汗出溱溱,是谓津。

谷入气满,淖泽注于骨,骨属屈伸;泄泽,补益脑髓,皮肤润泽,是谓液。中焦受气取汁,变化而赤,是谓血。壅遏营气,令无所避,是谓脉。

精脱者,耳聋,气脱者,目不明;津脱者,腠理开,汗大泄;液脱者,骨属屈伸不利,色夭,脑髓消，胫瘦，耳数鸣；血脱者，色白，夭然不泽。

卷 下

一、经 络

《灵枢·经脉》篇曰：肺手太阴之脉，起于中焦，下络大肠，还循胃口，上膈属肺，从肺系横出腋下，下循臑内，行少阴心主之前，下肘中，循臂内上骨下廉，入寸口，上鱼，循鱼际，出大指之端；其支者，从腕后直出次指内廉，出其端。

大肠手阳明之脉，起于大指次指之端，循指上廉，出合谷两骨之间，上入两筋之中，循臂上廉，入肘外廉，上臑外前廉，上肩，出髃骨之前廉，上出于柱骨之会上，下入缺盆络肺，下膈属大肠；其支者，从缺盆上颈贯颊，入下齿中，还出挟口，交人中，左之右，右之左，上挟鼻孔。

胃足阳明之脉，起于鼻之交頞中，旁纳太阳之脉，下循鼻外，入上齿中，还出挟口环唇，下交承浆，却循颐后下廉，出大迎，循颊车，上耳前，过客主人，循发际，至额颅，其支者，从大迎前下人迎，循喉咙，入缺盆，下膈属胃络脾；其直者，从缺盆下乳内廉，下挟脐，入气街中；其支者，起于胃口，下循腹里，下至气街中而合，以下髀关，抵伏兔，下膝膑中，下循胫外廉，下足跗，入中指内间，其支者，下廉三寸而别，下入中指外间；其支者，别跗上，入大指间，出其端。

脾足太阴之脉，起于大指之端，循指内侧白肉际，过核骨后，上内踝前廉，上踹内，循胫骨后，交出厥阴之前，上膝股内前廉，入腹属脾络胃，上膈挟咽，连舌本，散舌下；其支者，复从胃别上膈，注心中。

心手少阴之脉，起于心中，出属心系，下膈络小肠，其支者，从心系上挟咽，系目系；其直者，复从心系却上肺，下出腋下，下循臑内后廉，行太阴、心主之后，下肘内，循臂内后廉，抵掌后锐骨之端，入掌内后廉，循小指之内，出其端。

小肠手太阳之脉，起于小指之端，循手外侧上腕，出踝中，直上循臂骨下廉，出肘内侧两筋之间，上循臑外后廉，出肩解，绕肩胛，交肩上，入缺盆络心。循咽下膈，抵胃属小肠，其支者，从缺盆循颈上颊，至目锐眦却入耳中；其支者，别颊上䪼抵鼻，至目内眦，斜络于颧。

膀胱足太阳之脉，起于目内眦，上额交巅；其支者，从巅至耳上角；其直者，从巅入络脑，还出别下项，循肩髆内，挟脊抵腰中，入循膂，络肾属膀胱，其支者，从腰中下挟脊，贯臀，入腘中；其支者，从髆内左右，别下贯胛，挟脊内，过髀枢，循髀外从后廉下合腘中。以下贯踹内，出外踝之后，循京骨，至小指外侧。

肾足少阴之脉，起于小指之下，邪走足心，出于然谷之下，循内踝之后，别入跟中，以上踹内，出腘内廉，上股内后廉，贯脊属肾络膀胱；其直者，从肾上贯肝膈，入肺中，循喉咙，挟舌本；其支者，从肺出络心，注胸中。

心主手厥阴心包络之脉，起于胸中，出属心胞络，下膈，历络三焦，其支者，循胸出胁，下腋三寸，上抵腋，下循臑内，行太阴少阴之间。入肘中，下臂行两筋之间，入掌中，循中指出其端；其支者，别掌中，循小指次指出其端。

三焦手少阳之脉，起于大指次指之端，上出两指之间，循手表腕，出臂外两骨之间，上贯肘，循臑外上肩，而交出足少阳之后，入缺盆，布膻中，散络心包，下膈，循属三焦；其支者，从膻中上出缺盆，上项，系耳后直上，出耳上角以屈下颊至䪼；其支者，从耳后入耳中，出走耳前，过客主人前，交颊，至目锐眦。

胆足少阳之脉，起于目锐眦，上抵头角，下耳后，循颈行手少阳之前，至肩上，却交出手少阳之后，入缺盆，其支者，从耳后入耳中，出走耳前，至目锐眦后，其支者，别锐眦，下大迎，合于手少阳，抵于䪼，下加颊车，下颈合缺盆，以下胸中，贯膈络肝属胆，循胁里，出气街，绕毛际，横入髀厌中；其直者，从缺盆下腋，循胸过季胁，下合髀厌中，以下循髀阳，出膝外廉，下外辅骨之前，直下抵绝骨之端，下出外踝之前，循足跗上，入小指次指之间；其支者，别跗上，入大指之间，循大指歧骨内出其端。还贯爪甲，出三毛。

肝足厥阴之脉，起于大指丛毛之际，上循足跗上廉，去内踝一寸，上踝八寸，交出太阴之后，上腘内廉，循股阴，入毛中，过阴器，抵小腹，挟胃属肝络胆，上贯膈，布胁肋，循喉咙之后，上入颃颡，连目系，上出额，与督脉会于巅，其支者，从目系下颊里；环唇内；其支者，复从肝别贯膈，上注肺。

《骨空论》曰：任脉者，起于中极之下，以上毛际，循腹里，上关元，至咽喉，上颐循面入目。

冲脉者，起于气街，并少阴之经，挟脐上行，至胸中而散。

任脉为病，男子内结七疝，女子带下瘕聚。冲脉为病，逆气里急。督脉为病，脊强反折。

督脉者，起于少腹以下骨中央，女子入系廷孔，其孔，溺孔之端也。其络循阴器，合篡间，绕篡后，别绕臀，至少阴与巨阳中络者合，少阴上股内后廉，贯脊属肾。与太阳起于目内眦，上额交巅，上入络脑，还出别下项，循肩髆内，挟脊抵腰中，入循膂络肾；其男子循茎下至篡，与女子等，其少腹直上者，贯脐中央，上贯心，入喉上颐还唇，上系两目之下中央。此生病，从少腹上冲心而痛，不得前后，为冲疝；其女子不孕，癃痔、遗溺、嗌干。督脉生病治督脉，治在骨上，甚者在齐下营。

《灵枢·脉度》篇曰：蹻脉者，少阴之别，起于然骨之后，上内踝之上，直上循阴股入阴，上循胸里入缺盆，上出人迎之前，入頄属目内眦，合于太阳、阳跻而上行，气并相还则为濡目，气不荣则目不合。

阳维脉起于诸阳之会，其脉发于足太阳金门穴，在足外踝下一寸五分，上外踝七寸，会足少阳于阳交，为阳维之郄。循膝外廉，上髀厌，抵小腹侧，会足少阳于居髎，循胁肋，斜上肘，上会手阳明、足太阳于臂臑，过肩前，与手少阳会于臑会、天髎，却会手足少阳、足阳明于肩井，入肩后，会手太阳、阳跻于臑俞，上循耳后，会手足少阳于风池，上脑空、承灵、正营、目窗、临泣，下额与手足少阳、阳明五脉会于阳白，循头入耳，上至本神而止。

带脉起于季胁足厥阴之章门穴，同足少阳循带脉，围身一周如束带然，又与足少阳会于五枢、维道。

二跻为病，苦癫痫寒热，皮肤淫痹，少腹痛，里急，腰及髋窌下相连阴中痛，男子阴疝，女子漏下。

二维为病，阴阳不能相维，则怅然失志，溶溶不能自收持。阳维为病苦寒热，阴维为病苦心痛。阳维主表，阴维主里。

带脉为病，腹满，腰溶溶如坐水中，妇人小腹痛，里急后重，瘈疭，月事不调，赤白带下。

二、治　　则

《阴阳应象大论》曰：阴阳者，天地之道也，万物之纲纪，变化之父母，生杀之本始，神明之府也，治病必求其本。

《至真要大论》曰：谨守病机，各司其属，有者求之，无者求之，盛者责之，虚者责之，必先五胜，疏其血气，令其调达而致和平。

《至真要大论》曰：君一臣二，奇之制也；君二臣四，偶之制也；君二臣三，奇之制也；君二臣六，偶之制也。故曰：近者奇之，远者偶之；汗者不以偶，下者不以奇；补上治上制以缓，补下治下制以急，急则气味厚，缓则气味薄。适其至所，此之谓也。病所远而中道气味之者，食而过之，无越其制度也。是故平气之道，近而奇偶，制小其服也。远而奇偶，制大其服也。大则数少，小则数多，多则九之，少则二之，奇之不去则偶之，是谓重方。偶之不去，则反佐以取之，所谓寒热温凉，反从其病也。

辛甘发散为阳，酸苦涌泄为阴，咸味涌泄为阴，淡味渗泄为阳，六者或收或散，或缓或急，或燥或润，或软或坚，以所利而行之，调其气使其平也。

寒者热之，热者寒之，微者逆之，甚者从之，坚者削之，客者除之，劳者温之，结者散之，留者攻之，燥者濡之，急者缓之，散者收之，损者益之，逸者行之，惊者平之，上之下之，摩之浴之，薄之劫之，开之发之，适事为故。

逆者正治，从者反治，从少从多，观其事也。

热因寒用，寒因热用，塞因塞用，通因通用，必伏其所主，而先其所因，其始则同，其终则异，可使破积，可使溃坚，可使气和，可使必已。

诸寒之而热者取之阴，热之而寒者取之阳，所谓求其属也。

夫五味入胃，各归所喜攻，酸先入肝，苦先入心，甘先入脾，辛先入肺，咸先入肾。久而增气，物化之常也，气增而久，夭之由也。

《阴阳应象大论》曰：因其轻而扬之，因其重而减之，因其衰而彰之。形不足者，温之以气；精不足者，补之以味。其高者，因而越之，其下者，引而竭之，中满者，泻之于内。其有邪者，渍形以为汗；其在皮者，汗而发之；其慓悍者，按而收之，其实者，散而泻之，审其阴阳，以别柔刚，阳病治阴，阴病治阳，定其血气，各守其乡。血实宜决之，气虚宜掣引之。

《五常政大论》曰：病有久新，方有大小，有毒无毒，固宜常制矣。大毒治病，十去其六，常毒治病，十去其七，小毒治病，十去其八，无毒治病，十去其九。谷肉果菜，食养尽之，无使过之，伤其正也。必先岁气，毋伐天和。

《六元正纪大论》：黄帝问曰：妇人重身，毒之何如？岐伯曰：有故无殒，亦无殒也。帝曰：愿闻其故何谓也？岐伯曰：大积大聚，其可犯也，衰其大半而止。

三、病　　能

《至真要大论》曰：诸风掉眩，皆属于肝；诸寒收引，皆属于肾；诸气膹郁，皆属于肺；诸湿肿满，皆属于脾；诸热瞀瘛，皆属于火；诸痛痒疮，皆属于心；诸厥固泄，皆属于下；诸痿喘呕，皆属于上；诸禁鼓栗，如丧神守，皆属于火；诸痉项强，皆属于湿；诸逆冲上，皆属于火；诸胀腹大，皆属于热；诸躁狂越，皆属于火；诸暴强直，皆属于风；诸病有声，鼓之如鼓，皆属于热；诸病胕肿，疼酸惊骇，皆属于火；诸转反戾，水液混浊，皆属于火；诸病水液，澄澈清冷，皆属于寒;诸呕吐酸,暴注下迫,皆属于热。

《生气通天论》曰:因于寒,欲如运枢,起居如惊,神气乃浮;因于暑、汗,烦则喘喝,静则多言,体若燔炭,汗出而散;因于湿,首如裹,湿热不攘,大筋緛短,小筋弛长;緛短为拘,弛长为痿;因于气,为肿,四维相代,阳气乃竭。

阳气者,烦劳则张,精绝,辟积于夏,使人煎厥。

大怒则形气绝;而血菀于上,使人薄厥。有伤于筋,纵,其若不容。汗出偏沮,使人偏枯。汗出见湿,乃生痤痱。高粱之变,足生大疔,受如持虚。劳汗当风,寒薄为皶,郁乃痤。

开阖不得,寒气从之,乃生大偻。陷脉为瘘,留连肉腠。俞气化薄,传为善畏,及为惊骇。营气不从,逆于肉理,乃生痈肿。魄汗未尽,形弱而气烁,穴俞已闭,发为风疟。

春伤于风,邪气留连,乃为洞泄,夏伤于暑,秋为痎疟;秋伤于湿,上逆而咳,发为痿厥;冬伤于寒,春必温病。

味过于酸,肝气以津,脾气乃绝;味过于咸,大骨气劳,短肌,心气抑;味过于甘,心气喘满,色黑,肾气不衡;味过于苦,脾气不濡,胃气乃厚;味过于辛,筋脉沮弛,精神乃央。

《阴阳别论》曰:二阳之病发心脾,有不得隐曲,女子不月,其传为风消,其传为息贲者,死不治。

三阳为病发寒热,下为痈肿,及为痿厥腨痟,其传为索泽,其传为颓疝。

一阳发病,少气,善咳,善泄,其传为心掣,其传为隔。二阳一阴发病,主惊骇、背痛、善噫、善欠,名曰风厥。二阴一阳发病,善胀、心满、善气。三阳三阴发病,为偏枯痿易,四肢不举。

所谓生阳、死阴者,肝之心谓之生阳,心之肺谓之死阴,肺之肾谓之重阴,肾之脾谓之辟阴,死不治。

结阳者,肿四肢;结阴者,便血一升,再结二升,三结三升。阴阳结斜,多阴少阳,曰石水,少腹肿;二阳结谓之消;三阳结谓之隔;三阴结谓之水;一阴一阳结谓之喉痹。

《灵枢·经脉》篇曰:〔肺,手太阴也〕是动则病肺胀满,膨膨而喘咳,缺盆中痛,甚则交两手而瞀,此谓臂厥。是主肺所生病者,咳,上气喘渴,烦心胸满,臑臂内前廉痛厥,掌中热。气盛有余,则肩背痛,风寒,汗出中风,小便数而欠。气虚则肩背痛寒,少气不足以息,溺色变。

〔大肠,手阳明也〕是动则病齿痛颈肿。是主津液所生病者,目黄口干,鼽衄喉痹,肩前臑痛,大指次指痛不用。气有余则当脉所过者热肿,虚则寒栗不复。

〔胃,足阳明也〕是动则病洒洒振寒,善伸数欠,颜黑,病至则恶人与火,闻木音则惕然而惊,心欲动,独闭户塞牖而处,甚则欲上高而歌,弃衣而走,贲响腹胀,是为骭厥。是主血所生病者,狂疟温淫汗出,鼽衄,口喎唇胗,颈肿喉痹,大腹水肿,膝膑肿痛,循膺、乳、气街、股、伏兔、骭外廉、足跗上皆痛,中指不用。气盛则身以前皆热,其有余于胃,则消谷善饥,溺色黄。气不足则身以前寒栗,胃中寒则胀满。

〔脾,足太阴也〕是动则病舌本强,食则呕,胃脘痛,腹胀善噫,得后与气则快然如衰。是主脾所生病者,舌本痛,体不能动摇,食不下,烦心,心下急痛,溏、瘕泄,水闭,黄疸,不能卧,强立股膝内肿厥,足大指不用。

〔心,手少阴也〕是动则病嗌干心痛,渴而欲饮,是为臂厥。是主心所生病者,目黄胁痛,臑臂内后廉痛厥,掌中热痛。

〔小肠,手太阳也〕是动则病嗌痛颔肿,不可以顾,肩似拔,臑似折。是主液所生病者,耳聋目黄颊肿，颈颔肩臑肘臂外后廉痛。

〔膀胱，足太阳也〕是动则病冲头痛。目似脱，项如拔，脊痛腰似折，髀不可以曲，腘如结，踹如裂，是为踝厥。是主筋所生病者，痔疟狂癫疾，头囟项痛，目黄泪出鼽衄，项背腰尻腘脚皆痛，小指不用。

〔肾，足少阴也〕是动则病饥不欲食，面如漆柴，咳唾则有血，喝喝而喘。坐而欲起，目䀮䀮如无所见，心如悬若饥状，气不足则善恐，心惕惕如人将捕之，是为骨厥。是主肾所生病者，口热舌干，咽肿上气，嗌干及痛，烦心心痛，黄疸肠澼，脊股内后廉痛，痿厥嗜卧，足下热而痛。

〔心主，手厥阴心包络也〕是动则病手心热，臂肘挛急，腋肿，甚则胸胁支满，心中憺憺大动，面赤目黄，喜笑不休。是主脉所生病者，烦心心痛，掌中热。

〔三焦，手少阳也〕是动则病耳聋，浑浑焞焞，嗌肿喉痹。是主气所生病者，汗出，目锐眦痛，颊痛，耳后肩臑肘臂外皆痛，小指次指不用。

〔胆，足少阳也〕是动则病口苦，善太息，心胁痛不能转侧，甚则面微有尘，体无膏泽，足外反热，是为阳厥。是主骨所生病者，头痛颔痛，目锐眦痛，缺盆中肿痛，腋下肿，马刀侠瘿，汗出振寒，疟，胸胁肋髀膝外至胫绝骨外踝前，及诸节皆痛，小指次指不用。

〔肝，足厥阴也〕是动则病腰痛不可以俯仰，丈夫㿉疝，妇人少腹肿，甚则嗌干，面尘脱色。是肝所生病者，胸满呕逆飧泄，狐疝遗溺闭癃。

《通评虚实论》曰：邪气盛则实，精气夺则虚。

《调经论》：帝曰：阳虚则外寒，阴虚则内热，阳盛则外热，阴盛则内寒……不知其所由然也。岐伯曰：阳受气于上焦，以温皮肤分肉之间，令寒气在外，则上焦不通，上焦不通，则寒气独留于外，故寒栗。帝曰：阴虚生内热奈何？岐伯曰：有所劳倦，形气衰少，谷气不盛，上焦不行，下脘不通，胃气热，热气熏胸中，故内热。帝曰：阳盛生外热奈何？岐伯曰：上焦不通利，则皮肤致密，腠理闭塞，玄府不通，卫气不得泄越，故外热。帝曰：阴盛生内寒奈何？岐伯曰：厥气上逆，寒气积于胸中而不泻，不泻则温气去，寒独留，则血凝泣，凝则脉不通，其脉盛大以涩，故中寒。

《调经篇》云：因饮食劳倦，损伤脾胃，始受热中，末传寒中。

《玉机真藏论》曰：脉盛，皮热，腹胀，前后不通，闷瞀，此谓五实；脉细，皮寒，气少，泄利前后，饮食不入，此谓五虚。

浆粥入胃，泄注止，则虚者活，身汗得后利，则实者活。

《举痛论》：帝曰：余知百病生于气也，怒则气上，喜则气缓，悲则气消，恐则气下，寒则气收，热则气泄，惊则气乱，劳则气耗，思则气结，九气不同，何病之生？岐伯曰：怒则气逆，甚则呕血及飧泄，故气上矣。喜则气和志达，荣卫通利，故气缓矣。悲则心系急，肺布叶举，而上焦不通，荣卫不散，热气在中，故气消矣。恐则精却，却则上焦闭，闭则气还，还则下焦胀，故气不行矣。寒则腠理闭，气不行，故气收矣。炅则腠理开，营卫通，汗大泄，故气泄矣。惊则心无所倚，神无所归，虑无所定，故气乱矣。劳则喘息汗出，外内皆越，故气耗矣。思则心有所存，神有所归，正气留而不行，故气结矣。

《风论》曰：风者，善行而数变，腠理开则洒然寒，闭则热而闷，其寒也，则衰食饮；其热也，则消肌肉，故使人怢栗而不能食。

风气与阳明入胃，循脉而上至目内眦，其人肥则风气不得外泄，则为热中而目黄；人瘦则外泄而寒，则为寒中䐜而泣出。风气与太阳俱入，行诸脉俞，散于分肉之间，与卫气相干，其道不利，故使肌肉愤䐜而有疡；卫气有所凝而不行，故其肉有不仁也。疠者，有营气热胕，其气不清，故使鼻柱坏而色败，皮肤疡溃。风寒客于脉而不去，名曰疠风。

风中五脏六腑之俞，亦为脏腑之风，各入其门户所中，则为偏风。风气循风府而上，则为脑风。风入系头，则为目风、眼寒。饮酒中风，则为漏风。入房汗出中风，则为内风。新沐中风，则为首风。久风入中，则为肠风、飧泄。外在腠理，则为泄风。故风者风病之长也，至其变化，乃为他病也，无常方，然致有风气也。

《评热病论》曰：邪之所凑，其气必虚。

《厥论》曰：阳气衰于下，则为寒厥；阴气衰于下，则为热厥。前阴者，宗筋之所聚，太阴、阳明之所合也。春夏则阳气多而阴气少，秋冬则阴气盛而阳气衰。此人者质壮，以秋冬夺于所用，下气上争不能复，精气溢下，邪气因从之而上也；气因于中，阳气衰，不能渗营其经络，阳气日损，阴气独在，故手足为之寒也。

酒入于胃，则络脉满而经脉虚，脾主为胃行其津液者也，阴气虚则阳气入，阳气入则胃不和，胃不和则精气竭，精气竭则不营其四肢也。此人必数醉若饱以入房，气聚于脾中不得散，酒气与谷气相薄，热盛于中，故热遍于身，内热而溺赤也。夫酒气盛而慓悍，肾气日衰，阳气独胜，故手足为之热也。

《刺热篇》曰：肝热病者，左颊先赤；心热病者，额先赤；脾热病者，鼻先赤；肺热病者，右颊先赤；肾热病者，颐先赤。

《热论篇》帝曰：今夫热病者，皆伤寒之类也。或愈或死，其死皆以六七日间，其愈皆以十日以上者何也？岐伯对曰：巨阳者，诸阳之属也，其脉连于风府，故为诸阳主气也。人之伤于寒也，则为病热，热虽盛不死，其两感于寒而病者，必不免于死。

伤寒一日，巨阳受之，故头项痛，腰脊强；二日阳明受之，阳明主肉，其脉挟鼻络于目，故身热目疼而鼻干，不得卧也；三日少阳受之，少阳主胆，其脉循胁络于耳，故胸胁痛而耳聋。三阳经络皆受其病，而未入于脏者，故可汗而已。四日太阴受之，太阴脉布胃中络于嗌，故腹满而嗌干；五日少阴受之，少阴脉贯肾络于肺，系舌本，故口燥舌干而渴；六日厥阴受之，厥阴脉循阴器而络于肝，故烦满而囊缩。三阴三阳，五脏六腑皆受病，荣卫不行，五脏不通，则死矣。

其未满三日者，可汗而已；其满三日者，可泄而已。

《疟论》：帝曰：夫痎疟皆生于风，其蓄作有时者何也？岐伯对曰：疟之始发也，先起于毫毛，伸欠乃作，寒栗鼓颔，腰脊俱痛；寒去则内外皆热，头痛如破，渴欲饮冷．……阴阳上下交争，虚实更作，阴阳相移也。阳并于阴，则阴实而阳虚，阳明虚则寒栗鼓颔也；巨阳虚则腰背头项痛；三阳俱虚则阴气胜，阴气胜则骨寒而痛，寒生于内，故中外皆寒；阳盛则外热，阴虚则内热，外内皆热，则喘而渴，故欲冷饮也。此皆得之夏伤于暑，热气盛，藏于皮肤之内，肠胃之外，此营气之所舍也。此令人汗空疏，腠理开，因得秋气，汗出遇风，及得之以浴，水气舍于皮肤之内，与卫气并居。卫气者，昼日行于阳，夜行于阴，此气得阳而外出，得阴而内薄，内外相薄，是以日作。

其气之舍深，内薄于阴，阳气独发，阴邪内着，阴与阳争不得出，是以间日而作也。

邪气客于风府，循膂而下，卫气一日一夜大会于风府，其明日下一节，故其作也晏。

其出于风府，日下一节，二十五日下至 骨，二十六日入于脊内，注于伏膂之脉，其气上行,九日出于缺盆之中,其气日高,故作日益早也。

夫寒者阴气也,风者阳气也,先伤于寒而后伤于风,故先寒而后热也,病以时作,名曰寒疟。先伤于风而后伤于寒,故先热而后寒也,亦以时作,名曰温疟。其但热而不寒者,阴气先绝,阳气独发,则少气烦冤,手足热而欲呕,名曰瘅疟。

邪气与卫气客于六腑,有时相失,不能相得,故休数日乃作也。

温疟者,得之冬中于风寒,气藏于骨髓之中,至春则阳气大发,邪气不能自出,因遇大暑,脑髓烁,肌肉消,腠理发泄,或有所用力,邪气与汗皆出,此病藏于肾,其气先从内出之于外也。如是者,阴虚而阳盛,阳盛则热矣,衰则气复反入,入则阳虚,阳虚则寒矣,故先热而后寒,名曰温疟。

瘅疟者,肺素有热气盛于身,厥逆上冲,中气实而不外泄,因有所用力,腠理开,风寒舍于皮肤之内、分肉之间而发,发则阳气盛,阳气盛而不衰则病矣。其气不及于阴,故但热而不寒,气内藏于心,而外舍于分肉之间,令人消烁脱肉,故命曰瘅疟。

《咳论》曰:皮毛者,肺之合也,皮毛先受邪气,邪气以从其合也。其寒饮食入胃,从肺脉上至于肺则肺寒,肺寒则内外合邪,因而客之,则为肺咳。五脏各以其时受病,非其时,各传以与之。

人与天地相参,故五脏各以治时。感于寒则受病,微则为咳,甚则为泄为痛。乘秋则肺先受邪,乘春则肝先受之,乘夏则心先受之,乘至阴则脾先受之,乘冬则肾先受之。

肺咳之状,咳而喘息有音,甚则唾血。心咳之状,咳则心痛,喉仲介介如梗状,甚则咽肿喉痹。肝咳之状,咳则两胁下痛,甚则不可以转,转则两胠下满。脾咳之状,咳则右胠下痛,阴阴引肩背,甚则不可以动,动则咳剧。肾咳之状,咳则腰背相引而痛,甚则咳涎。五脏之久咳,乃移于六腑。脾咳不已,则胃受之,胃咳之状,咳而呕,呕甚则长虫出。肝咳不已,则胆受之,胆咳之状,咳呕胆汁。肺咳不已,则大肠受之,大肠咳状,咳而遗矢。心咳不已,则小肠受之,小肠咳状,咳而失气,气与咳俱失。肾咳不已,则膀胱受之,膀胱咳状,咳而遗溺。久咳不已,则三焦受之,三焦咳状,咳而腹满,不欲食饮。此皆聚于胃,关于肺,使人多涕唾而面浮肿气逆也。

《经脉别论》曰:夜行则喘出于肾,淫气病肺。有所堕恐,喘出于肝,淫气害脾。有所惊恐,喘出于肺,淫气伤心。度水跌仆,喘出于肾与骨。当是之时,勇者气行则已,怯者着而为病也。

《腹中论》曰:心腹满,旦食则不能暮食……名为鼓胀。……治之以鸡矢醴,一剂知,二剂已。

《灵枢・胀论》曰:夫心胀者,烦心短气,卧不安;肺胀者,虚满而喘咳;肝胀者,胁下满而痛引小腹;脾胀者,善哕,四肢烦悗,体重不能胜衣、卧不安;肾胀者,腹满引背,央央然,腰髀痛。

胃胀者,腹满,胃脘痛,鼻闻焦臭,妨于食,大便难;大肠胀者,肠鸣而痛濯濯,冬日重感于寒,则飧泄不化;小肠胀者,小腹䐜胀,引腰而痛;膀胱胀者,少腹满而气癃;三焦胀者,气满于皮肤中,轻轻然而不坚;胆胀者,胁下痛胀,口中苦,善太息。

厥气在下,营卫留止,寒气逆上,真邪相攻,两气相搏,乃合为胀也。

《灵枢・水胀》篇曰:目窠上微肿,如新卧起之状,其颈脉动,时咳,阴股间寒,足胫肿,腹乃大,其水已成矣。以手按其腹,随手而起,如裹水之状,此其候也。

肤胀者，寒气客于皮肤之间，鼟鼟然不坚，腹大，身尽肿，皮厚，按其腹，窅而不起，腹色不变，此其候也。

〔鼓胀者〕腹胀身皆大，大与肤胀等也，色苍黄，腹筋起，此其候也。

〔夫肠覃者〕寒气客于肠外，与卫气相搏，气不得荣，因有所系，癖而内着，恶气乃起，息肉乃生。其始生也，大如鸡卵，稍以益大，至其成如怀子之状，久者离岁，按之则坚，推之则移，月事以时下，此其候也。

石瘕生于胞中，寒气客于子门，子门闭塞，气不得通，恶血当泻不泻，衃以留止，日以益大，状如怀子，月事不以时下，皆生于女子，可导而下。

《平人气象论》曰：颈脉动，喘疾咳，曰水。目裹微肿，如卧蚕起之状，曰水。溺黄赤安卧者，黄疸。已食如饥者，胃疸。面肿曰风。足胫肿曰水。

《举痛论》曰：经脉流行不止，环周不休，寒气入经而稽迟，泣而不行，客于脉外则血少，客于脉中则气不通，故卒然而痛。

寒气客于脉外则脉寒，脉寒则缩蜷，缩蜷则脉绌急，绌急则外引小络，故卒然而痛，得炅则痛立止。因重中于寒，则痛久矣。寒气客于经脉之中，与炅气相薄则脉满，满则痛而不可按也。……寒气客于肠胃之间，膜原之下，血不得散，小络急引故痛。按之则血气散，故按之痛止。寒气客于挟脊之脉则深，按之不能及，故按之无益也。寒气客于冲脉，冲脉起于关元，随腹直上，寒气客则脉不通，脉不通则气因之，故喘动应手矣。寒气客于背俞之脉脉泣，脉泣则血虚，血虚则痛，其俞注于心，故相引而痛。按之则热气至，热气至则痛止矣。寒气客于厥阴之脉，厥阴之脉者，络阴器，系于肝，寒气客于脉中，则血泣脉急，故胁肋与少腹相引痛矣。厥气客于阴股，寒气上及少腹，血泣在下相引，故腹痛引阴股。寒气客于小肠膜原之间，络血之中，血泣不得注于大经，血气稽留不得行，故宿昔而成积矣。寒气客于五脏，厥逆上泄，阴气竭，阳气未入，故卒然痛死不知人，气复反则生矣。寒气客于肠胃，厥逆上出，故痛而呕也。寒气客于小肠，小肠不得成聚，故后泄腹痛矣。热气留于小肠，肠中痛，瘅热焦渴则坚干而不得出，故痛而闭不通矣

《痹论》曰，风寒湿三气杂至，合而为痹也。其风气胜者为行痹，寒气胜者为痛痹，湿气胜者为着痹也。

肺痹者，烦满喘而呕。心痹者，脉不通，烦则心下鼓，暴上气而喘，嗌干善噫，厥气上则恐；肝痹者，夜卧则惊，多饮数小便，上为引如怀。肾痹者，善胀，尻以代踵，脊以代头。脾痹者，四肢解惰，发咳呕汁，上为大塞。肠痹者，数饮而出不得，中气喘争，时发飧泄。胞痹者，少腹膀胱按之内痛，若沃以汤，涩于小便，上为清涕。

痛者，寒气多也，有寒故痛也。……病久入深，营卫之行涩，经络时疏，故不痛，皮肤不营，故为不仁。……阳气少，阴气多，与病相益，故寒也。……阳气多，阴气少，病气胜，阳遭阴，故为痹热。其多汗而濡者，此其逢湿甚也，阳气少，阴气盛，两气相感，故汗出而濡也。凡痹之类，逢寒则急，逢热则纵。

《痿论》曰：肺热叶焦，则皮毛虚弱急薄，着则生痿躄也。心气热，则下脉厥而上，上则下脉虚，虚则生脉痿，枢折挈，胫纵而不任地也。肝气热，则胆泄口苦，筋膜干，筋膜干则筋急而挛，发为筋痿。脾气热，则胃干而渴，肌肉不仁，发为肉痿。肾气热，则腰脊不举，骨枯而髓减，发为骨痿。

肺者，脏之长也，为心之盖也，有所失亡，所求不得，则发肺鸣，鸣则肺热叶焦。

大经空虚，发为肌痹，传为脉痿。思想无穷，所愿不得，意淫于外，入房太甚，宗筋弛纵，发为筋痿，及为白淫。

有渐于湿，以水为事，若有所留，居处相湿，肌肉濡渍，痹而不仁，发为肉痿。

有所远行劳倦，逢大热而渴，渴则阳气内伐，内伐则热舍于肾，肾者水脏也，今水不胜火，则骨枯而髓虚，故足不任身，发为骨痿。

治痿者独取阳明，何也？阳明者，五脏六腑之海，主润宗筋，宗筋主束骨而利机关也。冲脉者，经脉之海也，主渗灌溪谷，与阳明合于宗筋，阴阳总宗筋之会，会于气街，而阳明为之长，皆属于带脉，而络于督脉。故阳明虚则宗筋纵，带脉不引，故足痿不用也。

《逆调论》曰：不得卧而息有音者，是阳明之逆也，足三阳者下行，今逆而上行，故息有音也。阳明者胃脉也，胃者六腑之海，其气亦下行，阳明逆不得从其道，故不得卧也。……胃不和则卧不安，此之谓也。

《灵枢·邪客》篇曰：厥气客于五脏六腑，则卫气独卫其外，行于阳，不得入于阴。行于阳则阳气盛，阳气盛则阳跻陷；不得入于阴，阴虚，故目不瞑。……调其虚实，以通其道而去其邪，饮以半夏汤一剂，阴阳已通，其卧立至。

以流水千里以外者八升，扬之万遍，取其清五升煮之，炊以苇薪，火沸，置秫米一升，治半夏五合，徐炊，令竭为一升半。去其滓，饮汁一小杯，日三稍益，以知为度。故其病新发者，覆杯则卧，汗出则已矣。久者，三饮而已也。

《方盛衰论》曰：肺气虚则使人梦见白物，见人斩血籍籍，得其时则梦见兵战。肾气虚则使人梦见舟船溺人，得其时则梦伏水中，若有畏恐。肝气虚则梦见菌香生草，得其时则梦伏树下不敢起。心气虚则梦救火阳物，得其时则梦燔灼。脾气虚则梦饮食不足，得其时则梦筑垣盖屋。

《灵枢·淫邪发梦》篇曰：阴气盛则梦涉大水而恐惧，阳气盛则梦大火而燔灼，阴阳俱盛则梦相杀。上盛则梦飞，下盛则梦堕，盛饥则梦取，甚饱则梦予。肝气盛则梦怒，肺气盛则梦恐惧、哭泣、飞扬，心气盛则梦善笑恐畏，脾气盛则梦歌乐、身体重不举，肾气盛则梦腰脊两解不属。

厥气客于心，则梦见丘山烟火。客于肺，则梦飞扬，见金铁之奇物。客于肝，则梦山林树木。客于脾，则梦见丘陵大泽，坏屋风雨。客于肾，则梦临渊，没居水中。客于膀胱，则梦游行。客于胃，则梦饮食。客于大肠，则梦田野。客于小肠，则梦聚邑冲衢。客于胆，则梦斗讼自刳。客于阴器，则梦接内。客于项，则梦斩首。客于胫，则梦行走而不能前，及居深地窌苑中。客于股肱，则梦礼节拜起。客于胞脯，则梦溲便。

《脉要精微论》曰：短虫多则梦聚众，长虫多则梦相击毁伤。

《灵枢·痈疽》篇曰：夫血脉营卫，周流不休，上应星宿，下应经数。寒邪客于经络之中则血泣，血泣则不通，不通则卫气归之，不得复反，故痈肿。寒气化为热，热胜则腐肉，肉腐则为脓，脓不泻则烂筋，筋烂则伤骨，骨伤则髓消，不当骨空，不得泄泻，血枯空虚，则筋骨肌肉不荣，经脉败漏，熏于五脏，脏伤故死矣。

痈发于嗌中，名曰猛疽，猛疽不治，化为脓，脓不泻，塞咽半日死。其化为脓者，泻则合豕膏，冷食，三日而已。发于颈，名曰夭疽，其痈大以赤黑，不急治，则热气下入渊腋，前伤任脉，内熏肝肺，十余日而死矣。阳气大发，消脑留项，名曰脑烁。其色不乐，项痛而如刺以针，烦心者死不可治。发于肩及臑，名曰疵痈，其状赤黑，急治之，此令人汗出至足，不害五脏，痈发四五日逞焫之。发于腋下赤坚者,名曰米疽,治之以砭石,欲细而长,疏砭之,涂以豕膏,六日已,勿裹之。其痈坚而不溃者,为马刀挟缨,急治之。发于胸,名曰井疽,其状如大豆,三四日起,不早治,下入腹,不治,七日死矣。发于膺,名曰甘疽,色青,其状如榖实栝蒌,常苦寒热,急治之,去其寒热,十岁死,死后出脓。发于胁,名曰败疵。败疵者女子之病也,灸之,其病大痈脓,治之,其中乃有生肉,大如赤小豆。锉蔆、藕草根各一升,以水一斗六升煮之,竭为取三升,则强饮厚衣,坐于釜上,令汗出至足已。发于股胫,名曰股胫疽,其状不甚变,而痈脓搏骨,不急治,三十日死矣。发于尻,名曰锐疽,其状赤坚大,急治之,不治,三十日死矣。发于股阴,名曰赤施,不急治,六十日死。在两股之内,不治,十日而当死。发于膝,名曰疵痈,其状大痈,色不变,寒热,如坚石,勿石之,石之者死,须其柔,乃石之者生。诸痈之发于节而相应者,不可治也。发于阳者百日死,发于阴者三十日死。发于胫,名曰兔啮,其状赤至骨,急治之,不治害人也。发于内踝,名曰走缓,其状痈也,色不变,数石其输,而止其寒热,不死。发于足上下,名曰四淫,其状大痈,急治之,百日死。发于足旁,名曰厉痈,其状不大,初如小指发,急治之,去其黑者,不消辄益,不治,百日死。发于足指,名曰脱痈,其状赤黑,死不治;不赤黑,不死。不衰,急斩之,不则死矣。

营卫稽留于经脉之中,则血泣而不行,不行则卫气从之而不通,壅遏而不得行,故热。大热不止,热胜则肉腐,肉腐则为脓。然不能陷,骨髓不为焦枯,五脏不为伤,故命曰痈。……热气淳盛,下陷肌肤,筋髓枯,内连五脏,血气竭,当其痈下,筋骨良肉皆无余,故命曰痈。疽者,上之皮夭以坚,上如牛领之皮。痈者,其皮上薄以泽。

《灵枢·玉版》篇曰:白眼青黑,眼小,是一逆也。内药而呕者,是二逆也。腹痛渴甚,是三逆也。肩项中不便,是四逆也。音嘶色脱,是五逆也。

《灵枢·寒热病》篇曰:身有五部:伏兔一,腓二,背三,五脏之腧四,项五。此五部有痈疽者死。

《灵枢·玉版》篇曰:腹胀,身热,脉大,是一逆也;腹鸣而满,四肢清,泄,其脉大,是二逆也;衄而不止,脉大,是三逆也;咳且溲血脱形,其脉小劲,是四逆也;咳,脱形身热,脉小以疾,是谓五逆也。如是者,不过十五日而死矣。

其腹大胀,四末清,脱形,泄甚,是一逆也;腹胀便血,其脉大时绝,是二逆也;咳,溲血,形肉脱,脉搏,是三逆也;呕血,胸满引背,脉小而疾,是四逆也;咳呕腹胀且飧泄,其脉绝,是五逆也。如是者,不及一时而死。

《标本病传论》曰:夫病传者,心病先心痛,一日而咳,三日胁支痛,五日闭塞不通,身痛体重,三日不已,死,冬夜半,夏日中。

肺病喘咳,三日而胁支满痛。一日身重体痛,五日而胀。十日不已,死。冬日入,夏日出。

肝病头目眩,胁支满,三日体重身痛,五日而胀,三日腰脊少腹痛,胫痠,三日不已,死。冬日入,夏早食。

脾病身痛体重,二日少腹腰脊痛,胫痠,三日背胆筋痛,小便闭,十日不已,死。冬入定,夏晏食。

肾病少腹腰脊痛,胻痠,三日背胆筋痛,小便闭,三日腹胀,三日两胁支痛,三日不已,死,冬大晨,夏晏晡。

胃病胀满,五日少腹腰脊痛,胻痠,三日背胆筋痛,小便闭,五日身体重,六日不已,死,冬夜半后，夏日昳。

膀胱病，小便闭，五日少腹胀，腰脊痛，胻痠，一日腹胀，一日身体痛，二日不已，死，冬鸡鸣，夏下晡。

《灵枢·经脉》篇曰：手太阴气绝则皮毛焦，太阴者行气温于皮毛者也，故气不荣则皮毛焦，皮毛焦则津液去皮节，津液去皮节者则爪枯毛折，毛折者毛先死，丙笃丁死，火胜金也。手少阴气绝则脉不通，脉不通则血不流，血不流则髦色不泽，故其面黑如漆柴者，血先死，壬笃癸死，水胜火也。足太阴气绝则脉不荣肌肉，唇舌者，肌肉之本也，脉不荣则肌肉软，肌肉软则舌萎人中满，人中满则唇反，唇反者肉先死，甲笃乙死，木胜土也。足少阴气绝则骨枯，少阴者冬脉也，伏行而濡骨髓者也，故骨不濡则肉不能着也，骨肉不相亲则肉软却，肉软却故齿长而垢发无泽，发无泽者骨先死，戊笃己死，土胜水也。足厥阴气绝则筋绝，厥阴者肝脉也，肝者筋之合也，筋者聚于阴气。而脉络于舌本也，故脉弗荣则筋急，筋急则引舌与卵，故唇青舌卷卵缩，则筋先死，庚笃辛死，金胜木也。五阴气俱绝则目系转，转则目运，目运者为志先死，志先死则远一日半死矣。六阳气绝则阴与阳相离，离则腠理发泄，绝汗乃出，故旦占夕死，夕占旦死。

《阴阳类论》曰：冬三月之病，病合于阳者，至春正月脉有死征，皆归出春。冬三月之病，在理已尽，草与柳叶皆杀。春阴阳皆绝，期在孟春。春三月之病，曰阳杀，阴阳皆绝，期在草干。夏三月之病，至阴不过十日，阴阳交，期在溓水。秋三月之病，三阳俱起，不治自已。阴阳交合者，立不能坐，坐不能起。三阳独至，期在石水。二阴独至，期在盛水。

《诊要经终论》曰：太阳之脉，其终也戴眼反折瘛疭，其色白，绝汗乃出，出则死矣。少阳终者，耳聋，百节皆纵，目瞏绝系，绝系一日半死，其死也色先青白，乃死矣。阳明终者，口目动作，善惊妄言，色黄，其上下经盛，不仁则终矣。少阴终者，面黑齿长而垢，腹胀闭，上下不通而终矣。太阴终者，腹胀闭不得息，善噫善呕，呕则逆，逆则面赤，不逆则上下不通，不通则面黑皮毛焦而终矣。厥阴终者，中热嗌干，善溺心烦，甚则舌卷卵上缩而终矣。

《伤寒论》简介

《伤寒论》一书，为后汉末期张机所著，《伤寒杂病论》之前部分。

张机，字仲景，后汉南郡涅阳(今河南南阳)人，生卒年代不详，约当后汉末期。幼习医，后从同郡名医张伯祖学医，尽得其传。生逢乱世，疫病流行。其自序云："余宗族素多，向余二百，建安(汉献帝年号)纪年以来，犹未十稔，其死亡者，三分有二，伤寒十居其七。感经昔之沦丧，伤横夭之莫救，乃勤求古训，博采众方，撰用《素问》、《九卷》、《八十一难》、《阴阳大论》、《胎胪》、《药录》，并《平脉》、《辨证》，为《伤寒杂病论》合十六卷。"该书在乱世中流传散失，尽失完本，后经三国及晋初时名医王叔和，搜取仲景旧论，加以整理，复得问世。后到唐、宋时期，已分为二书，即今存之《伤寒论》与《金匮要略》。复经宋臣林亿等校定，遂传于后世。

《伤寒论》，论"伤寒"辨病、脉、证并治者也。全书十卷，今截取自卷二之"辨太阳病脉证并治"始，至卷七之"辨阴阳易差后劳复病脉证并治"终之398条白文，以备初学者习诵。

今选取清·陈修园《长沙方歌括》以便于背诵，对学习《伤寒论》有很好的作用。此部分内容，初习《伤寒论》时，最好能熟读默记，后则习《伤寒论》原文及诸家注释本，则可对《伤寒论》一书的研究，大有裨益，并可广施于临证。

长沙方歌括

清・陈修园

太　阳　方

桂　枝　汤

项强头痛汗憎风，桂芍生姜三两同，枣十二枚甘二两，解肌还藉粥之功。

枝枝加葛根

葛根四两走经输，项背几几反汗濡，只取桂枝汤一料，加来此味妙相须。

桂枝加附子汤

汗因过发漏漫漫，肢急常愁伸屈难，尚有尿难风又恶，桂枝加附一枚安。

桂枝去芍药汤（无歌括）

桂枝去芍药加附子汤

桂枝去芍义何居，胸满阴弥要急除，若见恶寒阳不振，更加附子一枚俱。

桂枝麻黄各半汤

桂枝一两十六铢，甘芍姜麻一两符，杏廿四枚枣四粒，面呈热色痒均驱。

桂枝二麻黄一汤

一两六铢芍与姜，麻铢十六杏同行，桂枝一两铢十七，草两二铢五枣匡。

白虎加人参汤

服桂渴烦大汗倾，液亡肌腠涸阳明，膏斤知六参三两，二草六粳米熟成。

桂枝二越婢一汤

桂芍麻甘十八铢，生姜一两二铢俱，膏铢廿四四枚枣，要识无阳旨各殊。

桂枝去桂加茯苓白术汤

术芍苓姜三两均，枣须十二效堪珍，炙甘二两中输化，水利邪除立法新。

甘草干姜汤

心烦脚急理须明，攻表误行厥便成，二两炮姜甘草四，热因寒用奏功宏。

芍药甘草汤

芍甘四两各相均，两脚拘挛病在筋，阳旦误投热气烁，苦甘相济即时伸。

调胃承气汤

调和胃气炙甘功，硝用半升地道通，草二大黄四两足，法中之法妙无穷。

四 逆 汤

生附一枚两半姜，草须二两少阴方，建功姜附如良将，将将从容藉草匡。

葛 根 汤

四两葛根三两麻，枣枚十二效堪嘉，桂甘芍二姜三两，无汗憎风下利夸。

葛根加半夏汤

二阳下利葛根夸，不利旋看呕逆嗟，须取原方照分两，半升半夏洗来加。

葛根黄芩黄连汤

二两连芩二两甘，葛根八两论中谈，喘而汗出脉兼促，误下风邪利不堪。

麻 黄 汤

七十杏仁三两麻，一甘二桂效堪夸，喘而无汗头身痛，温复休教粥到牙。

大 青 龙 汤

二两桂甘三两姜，膏如鸡子六麻黄，枣枚十二五十杏，无汗烦而且躁方。

小 青 龙 汤

桂麻姜芍草辛三，夏味半升记要谙，表不解兮心下水，咳而发热句中探。

小青龙汤加减法

若渴去夏取蒌根，三两来加功亦壮；微利去麻加荛花，熬赤取如鸡子样；若噎去麻炮附加，只用一枚功莫上；麻去再加四两苓，能除尿短小腹胀；若喘除麻加杏仁，须去皮尖半升量。

桂枝加厚朴杏仁汤

下后喘生及喘家，桂枝汤外更须加，朴加二两五十杏，此法微茫未有涯。

干姜附子汤

生附一枚一两姜，昼间烦躁夜安常，脉微无表身无热，幸藉残阳未尽亡。

桂枝加芍药生姜人参新加汤

汗后身疼脉反沉，新加方法轶医林，方中姜芍还增一，三两人参义蕴深。

麻黄杏仁甘草石膏汤

四两麻黄八两膏，二甘五十杏同熬，须知禁桂为阳盛，喘汗全凭热势操。

桂枝甘草汤

桂枝炙草取甘温，四桂二甘药不烦，叉手冒心虚已极，汗多亡液究根源。

茯苓桂枝甘草大枣汤

八两茯苓四桂枝，炙甘四两悸堪治，枣推十五扶中土，煮取甘澜两度施。

厚朴生姜甘草半夏人参汤

厚朴半斤姜半斤，一参二草亦须分，半升夏最除虚满，汗后调和法出群。

茯苓桂枝白术甘草汤

病因吐下气冲胸，起则头眩身振从，茯四桂三术草二，温中降逆效从容。

芍药甘草附子汤

一枚附子胜灵丹，甘芍平行三两看，汗后恶寒虚故也，经方秘旨孰能攒。

茯苓四逆汤

生附一枚两半姜，二甘六茯一参当，汗伤心液下伤肾，肾躁心烦得媾昌。

五 苓 散

猪术茯苓十八铢，泽宜一两六铢符，桂枝半两磨调服，暖水频吞汗出苏。

茯苓甘草汤

汗多不渴此方求，又治伤寒厥悸优，二桂一甘三姜茯，须知水汗共源流。

栀 子 豉 汤

山栀香豉治何为，烦恼难眠胸窒宜，十四枚栀四合豉，先栀后豉法煎奇。

栀子甘草豉汤（无歌括）

栀子生姜豉汤

栀豉原方效可夸，气羸二两炙甘加，若加五两生姜入，专取生姜治呕家。

栀子厚朴汤

朴须四两枳四枚，十四山栀亦妙哉，下后心烦还腹满，止烦泄满效兼该。

栀子干姜汤

十四山栀二两姜，以丸误下救偏方，微烦身热君须记，辛苦相需尽所长。

真　武　汤

生姜芍茯数皆三，二两白术一附探，便短咳频兼腹痛，驱寒镇水与君谈。

真武汤加减法

咳加五味要半升，干姜细辛一两具；小便若利恐耗津.须去茯苓肾始固；
下利去芍加干姜，二两温中能守住；若呕去附加生姜，足前须到半斤数。

小 柴 胡 汤

柴胡八两少阳凭，枣十二枚夏半升，三两姜参芩与草，去渣重煎有奇能。

小柴胡汤加减法

胸烦不呕除夏参，蒌实一枚应加煮；若渴除夏加人参，合前四两五钱与，
蒌根清热且生津，再加四两功更巨。腹中痛者除黄芩，芍加三两对君语；
胁下痞硬大枣除，牡蛎四两应生杵；心下若悸尿不长，除芩加茯四两侣；
外有微热除人参，加桂三两汗休阻；咳除参枣并生姜，加入干姜二两许，
五味半升法宜加，温肺散寒力莫御。

小 建 中 汤

建中即是桂枝汤，倍芍加饴绝妙方，饴取一升六两芍，悸烦腹痛有奇长。

大 柴 胡 汤

八柴四枳五生姜，芩芍三分二大黄，半夏半升十二枣，少阳实证下之良。

柴胡加芒硝汤

小柴分两照原方，二两芒硝后入良，误下热来日晡所，补兼荡涤有奇长。

桃核承气汤

五十桃仁四两黄，桂硝二两草同行，膀胱热结如狂证，外解方攻用此汤。

柴胡加龙骨牡蛎汤

参芩龙牡桂丹铅，芩夏柴黄姜枣全，枣六余皆一两半，大黄二两后同煎。

桂枝与芍药加蜀漆牡蛎龙骨救逆汤

桂枝去芍已名汤,蜀漆还加龙牡藏,五牡四龙三两漆,能疗火劫病惊狂。

桂枝加桂汤

气从脐逆号奔豚,汗为烧针启病源,只取桂枝汤本味,再加二两桂枝论。

桂枝甘草龙骨牡蛎汤

二甘一桂不雷同,龙牡均行二两通,火逆下之烦躁起,交通上下取诸中。

抵 当 汤

大黄三两抵当汤,里指任冲不指胱,虻蛭桃仁各三十,攻其血下定其狂。

抵 当 丸

卅五桃仁三两黄,虻虫水蛭廿枚详,捣丸四个煎宜一,有热尿长腹满尝。

大陷胸丸

大陷胸丸法最超,半升葶苈杏硝调,项强如痉君须记,八两大黄取急消。

大陷胸汤

一钱甘遂一升硝,六两大黄力颇饶,日晡热潮腹痛满,胸前结聚此方消。

小陷胸汤

按而始痛病犹轻,脉络凝邪心下成,夏取半升连一两,括蒌整个要先烹。

文 蛤 散

水潠原踰汗法门,肉中粟起更增烦,意中思水还无渴,文蛤磨调药不繁。

三物白散

巴豆熬来研似脂,只须一分守成规,更加桔贝均三分,寒实结胸细辨医。

柴胡桂枝汤

小柴原方取半煎,桂枝汤入复方全,阳中太少相因病,偏重柴胡作仔肩。

柴胡桂枝干姜汤

八柴二草蛎干姜,芩桂宜三括四尝,不呕渴烦头汗出,少阳枢病要精详。

半夏泻心汤

三两姜参炙草芩,一连痞证呕多寻,半升半夏枣十二,去滓重煎守古箴。

十 枣 汤

大戟芫花甘遂平，妙将十枣煮汤行，中风表证全除尽，里气未和此法程。

大黄黄连泻心汤

痞证分歧辨向趋，关浮心痞按之濡，大黄二两黄连一，麻沸汤调病缓驱。

附子泻心汤

一枚附子泻心汤，一两连芩二大黄，汗出恶寒心下痞，专煎轻渍要参详。

生姜泻心汤

汗余痞证四生姜，芩草人参三两行，一两干姜枣十二，一连半夏半升量。

甘草泻心汤

下余痞作腹雷鸣，甘四姜芩三两平，一两黄连半升夏，枣枚十二掰同烹。

赤石脂禹余粮汤

赤石余粮各一斤，下焦下利此汤欣，理中不应宜斯法，炉底填来得所闻。

旋复代赭汤

五两生姜夏半升，草旋三两噫堪凭，人参二两赭石一，枣十二枚力始胜。

桂枝人参汤

人参汤即理中汤，加桂后煎痞利尝，桂草方中皆四两，同行三两术参姜。

瓜 蒂 散

病在胸中气分乖，咽喉息碍痞难排，平行瓜豆还调豉，寸脉微浮涌吐佳。

黄 芩 汤（无歌诀）

黄芩加半夏生姜汤

枣枚十二守成箴，二两芍甘三两芩，利用本方呕加味，姜三夏取半升斟。

黄 连 汤

腹疼呕吐藉枢能，二两参甘夏半升，连桂干姜各三两，枣枚十二妙层层。

桂枝附子汤

三姜二草附枚三，四桂同投是指南，大枣方中十二粒，痛难转侧此方探。

桂枝附子去桂加白术汤

大便若硬小便通，脉涩虚浮湿胜风，即用前方须去桂，术加四两有神功。

甘草附子汤

术附甘兮二两平，桂枝四两亦须明，方中主药推甘草，风湿同驱要缓行。

白虎汤

阳明白虎辨非难，难在阳邪背恶寒，知六膏斤甘二两，米加六合服之安。

炙甘草汤

结代脉须四两甘，枣枚三十桂姜三，半升麻麦一斤地，二两参胶酒水涵。

阳明方

大承气汤

大黄四两朴半斤，枳五硝三急下云，朴枳先熬黄后入，去渣硝入火微熏。

小承气汤

朴二枳三四两黄，小承微结好商量，长沙下法分轻重，妙在同煎切勿忘。

猪苓汤

泽胶猪茯滑相连，咳呕心烦渴不眠，煮好去渣胶后入，育阴利水法兼全。

蜜煎导方(无歌诀)

猪胆汁方

蜜煎熟后样如饴，温纳肛门法本奇，更有醋调胆汁灌，外通两法审谁宜。

茵陈蒿汤

二两大黄十四栀，茵陈六两早煎宜，身黄尿短腹微满，解自前阴法最奇。

麻仁丸

一升杏子二升麻，枳芍半斤效可夸，黄朴一斤丸饮下，缓通脾约是专家。

栀子柏皮汤

里郁业经向外驱，身黄发热四言规，草须一两二黄柏，十五枚栀不去皮。

麻黄连翘赤小豆汤

黄病姜翘二两麻，一升赤豆梓皮夸，枣须十二能通窍，四十杏仁二草嘉。

少 阳 方

小柴胡汤(无歌括)

太 阴 方

桂枝加芍药汤(无歌括)

桂枝加大黄汤

桂枝倍芍转输脾,泄满升邪止痛宜,大实痛因反下误,黄加二两下无疑。

少 阴 方

麻黄附子细辛汤

麻黄二两细辛同,附子一枚力最雄,始得少阴反发热,脉沉的证奏奇功。

麻黄附子甘草汤

甘草麻黄二两佳,一枚附子固根荄,少阴得病二三日,里证全无汗岂乖。

黄连阿胶汤

四两黄连三两胶,二枚鸡子取黄敲,一芩二芍心烦治,更治难眠睫不交。

附 子 汤

生附二枚附子汤,术宜四两主斯方,芍苓三两人参二,背冷脉沉身痛详。

桃 花 汤

一斤粳米一斤脂,脂半磨研法亦奇,一两干姜同煮服,少阴脓血是良规。

吴茱萸汤

升许吴萸三两参,生姜六两救寒侵,枣投十二中宫主,吐利头疼烦躁寻。

猪 肤 汤

斤许猪肤斗水煎,水煎减半滓须捐,再投粉蜜熬香服,烦利咽痛胸满痊。

甘 草 汤

甘草名汤咽痛求,方教二两不多收,后人只认中焦药,谁识少阴主治优。

桔 梗 汤

甘草汤投痛未瘥,桔加一两莫轻过,奇而不效须知偶,好把经文仔细哦。

苦　酒　汤

生夏一枚十四开，鸡清苦酒搅几回，刀环棒壳煎三沸，咽痛频吞绝妙哉。

半夏散及汤

半夏桂甘等分施，散须寸匕饮调宜，若煎少与当微冷，咽痛求枢法亦奇。

白通汤(无歌诀)

白通加猪胆汁汤

葱白四茎一两姜，全枚生附白通汤，脉微下利肢兼厥，干呕心烦胆尿襄。

通脉四逆汤

一枚生附草姜三，招纳亡阳此指南，外热里寒面赤厥，脉微通脉法中探。

通脉四逆汤加减法

面赤加葱茎用九，腹痛去葱真好手，葱去换芍二两加，呕者生姜二两偶；咽痛去芍桔须加，桔梗一两循经走；脉若不出二两参，桔梗丢开莫掣肘。

四　逆　散

枳甘柴芍数相均，热厥能回察所因，白饮和匀方寸匕，阴阳顺接用斯神。

四逆散加减法

咳加五味与干姜，五分平行为正路，下利之病照此加，辛温酸收两相顾；悸者桂枝五分加，补养心虚为独步；小便不利加茯苓，五分此方为法度；腹中痛者里气寒，炮附一枚加勿误；泄利下重阳郁求，薤白三升水煮具；水用五升取三升，去薤纳散寸匕数；再煮一升有半成，分温两服法可悟。

厥　阴　方

乌　梅　丸

六两柏参桂附辛，黄连十六厥阴遵，归椒四两梅三百，十两干姜记要真。

当归四逆汤(无歌括)

当归四逆加吴茱萸生姜汤

三两辛归桂芍行，枣须廿五脉重生，甘通二两能回厥，寒入吴萸姜酒烹。

麻黄升麻汤

两半麻升一两归，六铢苓术芍冬依，膏姜桂草同分两，十八铢兮芩母萎。

干姜黄连黄芩人参汤

芩连苦降籍姜开，济以人参绝妙哉，四物平行各三两，诸凡拒格此方该。

白头翁汤

三两黄连柏与秦，白头二两妙通神，病缘热利时思水，下重难通此药珍。

四逆加人参汤

四逆原方主救阳，加参一两救阴方，利虽已止知亡血，须取中焦变化乡。

理　中　丸

吐利腹痛用理中，丸汤分两各三同，术姜参草刚柔济，服后还余啜粥功。

理中汤丸加减法

脐上筑者白术忌，去术加桂四两治；吐多白术亦须除，再加生姜三两试；
若还下多术仍留，输转之功君须记；悸者心下水气凌，茯苓二两堪为使。
渴欲饮水术多加，共投四两五钱饵；腹中痛者加人参，四两半兮足前备；
寒者方内加干姜，其数亦与加参类；腹满应将白术删，加附一枚无剩义，
服如食顷热粥尝，戒勿贪凉衣被寘。

通脉四逆加猪胆汁汤

生附一枚三两姜，炙甘二两玉函方，脉微内竭资真汁，猪胆还加四合襄。

烧　裩　散

近阴裆裤剪来烧，研末还须用水调，同气相求疗二易，长沙无法不翘翘。

枳实栀子豉汤

一升香豉枳三枚，十四山栀复病该，浆水法煎微取汗，食停还籍大黄开。

牡蛎泽泻散

病瘥腰下水偏停，泽泻蒌根蜀漆葶，牡蛎商陆同海藻，捣称等分饮调灵。

竹叶石膏汤

三参二草一斤膏，病后虚羸呕逆叨，粳夏半升叶二把，麦门还配一升熬。

《金匮要略方论》简介

《金匮要略方论》一书，为东汉末期张机所著《伤寒杂病论》的后部分。关于此书与《伤寒杂病论》的流传演变，张机撰著该书的时代背景，详见“《伤寒论》简

介”文。

今存《金匮要略方论》,为宋臣林亿等校定本。

全书为上、中、下三卷。

卷上含:脏腑经络先后病脉证治、痉湿暍病脉证治、百合狐惑阴阳毒病证治、疟病脉证并治、中风历节病脉证并治、血痹虚劳病脉证并治、脉痿肺痈咳嗽上气病脉证并治、奔豚气病脉证并治、水气病脉证并治、胸痹心痛短气病脉证并治,腹满寒疝宿食病脉证并治等篇。

卷中含:五脏风寒积聚病脉证并治、痰饮咳嗽病脉证并治、消渴小便不利淋病脉证并治、黄疸病脉证并治、惊悸吐衄下血胸满瘀血病脉证并治、呕吐哕下利病脉证并治、疮痈肠痈浸淫病脉证并治、趺厥手指臂肿转筋阴狐疝蛔虫病脉证并治等篇。

卷下含:妇人妊娠病脉证并治、妇人产后病脉证并治、妇人杂病脉证并治、杂病方、虫兽鱼虫禁忌并治、果实菜谷禁忌并治等篇。

全书含内、外、妇、儿等数十种病的病、脉、证、治及杂疗、食禁、急救等方。共具方二百余首(部分有名方与《伤寒论》兼见)。

该书为中医临证各种病证的辨病、脉、证、治,奠定了坚实的基础。与《伤寒论》共同留下了经典名方二百余首,象征着中医方剂学在实用与理论方面,已经形成,不愧为经典名方。

今选取清陈修园《金匮方歌括》,以为初习医者诵读之用。若能将原文熟读,后再参读诸家注本,定能取得良好效益。

金匮方歌括

清·陈修园

痉湿暍病方

栝蒌桂枝汤

太阳证备脉沉迟,身体几几欲痉时,三两蒌根姜桂芍,二甘十二枣枚宜。

葛根汤(见长沙方歌括)

大承气汤(见长沙方歌括)

麻黄加术汤

烦疼湿气裹寒中,发汗为宜忌火攻,莫讶麻黄汤走表,术加四两里相融。

麻黄杏仁苡仁甘草汤

风湿身疼日晡时,当风取冷病之基,薏麻半两十枚杏,炙草扶中一两宜。

防己黄芪汤

身重脉浮汗恶风,七钱半术五甘通,己芪一两磨分服,四片生姜一枣充。

防己黄芪汤加减法

喘者再入五钱麻，胃不和兮芍药加，三分分字去声读，七钱五分今不差；寒取细辛气冲桂，俱照三分效可夸。服后如虫行皮里，腰下如冰取被遮，遮绕腰温得微汗，伊歧密法阐长沙。

桂枝附子汤（见长沙方歌括）

白术附子汤（见长沙方歌括）

甘草附子汤（见长沙方歌括）

白虎人参汤（见长沙方歌括）

一物瓜蒂汤

暍病阴阳认要真，热疼身重得其因，暑为湿恋名阴暑，二十甜瓜蒂可珍。

百合狐惑阴阳毒方

百合知母汤

病非应汗汗伤阴，知母当遵三两箴，渍去沫涎七百合，别煎泉水是金针。

百合滑石代赭汤

不应议下下之差，既下还当竭旧邪，百合七枚赭弹大，滑须三两效堪夸。

百合鸡子黄汤

不应议吐吐伤中，必仗阴精上奉功，百合七枚洗去沫，鸡黄后入搅浑融。

百合地黄汤

不经汗下吐诸伤，形但如初守太阳，地汁一升百合七，阴柔最是化阳刚。

百 合 洗 方

月周不解渴因成，邪热流连肺不清，百合一升水一斗，洗身食饼不和羹。

栝蒌牡蛎散

洗而仍渴属浮阳，牡蛎蒌根并等量，研末饮调方寸匕，寒兼咸苦效逾常。

百合滑石散

前此寒无热亦无，变成发热热堪虞，清疏滑石宜三两，百合烘筛一两需。

甘草泻心汤

伤寒甘草泻心汤，却妙增参三两匡，彼治痞成下利甚，此医狐惑探源方。

苦参洗方　雄黄熏方

苦参汤是洗前阴，下蚀咽干热最深，更有雄黄熏法在，肛门虫蚀亦良箴。

赤小豆当归散

眼眥赤黑变多般，小豆生芽曝令干，豆取三升归十分，杵调浆水日三餐。

升麻鳖甲汤

赤斑咽痛毒为阳，鳖甲周围一指量，半两雄黄升二两，椒归一两草同行。

升麻鳖甲汤去雄黄蜀椒

身痛咽喉面皮青，阴毒苛邪隶在经，即用前方如法服，椒黄务去特叮咛。

疟　病　方

鳖甲煎丸

寒热虚实相来往，全凭阴阳为消长。天气半月而一更，人身之气亦相仿。否则天人气再更，邪行月尽差可想。疟病一月不能瘥，疟母结成癥瘕象。金匮急治特垂训，鳖甲赤硝十二分；方中三分请详言，姜芩扇妇朴苇间，葳胶桂黄亦相均，相均端令各相奋；十二减半六分数，柴胡蜣螂表里部；一分参苈二瞿桃，牡夏芍蟅各分五；方中四分独蜂窠，体本轻清质水土；另取灶下一斗灰，一斛半酒浸另取；纳甲酒内煮如胶，绞汁煎药丸尊古；空心七丸日三服，老疟得此效桴鼓。

白虎加桂枝汤

白虎原汤论已详，桂加三两另名方，无寒但热为温疟，骨节烦疼呕又妨。

蜀　漆　散

阳为痰阻伏心间，牡疟阴邪自往还，蜀漆云龙平等杵，先时浆服不逾闲。

附外台秘要三方

外台牡蛎汤

先煎三漆四麻黄，四蛎二甘后煮良，邪郁胸中须吐越，驱寒散结并通阳。

外台柴胡去半夏加栝蒌根汤

柴胡去夏为伤阴，加入蒌根四两珍，疟病渴因邪灼液，蒌根润燥可生津。

外台柴胡桂姜汤(无歌括)

中风疬节方

侯氏黑散

黑散辛苓归桂芎,参姜矾蛎各三同,菊宜四十术防十,桔八芩须五分通。

风引汤

四两大黄二牡甘,龙姜四两桂枝三,滑寒赤白紫膏六,瘫痫诸风个中探。

防己地黄汤

妄行独语病如狂,一分己甘三桂防,杯酒渍来去清汁,二斤蒸地绞和尝。

头风摩散

头风偏痛治如何,附子和盐等分摩,躯壳病生须外治,马膏桑引亦同科。

桂枝芍药知母汤

脚肿身羸欲吐形,芍三姜五是前型,知防术桂均须四,附子麻甘二两停。

乌头汤

历节疼来不屈伸,或加脚气痛为均,芍芪麻草皆三两,五粒乌头煮蜜匀。

矾石汤

脚气冲心矾石汤,煮须浆水浸之良,湿收毒解兼除热,补却灵枢外法彰。

附方一:古今录验续命汤

姜归参桂草膏麻,三两均匀切莫差,四十杏仁芎两半,古今录验主风邪。

附方二:千金三黄汤

风乘火势乱心中,节痛肢拘络不通,二分芪辛四分独,黄芩三分五麻攻。

千金三黄汤加减

二分黄加心热端,消除腹满枳枚单。虚而气逆宜参补,牡蛎潜阳悸可安。
增入蒌根能止渴,各加三分效堪观。病前先有寒邪在,附子一枚仔细看。

附方三:近效术附汤

一剂分服五钱匕,五片生姜一枣饵,枚半附子镇风处,二术一草君须记。

血痹虚劳方

黄芪桂枝五物汤

血痹如风体不仁,桂枝三两芍芪均,枣枚十二生姜六,须令阳通效自神。

桂枝加龙骨牡蛎汤

男子失精女梦交,坎离救治在中爻,桂枝汤内加龙牡,三两相匀要细敲。

天雄散

阴精不固本之阳,龙骨天雄三两匡,六两桂枝八两术,酒调钱七日三尝。

小建中汤(歌见长沙方歌括)

黄芪建中汤

小建汤加两半芪,诸虚里急治无遗,急当甘缓虚当补,愈信长沙百世师。

黄芪建中汤加减

气短胸满生姜好,三两相加六两讨;如逢腹满胀难消,加茯两半除去枣;及疗肺虚损不足,补气还需开窍早,三两半夏法宜加,蠲除痰饮为至宝。

薯蓣丸

三十薯蓣二十草,三姜二蔹百枚枣,桔茯柴胡五分匀,人参阿胶七分讨,更有六分不参差,芎防杏芍麦术好;豆卷地归曲桂枝,均宜十分和药捣;蜜丸弹大酒服之,尽一百丸功可造;风气百疾并诸虚,调剂阴阳为至宝。

酸枣仁汤

酸枣二升先煮汤,茯知二两佐之良,芎甘各一相调剂,服后恬然足睡乡。

大黄䗪虫丸

干血致劳穷源尾,缓中补虚治大旨,螬蛭百个䗪半升,桃杏虻虫一升止,一两干漆十地黄,更用大黄十分已,三甘四芍二黄芩,五劳要证须用此。此方世医勿惊疑,起死回生大可恃。

附方:

附方一:千金翼炙甘草汤(歌见长沙方歌括)

附方二:肘后獭肝散

獭肝变化少人知,一月能生一叶奇,鬼注冷劳宜此物,传尸虫蛊是专司。

肺痿肺痈咳嗽上气方

甘草干姜汤

二两干姜四炙甘，姜须炮透旨须探，肺中津涸方成痿，气到津随得指南。

射干麻黄汤

喉中咳逆水鸡声，三两干辛款苑行，夏味半升枣七粒，姜麻四两破坚城。

皂 荚 丸

浊痰上气坐难眠，痈势将成壅又坚，皂荚蜜丸调枣下，绸缪须在雨之前。

厚朴麻黄汤

杏仁夏味半升量，升麦四麻五朴良，二两姜辛膏蛋大，脉浮咳喘此方当。

泽 漆 汤

五两紫参姜白前，三升泽漆法分煎，桂芩参草同三两，半夏半升涤饮专。

麦门冬汤

火逆原来气上冲，一升半夏七升冬，参甘二两粳三合，枣十二枚是正宗。

葶苈大枣泻肺汤

喘而不卧肺成痈，口燥胸痛数实呈，葶苈一丸十二枣，雄军直入夺初萌。

桔 梗 汤

脓如米粥肺须清，毒溃难支药要轻，甘草二兮桔一两，土金合化得生生。

越婢加半夏汤

风水多兮气亦多，水风相搏浪滔滔，全凭越婢平风水，加夏半升奠巨波。

小青龙加石膏汤

小龙分两照原方，二两膏加仔细详。水饮得温方可散，欲除烦燥借辛凉。

附方一：外台炙甘草汤（歌见长沙方歌括）

附方二：千金生姜甘草汤

肺痿唾涎咽燥殃，甘须四两五生姜。枣枚十二参三两，补土生津润肺肠。

附方三：千金桂枝去芍药加皂荚汤

桂枝去芍本消阴，痰饮挟邪迫肺金。一个皂祛黏腻浊，桂枝运气是良箴。

附方四：千金苇茎汤

胸中甲错肺痈成，烦满咳痰数实呈。苡瓣半升桃五十，方中先煮二升茎。

奔豚气病方

奔　豚　汤

气冲腹痛号奔豚，四两夏姜五葛根，归芍芎芩甘二两，李根须到一升论。

桂枝加桂汤(歌见长沙方歌括)
茯苓桂枝甘草大枣汤(歌见长沙方歌括)

胸痹心痛短气方

栝蒌薤白白酒汤

胸为阳位似天空，阴气弥沦痹不通，薤白半斤蒌一个，七升白酒奏奇功。

栝蒌薤白半夏汤

胸背牵痛不卧时，半升半夏一蒌施，薤因性湿惟三两，斗酒同煎涤饮奇。

枳实栝蒌薤白桂枝汤

痞连胸胁逆攻心，薤白半升四朴寻，一个瓜蒌一两桂，四枚枳实撤浮阴。

人　参　汤

理中加桂人参汤，阳复阴邪自散藏，休讶补攻分两道，道消道长细推详。

茯苓杏仁甘草汤

痹而短气孰堪医，甘一苓三淡泄之，更有杏仁五十粒，水行气顺不求奇。

橘皮枳实生姜汤

痹而气塞又何施，枳实辛香三两宜，橘用一斤姜减半，气开结散勿迟疑。

薏苡附子散

痹来缓急属阳微，附子十枚切莫违，更有薏仁十五两，筋资阴养得阳归。

桂枝生姜枳实汤

心悬而痛痞相连，痰饮上弥客气填，三两桂姜五两枳，袪寒散逆并攻坚。

乌头赤石脂丸

彻背彻胸痛不休，阳光欲熄实堪忧，乌头一分五钱附，赤石椒姜一两求。

附方:九痛丸

九种心疼治不难,狼萸姜豆附参安,附须三两余皆一,攻补同行仔细看。

腹满寒疝宿食方

附子粳米汤

腹中切痛作雷鸣,胸胁皆膨呕吐成,附子一枚枣十个.半升粳夏一甘烹。

厚朴七物汤

满而便闭脉兼浮,三两甘黄八朴投,二桂五姜十个枣,五枚枳实效优优。

大柴胡汤(歌见长沙方歌括)

厚朴三物汤

痛而便闭下无疑,四两大黄朴倍之,枳用五枚先后煮,小承变法更神奇。

大 建 中 汤

痛呕食难属大寒,腹冲头足触之难,干姜四两椒二合,参二饴升食粥安。

大黄附子汤

胁下偏痛脉紧弦,若非温下恐迁延,大黄三两三枚附,二两细辛可补天。

赤　丸

寒而厥逆孰为珍,四两夏苓一两辛,中有乌头二两炮,蜜丸硃色妙通神。

大 乌 头 煎

沉紧而弦痛绕脐,白津厥逆冷凄凄,乌头五个煮添蜜,顷刻颠危快挈提。

当归生姜羊肉汤

腹痛胁痛急不堪,羊斤姜五并归三,于今豆蔻香砂法,可笑依盲授指南。

当归生姜羊肉汤加减

寒多增到一斤姜,痛呕宜加橘术商,术用一兮橘二两,祛痰止呕补中方。

附方:

附方一:外台柴胡桂枝汤(歌见长沙方歌括)
附方二:外台走马汤

外来异气伤人多,腹胀心疼走马搓,巴杏二枚同捣细,冲汤捻汁好驱邪。

瓜蒂散(歌见长沙方歌括)

五脏风寒积聚方

旋覆花汤

肝著之人欲蹈胸,热汤一饮便轻松,复花三两葱十四,新绛通行少许从。

麻仁丸(歌见长沙方歌括)

甘姜苓术汤

腰冷溶溶坐水泉,腹中如带五千钱,术甘二两姜苓四,寒湿同驱岂偶然。

苓桂术甘汤(歌见长沙方歌括)

甘遂半夏汤

满从利减续还来,甘遂三枚芍五枚,十二枚夏指大草,水煎加蜜法双该。

十枣汤(歌见长沙方歌括)

大青龙汤(歌见长沙方歌括)

小青龙汤(歌见长沙方歌括)

木防己汤

喘满痞坚面色黧,己三桂二四参施,膏枚二个如鸡子,辛苦寒温各适宜。

木防己去石膏加茯苓芒硝汤

四两苓加不用膏,芒硝三合展奇韬,气行复聚知为实,以软磨坚自不劳。

泽泻汤

清阳之位饮邪乘,眩冒频频苦不胜,泽五为君术二两,补脾制水有奇能。

厚朴大黄汤

胸为阳位似天空,支饮填胸满不通,尺朴为君调气分,四枚枳实六黄攻。

小半夏汤

呕家见渴饮当除,不渴应知支饮居,半夏一升姜八两,源头探得病根锄。

己椒苈黄丸

肠中有水口带干,腹里为肠按部观,椒己苈黄皆一两,蜜丸饮服日三餐。

小半夏加茯苓汤

呕吐悸眩痞又呈,四苓升夏八姜烹,膈间有水金针度,澹渗而辛得病情。

消渴小便不利淋病方

五苓散(歌见长沙方歌括)

附方:外台茯苓饮

中虚不运聚成痰,枳二参苓术各三,姜四橘皮二两半,补虚消满此中探。

桂苓五味甘草汤

青龙却碍肾元亏,上逆下流又冒时,味用半升苓桂四,甘三扶土镇冲宜。

桂苓五味甘草去桂加姜辛汤

冲气低时咳满频,前方去桂益姜辛,姜辛三两依原法,原法通微便出新。

苓甘五味姜辛半夏汤

咳满平时渴又加,旋而不渴饮余邪,冒而必呕半升夏,增入前方效可夸。

苓甘五味姜辛半夏杏仁汤

咳轻呕止肿新增,面肿须知肺气凝,前剂杏加半升煮,可知一味亦规绳。

苓甘五味姜辛夏杏大黄汤

面热如醉火邪殃,前剂仍增三两黄,驱饮辛温药一派,别能攻热制阳光。

文蛤散(歌见长沙方歌括)

栝蒌瞿麦丸

小便不利渴斯成,水气留中液不生,三两蓣苓瞿一两,一枚附子二蒌行。

蒲 灰 散

小便不利用蒲灰,平淡无奇理备该,半分蒲灰三分滑,能除湿热莫疑猜。

滑石白鱼散

滑石余灰与白鱼,专司血分莫踌躇,药皆平等擂调饮,水自长流不用疏。

茯苓戎盐汤

一枚弹大取戎盐,茯用半斤火自潜,更有白术二两佐.源流不滞自濡霑。

猪苓汤(歌见长沙方歌括)

水气病方

越婢加术汤

里水脉沉面目黄,水风相搏湿为殃,专需越婢平风水,四两术司去湿良。

越 婢 汤

一身悉肿属风多,水为风翻涌巨波,二草三姜十二枣,石膏八两六麻和。

防己茯苓汤

四肢聂聂动无休,皮水情形以此求,己桂芪三草二两,茯苓六两砥中流。

甘草麻黄汤

里水原来自内生,一身面目肿黄呈,甘须二两麻黄四,气到因知水自行。

麻黄附子汤(歌见长沙方歌括)

黄芪芍药桂枝苦酒汤

黄汗脉沉出汗黄,水伤心火郁成殃,黄芪五两推方主,桂芍均三苦酒勷。

桂枝加黄芪汤

黄汗都由郁热来,历详变态费心裁,桂枝原剂芪加二,啜粥重温令郁开。

桂甘姜枣麻辛附子汤

心下如盘边若杯,辛甘麻二附全枚,姜桂三两枣十二,气分须从气转回。

枳 术 汤

心下如盘大又坚,邪之结散验其边,术宜二两枳枚七,苦泄专疗水饮愆。

黄瘅病方

茵陈蒿汤(歌见长沙方歌括)

硝石矾石散

身黄额黑足如烘,腹胀便溏晡热丛,等分矾硝和麦汁,女劳疸病夺天工。

栀子大黄汤

酒疸懊侬郁热蒸,大黄二两豉一升,栀子十四枳枚五,上下分消要顺承。

猪 膏 发 煎

诸黄腹鼓大便坚,古有猪膏八两传,乱发三枚鸡子大,发消药熟始停煎。

茵陈五苓散

疸病传来两解方，茵陈末入五苓尝，五苓五分专行水，十分茵陈却退黄。

大黄硝石汤

自汗屎难腹满时，表和里实贵随宜，硝黄四两柏同数，十五枚栀任指麾。

附方：千金麻黄醇酒汤

黄瘅病由郁热成。驱邪解表仗雄兵，五升酒煮麻三两，春换水兮去酒烹。

桂枝去芍药加蜀漆龙骨牡蛎救逆汤（歌见长沙方歌括）

半夏麻黄丸

心悸都缘饮气维，夏麻等分蜜丸医，一升一降存其意，神化原来不可知。

柏叶汤

吐血频频不肯休，马通升许溯源流，干姜三两艾三把，柏叶行阴三两求。

黄土汤

远血先便血续来，半斤黄土莫徘徊，术胶附地芩甘草，三两同行血证该。

泻心汤

火热上攻心气伤，清浊二道血洋洋，大黄二两芩连一，釜下抽薪请细详。

呕吐哕下利方

吴茱萸汤（歌见长沙方歌括）

半夏泻心汤（歌见长沙方歌括）

黄芩加半夏生姜汤（歌见长沙方歌括）

猪苓散

呕余思水与之佳，过与须防饮气乖，猪术茯苓等分捣，饮调寸匕自和谐。

四逆汤（歌见长沙方歌括）

小柴胡汤（歌见长沙方歌括）

大半夏汤

从来胃反责冲乘，半夏二升蜜一升，三两人参劳水煮，纳冲养液有奇能。

大黄甘草汤

食方未久吐相随,两热冲来自不支,四两大黄二两草,上从下取法神奇。

茯苓泽泻汤

吐方未已渴频加,苓八生姜四两诗,二两桂甘三两术,泽须四两后煎嘉。

文蛤汤

吐而贪饮证宜详,文蛤石膏五两量,十二枣枚杏五十,麻甘三两等生姜。

半夏干姜散

吐而干呕沫涎多,胃腑虚寒气不和,姜夏等磨浆水煮,数方相类颇分科。

生姜半夏汤

呕哕都非喘又非,彻心愦愦莫从违,一升姜汁半升夏,分煮同煎妙入微。

橘皮汤

哕而干呕厥相随,气逆于胸阻四肢,初病气虚一服验,生姜八两四陈皮。

橘皮竹茹汤

哕逆因虚热气乘,一参五草八姜胜,枣枚三十二斤橘,生竹青皮刮二升。

小承气汤(歌见长沙方歌括)

桃花汤(歌见长沙方歌括)

白头翁汤(歌见长沙方歌括)

栀子豉汤(歌见长沙方歌括)

通脉四逆汤(歌见长沙方歌括)

紫参汤

利而肺痛是何伤,浊气上干责胃肠,八两紫参三两草,通因通用细推详。

诃黎勒散

诃黎勒散涩肠便,气利还须固后天,十个诃黎煨研末,调和米饮不须煎。

附方:外台黄芩汤

干呕利兮责二阳,参芩三两等干姜,桂枝一两半升夏,枣十二枚转运良。

疮痈肠痈浸淫病方

薏苡附子败酱散

气血凝痈阻外肤，腹皮虽急按之濡，附宜二分苡仁十，败酱还须五分驱。

大黄牡丹皮汤

肿居少腹大肠痈，黄四牡丹一两从，瓜子半升桃五十，芒硝三合泄肠脓。

王不留行散

金疮诹采不留行，桑蒴同行十分明，芩朴芍姜均二分，三椒十八草相成。

排 脓 散

排脓散药本灵台，枳实为君十六枚，六分芍兮桔二分，鸡黄一个简而该。

排 脓 汤

排脓汤与散悬殊，一两生姜二草俱，大枣十枚桔三两，通行营卫是良图。

黄 连 粉

浸淫疮药末黄连，从口流肢顺自然，若起四肢流入口，半生常苦毒牵缠。

趺蹶手指臂肿转筋阴狐疝蚘虫方

藜芦甘草汤

体瞤臂肿主藜芦，痫痹风痰俱可驱，芦性升提草甘缓，症详趺蹶遍寻无。

鸡屎白散

转筋入腹脉微弦，肝气凌脾岂偶然，木畜为鸡其屎土，研来同类妙周旋。

蜘 蛛 散

阴狐疝气久难医，大小攸偏上下时，熬杵蜘蛛十四个，桂枝半两恰相宜。

甘草粉蜜汤

蚘虫心痛吐涎多，毒药频攻痛不瘥，一粉二甘四两蜜，煮分先后取融和。

乌梅丸（歌见长沙方歌括）

妇人妊娠病方

桂枝汤（歌见长沙方歌括）

桂枝茯苓丸

癥痼未除恐害胎，胎安癥去悟新裁，桂苓丹芍桃同等，气血阴阳本末该。

胶 艾 汤

妊娠腹满阻胎胞，二两芎穷草与胶，归艾各三芍四两，地黄六两去枝梢。

当归芍药散

妊娠疞痛势绵绵，三两归芎润且宣，芍药一斤泽减半，术苓四两妙盘旋。

干姜人参半夏丸

呕吐迁延恶阻名，胃中寒饮苦相萦，参姜一两夏双两，姜汁糊丸古法精。

当归贝母苦参丸

饮食如常小水难，妊娠郁热液因干，苦参四两同归贝，饮服三丸至十丸。

葵子茯苓散

头眩恶寒水气干，胎前身重小便难，一升葵子苓三两，米饮调和病即安。

当 归 散

万物原来自土生，土中涵湿遂生生，一斤芎芍归滋血，八术斤芩大化成。

白 术 散

胎由土载术之功，养血相资妙有芎，阴气上凌椒摄下，蛎潜龙性得真诠。

白术散加减

苦痛芍药加最美，心下毒痛倚芎是，吐痛不食心又烦，加夏廿枚一细使，醋浆水须服后吞，若还不呕药可止，不解小麦煮汁尝，已后渴者大麦喜；既愈常服勿轻抛，壶中阴阳大燮理。

妇人产后病方

枳实芍药散

烦满不卧腹痛频，枳实微烧芍等平，羊肉汤方应反看，散调大麦稳而新。

下 瘀 血 汤

脐中着痛瘀为殃，廿粒桃仁三两黄，更有䗪虫二十个，酒煎大下亦何伤。

竹 叶 汤

喘热头痛面正红，一防桔桂草参同，葛三姜五附枚一，枣十五枚竹把充。

竹叶汤加减

颈项强用大附抵，以大易小不同体，呕为气逆更议加，半夏半升七次洗。

竹皮大丸

呕而烦乱乳中虚，二分石膏与竹茹，薇桂一兮草七分，枣丸饮服效徐徐。

竹皮大丸加减

白薇退热绝神异，有热倍加君须记，柏得金气厚且深，叶叶西向归本位，实中之仁又宁心，烦喘可加一分饵。

白头翁加甘草阿胶汤

白头方见伤寒歌，二两阿胶甘草和，产后利成虚已极，滋而且缓莫轻过。

附方一：千金三物黄芩汤

妇人发露得风伤，头不痛兮证可详，肢苦但烦芩一两，地黄四两二参良。

附方二：千金内补当归建中汤

补中方用建中汤，四两当归去瘀良，产后虚羸诸不足，调荣止痛补劳伤。

千金内补当归建中汤加减

服汤行瘀变崩伤，二两阿胶六地黄。若厥生姜宜变换，温中止血用干姜。当归未有川芎代，此法微茫请细详。

妇人杂病方

半夏厚朴汤

状如炙脔贴咽中，却是痰凝气不通，半夏一升茯四两，五姜三朴二苏攻。

甘麦大枣汤

妇人脏躁欲悲伤，如有神灵太息长，小麦一升三两草，十枚大枣力相当。

温 经 汤

温经芎芍草归人，胶桂丹皮二两均，半夏半升麦倍用，姜萸三两对君陈。

土瓜根散

带下端由瘀血停，月间再见不循经，䗪瓜桂芍均相等，调协阴阳病自宁。

胶 姜 汤

胶姜方阙症犹藏，漏下陷经黑色详，姜性温提胶养血，刚柔运化配阴阳。

大黄甘遂汤

小腹敦形小水难，水同瘀血两弥漫，大黄四两遂胶二，顿服瘀行病自安。

抵当汤(歌见长沙方歌括)

矾石丸

经凝成癖闭而坚，白物时流岂偶然，矾石用三杏一分，纳时病去不迁延。

红蓝花酒

六十二风义未详，腹中刺痛势傍徨，治风先要行其血，一两蓝花酒煮尝。

肾气丸

温经暖肾整胞宫，丹泽苓三地八融，四两萸薯桂附一，端教系正肾元充。

蛇床子散 狼牙汤

胞寒外候见阴寒，纳入蛇床佐粉安；更有阴疮糜烂者，狼牙三两洗何难。

小儿疳虫蚀齿方

忽然出此小儿方，本治疳虫蚀齿良，葶苈雄黄猪点烙，阙疑留与后推详。

三世传承人简介

士洲公传略

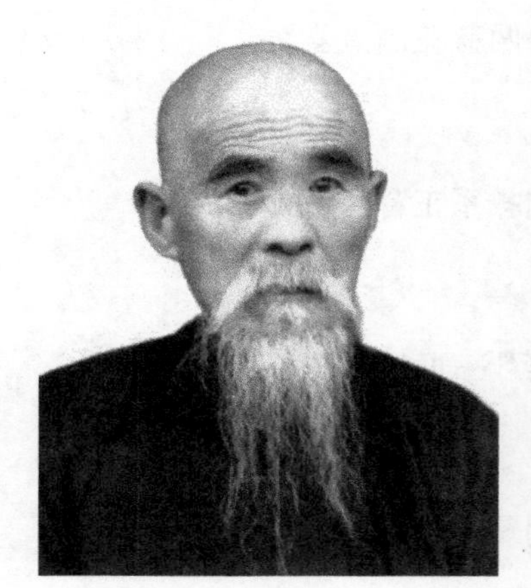

张士洲，幼名鞠兴，字登瀛。山东省荣成市下回头村人，生于1878年（清光绪戊寅年），卒于1964年。其高祖文榛公读私塾有年，下学后，未入仕途，遂去石岛镇从事商务。以善于经营，后晋升经理，故家中亦颇有田产，晚年因其两子不善持家，乃辞归，至光绪十九年寿终。其父学川公，因体弱多病，且不善操持，故家业衰落。至士洲公青年时期，已难以维持。故公仅读完私塾四年，即辍学务农。1897年（光绪二十三年）与脉埠村萧氏女结婚，有一男五女。

公兄弟五人，家中丁口众多，尝因家人及自身患病，或为庸医所误。故遂发奋学医。始习本草、脉学及《医宗金鉴》及诸家方书，后习《内经》、《伤寒论》、《金匮要略》等经典著作。时因自患腹痛病，几次服药未效。家人遂求治于邻村栾某，栾处一方，公阅后，自度方不对证，若用其方，恐生变故。家人则极劝试服。遂减半服之，果疼尤甚而难忍，急服解药，方免于难。后自度其病，久痛不愈者，肠中必有积滞，遂自拟一方，用巴豆、甘遂等峻泻之药，并告知家人，成败在此一举，举家惶恐不安，劝勿服，公云已服，果泻下恶物甚多，并大蛔虫一条，痛遂缓，继以另方调理，病渐愈。自此，尤奋力攻读，四方求诊者日多。时有打铁孙家一患者，因季冬外感风寒，高热不退求治，经诊为热入阳明，处以白虎汤，病家去滕家镇药店取药，适逢栾某在，问病者患何病，何人处方，病家如实告，栾某云：夏不用麻黄，冬不用石膏，时正冬令，今用此方恐非是。病家空回，公问之，乃实告，于是与病家同去药店与栾某辩理，栾无言以对，遂取药而归，患者服药亦愈。自此，为方便病家，遂于清末自开药铺，取堂号名“保元堂”。四方求诊者日多，并曾两次去牟平县徐家村一富豪家看病。徐家除经商外，亦有药铺，聘用先生坐堂。因徐翁病水肿，经三医治无效。公去日，三医俱在。诊毕，与之协商处方，三医云，吾等均曾用药，今请先生为治。公诊其病乃脾、肾之气不振，水道不行所致，处以胃苓汤加减。服头剂，患者甚觉舒适，继服一剂，水肿见消，一医辞去，再服一剂，肿势大减，另一医亦辞去，唯本堂医者每日陪诊，经几次调理，约半月余，病已基本痊愈，遂辞归。公一生对诸多疑难之病，每奏良效。其三弟士沆患肺痈，甚危重，曾三次大口吐脓血，公以《石室秘录》方加减，重用双花，终得痊可，无任何后遗症，至90而寿终。其四弟士泽，本在朝鲜汉城经商。日寇侵华时，遭人暗算，仓卒回家，幸免于难，然产业尽无。不久，患中风不语，半身不遂，公急以通关散开窍，以续命汤加减调治，病情渐好，后以资寿解语汤加减，终得起，愈后尚可从事一般劳动，至80余而病逝。邻女张某，腹部痈疡，治未及时，溃及腹内，形成脓漏，蛔虫及粪便可从漏管中外出，公以托里消毒散养其气血，托毒于外，以护膜之法，以护其内，终得痊愈。单家村岳某之子，少年患肾风，肿及一身，面色皖白，公先以五苓散及五皮饮等方加减，以利其水，后以济生肾气丸方以固其本而痊可，无任何后遗症。崂山屯村徐某，外感风寒，高热数日不退，公诊其六脉洪大，目赤舌黄，内热炽盛。乃以三黄石膏汤直折其火，热遂退，后以竹叶石膏汤清解余邪，遂愈。滕家村滕某，习武，后从名师张焕珠，以自恃其技，与其师相较，被师一脚踢出丈余，经其师点穴方起，然下腹疼痛难忍，延公为治，公诊毕云，幸尔师脚下留情，仅伤经络，未损及脏腑，遂以复元通气散方加减，活血化瘀，通经活络，服而愈。公治诸常见杂病，又善用小方偏方等，患者可不费银两而愈。如南埇村滕某，骑骡外出，因骡惊奔将其摔跌，神昏不醒，公令以童便、黄酒，乘热灌服，不久乃醒，后继以活血化瘀药服之而愈。又凡产后恶露不尽小腹作痛者，均嘱用童便、黄酒、红糖，加温乘热服用，足可抵生化汤。凡夏秋季因寒热不调及饮食不洁所致腹痛及吐泻者，每用藿香、陈皮，以地浆水煎服，少有不愈者。凡一般流行感冒发热，即民间所谓时行病者，均不曾开药，嘱病家采用当地产之苏叶、薄荷、葛根、忍冬藤、菊花等，煎汤温服，令汗出，均可愈。或遇病情难辨时，亦常先以偏方作探试性治疗。待确诊后，再为处方用药，常获好的效果，且免病家枉费银两。公行医一生，不仅谨慎从事，且每为病家着想。谨遵“胆大心小，智圆行方”及“医乃仁术”之古训，深得病家信赖。求诊中有贫穷之家，多有讨偏方者，有实处无力付药费者，即为之免除。故远近闻名，皆知有“兴先生”。

公治病，谨遵中医经典理论与法度，以指导临床。凡治内科杂证迁延日久者，尤重脾、肾二脏，以脾、胃为后天之本，肾为先天之本也。治妇科诸病，尤重肝、脾二脏，以肝藏血、脾统血也，凡月经不调者，多因怒气伤肝、思虑伤脾，使藏血与统血之功能失调所致。凡瘟热之病，每易传经，变幻不定，故邪在表时，先以偏方令汗，或予处方，亦只取一剂，以观其变，自可随机处置，免为坏证或逆证，贻误患者。又如崩漏失血过多者，必急为补气固脱，以“有形之血不能速生，必生于无形之气也。”凡诸顽麻核肿日久不愈者，尝谓“此非顽痰，即为死血也。”必以豁痰化瘀之峻剂以逐之。治痈疽之病，则谓“肿而不溃者血虚，溃而不敛者脾虚。”故溃前常以四妙汤加减，溃后则以托里消毒散加减，多收良效。治诸虚实夹杂之证，必虚实兼顾，或主次有差，凡补之不受，泻之有损者，病必难治，当耐心调理，不得急治。若此等等，皆经验之谈也。

公之治病，不仅以审慎为务，常先施以王道之剂，平和之方，亦可收良效，非紧要之际，不取霸道之药，以免邪去正损。贻患难复。且诊治之时，特能耐心为病人详述病情，坚定自愈信心，注意自身调护。尝谓“三分医药，七分保养”，以期医者与病者的配合，甚为有益。对少数以病困医者，尤能根据多年经验，循循善诱，耐心引导，使患者解其疑虑，公其隐私，详述病情，以免误诊，争得患者之信任，积极配合治疗，故甚得医家之赞赏。公诊脉特重古训“三部九候”之法，每病均在左、右手之寸、关、尺部，按浮、中、沉法反复审察，度其脏腑常变，结合病情，告知病人，甚为患者信服。

公一生，不仅以德治医，亦以德治邻，凡邻里之中，不论公私，必能相助。凡婚丧之家，均请为料理；民事纠纷，必请为调解；村政公事亦必请为协办。凡有求者，皆尽力而为。原村后有荒山及荒地若干亩，皆非私产。民国年间，政府划为官产，允公、私购买，在烟台设官产处，经理此事。公之表弟殷某供职于是。时村中公议，欲去官产处报官荒，购归村产，分予各户，遂遣公去烟台办理。至后，投住村民张树东商号，翊日，去官产处请其表弟操办。殷云：你是否想买，若买，我可为你办理，因系官产，谁买都可以，公云：吾乃受村中委托，来办此事，非欲自购也。殷云，当今之世，有如汝辈者乎！遂按公意办妥。此次在烟，食宿用度，均从俭。归后，村中十分满意。分田时，欲多分一区，以示报酬。公坚辞不受，一切秉公分配，甚得村民赞许。村中宗谱，已数十年未修，若不继修，诚恐失绪，公有见于此，遂于民国二十五年(1936年)，协同村长，共同监理。幸祖宗"神主"尚存，几经核准，终得续成。为张氏宗族留此史谱。公一生乐与人善，而不与人争，凡邻里有难，有求必应，友朋有事，从不推委。故邻里或村族间有事，必求其帮助或调解。

卢沟桥事变后，至1940年，日寇侵占荣成，家乡沦陷，在中国共产党和抗日民主政府领导下，不久，将日寇赶至沿每几个小城镇。时尤坚决支持党和政府的号召，积极参加抗日救亡活动。1942年冬，日寇对胶东大扫荡，惨遭敌人毒打，但亦不顾安危，坚守国人气节。在抗日战争与解放战争期间，积极参加区医联会组织的活动，宣传党的卫生工作方针。战争年代，由于敌人的封锁，药材短缺，公对一般性伤病尽量利用地方产的几十种中药材，组合成偏方及验方，令患者自采自用，甚得群众欢迎。

中华人民共和国成立后，文登地区卫生科为贯彻党和政府的中医政策，召开中医代表会，公为荣成县代表参加会议，会间，推为大会代表发言，表示坚决拥护党和政府的中医政策，谦虚谨慎，积极工作，为发展中医事业而努力奋斗。深受与会领导及代表的赞许。

1955年合作化运动时，积极支持其孙灿玾，响应政府号召，带头组成联合诊所。1958年人民公社成立，村中组建保健站，公以80余高龄，继续为群众健康服务，出而应诊。1964年3月3日病逝，享年86岁。殡之日，村中老少，立满街头，为之送葬，以寄哀思。

公有男名树乾(字连三，以字行)继承父业，犹一方名医，长孙灿玾，亦继承祖业，后曾任山东中医学院院长及山东中医药大学终身教授、博士生导师。

2005年11月14日于山左历下琴石书屋

树乾公传略

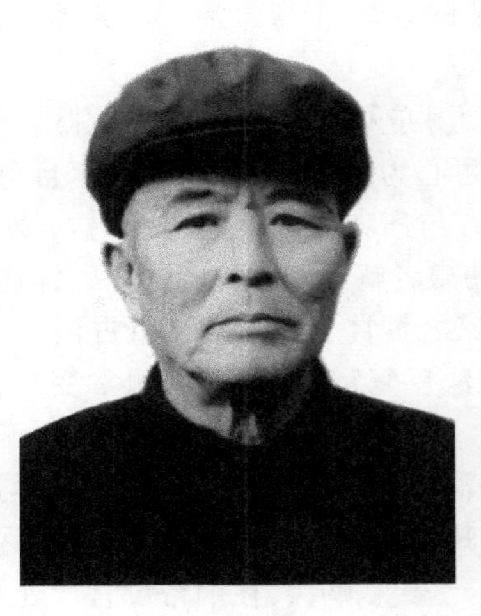

张树乾，原名树芝，后改树乾，山东省荣成市下回头村人。生于1906年(清光绪三十二年)，卒于1981年。少从本村恩贡生张学南先生读私塾6年，下学后，从父士洲公习医。时有北埠村清末庠生于先生来求其父诊，问及其名，乃赐字连三，后遂以字行。年20，与南山殷家村孙氏女结婚。有五男三女。

公自幼聪慧，不尚游玩，敏而好学，从父学医，先读《药性歌》及《濒湖脉学》等启蒙之学，并参以相关著作，继读《医宗金鉴》杂病、外科、妇科、儿科等"心法要诀"，后读《黄帝内经》及《伤寒论》、《金匮要略》等经典著作，参阅诸家医著。公一生勤于学习，博览群书，不限门派。尝谓"学无止境，开卷有益"。

年19，始独立应诊，首次出诊为北乔头村王可景病，患卧床不起足不任地已数月矣，经数医不效，公诊为下痿，系肝、肾阴虚，不能养血荣筋，故筋骨萎弱，处以六味地黄汤加当归、杜仲、牛夕、川断等，以滋补肝肾，强筋壮骨，终得起，后至老年，未再发足疾。公初至，邻人窃谓，未请到老先生，来一小先生，不知可否？此诊首战功成，声名遂震。

1928 年，荣成政府公安局举行中医考试，按规定年龄遂增报两岁得以应试，有论文一科，题作“六味地黄丸何用泽泻为？”公谨遵清人柯韵伯对此方之解，据《内经》文义所谓“一阴一阳者，天地之道，一开一阖者，动静之机”及“三补三泻”之义，加以阐发论述之，甚得；加之其他科目，成绩亦颇佳。试毕，有诸多落榜者，而公得中，亦可谓少年得志。三年后，再一次考试，公复中，因得“荣成县公安局考取中医士”之称，自此尤享誉一方。

公治病，亦遵其父士洲公教诲，谨守中医辨证法度，每奏良效。时有小落村闫成发先生，在大连德生泉号任经理，因操劳过度，患肺痨咳血，特回乡请医，公以拯阴理劳、清燥润肺等法调治，病情稳定，逐渐恢复，闫特赠以匾额（上书“术高岐黄”），以示谢意。又如孔家庄孔某之妻殷氏，产后患胃痛，几次易方效不显，后思当系产后气血两虚，胃气不振所致，以六君子汤加当归、川芎，竟一剂知，数剂而愈。桑梓村汤某之妻，因多次落胎，其夫提出离婚，妻不肯，特来求治，询之，每落胎时，均已有四月以上，胎身糜烂无皮，诊系胞中湿热之毒，难以育胎，遂以清利湿热加以解毒之法治之，孕后，又以知柏地黄汤养阴清热，加银花解毒，再加川断、杜仲保胎，足月生一男婴，满月后，夫妻抱婴儿同来致谢。又有邻妇高氏，以体质素弱，数滑胎，始以常法保胎药未效，后于未孕之前，先以大补气血，兼固肾气之药服之，孕后再以保胎药服之，果效，遂生一男婴，终成壮男子。又一邻妇，患子嗽，肺热较甚，治以泻白散加味，嗽少减，然嗽甚则小便自遗，因思泻白散原有粳米，以肺热较甚未用，必中气下陷所致，后服遂加粳米，效遂佳，即以此方数剂而愈。文登城建昌药方毕副经理之妻，年已五十左右，十余年前，生一女，后因体质素弱，数年前已停经，患不寐证亦多年，曾几经诊治均无效，毕有次来送药时，言及此事，因思此证必体弱血亏，冲、任失养，营血失调所致。《内经》云：“心藏脉，脉舍神。”神不守舍，故难入寐也。处以血府逐瘀汤。服数剂后有睡意，继服后，可睡 2、3 小时，患者亦觉体强神安，数月后，竟有孕。虽未足十月，亦顺产一男婴，后因保育条件欠佳，亦夭折。此患者五十余岁，已停经数年，服此方后竟能怀孕，亦奇证也。凡此，亦均于平正中获良效，亦犹规矩中现机巧也。故声名大震，并曾受牟平县徐家村富翁徐某之请，为其家人治病。

1940 年，日寇侵入荣成，家乡沦陷，在日军下乡扫荡时受惊吓而咳血。不久，日寇又在邻村滕家镇建据点，成立维持会，为日伪服务，有人提议，可请张连三参加，公闻后愤曰：断不为日寇服务，为逃避此祸，遂急与威海市生生堂大药房联系，不久，事成，遂去该药房坐堂。至秋后，滕家镇敌据点，被共产党领导的人民政府及人民武装袭扰撤退，荣成腹地全部解放，即归，但因染病体弱，后则难以应诊。1942 年冬，日寇对胶东实行拉网式大扫荡时，又遭毒打，守志不屈，险于毙命。自此，体力日衰，亦难应诊。自 1943 年后，致力于培养其子灿玾、继承祖业，终成。1955 年，响应政府号召，积极支持其子，带头组成荣成县“崂山区联合诊所”。

公为人，颇具父风，忠厚善良，不务私利。治医以仁为本，治邻以和为贵，凡邻友有难，必尽力相助。如村邻张某家，与某家发生纠纷，诉诸官局，几经勒索，不予结案。后求之公，经多方疏通，遂得了断。又如 1938 年村民某家，遭小落村土匪四人，夜入其家行劫，后事发，被共产党领导的文登县天福山起义军派兵至小落村逮捕三人（跑一人）归案。应邀协同村长去大水泊村了此公案。正以常怀爱人之心，故犹常获人爱之报也。如 1937 年春，自家建屋已平口，上梁之日，忽来骤雨，村邻皆自动带席箔，将屋蒙好，方免雨淋墙倒。时小落村闫成发适来复诊,亦帮助记名号席。事毕,闫曰:“古人云,千金治产,万金治邻。”今日之事,足可证先生平日与邻为善,仁心可见也。正由于公处事公正,能以仁心待人,故邻里中有民事或家务纠纷者,必请为调解之;凡村中政务有需帮办者,亦必尽力而为。1947 年,村民参军者张灿然、张士千二人,于孟良崮战役壮烈牺牲,村中特为之立碑纪念,其碑文即由公撰并书,且亲请其内兄孙成修刻成。故村民尤为赞许之。

1958 年,农业合作化以后,村党支部及村行政为全村民众的卫生保健事业计,特请公及其父等四人,组建大队卫生室(后改保健站等名称),一方面为本村社员看病,一方面对外应诊,自此,每日忙于诊务,四方求诊者,亦日多。不仅有诸多享受公费医疗之干部,时来就诊,而且远地及邻县慕名求诊者亦不鲜见。甚得当地广大干群之赞誉。公一生治岐黄业,以治病救人为己任,从不以谋利为务,且从不接受病家馈赠财物。如牟平一病家,从报纸报道获知荣成张连三先生,医术甚高,特来为其父求方,患者因感受风寒,关节疼痛,行走困难,经多医调治无效,根据其子陈述之病情,为处一方,患者服后,终获全愈,后其子带厚礼,亲来致谢,公坚辞不受,病家甚为感激。

公自来体质较弱,日寇时期,先因惊吓而咳血,后又遭日军扫荡时毒打,故体尤差。花甲之年,即患肝阳上亢等病,顿戒烟、酒,至古稀之后,多病缠身,但仍继续为患者服务,最后两年,因心绞痛频发,仅能在家中应诊。1981 年 5 月 7 日,仍坚持应诊一日,至近晚时诊毕,扶杖去村头散步,心绞痛突发,抢救未及,遂病逝,享年 76 岁。公晚年曾数次病甚,知其子灿玾在外,公务繁忙,虽有思念之情,不曾相告,惟嘱其子女曰,吾死后,必待你兄归后,再火化。因至故后第三日,子归,谨遵生前遗嘱,丧事一切从简。临行时,邻里皆含泪叹息,送走了曾为全村村民服过务的慈善老人。事后,外地继有来求诊者,闻知仙逝,无不为之惋惜。

公治医一世,始终坚持以四大经典为本,治病务求明理,理明则法定,法守则方立,故患者常谓公对医理的分析,甚为透彻。诊脉问病,务在心细,理、法、方、药,均有规矩。临床各科,始以《医宗金鉴》奠基,参以后世百家。治热病以《伤寒论》及清代温热诸家方为主,参以金人“河间解利诸法”甚为得心应手。常谓“求知务在于博览,运用不限于一家。”无论经方、时方,“有是证,用是药”,不拘一格。诸家虽有学派之长,然寸有所长,尺有所短,临床运用,尽在医家调遣耳。公一生勤于读书,汉、唐、金、元,以及于近代名家,无不涉猎,择善而从。处方用药,灵活多变,尝谓“病无常形,医无常方”。公以为,病患于身,人人有别,不可拘守于成法,取效尽在于变通。

公有遗著《病案选录·附验方》七卷。约 30 余万字,皆平日验案记录,其中第一至第五卷为内科,含诸般杂病 50 余种;第六卷为妇科,含胎前及产后杂病 20 余种,第七卷为外科,含各种杂病 30 余种。所录病案,均公自书,资料翔实,记录齐全。基本可以体现公之学术思想、实践经验、治学思路、用药法度等,甚可启迪于后学。所附验方,亦皆公平日所见及所用者,大都为单、简小方,颇具实用价值。

公之长子及长女,皆习医。长子灿玾,1958 年调山东中医学院执教,曾任该院院长,继任山东中医药大学终身教授、博士生导师。长女春兰,亦学医,在村保健站工作。公又曾受本县中医师王传志之拜托,培养其弟王传杰习医,后在其村保健站工作。70 年代,又曾带其孙增岷习医,后亦调山东中医药大学从事实验工作。

2005 年 11 月 20 日于山左历下琴石书屋

张灿玾生平及学术简介

生 平 简 介

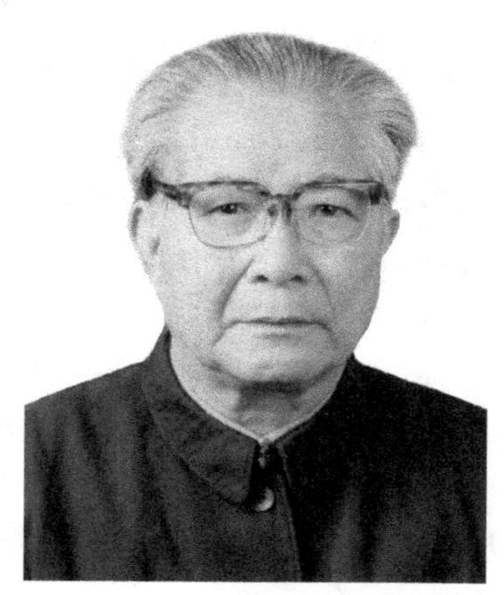

张灿玾,字昭华,别号葆真、五龙山人、杏林一丁。男,1928年7月出生,山东荣成人,中共党员。1943年从祖父与父亲学医,1948年始独立应诊,1955年在本县崂山区联合诊所任所长,1956年调本区卫生所任中医师,1958年在山东省中医进修学校及南京中医学院教学研究班学习。1959年结业后调山东中医学院工作。曾任系主任、教务处副处长、院长、教授、博士生导师等职。兼任中国中医药学会委员及文献分会常委与仲景学说专委会顾问、全国高等中医药教材建设顾问委员会委员、中国民间中医医药研究开发协会理事、山东省科协委员、山东中医药学会副理事长、山东省红十字会理事、山东中医药大学终身教授、博士生导师,等职。现任中国中医药学会终身理事、山东省科学养生协会名誉会长、中华诗词学会会员,齐鲁京剧爱好者协会会员。

从事中医医疗、教学、科研工作已七十年。对内外妇儿科的常见病及多发病有丰富的治疗经验。在山东中医学院任教期间,担任过多门课程的主讲教师,并多次被评为先进工作者。自八十年代始,复承担部级古籍整理研究任务,并从事中医文献研究工作。1983年被卫生部指定为华北山东片古籍整理学术牵头人及评审组组长。曾撰《常用中医古籍校勘注记及训诂注记书写要求》及《中医古籍点校体例、抄写规格和标点注意事项》等文,均被卫生部中医司中医古籍整理出版办公室刊载于《中医古籍整理出版情况简报》,对古籍整理工作起到了较好的指导作用。部级重点整理研究课题《甲乙经》校注的主编人。任院长期间,在指导专业设置、学科建设、中医文献整理研究、教材编写等方面,均有新的进展,并取得了重大成就。在报刊发表论文100余篇,其中《试述标本学说的精神实质》一文,曾获山东省自然辩证法研究会优秀论文奖,《遗精方治遗精梦泄》一文,被收入《中国特色医疗新技术》一书,并被该书专家评委会评为优秀学术论文一等奖。《中医文献整理研究之我见》一文,被收入《中华之光——全国优秀学术成果》一书中。参加国内及国际性学术研讨会5次,论文均在大会宣读。出版学术著作10余部,主编中医文献专业教材3种,参编著作20余种,校注与校点中医古籍10余部,其中《针灸甲乙经校释》、《素问校释》,于1989年分别获国家中医药管理局科技进步二等奖及三等奖;《针灸甲乙经校注》,于1997年获国家中医药管理局科技进步二等奖。另有《素问语释》及校点《素问吴注》、《松峰说疫》、《经穴解》,获省厅局级奖,。自撰百余万字《中医古籍文献学》专著1部,获山东省教委科技进步一等奖,2012年1月《张灿玾医论医话集》获山东中医药科技技术奖一等奖(厅级奖励)。2004年出版专著《黄帝内经文献研究》,2009年8月自撰60余万字专著《张灿玾医论医案纂要》问世。2013年1月出版了《张灿玾医论医话集》,2013年9月出版了《中医古籍文献修订版》,2014年3月出版了《黄帝内经文献研究修订版》。除此之外,尚有自著文史文艺类书多种。自2001年至2003年,曾3次应邀参加国家中医药管理局主办之“全国名老中医专家临床经验高级讲习班”讲课,提供论文6篇,均收入第二、第三及第五集《砭石集》中。1988年及1995年两次被山东省委与省府评选为山东省专业技术拔尖人才,享受政府特殊津贴。1999年12月,被山东中医药大学聘为终身教授。2003年9月,中华中医药学会授予"中华中医药学会成就奖"及终身理事。2003年12月,山东省人事厅与卫生厅授予"山东省有突出贡献的名老中医药专家"及"山东省名中医药专家"称号,2006年6月,中共山东省委授予"山东省优秀共产党员"荣誉称号,2009年5月,国家人力资源和社会保障部、卫生部、国家中医药管理局授予"国医大师"荣誉称号,2011年当代中医药发展研究中心张镜源主编《中华中医昆仑》收入第十集中。

自幼喜欢诗词,自青年时期,利用业余时间,坚持对古诗词进行阅读与研究。自50年代,开始进行写作,80年代以后,有大量作品,截至目前,共有1000余首,其中在报纸杂志及诗词文集等发表者300余首,出版诗词专集《琴石书屋医余吟草》1部,自撰有《不愠居诗词稿》及《暮村吟草》。2012年出版《琴石书屋杏苑闲吟》诗词一部,2013年出版《琴石书屋文苑闲趣》书画集1部,1983年应邀参加岱宗诗社为个人会员,1988年岱宗诗社推荐为中华诗词学会会员。

诗词之余,自幼对音乐、戏剧亦颇多爱好,如京剧、歌曲,民族乐之笙、管、唢呐,西洋乐之小提琴,均曾染指。青年时曾任村剧团导演,老年又学习古琴,都对加深传统文化有很大帮助,业医之暇,整理《音乐歌曲戏剧集》手稿,借以吟歌,亦养生之余事。

学术思想简介

就其个人行医七十余年的历史而言,总起来看,乃是一个不断学习、不断实践的过程。在学习和实践的过程中,根据个人体会,总结治学思想,大致来说,包括以下几个方面:

1. 基本功的培养和训练是从医的重要基础

任何一门学术,在学习的起始阶段,都必须对基本功进行严格的训练,才能为后学打下良好的基础。然而,对基本功的培养和训练,不能满足于某一阶段的成就,必须通过长期不懈的努力,才能取得满意的效果。

2. 临床实践是体验中医理论和建立中医信念的关键

中医学术是建立在中国传统文化的基础上,其诸多范畴和术语,亦与近现代文化知识之间的距离比较大。因此,初学时确有不少困难,理解起来也感到比较抽象,好像都是些看不见、摸不着的东西,不能得到实证;就其诊疗效果而论,也主要是通过病人的感受来体验。因此,要尽快建立对中医理论的信念和中医疗效的确认,最好是早临床和多临床。只有通过实践,才能解开心目中的诸多疑惑。

3. 集临床、理论、文献于一体,是加深掌握中医学术的需要

对中医的基础理论与临床知识能有一个全面的把握,不仅可以进一步体验到中医理论在学科之间的相互联系,还可以进一步体验学科间在理论上的相同点和不同点。能把临床研究、理论研究和文献研究结合为一体,方可完整地、全面地、系统地把握中医学术,真正体验到中医学术的博大精深。

4. 医文并茂是中医学的一大特色

中医学术,前人给我们留下了大量的医学文献,这些医学文献中,记载着大量的医学理论和医学知识,都是以文字为载体流传下来的。凡此以文字为载体的医学文献,可以从两个方面来理解医和文的关系：一是从文字的组合形式来看，有多种文章体裁。对医学问题的研究，要解决某些文献方面高难度的问题，离开了文和文献学的知识、思路和方法，都是难以做到的。因此，医文并茂对一个高明的医家来说，就显得非常重要。

5. 博览群书、兼容并蓄，是学术水平不断提高的源头活水

中医古籍包括了不同时代、不同医家、不同学派的著作，其中有理论的、临床的、养生的等多学科的不同内容。就一个学科来说，它又有诸多学派的不同，所以我们在学习和研究前人的著作时，不能囿于一家之言，也必须是兼容并蓄、博览群书。作为一个医者，可以有门派的不同，但不可有门户之见。正由于此，才能把诸多知识熔于一炉，锻造出更高的知识产物。

6. 坚持继承发扬，是立于不败之地的指导方针

继承和发展是学术发展过程中紧密相连的两个环节，在学术上任何一个学科都需要不断继承前人的成就，然后再去进行新的发展和新的创造，使它不断地提高。对于中医学这个伟大的宝库，谁都不敢说我们已经完全把它都继承下来了。因此，继承发扬应该是在较长时期发展中医学术的指导方针。根据其个人几十年学习和实践的体会，中医学的发展必须遵循中医学自身的规律，在继承的基础上去发扬光大，这是唯一正确的道路。

张灿玾一家，三世行医，对临床方面有丰富的经验，但他并不满足于此，自中年之后，尤重于中医理论、思想、文化方面的研究，曾撰《中医药学析义》一文，对中医药学之内涵——理论、思想、文化、学术体系、临床，中医药学特色——民族化、大众化、文学化、哲理化、人文化，进行了深入的论述与解析。

“文革”结束后，中医事业呈现乏人乏术的局面，亦曾多次向有关方面上书，献计献策，为中医事业的发展，尽职尽责，尽力尽心。

张灿玾虽由于处身乱世，未能接受较多的学校教育，但他勤于学习，终生不懈，故能术兼医文，学兼古今，直至老年，除临诊与工作之外，终日手不释卷，由喜读书而喜藏书，他收藏的古今中外，医史哲艺各类图书达6000余种，其中不乏善本与佳本。

如今，他虽已年近九旬，每日仍在不停地学习与工作，并且还不断在为学子们及儿、孙辈对中医学的继续传承，不遗余力，正如他自制一印所云：“穷莫坠青云志，老当怀骐骥心”。

张春兰生平简介

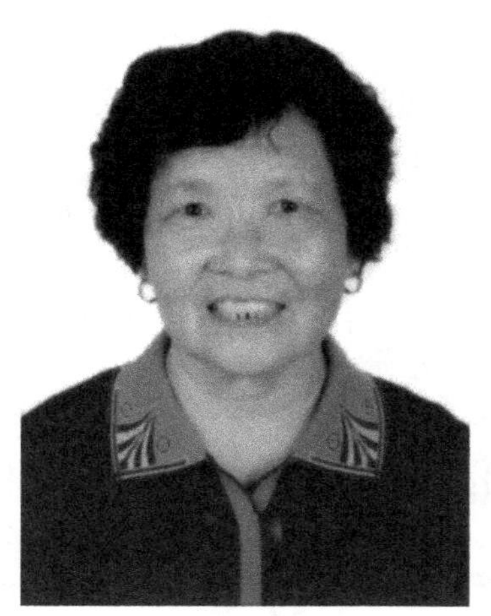

张春兰，女，1940年6月生，山东省荣成市滕家镇下回头村人，中共党员。从事农村卫生医疗工作40余年。

她出生于中医世家，其祖父士洲公与父亲树乾公均为当地名老中医。长兄张灿玾为山东中医药大学资深教授、博士生导师、“国医大师”。

在这样的中医世家，经常受到中医的熏陶，少年时除帮助母亲纺线、做些女红外，还经常帮助父兄炮制中药，边操作边学习一些中草药知识，逐渐对中医中药产生了兴趣。

8岁入小学读书，完小毕业后，在家里参加劳动，帮助母亲料理家务，后来，被村里安排做些卫生工作，如打防疫针、种牛痘等。由于家庭的影响及工作的需要，对中医的兴趣更加浓厚。在父兄的支持下，实现了学中医的愿望。因此，父亲与长兄便是她学习中医的老师。这样在工作之余，则努力学习中医，每天晚上均坚持阅读、背诵中医著作，一年四季从不间断。

几年来，学习了《本草学》、《濒湖脉学》、《医宗金鉴》、《黄帝内经》等中医著作，并学习《中医学概论》、《中医妇科学》、《中医儿科学》等多种教科书。学习期间，每学习一段时间后，则由父亲进行讲解指导，结合实践逐渐运用到临床医疗中去，从而为独立完成临床的诊断和治疗打下了坚实的基础，不断提高了诊疗技术水平。

整个习医过程及医疗工作中，其长兄张灿玾可谓是很好的导师，每遇学术难题或诊疗中的疑难病症时，便通过信函或电话向远在济南的长兄请教，每年寒暑假，其长兄从济南归来，都会对她进行理论及临床医疗指导，包括针灸、推拿等。平日还不断邮寄学术资料和参考书籍，从而获益匪浅。

1958 年，政府根据农村医疗卫生工作的需要，将农村医务人员组织起来，村里成立了卫生所，人员有其祖父、父亲、张春兰和一名会计四人。担负着本村村民的医疗卫生保健工作，同时为周围村庄民众提供中医临床诊疗服务。

公社卫生院为了提高各村卫生所医务人员医疗技术水平，定期召开例会并举办不同类型的学习班，进行培训，其主要内容，除总结、布置其他工作外，主要是学习常见病和多发病的诊治与现代医学药品的使用等方面的知识。通过这些学习和培训，她对现代医疗技术水平也有了较全面的发展与提高。后来，县卫生局进行了统一考试，达到了中等专业技术水平，并颁发了“乡村医生证书”。

当时，农村医疗卫生工作繁多而复杂。但主要有两大任务，一是临床医疗工作，二是社会卫生工作。

由于其祖父和父亲是当地远近闻名的名老中医，所以每天诊务十分繁忙，白天除了忙于在卫生所接待来看病的乡邻外，在村里有些还需要到家里进行治疗，同时经常需要夜间出诊。开始由张春兰陪同其父亲一起出诊，随着她医疗水平的不断提高，有了独立应诊的能力，夜间出诊任务则完全由她独自承担。

社会卫生工作方面千头万绪，主要由张春兰担任此项工作，既要不停地开展爱国卫生运动，消灭“四害”，讲究卫生；又要进行卫生防疫工作，经常进行疫苗接种和定期预防服药。“三夏、三伏”农忙季节，还需要到田间地头进行巡回医疗。

如此繁重的社会卫生工作完成之余，她从不间断的努力学习和实践中医医疗技术，不断提高中医临床医疗水平。

1967 年，上级要求每村都要培养两名“赤脚医生”，男女各一名。女医生要求学会新法接生、产前产后检查等妇幼卫生保健工作。下回头村卫生所则由张春兰作为女“赤脚医生”参加了公社卫生院女“赤脚医生”培训班学习。自此她又增加了接生的任务，负责下回头村的接生工作，那时婴儿出生率较高，最多时每年可出生三四十名婴儿，基本上做到了孕妇生产不需到医院，在村里即可平安生产。除接生外，还要做产前检查和产后随访，同时还要对小儿疾病进行诊治。二十多年来，共接生婴儿近四百名，均达到母子平安，很少发生意外。

1964 年其祖父士洲公病故，这便加大了其父亲树乾公的门诊量。多年来方圆百余里不断有患者前来求诊，由于父亲身体不好，诊疗压力很大，但一直带病为患者诊治，这期间为减轻父亲的工作压力，在父亲的指导下，也帮助父亲接诊一些患者，一直到 1981 年 5 月 7 日其父诊疗完最后一位患者，突发心脏病而去世，享年仅 76 岁。其父树乾公是一个当地非常有名的老中医，医术高超，医德高尚，这样一位德艺双馨的名老中医与世长辞，当地民众无不为之扼腕哀叹。

张春兰在父亲去世后，四周乡邻，还不断有来求诊者，全由她来诊治，工作压力很大，凭着多年的医疗经验的从父兄学到的医疗技术，也得到乡亲的好评。白天在卫生所接诊，即使晚上也经常有病人到家里求诊，这样一直持续到 1986 年。

1985 年张春兰户口转为城镇户口，翌年，随夫移居县城。下回头村自清末士洲公开办"保元堂"开诊以来，已历三世，近百年，一直为村里乡亲及四周乡邻提供医疗卫生保健服务，并得到乡亲的良好赞誉。当张春兰离开村卫生所的时候，村里乡亲都依依不舍。到县城后，很多乡邻亦随之到家中求诊，或打电话咨询，多年来一直不断。她对所有求诊者都认真耐心接待，无偿地为他们诊治。

2009 年曾应聘至县城"美辰诊所"坐诊，后因身体不好而终止。然而，仍有诸多以前患者家人及乡里亲友至家中求诊，均认真接待，并按中医传统理论、思想及父兄教导，尽其所能，为患者服务。现虽年逾古稀，在身体状况允许的情况下，仍不断用中医学术为邻里乡亲诊治疾病。

2014 年 5 月 27 日

编后语

《保元堂三世医案》一书，是我多年的一个心愿，但是在我当年想到这个问题的时候，已经为时已晚了，原因是当年先大父与先父行医时的大量原始资料，由于多方面的原因，已经荡然无存了，甚至连先辈当年行医用毛笔书写的处方，也不曾留下一纸，这实在是一个极大的遗憾，本书所收祖父士洲公案皆系我回忆和少量破损账薄所存，父树乾公案乃系20世纪60年代，利用诊余或暇时，为指导我大妹学习，自己整理出部分病案手稿，我本应对这些医案进行认真的阅读和研究，但由于多方面原因，只读了两遍，便仓促进行了分类，实有愧于先辈。另外，我也未能根据我家临床经验对每一种病进行理论（包括病因、病机、治则、方药等方面）上的研究和总结，这也是我感到不安的重要原因之一。尽管本次所收吾家三代四人的病案，仅是每个人一生中所治病证的很少一部分，但从总体方面看，还可以反映出家学传承，不论在学术上，在诊疗方面，还是在中医学望、闻、问、切，理、法、方、药，辨证施治等思路、规矩和方法上示人在规范中如何体现灵活巧妙，在应用时如何体现理论指导，欲达此目的，不仅要具有良好的医学基础，还需有广泛的文学修养，这也是我在本书，特设“习医必读”之目的，以供读者参考。

本书是我多年来搜集到的由我先祖士洲公创办和先父树乾公再传给我这一代人的仅有资料，经我子增敏和孙儿鹤鸣的整理下，始克完成，虽经我再次翻检，不尽意处，犹如前述，误漏之处，亦在所难免，但我不得不承认的是虚度八十七个春秋的垂老之躯，力止此矣。然我对中医学术是忠诚的，对中医事业是执著的。前车可鉴，后生可畏，这也是唯一的期盼吧！

五龙山人张灿玾

二零一四年九月